防疫圣典

人类与生物疫病

夏金法 编著

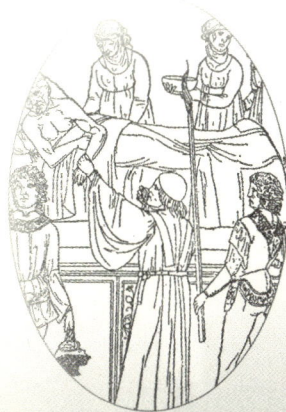

云南出版集团公司

云南科技出版社

·昆明·

图书在版编目（CIP）数据

防疫圣典：人类与生物疫病 / 夏金法编著. —昆明：
云南科技出版社，2009.8
ISBN 978-7-5416-3376-8

Ⅰ.防… Ⅱ.夏… Ⅲ.防疫 — 普及读物 Ⅳ.R18-49

中国版本图书馆 CIP 数据核字（2009）第 146871 号

云南出版集团公司
云南科技出版社出版发行
（昆明市环城西路 609 号云南新闻出版大楼　邮政编码:650034）
云南福保东陆印刷股份有限公司印刷　全国新华书店经销
开本:787mm×1092mm　1/16　印张:42.5　字数:735 千字
2009 年 8 月第 1 版　2009 年 8 月第 1 次印刷
印数:1~5000　定价:99.00 元

我的生命我管理我守卫

——代前言

经过数百万、上千万年的不断进化，我们的人类才有了地球上最健全的身体、最智慧的大脑和最美丽的容貌，有了地球上最复杂也最完美的免疫系统和免疫卫士：具有免疫防御功能，阻止外来病原体侵入机体，抑制其在体内繁殖、扩散，并从体内清除出病原体及其产物，以维护人体正常的生理活动；具有免疫自稳功能，清除体内变性、损伤及衰老的细胞，防止自身免疫病的发生；具有免疫监视功能，识别、排斥、杀伤及清除体内突变细胞，防止病毒的持续感染和肿瘤的发生。

疫区有地界，传播无国界。不知从什么时候开始，我们的身体成了一个完全开放的战场，病原体通过各种传播途径侵袭我们的身体，在我们的身体内肆虐。看看我们生存的大环境，空气、水源和土壤中含有多少有害物；看看我们周围的小环境，尘埃、污水和垃圾中含有多少病原体。看看我们身体吃的食物，每天有多少人吃的是垃圾食品、带菌食品、有害食品；看看我们身体吃的药物，每天有多少人吃的是无效药品、虚假药品、有毒药品。现代的人类成了垃圾食物的受害者、无效药物的依赖者。

人的生命只有一次，来之不易，去之却不难，且不说每天因为战争、恐怖活动、生态灾难、交通车祸等致人死亡，单说人类感染各式各样的生物疫病每年都有 1700 多万人为之丧命。为什么我们的生命不堪一病，为什么我们的免疫系统不发挥作用，数万亿的免疫卫士到哪里去了？

前世界卫生组织总干事中岛宏博士说："许多人不是死于疾病，而是死于无知。""只要采取预防措施就能减少一半的死亡。"要健康还是要疾病，有时只是举手之劳、一纸之隔那样不可思议的简单。一抬手，有可能将病原体（病菌、病毒和寄生虫）送进口内吃到肚里；一张嘴，有可能将含病原体的咳痰或唾沫吐到地上，通过空气传播给他人。

对人类来说，感染和抗感染（免疫）永远是一对矛与盾的关系。感染借助于各种各样的病原体，如一支支利矛无声无息地向我们的身体刺来，稍不留意就被刺伤，严重的还会丧命。而抗感染则依靠人体数万亿的免疫卫士，像一个个盾牌日夜守护着我们的身体，抵挡和消灭入侵者。

　　西医对付病原体感染的确比中医要精明得多，大都会施以要杀灭病原体的药物，就像两个古代的决斗士手握利矛和盾牌进行对打，可选择的战场却是我们的身体，原因是消灭不了自然界中的病原体。长期以来，我们一直在用一知半解的医术来对付各式各样的生物疫病，有时用的药物没有杀灭病原体，却伤害了人体的免疫卫士。迄今为止的医学治疗基本上是试探性、经验性的医疗体系，对人类保护自身的免疫系统都有伤害。

　　只有等到我们的科学家们完全破解人类的基因密码和蛋白质的分子结构，研制出具有自身感受能寻找病原体、病变靶细胞的分子药物，研制出能精确制导的针对病原体的特异性"生化弹药"，才可以说医术高明，才能真正建立起现代科学的医疗体系，才能真正成为人类的保护神。

　　"养兵千日，用兵一时。"我们应该多想办法如何增强人类自身的免疫系统，改善机体内数以万亿的免疫卫士的生存环境，它们是我们人类唇齿相依的生命共同体，是人类必须依赖的抗御体内外病原体的忠诚卫士。我们的免疫卫士并不需要每天吃好喝好的，只要求适当营养、膳食平衡、劳逸结合；只要求我们人类不要经常用有毒有害的食物或药物刺激它们、伤害它们，挫伤或麻痹它们的斗志。

　　我的生命我管理我守卫。预防胜于治疗。这是30多年来我对人类生命、健康、癌症、疫病等研究和探索得出的结论，也是我想要撰写这本防疫、防癌、防病的科普著作的宗旨。提高每个人的健康意识、防疫意识和自我保健能力，学会阻断生物疫病在人间的传播途径，把自己的生命交给自己管理、自己守卫，从小养成良好的卫生习惯、饮食习惯和生活习惯，使机体少感染、少损伤。同时善待我们身体内的免疫卫士，尽可能少用或不用对人体免疫功能有损害的药物，这样才能安康度过我们的人生。

　　《防疫圣典：人类与生物疫病》从构想到成书，历经10多年的时间，在写作期间，经历了人间SARS、高致病性禽流感、甲型H1N1流感的暴发和流行；遭遇了储存初稿的电脑硬盘损坏，部分书稿失而复得的悲喜。本书在撰写过程中，参考了有关文献及研究成果，引用了相关图片资料，在书中没有一一列举，在此深表歉意。在此，特向这些文献、研究成果及图片资料的专家、作者和维基百科等机构致以衷心的感谢。由于编著者水平有限，书中不足之处在所难免，恳请广大读者指正。

夏金法

2009年6月

目　　录

第一章　系统防疫的概念 …………………………………………（1）

一、地球是个有限的大生物圈 ……………………………………（1）

（一）生命的起源 ………………………………………………（3）

1. 原核细胞是最小的生命体 …………………………………（4）

2. 人类与动植物都是真核生物 ………………………………（5）

（二）人类是生物进化的产物 …………………………………（6）

（三）地球生物的多样性 ………………………………………（9）

1. 生物界的划分 ………………………………………………（9）

2. 动物界 ………………………………………………………（10）

3. 植物界 ………………………………………………………（10）

4. 地球上已知的生物种类 ……………………………………（11）

（四）生物多样性是人类生存的基本条件 ……………………（11）

二、警惕地球生物圈中的致病微生物 ……………………………（13）

（一）地球微生物的多样性 ……………………………………（13）

（二）致病微生物的多样性 ……………………………………（14）

（三）地球致病微生物的自然属地 ……………………………（14）

（四）人类与生物疫病的关系 …………………………………（16）

三、生物疫病的系统防控 …………………………………………（17）

（一）现有防疫体系的不足和缺陷 ……………………………（17）

（二）系统防疫是全球公共卫生最重要的课题 ………………（17）

第二章　生物病原体威胁人类的健康和生存 …………………（20）

一、病原微生物 ……………………………………………………（21）

（一）细　菌 ……………………………………………………（21）

（二）病　毒 ……………………………………………………（22）

（三）支原体 ……………………………………………………（23）

（四）衣原体 ……………………………………………………（24）

（五）立克次体 …………………………………………………（24）

（六）真　菌 ……………………………………………………（24）

（七）放线菌 ……………………………………………………（25）

（八）螺旋体 ……………………………………………………（25）

二、病原微生物的危害程度及分类名录 ·················· （26）
　　（一）病原微生物的危害程度分类 ·················· （26）
　　（二）人间传染的病原微生物分类名录 ·············· （26）
　　　　1. 病毒分类名录 ·································· （26）
　　　　2. 朊病毒分类名录（Prion） ···················· （28）
　　　　3. 细菌、放线菌、衣原体、支原体、立克次体、螺旋体
　　　　　 分类名录 ···································· （28）
　　　　4. 真菌分类名录 ································ （29）
三、寄生虫 ·· （30）
　　（一）体表寄生虫 ···································· （30）
　　　　1. 虱　子 ······································ （30）
　　　　2. 蚤 ·· （31）
　　　　3. 蜱 ·· （32）
　　　　4. 疥　螨 ······································ （34）
　　（二）体内寄生虫 ···································· （35）
　　　　1. 钩　虫 ······································ （35）
　　　　2. 绦虫和囊虫 ·································· （35）
　　　　3. 蛔　虫 ······································ （36）
　　　　4. 蛲　虫 ······································ （36）
　　　　5. 丝　虫 ······································ （37）
　　　　6. 疟原虫 ······································ （37）
　　　　7. 恙　虫 ······································ （37）
　　　　8. 血吸虫 ······································ （38）
四、超级媒介害虫 ······································ （38）
　　（一）全球虫媒传染病呈增加趋势 ·················· （38）
　　（二）超级媒介害虫 ································ （40）
　　　　1. 蚊　子 ······································ （40）
　　　　2. 苍　蝇 ······································ （44）
　　　　3. 蟑　螂 ······································ （46）
　　　　4. 老　鼠 ······································ （48）
　　　　5. 蚂　蚁 ······································ （50）
第三章　动物是人类的朋友也是潜在的敌人 ·············· （54）
一、人类的起源与动物的关系 ·························· （54）
　　（一）人类源自于古代的野生动物 ·················· （54）
　　（二）人类始祖逐渐远离野生动物 ·················· （55）

（三）人类创造了物质和精神文明 ……………………………（55）

（四）人类捕食野生动物是不文明的古风习俗 ……………（56）

（五）人类的文明程度与野生动物的距离远近密切相关

…………………………………………………………………（57）

（六）远离野生动物是人类明智的选择 ……………………（58）

二、动物是人类的朋友也是潜在的"敌人" ………………………（60）

（一）动物是人类的朋友 ……………………………………（60）

1. 中国的"国宝"——大熊猫 ……………………………（60）

2. 狗是人类最好的朋友 …………………………………（62）

3. 鸽子——和平的象征 …………………………………（62）

（二）动物：致病微生物的中间宿主 ………………………（63）

（三）动物也是人类潜在的敌人 ……………………………（67）

1. 陆地动物 ………………………………………………（68）

2. 水生动物 ………………………………………………（73）

（四）原始森林和荒漠草原是野生动物的栖息地 …………（75）

第四章　食用动物与生物疫病 ……………………………………（77）

一、畜禽与生物疫病 ………………………………………………（77）

（一）猪传染病与寄生虫病 …………………………………（77）

（二）牛传染病与寄生虫病 …………………………………（80）

（三）羊传染病与寄生虫病 …………………………………（81）

（四）犬传染病与寄生虫病 …………………………………（82）

（五）鸡传染病与寄生虫病 …………………………………（83）

（六）鸭传染病与寄生虫病 …………………………………（84）

二、野生动物与生物疫病 …………………………………………（85）

（一）野　猪 …………………………………………………（85）

（二）果子狸 …………………………………………………（86）

（三）蛇 ………………………………………………………（86）

（四）穿山甲 …………………………………………………（87）

（五）蜥　蜴 …………………………………………………（87）

（六）其他动物 ………………………………………………（88）

三、水生动物与生物疫病 …………………………………………（89）

（一）河　豚 …………………………………………………（91）

（二）甲　鱼 …………………………………………………（92）

（三）蛤　蟆 …………………………………………………（92）

（四）鱼　类 …………………………………………………（93）

（五）虾 类 …………………………………………………（95）

（六）蟹 类 …………………………………………………（95）

（七）贝类、甲壳类 …………………………………………（95）

（八）螺 类 …………………………………………………（95）

第五章 食用植物与生物疫病 …………………………………（97）

一、植物的双面性：有益也会有害 ………………………………（97）

（一）可食性植物是人类生存的基本食物 ………………（97）

（二）植物的疫病和癌症 …………………………………（98）

（三）植物防治疾病的作用 ………………………………（99）

二、中国农业植物检疫性有害生物名单 …………………………（100）

（一）全国农业植物检疫性有害生物名单 ………………（100）

（二）应施检疫的植物及植物产品名单 …………………（101）

三、病害粮食植物 ………………………………………………（102）

（一）父本稻 ………………………………………………（102）

（二）免淘洗色素米 ………………………………………（102）

（三）麦角菌黑麦 …………………………………………（102）

（四）镉 米 ………………………………………………（103）

（五）毒马铃薯 ……………………………………………（103）

（六）毒木薯 ………………………………………………（104）

（七）陈化粮 ………………………………………………（104）

（八）霉玉米 ………………………………………………（104）

四、病害蔬菜植物 ………………………………………………（105）

（一）空气污染 ……………………………………………（105）

（二）土壤污染 ……………………………………………（105）

（三）灌溉水污染 …………………………………………（106）

（四）农药污染 ……………………………………………（106）

五、病害菌类植物 ………………………………………………（107）

（一）毒菌菇食物中毒 ……………………………………（107）

（二）病害食用菌 …………………………………………（108）

1. 食用菌虫害 …………………………………………（108）

2. 食用菌螨害 …………………………………………（108）

3. 食用菌病害 …………………………………………（109）

六、病害油料植物 ………………………………………………（109）

（一）霉大豆 ………………………………………………（109）

（二）霉花生 ………………………………………………（109）

（三）毒棉籽 …………………………………………（110）

七、病害水果植物 …………………………………………（110）

（一）农药水果 ……………………………………………（110）

（二）有毒保鲜水果 ………………………………………（110）

（三）激素水果 ……………………………………………（111）

（四）霉变水果 ……………………………………………（111）

第六章　动物疫病与人畜共患生物疫病 …………………（112）

一、动物疫病 ………………………………………………（112）

（一）一类动物疫病 ………………………………………（112）

1. 口蹄疫 ……………………………………………（112）

2. 猪水泡病 …………………………………………（114）

3. 猪　瘟 ……………………………………………（115）

4. 非洲猪瘟 …………………………………………（115）

5. 高致病性猪蓝耳病 ………………………………（116）

6. 非洲马瘟 …………………………………………（118）

7. 牛　瘟 ……………………………………………（119）

8. 牛传染性胸膜肺炎 ………………………………（119）

9. 牛海绵状脑病 ……………………………………（120）

10. 痒　病 ……………………………………………（120）

11. 蓝舌病 ……………………………………………（120）

12. 小反刍兽疫 ………………………………………（121）

13. 绵羊痘和山羊痘 …………………………………（121）

14. 高致病性禽流感 …………………………………（122）

15. 新城疫 ……………………………………………（124）

16. 鲤春病毒血症 ……………………………………（124）

17. 白斑综合征 ………………………………………（126）

（二）二类动物疫病 ………………………………………（127）

1. 伪狂犬病 …………………………………………（127）

2. 魏氏梭菌病 ………………………………………（128）

3. 副结核病 …………………………………………（128）

（三）三类动物疫病 ………………………………………（129）

二、人畜共患的生物疫病 …………………………………（130）

1. 牛海绵状脑病（BSE） ……………………………（131）

2. 甲型流行性感冒（高致病性禽流感、猪流感） ……（134）

3. 狂犬病 ……………………………………………（135）

4. 炭 疽 ……………………………………… （135）

5. 布鲁氏菌病 ……………………………… （136）

6. 弓形虫病 ………………………………… （137）

7. 棘球蚴病 ………………………………… （138）

8. 钩端螺旋体病 …………………………… （139）

9. 沙门氏菌病 ……………………………… （140）

10. 牛结核病与禽结核病 …………………… （142）

11. 日本血吸虫病 …………………………… （144）

12. 猪乙型脑炎 ……………………………… （145）

13. 猪Ⅱ型链球菌病 ………………………… （146）

14. 旋毛虫病 ………………………………… （149）

15. 猪囊尾蚴病 ……………………………… （151）

16. 马鼻疽 …………………………………… （153）

17. 野兔热 …………………………………… （154）

18. 大肠埃希氏杆菌病（O157：H7）……… （155）

19. 李氏杆菌病 ……………………………… （157）

20. 类鼻疽 …………………………………… （159）

21. 放线菌病 ………………………………… （160）

22. 肝片吸虫病 ……………………………… （161）

23. 丝虫病 …………………………………… （162）

24. Q 热 ……………………………………… （163）

25. 利什曼病 ………………………………… （164）

26. 附红细胞体病 …………………………… （167）

27. 破伤风 …………………………………… （170）

28. 莱姆病 …………………………………… （171）

29. 衣原体病 ………………………………… （173）

30. 曲霉菌病 ………………………………… （174）

31. 念珠菌病 ………………………………… （175）

32. 弯曲菌病 ………………………………… （176）

33. 皮肤真菌病 ……………………………… （177）

34. 小肠结肠炎耶尔森氏菌中毒症 ………… （177）

35. 肉毒梭状芽胞杆菌中毒症 ……………… （178）

36. 葡萄球菌病 ……………………………… （179）

37. 绿脓杆菌病 ……………………………… （181）

第七章 人类感染和抗御传染病的奥秘 ……………………（182）
一、人类疾病及传染病发生的原因 …………………………（182）
（一）人类疾病和传染病的致病因素 ………………………（182）
（二）活的病原体是人类传染病的根源 ……………………（183）
（三）病原体的致病和变异能力 ……………………………（184）
1. 病原体的侵入数量 …………………………………（184）
2. 病原体的入侵部位 …………………………………（185）
3. 病原体的致病能力 …………………………………（186）
4. 病原体的变异能力 …………………………………（187）
（四）病原体侵入人体的感染过程 …………………………（187）
1. 病原体被消灭或清除出体外 ………………………（187）
2. 病原体被携带及部分排出体外 ……………………（187）
3. 病原体隐性感染 ……………………………………（188）
4. 病原体潜伏感染 ……………………………………（188）
5. 病原体显性感染 ……………………………………（188）
（五）病原体感染致病的表现 ………………………………（188）
1. 局部感染 ……………………………………………（189）
2. 全身感染 ……………………………………………（189）
二、人类的免疫系统及其功能 ………………………………（189）
（一）人类的免疫系统组成及功能 …………………………（190）
1. 人类免疫系统的组成 ………………………………（190）
2. 人类免疫系统的功能 ………………………………（194）
（二）人类的非特异性免疫功能 ……………………………（196）
1. 天然免疫屏障作用 …………………………………（197）
2. 免疫吞噬作用 ………………………………………（199）
3. 自然杀伤作用 ………………………………………（202）
4. 多种抗感染体液成分（非特异性物质）……………（203）
（三）人类的多肽抗生素 ……………………………………（205）
1. 什么是多肽抗生素 …………………………………（206）
2. 人类多肽抗生素的种类 ……………………………（207）
3. 人类多肽抗生素的作用 ……………………………（213）
4. 影响人类多肽抗生素活性的因素 …………………（215）
（四）人类常见的获得性免疫力 ……………………………（217）
1. 中国现行的儿童计划免疫方案 ……………………（217）
2. 获得特异性免疫预防的方法 ………………………（218）

3. 传统疫苗存在的问题 ……………………………………（218）

（五）人类的特异性免疫功能 ……………………………（220）

1. 细胞免疫 …………………………………………………（220）

2. 体液免疫 …………………………………………………（225）

三、人体免疫系统的网络及信号转导 ……………………………（228）

（一）人体免疫系统的防御网络 …………………………（228）

1. 人体免疫系统的防御主力 ……………………………（228）

2. 循环流动的立体防御网络 ……………………………（231）

3. 重要组织器官驻守免疫防御 …………………………（235）

（二）人体免疫系统的自稳网络 …………………………（236）

1. 细胞外基质是人体细胞的生存场所 …………………（236）

2. 特异性免疫细胞的"早期识别教育" …………………（237）

3. 人体的"免疫赦免区" …………………………………（239）

4. 人体细胞的自稳机制 …………………………………（239）

5. 人体免疫系统清除"体内垃圾"和细胞修复的机理

………………………………………………………………（242）

（三）人体免疫系统的监视网络 …………………………（243）

1. 人体哪些细胞易发生癌变 ……………………………（244）

2. 细胞识别是免疫监视的首要环节 ……………………（244）

3. 天然免疫和获得性免疫系统构筑强大的免疫监视

网络 …………………………………………………………（245）

4. 癌细胞是如何逃避免疫监视的 ………………………（247）

（四）人体免疫系统的细胞信号转导 ……………………（249）

1. 免疫细胞的信号转导 …………………………………（249）

2. 免疫细胞的信号转导途径 ……………………………（251）

3. 免疫细胞信号转导异常 ………………………………（253）

（五）人体免疫系统与神经 - 内分泌系统的信息通道 ……（256）

1. 免疫系统对神经 - 内分泌系统影响 …………………（256）

2. 神经 - 内分泌系统对免疫系统的调控 ………………（259）

3. 应激对免疫系统的影响 ………………………………（262）

第八章　各类病原体的感染免疫机理 …………………………（265）

一、细菌的感染免疫 ………………………………………………（265）

（一）胞外菌的感染免疫 …………………………………（265）

1. 胞外菌的致病机制 ……………………………………（266）

2. 重要胞外菌的种类 ……………………………………（268）

3. 抗胞外菌免疫 ……………………………………… (272)

4. 胞外菌逃避免疫的机制 …………………………… (274)

（二）胞内菌的感染免疫 ……………………………………… (275)

1. 胞内菌的致病机制 ………………………………… (275)

2. 重要的胞内菌种类 ………………………………… (276)

3. 抗胞内菌免疫 ……………………………………… (279)

4. 胞内菌逃避免疫的机制 …………………………… (280)

二、病毒的感染免疫 …………………………………………… (280)

（一）病毒的致病机制 ………………………………………… (281)

1. 病毒吸附细胞 ……………………………………… (281)

2. 病毒穿入细胞 ……………………………………… (281)

3. 病毒脱壳 …………………………………………… (282)

4. 病毒的生物合成 …………………………………… (282)

5. 病毒在细胞内组装 ………………………………… (282)

6. 病毒从细胞释放 …………………………………… (282)

（二）对人类致病的病毒种类 ………………………………… (283)

1. 呼吸道病毒 ………………………………………… (283)

2. 肠道病毒 …………………………………………… (284)

3. 肝炎病毒 …………………………………………… (284)

4. 人疱疹病毒 ………………………………………… (286)

5. 虫媒病毒 …………………………………………… (287)

6. 出血热病毒 ………………………………………… (287)

7. 逆转录病毒 ………………………………………… (288)

8. 其他病毒 …………………………………………… (290)

（三）病毒与癌症 ……………………………………………… (291)

1. 人类肿瘤病毒 ……………………………………… (291)

2. 病毒致癌机制 ……………………………………… (297)

3. 分步癌变：从病毒感染到癌细胞再到实体瘤 …… (300)

（四）抗病毒免疫 ……………………………………………… (303)

1. 非特异性的天然免疫 ……………………………… (303)

2. 特异的获得性免疫 ………………………………… (304)

（五）病毒逃避免疫的机制 …………………………………… (305)

三、真菌的感染免疫 …………………………………………… (306)

（一）真菌的致病机制 ………………………………………… (306)

（二）主要的致病真菌 ………………………………………… (307)

1. 表面感染真菌 ·· (307)

2. 皮肤癣真菌 ·· (308)

3. 皮下组织感染真菌 ·· (308)

4. 深部感染真菌 ·· (309)

5. 条件致病性真菌 ·· (309)

（三）真菌与癌症 ·· (310)

1. "癌从口入"不是危言耸听 ································· (310)

2. 致癌的真菌毒素 ·· (312)

3. 真菌毒素致癌机理 ·· (317)

4. 防癌先从防霉做起 ·· (321)

（四）抗真菌免疫 ·· (323)

1. 非特异性的天然免疫 ······································· (323)

2. 特异的获得性免疫 ·· (324)

（五）真菌逃避免疫的机制 ······································ (324)

四、体内寄生虫的感染免疫 ······································ (325)

（一）寄生虫的致病机制 ·· (325)

（二）致病性寄生虫的种类 ······································ (327)

1. 土源性线虫 ·· (327)

2. 食源性寄生虫 ··· (330)

3. 其他寄生虫 ·· (332)

（三）寄生虫与癌症 ··· (334)

1. 致癌的寄生虫 ··· (334)

2. 寄生虫致癌机理 ·· (336)

（四）抗寄生虫免疫 ··· (338)

1. 寄生虫的抗原和免疫特点 ·································· (339)

2. 非特异性的天然免疫 ······································· (339)

3. 特异的获得性免疫 ·· (341)

4. 寄生虫免疫性变态反应 ····································· (343)

（五）寄生虫逃避免疫的机制 ···································· (344)

第九章　人类免疫系统的维护与强化 ·························· (347)

一、人类免疫系统的缺陷 ·· (347)

（一）人类免疫系统的多态性 ···································· (347)

1. 从微生物看人体免疫系统 ·································· (348)

2. 从遗传基因的多态性看人体免疫系统 ··············· (352)

（二）人类免疫系统的漏洞 ······································ (354)

1. 免疫防御系统漏洞 ……………………………………（354）

2. 免疫自稳系统漏洞 ……………………………………（355）

3. 免疫监视系统漏洞 ……………………………………（356）

4. 免疫系统的补漏 ………………………………………（356）

（三）人类的免疫系统功能失调 …………………………………（358）

1. 体内垃圾是影响人类免疫功能的重要因素 …………（358）

2. 亚健康状态是人体免疫功能失调的早期表现 ………（359）

（四）人类的自身免疫、自身抗体与自身免疫病 ………………（361）

1. 人类的自身免疫与自身抗体 …………………………（361）

2. 人类的自身免疫病 ……………………………………（362）

（五）人类的免疫缺陷病 …………………………………………（363）

1. 原发性免疫缺陷病（先天性免疫缺陷）………………（363）

2. 继发性免疫缺陷病（获得性免疫缺陷）………………（363）

二、影响人类免疫系统功能的四大因素 ……………………………（364）

（一）营养不良与免疫 ……………………………………………（365）

1. 营养不良对人体免疫系统的影响 ……………………（365）

2. 胎儿期营养不良对婴儿免疫的影响 …………………（366）

3. 营养素不足对人体免疫系统的影响 …………………（367）

（二）药物与免疫 …………………………………………………（370）

1. 免疫功能调节剂 ………………………………………（370）

2. 免疫抑制剂 ……………………………………………（372）

3. 普通西药对人体免疫系统的不良反应 ………………（372）

（三）抗生素是一把双刃剑 ………………………………………（374）

1. 大多数抗生素是细菌、放线菌或真菌的产物 ………（374）

2. 抗生素的抗菌谱 ………………………………………（377）

3. 谨防医生滥开抗生素药 ………………………………（378）

4. 抗生素药物防过量 ……………………………………（379）

5. 改变抗生素用药习惯 …………………………………（380）

（四）环境污染与免疫 ……………………………………………（380）

1. 环境污染物及其来源 …………………………………（381）

2. 环境污染物的种类 ……………………………………（383）

3. 环境污染对人体健康的危害 …………………………（386）

4. 环境污染对人体免疫功能的影响 ……………………（390）

三、自然增强人体免疫力的方法 ……………………………………（393）

（一）营养免疫 ……………………………………………………（393）

1. 蛋白质的功能与免疫作用 ················ （394）

2. 植物营养素的免疫作用 ················· （397）

（二）运动免疫 ························· （398）

（三）精神免疫 ························· （400）

四、补益中药对人体免疫功能的强化作用 ············· （403）

（一）补气中药的免疫作用 ················· （404）

（二）助阳中药的免疫作用 ················· （405）

（三）养血中药的免疫作用 ················· （406）

（四）滋阴中药的免疫作用 ················· （407）

第十章 中外历史上的致命瘟疫 ··············· （409）

（一）人类历史上最残酷最悲惨最致命的瘟疫灾难 ········· （409）

1. 雅典瘟疫：人类遭遇瘟疫的编年史从雅典开始 ······ （409）

2. 流感：人类规模最大的传染病 ··········· （411）

3. 鼠疫：最残酷最致命的黑死病 ··········· （414）

4. 霍乱：摧毁人类的最可怕瘟疫之一 ········· （419）

5. 天花：人类惟一消灭的死神帮凶 ·········· （421）

6. 肺结核：穷人坐以待毙的富贵病 ·········· （424）

7. 狂犬病：死亡率极高的疫病 ············ （425）

8. 艾滋病：使人类丧失免疫力的恶魔 ········· （427）

（二）中国历史上的瘟疫灾难 ··············· （429）

1. 古代中国人对瘟疫起源的认识 ··········· （429）

2. 古代中国人对瘟疫传播的认识 ··········· （432）

3. 古代中国人对瘟疫防治的方法 ··········· （433）

4. 中国历史上流行的瘟疫 ·············· （435）

第十一章 新型超级病菌和病毒对人类的危害 ········· （441）

（一）新型超级病菌、病毒与人类远在天边近在咫尺 ······· （441）

1. 致病微生物的进化 ················ （442）

2. 致病微生物的变异 ················ （443）

（二）新型超级病菌、病毒对人类及动物的危害 ········· （445）

1. A型流感病毒与禽流感病毒（AIV） ········· （446）

2. 埃博拉病毒 ··················· （450）

3. 肠出血性大肠埃希菌O157：H7 ·········· （451）

4. 西尼罗病毒 ··················· （452）

5. 超级耐药致病菌（杀人菌） ············ （453）

6. SARS冠状病毒 ················· （455）

第十二章　人类流行的生物疫病和瘟疫 ·················· （457）
一、传染病和瘟疫的判断标准 ·················· （457）
　（一）流行传播的速度 ·················· （457）
　　1. 传染源的种类 ·················· （457）
　　2. 传播途径 ·················· （458）
　（二）流行传播的程度 ·················· （458）
　（三）病死率的高低 ·················· （458）
　（四）目前有无特别有效的预防办法 ·················· （459）
　（五）未知疫病的确定 ·················· （459）
　（六）进入 21 世纪的中国传染病流行趋势 ·················· （460）
二、人类流行的传染病 ·················· （464）
　（一）甲类传染病 ·················· （464）
　　1. 鼠　疫 ·················· （464）
　　2. 霍　乱 ·················· （467）
　（二）乙类传染病 ·················· （469）
　　1. 传染性非典型肺炎 ·················· （469）
　　2. 艾滋病 ·················· （470）
　　3. 病毒性肝炎 ·················· （473）
　　4. 脊髓灰质炎 ·················· （475）
　　5. 人感染高致病性禽流感 ·················· （476）
　　6. 甲型 H1N1 流感（原称人感染猪流感） ·················· （478）
　　7. 麻　疹 ·················· （481）
　　8. 流行性出血热 ·················· （482）
　　9. 狂犬病 ·················· （483）
　　10. 流行性乙型脑炎 ·················· （485）
　　11. 登革热 ·················· （486）
　　12. 炭　疽 ·················· （488）
　　13. 细菌性和阿米巴性痢疾 ·················· （490）
　　14. 肺结核 ·················· （492）
　　15. 伤寒和副伤寒 ·················· （494）
　　16. 流行性脑脊髓膜炎 ·················· （495）
　　17. 百日咳 ·················· （496）
　　18. 白　喉 ·················· （496）
　　19. 新生儿破伤风 ·················· （497）
　　20. 猩红热 ·················· （499）

21. 布鲁氏菌病 ································ (499)

22. 淋　病 ································ (500)

23. 梅　毒 ································ (502)

24. 钩端螺旋体病 ································ (503)

25. 血吸虫病 ································ (505)

26. 疟　疾 ································ (506)

（三）丙类传染病 ································ (508)

1. 流行性感冒 ································ (508)

2. 流行性腮腺炎 ································ (509)

3. 风　疹 ································ (510)

4. 急性出血性结膜炎 ································ (511)

5. 麻风病 ································ (512)

6. 流行性与地方性斑疹伤寒 ································ (513)

7. 黑热病 ································ (514)

8. 包虫病 ································ (515)

9. 丝虫病 ································ (516)

10. 除霍乱、细菌性和阿米巴性痢疾、伤寒和
　　副伤寒以外的感染性腹泻病 ················ (517)

11. 手足口病（HFMD） ································ (524)

第十三章　人类感染生物疫病的途径及传播链 ········ (528)

一、食入途径感染 ································ (529)

（一）口－消化道感染（即医学上的粪－口途径） ···· (529)

1. 饮水感染 ································ (529)

2. 食物感染 ································ (531)

（二）致病的食物链 ································ (536)

1. 生物性致病的食物链 ································ (536)

2. 毒素性致病的食物链 ································ (538)

二、吸入途径感染 ································ (542)

（一）呼吸道的生物学屏障和天然抗病能力 ········ (543)

（二）鼻－呼吸道感染 ································ (544)

（三）口－呼吸道感染 ································ (545)

三、接触途径感染 ································ (546)

（一）眼接触感染 ································ (546)

（二）皮肤接触感染 ································ (547)

（三）针具接触感染 ································ (547)

1. 输血感染 ·· (547)

2. 注射吸毒感染 ·· (548)

3. 手术器具感染 ·· (549)

（四）性接触感染 ·· (549)

1. 性接触传播的疾病 ·································· (549)

2. 异性的性接触感染 ·································· (551)

3. 同性的性接触感染 ·································· (552)

4. 人与动物的性接触感染 ··························· (554)

（五）母婴接触感染 ·· (555)

1. 胎盘血流感染 ··· (555)

2. 分娩产道感染 ··· (555)

3. 哺乳感染 ·· (555)

四、医院感染 ···（556）

1. 医院和医生曾经是流行性传染病的交叉感染源

·· (556)

2. 医院是病菌、病毒最集中最活跃的场所 ········· (557)

3. SARS 病毒在医院暴发流行的惨痛教训 ········· (559)

五、其他感染途径 ··· (562)

1. 人类的不卫生陋习导致感染 ····················· (562)

2. 室内环境不卫生导致感染 ························ (564)

3. 封建迷信和传统陋俗导致感染 ·················· (565)

4. 缺乏公共卫生设施导致交叉感染 ··············· (567)

5. 缺乏有效的防疫隔离措施导致感染 ············· (568)

6. 隐性病菌携带者导致感染 ························ (570)

六、生物战与生物恐怖威胁 ····································· (570)

（一）战争与生物疫病 ··· (571)

1. 人类历史上最早的生物战 ························ (571)

2. 天花随着入侵者肆虐 ······························ (571)

3. 斑疹伤寒毁掉了拿破仑 60 万大军 ·············· (572)

4. 英国占领军将霍乱带回伦敦 ····················· (572)

5. 侵华日军的细菌战 ·································· (573)

6. 汉坦病毒使中朝韩美军队染上出血热 ·········· (573)

（二）现代的生物恐怖威胁 ··································· (574)

1. 人工合成病毒 ··· (574)

2. 五大生物恐怖威胁 ·································· (574)

3. 实验室泄漏与生物试验扩散 …………………… （576）

第十四章 自然灾害衍生的生物疫病 …………………… （581）

一、自然灾害的分类、等级及发生的原因 …………………… （581）

（一）自然灾害的分类 …………………… （581）

（二）自然灾害的等级 …………………… （582）

（三）自然灾害发生的原因 …………………… （582）

（四）自然灾害对人类生存环境的影响 …………………… （583）

二、自然灾害对生物疫病流行机制的影响 …………………… （583）

1. 易发生水源性生物疫病 …………………… （584）

2. 易发生与人群高密度聚集有关的生物疫病 …………………… （584）

3. 易发生虫媒等传播的生物疫病 …………………… （585）

4. 易发生与自然灾害相关的生物疫病 …………………… （587）

5. 易发生燃料短缺和食品污染带来的生物疫病 …………………… （589）

三、重大自然灾害对生命财产的破坏及其衍生的生物疫病 …………………… （589）

（一）旱　灾 …………………… （590）

1. 干旱的分级标准 …………………… （590）

2. 城市干旱 …………………… （591）

3. 旱灾对人类生活和健康的影响 …………………… （591）

4. 旱灾衍生的人畜共患生物疫病 …………………… （593）

（二）洪　灾 …………………… （595）

1. 洪水的分类 …………………… （595）

2. 洪灾对生命财产的破坏 …………………… （595）

3. 洪灾衍生的人畜共患生物疫病 …………………… （596）

（三）地　震 …………………… （603）

1. 地震的类型 …………………… （603）

2. 地震的震级 …………………… （603）

3. 地震的直接灾害和次生灾害 …………………… （604）

4. 地震衍生的人畜共患生物疫病 …………………… （605）

四、自然灾害之后生物疫病的发展趋势和防疫措施要点 …………………… （608）

1. 自然灾害产生的主要问题 …………………… （608）

2. 自然灾害之后生物疫病的发展趋势 …………………… （608）

3. 灾后公共卫生与生物疫病控制的重点 …………………… （609）

4. 灾后防疫措施 …………………… （609）

第十五章 食源性动物的安全隐患 …………………… （611）

一、食源性动物的营养学特点 …………………… （611）

（一）肉类食物 …………………………………………………（611）

（二）鱼类及其他水产动物 ……………………………………（612）

二、食用动物肉体的腐败变质机理 …………………………………（612）

（一）肉的腐败变质过程 ………………………………………（612）

（二）引起肉品腐败变质的微生物 ……………………………（614）

1. 微生物的来源 ……………………………………………（614）

2. 微生物的种类 ……………………………………………（614）

（三）腐败变质的毒性 …………………………………………（615）

（四）腐败变质肉的主要特征 …………………………………（615）

（五）腐败变质鱼的主要特征 …………………………………（616）

三、肉类、鱼类等动物的食用安全隐患 ……………………………（616）

（一）私宰肉、注水肉及病死畜禽动物肉 ……………………（617）

（二）病虫鱼、污染鱼及有害水生动物 ………………………（619）

（三）"修饰"过的病体肉质难以识别 …………………………（620）

（四）"有抗肉、鱼、奶"是传播超级耐药病菌的"隐形杀手"

…………………………………………………………（622）

（五）肉类制品加工中的问题 …………………………………（623）

1. 熟食制品或半熟制品 ……………………………………（623）

2. 假冒伪劣或有毒的肉制品 ………………………………（623）

（六）生鲜和熟食肉制品的贮存、运输保质问题 ……………（624）

（七）饭店、餐馆和家庭的烹饪食用安全隐患 ………………（625）

四、食用动物肉应当遵循"安全第一、营养第二"的原则 ……………（625）

（一）食源性动物必须安全第一 ………………………………（626）

（二）严格把住肉类食物链的各个关口 ………………………（626）

1. 养殖许可或临时许可制度 ………………………………（627）

2. 食源性动物疫病监测及报告制度 ………………………（627）

3. 严禁私宰肉、病死动物肉流入市场 ……………………（627）

4. 加强对野生动物经营的监管 ……………………………（627）

第十六章　转基因生物食品和克隆生物食品的安全隐患 （629）

一、从揭开生物遗传秘密到转基因、克隆生物 ……………………（629）

（一）生物遗传的奥秘 …………………………………………（629）

（二）转基因生物和克隆生物问世 ……………………………（630）

（三）生物的基因调控系统极其复杂 …………………………（631）

（四）构成生命的蛋白质生物合成 ……………………………（633）

二、转基因生物食品的安全隐患 ……………………………………（634）

（一）转基因生物技术 ………………………………（635）

（二）转基因生物食品 ………………………………（636）

（三）转基因生物食品的安全隐患 …………………（637）

（四）转基因生物食品的安全原则和谨慎原则 ……（641）

　　1. 人类对自身的基因和蛋白研究才刚开始 …（641）

　　2. 转基因生物食品的安全原则 ……………（642）

　　3. 转基因生物食品的谨慎原则 ……………（642）

　　4. 转基因生物食品的管理原则 ……………（643）

三、克隆生物食品的安全隐患 ………………………（643）

（一）克隆生物技术 …………………………………（644）

（二）克隆生物食品 …………………………………（646）

（三）克隆生物食品的安全隐患 ……………………（646）

（四）克隆生物食品的安全原则和谨慎原则 ………（648）

　　1. 克隆生物食品的安全原则 ………………（648）

　　2. 克隆生物食品的谨慎原则 ………………（649）

　　3. 克隆生物食品的管理原则 ………………（649）

第十七章　人类要保护管理好地球生物圈 ……………（650）

一、管理好人类生存的空气 …………………………（650）

二、管理好人类的生命水源 …………………………（651）

三、管理好人类的食物 ………………………………（653）

四、管理好人类的居住 ………………………………（654）

五、管理好人类的公共活动场所 ……………………（654）

六、建立公共卫生紧急处理系统 ……………………（655）

七、共同建设人类社会美好的大家园 ………………（656）

参考文献 ………………………………………………（658）

第一章　系统防疫的概念

从广义上说，生物疫病是指病原体能够使人类和动物、植物感染及自然传染的所有疾病。现在人们所说的传染病只是生物疫病的一部分，即狭义上的生物疫病。有些动物、植物的生物疫病会感染人类，对人类的健康构成威胁，有的甚至还会危害人类的生命；有些动物、植物的生物疫病不会感染人类，对人类的健康似乎没有什么影响，但是食源性动物和植物是人类主要的营养素来源，其生物疫病对人类的健康有很大影响，必须引起高度重视。人类与生物疫病就是研究人类和动物、植物之间所发生的相互关联、相互影响的生物疫病，尤其是研究动物疫病、植物疫病对人类健康的影响程度。生物防疫则是指人类和动物、植物的防疫，这是一个巨大而复杂的系统工程。生物防疫是指从疫源地点到感染隔离、从感染个体到扩散群体的过程中，采取各种有效的防止、控制、消灭生物疫病的措施的统称，分为日常性的预防和疫情发生后的防扩散，包括接种、检疫、普查、监控、管理等措施，目的是严格控制各类生物传染源，阻断各种传播途径，保护各类易感生物，尤其是保护人类免受各类生物疫病的感染。

用系统的观点进行分析，生物防疫具有四大特点：一是多样性。因为生物是多样的，致病微生物是多样的，生物疫病是多样的，所以生物疫病的预防也是多样化的。二是相关性。生物类群的发展进化和彼此间存在亲疏的类缘关系，各个类群的生物在系统中有着一定的关联方式，因而生物疫病也有一定的相关性，如甲型（H1N1）流感病毒、鼠疫耶尔森氏杆菌引起的人畜共患的生物疫病，迟缓爱德华氏菌、异尖线虫引起的人鱼共患的生物疫病，黄曲霉真菌引起的人与动植物共患的生物疫病。三是时空性。生物都有一定的活动空间，因而生物疫病的发生有一定的时间性和地域性。四是整体性。生物疫病的多样性、相关性与时空性之和就产生了整体性，这种整体性全面而突出地体现了系统防疫的复杂性和监管的难度。

一、地球是个有限的大生物圈

地球，蔚蓝的星球，是各种生物的世界，也是人类的家园，至今已有约46亿年的历史。浩瀚宇宙拥有上万亿颗恒星的银河系，以及无数的存在于银河系之外的河外星系，在数以万亿计的星体中，地球只不过是一个小小的星体，一颗绕太阳运转的行星。但是对生活在地球上的所有生物来说，地球又是足够大的。地球的大气层中 78.09% 是氮，20.95% 是氧，0.93% 是氩，0.029% 是二氧化碳，以及微量的臭氧、水蒸汽、尘埃微粒等；地球的水圈总储水约为 13.86×10^{17} 立方米，且 96.54% 为海洋水，仅 2.53% 为淡水，这是使生命可以在地球上繁衍的神奇的物质组合。地球上所有的生命，无论是人类，还是动物、植物，都毫无例外地离不开氧和水这两个极其重要的生命物质基础。

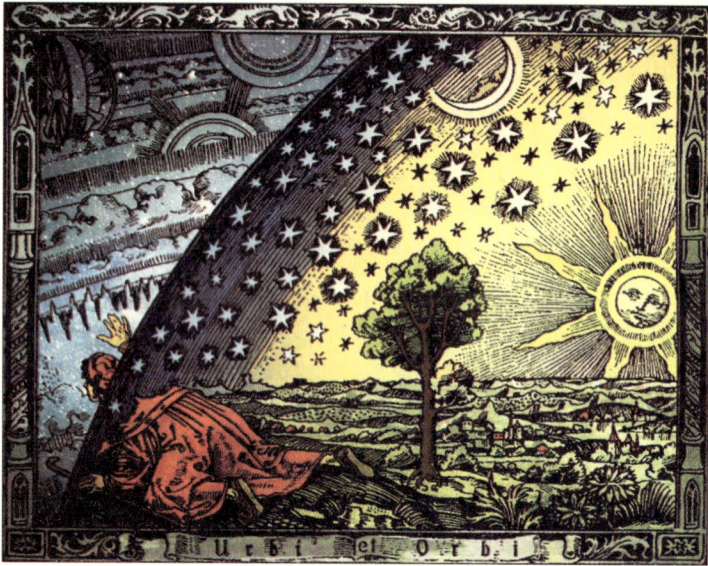

世纪法国科普作家 C. Flammarion 书中的木刻插图：行家从天球中探出头来，探索宇宙运行的机制　　（来源　维基百科）

生物圈的概念最早是奥地利地质学家休斯（E. Suess，1831～1914）提出来的，他在 1875 年出版的一本关于阿尔卑斯山起源的小册子中，首次应用了"生物圈"这个名词。1926～1929 年，原苏联科学院院士维尔纳茨基（1863～1945）先后在苏联和法国发表了两篇题为《生物圈》的演说，明确提出生物圈是地球上所有存在生命的地带，包括一切生物体及其生存环境，其范围包括部分岩石圈、大气圈和全部水圈，引起全球的广泛注意。"地球生物圈"则是生物地质学家夏尔丹提出来的，指的是海平面以下 1 万米、地表下 300 米至地表上 1.5 万米大气层这样的一个生物有机体能够存活的空间。在这个"生物圈"中，有水、空气、阳光、土壤，温度比较适中，能够维持生命。

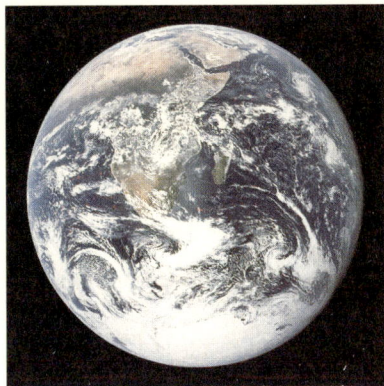

1972年阿波罗17号太空船拍摄的地球如同"蓝色弹珠"（来源 维基百科）

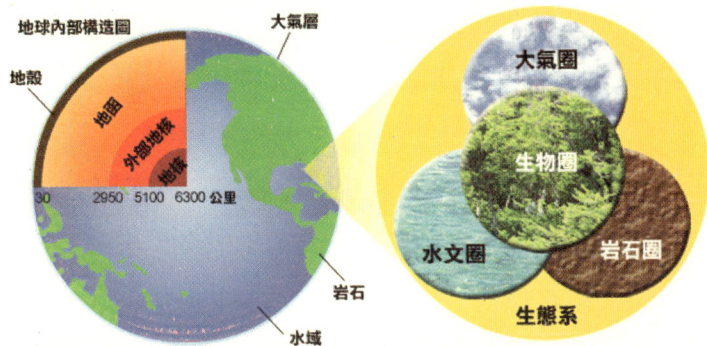

地球生物圈（来源 互动百科）

　　"地球生物圈"是人类生存和活动的基地，不仅构成人们生活的环境，还是资源的主要来源。实际上，地球总生物量的99%以上生活在地表之上和海平面之下各100米的范围内。其中，特别是生物圈中岩石层上面薄薄的一层土壤，人类所消耗的大部分热量、95%的蛋白质，或者说决定人类命运的20多种主要农作物，都来自于这一层表土。"地球生物圈"的范围极其狭小，资源极其有限，它只是地球的一层薄薄的表面圈。

（一）生命的起源

　　地球是人类的发源地，是人类赖以生存和发展的行星。但地球刚形成时，处处是火山，还不时受到陨石的碰撞，所以没有生命。约10亿年后，地球上才出现类似蓝绿藻类的生命物质，开始了漫长的生物进化。地球从无生命到简单生命的出现、从有机物的形成到复杂生命产生的环境，经历了几十亿年。在非洲和澳大利亚30多亿年前的古地质层中已经发现有原核细胞的化石。在细菌统治地球的20亿年里，它们已经攻占了地球的各个角落，从寒冷的南极到海洋深处，从高山峻岭到地底深处，无所不在。细菌改变了地球，将乏氧环境转换成富氧环境，并产生了大量的有机物，还分化出古细菌、真细菌和有核细胞细菌三大分支，最终创造出适宜更复杂生命形式生存的地球环境。有核细胞细菌中的一个分支可能还是后来动物和人类的起源。现在的"地球生物圈"虽然有限，但还是很大，能包罗所有的生物，从单细胞的细菌到庞大身躯的大象、巨鲸等动物及无数的森林植物和五大洲的人类，各种各样有生命的生物都生活在这个神奇的星球上。有趣的是，几十亿年过去了，"地球生物圈"也诞生了聪明智慧的人类，但是人类肉眼所看不见的微生物仍然遍布整个"地球生物圈"的表面，甚至寄居在人类的体内外。

1. 原核细胞是最小的生命体

原核细胞是最简单、最小的细胞，如各种各样的细菌等。原核细胞是进化过程中最初的生命体，仅有原始核质，呈环状裸 DNA 团块结构，无核膜和核仁。就在原核细胞出现约 10 亿年后，出现了真核细胞，它比原核细胞大得多，也复杂得多。所有的动物、植物以及真菌都是由真核细胞组成的。真核细胞区别于原核细胞的最主要特征是它们具有被双层膜所包裹的、有固定形状的、结构复杂的细胞核，内有一套作为细胞遗传信息主要载体的染色体，真核生物的胚细胞还可以经历交换基因的性结合。

尽管细胞的种类不同，都具有细胞膜、细胞质和细胞核（但红细胞例外）的相同结构。细胞表面被一层主要由蛋白质和脂质构成的很薄的细胞膜包围着，其平均厚度约 10 纳米（nm），这层细胞膜也称为质膜，是细胞内包含物和周围环境的界膜，具有选择渗透性。细胞膜只让营养物

原核细胞（上）和
真核细胞（下）模式图

质和盐类进入细胞，让废物排出细胞，而不让环境中所不需要的有害物质进入细胞。细胞膜具有多种重要的生物功能，与细胞的物质运输、能量转换、信息传递、细胞识别、分泌、排泄和免疫等都有密切的关系。

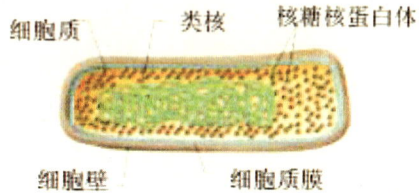

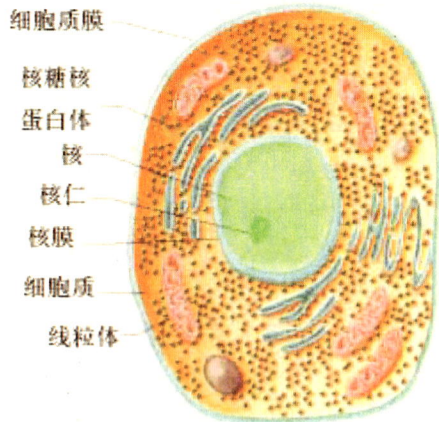

细胞核由核膜、染色质、核仁和核液构成，通常位于细胞的中央，是遗传物质贮存和复制的场所。在细胞膜和细胞核之间充满着细胞质，它是半透明、无定形的胶状物质，大多数细胞代谢的酶催化反应在其中进行。

原核生物又称原核微生物，是地球生物圈中一个较大、进化水平较原始的生物类群，一般以单细胞状态存在，细菌、放线菌、螺旋体、立克次氏体、衣原体就是这一类的原核生物。人类目前已知的细菌有3000多种，有些细菌是致病的，但大多数细菌还是有益的。许多原核生物寄生在其他细胞或生物体中。在漫长的进化过程中，人类与许多原核生物已经形成了共生关系，人体的体表、呼吸道、肠道等与外界相通的腔道黏膜表面寄居着大量的原核生物，即我们通常所说的正常菌群，它们通过消化道内的食物或人类不需要的残渣来获取能量。

原核生物虽然肉眼看不见，但是它们在生物界起着不可或缺的作用。地球上约3/4的生命物质是由微生物组成的，而其中数量最多的是原核生物。此外，原核生物在生物界的物质和能量交换中起着重要的作用。具有光合作用的原核生物可以把太阳光能转换成化学能，制造碳水化合物等物质，而这些物质又成为其他生物的食物。有些细菌能把空气中的氮转变成生物界可利用的含氮化合物。因此，原核生物可视为生物界食物链的起始点。此外，各种细菌还可以降解死亡的动植物体，使其中的碳、氢、氧、氮等元素回到空气、土壤和水中，重新开始生物界的循环。

原核生物的结构及遗传信息的复制和传递十分简单，都是以简单的无性繁殖方式再生，因此原核生物的繁殖非常迅速。但它们的遗传物质也可以很容易地被诱变，以适应生存环境的变化。如大肠埃希菌是一种常见的原核生物，呈杆状，长约2微米，直径不到1微米，寄生在人类和许多高等动物的肠道里，在正常情况下不致病。如果人类食用了某些变质的食物或受到不良应激因素刺激造成免疫功能降低时，只占10%～15%的有致病力的血清型大肠埃希菌就会兴风作浪，产生肠毒素，并侵入小肠上皮细胞，引起腹泻等疾病。

2. 人类与动植物都是真核生物

人类与动物、植物、真菌等都是真核生物。有许多真核生物是单细胞生命体，如各种原生物、硅藻、酵母和霉菌等。由于真核生物的遗传物质比原核生物多得多，而且还经历了有性结合，因此它们能更广泛地异化，分化成众多的物种。目前地球上有几百万种真核生物，而原核生物只有几千种。但原核生物更能忍受环境的改变，而且能以非常快的速度繁殖。

最小的生命体仅由单个细胞组成，小到 10～100 微米，大到 1 枚鸡蛋。而在人体中含有数万亿至数十万亿个细胞，如新生婴儿约有 2 万亿个细胞，一个成年人的身体含有 100 多万亿个细胞，这些细胞在种类、大小、形状及功能等方面差异很大。人体中就有 200 多种不同的细胞类型，它们组成了人体的不同组织和器官。但不管这些组织和器官有多大，组成它们的各种细胞都保持各自的独立性。

大约 6.2 亿年前的寒武纪初期，在地球的海洋和荒原上出现硬壳动物，然后出现如以三叶虫为代表的节肢类动物及腔肠动物（水母、珊瑚虫）、棘皮类动物（海星、海胆）、腕足类动物、蠕虫状动物等。4.3 亿年前的志留纪，出现原始的无颌鱼类，它们是一切脊椎动物的始祖。同时，陆地也出现植物。3.5 亿年前的石炭纪出现由两栖类动物进化的爬行动物。哺乳动物则是由 2.5 亿年前的类哺乳爬行动物进化来的。6500万年前出现的胎盘哺乳动物和灵长类动物，为人类的进化铺平了道路。

地表之上、海平面之下各 100 米——这是地球上所有生物的天堂与地狱的距离。虽然它只有地球平均半径的 3.4 万分之一，但却是经历了 3.5 亿年才形成生命的摇篮。正是这个摇篮哺育了地球上的一切生命，也哺育了人类。

（二）人类是生物进化的产物

人类是怎样起源的？古代有各种关于神创造人的传说。古代中国流传女娲捏土造人的故事，有个叫女娲的神，用黄土捏造了一批小泥人，经女娲吹了口气，便成了一个个有生命的人。在西方则流传上帝造人的说法，上帝先造出一个男人亚当，再用亚当的一根肋骨，造出第一个女人夏娃。人类就这样诞生了。

近百年来，世界上一些地方发现了不少远古人类的化石、遗迹和遗物。根据非洲出土的古人类头骨化石和石器等遗物判断，大约在200～300 万年以前，地球上已出现了原始人类。科学家通过检测细胞线粒体内的遗传物质脱氧核糖核酸（DNA）发现，现代人类可能起源于非洲。古人类学家理查德·利基（Richard Leakey）在埃塞俄比亚南部的奥莫低谷发现了距今约 19.5 万年前的晚期智人化石，即现代人类的祖先大约 20 万年前起源于非洲，约在 10 多万年之前离开非洲，沿北向地中海和希腊迁徙，之后大约 5 万年前才向亚洲方向迁徙。但也有科学家主张"多地区起源说"，即认为现代人在欧亚和非洲各自起源。中国科学院古脊动物和古人类研究所在北京周口店遗址田园洞发现一批早期现代人化石，年代距今约 4.2～3.85 万年，是迄今在欧亚大陆东部所测出的最早的现代型人类遗骸。

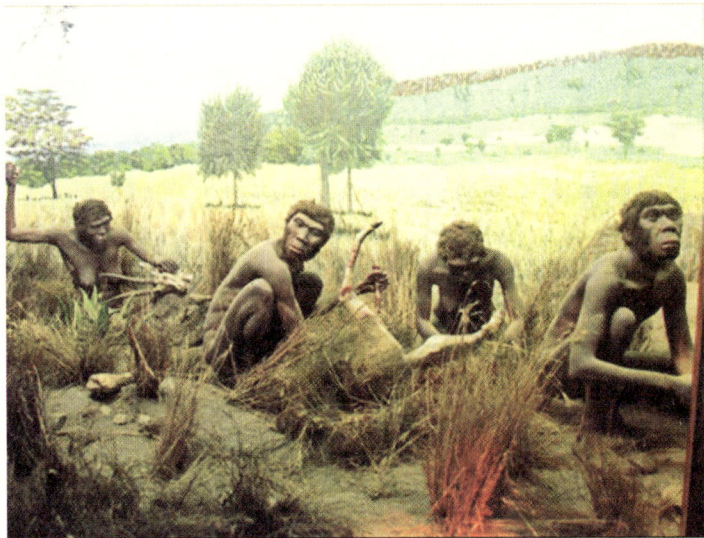

人类的祖先

在现代社会，人类认为自己是与其他动物完全不同的万物之灵，是地球生物的主宰。达尔文的进化论让我们深刻认识到了人类的动物起源，人类只是地球生物进化过程中的产物，是从高等动物分支出来的更高等的智慧型动物。大约在2500万年前，猿的祖先从其他灵长类分支出来；在1400万年前，大猩猩、黑猩猩和人类的共同祖先从猩猩的祖先分支出来；在600~700万年前，黑猩猩和人类的共同祖先从大猩猩的祖先分支出来；在500~600万年前，人类的祖先从黑猩猩的祖先分支出来。从生物进化上看，人类与其他灵长类动物的关系从近到远分别是黑猩猩、大猩猩、猩猩。

通常，两个物种的基因序列的相似程度越高，则表明它们之间的亲缘关系越近，而且可以根据基因序列的相似程度推算这两个物种从共同祖先分离出来的时间。科学家的研究表明人类和黑猩猩在遗传上的差异在98%以上，这还没有涉及到具体的基因序列。如果从基因序列来比较人类、黑猩猩、大猩猩、猩猩、旧世界猴这几个物种的相似程度，则黑猩猩与人类的亲缘关系最相近，甚至超过了它们与大猩猩的亲缘关系。而且这种亲缘关系，要比以前人们所认为的还要密切，因为在那些不重要的基因位点中，人类与黑猩猩的相似程度为98.4%；而在那些重要的基因位点中，人类与黑猩猩的相似程度高达99.4%。

2003年10月7日，由日本、德国、韩国、中国大陆和中国台湾的科学家组成的"黑猩猩第22号染色体测序国际合作组"宣布：通过对黑猩猩第22号染色体的长臂进行了完整、连续的测序，共获得3000多万个碱基的序列，发现人类和黑猩猩之间存在许多碱基序列的插入缺失和碱基的改变，有的插入缺失长达数万个碱基。同时发现有 10% 以上的基因有着碱基序列的变化，并可能造成其表达产物——蛋白质序列和结构的明显变化。

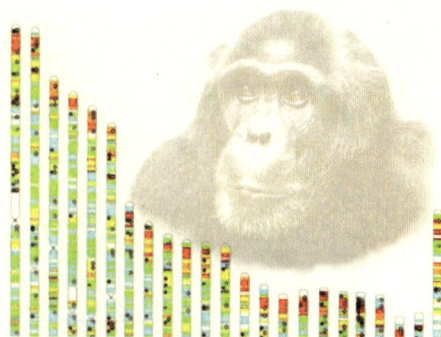

黑猩猩至少有 233 个基因
经历过自然界的"正选择"

由于黑猩猩第 22 号染色体与人类的第 21 号染色体基因的组成和顺序相同，而人类的第 21 号染色体已完成精确测序，并且发现许多与疾病相关的基因均分布在这一染色体上。因此，将人类和黑猩猩的两条染色体进行碱基序列及其编码信息的比较分析，将有助于了解人类进化演变的进程，也可找出人类某些疾病的发生机理和演变过程。

2005 年 8 月 31 日，由美国、以色列、德国、意大利和西班牙的 67 名科学家组成的国际黑猩猩基因测序与分析联盟披露说，他们初步完成了黑猩猩基因组序列草图与人类基因组序列的比较。研究分析显示，黑猩猩与人类在基因上的相似程度达到 96% 以上。即黑猩猩与人类共享着几乎 99% 的功能性基因，考虑到 DNA 序列插入或删除，两者的相似性也有 96%。研究表明，人类和黑猩猩的基因组中含有大约 30 亿个基因密码（DNA 碱基对），其中只有 3500 万对是有差异的。由于两者基因组在不同位置分别出现了碱基对的插入或删除，又另外造成 500 万个位点有差异。在这总共 4000 万个 DNA 序列差异中，绝大部分不具备实际功能或者功能很小，但也有 300 万个碱基对位于功能基因上。

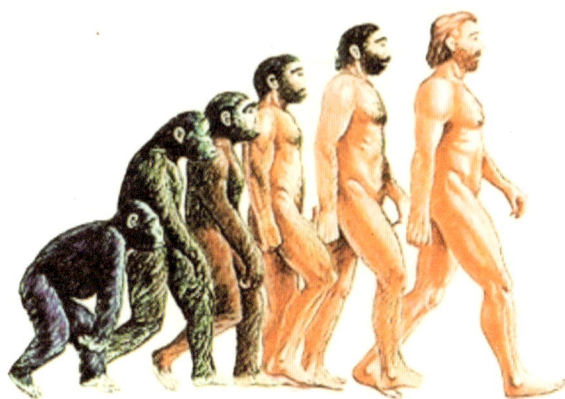

从猿到人的进化历程

此外，人类与黑猩猩有 29% 的共同基因编码生成同样的蛋白质。在 600 万年前人类与黑猩猩由共同的祖先分别进化后，其蛋白质体系只经历过一次主要变化。两者之间的差异只相当于任意两个不同人之间基因组差异的 10%。人类与黑猩猩的共同还在于，两者都拥有一些变异很快的基因。这些基因主要涉及听觉、神经信号传导、精子的生成、细胞内的离子传输等，比其他哺乳动物同类基因的变异快得多。人类与黑猩猩还共有一些易于引起病变的基因。

科学家们发现，人类身上的一些基因比黑猩猩的同样基因变异更快。其中最突出的是编码转录因子的基因，而转录因子负责"管理"胚胎发育时的一些关键基因。此外，黑猩猩身上缺乏人类拥有的约 53 个基因，其中有 3 个基因与炎症反应有关。而人类也缺乏黑猩猩所拥有的 1 个基因，这个基因能保护大脑不受老年性痴呆症的侵袭。研究还发现，人类基因组有 7 个区域可能经历了 25 万年来的"选择性清洗"，也就是突变基因具有明显竞争优势。经过数百代繁殖后，突变种变成了种群里的优势种，相应的突变基因也变成了正常基因，如语言基因突变使人类成为优势种群。黑猩猩是人类最接近的生物进化的亲戚，与人类是"表兄弟"，黑猩猩有利于让我们了解人类为什么会是现在这个模样。

（三）地球生物的多样性

生物多样性表现的是千千万万的生物种类。根据联合国《生物多样性公约》，生物多样性的定义是："生物多样性指的是地球上生物圈中所有的生物，即动物、植物、微生物，以及它们所拥有的基因和生存环境。它包含三个层次：遗传多样性，物种多样性，生态系统多样性"。

1. 生物界的划分

早在公元前 3 世纪，有中国古代词典之称的《尔雅》，就著录了 590 多种动植物及其名称，而且还根据它们的形态特征，纳入一定的分类系统中，分为《释草》、《释木》、《释虫》、《释鱼》、《释鸟》、《释兽》和《释畜》。《尔雅》保存了中国古代早期的丰富的生物学知识，是后人学习和研究动植物的重要著作。

但是，把所有的生物分为动物界和植物界的，是瑞典博物学家林奈（C. Linnaeus，1707～1778）于 1753 年创立的二界系统。以后又分为三界、四界、五界、六界系统，但二界系统建立的最早，沿用的最广泛。

二界系统：动物界和植物界。

三界系统：动物界、植物界和原生生物界。将动物界和植物界中的一些单细胞原始生物从中分出来，称为原生生物界四界系统：动物界、植物界、原生生物界和原核生物界。由于电子显微镜的使用，人们发现有些生物的细胞缺少真正的细胞核，如蓝藻、细菌等，将它们分为原核生物。

五界系统：动物界、植物界、真菌界、原生生物界和原核生物界。五界系统是将酵母菌、霉菌作为真菌界而形成的。

六界系统：动物界、植物界、真菌界、原生生物界、原核生物界和非胞生物界。将无细胞结构的病毒和类病毒分为非胞生物界。

2. 动物界

古希腊动物学家亚里士多德（Aristotle，公元前 384～公元前 322）记述了 480 种动物，使用了种和属的术语，把动物分为有血动物和无血动物两大类，前者计 356 种，分为：胎生四足类、鸟类、卵生四足类、鱼类；后者 124 种，分为软体类、软甲类、虫类、有介壳类。

瑞典博物学家林奈的《自然系统》第 10 版（1758）描述了 4236 种动物，分为哺乳类、鸟类、两栖类、鱼类、蠕虫类、昆虫类，建立了纲、目、属、种 4 个分类单元，为动物分类建立了基础。

法国博物学家拉马克（J. B. Lemarck，1974～1829）开始将动物分为脊椎动物和无脊椎动物两大类。脊椎动物分为哺乳类、鸟类、两栖类、鱼类；无脊椎动物分为滴虫类、螅形类、辐射类、蠕虫类、昆虫类、蜘蛛类、甲壳类、环虫类、蔓足类、软体类、被囊类、有壳类等 12 类。并将动物自低等到高等依梯形顺序排列，1809 年又改为树状排列，用以说明各类动物的类缘关系及演化趋向。

1829 年，法国解剖学家居维叶（Cuvier，1769～1832）将动物分为四大类，即脊椎动物（哺乳类、鸟类、爬行类、鱼类）；软体动物（蔓足类、软体类）；节体动物（昆虫类、蜘蛛类、甲壳类、环虫类）；辐射动物（水母类、棘皮类、蠕虫类、螅型类、滴虫类）。

德国学者西菩尔特（K. T. E. Siebold）最早使用原生动物这个名称，把动物分为七类：脊椎动物、软体动物、节肢动物、环形动物、蠕形动物、植虫类、原生动物。

随着电子显微镜的使用，动物染色体组型研究，蛋白质中氨基酸化学结构的测定，核酸的研究，血清免疫学的进展，层析法的应用，电子计算机使用等，能更准确地鉴定动物的物种，阐明各类群动物在系统发生中的类缘关系。

3. 植物界

自然界的植物种类非常多，是一个庞大、复杂的植物家族，占据了地球生物圈面积的大部分。从一望无际的草原到广阔的江河湖海，处处都有植物的踪迹。植物界包括苔藓植物、蕨类植物、裸子植物和被子植物等，目前已知的植物就有 30 多万种。植物通常分为低等植物和高等植物。

低等植物（无胚植物或称原叶体植物）：植物体无根、茎、叶的分化，生殖器官单细胞，合子发育时离开母体，不形成胚。包括藻类植物、苔藓植物、菌类植物和地衣植物。

高等植物：（有胚植物或称茎叶体植物）：植物体有根、茎、叶的分化，生殖器官多细胞，合子在母体内发育，形成胚。包括蕨类植物、裸子植物和种子植物。

4. 地球上已知的生物种类

人类对自然界生物物种的研究，还只不过是了解其皮毛。地球上估计共生存着 1400 万个生物物种，只有 175 万种生物物种被记录在案。许多生物物种人类至今还未发现；有些物种虽被人类发现，但未能深入研究；还有许多生物物种甚至在被人类发现之前就灭绝了。如 2.5 亿年前，有 70% 的陆地生物物种和 95% 的海洋生物物种在二叠纪就灭绝了。因此，现在无法知道地球上所有生物物种的确切数目。而且物种在地球上的分布极不均匀，大部分物种分布在热带地区，如占地球面积 7% 的热带雨林中，生活着全世界 50% 以上的物种（约 500 万种），因此，那里的生物多样性最为丰富。

地球上能看见的最多的生物是不起眼的昆虫，有 600～1000 万个种类，约有 1000 亿亿个昆虫，而人类迄今才确定了 100 多万种昆虫，且每年仅能认识约 1 万种昆虫。绝大多数的昆虫对人类是有益的或者是无害的，只有 1% 的昆虫是有害的，但是有的有害昆虫对人类的危害却超过了凶禽猛兽，如蚊子、苍蝇等，约 50% 的人类死亡同这些野外的微小昆虫有关。

中国也是生物多样化的国家，生物种类相当丰富，高等植物和脊椎动物的物种数就占全球物种数的 10%，仅高等植物就有 3 万多种。中国还有某些独特的生物种，如大熊猫、白鳍豚、扬子鳄、银杉树等物种仅见于中国。表 1 为世界生物种的已知种数与中国已知种数的比较。

（四）生物多样性是人类生存的基本条件

100 万年前，地球上的人类只有约 50 万人；到公元前 1 万年的新石器时代，世界人口约 300 万人，而且分散在浩瀚辽阔的大地上时，不存在自然资源的再生问题，每当一处森林猎物变得稀少时，人类就会迁移到另一处森林继续狩猎动物，以维持人类的生存和繁衍。那些生活在森林里的野生动物，就是人类必不可少的食物。当然，人类祖先也为狩猎或躲避凶禽猛兽付出了很多血的代价，甚至是生命的代价。

公元 1000 年时，世界人口约 2.65 亿人。直到 17 世纪中叶，世界人口还不到 5 亿人。由于人口数量少，人类猎杀、砍伐、捕捞野生动植物的行为还不足以对地球生态平衡和生物的多样化构成真正的威胁。到 19 世纪初，世界人口约 10 亿人；到 1970 年，世界人口增长到 36 亿人口；到 1989 年 7 月，全世界度过 50 亿人口日。仅仅 200 多年，就情形大变，如今的世界人口已经超过 63 亿，人类的足迹已经踏遍了地球表面的 42%，地球生物圈到处感受到人类活动的影响。

表1　　　　　世界生物种的已知种数与中国已知种数的比较

生物类群	世界已知种数	世界估计总种数	已知种百分数（%）	中国已知种数	中国/世界已知种百分数（%）
病 毒	5000	130 000	4	400	8
细菌	4760	40 000	12	500	10.5
真菌	72 000	1 500 000	5	8000	11.1
藻类	40 000	60 000	67	5000	12.5
苔藓植物	17 000	25 000	68	2200	12.9
裸子植物	750			240	32
被子植物	250 000	270 000	93	30 000	12
原生动物	30 800	100 000	31		
海绵动物	5000				
腔肠动物	9000				
线虫动物	15 000	500 000	3		
甲壳动物	38 000				
昆虫	800 000	6 000 000 ~ 10 000 000	8 ~ 13	51 000	6.3
其他节肢动物/微小无脊椎动物	132	460			
软体动物	50 000				
棘皮动物	6100				
两栖动物	4184			284	6.7
爬行动物	6380			376	5.8
鱼类	19 000	21 000	90	2804	14.7
鸟类	9198		100	1244	13.5
哺乳动物	4170		100	500	11.9

注：数据来自宋延龄、刘志恒等（1993）。

目前有 3 万多种野生动植物列入《濒危野生动植物物种国际贸易公约》的附录，其中动物 5000 多种，植物 25000 多种。虽然世界范围内的野生动植物贸易得到了控制，但由于人类的捕杀和生存环境的恶化，野生动物面临着逐渐灭绝的危险。地球上尚有不足 1 万种鸟类，而哺乳动物只剩下 4000 多种，且有 3% 的种群坚持着自己的"一夫一妻"的婚配行为，繁殖数量有限。因此，每 4 种哺乳动物和每 8 种鸟类中还是有一种面临灭绝的危险，植物种类更是无法评估。印尼、印度、巴西和中国被列入哺乳类和鸟类动物最受威胁的国家；美国名列鱼类和无脊椎动物最受威胁国家榜首；马来西亚则列为植物濒临灭绝国家之首。2006 年 3 月，在巴西召开的联合国生物多样性大会发出警报：人类正在制造地球历史上第六次物种大灭绝危机。这也是自恐龙在 6500 万年前消失以来规模最大的生物灭绝危机。

在地球上，陆地面积仅占 30%，而陆地中又有近 30% 是沙漠及沙漠化土地。由于人类的过度无序地开发和利用森林、土地资源，全世界每年约有 700～800 万公顷具有生产力的土地变成沙漠。从 1990～2000 年，森林面积年平均减少 890 万公顷。2000～2005 年，森林面积每年净减少 730 万公顷，相当于巴拿马或爱尔兰的国土面积。随着人口的不断增长，人类对自然界的干预能力愈来愈大，向地球的索取也愈来愈多：土地、淡水、空气、矿产等等，并将大量的有害的废物遗弃在地球表层的生物圈中。人类这种破坏性的索取已经形成了看不到尽头的恶性循环，越来越多的生物物种逐渐地从地球上消失，而存活下来的生物种群如野生动植物，有些已经或正在变异，有些成为人类的"盘中餐"，也有些成为积聚未知病菌或病毒的生物体。

生物多样性是人类赖以生存的条件，是经济发展的基础。自 1992 年联合国环境与发展大会召开以来，生物多样性对全球经济和社会可持续发展的重要作用已引起世界各国政府、国际组织及公众的高度重视。地球生物圈的三大循环：物质大循环、生态大循环和生物大循环，是通过光合作用和呼吸作用而连在一起互相交错、互相补充的三个基本环扣，由此构成了地球生物圈的平衡结构。包括人类在内的一切生物，都必须遵从"适者生存"这个自然界的法则。人类一旦破坏了地球生物圈的平衡结构，也就破坏了自己的存活空间，将意味着人类最终要毁灭自己。

二、警惕地球生物圈中的致病微生物

迄今我们对地球上的微生物多样性了解是相当不完全的，尤其对致病微生物如病毒、细菌、真菌等的了解更是甚少。

（一）地球微生物的多样性
地球生物圈中存在着一个数量极其庞大、分布极其广泛、个体微小和结构简单的生物类群，称为微生物。空气、土壤、湖泊、矿层、人体、动植物体中都有微生物的存在。其中以土壤的微生物最多，1克肥沃土壤可有几亿至几十亿个细菌。

微生物的种类繁多，有细菌（含古细菌、蓝细菌）、放线菌、真菌、藻类、立克次体、衣原体、支原体、螺旋体、病毒、原虫等10大类，达数十万种之多。每一类微生物又都有许多种，如真菌已发现的有10多万种，而自然界实际存在的真菌约100～150万种。

与其他生物类群相比，人类对微生物物种多样性的了解最为匮乏。如原核生物，除少数可以引起人类、家畜家禽和农作物等生物疫病的物种以外，知之甚少。经过科学家们200多年的研究和分析，人类发现并命名了原核生物的许多分类单元，经过整理、重新划分、合并和废弃，截至目前，已经发现的原核生物约有1200多个属，9000多个种。

微生物不仅种类多，而且微生物的个体小，易变异，比表面积大，细胞代谢旺盛，生长繁殖速度快，一般细菌20～30分钟即可繁殖一代。所以，一旦致病性微生物侵入人体或动植物体，可引起人类疾病及动植物病害，威胁人体健康和农牧业生产。

（二）致病微生物的多样性

在细菌、放线菌、真菌、藻类、立克次体、衣原体、支原体、螺旋体、病毒、原虫等10大类的微生物中，有一些是具有致病性的微生物，称为病原微生物。有的病原微生物，只引起某一种生物致病，而对其他生物不致病；有的病原微生物，可引起人类和动物致病；有的病原微生物，可引起动物、植物和人类都致病。

单一病原微生物：只引起某一种生物致病，如马铃薯癌肿病菌，只危害马铃薯薯块，使薯块产生癌瘤，导致产量降低。

多源病原微生物：可引起多种生物致病，如SARS病毒、高致病性禽流感病毒、狂犬病病毒、结核分枝杆菌等可引起人畜共患的生物疫病。又如黄曲霉菌，可侵染植物、动物和人类，引起动植物和人类致病。

致病微生物主要包括细菌、病毒、支原体、衣原体、立克次体、真菌、放线菌和螺旋体等八个大类。尤其是形体最小、结构最简单的病毒，广泛存在于自然界，是最重要的多源病原微生物，可以寄生于人类、动物、细菌、真菌和植物体内，地球上绝大多数的生物疫病是由病毒引起的。

（三）地球致病微生物的自然属地

致病微生物的生存环境与人类的生物疫病息息相关。人类对大自然的探索和研究是很有限的，有时眼看着濒临灭绝的野生动植物从地球上消失而感到无奈，对人烟荒芜的原始森林中的微生物了解更少。无数的人类所不知的致病微生物就生活在原始森林、热带雨林和沼泽中，这是它们专有的自然属地，许多生活在森林中的野生动物都是这些微生物的宿主，它们一代又一代地"和平共处"了几千年、几万年甚至更长的时间。古代罗马的百科全书家瓦罗（M. T. Varro，公元前117～公元前27）在《论农耕》一书中预言："可能在沼泽地带生长有用肉眼观察不到的小动物，它们经过嘴和鼻子进入人身体而导致严重病患"。事实证明，瓦罗在2000多年前的预言是正确的。

地球上有三个很大的病毒和细菌的自然属地：第一个是印度的北部和南部，比较潮湿，而且雨量很大，最适合微生物进行繁殖；第二个是非洲撒哈拉沙漠以南、南非以北的热带雨林区；第三个是南美洲的亚马逊河流域。这三个地域基本上每天都下雨，既温暖又潮湿，而且野生动物种类也多，人类的活动就象打开了的"潘多拉的魔盒"，从这三个地域里跑出来的病毒对人类的危害特别大。如沙拉出血热、埃博拉出血热、谈之令人色变的艾滋病，全都是从这些地域传播出来的。这些病毒在它们的自然属地存在已久，也能与在那里生存活动的野生动物和平共处。但是由于人类侵入了微生物的自然属地，大规模砍伐原始森林，捕猎野生动物，使得这些古老的病毒失去了寄生的宿主，所以就大量地播散出来，险恶的病毒一旦在人间传播开，对人类就是致命的。

如果这些病毒只是生活在原始森林、热带雨林和沼泽地里，寄居在某些野生动物体内，是不可能传染给人类的。就因为人类破坏了大自然的生态平衡，乱砍乱伐原始森林，一路往森林的纵深地带推进，填平沼泽地区，建立工厂和民居，野生动物被猎的猎、在逃的逃，然而这些病毒和病菌无处可去，只能跑到人类身上、寄居在人体内，这是它们惟一能生存下去的途径。现在一些新出现的病毒、病菌等高致病性微生物，大多与人类严重破坏自然生态的环境有关。

所以，人类盲目追求经济利益、侵入微生物的自然属地和乱捕乱食野生动物是导致感染新型病菌、病毒的主要原因。地球趋于温暖化，自然环境不断恶化导致了生态平衡的破坏，使微生物群发生结构性失衡，病毒、细菌不断变异；人口急剧增长、追求都市化和超大城市化，导致人口过度密集；科学技术的发展，使海陆空交通工具更加快捷，人和物可在全球范围内迅速移动；森林砍伐和无节制地开发，使生活在热带原始森林的野生动物与人类更加接近，寄生在野生动物体内的致病微生物进而感染人类，引发新型生物疫病。航空、航海和陆路的交通便利又可使新型病菌、病毒能在很短的几天时间内跨国界、跨洲际传播，SARS病毒从中国流向世界就是一个例证。而在古代，啮齿类动物把瘟疫从大陆的一头传播到另一头，至少要用 100 年时间，更不可能跨海洋、跨洲际传播。

为了对付地球生物圈中的致病的微小生物，人类也发挥了自己的聪明才智，创造出各种各样的防治方法和治病良药。然而，**人类视而不见的微生物已经在自然界中形成了极其庞大而复杂的生物圈，许多人类未知的致病菌和病毒往往潜伏在野生动物，特别是啮齿类和灵长类动物身上，一旦条件成熟，就侵入人体中。有些病菌和病毒对野生动物的致病性很低，但对人类却有很高的致病性，甚至会带来很高的死亡率。**如黄热病病毒、埃博拉出血热病毒和艾滋病病毒，最初这些病毒只在猿猴中传播，而且死亡率非常低。后来由于人类活动涉入原始丛林，大肆砍伐森林，破坏野生动物的生存环境，使许多携带病毒的野生动物距离人类越来越近，加上人类猎杀捕食野生动物，这些致命的病毒就从原来的宿主迁移到新的宿主——人类身上。由野生动物传播的病毒感染性很强、危害性很大，人类最初对此没有免疫力，往往毫无抵抗就受到感染发病。

（四）人类与生物疫病的关系

致病微生物可引起人类致病和动植物病害，威胁人类的生命和农牧业生产。由于致病微生物的多样性，必然导致生物疫病的多样性和复杂性，这给人类识别、诊断、治疗生物疫病带来困惑，尤其是新型的或变异的致病微生物，人类认识和消灭它们有一个或长或短的时间阶段。在这段时间里，动植物和人类可能被病毒、病菌感染致病。

人类与生物疫病有着密切的关系。不要说野生动物身上的致命病菌和病毒了，就是猪、牛、羊、狗、马等家畜和家禽的动物疫病，稻麦、玉米、花生等植物疫病，不仅会使这些动、植物失去食用价值，而且有许多动、植物疫病会传播给人类，使人类感染致病。如人类的天花和肺结核来自于牛，麻风病来自于水牛，普通的感冒最早则来自于马；而人类的某些肝癌、胃癌、肾癌、直肠癌及乳腺、卵巢、小肠等部位的癌症与霉变的麦子、玉米、花生有关。由于这些动、植物都是人类祖先在原始农耕时期从野生动、植物中选择驯化养殖、种植的，于是寄生在这些动、植物身上的各种各样的致病菌、病毒和有害的微小生物就有机会传播到人类身上，致病的动、植物也会把各种病原体传染给人类。

再看看人类，人体系统本身就是一个复杂的巨系统，组成人体系统的细胞达 100 多万亿个，有肌细胞、神经细胞、免疫细胞，有上皮组织、结缔组织、肌肉组织、淋巴组织和神经组织，有心脏、肝、脾、肺、肾、肠等器官，有消化、呼吸、循环、神经、泌尿、生殖、免疫等系统，细胞与细胞之间，组织与组织之间，器官与器官之间，形成关系紧密又很复杂的多种层次结构。人体一旦吸入、食入或经伤口接触容易感染动、植物体内的致病菌和病毒，人体的细胞、组织、器官就有可能因为受到致病菌和病毒的感染而致病，尤其是体质相对较弱的婴幼儿和老人，更容易被感染。

三、生物疫病的系统防控

生物防疫直接关系着每一个人的生命安全。从国际上看，有联合国粮农组织（FAO）、世界卫生组织（WHO）和世界动物卫生组织（OIE）三大国际组织关注人类健康、农产品安全及动物的卫生，通报各成员的人间传染病及动、植物疫情，协调人类和动、植物疫病的防控，对全球范围的生物疫病监测和防控作出了重要贡献。

（一）现有防疫体系的不足和缺陷

现有防疫体系主要关注人类健康和动物卫生、植物安全，但地球生物圈中致病微生物所处的环境才是最重要的疫源发祥地，尤其是土壤和水体，这是人类和动、植物疫病不断发生的根源。

以中国食品安全为例，为何几个部门管不好一头猪？毒猪肉、病猪肉、死猪肉上市的现象不断发生，动物源性食品中毒事件时有发生，反映出现有防疫体系的不足和缺陷。从生猪养殖到猪肉加工的过程中，存在着检测、监督、管理的漏洞，农业畜牧、食品检验、经贸、卫生、工商、税务等不同部门对猪肉生产进行分段式管理，对问题猪肉"头痛医头、脚痛医脚"，导致一些重要环节得不到有效监管，使毒猪肉、病猪肉、死猪肉逃避监管而上市，直接危害公众健康与生命安全。

美国的"花生酱"污染事件已使得美国 43 个州的 491 人感染沙门氏菌，并导致有.7 人死亡。为什么拥有严格食品监管体系的美国也会发生食品安全问题呢？这说明安全的食品是生产出来的，而不是监管出来的。对于食品生产加工，无论是现代化工业生产还是作坊式手工生产，原辅料、水质、场地、加工设备、生产人员及运输、存放、包装等整个生产过程的任何一个环节出现漏洞，都会导致食品安全问题。动植物的全球化贸易、运输和加工生产体系，使食品生产链变得更长、更复杂，增加了污染的机会，给食品安全带来了新挑战。

（二）系统防疫是全球公共卫生最重要的课题

系统防疫是根据致病微生物的活动和演变规律，建立一整套完善的全球性防疫标准体系，包括空气、土壤、水源、动物、植物、运输工具以及信息通报、风险评估、疫源监测、防控机制等，从根本上解决生物疫病的发生和扩散。

系统防疫是公共卫生的重要课题，是最为有效的生物防疫，也是一个超巨大的系统工程，需要提高全民的防疫意识，需要多部门协调、监管生物疫病可能出现的任何一个环节，需要"齐抓共管"，及时通报、反馈、处理最早出现的疫情，不留任何隐患。

$$\Sigma 系统防疫 = \Sigma 人类防疫 + \Sigma 动物防疫 + \Sigma 植物防疫 + \Sigma 饮食防疫$$
$$+ \Sigma 空气防疫 + \Sigma 土壤防疫 + \Sigma 水体防疫 + \Sigma 运输防疫$$
$$+ \Sigma 储存防疫 \cdots\cdots$$

其中的 Σ 系统防疫是系统总和，Σ 人类防疫、Σ 动物防疫、Σ 植物防疫、Σ 饮食防疫、Σ 空气防疫、Σ 土壤防疫、Σ 水体防疫、Σ 运输防疫、Σ 储存防疫等是分系统，每个分系统还可分若干个子系统。但这只是某一个国家或地区的系统防疫，还不是全球的系统防疫。每个国家和地区的系统防疫的总和，才是全球范围内的系统防疫。

由此可以看出，整个系统的防疫是非常复杂和多目标的，尤其是全球规模的防疫，需要区域性各个分系统协调防疫，才能有效的控制和消灭疫情。其中任何一个区域性的分系统出现疫情，都有可能会影响到整个系统的防疫，可能造成全球性疫情的扩散和流行。

在系统防疫中，疫情的信息通报和反馈控制是相当重要的。事实证明，无知或隐瞒疫情往往使得在某个疫点就可以被控制或消灭的疫病向外扩散，形成更大范围的疫区。如果仅仅因为对疫病无知而使疫情扩散，似乎还可原谅；如果是故意隐瞒疫情不上报，这是对人类的犯罪。知情不报是人类的悲哀，因为人类的智慧竟然被眼睛都看不见的致病微生物摧毁了。

我们要特别重视各个子系统的防疫，有趣的是某些子系统只能被动防疫，某些子系统能自主防疫，动物、植物和人类都具有一定的自主防疫的系统和功能。例如人体防疫系统中有神经系统、循环系统、免疫系统、消化系统等，其中免疫系统是一个子系统，是由在体内循环的免疫细胞群构成的分散子系统，能够识别自己和非自己，并排除非自己；人体一旦受到致病菌、病毒和寄生虫的入侵，免疫系统能自动产生有记忆的抗体，避免人体再次受到病原体的伤害。从系统防疫的角度来看，免疫系统是一个具有识别、监视、反馈、记忆、生成、杀灭等功能的信息系统和防御系统。

总结历史的经验和教训，凡是烈性的人畜共患的生物疫病，如鼠疫、SARS、高致病性禽流感等，都必须要用系统防疫的原理和方法，才能有效地防止生物疫病的疫情发生和扩散。但是，SARS、高致病性禽流感之类的人畜共患生物疫病被人类忽视了，倒是自然界中的致病微

防疫圣典

生物一刻也没有闲着，利用各种机会"亲密接触"人类和其他生物，企图寻找适宜寄生的新生物，因此不断攻击、侵袭人类和其他生物，扩大自己的种群和数量。

　　国以民为本，民以食为天，食以安为先。中国已经制定《中华人民共和国食品安全法》，将于 2009 年 6 月 1 日起施行。食品安全必须纳入整个生物防疫的体系中，必须加强国内重大动植物疫情和外来动植物疫情的早期预警和监测体系的建设，对食源性动物、植物原料及其食品加工的全过程进行统一管理，才能真正确保人类的食品安全。

第二章 生物病原体威胁人类的健康和生存

在人类尚未出现在地球的年代里，生物病原体就已经在"地球生物圈"中活动。早在2.9～2.48亿年前的二叠纪，细菌这个地球上最早出现的微生物，就已有寄生性和致病性。根据古化石考证，在古生代的动物中有龋齿和寄生性疾病。在中生代的恐龙和蛇颈龙中有骨膜炎、骨坏死、牙槽脓溢及关节炎，甚至有骨髓炎、血管瘤。在人类诞生以后，疾病几乎就是人类祖先不可分开的伴侣，而且对人类有寄生性的病原微生物种群也逐渐增多，现在已知的就有八大家族。从意大利医学史家卡斯蒂廖尼（A. Castiglioi，1874～1953）所著《医学史》可知，人类大多数的疾病从远古到现在没有发生重大变化，因为还是这些病原微生物，只不过以前人们没有认识到，变化的是其寄生性扩大了，毒力增强了。如小儿麻痹是由脊髓灰质炎病毒所引起的四肢麻痹的疾病，公元前1580～公元前1350年的古埃及第18王朝传下的石碑上就有描绘小儿麻痹患者所特有的瘦小的脚。公元前1157年去世的古埃及法老拉美西斯5世（Ramesses V）木乃伊的脸部、脖子和肩膀皮肤上，都可发现许多由天花病毒引起的"痘疱"，但天花现在是惟一已被人类消灭了的重大传染病。

在显微镜没有发明以前，人类不知道传染病的病原是什么？古代巴比伦人认为某些小动物是带菌者，可使人生病，因而被视为神怪。古埃及人认为动物是疾病的象征。古犹太人认为动物会传播疾病，如鼠和蝇，比个人接触传播更为迅速，这与现代流行病学有相合之处。1546年，意大利维罗纳的医生、天文学家、诗人弗拉卡斯特罗在其名著《论传染和传染病》中，认为传染病是由微小的"种子"所引起的，并在人与人之间传播。直到高分辩率的显微镜问世，人类才逐渐认识到传染病是由人的肉眼所看不见的病原微生物引起的。1590年，荷兰的眼镜制造商约翰内斯和詹森父子（Hans and Z. Jansen）造出世界上第一架复式显微镜，但分辩率很低；半个世纪后，英国人胡克（R. Hooke，1635～1703）制造的复式显微镜更为闻名。1665年，在他所著的《显微镜研究集》中，曾简单描写出植物组织的细胞性质，这是第一次使用"细胞"这个名词。1675年，微生物学先驱者、荷兰业余科学家列文虎克（A. V. Leeuwenhoek，1632～1723）自制了能放大270倍的单式双凸显微镜，能观察一些微小器官结构。列文虎克虽只是荷兰的一个布料商，但求知的欲望使他发现了许多新事物，他在显微镜下发现了一种叫作滴虫的微小生物，以后又发现了许多原生动物、各种细菌和精子（过去一直被认为是纤毛虫），从而开创了微生物学。

尽管在 17 世纪德国早期综合科学家基歇尔（A. Kircher，1601～1680）从显微镜中观察到微生物，并猜测疾病和腐烂是由于微生物的活动而引起的。但直到 18 世纪中叶，人们还普遍认为传染病是由"害虫"引起的，不同种类的害虫引发不同的疾病，这种观点直到 19 世纪才被否定。1877～1885 年，法国微生物学家巴斯德（L. Pasteur，1822～1895）通过研究鸡霍乱、牛和羊的炭疽病、猪丹毒以及人类的狂犬病，证实各种传染病均由相应病原微生物引起，并研制了减毒的炭疽疫苗预防牛、羊的炭疽病，利用狂犬疫苗防止狂犬病。因为随着显微镜的改进，使人类能够观察到更精细的生物结构，细菌学为人们找到了许多疾病的发病原因，即人类所有的疾病都是由细菌引起的，但对有些病因仍然说不清楚。20 世纪医学、微生物学的成就显赫，由于电子显微镜的发明，许多能通过细胞过滤器的病毒被发现，人类才迈入快速认识病原微生物、征服各种传染病的时代。

现在，人类已经意识到自己一直处于外源性病原微生物、寄生虫等生物病原体的包围和侵袭之中，人体表面和人体内部的脏器组织每时每刻都可能受到肉眼看不见的有害微生物的入侵，衣食住行的不适当都会增加感染的机会，加上已经生活在人体内的各种正常菌群、基因缺陷和受损细胞，使人体这部生命机器充满神秘感和未知的变数。人类长寿或短命，健康或疾病，快乐或痛苦，在相当程度上都取决于你自己的免疫系统功能，取决于你自己的饮食习惯和生活方式。

一、病原微生物

微生物是广泛存在于"地球生物圈"中一类结构简单、肉眼不能看见的微小生物，必须借助光学显微镜甚至电子显微镜放大数百、数千以至数万倍才能看到。微生物的种类繁多，分布很广，数量巨大。主要包括细菌、病毒、支原体、衣原体、立克次体、真菌、放线菌和螺旋体等八个大类。它们都具有体形微小、结构简单、繁殖迅速、容易变异及适应环境能力强等特点。其中能引起人类和动物、植物感染致病的各种微生物都称为病原微生物。

（一）细　菌

细菌是一类要用普通显微镜放大 1000 倍以上才能见到的原核细胞型微生物，大小一般不超过几微米（um）（1 微米＝1/1000 毫米），代谢活动十分活跃，代谢产物多种多样，能在人工培养基上生长繁殖，形成肉眼可见的菌落或使澄清的液体变成浑浊。细菌生长繁殖的方式是二分裂法，大多数细菌约20分钟可繁殖一代。1884年，丹麦医生克里斯蒂安·革兰（H. C. Gram，1853～1938）提出了革兰氏染色程序，用结晶紫→碘液→酒精→稀释复红进行染色，将细菌划分为革兰氏阳性菌（不脱呈紫）和阴性菌（脱色复红）两大类型，至今仍在沿用。革兰氏阳性菌有一厚细胞壁，其中含有高度交联的肽聚糖，细胞壁的特殊组分是磷壁酸。革兰氏阴性菌的细胞壁通常只有一层薄肽聚糖，由一层外膜覆盖；外膜为非对称的双层脂膜，脂多糖构成外层，磷脂构成内层。很多细菌都对抗生素敏感，这也是抗生素能够杀死细菌或抑制细菌生长的缘故。但革兰氏阴性菌外膜对抗生素和溶菌酶等有较高的抗性。细菌的基本形态主要有3种，即球菌、杆菌和弧菌，在适宜环境下相对稳定，但在营养、温度等条件变化时，其形态可以发生明显变化。细菌是一个庞大的类群，有20多类4700多种，有些细菌是致病的，但大多数细菌还是有益的。在食品和医药工业中，常利用细菌合成维生素和抗生素。但细菌也是肉、鱼、蛋、奶、蔬菜、水果等食物腐烂变质

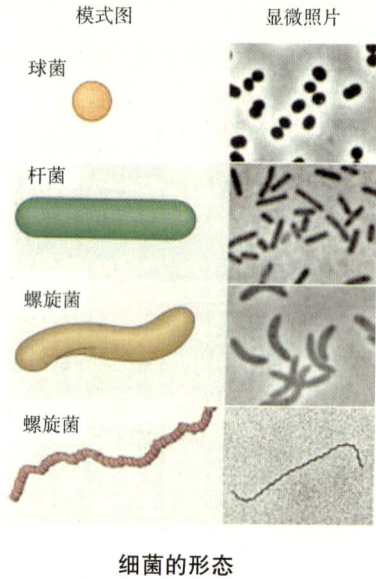

细菌的形态

的罪魁祸首。在人类传染病中重要的致病性细菌有霍乱弧菌、鼠疫耶尔森氏杆菌、金黄色酿脓葡萄球菌、化脓链球菌、肉毒梭状芽胞杆菌、淋病奈瑟氏菌、流感嗜血杆菌、痢疾志贺氏菌、大肠埃希氏杆菌等。

（二）病　毒

病毒是形体最小和结构最简单的微生物，主要由核酸（DNA或RNA）和所包裹的衣壳（蛋白质）组成，体积比细菌小100倍，最大的病毒约为300纳米（nm），没有完整的细胞结构和独立的酶系统。病毒不能产生代谢能量，也不能进行蛋白质合成，因此不能在人工培养基上生长，只能在活细胞内繁殖，具有严格的寄生性。大多数病毒耐冷不耐热，对抗生素也不敏感，故一般抗生素无法杀灭活体细胞内的病毒，必须使用特异性的高度免疫血清或单克隆抗体，才能消灭病毒的致病作用。病毒广泛存在于自然界，可寄生于人类、动物、细菌、真菌和植物。**人类传染病约有75%、人类癌症约有15%是由病毒引起的。**迄今为止，人类已发现400余种对人类有害的病毒。人类所感染的危害大、

传染性强的疾病，大多是由病毒引起的，如天花病毒、脑炎病毒、流感病毒、登革病毒、黄热病病毒、狂犬病病毒、多种肝炎病毒、SARS冠状病毒、人类免疫缺陷病毒（HIV）等。病毒已使地球上数亿人口丧失了生命，是对人类生命健康威胁最大的病原微生物。

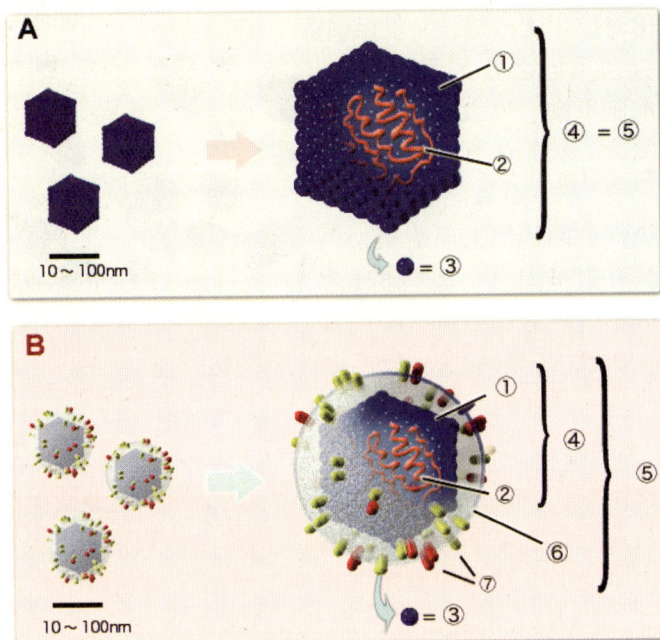

A. 无包膜病毒　　　B. 有包膜病毒

（来源　维基百科）

①壳；②核酸；③壳粒；④核衣壳；⑤病毒体；⑥外套膜；⑦刺突蛋白

（三）支原体

支原体又称霉形体，是一类介于细菌和病毒之间的原核细胞型微生物。它与细菌相似的是能够在人工培养基上繁殖，与病毒相似的是能够通过细菌滤器，是能在无活细胞培养基中繁殖的最小微生物。支原体无细胞壁，最外层的细胞膜由蛋白质和脂质组成，共有3层结构，内、外层主要是蛋白质，中间层为脂质。支原体繁殖方式多样，具有高度多形性。支原体在自然界中分布很广，许多动物、植物和昆虫都能储存、携带支原体。在人类中分离的第1株支原体是肺炎支原体，此外从人体呼吸道、泌尿道等部位分离到9株支原体。支原体能侵犯人体的黏膜等组织，对细胞有毒害作用，支原体感染与人类的呼吸道疾病、关节炎、乳腺炎、非淋病性尿道炎、输卵管炎、流产和不孕症等有关。

（四）衣原体

衣原体也是一种介于细菌和病毒之间的原核细胞型微生物。衣原体能通过细菌滤器，严格细胞内寄生，并有独特的发育周期，类似细菌的二分裂方式繁殖。衣原体只能在活细胞和胚胎上生长繁殖，这种特性很像病毒；但对抗生素敏感，又很像细菌。其特性为革兰染色阴性，有细胞壁，与细菌不同之处是无肽聚糖，只含微量的胞壁酸，以二硫键连接的多肽作为支架。衣原体有 2 种不同的颗粒结构：原体小而致密，有细胞壁，具感染性；网状体大而疏松，无细胞壁，具有繁殖能力。衣原体分为沙眼衣原体、鹦鹉热衣原体和肺炎衣

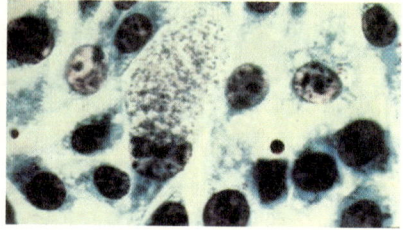

衣原体 （来源 互动百科）

原体 3 种。在中国广东暴发流行传染性非典型肺炎（SARS）时，曾有科学家最先认定"非典型肺炎的病原为衣原体"，引起争议。

（五）立克次体

立克次体也是一类介于细菌和病毒之间的原核细胞型微生物。立克次体大多是人畜共患病原体并在专性细胞内寄生，节肢动物常为传播媒介。立克次体的形态结构和繁殖方式类似细菌，具有核蛋白体、细胞壁，有 DNA 和 RNA，有较复杂的酶系统；呈多形态，主要为球杆状，在光学显微镜下易见到；但立克次体不能在人工培养基上生长，必须在活细胞里面才能生长，以二分裂方式繁殖。立克次体是为纪念首先发现并在研究斑点热时不幸染病牺牲的美国病理学家立克次（H. T. Ricketts，1871～1910）而命名的。呈现全球性分布的立克次体病有：Q 热、斑点热、斑疹伤寒等。如斑疹伤寒是立克次体经虱、蚤和螨叮咬而传染给人类的。

（六）真 菌

真菌是一类在自然界分布很广、容易人工培养且易发生菌落形态等变异的真核微生物，约有 10 多万种，分成五个亚门：鞭毛菌亚门、接合菌亚门、子囊菌亚门、担子菌亚门、半知菌亚门。真菌均能产生小分生孢子，细胞壁由糖苷类、糖蛋白和蛋白质等构成，特有的成分是几丁质。真菌具有二相性，同一真菌可有单细胞的酵母菌型和多细胞的丝菌型二个相。酵母菌呈圆形或椭圆形，是应用最广的真菌；丝菌能产生多个孢子，可长出芽管发育成菌丝体，而霉菌则由许多细胞连成菌丝，并分枝交织成团而组成菌丝体。自然界中有些霉菌对人类有致病作用，引起感染而发病，如手足癣、体癣由毛癣菌、小芽孢癣菌、表皮癣菌传染

所致；念珠菌病由白色念珠菌感染引起。有些霉菌能产生毒素，如黄曲霉菌毒素，有致肝癌作用。

（七）放线菌

放线菌是一类介于细菌和真菌之间的原核细胞型微生物，仅在体内外能形成长丝，有分枝或缠绕成团与多细胞真菌相似。放线菌有80多属，其中最重要的是链霉菌属，有500多种。放线菌广泛分布在含水量低、有机物较丰富和呈微碱性的土壤中。泥土所特有的泥腥味，主要由放线菌产生的土腥味素所引起。放线菌有核质而无真正的细胞核，细胞壁中有典型的胞壁酸，菌丝横径比真菌丝小，不能形成孢子，不呈出芽繁殖，对常用抗生素敏感，而对抗真菌的药物不敏感。放线菌与人类关系极其密切，绝大多数有益，对人类健康的贡献尤为突出，是多种抗生素、酶类和维生素的产生菌。放线菌多存在于人类口腔等与外界相通的腔道，对人类一般不致病，偶有感染放线菌的，也只在机体免疫力降低或受伤时引起内源性感染，导致软组织的化脓性炎症。放线菌病就是由放线菌引起的一种慢性化脓性肉芽肿性深部霉菌病，感染的病灶常伴有瘘管形成，排出特有的"硫磺颗粒"。

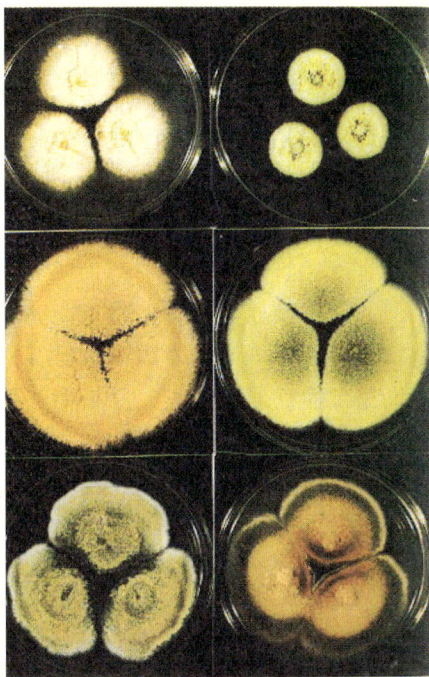

霉菌的菌落

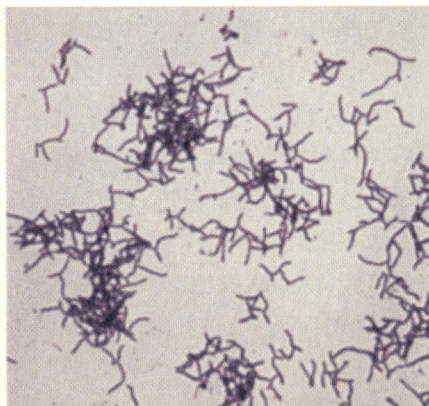

放线菌

（八）螺旋体

螺旋体是一种介于细菌和原虫之间的微生物。在分类学上归于细菌范畴，基本结构类似细菌，借助于内鞭毛进行运动。其形态特征为细长而呈螺旋状弯曲，长6～30微米，在人工培养基上不易生长，必须应用鸡胚培养才能够很好生长。

螺旋体共分 5 个属，对人类致病的有 3 个属，如密螺旋体属（苍白螺旋体即梅毒螺旋体、雅司螺旋体等）、钩端螺旋体属（全球有 20 个血清群和 170 个血清型，中国有 18 个血清群和 70 个血清型）、包柔螺旋体属（回归热螺旋体、伯氏疏螺旋体等）。能引起人类致病的有通过虱和蜱叮咬传播的回归热螺旋体，有与患者性接触而感染的梅毒螺旋体等。

二、病原微生物的危害程度及分类名录

（一）病原微生物的危害程度分类

2004 年 11 月 12 日，中国国务院颁布了《病原微生物实验室生物安全管理条例》，根据病原微生物的传染性、感染后对个体或者群体的危害程度，将病原微生物分为四类：

第一类病原微生物，是指能够引起人类或者动物非常严重疾病的微生物，以及中国尚未发现或者已经宣布消灭的微生物。

第二类病原微生物，是指能够引起人类或者动物严重疾病，比较容易直接或者间接在人与人、动物与人、动物与动物间传播的微生物。

第三类病原微生物，是指能够引起人类或者动物疾病，但一般情况下对人、动物或者环境不构成严重危害，传播风险有限，实验室感染后很少引起严重疾病，并且具备有效治疗和预防措施的微生物。

第四类病原微生物，是指在通常情况下不会引起人类或者动物疾病的微生物。

第一类、第二类病原微生物统称为高致病性病原微生物。

（二）人间传染的病原微生物分类名录

2006 年 1 月 11 日，中国卫生部依据《中华人民共和国传染病防治法》、《病原微生物实验室生物安全管理条例》等法律、法规的规定，制定印发了《人间传染的病原微生物名录》。

《人间传染的病原微生物名录》列出的病原微生物主要包括：《中华人民共和国传染病防治法》规定的甲、乙、丙类传染病的病原微生物，国内外常见的生物疫病病原，新发现的病原微生物和国际上已宣布消灭的生物疫病病原。其中包括病毒 160 类（种、属），朊病毒（Prion）6 种，细菌、放线菌、衣原体、支原体、立克次体、螺旋体 155 类（种、属），真菌 59 类（种、属）。

1. 病毒分类名录

危害程度第一类： ①类天花病毒；②克里米亚 - 刚果出血热病毒（新疆出血热病毒）；③东方马脑炎病毒；④埃博拉病毒；⑤Flexal 病毒⑥瓜纳瑞托病毒；⑦Hanzalova 病毒；⑧亨德拉病毒；⑨猿疱疹病

毒；⑩Hypr 病毒；⑪鸠宁病毒；⑫Kumlinge 病毒；⑬卡萨诺尔森林病病毒；⑭拉沙热病毒；⑮跳跃病病毒；⑯马秋波病毒；⑰马尔堡病毒；⑱猴痘病毒；⑲Mopeia 病毒（和其他 Tacaribe 病毒）；⑳尼巴病毒；㉑鄂木斯克出血热病毒；㉒Sabia 病毒；㉓圣路易斯脑炎病毒；㉔Tacaribe 病毒；㉕天花病毒；㉖委内瑞拉马脑炎病毒；㉗西方马脑炎病毒；㉘黄热病毒；㉙蜱传脑炎病毒（指亚欧地区传播的蜱传脑炎、俄罗斯春夏脑炎和中欧型蜱传脑炎）。

危害程度第二类：㉚布尼亚维拉病毒；㉛加利福利亚脑炎病毒；㉜基孔肯尼雅病毒；㉝多里病毒；㉞Everglades 病毒；㉟口蹄疫病毒；㊱Garba 病毒；㊲Germiston 病毒；㊳Getah 病毒；㊴Gordil 病毒；㊵其他汉坦病毒；㊶引起肺综合征的汉坦病毒；㊷引起肾综合征出血热的汉坦病毒；㊸松鼠猴疱疹病毒；㊹高致病性禽流感病毒；㊺艾滋病毒（Ⅰ型和Ⅱ型）；㊻Inhangapi 病毒；㊼Inini 病毒；㊽Issyk－Kul 病毒；㊾Itaituba 病毒；㊿乙型脑炎病毒；51Khasan 病毒；52Kyz 病毒；53淋巴细胞性脉络丛脑膜炎（嗜神经性的）病毒；54Mayaro 病毒；55米德尔堡病毒；56挤奶工结节病毒；57Murcambo 病毒；58墨累谷脑炎病毒（澳大利亚脑炎病毒）；59内罗毕绵羊病病毒；60恩杜姆病毒；61Negishi 病毒；62新城疫病毒；63口疮病毒；64Oropouche 病毒；65不属于危害程度第一或三、四类的其他正痘病毒属病毒；66Paramushir 病毒；67脊髓灰质炎病毒；68Powassan 病毒；69兔痘病毒（痘苗病毒变种）；70狂犬病毒（街毒），71Razdan 病毒；72立夫特谷热病毒；73Rochambeau 病毒；74罗西奥病毒；75Sagiyama 病毒；76SARS 冠状病毒；77塞皮克病毒；78猴免疫缺陷病毒；79Tamdy 病毒；80西尼罗病毒。

危害程度第三类：81急性出血性结膜炎病毒；82腺病毒；83腺病毒伴随病毒；84其他已知的甲病毒；85星状病毒；86Barmah 森林病毒；87Bebaru 病毒；88水牛正痘病毒：2 种（1 种是牛痘变种）；89布尼亚病毒；90杯状病毒；91骆驼痘病毒，92. Colti 病毒；93冠状病毒；94牛痘病毒；95柯萨奇病毒；96巨细胞病毒；97登革病毒；98埃可病毒；99肠道病毒；100肠道病毒－71 型，101EB 病毒；102费兰杜病毒；103其他的致病性黄病毒；104瓜纳图巴病毒，105Hart Park 病毒；106Hazara 病毒；107甲型肝炎病毒；108乙型肝炎病毒；109丙型肝炎病毒；110丁型肝炎病毒；111戊型肝炎病毒；112单纯疱疹病毒；113人疱疹病毒 6 型；114人疱疹病毒 7 型；115人疱疹病毒 8 型；116人 T 细胞白血病病毒；117流行性感冒病毒（非 H2N2 亚型）、甲型流行性感冒病毒 H2N2 亚型；118Kunjin 病毒；119La Crosse 病毒；120Langat 病毒；121慢病毒，除 HIV 外；122淋巴细胞性脉络丛脑膜炎病毒；123麻疹病毒；124Meta 肺炎病毒；125传染性软疣病毒；⑫流行性腮腺炎病毒；⑫阿尼昂－尼昂病毒；⑫致癌 RNA 病毒 B；⑫除 HTLV I 和 II 外的致癌 RNA 病毒 C；⑬其他已知致病的布尼亚病毒科病毒；⑬人乳头瘤病毒；⑬副流感病毒；⑬副牛痘病毒；⑬细小病毒 B19；⑬多瘤病毒，BK 和 JC 病毒；⑬狂犬病毒（固定毒）；⑬呼吸道合胞病毒；⑬鼻病毒；⑬罗斯河病毒；⑭轮状病毒；⑭风疹病毒；⑭Sam-marez Reef 病毒；⑭白蛉热病毒；⑭塞姆利基森林病毒；⑭仙台病毒（鼠副流感病毒 1 型）；⑭猴病毒 40；⑭辛德毕斯病毒；⑭塔那痘病毒；⑭Tensaw 病毒；⑭Turlock 病毒；⑭痘苗病毒；⑭水痘－带状疱疹病毒；⑭水泡性口炎病毒；⑭黄热病毒（疫苗株，17D）。

危害程度第四类： ⑮豚鼠疱疹病毒；⑮金黄地鼠白血病病毒；⑮松鼠猴疱疹病毒，猴病毒属；⑮小鼠白血病病毒；⑮小鼠乳腺瘤病毒；⑯大鼠白血病病毒。

2. 朊病毒（Prion）

危害程度第二类： ①疯牛病；②人克－雅氏病；③吉斯特曼－斯召斯列综合征；④Kuru 病；⑤变异型克－雅氏病。

危害程度第三类： ⑥瘙痒病因子。

3. 细菌、放线菌、衣原体、支原体、立克次体、螺旋体分类名录

危害程度第二类： ①炭疽芽孢杆菌；②布鲁氏菌属；③鼻疽伯克菌；④伯氏考克斯体；⑤土拉热弗朗西丝菌；⑥牛型分枝杆菌；⑦结核分枝杆菌；⑧立克次体属；⑨霍乱弧菌；⑩鼠疫耶尔森菌。

危害程度第三类： ⑪鲁氏不动杆菌；⑫鲍氏不动杆菌；⑬龟分枝杆菌；⑭伴放线放线杆菌；⑮马杜拉放线菌；⑯白乐杰马杜拉放线菌；⑰牛型放线菌；⑱戈氏放线菌；⑲衣氏放线菌；⑳内氏放线菌；㉑酿（化）脓放线菌；㉒嗜水气单胞菌/杜氏气单胞菌/嗜水变形菌；㉓斑点气单胞菌；㉔阿菲波菌属；㉕自养无枝酸菌；㉖丙酸蛛菌/丙酸蛛网菌；㉗马隐秘杆菌；㉘溶血隐秘杆菌；㉙蜡样芽胞杆菌；㉚脆弱拟杆菌；㉛杆状巴尔通体；㉜伊丽莎白巴尔通体；㉝汉氏巴尔通体；㉞五日热巴尔通体；㉟文氏巴尔通体；㊱支气管炎博德特菌；㊲副百日咳博德特菌；㊳百日咳博德特菌；㊴伯氏疏螺旋体；㊵达氏疏螺旋体；㊶回归热疏螺旋体；㊷奋森疏螺旋体；㊸肉芽肿鞘杆菌；㊹空肠弯曲菌；㊺唾液弯曲菌；㊻胎儿弯曲菌；㊼大肠弯曲菌；㊽肺炎衣原体；㊾鹦鹉热衣原体；㊿沙眼衣原体；51肉毒梭菌；52艰难梭菌；53马梭菌；54溶血梭菌；55溶组织梭菌；56诺氏梭菌；57产气荚膜梭菌；58索氏梭菌；59破伤风梭菌；60牛棒杆菌；61白喉棒杆菌；62极小棒杆菌；63假结核棒杆菌；64溃疡棒杆菌；65刚果嗜皮菌；66迟钝爱德华菌；67啮蚀艾肯菌；68产气

肠杆菌／阴沟肠杆菌；⑥肠杆菌属；⑦腺热埃里希体；⑦猪红斑丹毒丝菌；⑦丹毒丝菌属；⑦致病性大肠埃希菌；⑦脑膜炎黄杆菌；⑦博兹曼荧光杆菌；⑦新凶手弗朗西丝菌；⑦坏疽梭杆菌；⑦阴道加德纳菌；⑦杜氏嗜血菌；⑧流感嗜血杆菌；⑧幽门螺杆菌；⑧金氏金氏菌；⑧产酸克雷伯菌；⑧肺炎克雷伯菌；⑧嗜肺军团菌；⑧伊氏李斯特菌；⑧单核细胞增生李斯特菌；⑧问号钩端螺旋体；⑧多态小小菌；⑨摩氏摩根菌；⑨非洲分枝杆菌；⑨亚洲分枝杆菌；⑨鸟分枝杆菌；⑨偶发分枝杆菌；⑨人型分枝杆菌；⑨堪萨斯分枝杆菌；⑨麻风分枝杆菌；⑨玛尔摩分枝杆菌；⑨田鼠分枝杆菌；⑩副结核分枝杆菌；⑩瘰疬分支杆菌；⑩猿分支杆菌；⑩斯氏分枝杆菌；⑩溃疡分枝杆菌；⑩蟾分枝杆菌；⑩肺炎支原体；⑩淋病奈瑟菌；⑩脑膜炎奈瑟菌；⑩星状诺卡菌；⑩巴西诺卡菌；⑪肉色诺卡菌；⑪皮诺卡菌；⑪新星诺卡菌；⑪豚鼠耳炎诺卡菌；⑪南非诺卡菌；⑪多杀巴斯德菌；⑪侵肺巴斯德菌；⑪厌氧消化链球菌；⑪类志贺气单胞菌；⑫普雷沃菌属；⑫奇异变形菌；⑫彭氏变形菌；⑫普通变形菌；⑫产碱普罗威登斯菌；⑫雷氏普罗威登斯菌；⑫铜绿假单胞菌；⑫马红球菌；⑫亚利桑那沙门菌；⑫猪霍乱沙门菌；⑬肠沙门菌；⑬火鸡沙门菌；⑬甲、乙、丙型副伤寒沙门菌；⑬伤寒沙门菌；⑬鼠伤寒沙门菌；⑬小蛇菌属；⑬液化沙雷菌；⑬粘质沙雷菌；⑬志贺菌属；⑬金黄色葡萄球菌；⑭表皮葡萄球菌；⑭念珠状链杆菌；⑭肺炎链球菌；⑭化脓链球菌；⑭链球菌属；⑭猪链球菌；⑭斑点病密螺旋体；⑭苍白（梅毒）密螺旋体；⑭极细密螺旋体；⑭文氏密螺旋体；⑮解脲脲原体；⑮创伤弧菌；⑮小肠结肠炎耶尔森菌；⑮假结核耶尔森菌；⑮人粒细胞埃立克体；⑮查菲埃立克体。

4. 真菌分类名录

危害程度第二类：①粗球孢子菌；②马皮疽组织胞浆菌；③荚膜组织胞浆菌；④巴西副球孢子菌。

危害程度第三类：⑤伞枝梨头霉；⑥交链孢霉属；⑦节菱孢霉属；⑧黄曲霉；⑨烟曲霉；⑩构巢曲霉；⑪赭曲霉；⑫寄生曲霉；⑬皮炎芽生菌；⑭白假丝酵母菌；⑮头孢霉属；⑯卡氏枝孢霉；⑰毛样枝孢霉；⑱新生隐球菌；⑲指状菌属；⑳嗜刚果皮菌；㉑伊蒙微小菌；㉒絮状表皮癣菌；㉓皮炎外瓶霉；㉔着紧密色霉；㉕佩氏着色霉；㉖木贼镰刀菌；㉗禾谷镰刀菌；㉘串珠镰刀菌；㉙雪腐镰刀菌；㉚尖孢镰刀菌；㉛梨孢镰刀菌；㉜茄病镰刀菌；㉝拟枝孢镰刀菌；㉞三线镰刀菌；㉟地霉属；㊱罗布罗布芽生菌；㊲灰马杜拉分枝菌；㊳足马杜拉分枝菌；㊴小孢子菌属；㊵毛霉属；㊶黄绿青霉；㊷桔青霉；㊸圆弧青霉；㊹岛青霉；㊺马内菲青霉；㊻展开青霉；㊼产紫青霉；㊽皱褶青霉；㊾杂色青

霉；(50)纯绿青霉；(51)卡氏肺孢菌；(52)科恩酒曲菌；(53)小孢子酒曲菌；(54)申克孢子细菌；(55)葡萄状穗霉属；(56)木霉属；(57)红色毛癣菌；(58)单端孢霉属；(59)木丝霉属。

三、寄生虫

寄生虫是指寄生在人类和动植物体内或体表的昆虫，从寄主取得养分，维持生活，有的能传播多种生物疫病，对寄主有害。通常，寄生虫可分为两类：一类是体表寄生虫，如虱、蚤、蜱、疥螨等；另一类是体内寄生虫，如钩虫、绦虫、蛔虫、蛲虫、丝虫、疟原虫、血吸虫等。

（一）体表寄生虫

1. 虱　子

寄生于人体体表的虱子有 3 种：人头虱、人体虱和耻阴虱。

（1）人头虱：寄居在人头上有毛发的部分，产卵于发根，比芝麻粒还小，却能用6 只有力的足爪紧紧地抓住人的一缕头发丝，贴近温暖的头皮。当头虱饿的时候，它就爬下来，在头部皮肤上咬几口，吸人的血。通常，人们不会注意到头虱的存在，只有当人被头虱咬过，不时要抓痒时，才可能感觉到这个可恶的小家伙。

（2）人体虱：是人头虱的一个进化分支，虫体很小，呈黄色或白色，具有勾状的爪子，能贴附在皮肤上，喜欢寄居在人类所穿的贴身衣服里，如衣裤的缝隙、皱褶、衣领等处，产卵于衣物纤维上。饿时就到人体皮肤上刺咬吸血，可引起皮肤刺痛奇痒，进而造成抓伤，并出现丘疹、红斑等皮肤损伤。

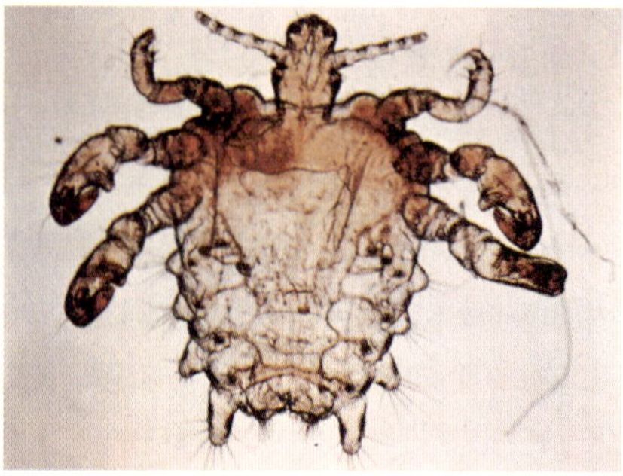
阴虱　（来源　维基百科）

（3）耻阴虱：耻阴虱多由于性交传染。耻阴虱主要寄生在人体耻骨部阴毛、会阴毛、肛周毛的周围，偶尔也可在腋毛处寄生，并在这些部位引起病变。耻阴虱成虫体形宽短似蟹状，灰白色，胸部与腹部几乎不可分开。有 3 对足，口足及后足有爪。腹部第 3 ~ 5 节融合为一节，上有 3 对气门，第 5 ~ 8 节侧缘具圆维状有毛的突起。耻阴虱用其喙器刺入皮肤，吸取人的血液，将皮肤咬伤，在吸血时它的唾液里同时释放出毒汁，引起瘙痒及炎症反应。雄虱和雌虱均能吸血，每天从宿主身上吸血数次，每次约 3 ~ 10 分钟，雌虱且边吸血边排卵。耻阴虱引起的病症有瘙痒、皮疹、青灰色斑等。

青灰色斑的病变往往在胸腹部、股内侧等处出现，而不在阴毛部、肛周处出现。有时因瘙痒而抓伤皮肤，可引起继发感染，发生毛囊炎等，亦可继发湿疹。

虱子除侵害人体皮肤外，还可作为虫媒传播流行性斑疹伤寒和虱性回归热等多种急性传染病：①流行性斑疹伤寒：又称虱传斑疹伤寒，是由普氏立克次体通过体虱传播的急性传染病。病人是惟一的传染源。体虱是主要传播媒介，头虱次之，阴虱不传播。主要表现为高热、头痛、皮疹及中枢神经系统等症状；②虱传回归热：因发热期与间歇期交替出现称为回归热，是由回归热螺旋体引起，通过人虱传播的急性流行性传染病。1739 年首次在冰岛流行，第一次世界大战期间，由于人群拥挤，卫生条件恶劣，在战壕及监狱中发病率高。旧中国也常有本病流行，现已基本消灭。病人是惟一的传染源，体虱和头虱为传播媒介，阴虱不传播。主要表现为周期性发热，伴有全身酸痛、肝脾肿大等，严重者可有黄疸和出血倾向；③野兔热：是由土拉巴斯德氏菌引起的急性传染病，也是一种自然疫源性疾病。野兔是最主要的传染源，小型啮齿动物为储存宿主。虱子也是传播媒介之一。主要表现为皮肤溃疡，局部淋巴结肿大及菌血症；④战壕热：是由立克次体引起，通过人虱传播的急性传染病。多见于战争期间，卫生条件恶劣，在战壕防守的军人。病人是惟一的传染源。体虱和头虱为传播媒介，阴虱不传播。主要表现为发热、头痛，出现淡红色斑丘疹等症状。

2. 蚤

也称跳蚤、蛇蚤，是有害昆虫。地球上已知约有 3000 多种，分布世界各地，中国已记载有 563 种。跳蚤身体极小，只有芝麻粒那么大，深褐色或棕黄色，体壁坚硬光滑，整个身体呈流线型，成虫有刺吸式的口器，无翅，脚长有刺毛，善跳跃。雌雄均吸血，有的跳蚤 24 小时吸血量达 13～17 毫升，超过其体重 20～30 倍。蚤卵呈白色，约 4～5 日就孵化出白色无足的幼虫，幼虫以灰尘中的有机物质和跳蚤的粪便作食料。经 14～15 日后幼虫吐丝与灰尘粘结成茧并在其中化蛹，再过 14～15 日跳蚤就破茧而出。跳蚤寄生在人、啮齿动物或鸟类等的身体表面，人蚤除寄生于人类外，在狗、猫身体上尤其多，除直接伤害人畜外，还是传染鼠疫、斑疹伤寒等疫病的媒介。中国已发现能感染鼠疫的蚤类约 35 种。

鼠疫就是通过老鼠身上的跳蚤（鼠蚤）传染给人类的。鼠蚤刺吸食入带菌的血液后，因食道被病菌阻塞无法进入胃里而从口器回流到被叮刺人的身体内，鼠疫耶尔森氏杆菌就在这时随同进入人体，使人患上鼠疫。鼠蚤在吸食人血时，还可把带菌的粪便排在人体皮肤上，因为被刺咬部位发痒难忍，人在搔痒时会把鼠疫耶尔森氏杆菌带入细微的伤口里，也能使人染上鼠疫。

跳蚤对人畜的直接伤害一是叮刺：跳蚤在叮刺时不仅产生刺激或引起疼痛，而且叮刺后部分皮肤常出现不同程度的过敏反应。二是皮下寄生：潜蚤属的雌蚤在宿主皮下固定寄生，除造成局部疼痛不适外，易发生继发性感染。三是家畜贫血症：当家畜被大量寄生蚤叮刺吸血时，不仅因骚扰使得它们站卧不安，还因失血过多，

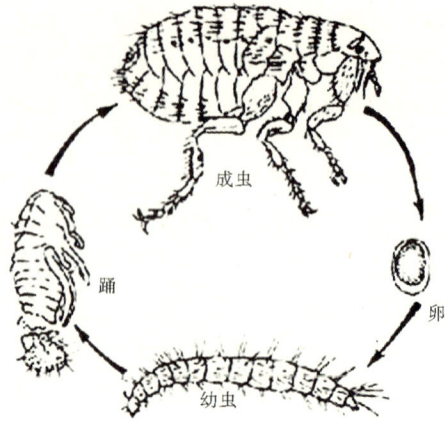

蚤生活史

引起贫血。此外，作为虫媒，蚤类还传播多种人畜共患的传染病。如：

（1）鼠疫：借鼠蚤等传播的烈性传染病，是一种广泛流行于野生啮齿动物间的自然疫源性疾病。病原体为鼠疫耶尔森氏杆菌，通过鼠蚤在黄鼠、旱獭等野生啮齿动物间传播，引起野鼠鼠疫，然后传给家鼠引起家鼠鼠疫。家鼠中黄胸鼠、褐家鼠和黑家鼠是人间鼠疫的重要传染源。鼠蚤吸入病鼠血液后，再叮咬人，鼠疫耶尔森氏杆菌随之侵入人体感染发病。

（2）地方性斑疹伤寒：又称鼠型或蚤传型斑疹伤寒，是由莫氏立克次体，经鼠蚤传播的急性传染病。家鼠如褐家鼠、黄胸鼠等是重要的传染源。印度客蚤是最重要的传播媒介。

（3）野兔热：是由土拉弗氏菌引起的急性传染病，也是一种自然疫源性生物疫病，野兔是最主要的传染源，小型啮齿动物如田鼠、小家鼠和仓鼠等是储存宿主。鼠蚤是传播媒介之一。

3. 蜱

也叫壁虱，是节肢动物，身体椭圆形，头胸部和腹部合在一起，有四对脚。种类很多，分硬蜱和软蜱两大类，硬蜱有革质，背面有壳质化盾板，软蜱无盾板。有的吸植物的汁，对农作物害处很大；有的吸人畜的血，能传染森林脑炎、回归热、莱姆病、Q热等。

（1）森林脑炎：又名蜱传脑炎，是由森林脑炎病毒所致的中枢神经系统急性传染病。野生动物，尤其是野鼠是主要传染源，全沟硬蜱是传播媒介。居住或旅游地点在森林疫区的人群易感，病前有被蜱叮咬史，春夏季易发病。主要表现为突起高热伴全身中毒症状，面部、颈部潮红，结膜充血，意识障碍和精神症状；颈项强直，脑膜刺激征阳性；运动神经元非对称性瘫痪，特别是上肢肌、肩胛肌、面部及颈部瘫痪最多见。

（2）蜱传回归热：是由回归热螺旋体引起，通过蜱传播的急性传染病。患者有野外作业及被蜱叮咬史，冬春季节发病。啮齿动物是主要传染源，多种嗜血软蜱为传播媒介。主要表现为起病急，突发畏寒，继以高热可达40℃，持续3~7日后体温骤降，伴有大汗以至失液、休克，间歇7~9日又复发高热。发热期颜面潮红、结膜充血，伴头痛、全身肌肉关节酸痛，肌肉有压痛。皮肤灼热干燥，可有点状出血性皮症，或叮咬部位炎症反应。呼吸、脉搏加快，有室性早搏、肺底啰音及肝脾肿大。部分患者有恶心、呕吐、咳嗽或出血倾向，少数有腹痛、腹泻症状。严重者可有神志不清、谵妄、抽搐或心力衰竭。

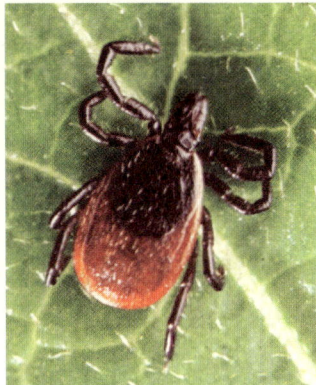

蜱　（来源　维基百科）

（3）克里米亚－刚果出血热：是由病毒引起，硬蜱传播的自然疫源性传染病。1944年在原苏联东南部克里米亚发现，故称克里米亚出血热。1965年在中国新疆塔里木河流域也发现一种蜱传出血热，后查明其病毒同属克里米亚－刚果出血热血清组。牛、羊、马、野兔、狐狸、骆驼等是传染源。亚东璃眼蜱为传播媒介，属自然疫源性疾病。初入牧场或在野外工作的人群易感，病前有被蜱叮咬史。主要表现为突起发热、头痛，皮肤黏膜及全身各脏器组织不同程度的充血、出血，低血压休克，循环衰竭等。

（4）Q热：又称寇病，是由贝纳立克次体感染所致的急性传染病，以牛、羊、马、猫等家畜为主要传染源，草原硬蜱、银盾革蜱等50多种蜱为传播媒介。可见于包括中国在内的全世界大部分地区，全年均可发病。主要表现为发热，高达39~40℃，持续5~14日，然后迅速下降；伴有乏力、食欲不振、全身酸痛；以及间质性肺炎等症状。部分患者可并发肝炎伴脾肿大。

（5）莱姆病：是由莱姆病螺旋体引起的蜱传自然疫源性生物疫病。因1977年首先发现于美国康涅狄克州莱姆镇而得名。小型啮齿动物和鹿等是主要传染源。全沟硬蜱为传播媒介。主要表现为皮肤、神经系统、心脏、关节等损伤。

（6）北亚蜱传斑点热：是由立克次体引起，通过蜱传播的一种急性自然疫源性传染病。流行于西伯利亚、中亚和中国北方地区。鼠、鸟、家畜是主要传染源，蜱是传播媒介。主要表现为发热、头痛，出现深红色斑丘疹或瘀点等症状。

4. 疥螨

是疥虫寄生在人体皮肤表皮层内所引起的一种慢性传染性皮肤病，因疥虫属于螨类，故统称为疥螨。疥螨的种类很多，动物疥螨可寄生在猪、牛、羊、马、兔、狗、猫、骆驼和人类身上。寄生在人体上的是人型疥螨，引发疥疮。人型疥螨主要通过直接接触，如握手、同睡、与患者换穿衣裤或使用患者的用具等而传染致病。

人型疥螨多寄生于人体的手指间、手腕、肘窝内侧面、腋窝、股上部内侧、外生殖器及女性乳房下面等皮肤表皮层的薄嫩处，在这些部位引起疥疮和皮肤损害。人型疥螨成虫呈浅黄色乳白色，卵圆形，背面隆起如半球形，大小为 0.2 ~ 0.4 毫米，无眼及气门。成虫颚体短小，有钳形的螯肢，角面有 4 对足，前足末端为柄状的吸盘，后足雌雄略有不同。疥螨在人体皮肤角质层挖掘隧道，故可引起皮肤机械性损伤。疥疮初期病变只限于隧道的入口处，出现红色点状丘疹，以后可转为水疱，搔破皮肤后可继发感染。

人型疥螨的排泄物和分泌物可使皮肤发生奇痒，夜间尤甚。患者常因病变处难忍的瘙痒而搔抓引起表皮剥脱、血痂或继发感染而发生毛囊炎、脓疱疮、疖肿、甲沟炎等，有时也可引起淋巴管炎和淋巴结炎。病程较长者，除了发生脓皮病外，还也能发生湿疹样或苔藓样病变。少数患者可并发剥脱性皮炎、肾炎、蛋白尿及糖尿病等症。

螨作为虫媒，还可传播多种传染病。如：

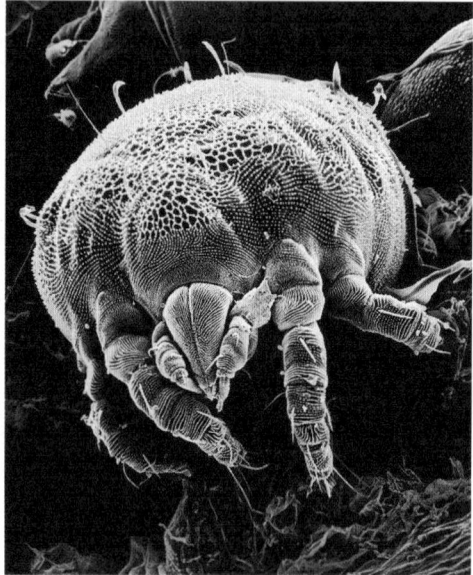

显微镜下的螨虫（来源　维基百科）

（1）恙虫病：又称丛林斑疹伤寒，是由恙虫病立克次氏体引起的急性传染病，在流行区有野外活动及被恙螨叮咬史，属自然疫源性生物疫病。鼠类是主要传染源，恙螨既是传播媒介，也是原始贮存宿主。恙螨多集居在温度较高、湿度较大、杂草丛生的地带。主要流行于东南亚及中国的沿海地区，5 ~ 11 月为多发季节。表现为发热，体温迅速上升，达 39 ~ 40℃，多伴寒颤、剧烈头痛、全身酸痛、颜面潮红及结膜充血、畏光和咳嗽等，严重者可有烦躁、谵言、听力减退、强直性痉挛、嗜睡和昏迷，并可出现脑膜刺激征和病理神经反射等症。

（2）立克次体痘：是由立克次体引起，通过螨传播的一种急性自然疫源性传染病。家鼠、田鼠是主要传染源，螨是传播媒介。主要表现为发热、头痛，出现水痘样皮疹等症状。

（二）体内寄生虫

1. 钩　虫

成虫呈线形，很小，乳白色或淡红色，口部有钩，主要有美洲钩口线虫、十二指肠钩口线虫等，寄生于人体小肠内，虫卵随粪便排出体外。当人接触钩虫的传染期幼虫（丝状蚴）时，幼虫即钻入人体皮肤，最后进入小肠，吸人血，引起感染发病，局部皮肤出现小红丘疹，后变成疱疹，于数日内消失。感染轻者仅有上腹部不适及消化不良等症，重者有口唇、结膜苍白、头晕、耳鸣、眼花、心悸等

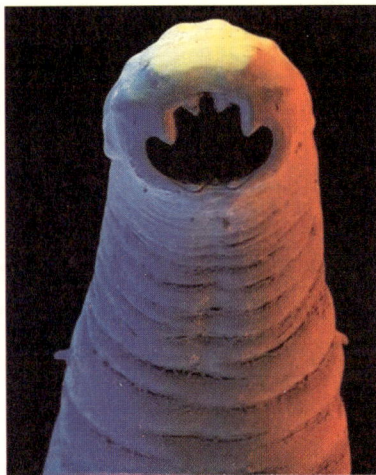

钩　虫　　（来源　腾讯科技）

贫血症状。病久则引起营养不良性浮肿、消瘦等症。流行地区应做好个人卫生防护，加强粪便管理，农村不能用生粪施肥。

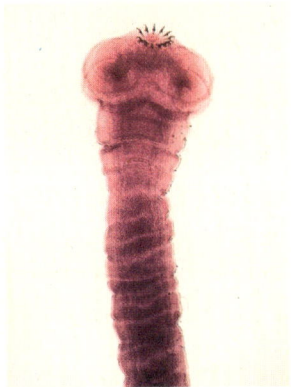

绦　虫

（来源　腾讯科技）

2. 绦虫和囊虫

绦虫是扁形动物，身体柔软，像一条带子，由许多节片构成，每个节片都有雌雄两性生殖器。常见的是有钩绦虫和无钩绦虫2种，都能附着在宿主的肠道里。成虫寄生在人体小肠内，幼虫称为囊虫，大多寄生在猪、牛等动物体内，也能寄生在人体内。引起人类感染的绦虫主要是链状带绦虫（猪绦虫）或胖带绦虫（牛绦虫），人体为链状带绦虫的中间宿主。人类食用未煮熟的含有囊尾蚴的猪肉和牛肉，致使绦虫入侵人体，通过胃肠道寄生于人体小肠，感染绦虫病。人类进食含有链状绦虫卵（猪囊尾蚴）的食物可引起囊虫病，因囊尾蚴寄生人体部位（常见于皮下、肌肉、脑、眼等处）的不同，可引发皮下、肌肉结节、癫痫、瘫痪、视力障碍等症。感染地区应注意个人卫生，饭前

便后一定要洗手；加强肉类卫生检验检疫，不吃未煮熟的猪肉、牛肉等；农村和养殖场应加强粪便管理，以免污染饲料而感染健康的猪、牛。

3. 蛔 虫

形状像蚯蚓，呈白色或米黄色，成虫长约130~260毫米，雌虫较大，能附在人体的小肠壁内引起蛔虫病，进入肝脏、胆道等还会造成其他疾病。蛔虫病多见于5~15岁的儿童，患者有经常吮手指或喝生水、生吃未洗净的瓜果和蔬菜等不良卫生习惯，致使蛔虫经口感染入侵人体，引起肚脐周围或上腹部阵发性疼痛，并伴有食欲不振、恶心、呕吐，有时可引起严重的并发症，如胆道蛔虫病、肠梗阻等。患儿常有精神不集中，如哭闹、夜间磨牙、梦惊、瘙痒，出现荨麻疹、面部白色虫斑；重者会引起营养不良、智力迟钝、发育障碍、消瘦等症。预防蛔虫病，要搞好饮食卫生，养成勤洗手、不吮手指、不喝生水、不吃未洗净的瓜果；农村应加强粪便管理，实行高温堆肥。

4. 蛲 虫

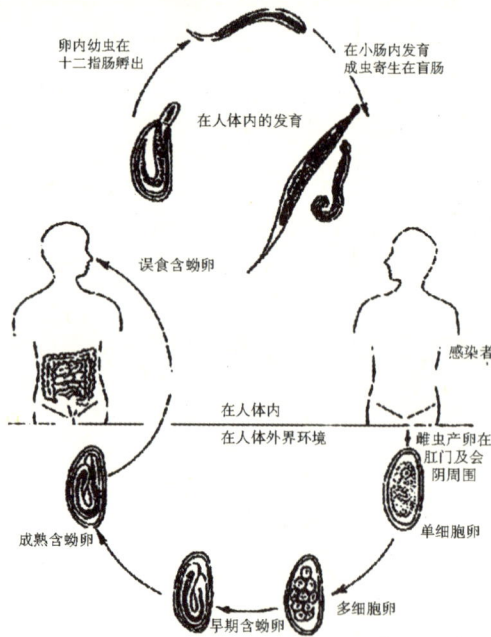

卵内幼虫在十二指肠孵出
在小肠内发育成虫寄生在盲肠
在人体内的发育
误食含蛲卵
感染者
在人体内
在人体外界环境
雌虫产卵在肛门及会阴周围
成熟含蛲卵
单细胞卵
早期含蛲卵
多细胞卵

蛲虫生活史

体形细小，呈白色，像线头，故又称"线头虫"，雄虫长2~5毫米，雌虫长8~13毫米，经口传入感染寄生于人体小肠下段和大肠内，雌虫常从肛门爬出来产卵。蛲虫病多见于幼童，可在幼儿园等儿童群体中引起流行。患儿以肛门周围和会阴部夜间瘙痒为主，并可有消瘦、食欲不振等症，虽不很严重，但仍可影响儿童健康。预防蛲虫病应注意个人卫生，勤剪指甲，不吮手指，饭前便后要洗手，勤洗澡，勤换内衣，并用开水烫洗或消毒换下的内裤。

5. 丝 虫

在中国主要是斑氏丝虫和马来丝虫，这2种丝虫形态相似，虫体细长呈丝状，雌雄异体，但常缠绕在一起，雄虫长约18～30毫米，雌虫比雄虫约大1倍。丝虫经蚊子叮咬传播，把传染期的幼虫微丝蚴传染给人类，寄生于人体淋巴组织、皮下组织、深部结缔组织或浆液腔，从而引发丝虫病。人体经携带传染性幼丝虫的蚊子叮咬后，四肢、股部、腹股沟和肘部出现淋巴结发炎与逆行性淋巴管发炎，伴有寒战、发热、纳差、肌肉关节酸痛等全身症状。急性期不愈会转入慢性期，出现淋巴管阻塞，可有淋巴管曲张、淋巴结肿胀、阴囊积液、鞘膜积液、乳糜尿、乳糜腹水等症。流行地区应开展灭蚊、防蚊等环境卫生活动，消灭传染源，阻断传播路径。

6. 疟原虫

有四种疟原虫，雌性按蚊叮咬病人或带疟原虫者后，吸入的血液中含有疟原虫的雌雄配子体，在蚊体腔内进行有性生殖，产生许多有传染性的子孢子，再由体腔进入唾液腺内，再叮咬健康人体时，子孢子随按蚊唾液注入人体，然后通过血液侵入肝细胞进行无性繁殖（裂体增殖），约7日左右裂殖体发育成熟，最后释放大量的裂殖子，从而引发疟疾。患者出现间歇性寒战、高热、出汗和脾肿大、贫血等症状，有间日疟、三日疟和恶性疟。其中在中国西南地区常见的恶性疟对人体危害最大，且症状复杂，通常分为：①脑型：有剧烈头痛、频繁呕吐、精神错乱及谵妄、惊厥昏迷等症，体温可达40～42℃，病情危重；②高热中风型：发作急，体温突升至42℃左右，出现深昏迷，可在数小时内死亡；③寒冷型：出现体温过低、出冷汗、血压下降、脉快而弱等周围循环衰竭症状；④胃肠型：不规则高热、呕吐、腹痛、腹泻，一日数次至十数次，大便可有血及黏液，类似急性胃肠炎或痢疾；⑤黑尿热：极少见，发热急、寒战、高热、腰痛及肝遥区痛，出现酱油色尿、黄疸、贫血、肝功能异常；严重者常有尿闭、昏迷等症。流行疫区应普遍开展灭蚊、防蚊的环境卫生活动，根治病人，阻断传染源。

7. 恙 虫

病原体很小，呈双球状或短杆状，大小约0.03～0.15毫米。因恙螨幼虫叮咬人体而传播感染人类，从而引发恙虫病。这是由东方立克次体引起的一种自然疫源性急性传染病，鼠类为主要传染源，在中国东南沿海地区多见，每年6～9月发病率最高。患者出现持续高热、皮疹、焦痂、淋巴结肿大、毒血症等，严重者可有嗜睡、谵妄、甚至昏迷。流行疫区应加强灭鼠，消灭传染源；健康人进入疫区，不要随地（草地）坐卧，外露部位皮肤应涂驱虫剂，以防止恙螨幼虫叮咬。

8. 血吸虫

雌雄异体，常合抱在一起，呈灰白色，雄虫较粗短，雌虫较细长，约12～26毫米；虫卵随粪便入水中，在水中孵化成毛蚴，进入钉螺体内变成尾蚴。尾蚴离开钉螺，遇到进入疫水的人、畜就钻入皮肤，侵入体内，发育为成虫。血吸虫寄生于人体的肝脏和肠内，移行于门静脉系统，从而引发血吸虫病。在中国长江两岸及其以南的地区流行的主要为日本血吸虫病。患者出现畏寒、发热，伴有咳嗽、血痰、腹痛、腹泻、食欲不振、消瘦、荨麻疹、肝脾肿大等症。急性期不愈会转入慢性期，重者有腹痛、腹泻、痢疾样便、消瘦、贫血、肝脾肿大、下腹部有大小不等的包块。由于在流行地区长期重复感染，晚期患者会形成血吸虫性肝硬化、极度消瘦、贫血，出现腹水、巨脾、门静脉高压等症。如果童年期反复感染，则可影响生长发育，导致侏儒症。预防血吸虫病，在流行疫区关健是管好水源，彻底消灭钉螺；严禁在有钉螺的河中游泳，必须与疫水接触应采取防护措施；加强人畜粪便管理。

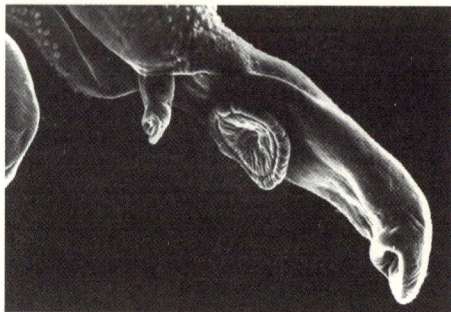

放大256倍的血吸虫显微照片

（来源 新浪科技）

四、超级媒介害虫

苍蝇、蚊子、蟑螂和老鼠通常被称为污染环境、传播疾病、影响人体健康的"四害"，人人都对其深恶痛绝。人类深受其害却又不能赶尽灭绝，中国每年的爱国卫生运动也能灭杀一些"四害"，但这些有害物种，可以成群地在野外繁殖后代。过一段时间，又是蚊蝇孳生，叮咬人类和食物；老鼠也与人捉迷藏，你抓它躲，你休它扰，继续作恶。这些不起眼的有害小昆虫和老鼠对人类社会的危害是巨大的，有的已成为人类的超级"杀手"。

（一）全球虫媒传染病呈增加趋势

虫媒传染病与鼠传疫病构成了媒介生物性疫病（习惯上均称虫媒传

染病），而虫媒病毒则是"元凶"。虫媒病毒普遍存在于全球各地，种数繁多、数量庞大，约有 1/3 种对人类致病，对人类和家畜家禽、野生动物的生存构成很大的威胁。**虫媒病毒的共同特性是均在节肢动物（如蚊、蝇、虱、蚤、蜱、白蛉等）体内增殖，而节肢动物可长期携带病毒，叮咬人类和畜禽动物造成传播。因此，节肢动物既是病毒的传播媒介，又是储存宿主，所传播的生物疫病具有季节性和地域性。**

全球虫媒传染病总体仍呈上升趋势。从全球看，虫媒传染病的三大流行趋势是：新的病种不断被发现，原有疾病的流行区域不断扩展，疾病流行的频率不断增强。如已静息多年的西尼罗河病是一种虫媒病毒病，2002 年在美国出现暴发流行。据美国疾病预防控制中心报告，到 2002 年 11 月 8 日，北美报告发病 2284 人，死亡 214 人。导致虫媒传染病发病人数不断增加的一个重要原因是全球气候变暖，因此，许多过去仅在热带地区出现的虫媒传染病，也频频出现在亚热带、甚至温带地区。由于某些未知的影响因素，一些虫媒传染病已经突破了原有的地理分界，如鼠疫在最近的 10 年里，越来越多地出现在过去认为不会存在的地方，重新认识鼠疫自然疫源地，正成为预防医学工作者一项新的任务。

目前中国法定报告的人类传染病共 39 种。其中，鼠疫、流行性出血热、钩端螺旋体病、流行性和地方性斑疹伤寒、乙型脑炎、黑热病、疟疾、登革热、布鲁氏菌病、炭疽、狂犬病、血吸虫病、丝虫病等 13 种为媒介生物性疫病。媒介生物在传染病发生中起了难以估量的作用，也是引发许许多多新传染病的"元凶"。1973 年以来新发现的病原微生物达 30 多种，莱姆病螺旋体、O157：H7 大肠埃希氏菌、O139 血清型霍乱弧菌、嗜肺军团菌、小肠结肠炎耶尔森氏菌、空肠弯曲菌、幽门螺杆菌、斑点热立克次体等引发的多种传染病，已证实在中国较大范围内流行并造成了严重危害。其中的莱姆病、斑点热立克次体病、立克次体痘等，均为媒介生物性疫病。

中国南方局部地区经常暴发流行性乙型脑炎，并出现多例死亡病例。从疫情发生时间看，乙脑多发于 7~9 月。乙脑的流行具有明显的周期性特征。其发生既与乙脑疫苗的接种覆盖率、人群免疫水平有关，又与媒介昆虫孳生的条件以及地理、气象因素有关。除了预防接种的漏洞外，从自然影响因素看，雨水偏多，而且呈现间歇性降水，对各种媒介生物尤其是蚊虫的孳生十分有利。在目前乙脑疫情高发地区，天气热、湿度大、蚊虫密度高等均是共性问题，这些因素是促成乙脑疫情发生流行的重要原因之一。

媒介生物性疫病的预防控制，一靠疫苗免疫接种，二靠媒介生物控制。对于还没有疫苗的媒介生物性疫病，控制媒介生物更是惟一可行的预防措施。目前中国对许多新发生物疫病的宿主动物和媒介生物的情况不太明了，媒介生物控制技术储备严重不足，对疫情预测和疫情控制，特别是对将来可能发生暴发流行缺乏紧急应对预案和措施，因此要引起足够的警觉。

（二）超级媒介害虫

1. 蚊子

也称蚊虫，是对人畜有害的昆虫。全世界已知约3200多种，中国已记载200多种。蚊子成虫身体细长，胸部有一对翅膀和三对细长的脚；幼虫（孑孓）和蛹都生长在水中。雄蚊吸植物的汁液；雌蚊吸人畜的血液，能传播疟疾、丝虫病、流行性乙型脑炎、登革热等疫病。最常见的有按蚊、库蚊和伊蚊三类。蚊子的口器象一支锋利的针，能够刺入人体吸食血液，同时也把携带病菌或病毒的唾液注入人体，引发疫病。蚊子在吸食血液前，先由唾液管吐出唾液（作为其润滑剂以便吸血），然后由食管吸入血液，而血液的吸入是单向的，吸入后不会再吐出。蚊子一旦吸饱血后，要待完全消化后才会再叮人吸血。**对人类来说，蚊子是传播致命疫病的杀手，世界卫生组织已经把蚊子确定为"威胁人类健康的头号公敌"。**据世界卫生组织统计，由于蚊子的传播，每年都有300万人死于疟疾，至少100万人死于登革热。

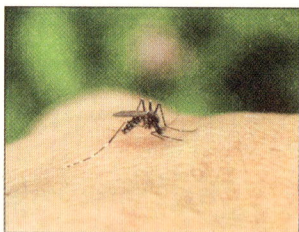

蚊子正在刺吸　　　　　　　　　蚊子吸食血液

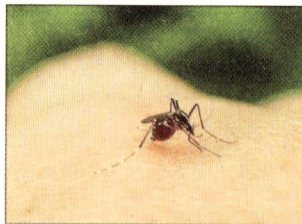

蚊子传播病毒有一个先决条件：病毒必须进入蚊子的肠道细胞。如果一种病毒能够进入肠道细胞，就会在蚊子体内成倍繁殖，繁殖后的病毒返回到蚊子唾液腺里，当蚊子叮咬人体时，病毒随同唾液进入人体；倘若病毒不能进入蚊子的肠道细胞，病毒就从蚊子的粪便中排出。蚊子的肠道细胞有一个"机关"，不是每一种病毒都能进入，比如经血液传播的艾滋病毒就被排斥在外。**即使在蚊子身上发现病毒，也不一定会传染；只有当病毒出现在蚊子的唾液腺里时，蚊子携带的病毒才具有传染性。**

非致病的蚊子刺吸血液，会直接造成失血，也因其分泌物刺激而引起瘙痒、肿块，继而感染皮炎或脓疮。有的蚊种能传播疟疾、流行性脑炎和黄热病等人畜传染病约 150 多种。蚊子传播的致人类的传染病主要有：

（1）流行性乙型脑炎：俗称大脑炎，是由流行性乙型脑炎病毒引起的中枢神经系统的急性传染病。主要在亚洲远东和东南亚等地区流行，中国华南、华北、东北地区均可见，集中在 7、8、9 三个月发病。蚊子是主要的传播媒介，它叮咬了乙脑病人后，乙脑病毒进入蚊子体内，并进行繁殖，在蚊体内过冬，甚至经蚊卵传代。这种受感染的蚊子再叮咬健康人，便传播乙脑病毒，使人得乙型脑炎。自然界约有 60 多种动物也可感染乙脑病毒，它们虽不会得乙脑，但会贮存乙脑病毒。一次自然流行过后，猪的感染率达 100%，马、驴为 94%，牛 92%，狗 66%，鸭、鹅、各种鸟类均可感染。虽然这些动物不会直接感染人类，但如果蚊子吸吮这些动物的血液后，再叮咬人，就可传播乙脑病毒，使更多的人得病。蚊子通过它的叮咬活动，在传染源与人类之间扮演了传播媒介的重要角色。

蚊子同时也是乙脑病毒的长期宿主，可以带病毒越冬，病毒还能通过虫卵传代。人们受到带有乙脑病毒的蚊子叮咬后，多数人只产生一个短时间的病毒血症，并不发病，在医学上称为隐性感染。少数人经蚊子叮咬后，约 10～15 日会突然发病，轻的发热头痛、恶心呕吐；重的嗜睡昏迷、意识障碍、惊厥、强直性痉挛和脑膜刺激征，可因脑水肿、脑疝、呼吸衰竭等致命。暴发型的乙脑，甚至可以在 1～2 日内因呼吸衰竭而死亡。病重患者治愈后往往留有后遗症。

乙脑是中国法定的乙类传染病，对疫情需要坚持早发现、早报告、早隔离和早治疗。疾病预防控制机构应开展对蚊虫密度的监测，免疫接种的薄弱地区应提前进行查漏补种。医疗机构发现可疑乙脑病例，要对病人进行隔离治疗，其居家周围 50 米内，要彻底灭蚊。家畜家禽是乙脑病原的主要宿主动物。当人群中没有乙脑病例时，其病原只在动物中循环。当积累到一定量时，会经蚊虫传播给人。因此，与家畜家禽一起生活的农村居民，还要注意畜禽圈舍的灭蚊防蚊，在高发季节保持警觉，避免蚊子叮咬。

（2）登革热和登革出血热：是由登革病毒引起、经伊蚊传播的急性传染病。登革热的主要传播媒介是埃及伊蚊和白纹伊蚊。前者分布于中国南方沿海，如海南岛等地区；后者则在南北地区广泛存在，多见于长江以南的地区。伊蚊体形较小、黑色，有银白色斑纹，幼虫孳生于小容器积水中，白天吸血。当伊蚊叮吸病人或隐性感染者后，病毒进入蚊体内，在蚊的唾液腺及神经细胞中大量复制，8～12日后当再叮吸正常人血时，病毒随唾液排出进入人体内，造成感染。伊蚊可终生携带和传播病毒，并可经卵将病毒传给后代。流行季节与蚊子密度有关，一般在每年的5～11月，高峰在7～9月。登革热以发热、皮疹、肌肉和骨关节剧烈酸痛、淋巴结肿大、白细胞减少等为主要表现，病死率低；登革出血热以发热、皮疹、出血、休克等为主要特征，病死率高。

（3）黄热病：是由黄热病病毒引起、经伊蚊传播的急性传染病。主要流行于非洲和中南美洲，以发热、剧烈头痛、黄疸、出血、蛋白尿为主要特征。严重者可因心、肾功能衰竭和出血死亡。中国尚未发现本病。

（4）疟　疾：俗称"打摆子"，是由疟原虫经按蚊叮咬传播的污染病，夏、秋季节多见，常年可发病，中国多见于长江流域及其以南地区，北方地区发病较少。疟疾的传播媒介是按蚊，全球约有60种按蚊能传染疟疾。按蚊吸入疟疾病人的血后，再叮咬健康的人时，就会把它唾液中的疟原虫带进健康人的血液，使健康人发病。主要表现为周期性发作的寒战、高热、出汗，以及贫血和脾肿大等症状。但因原虫株、感染程度、免疫状况和机体反应性等差异，临床症状和发作规律表现不一。由于是疟原虫引起的，疟原虫在医学上分间日疟原虫、三日疟原虫、卵形疟原虫和恶性疟原虫四类。间日疟原虫和卵形疟原虫引起的疟疾，每隔1日发作一次，叫间日疟。三日疟原虫引起的疟疾每隔2日发作一次叫三日疟。恶性疟原虫引起的疟疾叫恶性疟疾，发作频繁，无规律，严重时常有抽搐、昏迷等症状，如不及时治疗，病人可在短期内死亡。

（5）丝虫病：是丝虫成虫寄生于人体淋巴系统引起的慢性寄生虫病，通过蚊虫叮咬而传播，在中国仅有班氏丝虫和马来丝虫病流行，主要流行于长江以南地区。丝虫寄生在淋巴组织、皮下组织或浆膜腔，引起淋巴管炎症及阻塞，形成象皮肿、腹水等。丝虫病首先引起丝虫热，在班氏丝虫病流行区内较常见，为周期性发热，有时先有寒战，体温可达40℃，2～3日后自退，亦可持续达1周，有的仅有低热，无寒战。急性期症状为淋巴结炎、淋巴管炎、精索炎等。淋巴结炎和淋巴管炎两者可同时存在，也可单独发生，多在劳累后呈周期性发作。有时伴有咳嗽、哮喘，肺部呈游定性细胞浸润等症。治疗不及时，可变成慢性丝虫病。

（6）西尼罗河病：西尼罗河病毒主要由鸟类携带，经蚊子传播给人。患者会出现发烧、头痛和肌肉疼痛等类似感冒的症状，有小部分人会患上脑炎，病情严重者会昏迷甚至死亡。这种病毒于1999年首次在美国被发现，2002 年以创纪录的速度蔓延，有 4100 多人感染西尼罗河病毒，死亡达 284 人。

蚊子是有 1 亿多年历史的古老物种，进化至今已十分适应各种险恶环境。如三带喙库蚊喜在猪圈、臭水塘等脏乱差的地方聚集繁衍；白纹伊蚊则喜在坛坛罐罐的清水中繁殖。一个可乐易拉罐中留一点点残汁，就可在 7 日之后繁殖出 200 多个小蚊子。美国有一种蚊子是目前发现的世界上第一个因全球变暖而发生基因突变的生物，它的繁殖周期不但比以前延长了，而且还开始选择在气温较高的时期进行繁殖。

尽管市场上的驱蚊、灭蚊产品让人眼花缭乱，尽管人们不断地把驱蚊产品往身上抹、往屋里喷，或穿上长衣裤、躲进蚊帐里、熏蚊器近在床头，但还是躲不过蚊子的侵袭！为什么小小的蚊子如此难对付？难道蚊子也是越进化越聪明？据有关专家分析，由于蚊子长期与人类"交战"，已有了一定的抗药性。如今的杀虫剂和蚊香中的毒性含量已比 20 世纪 60 年代增加了近 70 倍，才能发挥灭蚊效果。所以，在家中有老人、婴幼儿和怀孕妇女的时候，应当尽量少使用这类灭蚊工具，而应采用纱窗、蚊帐等传统的防护措施。电子灭蚊灯等诱捕工具虽是环保产品，但同样由于蚊子的"进化"，趋光性强的蚊子越来越少，诱捕工具对蚊子的杀灭作用也大大降低。

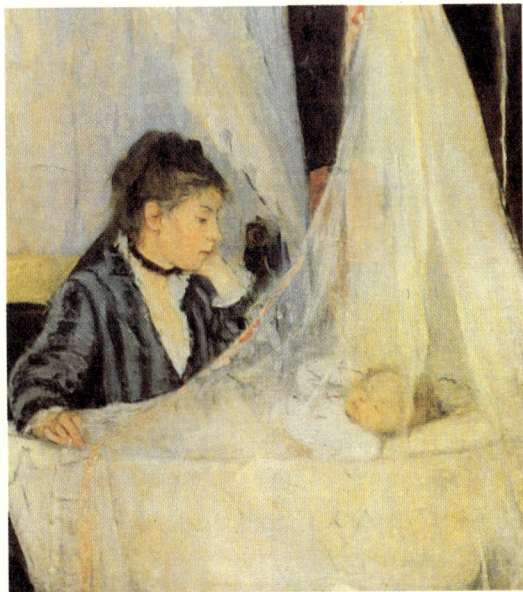

蚊帐是婴幼儿最理想的避免蚊子叮咬的防护措施　法国　莫里索

现在，至少有 10 种能传播疟疾的蚊子对有机磷类的农药产生了抗药性。人们在不断地运用化学、光学和声学等多种科技武器来抵御蚊子的攻击，意大利科学家就试图对蚊子的遗传基因进行重组，想让这些贪婪的吸血者变成素食者。南斯拉夫有家灭蚊药品公司，根据蚊子的基因特点研制了一种完全无毒的仿生驱蚊药，可以直接涂抹于人的皮肤上，起到"隐身"作用，让蚊子找不到"下嘴"的目标。这些有创意的做法都得益于人类已经摸清了蚊子的基因图谱。

科学家还惊奇的发现，蚊子有一部分基因是在吸足人血后才会启动，这些基因能避免蚊子因吸食血液中过多的铁等金属而中毒。这一研究发现给了科学家们一些灵感，如果研究出一种药品，能让人类的血液中产生对蚊子有毒的物质，蚊子在叮咬人时候，就将是它最后的晚餐。研究还表明，雌蚊在吸血之后，它体内的部分基因会帮助自身的卵细胞成熟。这也意味着，如果科学家能开发出使这些基因失效的抗虫药，蚊子就将被人工绝育。

在蚊子的眼中，人不过是会移动的美食，而对人类来说蚊子是传播乙型脑炎等多种传染病的媒介。因此，灭蚊、防蚊是预防蚊子传播多种传染病的重要措施之一。灭蚊除了应注意个人和家庭防护以外，更应重视环境公共卫生和蚊虫滋生地的灭杀工作，如贮水容器、沟渠、洞穴、洼地及坑道积水，以防蚊产卵。对可能积水的器皿和杂物例如空罐和车胎等应及时清除。由于家禽、家畜的体内可能贮存乙脑病毒，蚊子叮咬后也可以传染给人类，所以城市中不宜养鸡鸭，农村中也应该做好禽舍、畜厩的卫生和灭蚊工作。

2. 苍 蝇

苍蝇是有害昆虫，地球上约有 12 万种不同种类的苍蝇，中国有1500 多种，对人类有害的通常指家蝇，头部有一对很大的复眼，身上和腿上长满了感觉毛；腿上长有味蕾，能辨别味道；脚上长有黏垫，便于停落。家蝇一般不叮咬人，只是到处乱飞、到处停落，远远闻到有腥臭腐肉和鲜香美食的气味，就立即掉转飞行方向，不停地摆动翅膀，直扑"猎物"。苍蝇的幼虫叫蛆。成蝇的食性很复杂，因种类而异，有蜜食性、粪食性、血食性、杂食性等。家蝇、麻蝇、丽蝇、绿蝇、金蝇等蝇类均属于杂食性。它们喜食各种动物尸体、垃圾和人的排泄物粪、尿、痰，以及鼻、眼、伤口的分泌物，又喜食人类的食物和水果等。

苍蝇的孳生场所与成蝇的产卵习

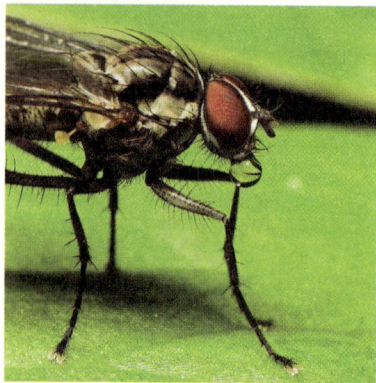

苍 蝇

性和幼虫的食性有关，不同蝇种的孳生地不同，但住区蝇类往往对孳生物质的适应性比较强。家蝇几乎可在各类物质中孳生，但比较喜欢畜粪和发酵的植物。市蝇的幼虫主要孳生于地表及单个畜粪块中。粪蝇生活在草地里，却把卵产在粪块里，幼虫孵化出来后就以粪便为食。厩腐蝇主要孳生于腐败植物中。大头金蝇产卵于人类的新鲜粪上，幼虫孳生于较稀的人粪中。夏厕蝇主要孳生于鸡粪、人粪及腐败的植物中。

　　苍蝇之所以对人类有害，一是在于它的孳生物质是人粪、畜禽粪、腐败动物、腐败植物、垃圾、动物分泌物等肮脏的有害物质；二是在于它有在人类的食物上边吃、边吐、边排便的习性，因而对食物造成严重污染，传播各种疾病，尤其是肠道传染病。家蝇飞落在食物上，到处吐唾沫，快速将唾过沫的食物分解成液体，然后用嘴上的吸管末端吸净已分解的液体食物，而留在的食物上的是其携带的各种细菌、致病菌和病毒。人类再食用经苍蝇叮咬吸食过的食物，就容易"病从口入"，将致病菌或病毒食入体内，引发各种苍蝇传播的疫病。

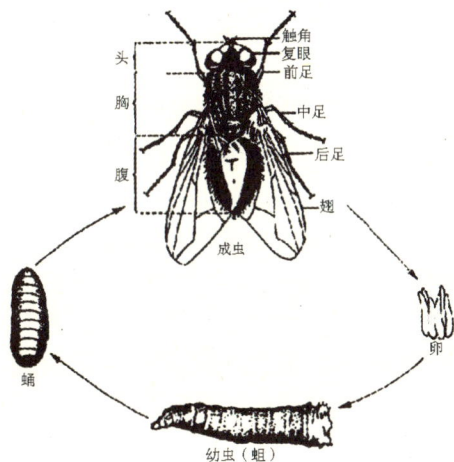

苍蝇生活史

　　由于苍蝇有异乎寻常的抗菌能力，自身能产生抗体，不仅可以在细菌密布的环境中生存，而且还将其携带的致病细菌传播给人类，引发多种疾病和传染病。成虫家蝇能传播霍乱、伤寒等30多种生物疫病。如马蝇、黑苍蝇则是嗜血昆虫，不仅叮咬吸血，留下一个个被咬过的印记，还从伤口处传染各种致病菌和病毒。苍蝇传播的主要疫病有：

　　（1）霍乱：由霍乱弧菌引起的烈性肠道传染病。霍乱在中国被列为甲类传染病。具有耐热菌体的01群或0139群能引起严重的分泌性腹泻和霍乱流行。水源传播是最重要的途径，但苍蝇的传播作用不可忽视。主要表现为剧烈腹泻，水样便（黄水便、清水便、米泔样或血水样），伴有呕吐，迅速出现严重脱水、循环衰竭及肌肉痉挛等症。

（2）伤寒：是由伤寒埃氏杆菌引起的急性肠道传染病。病人和带菌者是传染源。苍蝇在病菌与食物之间也起到传播作用。主要表现为持续发热、食欲减退、腹胀、腹泻或便泌，出现玫瑰疹，肝脾肿大等症状。

（3）副伤寒：是由副伤寒沙门氏菌属甲、乙、丙3种沙门氏菌所致的急性肠道传染病。病人和带菌者是传染源。苍蝇在病菌与食物之间也起到重要的传播作用。副伤寒的甲、乙症状与伤寒相似，但病情较轻；副伤寒丙的症状多样，有的与伤寒相似，有的类似于急性胃肠炎或脓毒败血症。

（4）细菌性痢疾：是由痢疾志贺氏菌引起的肠道传染病。病人和带菌者是传染源。苍蝇体内外均可带菌，在污染物和食物之间来往，是重要的传播媒介。主要表现为发热、腹痛、腹泻、里急后重和排脓血便等症。

（5）弓形虫病：是由刚地弓形虫引起的人畜共患的生物疫病。哺乳动物及一些鸟类是传染源，其中以猫及猫科动物为最。猪、羊、狗、鼠等动物也是重要的传染源。苍蝇可机械携带弓形虫的卵囊，是传播媒介之一。成人感染弓形虫多为无症状的隐性感染，但在免疫功能低下时，可引起严重感染和周身播散，发生脑、眼、心、肺、肝等多器官损害的重症。孕妇感染弓形虫可经胎盘传给胎儿，造成死胎、流产及胎儿畸形，应引起高度关注。

（6）隐孢子虫病：是由隐孢子虫引起的肠道传染病。感染隐孢子虫的动物和人均可为传染源。哺乳动物和家禽等40多种动物是隐孢子虫的中间宿主。苍蝇可机械携带隐孢子虫的卵囊，是传播媒介。2岁以下的婴幼儿、免疫功能缺陷者、长期接受免疫抑制药物者和药隐者容易感染发病。主要表现为腹痛、腹泻，大便呈水样等症。

3. 蟑螂

也称蜚蠊，是人见人厌的有害昆虫。全世界已知约4000种，大多分布在热带和亚热带，少数分布在温带地区。中国已记载240多种，全国各地均有分布。在昆虫中，蟑螂是最古老的种类之一，远在3.5亿年前，就已经在地球上生活了。由于它们适应性强，早已从发源地非洲大陆通过海

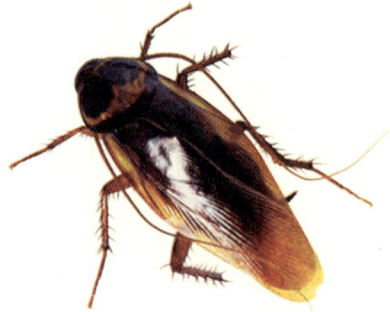

蟑 螂

运商船、货物等，被带到南美、东欧和南亚的港口城市，以后逐步扩散，传入温带地区，甚至到北方寒冷地区，现已遍布全世界，成为当今重要的城市害虫。

蟑螂身体扁平呈椭圆形，黑褐色，盾形前胸覆盖头部，触须较长，足上有刺，一般有两对翅，惧光喜暗，能发出臭味。雌性蟑螂产卵多达40粒，以硬质的卵鞘包囊，可产落粘在地面，或在腹末部位伸出带在身上。蟑螂一般不叮咬人，常咬坏衣物，令人厌恶。特别是蟑螂能携带多种细菌和致病菌，而且繁殖迅速，还是多种寄生虫的中间宿主。虽然蟑螂携带多种病原体，但一般认为病原体在蟑螂体内不能繁殖，属于机械性传播媒介。

蟑螂一般生活在石块、树皮、枯枝落叶、垃圾堆下、朽木及各种洞穴内，尤以生活在居室内的种类为人们所熟悉。蟑螂最喜欢藏身在厨房的阴暗、潮湿和有缝隙的角落里，有时也寄居在厨房壁橱、房间衣柜等处，几乎可以生活在任何地方，到晚上出来活动，寻觅可食物或可食垃圾。由于蟑螂的侵害面广、食性杂，既可在垃圾、厕所、盥洗室等场所活动，又可在人类食品上取食，因而蟑螂引起肠道病和寄生虫病的传播媒介作用不容忽视。此外，蟑螂在其爬过的食物等表面留下特殊的臭味（蜚蠊臭）令人闻之恶心、呕吐）；蟑螂体液和粪便也可引起人体过敏反应。工厂的食品原料、商店中的食品以及家中食物等都可因蟑螂的咬食和污损造成经济损失，偶而也有因蟑螂侵害而导致通讯设备、电脑等故障，造成严重事故，国外有人称蟑螂为"电脑害虫"。

蟑螂可携带致病的细菌、病毒、原虫、真菌以及寄生蠕虫的卵，并且可作为多种蠕虫的中间宿主。蟑螂已被证明携带约40种致病的细菌，其中重要的如传染麻风的麻风分支杆菌、传染腺鼠疫的鼠疫杆菌、传染痢疾的志贺氏痢疾杆菌和小儿腹泻的志贺氏副痢疾杆菌、引起疮疖的金黄色葡萄球菌、引起尿道感染的绿脓杆菌、引起泌尿生殖道和肠道感染的大肠杆菌以及传播肠道病和胃炎的多种沙门氏菌，如伤寒沙门氏菌、乙型副伤寒沙门氏菌等等。蟑螂可携带引起食物中毒的多种致病菌，除了上述的绿脓杆菌、大肠杆菌等外，还有如产气荚膜梭状芽胞杆菌、粪链球菌等。

此外，蟑螂可传播感染霍乱、肺炎、白喉、鼻疽、肠炭疽以及结核病等传染病。蟑螂可携带蛔虫、十二指肠钩口线虫、牛肉绦虫、绕虫、鞭虫等多种蠕虫卵。它们还可以作为念珠棘头虫、短膜壳绦虫、美丽筒线虫等多种线虫的中间寄主。蟑螂也可以携带多种原虫，其中有4种对人或动物有致病性，如溶组织内阿米巴原虫、肠贾第虫等。实验研究已证实，蟑螂能携带、保持并排出病毒，包括柯萨奇病毒、脊髓灰质炎病毒等。蟑螂也可携带 10 多种真菌。在中国江苏南京和南通，也曾在室内捕获的蟑螂体内分离出多种真菌，包括大量黄霉曲病菌。蟑螂传播的对人类危害较大的疾病有：

（1）伤寒和副伤寒：与苍蝇的传播作用相似，主要是机械性携带病菌，污染水、食物、厨房用具和日常生活用品，再传染给人类导致发病。

（2）霍乱：与苍蝇的传播作用相似，主要是机械性携带霍乱弧菌，污染水、食物、厨房用具和日常生活用品，再传染给人类导致霍乱。

（3）肠阿米巴病：是溶组织内阿米巴原虫感染人体引起的阿米巴病，与人群拥挤、卫生条件差和不良卫生习惯有关。病人和带虫包囊者是传染源。蟑螂因携带虫包囊污染食物也有一定的传播作用。有多种侵害性感染，阿米巴痢疾是典型表现。急性阿米巴痢疾以畏寒、高热起病，全身中毒症状严重。腹泻每日数次至十数次，大便呈水样或血水样，有奇臭；伴有腹痛、呕吐等，易并发肠出血、肠穿孔等症。慢性阿米巴痢疾表现为间歇性腹泻，粘液便，可有腹胀、消瘦、贫血、肝肿大及神经衰弱等，易并发阑尾炎及肝脓肿。

（4）大肠埃希氏杆菌食物中毒：人和动物的肠道内均存在大肠埃希氏杆菌，在一般情况下并不致病。当进食被污染的食物且细菌及其毒素量多时，才会引起发病。因此，人和动物是传染源。蟑螂可作为大肠埃希氏杆菌及其毒素与食物、物品之间的传播媒介。主要表现为腹痛、腹泻，大便次数多，稀水样，或带粘液及血；有里急后重感，伴有发热、畏寒等症状。

4. 老　鼠

老鼠为鼠的通称，也叫耗子。地球上约有 1000 多种，占所有哺乳动物的 1/4，分布几乎遍及世界各地。老鼠一般体型较小，尾巴较长，牙齿不多，除门齿外，没有犬齿，仅有几颗白齿，咬肌发达，毛褐色或黑色，繁殖力很强。老鼠不仅严重危害工农业生产，对人类的健康威胁也很大，有的老鼠能传播鼠疫，如黄胸鼠、褐家鼠、黑家鼠等；有的老鼠能传播流行性出血，如褐家鼠、黑线姬鼠等。

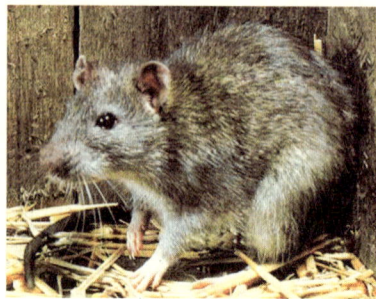

褐家鼠

老鼠对农牧业的危害很大，据联合国粮农组织报告称，全世界的农业因鼠害所遭受的损失相当于 25 个最贫穷国家的国民生产总值，价值170亿美元。全世界生产的粮食中有20%是被老鼠吃掉的。中国农田鼠害发生面积每年约有3000万公顷，鼠害损耗量可与进口粮食数量持平。林业鼠害发生面积有100多万公顷，近几年以每年10%的速度递增，每年因鼠害造成的损失达数亿元。在牧业方面，中国仅布氏田鼠发生面积就达1800万公顷。内蒙古典型草原过牧草场上，鼠密度每公顷达1500只以上。褐斑鼠每个洞口外贮草达几公斤之多。2006年，仅中国黑龙江省农区鼠害面积达4050万亩，平均每亩农田有鼠12.9只，损失粮食12亿公斤，造成农民经济损失18亿元。

鼠类对工业及城市生活的影响也很大，如进入配电室啮咬电缆，钻入变压器引起短路，造成停电事故，经济损失巨大。据国外统计，城市不明原因的火灾中有1/4是由于老鼠咬断电缆造成的。1997年，洪都拉斯一家医院因老鼠咬断电缆，造成靠医疗设备维持生命的14名病人突然死亡。

老鼠对人类健康的危害在于能携带200多种病原体，其中能使人致病的有57种，能传播多种人畜共患传染病，对人类危害大的有鼠疫、流行性出血热、钩端螺旋体病等。

（1）鼠疫：是由鼠疫耶尔森氏杆菌引起，通过鼠蚤带菌传播的烈性传染病。中国列为甲类传染病。鼠类和其他野生啮齿动物是主要传染源和储存宿主。全世界与鼠疫有关的媒介保菌动物有200种以上，中国有10余种，如黄鼠、长爪沙鼠、褐家鼠、黄胸鼠等。主要表现为发热、严重毒血症、淋巴结肿大、肺炎、出血倾向等症。

（2）流行性出血热：又称肾综合征出血热，是由汉坦病毒引起的自然疫源性传染病。黑线姬鼠、褐家鼠、大白鼠是主要传染源和宿主。在中国20多个省市有发现，病死率达5%～10%，20世纪90年代年均发病4.5万人。主要表现为发热、出血、低血压休克和肾脏损害等症状。

（3）钩端螺旋体病：是由多种致病性钩端螺旋体所引起的动物源性急性传染病。鼠类是主要传染源。在中国南方及西南稻田区流行比较严重，病死率也较高。每年洪水季节，湖南省洞庭湖区的老鼠带菌阳性率44%。主要表现为高热、全身酸痛、乏力、眼结膜充血、淋巴结肿大等，严重者可出现肝、肾功能损害、肺大出血，甚至死亡。

（4）小螺菌性鼠咬热：是被家鼠或其他啮齿动物咬伤后感染小螺菌而引起的传染病。小螺菌在鼠类的自然感染率很高，猫、狗、兔、猴、雪貂等也可受感染。主要表现为愈合的伤口处疼痛、紫色肿胀、形成水泡及坏死、硬结性溃疡、黑痂，局部淋巴结肿大压痛；出现畏寒、寒战、发热、头痛、乏力、恶心、呕吐、腹泻等；严重者可出现谵妄、昏迷、颈项强直等中枢神经症状。

（5）念珠状链杆菌性鼠咬热：是被鼠类或其他啮齿动物咬伤、抓伤所致的传染病。病原体为念珠状链杆菌。50%野鼠鼻咽部带菌，其他啮齿动物也可感染。主要表现为突发畏寒、高热，可达40℃，伴有头痛、肌痛、呕吐、全身乏力。可有充血性皮疹、多发性关节炎、关节疼痛等，并可并细菌性心内膜炎、支气管肺炎、肺脓肿、心包炎、睾丸炎等症。

5. 蚂　蚁

蚂蚁是无脊椎动物，在分类学上属于节肢动物门、昆虫纲、膜翅目、蚁科，早在距今10000～7000万年前的中生代晚期就已出现灰泥腹蚁，是地球上最常见、数量最多的昆虫种类。在古代通称"蚁"。根据现代形态科学分类，蚁可分两大种群：蚂蚁类和白蚁类。世界上已知有360多属14000多种蚂蚁，中国已记载的有7亚科70属800多种。蚂蚁与人类的关系较为密切，有些蚁种对人类有益，可用于防治农业害虫或作为药用，如红树蚁能防治柑橘树上的害虫，竹筒蚁能消灭甘蔗害虫，红褐林蚁等可消灭森林害虫。但更多的蚁种对人类有害，如生活于田间的东方矛蚁可危害马铃薯、十字花科蔬菜和西瓜等。侵入居室内的黄蚂蚁常窃取人类食物而造成污染，传播多种疾病。白蚁属等翅目，出现在距今2.5亿年前的古生代晚期，是地球上最为古老的社会性低等昆虫，也是世界上五大害虫之一，其繁殖能力十分惊人，危害极大。世界上约有2000多种白蚁，中国有100多种。白蚁是对森林和农作物危害更大的世界性的害虫，通常在1～2米深的地下或者树干上建筑"宫殿"式的巢穴，将树干的表面啃食得疤痕累累，使一些珍贵林木的外表看来似乎还很光滑，但树心早被吃空，许多人工幼林被白蚁噬咬后会大片地死亡，农作物中的小麦、甘蔗常常被白蚁咬断根系和枝干。此外，白蚁还危害建筑物，破坏堤坝，严重时造成洪水泛滥，房屋倒塌等，所以中国有"千里之堤，溃于蚁穴"的古训。

蚂蚁的外部形态分头、胸、腹三部分，有六条腿。蚁卵约0.5毫米长，呈不规则的椭圆形，乳白色。雄、雌蚁体都比较粗大，雄蚁体长约5.5毫米，雌蚁体长约6.2毫米，腹部肥胖，头、胸棕黄色，腹部前半部棕黄色，后半部棕褐色。但工蚁体细小，体长约2.8毫米，全身棕黄，单个蚁要细看才易发现。蚁体光滑或有毛，有的有翅有的无翅。蚂蚁的寿命很长，工蚁可生存几星期至3～7年，蚁后则可存活十几年或几十年。蚂蚁是一类高度进化的社会性昆虫，蚁群大小因种类而异，多筑巢群居，每窝蚂蚁的数量约30～50万只，通常由雌（雄）蚁、工蚁和兵蚁组成，各型分工明确，等级森严。蚁巢常位于土层深处或近表土层，或在砖石块下，或于树木植株茎干和根内，有时可在居屋墙壁内，或以其他昆虫或动物的巢穴作巢。一窝蚁巢在某个地方可长年生活，甚至可达50多年。

　　蚂蚁为多态型的社会昆虫，具有社会昆虫的3大要素，即同种个体间能相互合作照顾幼体；具明确的劳动分工；在蚁群内至少几代重叠，且子代能在一段时间内照顾上一代。交尾后的雌蚁可存活20年或者更多，1个雌蚁可携带3.2亿个精细胞；而工蚁在没有受到其他生物或非生物不正常影响的情况下通常可活3年。工蚁专致于除产卵外的一切群内外工作。工蚁体长2.2～2.4毫米，体浅黄色至浅黄褐色，有时带红色；分布于世界各地，已描述的种类超过300种，其在部分布在温暖地区。它们个体小，繁殖快，通常在人类居住的环境中生存。雄、雌蚁一般都深居巢穴内，主要是工蚁出来活动寻食和危害人类。

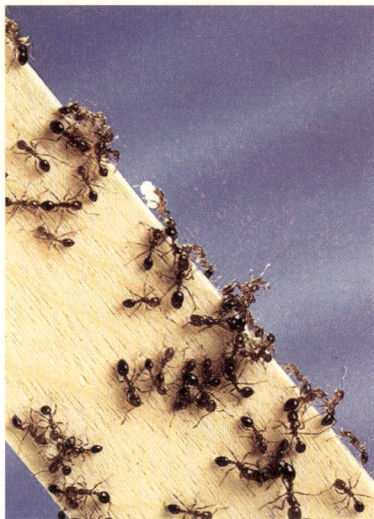

红火蚁　（来源　维基百科）

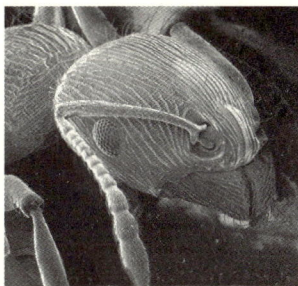

电子显微镜下的蚂蚁头部
（来源　维基百科）

　　蚂蚁通常是杂食性动物，主要的食物为一些陆生节肢动物，包括蜘蛛、千足虫、蜈蚣和昆虫等。蚂蚁获得动物蛋白质的另一种来源是取食其他种类蚂蚁的幼体。蚂蚁也吸食植物汁液。蚜虫、介壳虫和角蝉等昆虫分泌出的蜜露也蚂蚁喜食的食物。蚂蚁出巢活动的季节，在中国南方一般4～11月，北方为5～10月，6、7、8月是蚂蚁活动旺季。当冬季临近时，蚂蚁逐渐行动迟缓且不喜欢活动，并集中在巢室中。蚂蚁在越冬期间，其器官组织的冰点降低，肌肉活动几不产生热量，也不取食。大多数种类的蚂蚁越冬前不像其他昆虫那样储存食物，但尚有一些蚂蚁有储存食物的习惯。

　　蚂蚁的视觉信号经常与化学通讯信号混在一起，具较大复眼的蚂蚁有良好的视力，能看到几米外的物体特别是对活动物体较敏感。当发现食物时，可召集同伴迅速聚集到有食物的地方。此外，蚂蚁也可通过一定的活动方式进行个体间的信息交流，如用触角接触、抚摸、品尝、抓紧、快速前后移动、轻推等行为表达信息。随着城镇建设的迅速发展和人类的生产生活活动，改变了蚂蚁的生存条件，使之逐渐适应了建筑密集、人口稠密的城镇环境，常侵入建筑物内部觅食或筑巢，从而对人类产生危害。居民住宅、宾馆酒楼、餐饮商店、食品厂房和医院等场所的蚂蚁危害日益严重，成为继蚊子、苍蝇、蟑螂、老鼠等"四害"之后的"第五害——蚁害"。黄蚂蚁（又名黄家蚁、小家蚁、法老蚁）是居室内最常见、最具危害性的世界级卫生害虫，其身体小，平均2毫米长，黄或淡红色，来源于南美或非洲热带地区，呈世界性分布。常见的有害蚂蚁还有木蚁（木工蚁）和火蚁（螫蚁）等，木蚁主要损害木质品，火蚁主要叮咬人类，对敏感人群可造成严重影响。蚂蚁的危害与传播的疾病主要有：

（1）传播病原微生物，污染环境：由于蚂蚁常常被食物所吸引，有携带致病菌到食物上的危险。特别是黄蚂蚁食性很杂，糖、蛋糕、肉等都是它们的美味，觅食过程中在垃圾等肮脏的地方爬过，又游走于厨房、餐桌、卧室、厕所等各类场所，接触各种传染性的物体，如医院用过的手术敷料、病人的痰液、脓血等，因而能机械性地携带各种病原微生物，如葡萄球菌、链球菌、沙门氏菌、伤寒杆菌、痢疾杆菌、鼠疫杆菌、炭疽杆菌和寄生虫卵等，再爬到饭菜、食品及衣物上，可传播伤寒、痢疾、鼠疫等40多种传染病。黄家蚁喜食脓痰，在殡舍中还能吃死人的尸体。

（2）蚂蚁可成为寄生虫的中间宿主：西里伯瑞列绦虫是鸟类和哺乳动物的常见寄生虫，成虫主要寄生于鼠类的肠道，孕节脱落随宿主粪便排出体外。其虫卵能在脑踝蚁属（Cardiocondyla）蚂蚁体内发育为似囊尾蚴，故该属蚂蚁为中间宿主和传播媒介。鼠因吞食带似囊尾蚴的蚂蚁而受染。人体也可因误食这种蚂蚁而感染。脑踝蚁属蚂蚁在热带地区很普遍，在中国南方沿海地区常见。它们常在厨房或居室内营巢，与家鼠接触机会较多，幼儿常在地面玩耍，容易误食感染有似囊尾蚴的蚂蚁，因而导致感染。感染者一般无明显的临床症状，仅偶见腹痛、腹泻、肛门瘙痒以及夜间磨牙、流涎、食欲不振或消瘦等，有的患者出现贫血、白细胞增多现象。

（3）蚂蚁会咬人，尤其是爱咬病人：黄蚂蚁和火蚁都能叮咬人类，尤其是活动不便的小孩和重病人，骚扰幼童和病人的休息，影响病人的情绪和治疗。蚂蚁咬人可传播乙肝等病毒性肝炎，还能造成新生儿脐带感染和败血症。在攻击人类时，火蚁会用口部抓住目标的皮肤，然后以螫针刺入皮下，叮咬时会分泌出蚁酸（甲酸），刺激被叮咬的伤口红肿，产生火烧般灼热的疼痛感，出现如灼伤般的白色脓泡。美国每年有

500万人被红火蚁咬伤，其中有2. 5万人需到医院就医。在中国边境口岸曾截获输入性有害火蚁，这种热带火蚁会主动攻击人畜，可持续螫刺目标多次，它们的毒腺中含有大量的蚁酸，叮咬人时会造成剧烈的疼痛，大量酸性毒液蛋白会引起被叮咬者的过敏性反应，严重时可引起休克，会危及人畜生命。

（4）蚂蚁筑巢，损坏建筑物：蚂蚁不仅像老鼠一样偷吃、污染食物，还啃食家具、损坏木制建筑物及其他生活物品。如木蚁会对所有木质品造成损害。蚂蚁（尤其是白蚁）筑巢会给房屋的地板、天花板、墙壁等产生损害，导致建筑设施损坏、断电或电线短路走火等事故，造成经济损失。

第三章　动物是人类的朋友也是潜在的"敌人"

一、人类的起源与动物的关系

人类与野生动物有着千丝万缕的关系，曾经有过狩猎野生动物的年代，有过与野生动物为伴的年代，有过将野生动物驯养成家畜家禽的年代，直至今天，野生动物仍然是国际动物贸易的一个组成部分，非法猎杀、买卖濒危珍稀野生动物的案件时有发生。

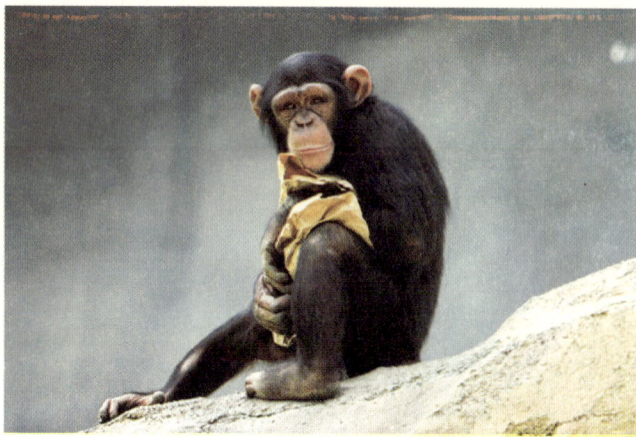

黑猩猩是与人类血缘最近的生物之一

（By Aaron Logan 摄）

（一）人类源自于古代的野生动物

人类是动物王国的成员，属于动物界脊索动物门哺乳纲灵长目人科。人类的始祖源自于野生动物群体，最初也是作为一种野生动物完全自由地生活在自然环境中，采集植物、捕猎动物，与周围其他种类的野生食草、食肉动物的生活方式没有什么区别，相互为伴、相互依存、共同生活在"地球生物圈"中。但人类的始祖和类人猿是在什么时候开始分家的？以前古人类学家普遍认为这种动物是腊玛古猿。这些化石发现于印度西瓦利克山和中国云南等地的地层中，生存于距今 1400 万 – 1000 万年以前。如果腊玛古猿真是从猿到人过渡的化石，那么人和类人猿的分家就只能发生在腊玛古猿生活的年代之前，也就是 1400 万年前。现在，通过测定灵长类血清中的白蛋白的氨基酸序列，发现人类的白蛋白和黑猩猩及大猩猩的差别是 1.2%，这个差异，相当于大约 500

万年。因此，古人类学家已达成共识，不再把腊玛古猿视为人类始祖，都已接受人和黑猩猩在 500 万－700 万年前分离这个结论。

由猿变为人，其过程经历了 500 多万年。据研究，现代人类发源于一种早期的南方古猿。猿人的头骨与现代人相比，脑容量仅为 450 克，腭明显突出，显示头部小腭部大，与猩猩和大猩猩相似。这种头小腭大的构造是为了食物的"咀嚼"。人类的祖先长久不断地通过嚼食给脑以刺激，促使其进化，头部增大而腭部减小，脑容量也逐渐扩大，脸部趋于定型成现代人脸。

（二）人类始祖逐渐远离野生动物

中国是人类文明的发源地之一。从最早的原始人类元谋人算起，到公元前 21 世纪的夏朝建立前为止，至少经历了 170 万年。"北京猿人"生活在距今 70～20 万年之间的石器时代，他们的平均脑重量达 1088 克（现代人脑重量为 1400 克），身高 150～156 厘米，加工石器的方法主要为锤击、砸击，偶见砧击。当时的原始人类逐渐从动物界脱离出来，其生产、生活工具多为粗笨的石器、骨器，用来砍砸、切割、刮削食物。直至 50 万年以前，人类先民们只能过着原始的、禽兽一般的生活，所谓"食草木之食，鸟兽之肉，饮其血，茹其毛。"如《韩非子·五蠹》所说："上古之世，民食果瓜蚌蛤，腥臊恶臭，而伤害腹胃，民多疾病。"人类先民们为了生存，学会制造工具、狩猎获取食物，并与同伴共享猎物。他们的主要食物是植物的果实、种子、兽肉、禽肉、水生动植物等，吃生肉，饮生水，喝鲜血，住洞穴，过着茹毛饮血的生活。因此，古人也百病丛生，寿命很短。

自从旧石器时代中期人类的先民学会取火之后，才使食物"炮生为熟，令人无腹疾，有异于禽兽。"据专家考证，"北京猿人"还是最早使用火的古人类，并能捕猎大型动物。用火加热烧煮，可以杀灭食用动植物的致病菌，破坏某些食物中的毒素，使人们饱腹而不染病。这是人类从野蛮走向文明的标志。与此同时，大面积的森林树木，如非洲干燥地区的森林和亚洲的热带森林，也因"火"的燃烧，而变成了杂草丛生的山丘平原或荒漠。人类以树木当柴、土石垒灶的煮食方法，一直沿用至今，上山砍树拣柴是很多居住在森林边缘的村民的必需劳作。

（三）人类创造了物质和精神文明

1 万年前原始农业的出现，人类与野生动物的关系才发生变化。人类开始择地定居，开垦土地，选择培育物种，驯化、繁殖野生动物，逐渐使野生的猪、牛、羊、马、鸡、鸭等成为家畜、家禽，人类不再需要为了生存和充饥饱肚而到远处的森林狩猎野生动物。中国广东的先民早在12000年前就开始种植水稻。伊拉克所处的两河流域，即美索不达米亚平原，是人类最古老文明的重要发祥地之一。自公元前5000年以来，众多民族和部落在此休养生息，创造了灿烂的文化，留下成千上万的考古遗址。约公元前3000年，人类普遍地学会了饲养家畜和种植农作物。

人类的物质文明促进了精神文化的文明。从自给自足，到分工协作、商品交换，一部分人从事种植养殖，一部分人从事手工劳动，一部分人从事商品贸易，一部分人从事艺术创造，农业为人类大规模地改变自然环境和生物的多样化奠定了基础。农业还为城市化，为地球上第一批城市的出现打下了基础。曾经生活在底格里斯河和幼发拉底河一带的苏美尔人、巴比伦人和亚述人相继建立过城邦王国，如波斯帝国、罗马帝国、阿拉伯帝国和奥斯曼帝国，他们留下的众多文化遗址分布在伊拉克南部、中部和北部地区。在南部，苏美尔文化创造了人类历史上27个"世界第一"，如形成第一个农业村落，第一次发明船、车和文字等等。幼发拉底河附近的乌尔古城被认为是世界上最早的城市，也是《圣经》中犹太人始祖亚伯拉罕的出生地。古城遗址大致呈圆形，内有庙宇、神祠和宫殿的遗址，其中最著名的是祭奉月神的巨大祭坛——塔庙和"贝特杰拜勒"宫殿遗址。

（四）人类捕食野生动物是不文明的古风习俗

然而，随着工业化、城市化和现代化的发展，大量的良田沃土被吞噬掉，大量的有害废弃物进入"生物圈"，世界人口也急剧膨胀，63亿人口的食物问题日益突出。在一些经济发达的国家和地区，动物型肉食已成为人们替代农业植物的主要膳食，甚至吃生肉、喝鲜血等人类祖先无奈的原始的饮食习俗也成为某些现代新新人类的时尚。随之而来的动物源疫病和人畜共患的传染病也愈来愈多地侵袭人类，包括野生动物在内的各种食用动物疫病有几百种，能够感染人类引发人畜共患的传染病也有几十种，加上其他有害生物以及各种病菌、病毒和寄生虫的侵袭，人类感染多种生物疫病的几率也愈来愈大。

特别是人类随意捕食野生动物的行为，是一种很不文明的行为，也是一种"返祖"的现象。捕食野生动物不仅仅只是夺去了几十万、几百万以至更多的生物个体，而且加剧了"地球生物圈"中的濒危动物的灭绝，甚至还破坏了"地球生物圈"微妙的平衡结构。因为地球上所有的生物都不同程度地依赖其他生物而存在。人类依赖于动物和植物提供食物，树林依赖于土壤的细菌从空气中吸取氮，很多开花的植物需要昆虫传递花粉。草食动物以植物为食物，直接依靠光合作用生存；肉食动物以草食动物为食物，也间接依靠光合作用生存。如果人们都到野生动物栖息地的原始森林草原去采矿、砍树、筑路、旅游、捕猎，"天上会飞，地上会走"的野生动物都成为人们的盘中餐，可以设想：没有了生长茂盛的森林草原，树上没有了鸟儿，地上没有了动物，花朵没有了授粉，动物没有了食物链，"地球生物圈"的生态平衡和生物多样性都遭到破坏，那人类赖以生存的碳、氢、氧、氮——蛋白质、脂类及糖等的主要组成元素又从何而来？

保护野生动物的种群是人类应有的责职，只有保护好了，才能更有效地加以利用。人类可以通过研究，选择健康的肉质良好的繁殖能力强的野生动物，加以驯养繁育，增加人类肉食的品种，而不能直接捕杀、食用野生动物，特别是国际贸易公约禁止交易的濒危稀少的野生动物。

（五）人类的文明程度与野生动物的距离远近密切相关

人类诞生的时候，与陆地野生动物的接触距离很近，有时候甚至是零距离。为了生存，人类祖先必须要狩猎野生动物，必须要与凶猛残暴的肉食型野生动物争夺食物资源，有时双方要经历一场血淋淋的殊死搏斗。可以说古时的人类是生活在陆地野生动物圈之中的，人类既要寻求野生动物当作食物，又不得不防止肉食型的凶猛野兽对人类的侵害。从人类的饮食史看，人类社会初期发展的历史，就是人类利用野生动物资源不断发展的历史。

原始农业的出现和人类选择驯养食草虫型野生动物，使人类能够远离原始森林，远离凶猛野兽的侵袭，但那时人们的养殖家畜、家禽的能力和水平都比较低，基本上都是家庭式养殖，只是在养殖品种上有差异，生产力的落后也使一部分人专门狩猎野生动物，通过商品交换来满足人类的需求，毕竟狩猎比饲养动物更节省时间和劳动力，钱也来得快。随着人类城市的出现和发展，大批森林因砍伐木材而消失，特别是进入工业化时代，森林资源的消耗更大，机械化的农业开垦土地和大规模的海洋捕捞，加上工业化带来的全球环境污染，使陆生和水生的野生动物的存活空间越来越小，种群不断缩小以至灭绝，人类已经意识到自身的行为对地球上生物的多样化造成了很大威胁。

随着工业现代化的发展，经济发达国家和地区的人民对食用动物的需求也不断增加，家畜、家禽养殖的规模越来越大，现代化的屠宰设施和肉类加工厂源源不断地给人类提供动物性食品，以满足人类必要的营养需求。因此，人类为了自身的营养和健康，已经不再需要野生动物作为动物性食品的补充来源，人类与野生动物的接触距离也更远了，这也是人类文明发展的一个标志。但现在还有少数经济不发达、文明程度较低的国家和地区，人民的生活还很贫困，有的仍然以捕猎野生动物为生，或以此获得肉类食物，由于处理不当因而感染了一些寄生于野生动物体内的病菌、病毒，如猿猴免疫缺陷病毒（SIV）、埃博拉出血热病毒、猴痘病毒等动物源性生物疫病就是从野生动物传染给人类的。

（六）远离野生动物是人类明智的选择

物以稀为贵，特别是濒临灭绝的野生动物尤为珍贵，当今的人类只能从动物园或自然保护区中欣赏各种各样的野生动物，包括曾为人类祖先所畏惧的凶猛的食肉野兽，如非洲狮、剑齿虎、美洲豹、土狼等。但动物园里的狮、虎、豹等经过驯化，已经失去了很多野性，那些刚出生不久的幼狮、幼虎、幼豹还令人觉得很可爱，很少有人会想起曾有多少人类祖先葬身在这些凶猛野兽的祖辈的腹中。

由于人类各民族宗教、习俗和观念的不同，有些野生动物至今仍然与人类近距离接触。如印度旁遮普邦约有5万只猴子，绝大部分是野猴，主要集中在帕提亚拉地区。许多猴子经常骚扰当地居民、盗窃、恐吓、咬人等无恶不作，被媒体称为"猴患"。不得已，邦政府只好委托帕提亚拉市动物园建立一所猴子监狱，专门关押那些屡教不改的恶猴。在首都新德里也有约7000只野猴，经常骚扰市民，恶作剧连连发生，一个印度人曾被猴子从高层公寓楼推下的花盆击中头部不治身亡。在印度教中，猴子是神圣的动物，是神猴哈努曼的后代，不能捕杀，惟一的办法是将它们拘捕遣散到外地，但不久猴子又回来了，继续作乱，人们无可奈何。印度穆尔希达巴德市的警察局还曾遭到30多只愤怒"抗议"的猴子围攻，成为当地的一大"奇观"。在日本东京以北120公里的日光市也已猴满为患，成为"猴子犯罪团伙"，不仅偷食农田里的庄稼，在公路拦车索要食物，还常非礼妇女和儿童。

在中国浙江有一个猴岛，本来是作为旅游项目的，但岛上的50～60只猴子，有的紧抱游客的腿，有的咬人伤人，使游客没有了乐趣。在中国台湾中南部的山区，近10多年来猕猴经常下山侵入农村果园采果实吃，胆子大的更是闯入民宅翻箱倒柜，致使受害农民呼吁"农委会"颁布追杀令，以杜绝猴患。一时在台湾中南部兴起猎猴风，甚至吃猴肉、猴脑也成了时尚。

在美国，有些人喜欢把野生动物当作宠物玩养，除了养狗养猫，还有养狮养虎的。可是在2003年，从非洲进口的冈比亚犬鼠（草原土拨鼠）给美国人惹上麻烦，首次登陆美国的猴痘疫情呈现出扩大趋势，美国有4个州发现猴痘疑似或确诊患者80多人。人们发现近年来在美国宠物市场上行情看涨的冈比亚犬鼠成了美国猴痘病毒的源头，是这种草原犬鼠充当了传播病毒的"扩增器"，猴痘患者大多直接或间接与这种啮齿类小动物有过接触。美国猴痘的暴发给以外来野生动物为宠物的商业贸易提出了警告，促使美国人检讨现行宠物进口检疫制度的漏洞。《纽约时报》在一篇社论中指出，"家养生活对任何野生动物来说，都是不适宜的，不管它是一头幼狮还是一只冈比亚鼠"，"只有那些拥有一片大草原的人才配拿草原犬鼠做宠物。"

事实上，除了各国政府加强对外来野生动物的监管外，对付猴痘之类动物源疫病的更有效的做法也许是劝阻宠物商店不再经销野生动物，告诫人们远离野生动物。目前，美国动物进口分别由 3 家机构管理。农业部主管猪、马、牛等的进口；猫、狗、乌龟和灵长目动物等可能会向人类传播疾病的动物的进口，由疾病控制与预防中心来管；而鱼类和野生动物管理局则主要监管濒危动物。这套体系看似严密，但事实上机构功能重叠，监管漏洞不少。狮子、老虎、熊以及多种啮齿动物的进口在美国基本不受限制。虽然在猴痘暴发后，美国政府已紧急采取措施，禁止进口所有来自非洲的啮齿动物，但冈比亚犬鼠已经将猴痘病毒带入美国，有理由让人们质疑美国的预防体系是否足以抵御输入性的动物疫病。

中国在生物疫病的防治方面，也缺乏协调机制，人类疾病由卫生部门及医院监管，畜禽动物疾病由农业部门及兽医站监管，水生动物病由水产部门监管，而对于人畜共患的生物疫病和人类利用野生动物可能引发的疫病缺乏统一管理，相关信息资源分散，有的地区时常发生一、二类动物疫病，有的人因接触、食用野生动物感染致病等都没有引起有关部门的高度重视，导致不明生物疫病隐性传播，暴发流行时造成恐慌。

美国猴痘和中国 SARS 的暴发流行，表明人类对外来的或内源的野生动物贸易和管理缺乏有效的措施，选择远离野生动物应当是人类社会明智的选择。世界各国应该对野生动物捕猎、经营和进出口采取更为严格的限制措施，让野生动物生活在它们自己的栖息地或者是自然保护区里，这既是保护野生动物也是保护人类自身的最佳方式。

1999 年，中国香港发布禁止喂饲野生猴子和野生动物的措施，市民不可喂饲野生猴子的地区包括狮子山、金山和城门郊野公园等处。2002 年 5~6 月，有 3 名男子未持有许可证在金山郊野公园内喂饲野生猴子，各被法庭判罚款 800 港元。香港渔农自然护理署为此告诫市民，喂饲野生猴子会令猴子数量违反自然规律地增加，令它们变得具攻击性，威胁游人及抢掠他们携带的食物。2000 年，日本的日光市为防止猴子因索取食物而袭击人类，也立法禁止给猴子喂食。当局还派发厚达120 页的《防猴手册》，甚至教农民在田边修电网来保护庄稼。

一部人类的文明史，也是一部人类从利用野生动物到脱离、远离野生动物的历史。物竞天择，适者生存。在"地球生物圈"中，自然界维持生态的平衡，靠的是一条奇妙的生物链：陆地的野生动物都是弱肉强食，海洋中大鱼吃小鱼、小鱼吃小虾，几百万年、几千万年都是如此。人类虽然也是高等动物，但却是有着聪明智慧的高等动物。靠着这样的聪明、这样的智慧，人类的祖先摆脱了凶猛野兽的追杀，摆脱了吃生肉、喝鲜血甚至是人吃人的禽兽行为，摆脱了与野生动物为伴的原始生活，远远地离开了野生动物群体，不断进化和完善自身，创造了人类的物质、精神文明和人类社会灿烂辉煌的历史，成了主宰地球的最伟大的生物群体。

二、动物是人类的朋友也是潜在的"敌人"

人类与动物共存于"地球生物圈"中，曾经有过一段互相残杀的历史，人类最终分清哪些动物是朋友，哪些动物是危险的敌人，哪些动物是可以驯养为人所用，凭借聪明和智慧成为动物的主人，充分利用动物之所长为人类服务。但现代人类大都利用动物的多，而知道动物也是潜在"敌人"的少，对动物朋友可能携带致病菌、病毒和寄生虫往往缺乏警惕，等到问题非常严重或感染上人畜共患的生物疫病后才清醒，但已为时过晚了。

（一）动物是人类的朋友

我们无从知晓，动物与人相伴是怎样开始的。人类现在养殖的家畜、家禽都是从野生动物驯化而来的，猪、牛、羊、鸡、鸭等食用动物已经成为人类必需的家常的肉类食品。牛至今仍成为农户耕田犁地的最佳劳动力；马是牧民在草原放牧的最佳帮手；狗经过训练成为人类最忠实的朋友，除了导盲、牧羊、守护财物之外，还有很多用途；不少相貌和形态各异的小狗成为人类喂养的可爱宠物；许多动物还成了世界各国的宝贝，如中国的大熊猫、金丝猴，印度的蓝孔雀，澳大利亚的袋鼠、袋熊等。

1. 中国的"国宝"——大熊猫

又名貔貅、貘、大猫熊、竹熊、花熊、白熊，体形肥壮，体长120～180厘米，重60～110公斤，也有达180公斤的。头大而圆，尾极短，四肢粗短，前足除了5个带爪的趾外，还有一个第6趾。毛色黑白分明，两耳、眼周、四肢和肩胛黑色，躯干、头面部和颈部、尾部为白色，腹部淡棕色或灰黑色。

有"活化石"之称的大熊猫是中国特有的古老动物。约在中新世晚期（距今约800～900万年）时，始熊猫在地球上出现。到更新世早期，出现大熊猫的小种，其化石发现于中国广西柳城、广东罗定、四川巫山县、陕西洋县和云南元谋等地。到更新世中晚期，大熊猫发展到全盛时期，大熊猫巴氏亚种出现，并广泛分布于中国北京周口店、陕西、山西、河南、安徽、浙江、江西、福建、台湾、广东、广西、湖南、湖北、贵州、四川、云南等地。随着地质年代的演化、自然环境的变迁，人类生产活动的半径不断扩大，特别是经历了第4纪末次冰期的浩劫之后，大熊猫栖息地逐渐减少，现仅分布于中国陕西秦岭南坡、甘肃南部和四川盆地西岭南坡、岷山、邛崃山和大、小相岭及凉山6个山系，并且被分割成近20块孤立的种群。300万年前，大熊猫还是比较凶悍的食肉动物。100万年后，随着地球环境的变化，大熊猫变成专食幼竹类植物的素食者，偶尔捕食小动物。由于森林不断采伐，从20世纪50年代到90年代，仅40年的时间，大熊猫的栖息地被吞噬了4/5，只能栖息在海拔1400~3600米之间的狭小山地竹林中，这对于大熊猫的生存构成了极大的威胁。

　　四川雅安是"国宝"大熊猫的最早发现地。1869年法国生物学家戴维首先在宝兴地区发现大熊猫并作为新物种向全世界推出。现大熊猫仅分布在中国四川、陕西、甘肃三省，野外总数1000多只，八成以上的大熊猫分布在四川境内，成为四川省的标志。中国已建立四川卧龙、陕西佛坪等10多个大熊猫自然保护区，其中的卧龙自然保护区是中国最大的大熊猫自然保护区，面积达20万公顷，并设有中国保护大熊猫研究中心。

　　大熊猫的毛色奇特，姿容可掬，性情温顺，样貌憨厚，动作迟缓，逗人喜爱，是中国特有的珍稀动物，也是世界珍贵动物的象征，被列为世界濒危野生动物。大熊猫作为友好使者，曾出访世界许多国家。在1957~1982年的26年间，中国共向前苏联、朝鲜、日本、法国、英国、德国、墨西哥、西班牙、美国等世界上9个国家赠送了23只大熊猫，受到所在国人民的热烈欢迎，成为中外友谊的纽带。1999年中央政府赠送给香港特别

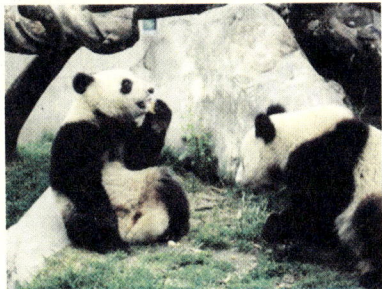

赠送香港的大熊猫乐乐和盈盈

（吴长亮　摄）

行政区2只大熊猫；2007年为庆祝香港回归中国10周年又赠送一对大熊猫。2005年5月，中国国台办主任陈云林受权宣布，大陆同胞赠送台湾同胞一对象征和平和团结友爱的大熊猫，可惜当时遭到台湾当局的

拒绝。直到 2008 年 12 月 23 日，大熊猫"团团"和"圆圆"才在宝岛台湾落户。

2. 狗是人类最好的朋友

狗与狼、郊狼、狐、豺和野生猎狗等相似的动物同属于类犬动物科。这些动物都有共同之处，最突出的就是都有必不可少且适应性很强的牙齿。驯化的狗对人类有重要作用，如导盲犬、警犬、牧羊犬、缉毒犬、守卫犬等，其中最重要的是狗很忠实，可以做人类的好伙伴。英国海关训练的狗能闻出毒贩携带的钱，仅在 2002 年的 3 个月内就收缴了约 180 万英镑的毒资。警犬、军犬可以搜查爆炸物品、搜寻被瓦砾、雪崩掩埋的人和滑雪者。狗属于群居动物，喜欢与人类交往，老人、儿童和家庭主妇有较多的自由时间，可能成为狗的最稳定伙伴，并与它们建立起一种特殊的关系。很多玩赏犬成为人类的宠物，尽管外貌千奇百怪，但能够给人类提供无穷的乐趣。中国广东汕头市一对青年男女相恋 3 年之久，因女方过于喜爱宠物狗，冷落了男友，导致双方分手。英国科学家利用狗的灵敏嗅觉来驯练其识别某些癌症，如用狗对前列腺癌症患者的异常尿样进行识别，准确率很高，可用于早期诊断工作。

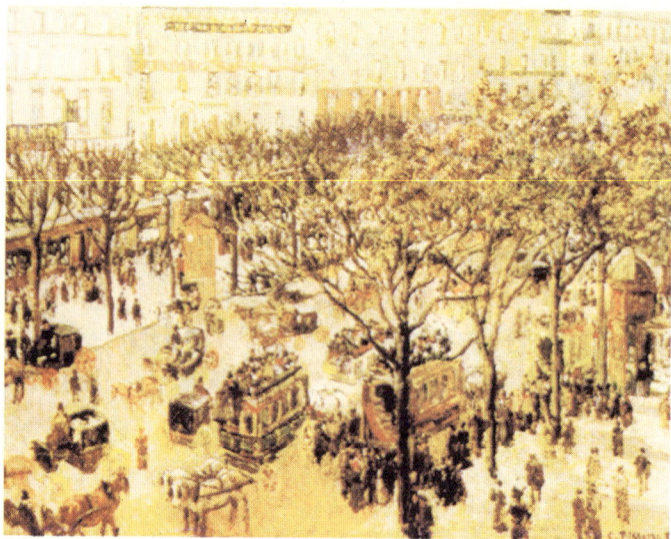

马车曾经是人类最重要的交通工具　　法国　比沙罗

3. 鸽子——和平的象征

鸽子是鸟的一个种类，其祖先为野生的岩鸽，翅膀大，善于飞行，品种很多，羽毛有白色、灰色、酱紫色等，以谷类植物的种子为食物，有的可以用来传递书信。人类常把鸽子做为和平、友谊的象征，所以鸽子又称为"和平鸽"。

经人类驯养的信鸽，具有强烈的归巢性、良好的记忆力和持久飞行的耐力等特性，无论气候、时间、地形如何变化，都可以从几十公里、甚至上千公里之外准确地飞回目的地。鸽子神奇的双眼，能纵目远眺发现翱翔天外的雄鹰，即使在鹰、鹞出没的高山旷野，也能灵活、快速地躲避其袭击而返回。有的信鸽离别多年，一旦归巢后，能从式样复杂的鸟巢中，认出自己的归巢；从数以百计的鸽群中，唤出自己的情侣。

早在远古时代，希腊人和罗马人就开始使用信鸽。在中国，相传汉朝的张骞出使西域各国时，也曾利用信鸽作通信联络的工具。1870年普法战争时，被围困的法军就曾用信鸽联络，并携带出重要文件。二次世界大战时期，信鸽在很多战役中，都立下了战功。当时有1.6万只英国信鸽被空投到法国，使法国人得以向伦敦提供战况，以至德军禁止养鸽并训练鹰隼捕捉信鸽。1942年法国的一艘船在海上出了事，幸好有一只鸽子把遇难的信息传出来，才使船上的人得以营救脱险，为感谢鸽子的救命之恩，人们还在巴黎建了座鸽子纪念碑。现在，每逢重大的节日、集会，世界许多国家都会施放信鸽，以增加节日欢乐和大会隆重的气氛，鸽子也成了和平、友谊的象征。

（二）动物：致病微生物的中间宿主

从疫病传播史可知，病菌、病毒、寄生虫之所以会广泛地传染给人类，动物是其中一个重要的因素，例如猪、牛、羊、狗、猫、老鼠、猴子、鹰鹫、蝙蝠甚至穿山甲之类的动物都是致病微生物的中间宿主。在古代埃及，人们就发现有一种红鹤喜食的小软体动物，是血吸虫幼虫的宿主。人类约从公元前6500年，也就是距今8500年前就开始进入畜牧社会，人类不但跟动物住在一起，而且差不多时间进入农耕社会，定居在某个地方，于是很多原本只在动物身上的疫病就慢慢地经过变种传染到人类身上来了。

人类的疫病也会通过某些途径传播给动物，如动物食人尸。在古代波斯和印度，死人是不准埋葬或火葬的，而是将尸体遗弃于光天化日之下，任由鹰鹫啄食，这种风俗直到现在仍有一些教派的教徒奉行。记载古代波斯的《历史》一书中就有波斯人隔离病人，尤其是麻风病人，并将病死者暴尸原野让乌鸦或食腐肉的动物吞食的风俗。而这些食尸的凶禽猛兽飞行、奔跑距离远、扩散面积广，这样人尸体内的某些病原体可通过动物的食物链在动物之间传播或储存。然后，人类在捕食野生动物时，又可能再把病原体传播给人类，形成恶性的生物食物链和传播链。

人类不能有什么样的野生动物都想吃，也不能越是稀少的动物都想品尝一下的不良饮食观念。人类食用动物肉，主要是为了补充机体的蛋白质，儿童为生长发育，成人为修补衰老受损的细胞，因此一定要注重食用动物蛋白质的质量。在中国南方一些地区，人们对吃野味有着特殊的偏爱，这与中医所主张的吃啥补啥的食疗理论和地方饮食习惯有关。广东人素有"天上长翅的，只有飞机不吃；地上长腿的，只有桌子不吃"的雅号，形成偏爱野生动物的独特的饮食文化。从理想状态看，不少野生动物的确有营养和药用价值。但事实上，野生动物的生存环境是恶劣的，相当多的野生动物，本身就是寄生虫和病原体的中间宿主，在捕猎、运输、贸易、宰杀、烹饪直至食用的环节中只要有一个环节处理不当，就会直接或间接地将寄生虫和病原体带入到人体内。此外，自然界的许多毒素在食物链的各环节中，逐层蓄积，野生动物也可能觅食不少有毒食物，人类食用的很可能是毒素蓄积了几个层级的野生动物。

　　猫也是人类普遍喜欢的宠物之一。但有一种弓形虫通常寄生在猫的肠道内，能够通过猫的排泄物传染给人和其他动物，如老鼠感染后弓形虫会寄生于包括鼠脑在内的许多器官。老鼠通常对环境变化很敏感，不会轻易上捕鼠夹或鼠药的当。可是在弓形虫的影响下，原本谨慎小心的老鼠会大胆活跃起来，变得好动而缺乏警惕性，就容易被猫抓住捕食。这样弓形虫又重新进入猫体内，完成其生命周期。英国科学家报告说，22%的英国人和87%的法国人的人体内也有这种寄生虫，这与人们玩养宠物有关。弓形虫在人的脑部通常处于休眠状态，对人体健康没有什么影响。但如果人体的免疫力显著下降，弓形虫就可能活跃起来，伤害人体脑部的中枢神经系统。

　　瑞典自1995年加入欧盟后，开始对屠宰的猪进行沙门氏菌检查。2000年12月，瑞典东南部一大型养猪场暴发了瑞典迄今最大规模的沙门氏菌病，420头病猪被屠宰和销毁。防疫部门警告说，如果沙门氏菌得不到有效隔离，这个养猪场现有的约4000头猪可能都需要屠宰和销毁。由于沙门氏菌属有毒细菌，种类很多，人体一旦

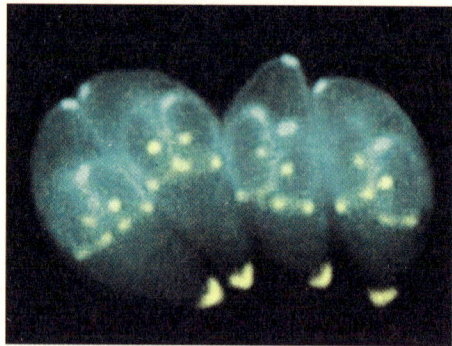

寄生在人类脑部的弓形虫

（来源　腾讯科技）

感染上可引起伤寒、副伤寒、食物中毒和败血症等多种人畜共患的生物疫病。

　　鹦鹉不仅长着漂亮艳丽的羽毛，还会学人讲话，是深受人们喜爱的

鸟类宠物。但鹦鹉能携带一种介于细菌和病毒之间的病原体——衣原体，可引发鸟类动物和人类感染鹦鹉热，出现高热、头痛、恶心、呕吐，呼吸困难，严重的甚至心动过速、瞻妄、昏迷、死亡。1879年瑞士人里特（J. P. Ritter）首先在鹦鹉家族中发现此病，以后在与热带鸟类接触的人群中也发现这种病。1892年，两名法国商人带着他们买来的阿根廷鹦鹉，从布宜诺斯艾利斯坐船到法国巴黎，在长途航行中500只鹦鹉有315只死亡，活着的鹦鹉被巴黎人抢购一空。但很快两名法国商人和照料鹦鹉的3个工人都得了重病，还传染给同行的人群。患者自诉恶寒、失去食欲，头部、喉咙、肺部都感到疼痛。以后不断发现全球有更多的人感染上鹦鹉热。1929~1930年，美国15个州中有169人患鹦鹉热，其中33人死亡，当地人把此病叫做"饲鸟病"。

鸽子、鹦鹉、狗、猫等玩养宠物可传播多种人畜共患生物疫病，如鸟类的鹦鹉热、禽流感、禽霍乱、新城疫病、马立克氏病、结核病等；狗、猫的狂犬病、钩端螺旋体病、猫抓病、弓形虫病、绦虫病和真菌病（如头癣）等。鹦鹉和鸽子的排泄物、呼吸道分泌物、唾液、羽毛中含有大量的鹦鹉热衣原体，是诱发人患鹦鹉热的元凶。头癣是发生于头皮及头发的浅部真

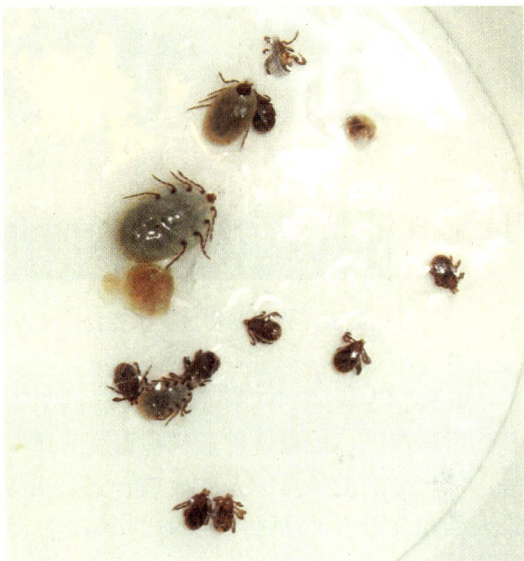

狗身上的寄生虫

菌病，该病的"罪魁祸首"就是常与主人耳鬓厮磨的猫、狗等宠物。近年来，由于城市人群养猫狗等宠物之风日盛，使得曾在都市近乎绝迹的头癣病又死灰复燃，发病率也上升至1/5000。其中80%的致病菌是导致人畜共患的犬小孢子菌，引起头癣的致病真菌长期寄生在宠物的体表，当人和患病的动物（如猫、狗等）密切接触后就会感染致病。猫、狗身上的多种"宠物癣病"也会传给主人，导致与宠物密切接触的主人身体感染癣病。

人们一直在追踪导致艾滋病和埃博拉出血热的病毒来源，尽管还没有确切证据，但有很多推论认为这两种病的病毒来源于人食用的灵长类动物，如绿猴、猩猩等。SARS的病原现已被科学家证实是一种新的冠

状病毒。这种病原来源何处？它与动物的冠状病毒有什么关系？2004年1月初，中国香港和广东的专家对市场销售的果子狸、獾、貉等野生动物中检测出大量的 SARS 冠状病毒，认为果子狸是 SARS 冠状病毒的主要载体。因此有充分的理由怀疑 SARS 与人类接触、食用野生动物有关，广东全面扑杀了果子狸等可疑野生动物，开展灭鼠和蟑螂的卫生活动。

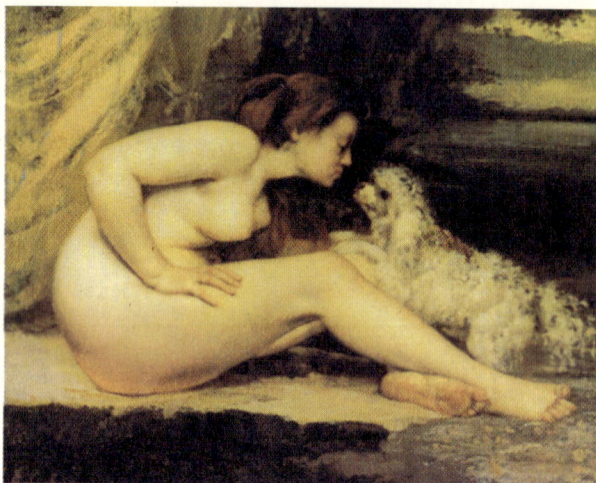

与猫、狗等宠物过于亲近易传染人畜共患的生物疫病

　　此外，变异的 SARS 冠状病毒有约 29730 个碱基对，它与禽类的冠状病毒最接近，根据这种冠状病毒变异体与其他冠状病毒类似的程度排序，依次分别是鼠类、人、火鸡、猪、猫等的冠状病毒。由于猫能够感染人类和鸡等多种动物体内的冠状病毒，这就为在猫体内就给不同的冠状病毒相聚和匹配提供了机会，而这种机会可能造成不同种类的冠状病毒相互交换基因，并通过基因重组而产生毒性更大的危及人类生命的杂种病毒，也就是可能会引起 SARS 的变种冠状病毒。由此看来，猫也可能作为中间宿主在 SARS 病毒的变异中起到媒介作用，鼠类等动物也可能成为 SARS 病毒的中间宿主而起到载体作用。

　　一般的冠状病毒可以导致呼吸道、肠胃道和中枢神经系统等 3 方面的疾病，大多数动物的冠状病毒主要引起前 2 种症状，如猪感染冠状病毒后可导致传染性肠胃炎，猫受到冠状病毒感染后能引发传染性腹膜炎。动物间的冠状病毒主要是通过粪－口途径传播的。2003 年 SARS 流行期间，对中国香港九龙的一个居民点调查表明，有 66% 的 SARS 病人出现了肠胃道症状，而那里正好是一个下水道的粪卡，由于不完善的污水处理系统造成 SARS 患者粪便及尿液气溶胶化，被健康人吸入进而造成传染。也就是说，除了 SARS 病人的呼吸道飞沫，粪便或尿液的感染性气溶胶也能传播。根据世界卫生组织（WHO）公布的数据，有2%～7%的 SARS 患者有肠胃道症状，这也表明不能忽视 SARS 病毒通过接触病人排泄物而传播。SARS 毒株极易变异，在人间传播时有的变强有的变弱，任何物品

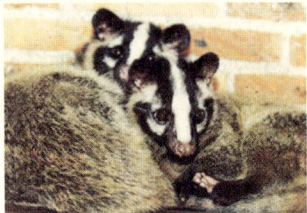

果子狸是 SARS 的元凶

包括钱和衣物，如果被高致病性的 SARS 病人污染过，都可能传播 SARS 病毒。

据统计，全世界约有8亿只猫、狗被作为宠物饲养，宠物商店、宠物医院也方兴未艾。但冬春季节是呼吸道传染病的高发季节，也是宠物疫病的多发季节。虽然 SARS 病毒已基本被证实不是通过宠物传播的，但人类还是要提高警觉，在为生活用品和家居环境清洁、消毒的同时也不要忘记给宠物消消毒。因为很多人畜共患的生物疫病都是在人与动物的亲密接触过程中由动物传播的。春暖花开，有些病毒、病菌也开始活跃起来，加上春季多风，靠空气飞沫传播的病毒、病菌如果附在宠物的皮毛上，不仅会让宠物生病，主人也有可能被感染。因此，人类一定要对动物疫病加强监控，包括在饲养宠物时都要注意其健康和卫生状况，这样做既是为了宠物宝贝的安康，也是为人类自身的健康和公共卫生负责。

（三）动物也是人类潜在的敌人

在自然界，有很多病原体在动物和人类之间自然地传播着，这一类疫病称为人畜共患生物疫病，其病原体有病毒、细菌、立克氏体和寄生虫等。可以说，动物是人类传染病的病原体携带者或病原库。因此，人在和动物接触时，一定要有防护意识。大型凶猛野兽伤人事件现在偶有发生，动物对人类的主要危险性在于它们可能携带很多不明的致病菌、病毒和寄生虫，会传播动物疫病。虽然许许多多弱小的野生动物从没有直接侵袭过人类，但它们身上携带的肉眼看不见的致病菌和病毒对人类的危害却很大。

人类历史上很多疾病和瘟疫的流行都是由动物引起的，或都与动物传播有关，人畜共患的生物疫病也逐渐增多，动物特别是野生动物对人类健康和生命的危害不可轻视。人畜共患生物疫病的病源和那些有着亲源关系的病菌、病毒，也在家畜和宠物当中流行。如麻疹病毒，就和牛瘟的病毒相近，可能是古代的农民因经常接触携带了牛瘟病毒的病牛而感染的，病毒到人身上发生了变异，最后变成在人间传播的麻疹病毒。

来自牛的流行病还有肺结核和天花；源自狗的有百日咳和狂犬病；很多流感都是从鸡和猪身上传过来的，而霍乱也是由动物所引发的，都会传染给人类。

经历了 SARS 的暴发流行，中国的民众更关注人与动物的关系。近年来导致人类流行传染病的病毒，包括引起 SARS 流行的新型冠状病毒、高致病性禽流感病毒、立百（Nipal）病毒等都与动物有关，都是来自动物的病毒传染给人，或者是动物身上的病毒在人体内发生变异，最终导致在人间传播流行。2003 年 2~4 月，在荷兰流行的 H7N7 禽流感导致 83 人感染，1 人死亡；同年 11 月开始的殃及亚洲 10 个国家的高致病性禽流感（H5N1），不仅致使 1 亿多只家禽染病死亡或被扑杀，还使人类感染这种高致病性禽流感并导致 170 多人死亡。因为和人类一样，病毒也在不断地进化，以适应新的环境，所以很有可能再出现新的病毒，而病毒的流行是无法预测的。

历史上，对人类造成威胁的重大瘟疫也都是动物传染给人的。如人类的艾滋病病毒就是来源于非洲的绿猴，鼠疫、埃博拉等疫病都是由动物传染给人类的。一些新出现的病菌和病毒，往往来自家禽或牲畜。在马来西亚，尼帕病毒从果蝠传染给猪，猪再传染给人类，在 1998~1999 年共导致 100 多人死于脑炎。英国用病死的动物肉骨粉作牛饲料，不仅引起令世人恐惧的"疯牛病"，食用病牛杂还使人得了类似疯牛病的克－雅氏症。对畜禽滥用抗生素，导致动物体内对抗生素有耐药性的病原体大量增加。科学家至少发现有一种抗生素对 26% 的沙门氏菌和54% 的弯曲杆菌毫无作用。对多种抗生素都有抗药性的鼠伤寒沙门氏菌，自 20 世纪 80 年代在牲畜体内发现以来，已传播至全世界。

1. 陆地动物

一般来说，我们日常消费食用的陆地动物性产品是安全的。家禽、家畜在饲养过程中，生病有兽医检查、治疗，也接种疫苗、预防动物疫病，似乎都在兽医的监管之下，屠宰时都有卫生检验检疫，进入消费市场，也有一定的市场监管措施。被驯养的动物，如犬猫等宠物，有着严格的卫生措施，如定时免疫、驱虫，有病及时去动物医院诊疗，它们所携带和传播的疫病是人类已知的并在人类控制之下。尽管如此，供人类食用的动物和玩养的宠物还是会感染许多动物疫病，也会传播一些人畜共患的生物疫病。

除了实验室的小白鼠外，一切陆地动物都是吞食不洁净的食物而生长的，无论是圈养的家畜、家禽还是野生动物，其觅食的环境和方式大多是肮脏、污秽的，有的本身就是食腐动物。所以，动物也是病菌、病毒及寄生虫的滋生和传播者。由于长期的环境适应和疾病的磨难，在

"适者生存"的自然法则下，大多数野生动物体内都具有一定的免疫抗体，可以与多种病菌、病毒和寄生虫"和平共处"，一般不易致命死亡。

尽管许多野生动物体内存在大量病毒、病菌，但它们大多生活在自己的自然栖息地中，这样的生存环境相对于人类是恶劣的，并且处于相对隔离状态，一般不易在人间传播。人类对野生动物所携带的病原体并不完全了解，普通人群更是知之甚少，许多捕猎者非法掠杀、贩卖野生动物，不仅破坏了野生动物的自然栖息地，还有可能把人类环境中不存在的病原体或者原本只存在于野生动物体内的病毒、病菌传播到普通人群之中，造成人类之间的相互传染。

SARS 是一种人畜共患的生物疫病，虽然科学家找到了病毒的动物宿主，但还未寻找到病毒的源头，SARS 病毒有可能已经在野生动物中潜伏了很长时间，经过不断变异、增强毒性后，才在人间暴发和传播的。中国香港和广东的科学家从 SARS 首发病例、特殊人群的研究中发现线索，收集很多可疑动物的样本，经过检测证实 SARS 病毒与果子狸等野生动物有关，这对控制 SARS 有重要作用。**现在世界上几乎每年都会出现一种新发传染病，而不少新发传染病都与野生动物有关**。西方一些发达国家已开始关注野生动物，如监测大森林里的野生动物种类、密度和带毒率等。这种对野生动物疫病谱的监测也是对人类健康的间接监护，能够提示人类预防某些未知的传染病，但中国目前的相关工作做得还很不够。

SARS 最早在中国广东流行的原因之一，是广东人爱吃野味。在广东，有中国规模最大的野味市场，里面有果子狸、野猪、鸵鸟、穿山甲、蛇、刺猬等50多种野生动物，有些是国家二级保护动物。从野生动物的捕猎、运输、贸易、宰杀、烹饪、食用等环节中，只要有一个环节处理不当，就会成为病菌、病毒的集散地和传播源。因此，广东人的野味饮食习惯令人生畏，是"病从口入"、感染人类未知病原体的最为危险的饮食行为。此外，在中国各地的农村，猪、牛、羊、鸡、鸭等家畜家禽大多是散养的，人畜混居的现象很严重；在禽鸟市场，不同产地、不同品种的禽类、鸟类动物之间近距离接触，增加了动物疫病的感染和传播。这样的饲养环境、这样的交易场所，往往也是人类感染生物疫病的一条重要途径。

动物对人类的伤害主要有两大类：

一是直接伤害，也就是主动性伤害。在古罗马帝国，统治当局对基督教徒的刑罚之中，就有把活生生的人投入到狮子、野狗等猛兽的口中当食料的残暴行径。19世纪末，英国招募大批印度人到肯尼亚修建从蒙巴萨通往维多利亚湖港口基苏木的东非铁路。在1889年3月至1890年6月，肯尼亚察沃地区的2头狮子接连不断地袭击铁路工人营地，共有30多人被咬死或吃掉，成为这条铁路最血腥的事件。1903～1911年，在尼泊尔一侧的喜马拉雅山中有只老虎接连杀死了438人，被称为钦帕瓦特的食人者。1943年10月，在赞比亚的卡萨马地区有只狮子被人打死，此前它吃掉了40个人。古今中外，有不少猎人在擒获凶猛的狮虎豹等野兽过程中，也有失手反被猛兽咬伤咬死，甚至被吃掉的悲惨事例。

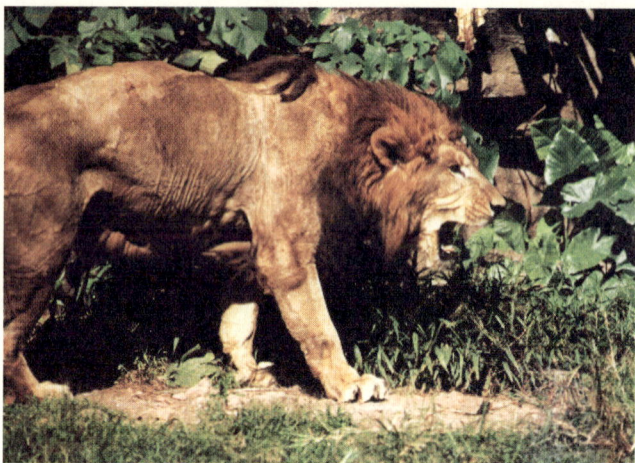

"兽中之王"的狮子

现在的人类大多生活在城镇村屯里，"猛虎下山咬人"的现象已经绝迹，凶禽猛兽直接伤害人类的事件也已很少发生，但偶尔也有所闻。如中国广东佛山市一名年仅10岁的女孩被自家养了10多年的大狼狗咬得面部全毁，口腔颌面部被狗咬下大半，左上唇和一个鼻孔几乎被狗咬了下来，挂在脸上摇来荡去的，左拇指被咬伤，右大腿被咬下一大块肉。养了10多年的狼狗，平时没见过咬人，但事发时却紧紧咬住小女孩的口腔颌面部不放松，直到家人用棍子将狗腿打断才肯松口。像这样大面积的被狼狗咬伤的病例连医院都极为罕见，幸亏得已及时抢救，否则是十分危险的。可见平时温驯的宠物也有凶猛残暴的一面，虽然咬人的大狼狗已被下毒药死，但小女孩的娇美面容再也不能复原了。

中国江苏有一小学生到公园的动物馆游玩，见铁栅栏内的2只狗熊憨态可掬，就翻过防护栏杆，隔着铁栅栏给狗熊送喂手中的食物，不小心被狗熊张开大嘴撕咬住左手臂。受伤的男孩在挣脱中本能地用右手推挡，又被狗熊狠咬一口，顿时双臂血肉模糊，当场昏倒。经送医院检查，不仅双臂皮肉撕烂，尺骨、尺桡骨也全部咬断，动静脉血管和神经也都断裂。中国香港一位3岁女童因为不小心踢翻了狗食的盘子，被自家的宠物松狮狗在面颊上狠咬一口，留下3个齿孔血印，家人只得报警让警方将恶狗带走处理。2000年12月，孟加拉国的6名森林工人因到老虎聚居的森林深处伐木和采集蜂蜜，在2天内相继被老虎咬死。

2003年10月5日，美国2位熊专家46岁的狄莫西·斯埃维尔和37岁的埃米·霍根纳德被发现死于阿拉斯加州卡迈国家自然保护区公园的营地。一只棕熊袭击了他们2人，护林员在开了11枪后才打死这只好斗凶猛的棕熊。同年10月3日，美国著名魔术师洛伊霍恩在拉斯维加斯的表演中，被同台表演的一只7岁大的白虎突然扑咬脖子，严重受伤。具有与动物互相沟通的特殊本领的魔术大师，也会"万有一失"地被平时千依百顺的猛虎伤害，可见凶禽猛兽的本性难改，人类必须时刻提高警惕，预防这些潜在敌人的突然袭击。

除了凶猛野兽会攻击伤害人类外，有些毒性大的小动物也会伤害人类。如在南联盟塞尔维亚南部地区有一种身长28厘米的黑蜘蛛，因雌性蜘蛛会在交配后立即咬死配偶，故取名为"黑寡妇"。这种黑蜘蛛性格凶猛，富于攻击性，不仅咬伤在田里劳作的农民，而且还会爬入住宅，藏在衣服和鞋子中，使人防不胜防。由于黑蜘蛛的毒性极大，可以破坏人类及马、牛等大牲畜的神经系统，仅在2002年1～8月，塞尔维亚南部已有5人因被黑蜘蛛蜇咬后延误治疗而死亡。

二是间接伤害，也就是被动性伤害。动物间接伤害人类往往不易被察觉，因为人类对寄生在动物体内、肉眼看不见的病原体无法识别，特别是携带高致病性、高传染性病菌、病毒和寄生虫而自身不发病的动物宿主，对人类的危险和伤害最大，也是人类罹患众多人畜共患传染病的传染源。

在猎捕、养殖、运输、贸易、宰杀、利用毛皮、分割肉类等环节中，很容易将动物、特别是野生动物携带的病原微生物和寄生虫传染给与之接触的特定高危人群，如防护不当或稍有不慎，就可感染发病或携带病原体。有些高危人群因长期与动物接触，自身可能产生抗体或曾发病已获得一定的免疫力，而成为隐性带菌、带毒、带虫者和散播者。但是普通人群、患有慢性病人群或免疫力下降的亚健康人群受到传染则很容易发病，造成群体性或地方性流行，甚至暴发流行。

人类是食用动物的主要消费人群，除农牧民过年过节会宰杀自己养殖的猪、羊之外，一般不接触大型的活体动物，不会每天买1头猪、1只羊回来自己宰杀，通常只会买禽鸟、鱼虾蟹等小型活体或宰杀加工过的动物。但现在私宰肉、病死动物肉漏检上市问题比较严重，普通人群难以鉴别某些疫病的畜肉、禽鸟和鱼虾蟹等，再碰上烹调时未煮熟透或不适当的饮食方式，往往通过食物链感染某些生物疫病，大多呈急性病症表现，而感染某些病毒和寄生虫可能要经过数月、甚至数年才发病。

现在的人类对宠物关爱有加，可有些宠物并不领情，将它们携带的病菌、病毒和寄生虫传播给人类。2003年的猴痘疫情再次给美国人喜爱豢养野生动物、喜欢与宠物为伴的生活方式打上了问号。其实在美国，由宠物将疫病传染给人早已有先例。20世纪70年代，在发现一些宠物小乌龟会将沙门氏菌传给孩子之后，美国食品和药物管理局（FDA）曾下令禁止国内的小乌龟贸易。在草原犬鼠染上猴痘之前，人们早就知道它能携带腺鼠疫病菌。尽管如此，美国的野生动物宠物业却一直在发展壮大，而且来源日益多元化。以草原犬鼠为例，这种在美国西部平原上常见的野生啮齿动物，20世纪90年代以来逐渐成为美国宠物市场上的"明星"，每年平均有约2万只被捕来作为宠物销售，售价能达到每只200美元，甚至远销日本。

除此之外，美国还大量进口外国的野生动物作为宠物，这一市场可达到平均每年数十亿美元。相当一部分美国人在选择宠物时已经不再满足于小猫小狗，而是追新猎奇，对外来野生动物越来越有兴趣。越南大肚皮猪等一度成为畅销宠物。现在美国共有近1万头狮子、老虎等大型猫科动物为私人所有。有些美国人喜欢购物时肩膀上扛着新奇小动物，或者开车时带着猴子等，并醉心于这些举动以引来路人的注意。豢养动物的人往往缺乏应有的防护意识和必要的警觉，危险可能随时来自于身边的宠物。

2000年12月，随着德国发现疯牛病例的增多，引起欧洲肉类市场的恐慌。荷兰卫生部发表声明：食用德国牛肉要冒患"疯牛病"的风险，消费者最好暂时避开德国牛肉。比利时政府也建议比利时公民不要食用德国牛肉，并当即下令市场停止销售德国牛肉。同年12月，挪威的研究人员在羊身上发现了羊瘙痒病的一种新变种，患病的羊大脑产生的病变与疯牛病极其相似，这是世界上首次发现疯牛病症状也存在于羊的大脑里。2001年8月，日本一头奶牛被确认为疯牛病，这是亚洲首例疯牛病。为此，日本农林水产省对全国330万头牛进行单独检查。日本全国至少有1765所小学和初中都不再学校自助餐厅中供应牛肉。由此可见，高致病性、高传染性的动物疫病对人类社会的影响有多么大，一头或几头疯牛病病例不仅影响到本国，还影响到周边国家人民的日常生活。

在现代科学技术条件下，人类通过研究可以很快地确定流行性传染病的主要病因，通过流行病学调查可以追踪和找到传染病的源头。研究表明在人间不断出现的来源于动物的新传染病，其病原是属于动物疫病的，并且日益成为新的人畜共患生物疫病的潜在原因。有两种情况应当重视：一是原来只感染动物的致病微生物，由于某种因素，转移了它们攻击的目标，开始感染人类了，这也是导致人类新传染病发生的原因之一。科学家在考证艾滋病起源时发现，艾滋病可能起源于在非洲丛林地区生活着的一种长尾绿猴，但其病毒之所以来到人间，可能与当地的土著居民有捕捉绿猴，将猴血注射人体内及食猴肉滋补身体的习惯有关。二是一些细菌或病毒在外界环境的作用下基因发生了变异，原来不致病的病原体增加了可以致病的毒力基因，或是原来的病毒基因改头换面成为一种新的病原体，从而引起人类感染发病。

因此，人类要充分认识到陆地动物也是潜在的敌人，凶禽猛兽等动物的兽性是不会轻易改变的，可爱的小宠物也可能携带有致病的微生物和寄生虫，隐藏在动物体内的病毒随时都会向人类发动攻击。**人类一旦与动物相接触，就必须清醒地意识到可能存在的被感染人畜共患生物疫病的危险，时刻都要保持高度的戒备和应有的防范措施，特别是要提防动物或宠物身上可能携带着人类用眼睛观察不到的病菌、病毒和寄生虫，任何时候都不能掉以轻心，否则祸患无穷，既害了自己，还会危害他人。**

2. 水生动物

因为所处的环境不同，水生动物与人类活动有一定的距离，对人类的直接伤害远不如陆地动物那样惨烈。举世闻名的尼斯湖水怪事件至今仍是个迷，早在公元565年，有一天苏格兰传教士圣哥伦伯和他的仆人在尼斯湖中游泳。突然一只从未见过的水怪向仆人袭来，幸亏水性超人的传教士奋力相救，仆人才幸免于难。从此，位于英国苏格兰高原北部大峡谷中的尼斯湖（平均深度达200米）有水怪出现的传说就流传开来，甚至人们认为水怪就是生活在6500~7000万年前的海上霸王——蛇颈龙的后裔。但鳄鱼却是世界上最凶猛的食人者，每年要杀死2000多人。最骇人听闻的是1945年2月19日，当时英军包围了一支日本军队，在战场上节节败退的日本士兵（其中大多数人负了伤）被迫退到了孟加拉湾附近的一处沼泽地里。机关枪声和血腥气味引来了几百条鳄鱼。整个晚上，英国人听见沼泽地里一片惨叫声。到第二天早晨，发现只有20名日本军人还活着。2007年4月20日，中国广西北海4名小学生到已歇业的旅游景点"渔家庄"鳄鱼池玩耍，用弹弓射击、木棒拨弄鳄鱼，结果遭到鳄鱼袭击，其中1名9岁学生被鳄鱼杀死吞食，仅存遗骸。除了鳄鱼之外，鲨鱼伤人的事件也时有发生。

自古以来，水生动物一直是人类食用的相对比较安全的生物体，也是人类重要的蛋白质来源。尤其是海洋特殊的环境——温差小，光照时间长，营养环境变化小，造就了海洋生物的特殊性。水生动物拥有的某些特殊营养成分和药用成分是陆地动物所没有的，因而对人体健康有着不可或缺的作用。但在不新鲜或变质腐败的鱼体中，含有一定数量的组胺，食用后会引起中毒，如海鱼中的青皮红肉鱼类（如鲐鱼、金枪鱼、沙丁鱼等）易产生大量组胺，淡水鱼中的鲤鱼产生的组胺也不少。

水生动物中数形态美丽的河豚最有致命毒，中国每年都有拼命吃河豚而命丧河豚的人。近年来，由于水体环境受到污染，水质恶化，以及病毒、细菌、霉菌、寄生虫和藻类对水生动物的侵袭，导致水生动物流行病的发生逐渐增多。霍乱弧菌就是通过污染水源和水生动物而传染给人类的，人只要进食未煮熟受污染的海鲜就可引发致病。南美一架客机上的 75 名乘客，曾因在飞机上食用了被霍乱弧菌污染的一种海鲜色拉，结果导致 6 人住院，1 人死亡。美国食品和药物管理局（FDA）甚至还在来自莫比尔湾海底的牡蛎和以牡蛎为食的鱼类身上发现了 O1 群霍乱弧菌，追踪调查发现病菌来自于进入莫比尔湾船只的压舱水中。鱼、虾、蟹、水鱼等水生动物均可感染霍乱弧菌并通过食物链传给人类。

生食牡蛎在许多沿海国家盛行，人们喜爱贝壳中带有微腥微咸的新鲜牡蛎和汤汁的味道，以体验天然的美食，但这样的传统习惯也要改变了。2000 年 4 月初，美国著名女歌星玛莉亚·凯丽在刚刚荣膺格莱美大奖后不久的巡回演出中，在亚特兰大吃了生牡蛎之后立即感到身体不适，到达波士顿病情开始恶化，出现食物中毒和脱水症状，只得住院检查、治疗，并接受了静脉注射。一餐生食海鲜，就这样毁掉了一次巡回演唱会。

随着水生动物养殖业的发展，已经从过去的池塘养殖向网箱、工厂化等集约、半集约化养殖发展，规模也不断扩大，由此也造成水生动物疫病的多样性和复杂性。水生动物疫病大多是由寄生微生物引起的，有的寄生微生物致病，有的不致病，还有的只在合适条件下致病。不同地区、不同季节、不同水体所造成的疫情也不同，其病原体也与陆地动物略有不同，包括细菌、病毒、霉菌、寄生虫和藻类等。

人类食用水生动物主要是取其动物蛋白，对死鱼虾蟹螺等很难鉴别其对人体是否有害，只有发现肉质有明显的异臭味才丢弃不食。最可怕的是水源污染后导致大量养殖的鱼类死亡，有些人为了贪图钱财或为了减少自己的经济损失，将不明死因的鱼类分散直接流入市场低价抛售；有的则先进行腌制或用防腐剂泡制，再逐渐进入市场，这就是普通消费者难以认别的"毒鱼"。此外，有许多臭死鱼、毒死鱼都进了鱼粉厂，被加工成鱼粉饲料，再次进入水生动物的食物链，最终也会使人类受害。

总的来说，水生动物不具有陆地动物疫病的多样性和虫媒作用，因此对人类的危害要比陆地动物小很多。除了水介传染病外，水生动物主要是通过食物链将有害物质、致病微生物和寄生虫传染给人类。

（四）原始森林和荒漠草原是野生动物的栖息地

天地是万物之本，森林是万物之源。自白垩纪末期恐龙灭绝以来，地球生物已经历了 5 次大规模的物种灭绝，这些都是自然因素造成的。但只要留得森林和青山在，幸存的物种会逐渐分化、繁殖，不断产生新的物种，以适应自然环境的变化，增加种群数量。公元前 7000 年，地球上 2/3 的陆地几乎都覆盖着森林，面积达 76 亿公顷，物种也发展有上千万个品种。但到了 21 世纪，森林已不到陆地面积的 1/3，全世界每天有 75 个物种灭绝，每小时就有 3 个物种灭绝，约有 15000 种野生动植物被世界各国人民用于食品、药物和其他用途，每年野生动植物的贸易额达到数百亿美元，很多物种还没有来得及被科学家描述和命名就已经从地球上消失了。

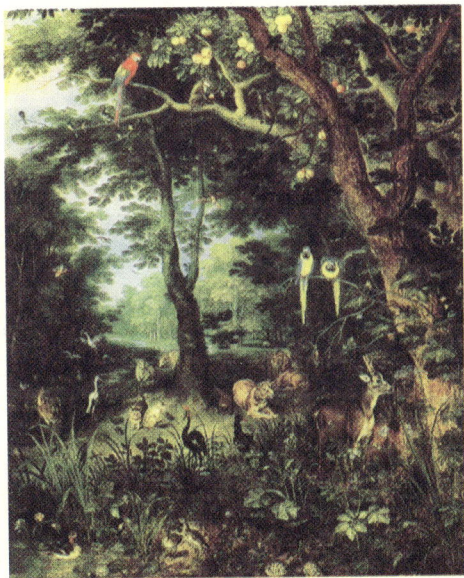

原始森林是野生动物的栖息地

森林，特别是原始森林，是地球生物多样性的重要基因库，也是人类拥有的不可复得的最重要的自然遗产。远古时代人类主要靠狩猎捕鱼、采集野生植物维持生存；进入现代文明时期，人类的食物主要是经过人工驯化、培育的家畜家禽等动物和大量栽培的植物，某些地方因饮食习惯仍有喜好食用野生动物。如果人类不以野生物种作为遗传基因，就不可能培育出数以万计的农畜新产品，以满足人类赖以生存的食物需求。

但人类利用野生动植物资源，必须是有序的和可控的，许多野生物种虽同处于地球生物圈中，也具有严格的地域性，即生物栖息地。世界各地的空气、土壤、水分、气温、光照等生态环境是不同的，不适当地引入外来物种，或人为的造成生物栖息地的破坏、割裂和变化，有时会引起生态性的灾难，野生植物的物种如此，野生动物的物种也如此。

人类与野生动物虽在同一个大生物圈内共存，但各自的生存空间和生活天地必须是分隔的、有边界的，人类不能贸然侵入不同种类野生动物的专属领地或共生领域。因为这是野生动物经过长期的生死争斗，或为躲避危险，或经过长途跋涉而寻找到的生存空间和安全栖息地。一旦野生动物的栖息地受到人类的干扰、割裂和破坏，不仅仅只是造成某个或某几个生物物种消失的问题，而且会惹祸上身，原先寄生在野生动物体内的病原体可能被迫离开自已朝夕相处的宿主，而寻找新的宿主——人类。

野生动物群也是庞大的天然病毒库。作为微生物的成员，病毒在自然界中已经生存了数千万年乃至数亿年，通过不断进化、分化变异，形成了庞大而复杂的生物圈，仅以人类目前所掌握的科学技术不可能完全破译这些病毒的遗传基因。而许多人类未知的病毒一直生活在原始森林或热带雨林中，这些病毒与野生动物长期共存，相安无事或偶有致病。一些对人类有很高的致病性，甚至是很高病死率的新型病毒，如黄热病病毒、埃博拉病毒、森林脑炎病毒、人类免疫缺陷病毒等都源自于原始森林及野生动物身上，是人类的活动涉入原始森林和热带雨林，这些令人可怕的病毒才传染给了人类，这个血淋淋的教训应该引起人类的深刻反思。

随着现代工业化的迅速发展，人类对原始森林、热带雨林的乱砍滥伐，使得那些千百万年来以森林动物为宿主的古老病毒，不得不改变环境和宿主。而人类活动给古老病毒另寻长期宿主提供了机会，使得病毒得以转移到人类身上。现代化、都市化、全球化的生活又使病毒能伴随着人类的飞机旅行、航空运输、铁路运输、船舶航行以及国道高速公路而快速传播，结果使许多人类未知的病毒在全球蔓延，引发人类各种新的传染性疾病，甚至出现暴发流行的灾难后果。

因此，人类要保护森林的生态环境和物种的多样性，让原始森林和荒漠草原成为野生动物的栖息地，成为人类健康生活的生态保护屏障，使人类与野生动物保持一定的距离，阻止在原始森林、荒漠草原中活动的致病微生物侵袭人类社会。

第四章   食用动物与生物疫病

家畜家禽是人类所需蛋白质的重要来源。然而在自然界普遍存在的众多致病菌、病毒都能引发畜禽、野生动物和水生动物感染许多疾病，传染性强的还能使其同时发病，甚至死亡，不仅严重影响了畜牧养殖业和水产业的发展，造成巨大的经济损失，有些人畜共患的生物疫病，有些畜禽寄生虫病，还有些中毒病死的动物，都会因人类接触或食用这些疫病动物而传染给人类，直接或间接地危害人类的身体健康。特别是疫病、病死动物中的病变部位，其肉体和蛋白质已经变性、变质，不仅没有食用的营养价值，还可使人感染致病或在体内蓄积有害成分，加工烹饪不当，也会引起食物中毒。

在5000多年前，人类就初步懂得从体征和体液来辨别动物是否健康，并禁食有病的动物。在古巴比伦的有关医学记述中，已有动物各部分和各脏器的描述；古埃及人认为人类疾病与动物有关，制定了有关屠宰食用动物的法规，并由祭司检查，能供祭祀的可食，不适合祭祀之用的便不准食用。古人尚能懂得有病的动物不能食用，食了能使人生病，这个简朴的道理到了21世纪的现代社会仍有些人不明白，仍然热衷于改头换面将各种有病的动物提供给人类食用，坑骗广大的消费者，毒害人类的身体健康，对这些不法之徒应给予严厉的打击，让人们能够吃上真正的"放心肉"、"安全肉"。

根据《中华人民共和国动物防疫法》和《病害动物和病害动物产品生物安全规程》（GB16548－2006）的规定，属于国家规定的染疫动物及其产品、病死毒死或者死因不明的动物尸体、经检验对人畜健康有危害的动物和病害动物产品等，必须通过用焚毁、化制、掩埋或其他物理、化学、生物等方法将病害动物尸体和病害动物产品或附属物进行处理，以彻底消灭其所携带的病原体，达到消除病害因素，保障人畜健康安全的目的。下列的仅仅是部分常见食用动物的疫病，有200多种因病菌、病毒、寄生虫感染所致的生物疫病，有烈性的、有慢性的，这些染疫的病害动物有些是要全部销毁的，有些是要化制的，有些是要割除病害部分的，由此可见动物源性食品安全问题的严重性。

一、畜禽与生物疫病

（一）猪传染病与寄生虫病

（1）猪瘟：猪瘟是猪感染猪瘟病毒的一种急性、热性传染病，在中国列为一类动物疫病，以急性发热的致死性败血症为特征。猪感染后，各脏器及其分泌物、血液、尿、粪中都含有大量病毒，并可向外排出，污染周围环境，引起扩大传播。猪瘟病毒对外界环境的抵抗力较强，在冻肉中可生存几个月，甚至数年，并能抵抗盐渍和咽熏。一旦发生猪瘟，必须封锁现场，隔离检疫，急宰病猪，采取必要的防疫消毒和控制措施；病猪屠体、死猪尸体及所有副产品必须销毁，屠体肉禁止加工食用。

（2）猪口蹄疫：猪口蹄疫是猪感染口蹄疫病毒引起的一种急性、热性传染病，在中国列为一类动物疫病，传播迅速，流行猛烈，发病率很高，病猪的蹄冠、蹄踵、趾间等皮肤及口腔黏膜、鼻盘或乳房上出现水泡和烂斑。病猪的水泡皮、水泡液及奶、尿、唾液、眼泪、粪便中都含有病毒，其中水泡皮及水泡液中最多，其次是呼出气及粪便。病猪的肉、肉制品、头蹄下水等在口蹄疫的传播上也常起到重要作用。因此，病猪或其胴体、内脏及所有副产品必须销毁，不得私自宰杀加工食用。

（3）猪水泡病：猪水泡病是猪感染猪水泡病病毒所致的一种急性传染病，在中国列为一类动物疫病，以蹄部、口腔、鼻端和母猪乳头周围发生水泡和烂斑为主要特征，与口蹄疫相似。1966 年，在意大利首先发现本病，后在英国、法国、德国、日本等国和地区相继发现。病毒对外界环境的抵抗力较强，在腌肉中能存活较长时间，在低温下能存活2 年以上。病猪或其胴体、内脏及其他副产品必须销毁，不得私自宰杀加工食用。

（4）非洲猪瘟：非洲猪瘟是猪和野猪感染非洲猪瘟病毒所致的急性、热性、高度接触性传染病，在中国从未发生过，但已列为一类动物疫病，以高热、皮肤及各脏器出血、流产、水肿等为主要特征，与急性猪瘟类似。病、死猪的处理同猪瘟。

（5）猪细小病毒病：猪细小病毒病又称猪繁殖障碍病，是母猪感染猪细小病毒所致的繁殖障碍疾病，在中国列为二类动物疫病，以母猪特别是初产母猪产出死胎、畸形胎和木乃伊胎为主要特征。1967 年，在英国首先发现本病，后在世界各养猪国家和地区都有发现。病毒对外界环境的抵抗力很强，加热 56℃48 小时、70℃2 小时仍有传染性。病猪或其胴体、内脏及其他副产品应销毁或化制作工业用，不得私自宰杀加工食用。

（6）猪丹毒：猪丹毒是猪感染红斑丹毒丝菌（猪丹毒杆菌）所致的一种传染病，在中国列为二类动物疫病，以败血症、紫红色疹块、心内膜炎和关节炎为主要特征。在中国也是古老的传染病，曾与猪瘟、猪肺疫并列为猪的三大传染病。中国广西、浙江、湖北、江苏、云南、重庆、四川、安徽、黑龙江、福建、广东等地时有发生。猪丹毒杆菌对外界的抵抗力很强，猪肉内的细菌经盐腌或熏制后，能存活 3～4 月，在掩埋的尸体内能存活 7 个多月。急性猪丹毒的胴体、内脏和血液应全部作销毁处理，不得私自宰杀加工食用。

（7）猪肺疫：猪丹毒俗称"锁喉疯"、"肿脖瘟"，又称猪巴氏杆菌病，是猪感染多杀性巴氏杆菌所致的急性传染病，在中国被列为二类动物疫病，以败血症、咽喉炎和纤维素性胸膜肺炎为主要特征。中国广西、浙江、湖北、云南、贵州、安徽、重庆、江苏、四川、江西、上海、福建、广东、黑龙江、湖南等地时有发生。病死猪及排泄物应及时做好焚烧、深埋等无害化处理。病猪应及时隔离治疗，屠宰后的病变部分及病变内脏应作销毁处理，其余胴体及内脏应进行化制等无害化处理。

（8）猪支原体肺炎：猪支原体肺炎又称猪气喘病，是猪感染猪肺炎支原体所致的一种慢性呼吸道疾病，在中国被列为二类动物疫病，以咳嗽、气喘为主要特征。病原体对外界的抵抗力不强，但在低温和冻干下可存活较长时间。病猪应及时隔离，确诊后应淘汰，进行化制等无害化处理，不得私自宰杀加工食用。

（9）猪囊尾蚴病：猪囊尾蚴病又名猪囊虫病，是猪等动物和人感染有钩绦虫的幼虫所致的人畜共患寄生虫病之一，在中国被列为二类动物疫病，以营养不良、生长迟缓、贫血和水肿等为主要特征。猪囊虫通常寄生在猪的舌肌、心肌、肩腰部肌、股内侧肌等部位，严重时在全身肌肉及脑、肝、肺甚至脂肪中也能发现猪囊虫。中国广西、安徽、云南、黑龙江、广东、海南等地时有发生。病猪的整个胴体及内脏应化制作工业用，不得私自宰杀加工食用。人若食用未煮熟的有囊虫病猪肉或被污染的生冷食品就会感染绦虫病。

（10）猪密螺旋体痢疾：猪密螺旋体痢疾是猪感染猪痢疾密螺旋体所致的肠道传染病，在中国被列为三类动物疫病，以大肠黏膜发生卡他性出血性炎症及纤维素性坏死性肠炎为主要特征。病猪的整个胴体及内脏应全部销毁，不得私自宰杀加工食用。

此外，还有猪乙型脑炎、猪繁殖与呼吸综合征（经典猪蓝耳病）、猪链球菌病、猪传染性萎缩性鼻炎、旋毛虫病等二类动物疫病；猪传染性胃肠炎、猪副伤寒等三类动物疫病；猪流行性腹泻、猪大肠肝菌病、猪脑心肌炎、猪传染性脑脊髓炎、猪血凝性脑脊髓炎、猪接触传染性胸膜肺炎、猪细胞巨化病毒感染症等猪的传染病，以及猪蛔虫病、猪绦虫病、猪胃虫病、猪肺虫病、猪肾虫病、猪鞭虫病、弓形虫病、猪疥螨病、猪结节虫病、仔猪杆虫病、曼氏裂头蚴病、猪肉孢子虫病等猪的寄生虫病。

（二）牛传染病与寄生虫病

（1）牛海绵状脑病：牛海绵状脑病又称疯牛病，是成年牛感染疯牛病因子（朊病毒蛋白）所致的一种致命性的亚急性海绵状脑病，在中国列为一类动物疫病，以精神状态病变、姿势和运动异常、感觉异常为主要特征。羊瘙痒病、貂脑病、猫海绵状脑病、鹿和麝鹿的退行性病都属于该病范围。1985 年，在英国首先发现本病，后在欧洲、美洲和亚洲的多个国家相继发现，中国境内从未发生过牛海绵状脑病。由于疯牛病的机理尚未清楚，其脑组织的朊病毒耐高温，故病牛和病牛后代的胴体、内脏及血液等产品应全部销毁，不得私自宰杀加工食用。

（2）牛瘟：牛瘟是牛感染牛瘟病毒所致的一种传染病，在中国列为一类动物疫病，以口腔黏膜糜烂和剧烈腹泻为主要特征。病牛在发热期的血液和所有的分泌物、排泄物中都含有病毒，可通过污染的空气、饲料和饮水经呼吸道和消化道感染。牦牛的易感性最大，犏牛次之，黄牛再次之。绵羊、山羊、鹿、骆驼和猪亦可传播牛瘟。一旦发生牛瘟，病牛及可疑感染牛一律扑杀，并严格执行封锁、隔离、检疫、消毒、焚尸等综合措施。

（3）牛传染性胸膜肺炎：牛传染性胸膜肺炎又称牛肺疫，是牛感染丝菌霉形体所致的高度接触性传染病，在中国列为一类动物疫病，以脑膜肺炎和纤维素性肺炎为特征。在中国北方地区偶有发生。病牛应扑杀，整个胴体、内脏及其他副产品必须全部销毁，不得私自宰杀加工食用。

（4）牛白血病：牛白血病又称牛白血组织增生症、牛淋巴肉瘤、牛恶性淋巴瘤，是牛感染牛白血病病毒所致的肿瘤性疾病，在中国列为二类动物疫病，以淋巴细胞异常增生为主要特征。病毒可因共同饲喂、交配等传染，也可经胎盘传给胎儿，经初乳传给犊牛。吸血昆虫亦可传播病毒。对病牛应淘汰扑杀，如果发现二个以上器官有肿瘤或肿瘤已全身转移，则应将整个病尸销毁，不得私自宰杀加工食用。

此外，还有牛传染性鼻气管炎、牛恶性卡他热、牛出血性败血病、牛结核病、牛焦虫病、牛锥虫病、日本血吸血病等二类动物疫病；牛流行热、牛病毒性腹泻－黏膜病、牛生殖器弯曲杆菌病、毛滴虫病、牛皮蝇蛆病等三类动物疫病；牛副流感、牛气肿疽等牛的传染病，以及牛钩虫病、牛疥螨病、牛绦虫病、牛囊尾蚴病、牛巴贝斯虫病、牛毛圆线虫病、牛大型肺虫病和牛肝片形吸虫病等牛的寄生虫病。

(三) 羊传染病与寄生虫病

(1) 绵羊痘和山羊痘：绵羊痘和山羊痘是绵羊和山羊感染痘类病毒所致的传染病，也是家畜痘病中最严重的一种，在中国列为一类动物疫病，以在皮肤和黏膜上发生特异的痘疹为特征。中国宁夏、甘肃、浙江、山西、湖北、内蒙、青海、广西、红苏、湖南、陕西、安徽、河北等地时有发生。病羊是传染源，主要通过污染的空气经呼吸道感染，也可经损伤的皮肤或黏膜侵入机体。饲养管理人员、饲料、垫草和外寄生虫等都可成为传播的媒介。病死羊尸体应销毁，不得私自宰杀加工食用；如需剥羊皮利用，必须经消毒处理和检疫合格，以防止扩散病毒。

(2) 痒病：痒病是绵羊和山羊感染朊病毒所致的一种慢性退行性中枢神经系统疾病，在中国列为一类动物疫病，以剧痒、肌肉震颤、运动失调、软弱无力、瘫痪等为特征。病羊脑组织中的朊病毒耐高温，还可能是疯牛病的源头，故病羊的脑组织、内脏及肉都必须销毁，不得私自宰杀加工食用。

(3) 肺腺瘤病：肺腺瘤病又称绵羊肺癌，是成年绵羊感染绵羊肺腺瘤病毒所致的一种接触传染性慢性疾病，在中国列为三类动物疫病，以潜伏期长、肺泡和支气管上皮进行性肿瘤性增生，呼吸困难致死为主要特征。病羊是传染源。病毒随咳嗽排出，通过飞沫经呼吸道传染易感羊，也可通过胎盘使羔羊发病。羊舍通风不良、潮湿、羊群过于拥挤等都可引发传播。绵羊发病较多，山羊也可感染。病羊应淘汰或急宰，若胴体消瘦的，应销毁或化制作工业用，不得私自宰杀加工食用。

(4) 羊快疫：羊快疫是绵羊感染腐败梭菌所致的一种急性传染病，以真胃黏膜呈出血性、坏死性炎症为主要特征。腐败梭菌常以芽孢形式分布于低洼草地、熟耕地及沼泽地，羊采食污染的饲料和饮水后，芽孢随之进入消化道。健康羊的消化道也可带菌，只是不呈现致病作用。当存在不良诱因致使机体抵抗力降低时，腐败梭菌即大量繁殖，产生外毒素，损害消化道黏膜，引起中毒性休克，使羊迅速死亡。绵羊易感，山羊少见，鹿也可感染。病死羊一律销毁（焚毁后掩埋），不得私自宰杀加工食用。

(5) 羊黑疫：羊黑疫又称传染性坏死性肝炎，是绵羊和山羊感染水肿梭菌所致的一种急性高度致死性毒血症，以肝实质发生坏死性病灶为特征。水肿梭菌广泛存在于土壤之中，当羊采食污染的饲料和饮水后，芽孢可由胃肠壁进入肝脏。若此时伴有游走肝片吸虫引起的肝损害、肝坏死时，芽孢即迅速生长繁殖，产生毒素，发生毒血症，导致急性休克而死亡。病死羊应销毁或化制处理，不得私自宰杀加工食用。

此外，还有羊蓝舌病、小反刍兽疫等一类动物疫病；山羊关节炎－脑炎、梅迪－维斯纳病等二类动物疫病；绵羊地方性流产、传染性脓疱、传染性眼炎、羊肠毒血症、干酪性淋巴结炎、绵羊疥癣等三类动物疫病；羊猝疽、羊心水病、羊裂谷热、羊溃疡性皮炎、山羊传染性胸膜肺炎等羊的传染病，以及羊钩虫病、羊鞭虫病、羊肺虫病、羊结节虫病、羊鼻蝇蛆病、羊泰勒虫病、羊毛圆线虫病、羊肝片形吸虫病等羊的寄生虫病。

（四）犬传染病与寄生虫病

（1）犬瘟热：犬瘟热是犬科（犬、狐、貉）、鼬科（水貂、雪貂、黄鼬等）和浣熊科动物感染犬瘟热病毒所致的一种急性、热性传染病，在中国列为三类动物疫病，以呈现双相热型、鼻炎、严重的消化道障碍及呼吸道炎症为主要特征。18世纪已知病，直到1926年才定性。病犬的各种分泌物、排泄物、血液、脑脊髓液、淋巴结、肝、脾、脊髓等脏器都含有大量病毒，并可随呼吸道分泌物及尿液向外排毒。因此，病畜和带毒的动物是传染源。被病毒所污染的环境和各种用具都可成为传播媒介。传播途径主要是健犬和病犬的直接接触，也可通过空气飞沫经呼吸道传染，或通过污染的食物经消化道感染。在自然条件下，除犬外，水貂、雪貂、狐、狼、貉、浣熊等动物都可感染发病。尤其近年来，家庭养犬（玩赏犬）和警犬以及貂群中发病较多，应引起足够的重视。病犬（貂）应销毁或化制处理，不得私自宰杀加工食用；皮张经过消毒检疫合格后，可以加工利用。对病犬舍、用具和周围环境等应加强消毒。

（2）犬细小病毒病：犬细小病毒病是犬感染细小病毒所致的一种传染病，在中国列为三类动物疫病，以出血性肠炎或非化脓性心肌炎为主要特征。病犬的粪、尿、呕吐物和唾液中均含有多量病毒，并可不断向外排出；康复犬粪便中也可长期带毒、排毒。病犬和带毒犬是传染源。主要经病犬和健犬的直接接触或经污染的饲料而在消化道感染。病重的犬应尽早扑杀，尸体应销毁或化制处理，不得私自宰杀加工食用。

此外，还有犬传染性肝炎列为三类动物疫病；犬副伤寒、犬深部真菌病、犬诺卡氏菌病、犬埃利希氏病、犬轮状病毒感染、犬冠状病毒感染、犬疱疹病毒感染、犬传染性喉气管炎、犬钩端螺旋体病、犬肉毒梭菌中毒症等犬的传染病，以及犬钩虫病、犬鞭虫病、犬绦虫病、犬蛔虫病、犬黑热病、犬蠕形螨病、犬旋毛虫病、犬胃线虫病、犬心丝虫病、犬肝吸虫病、犬肺吸虫病、犬巴贝斯虫病等犬的寄生虫病。

（五）鸡传染病与寄生虫病

（1）高致病性禽流感：高致病性禽流感是鸡的急性病毒性传染病，也称欧洲鸡瘟，在中国列为一类动物疫病。1955 年证实其病原属 A 型流感病毒。以往主要在欧洲流行，后美国、澳大利亚等国也相继发生禽流感，如 1983 年美国宾夕法尼亚州及邻近州的蛋鸡、肉用鸡和火鸡中暴发禽流感，淘汰约 1700 万只病鸡，损失约 6500 万美元。各种禽类对禽流感都有易感性，以鸡和火鸡最易感，鸭、鹅次之，但鸭不出现任何症状。通常病禽有高热、精神萎顿、冠肉髯和皮肤发绀、头和脸部水肿、呼吸困难、咳嗽、喷嚏、流泪，常有神经症状（头和腿麻痹、抽搐）和腹泻，粪便呈灰色、绿色或红色。流行初期也有病禽突然死亡，无任何临床表现。中国安徽、内蒙古、湖南、湖北、新疆、辽宁、广西等地偶有发生。防治禽流感，应对疫场的鸡群全部扑杀，尸体、禽产品、粪便、饲料全部销毁，然后对整个鸡场进行彻底清扫消毒；并对疫区外的家禽和野禽进行监测，以防病原扩散。

（2）新城疫：新城疫 1926 年首先在印度尼西亚发现，同年在英国的新城地区也发现本病，称为鸡新城疫，后传播到亚洲各地，故又称亚洲鸡瘟，是鸡感染新城疫病毒引起的一种急性、热性、败血性传染病，在中国列为一类动物疫病。其特征为高热、呼吸困难、严重下痢，病程急剧，很快死亡；病程稍长的，可出现翅、腿麻痹、头颈扭歪等神经症状。中国广西、安徽、云南、黑龙江、海南、广东、河南等地时有发生。病鸡的所有组织脏器、体液、分泌物和排泄物中都含有病毒，尤以脑、脾、肺中含毒量最多。传播途径主要有呼吸道和消化道，也可经眼结膜、泄殖腔和破损的皮肤进入鸡体。已从多种禽类，如鸭、鹅、麻雀、鸽、乌鸦、鹦鹉等体内分离到鸡新城疫病毒，说明病毒扩散流行很广泛，带毒的禽类动物在不断增加，应当引起重视。病死鸡及同群鸡应全部销毁，不得私自宰杀加工食用。

（3）禽霍乱：禽霍乱又称禽巴氏杆菌病，是由禽类感染某些血清型的禽败血性耶尔森氏杆菌所致的一种急性传染病，在中国列为二类动物疫病。急性型以发生剧烈的下痢和败血症为特征，慢性型以发生肉髯水肿和关节炎为特征。中国广西、安徽、云南、湖北、重庆、浙江、辽宁、广东、江西、福建、河北、吉林等地时有发生。禽败血性巴斯德氏菌广泛分布于自然界，有些外表健康鸡的呼吸道里也存在。病死鸡应销毁或进行化制等无害化处理，不得私自宰杀加工食用。

（4）马立克氏病：马立克氏病是鸡感染马立克氏病毒所致的淋巴组织增生性传染病，在中国列为二类动物疫病，以周围神经、各种脏器、肌肉、皮肤及性腺中发生淋巴细胞浸润和形成肿瘤为主要特征。1907年匈牙利马立克氏首先报道本病，但直到1967年才分离出病原体。中国广西、浙江、安徽、福建、广东、河南、四川、云南、黑龙江、海南、新疆、江苏、湖南、甘肃、宁夏、陕西、河北、辽宁等地时有发生。病毒对外界环障的抵抗力较强，在室温下可保持传染性达4个月之久，温度较低时，存活的时间更长。病禽的整个胴体及内脏必须全部销毁，不得上市销售和加工食用。

此外，还有鸡传染性喉气管炎、鸡传染性支气管炎、鸡传染性法氏囊病、鸡产蛋下降综合征、禽白血病、禽痘、鸡白痢、鸡败血支原体感染、禽伤寒、鸡球虫病等二类动物疫病；鸡病毒性关节炎、禽传染性脑脊髓炎、传染性鼻炎、禽结核病等三类动物疫病；鸡弧菌性肝炎、鸡坏死性肠炎、鸡传染性贫血病、鸡大肠杆菌病、鸡葡萄球菌病、鸡沙门氏菌病、禽衣原体病、禽螺旋体病、禽曲霉菌病、禽念珠菌病、鸡奇异变形杆菌病等鸡的传染病，以及鸡胃虫病、鸡蛔虫病、鸡盲肠虫病、鸡羽虱病、鸡皮刺螨病、鸡毛滴虫病、鸡住白细胞虫病、鸡比翼线虫病等鸡的寄生虫病。

（六）鸭传染病与寄生虫病

（1）鸭瘟：鸭瘟也称鸭病毒性肠炎，是鸭感染鸭瘟病毒所致的一种急性病毒性传染病，在中国列为二类动物疫病，其特征是高热、脚软、下痢、流泪、头颈部肿大，故有"大头瘟"之称。中国广西、福建、浙江、重庆、安徽、湖南、广东、贵州等地时有发生。病鸭和病愈不久的鸭是鸭瘟的主要传染源，某些水禽（如野鸭）、飞鸟也可能感染和携带病毒，主要通过消化道传染，也可经交配、眼结膜及呼吸道而传染。鸭瘟病毒的传染性很强，健康鸭与病鸭在同一个水域内放养或经过流行疫区，都能感染发病。鸭舍及用具应彻底消毒，病鸭的整个胴体及内脏必须全部销毁，不得私自宰杀加工食用。

（2）鸭病毒性肝炎：鸭病毒性肝炎是雏鸭感染鸭肝炎病毒所致的高传染性和致死性的传染病，在中国列为二类动物疫病，其特征是肝脏肿大，有出血斑，病程急速，死亡率高达90%～100%。成年鸭也可感染，但不出现临床症状而能带毒数周。病鸭和各种带毒鸭是本病的传染源，能通过种蛋垂直传播，也可经消化道水平传播。病毒广泛存在于病鸭的分泌物、排泄物中，并可排到外界环境中。病鸭的整个胴体及内脏必须销毁或化制等无害化处理，不得私自宰杀加工食用。

此外，还有禽霍乱列为二类动物疫病；禽螺旋体病、禽衣原体病、禽沙门氏菌病、禽流感、禽网状内皮组织增生病等鸭的传染病，以及鸭球虫病、鸭绦虫病、鸭腮丝虫病、鸭棘头虫病、禽前殖吸虫病等鸭的寄生虫病。

二、野生动物与生物疫病

由于人类不断将足迹伸向野生动物的栖息地，使得野生动物的食物匮乏，不得不从森林深处迁移到森林边缘地带觅食，从而把身上的病菌、病毒和寄生虫传播给家养牲畜，再间接传染给人类；由于生态环境的恶化，饥不择食的野生动物越来越多地食入有毒的食物和污水，居寄在有害的环境中，导致多种传染病、甚至是致命的疫病。**野生动物对人类的身体健康和生命安全已经构成很大的潜在危险，不明的野生物种和异变物种正以前所未有的方式在全世界范围内威胁着人类的生命和健康。**

吃野生动物染病率高。人类日常接触比较多的蛇、龟、鳖、鳄鱼、巨蜥等都属于爬行动物，特别是蛇的身上早被证实有多种寄生虫，食用野生动物被感染的风险巨大，其原因有四：一是野生动物广泛存在于野外，没有像家畜等接受定期驱虫；二是野生动物几乎没有经过任何检疫就直接加工入口；三是餐厅厨房的砧板、刀具以及容器也有可能因宰杀有虫野生动物而导致交叉感染，祸及无故的食客；四是爬行动物身上的虫卵因无法用肉眼分辨而容易被忽略，而这些虫卵进入人体后有可能寄生、繁殖，伤及内脏。

滥捕、滥食野生动物是人类的古风遗俗，也是不文明的陋习，不仅加速了珍稀濒危野生动物的灭绝，破坏了生物圈的多样性，而且把寄生在野生动物身上的病菌、病毒和寄生虫带到人群密集的大都市和城镇，增加了人类感染一些致命的人畜共患传染病的危险。

（一）野　猪

哺乳动物，全身长黑褐色粗毛，犬齿突出口外，耳和尾短小。性凶猛，昼伏夜出，吃蚯蚓、蛇、甲虫和蔬菜、甘薯等。对农业危害很大，对人体也有危害。1994年，中国首次人体寄生虫调查发现曾发生400多起人体旋毛虫病暴发流行，发病人数1.7万多人，死亡194人。该病虽不都由野猪引起，但野猪是重要的病源之一，而中国西南山区则是野猪的主要出没地。

野猪是旋毛虫的保虫宿主，人类食入半煮熟含旋毛虫包囊的野猪肉就会引发感染，出现发热、水肿、肌肉酸痛等，严重者可引起心肌炎、脑炎和肺炎等症，甚至致死。野猪也是布氏姜片虫的终缩主和传染源，人类进食未煮熟含有姜片虫囊蚴的野猪肉可引起感染，出现腹痛、腹泻、消化功能紊乱、营养不良等症。

（二）果子狸

狸猫的一个种类，又称牛尾狸，因额头至鼻端有一条明显的白色纵带，双眼上下延伸至耳下的部分也各有一块白斑，所以又称为玉面狸、花面狸。果子狸性凶猛，脚短壮有力，趾端藏有尖锐钩爪，能够在树上活动自如，栖息于山谷密林及郊野灌丛等处。果子狸遇敌时，由肛门腺放出恶臭气味以免于被掠食者捕食，而在极度紧张、兴奋或愤怒时，偶尔发出一股和花生油颇为类似的香气。果子狸喜食果类，尤其嗜食汁液多、糖份高的浆果类。除此之外，也捕食鸟、鼠、蛇、蛙、蜗牛、昆虫等小动物或植物嫩芽，属于杂食性动物。

2003 年 5 月，科学家曾从果子狸标本中分离到 SARS 样病毒，与人类的 SARS 病毒具有 99.8% 的同源性，进一步的基因分析认为是人类 SARS 病毒的前体，但未最后确定；直到 2004 年 1 月，再次从中国广东的市售果子狸中检测出大量的 SARS 病毒，才确定果子狸是 SARS 病毒的主要载体。果子狸作为一种野生动物，从其食性看，果子狸也是许多致病微生物、寄生虫的携带者或储存宿主，对人类健康具有潜在的危险。如寄生在果子狸体内的斯氏狸殖吸虫的幼虫可感染人体，引起游走性皮下肿块、胸膜炎，并伴有嗜酸粒细胞性积液。偶尔可侵入脑部、肺部和眼眶，产生严重的症状。

（三）蛇

爬行动物，身体圆而细长，有鳞，没有四肢。蛇的种类很多，有的有毒，有的无毒，吃青蛙等小动物，大蛇也能吞食较大的兽类。蟒蛇又称南蛇、蚺蛇，是中国最大的蛇类，体长 6~7 米，头颈分区明显，肛孔两侧有后肢残余，呈爪状；身体背面为灰棕色至黄色，中央有一列棕红色、镶有黑边、略呈方形的大斑块，两侧又各有一列较小的斑块镶嵌排列；头顶背面的斑块呈矛形；腹面为黄白色，有少数黑褐色斑。眼小，瞳孔直立，呈椭圆形；栖息于热带和亚热带丛林中，善攀援，亦可栖于水中，夜间活动；以各种脊椎动物为食，有时可吞食几十公斤重的小牛，捕食较大的猎物时，通常是先把猎物缠紧，待窒息后吞食。

毒蛇能致人丧命。此外，蛇也是许多人畜共患传生物疫病的传染源、传播媒介和寄生虫的宿主如耶尔森氏菌病、钩端螺旋体病、人类裂头蚴病等。进食未煮熟的含有裂头蚴的蛇肉，可引起曼氏迭宫绦虫裂头蚴感染而致寄生虫病，在人体内移行时引起肺、肝、脑、眼等脏器的病变。在中国杭州，曾有人喝蛇血补身，结果喝出了鞭节舌虫病。在辽宁辽阳县有一村民吃蛇肉得了怪病，头部肿大、全身乏力、皮肤发痒脱落，并逐渐发红、发紫，十多天后，症状遍布全身，用过多种治疗方法，都没有结果。

（四）穿山甲

别名鲮鲤、石鲮鱼。穿山甲，顾名思义，一是有挖穴打洞的本领，二是身被褐色角质鳞片，犹如盔甲。除头部、腹部和四肢内侧有粗而硬的疏毛外，鳞甲间也有长而硬的稀毛。全长约1米的穿山甲，头小呈圆锥状；吻长无齿；眼小而圆，四肢粗短，五趾具强爪。雄兽

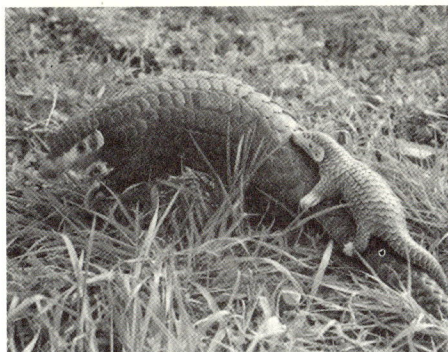

穿山甲

肛门后有凹陷，睾丸不外露。穿山甲多在山麓地带的草丛中或丘陵杂灌丛较潮湿的地方挖穴而居，昼伏夜出，遇敌时则蜷缩成球状。舌细长，能伸缩，带有粘性唾液，觅食时，以灵敏的嗅觉寻找蚁穴，用强健的前肢爪掘开蚁洞，将鼻吻伸入洞里，用长舌舐食之。外出时，幼兽伏于母兽背尾部。以蚂蚁和白蚁为食，也食昆虫的幼虫等。

马来丝虫是穿山甲体内的寄生虫，稍有不慎，这种寄生虫的微丝蚴会在人们食肉过程中进入人体内，在淋巴管和淋巴结发育成虫。微丝蚴在人体内寿命约2~3月，但成虫可达10年以上，可导致人体淋巴组织的炎症和淋巴管阻塞，并可引发精索炎、附睾炎和睾丸炎等症。

（五）蜥　蜴

爬行动物，通称四脚蛇。身体表面有细小鳞片，有四肢，尾巴细长，容易断裂。雄的背面青绿色，有黑色直纹数条；雌的背面淡褐色，两侧各有黑色直纹1条，腹面都呈淡黄色。蜥蜴生活在草丛中，捕食昆虫和其他小动物。蜥蜴长年生活在野外，身体内外感染的病菌、病毒和寄生虫很多。巨蜥是蜥蜴中最大的一种，全长近2米，

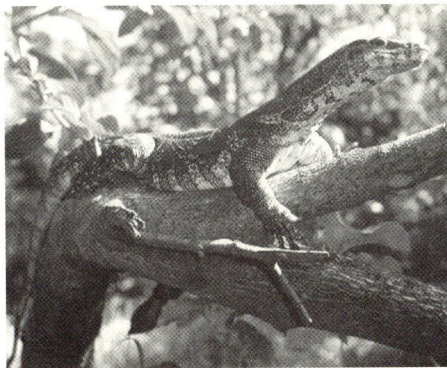

巨　蜥

尾长约占五分之三，全身密被细小鳞片，头窄长，吻较长，尾侧扁如带，四肢粗壮；鼻孔在近吻端处，舌较长，前端分叉较深。尾背鳞片突

起形成两列嵴；背面为黑色，杂有黄色斑纹；腹面为淡黄色或灰色，散有少数黑色斑纹；尾部则为黑黄相间的环纹。生活于山区的溪流附近，常到水中游泳，亦能攀附矮树。以小型哺乳动物、鱼类和蛙类为食。

中国广东曾对巨蜥新鲜死体进行了全面的体内外寄生虫检查。结果发现，巨蜥感染的外寄生虫是硬蜱，内寄生虫有线虫2种，绦虫和丝虫各1种。这4种寄生虫基本上是爬行动物身上常见的。硬蜱寄生在体表，其头部深深扎入巨蜥的皮肤中，很难除去；线虫包括1厘米和2~3厘米两种，主要寄生在巨蜥胃黏膜上，头部钻在胃黏膜中，数量很多；绦虫寄生在胃肠道，长20厘米，它会通过孕卵节片将大量虫卵排出寄主体外而污染环境；丝虫长达40厘米，寄生在巨蜥的胸腔壁和横膈中以及心肺等脏器浆膜下，危害极大。如巨蜥体内的丝虫就可以存在于血液中，并通过媒介感染别的个体。统计显示，巨蜥体表硬蜱感染率为88.9%，内寄生虫感染率为100%。此外，研究人员在随机抽检的36条巨蜥活体中也发现其硬蜱的感染率高达97%。研究结果表明每克巨蜥粪便中平均含有4428个虫卵。

（六）其他动物

在人们喜爱品尝的野味中，旱獭是高危险传播鼠疫的动物，蒙古黄鼠也是鼠疫的传染源和保留宿主。旱獭和蒙古黄鼠都是啮齿类哺乳动物，其中蒙古黄鼠别名"达乌尔黄鼠"，俗称"大眼贼"。中国明令规定，禁止食用、运输、销售这2种动物。因为旱獭和蒙古黄鼠本身就可以感染鼠疫，人接触到它们的皮毛、骨肉时，只要皮肤上有细微的伤口，鼠疫耶尔森菌就会进入人体；同时它们又是中间宿主、保留宿主，跳蚤吸入含病菌的动物血液后再叮咬人，病菌也可侵入人体。所以，最容易受到鼠疫威胁的人主要是捕猎、买卖和屠宰者，屠宰、加工旱獭的饭店酒家员工感染鼠疫的个案屡有发生。

2003年，美国发现豢养的来自非洲的啮齿类动物宠物是造成美国暴发猴痘疫情的原因，并从1只冈比亚巨鼠、3只睡鼠和2只松鼠体内检测到猴痘病毒，美国疾病控制中心因此建议民众对被感染的宠物进行隔离或杀死，以防疫情传播。

野生动物作为疫源、中间宿主、终缩主和传染源，给人类带来的危害很大，如下列常见的人畜共患传染病，很多都与野生动物有不解之缘。

非典型肺炎（SARS）：果子狸、獾和鼠类等可成为中间载体。
流行性乙型脑炎：野鸟、蛇、蛙及蟾蜍、蝙蝠等均可成为传染源。
流行性感冒：野禽、海豹、貂等均可成为传染源。

狂犬病：野生啮齿动物（野鼠、松鼠等）是疫源；野生动物（狼、狐狸、貉、黄鼠狼、浣熊、蝙蝠等）是自然储存宿主；野犬是主要传染源。

野兔热（土拉弗氏菌病）：全世界已发现自然带菌动物 148 种，主要保菌动物都属啮齿目，特别是鼠类，其他野生动物均可感染；野兔和野生啮齿动物是主要传染源。

布鲁氏菌病：哺乳动物、爬虫类、鱼类、两栖类、鸟类、啮齿动物、昆虫等 60 多种动物都是天然宿主和传染源。

类鼻疽：羚羊、袋鼠、灵长类、鼠类、海豚等均可感染，成为宿主。

耶尔森氏菌病：狐狸、貂、浣熊、猴、野兔、豚鼠、麻雀、金丝雀、松鸡、蛇、蛙、牡蛎、海鸥及 20 多种啮齿动物、10 多种鸟类等均可感染，啮齿动物不仅是储存宿主，还是重要的传播媒介。

森林脑炎：野生啮齿动物、刺猬、鸟类等均为传染源。

钩端螺旋体病：狼、蛙、蛇等均为储存宿主。

沙门氏菌病：野生动物既是宿主，又是主要传染源。

日本血吸虫病：钉螺是惟一的中间宿主。

曼氏血吸虫病：啮齿动物、狒狒、食虫动物等是寄生宿主。

丝虫病：猴、野猫、穿山甲等是马来丝虫的寄生宿主。

肺吸虫病：虎、豹、狐狸、貂、獾、黄鼠狼、野猫等野生哺乳动物是并殖吸虫的保虫宿主，也是传染源。

旋毛虫病：野猪、熊、狐狸、貂等野生动物是旋毛虫的宿主和传染源。

三、水生动物与生物疫病

全球海洋总面积约 3.61 亿平方公里，占地球表面的 71%。海洋生物有 10 多万种以上，其中鱼类 2.5 万种、甲壳类 2 万多种，可供人类食用的鱼、虾、贝、藻类约为 6 亿吨。随着世界人口的增加和对海洋生物的过度捕捞，全世界 17 个主要渔场中有 9 个已处于衰退状态，许多大型鱼类也难见踪影。此外全世界每年流入海洋的石油有 1000 多万吨、汞 1 万多吨、多氯联苯 2.5 万吨、铅 30 多万吨等。这些有害污染物进入海洋后，导致有的海域海水丧失自净能力；有的海域赤潮频繁，鱼贝类大量死亡；有的海域海水变色变臭，细菌大量繁殖。2001 年 8 月，科威特沿海有 1700 吨鱼类相继死亡，其中包括海豚，经过对死鱼及其附近海水进行化验分析，大批鱼类集中死亡与科威特环境污染有直接关系。

人类可食用的水生动物主要有来自海水和淡水的鱼类、虾蟹类、贝甲壳类、螺类等水生动物及其加工制品。由于水生动物含有较多的水分和蛋白质，酶的活性强，极易腐败变质，也容易被病原微生物、寄生虫侵袭和各种有害物质污染，而且受生态环境和水质的影响较大，其食用安全的因素也很复杂，应引起人们的高度重视。通常源于海水的鱼虾蟹等较产于淡水的污染少，水生动物除了河豚有天然剧毒外，因受到各种微生物的感染而患有多种生物疫病及寄生虫病，有些早在中国列为法定动物疫病，如病毒性出血性败血病、鲤春病毒血症、对虾杆状病毒病列为二类动物疫病；鱼传染性造血器官坏死、鱼鳃霉病列为三类动物疫病。

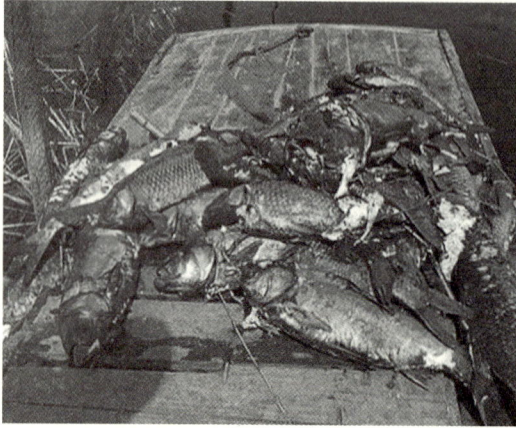

被污水感染的死鱼　　　　（来源　央视《东方时空》）

2008年12月11日，中国农业部根据《中华人民共和国动物防疫法》，对原《一、二、三类动物疫病病种名录》进行了修订，共有34种水生动物疫病被列为法定动物疫病。其中鲤春病毒血症、白斑综合征列为一类动物疫病；草鱼出血病、传染性脾肾坏死病、锦鲤疱疹病毒病、刺激隐核虫病、淡水鱼细菌性败血症、病毒性神经坏死病、流行性造血器官坏死病、斑点叉尾鮰病毒病、传染性造血器官坏死病、病毒性出血性败血症、流行性溃疡综合症、桃拉综合征、黄头病、罗氏沼虾白尾病、对虾杆状病毒病、传染性皮下和造血器官坏死病、传染性肌肉坏死病列为二类动物疫病；鮰类肠败血症、迟缓爱德华氏菌病、小瓜虫病、黏孢子虫病、三代虫病、指环虫病、链球菌病、河蟹颤抖病、斑节对虾杆状病毒病、鲍脓疱病、鲍立克次体病、鲍病毒性死亡病、包纳米虫病、折光马尔太虫病、奥尔森派琴虫病、鳖腮腺炎病、蛙脑膜炎败血金黄杆菌病列为三类动物疫病。

　　大多数水生动物疫病的病原体只在水生动物之间传播，引起规模不等的死鱼、死虾等，可能造成比较严重的经济损失，一般不会感染人类。但有些水生动物能携带对人致病的病原微生物，如霍乱弧菌、副溶血性弧菌、肉毒梭状芽胞杆菌、沙门氏菌、大肠埃希杆菌、甲肝病毒及华支睾吸虫、裂头绦虫等，对人类有感染性，能引起人类感染致病。海洋浮游生物是霍乱弧菌等病原体的天然储存库，经海洋食物链将病原体传播给海洋水生动物，人类通过食用含病原体的水生动物而感染，甚至暴发流行人间疫病。

人鱼（螺、贝）共患的水生动物疫病、海洋自然疫源性的水生动物疫病也越来越引起科学家们的重视，尤其是弧菌属细菌有 36 个种，广泛分布于自然界，以海水或淡水中最多。现在已知至少有 12 种致病性弧菌与人类感染有关，如引起霍乱的霍乱弧菌 O1 群和 O139 群；引起感染性腹泻（食物中毒）的副溶血弧菌、河弧菌、拟态弧菌、弗尼斯弧菌、霍利斯弧菌；引起创伤感染和败血症的创伤弧菌、海鱼弧菌、溶藻弧菌、鲨鱼弧菌。其中以霍乱弧菌，副溶血性弧菌和创伤弧菌最为重要。此外，已知有 50 多种寄生虫能引起人类寄生虫感染性腹泻，其中有 30 多种食源性寄生虫病与生食或半生食的水生动物有关。2001 年的新年前后，法国有 20 万人感染了流行性肠胃炎，巴黎地区超过了流行性传染病的警戒线，该病发生与吃有污染的牡蛎和贝类水生动物有关。此外，环境污染造成的水生动物中毒及患肿瘤病，死亡率都很高，对鱼类的危害也较大，人类若食用有毒的死鱼也会引起食物中毒。

（一）河 豚

又名鲀、气泡鱼，是暖水性海洋底栖鱼类，在世界上有 200 多种，中国有 70 多种，各大海区都有分布，个别品种也进入江河产卵繁殖，每年 3 ~ 6 月是河豚的繁殖季节。河豚头呈圆形，口小，背部黑褐色，腹部白色，鳍常为黄色，肉味鲜美。

但河豚有剧毒，且河豚中毒无特效解毒药，死亡率较高。河豚的有毒物质为河豚毒素，

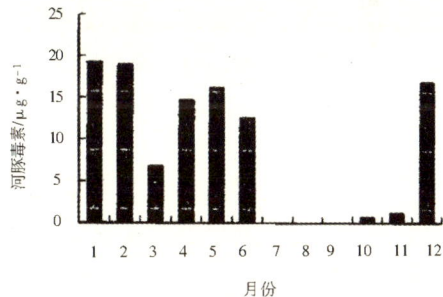

雌河豚卵巢和鱼卵中毒素的季节变化

是一种神经毒素，包括河豚素、河豚酸、河豚卵巢毒素和河豚肝脏毒素等，对热稳定，需加热100℃经7小时、200℃10分钟或220℃以上方可分解；煮沸、盐腌或日晒不能破坏。河豚鱼体中含毒量在不同部位和季节有差异，一般毒性强弱的顺序为卵巢和肝脏的毒性最强，其次为皮肤、

肠、肾脏、眼睛、鳃、脊髓、脾、血液、精巢和肌肉。河豚鱼死后血液和内脏的毒素可渗入肌肉中，而使本来无毒的肌肉也含毒。产卵期卵巢毒性最强，鱼肉此时也含少量毒素。河豚毒素的毒力比剧毒的氰化钠还要强1000倍，约0.5毫克河豚毒素即可致人于死命。河豚的宰割技术和食用的量在一定程度上影响着中毒的轻重。

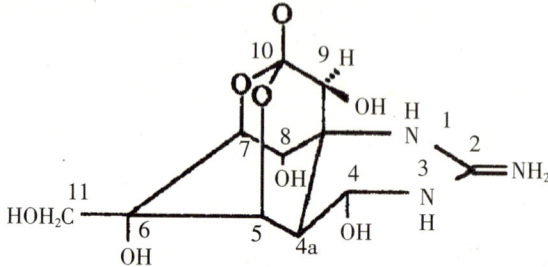

河豚毒素的化学结构

河豚毒素主要是阻断神经冲动的传导，使呼吸抑制，引起呼吸肌麻痹，发病很急，症状严重，一般进食后20分钟至3小时内就会发病，出现恶心、呕吐、腹痛、腹泻；胃肠道也有局部刺激作用，还可使血管神经麻痹，引起血压下降；口唇、舌尖会产生麻木感，继而全身麻木，严重者四肢瘫痪、呼吸困难，甚至昏迷，最后呼吸衰竭死亡。死亡率40%～60%。

（二）甲　鱼

又名水鱼、团鱼、鳖，是水陆两栖爬行动物，主要生活在水中，形状像龟，背甲四周有肉质软皮，称为鳖裙，煮食味道鲜美。甲鱼是以动物性食物为主的杂食性动物，幼时主要以水蚤、水蚯蚓等为食，长成后则捕食鱼、虾、螺、蚌，有时也吃动物尸体和水草等。甲鱼喜温怕冷、贪食、好斗，有底栖的习性，体表创伤和水质污浊，很容易被病菌、病毒和寄生虫侵害，导致疾病的发生。

目前已发现甲鱼的寄生虫有蛭、蠕虫、棘头虫、钟形虫、原虫等15种以上，寄生在甲鱼的体表、血液或内脏等部位，破坏甲鱼的组织、器官而引起疾病。甲鱼还可患腮腺炎、出血性肠道坏死症、红脖子病、穿孔病、溃烂病、肺化脓病以及疖疮、肿瘤等。如果水源受到霍乱弧菌的污染，甲鱼也能携带霍乱弧菌，通过食物链传染给人类。

（三）蛤　蟆

青蛙和蟾蜍的统称。青蛙又称田鸡，两栖动物，头部扁而宽，口阔，眼大，皮肤光滑，颜色因环境而不同，通常为绿色，有灰色斑纹，趾间有薄膜相连。生活在水中或靠近水的地方，善跳跃，会游泳，多在夜间活动。雄的有发声器官，叫声响亮。吃田间的害虫，对农业有益。蟾蜍又称癞蛤蟆，两栖动物，身体表面有许多疙瘩，内有毒腺，能分泌黏液，吃昆虫、蜗牛等小动物，对农业有益。青蛙是人类的好朋友。1只青蛙一年能够消灭1万只蝼蛄、螟虫、金龟子等害虫。

一般的野生蛙类均有毒性，蟾蜍可以与毒蛇共居一洞，毒蛇都不敢碰它。其主要原因是蟾蜍皮肤分泌出来的黏液有剧毒，毒性可以与毒蘑菇、河豚相比。中国广东台山一位农村妇女，听说蟾蜍汤能为小儿消食，在下田时捉到几只蟾蜍，便烫汤给4个7～11岁的孩子喝，结果孩子们喝完蟾蜍汤不到1小时便出现口麻、恶心、呕吐等急性中毒症状。因中蟾蜍毒较重，在几小时内，4个孩子均抢救无效而相继死亡。

此外蛤蟆生活的田野和水塘普遍受到化肥、农药等污染，特别是青蛙吃了体内有农药残留的昆虫，农药就会在蛙体内积聚，人类吃了青蛙，人体内也会蓄积残留农药。有些农药致癌，危害性要10～20年才显现。蛙可有红腿病、肠胃炎病、脑膜炎、白眼病等。特别是蛙体内寄生有管圆线虫和绦虫，若人吃了未煮熟的蛙肉，则蛙肉中的管圆线虫能在人体内游移，可能引起人体上腹部不适、疼痛，或一些部位脓肿，严重的可引起脑膜脑炎而致死。

（四）鱼　类

（1）海水鱼可有腹胀满病、肠炎病、烂身病、烂鳃病、异尖线虫病、本尼登虫病等；如雪鱼、鲐鲅鱼可携带异尖线虫。

（2）淡水鱼可有肠炎病、烂鳃病、细菌性败血病、疖疮病、水霉病、草鱼出血病、罗非鱼溃烂病及链球菌病、七星鱼溃疡病、胡子鲶黑体病、鳜鱼暴发性传染病、加洲鲈溃疡病、鳗鱼爱德华氏菌病及弧菌病、纤毛虫病（车轮虫病、斜管虫病、小瓜虫病、杯体虫病、毛管虫病）、单殖吸虫病（指环虫病、三代虫病）、复殖吸虫病（复口吸虫病、血居吸虫病）、孢子虫病（球虫病、碘泡虫病、黏孢子虫病）、鳃虫病、锥体虫病、变形虫病、黏体虫病、毛细线虫病、棘头虫病、绦虫病、鳗鱼两极虫病、鳗居线虫病等。

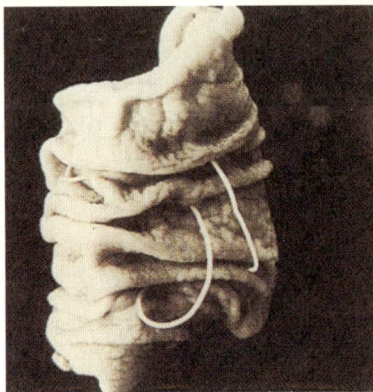

异尖线虫在胃壁上

2003年11月起，日本茨城县霞浦和北浦鲤鱼养殖场的鲤鱼大量死亡，化验结果是因感染鲤鱼疱疹病毒，有关部门在12月做出决定，全部杀死两湖养殖的鲤鱼（约占日本食用鲤鱼的 50%），市场鲤鱼供应受到影响。

异尖线虫病是由异尖线虫寄生人体所引起的一种人鱼共患的寄生虫病，也是海洋自然疫源性的生物疫病，在中国已列为禁止进境的二类水生动物寄生虫病。异尖线虫成虫寄生在鲸、海豚等海生哺乳动物的胃内形成肿物，成熟后产卵。感染性幼虫寄生在某些海鱼或鱿鱼体内。人类主要是生吃、半生吃含活异尖线虫幼虫的海鱼（如雪鱼、鲐鲅鱼、小黄鱼、带鱼等）和海产软体动物（如鱿鱼、墨鱼）而引起感染。人类不是异尖线虫的适宜宿主，不能发育成熟，但是幼虫可寄生于人体消化道胃、小肠等部位，引起内脏幼虫移行症。人体感染异尖线虫后，轻者仅有胃肠不适，重者表现为突发剧痛伴恶心、呕吐、腹泻等症，胃黏膜水肿、出血、糜烂、溃疡，胃肠壁上有大量嗜酸性粒细胞浸润的脓肿或瘤样肿物，肿物内可见虫体断片。除在胃肠外，虫体可在腹腔、泌尿系统、皮下组织等处形成肿物。

鱼链球菌病是由海豚链球菌感染所引起的一种人鱼共患的生物疫病，以脑膜炎和败血症为主要特征。1957 年在日本养殖的虹鳟鱼中首次发现致病性鱼类链球菌感染。1991 年，美国德克萨斯州发生首例人类海豚链球菌感染，患者表现为败血性蜂窝组织炎。1994～1997 年，加拿大至少有 22 人感染过海豚链球菌。这些患者都处理过活鱼或新鲜杀死的鱼，海豚链球菌通过受伤的皮肤进入人体血液，随血流扩散至全身，引起败血症。严重的还会导致心内膜炎和脑膜炎等症。迟缓爱德华氏菌病是由迟缓爱德华氏菌感染所引起的一种人鱼共患的生物疫病，以肠胃炎和败血症为主要特征。迟缓爱德华氏菌属于革兰氏阴性杆菌，菌体短而直，菌体大小为（0.6～0.8）um×（0.8～2.4）um。迟缓爱德华氏菌可引起鳗鱼肝脏、肾脏肿大、出血，腹腔溃烂、穿孔。还可感染鲈鱼、鲶鱼、比目鱼、鲑鱼、沙丁鱼、鳟鱼及蛤类、蚌类和海龟、乌龟、蛇、蜥蜴等爬行类动物。人类也可感染致病，引起腹泻等肠胃炎，严重者可出现危及生命的脑膜炎、弥漫性血管内凝血（DIC）等败血症。

在中国广东、广西和辽宁朝鲜族人群中发现许多民众患有肝吸虫病，严重者出现胆管炎、胆囊炎、胆结石及肝硬化等，这与当地民众喜食生鱼粥或吃生鱼佐酒感染有关，因华支睾吸虫囊蚴在受感染的淡水鱼肉及鱼头内最多，食入未煮熟的鱼或生鱼粥，囊蚴经口侵入人体内，通过胆道进入肝脏及小胆小管寄生，并发育成熟为成虫。体内虫数少的感染较轻，虫数多的感染就重。感染严重者，体内虫数可达数千至数万条。儿童感染后可出现发育迟缓和营养不良。据世界卫生组织统计，中国广东居民华支睾吸虫病患者达 300 万人，广西居民华支睾吸虫病患者达 100 万人。

此外，生食或半生食含有管圆线虫幼虫的鱼可引发脑膜炎或脑膜脑炎。副溶血性弧菌广泛存在于海鱼和腌制鱼中，可引起食物中毒，出现胃黏膜炎症、空肠、回肠轻度糜烂以及肝、脾瘀血等症。鱼类还可携带霍乱弧菌，并通过食物链传播给人类，引起暴发流行。

（五）虾　类

可有黄头病、红腿病、烂鳃病、桃拉病毒病、杆状病毒病、甲壳附肢溃疡病、纤毛虫病、沼虾红体病、沼虾累枝虫病等。在中国浙江的沼虾、米虾和福建的米虾体内曾发现肺吸虫活囊蚴。进食未煮熟但感染华支睾吸虫活囊蚴的淡水虾也可引发肝吸虫病。生食或半生食含管圆线虫幼虫的明虾可致脑膜炎或脑膜脑炎。虾类也可携带霍乱弧菌，通过食物链传播给人类。海虾中的副溶血性弧菌可通过食物链传播给人类，引起集体性食物中毒。

（六）蟹　类

可有烂鳃病、肠炎病、颤抖病、水肿病、肝坏死、甲壳附肢溃疡病、纤毛虫病等。某些淡水蟹（如溪蟹、华溪蟹、石蟹、绒螯蟹）可成为肺吸虫的中间宿主，人类吃了含有肺吸虫活囊蚴的溪蟹等可引起感染发病。海蟹中的

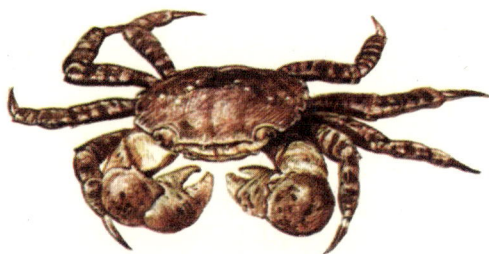

溪蟹是肺吸虫的中间宿主

副溶血性弧菌也可通过食物链传播给人类，引起集体性食物中毒。

（七）贝类、甲壳类

（1）蝲蛄（又名小龙虾）是甲壳类动物，形状似龙虾而小，第一对足呈螯状，生活在淡水中，是肺吸虫活囊蚴的中间宿主。

（2）牡蛎：为海生软体动物，有两个贝壳，壳的表面凹凸不平，肉可食用，又能提制蚝油。牡蛎可携带霍乱弧菌，通过食物链传播给人类，引起暴发流行。

（八）螺　类

软体动物，体外包着锥形、纺锤形或扁椭圆形的硬壳，上有旋纹，如海螺、福寿螺、圆田螺等。

（1）钉螺：螺的一种，卵生，壳圆锥形，生活在温带和亚热带的

淡水里和陆地上，是传染血吸虫病的媒介。

（2）螺蛳：淡水螺的通称，一般较小，可成为肺吸虫活囊蚴的中间宿主。

（3）福寿螺：又名苹果螺，原产于南美洲亚马逊流域，中国于20世纪80年代引进。福寿螺是广州管圆线虫幼虫的中间宿主，自然感染率达65.5%，进食未煮熟含管圆线虫幼虫的福寿螺可引发脑膜炎或脑膜脑炎。

（4）其他螺类：圆田螺、褐云玛瑙螺、方形环棱螺等，均为广州管圆线虫的中间宿主，进食未煮熟含管圆线虫幼虫的圆田螺等也可引发脑膜炎或脑膜脑炎。

第五章　食用植物与生物疫病

　　植物也是多细胞生物。地球上的植物种类繁多，估计约有50多万种。从热带到寒带以至南北极，从平原到高山，从海洋到大陆，到处都有植物。这些植物是在漫长的历史年代中形成的，很多植物是体内具有叶绿素的叶绿色植物。

一、植物的双面性：有益也会有害

　　绿色植物能利用阳光进行光合作用，把无机物合成有机物，这不仅解决绿色植物自身的营养和生长，也维持了非绿色植物、动物和人类的生命。绿色植物是自然生态系统的初级生产者，是一切动物和人类赖以生存的物质基础。通过植物的代谢、合成和分解，植物在维护地球的生态系统和物质循环中，起到重要的作用，例如绿色植物在光合作用过程中吸收二氧化碳和放出氧气，这对维护大气中的氧气含量显得非常重要。没有绿色植物就没有动物和人类的生存条件。

　　浮游植物是漂浮于水域中的小型植物，一般指微型藻类，包括淡水中的绿藻、硅藻和海水中的硅藻、甲藻等，多数分布于河流、湖泊和海洋上层，其数量随地理条件和季节变化而明显改变。浮游植物是水生生态系统中的初级生产者，其数量、质量对渔业和水产养殖业有重要影响。当水体中氮、磷等元素含量过高引起浮游植物过度繁殖时，淡水中会形成"水华"（以裸藻为主），海洋中则会发生"赤潮"（以甲藻为主），从而造成水质恶化，水体有机物和毒性物质剧增，中下层水体严重缺氧，腐败细菌大量增殖，致使浮游动物、鱼虾等无法生存而死亡。

（一）可食性植物是人类生存的基本食物

　　"民以食为天，食以粮为本"。可食性植物是人类赖以生存的物质基础，它不但为人类提供了衣、食、住、行、医药卫生等最重要和最根本的物质需要，而且提供了可持续发展的稳定的生态环境。可食性植物如稻谷、小麦、玉米、薯类及瓜果豆类、绿叶蔬菜、食用菌、水生蔬菜、野生蔬菜和油料植物等，这些都是人类每天必需的基本食物。

　　随着世界人口不断增加，生态环境不断恶化，可食性植物资源也面临短缺。现在全世界100多个国家的荒漠化土地面积已达3600万平方公里，占地球陆地面积的28％。而且沙漠化仍以每年大约7万平方公里的速度扩大，年吞噬耕地2100万公顷。全球约7亿多人缺乏基本的食物，其中30多个国家的6000多万人口因饥饿而面临死亡的威胁，他们每天能够吃的粮食不足营养需要的 1/3。

（二）植物的疫病和癌症

植物的一生要经历生、老、病、死的过程，常常被病害侵扰，被害虫损伤。全世界每年由于植物病害虫造成的农作物损失约占收获量的 20%～30%，其中病害损失的 10%，虫害损失的 14%。植物同人类一样也会生病、患癌症。植物病原体主要有真菌、细菌（包括少数放线菌）、病毒、支原体、类立克次体、类病毒等微生物，以及一些线虫、昆虫和寄生性种子植物。现已查明，世界上的植物病毒约有 5000 多种，很多植物尤其是长期的无性繁殖的植物，一般都有数种以上植物病毒感染，不但造成作物产量下降，而且会影响产品的品质。植物受到损伤后，伤口由于细菌、病毒等微生物的侵袭，其细胞组织就会发生病变及癌变，出现各种疾病和恶性肿瘤，造成畸形植物，最终导致死亡。如有一种名叫瘿蜂的小昆虫，特别喜欢在栎树的皮下组织中产卵，孵化成虫瘿，破坏了栎树的组织细胞，时间一长就会使植物的细胞组织发生癌变。

植物从胚胎发育、生长到开花结果，整个生命过程都是受细胞内的基因控制的，各种组织细胞在不同的基因控制下，进行着有条不紊的新陈代谢。当植物受到病原菌、病虫害侵袭后，原先正常的、有条不紊的新陈代谢程序就会被打乱。原来按遗传信息"指令"产生的生长激素也被破坏，转而产生出一种癌细胞的生长激素，从而使植物的细胞组织形成各种恶性肿瘤。

中国香蕉收获面积达 26 万公顷，产量为 680 多万吨，分别居世界第六位和第三位。2007 年 3 月，有报道说广东、海南等地的香蕉大面积感染了"蕉癌"，"吃香蕉易致癌"，一度引起了消费者的恐慌，香蕉出现滞销，市场价格严重下滑。事实上是香蕉树感染了植物病原真菌——镰刀菌而引起的香蕉枯萎病（又称香蕉巴拿马病、香蕉黄叶病）。病原真菌为镰刀菌属香蕉枯萎病菌，有 4 个生理型小种，1874 年最早在澳大利亚被发现，可随带菌的蕉苗、流水、土壤、农具等传播。在香蕉树的苗期到成株期，病原真菌通过感染香蕉植株的根部而侵入导管，在香蕉植株的维管束组织内繁殖、蔓延，并产生毒素，使维管束坏死，严重阻碍了香蕉植株的养分和水分传导，导致蕉叶变黄、凋萎、干枯，最后整个香蕉植株枯萎死亡。因此，患病的香蕉植株在结果前就已经枯死，就是能结果的果实也很小，根本不可能成为市场上销售的商品蕉。

但也有些植物病原真菌能够产生毒素，不仅对可食性植物造成伤害，还可引起人类食物中毒，有的还能致人癌症，应当引起高度重视和防范。如黄曲霉毒素 B_1 是致癌物中致癌性最强的一种物质，其毒性比剧毒氰化物强 20 倍，且广泛分布于受污染的粮油植物和各种食品中。

1961 年，英国东南部一些农场中，在几个月内约有 10 万只小雏火鸡由于喂食从巴西进口的有霉变花生粉饼而死去，使这种毒素引起国际上的广泛重视。随后，黄曲霉毒素引起肝癌的可能性在动物试验中得到了证实。1973 年，在世界卫生组织（WHO）及联合国食品与农业组织（FAO）召开的国际会议上，把黄曲霉毒素 B_1 列为优先研究项目的首位。因此，"癌从口入"应当引起每个人的高度重视。

（三）植物防治疾病的作用

植物会得病、会得癌症，但是植物又能帮助人类治疗疾病和癌症。中国现存最早的"本草"医书是东汉末年的《神农本草经》，记载有 250 多种药用植物，至今全球发现能治疗癌症的植物已多达 2200 多种。如本草植物的喜树中含有一种生物碱，就有抑制 DNA 合成的作用，经提炼已应用在临床上，具有很好的抗恶性肿瘤的效能。

菌类植物中的猴头菌、灵芝，以及仙人掌、仙人球、龙舌兰等植物内，也都含有治癌防癌、抑制肿瘤细胞生长的特殊成分。在植物中，人类日常食用的不少蔬菜也有抗癌作用。如花椰菜、卷心菜等十字花科甘蓝族蔬菜中，均含有芳香异疏氰酸和二硫酚酮等成分，具有抗癌作用。胡萝卜、白萝卜中含有丰富的"木质素"，大大提高巨噬细胞吞食癌细胞和各种病菌的能力，且有抗癌延寿的作用。又如在莴苣、南瓜、豌豆等蔬菜中也都含有能阻止和抑制人体中致癌物质硝酸胺吸收和合成的物质，并能刺激人体产生抵抗癌细胞生长的干扰素。日本国立癌症预防研究所的科学家对蔬菜的抗癌功效进行了全面详细的研究后发现，蔬菜的确具有一定的防癌作用，并从高到低排出了 20 种对肿瘤细胞有明显抑制效应的蔬菜，依次为：熟红

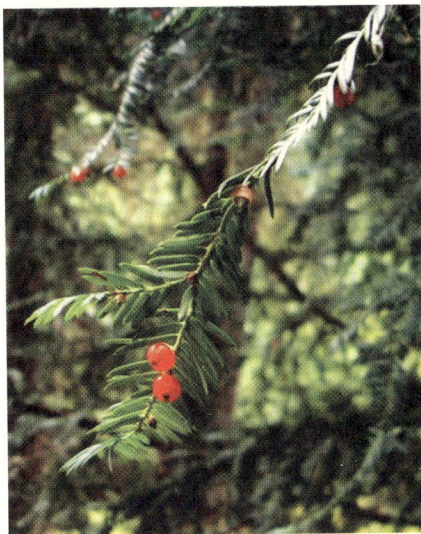

最有效的抗癌植物之一紫杉

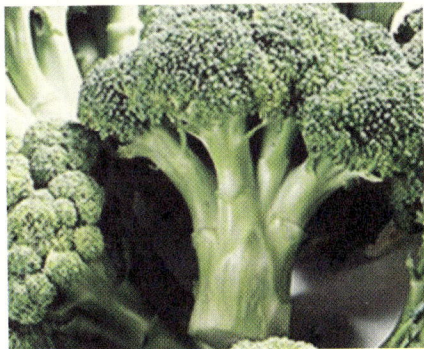

花椰菜具有抗癌作用

薯、生红薯、芦笋、花椰菜、卷心菜、花菜、芹菜、茄子皮、甜椒、胡萝卜、金针菜、荠菜、番茄、大葱、大蒜、黄瓜、白菜等。

二、中国农业植物检疫性有害生物名单

20世纪80年代以来，随着中国改革开放，人员与物资交流日趋频繁，加之检疫法规不够健全，检疫手段不够先进，致使像美国白蛾、稻水象甲、麦双尾蚜、美州斑潜蝇、松材线虫、谷斑皮囊，小麦矮腥黑穗病、马铃薯金线虫、烟草霜霉病等一些有害生物分别由境外传入中国，成为威胁中国农业、林业、果树和蔬菜生产的危险性病虫害。因此，为了保证中国农业生产和食品安全，实行国内外植物检疫，防止危险性病虫害的传播是十分必要的。

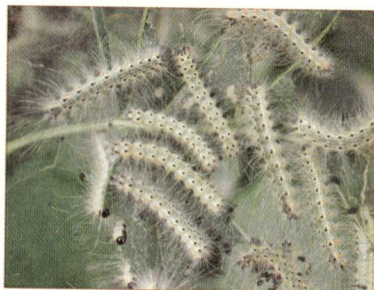

危害300多种农林植物的美国白蛾幼虫

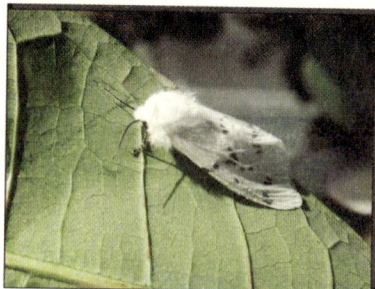

美国白蛾成虫

《植物检疫条例》（国务院令第98号）第四条规定："凡局部地区发生的危险性大、能随植物及其产品传播的病、虫、杂草，应定为植物检疫对象。"根据《植物检疫条例》的有关规定和全国农业植物有害生物普查结果，农业部组织制定了新的《全国农业植物检疫性有害生物名单》和《应施检疫的植物及植物产品名单》，并于2006年3月12日发布实施。

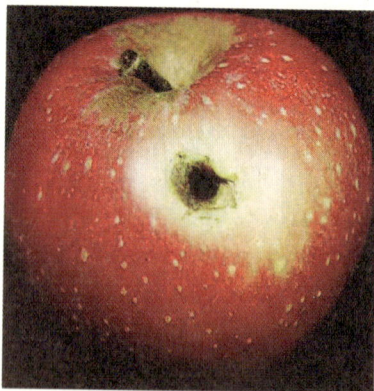

苹果蠹蛾从果面蛀入心部取食，造成苹果脱落和腐烂

（一）全国农业植物检疫性有害生物名单

昆虫：菜豆象、柑橘小实蝇、柑橘大实蝇、蜜柑大实蝇、三叶斑潜蝇、椰心叶甲、四纹豆象、苹果蠹蛾、葡萄根瘤蚜、苹果绵蚜、美国白蛾、马铃薯甲虫、稻水象甲、蔗扁蛾、红火蚁、芒果果肉象甲、芒果果实象甲。

线虫：菊花滑刃线虫、腐烂茎线虫、香蕉穿孔线虫。

细菌：瓜类果斑病菌、柑橘黄龙病菌、番茄溃疡病菌、十字花科黑斑病菌、番茄细菌性叶斑病菌、柑橘溃疡病菌、水稻细菌性条斑病菌。

真菌：黄瓜黑星病菌、香蕉镰刀菌枯萎病菌4号小种、玉米霜霉病菌、大豆疫霉病菌、马铃薯癌肿病菌、苹果黑星病菌、苜蓿黄萎病菌、棉花黄萎病菌。

病毒：李属坏死环斑病毒、烟草环斑病毒、番茄斑萎病毒。

杂草：豚草属、菟丝子属、毒麦、列当属、假高粱。

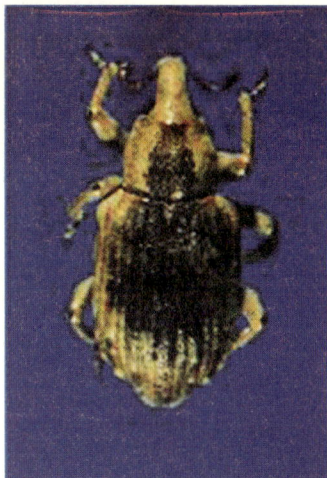

稻水象甲危害水稻秧苗

（二）应施检疫的植物及植物产品名单

稻、麦、玉米、高粱、豆类、薯类等作物的种子、块根、块茎及其他繁殖材料和来源于发生疫情的县级行政区域的上述植物产品；

棉、麻、烟、茶、桑、花生、向日葵、芝麻、油菜、甘蔗、甜菜等作物的种子、种苗及其他繁殖材料和来源于发生疫情的县级行政区域的上述植物产品；

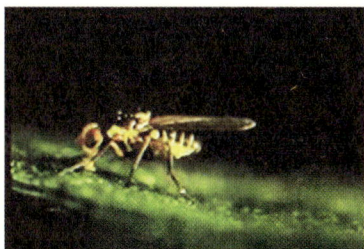

三叶斑潜蝇——世界上危害花卉、蔬菜最严重的害虫之一

西瓜、甜瓜、香瓜、哈密瓜、葡萄、苹果、梨、桃、李、杏、梅、沙果、山楂、柿、柑、橘、橙、柚、猕猴桃、柠檬、荔枝、枇杷、龙眼、香蕉、菠萝、芒果、咖啡、可可、腰果、番石榴、胡椒等作物的种子、苗木、接穗、砧木、试管苗及其他繁殖材料和来源于发生疫情的县级行政区域的上述植物产品；

花卉的种子、种苗、球茎、鳞茎等繁殖材料及切花、盆景花卉；

蔬菜作物的种子、种苗和来源于发生疫情的县级行政区域的蔬菜产品；

中药材种苗和来源于发生疫情的县级行政区域的中药材产品；

牧草、草坪草、绿肥的种子种苗及食用菌的种子、细胞繁殖体和来源于发生疫情的县级行政区域的上述植物产品；

麦麸、麦秆、稻草、芦苇等可能受检疫性有害生物污染的植物产品及包装材料。

三、病害粮食植物

中国粮食植物的品种主要为稻谷、小麦、玉米、薯类等。粮食植物具有与肉类食物不同的营养成分，通常含有植物蛋白、碳水化合物（淀粉、半纤维素、游离糖）、维生素和矿物质等，是人类赖以生存的基本食物。但作为生物之一的粮食植物，也会受到空气污染、灌溉水质污染、土壤污染、农药污染以及致病菌、病虫害等影响，导致一些有毒、有害物质渗入植物体内，再通过食物链侵入人体，对人体健康和生命安全造成威胁。特别是工业废弃物中重金属的污染最为严重，汞、镉、铜、锰、铅、砷等大多会影响粮食作物的生长发育，不仅降低其品质，而且还严重危害人体健康。

（一）父本稻

父本稻是杂交水稻种子的公稻，种子成熟后，母本作为稻种销售给农民，父本就成了废品。种子培育的过程很复杂，杂交水稻种子基本上全是农药、化肥、各种激素堆出来的，所以具有较高的毒性。通常由粮食部门回收，严禁私人买卖。但在中国粮食体制放开以后，一些有毒的父本稻也流入市场，有的掺入到普通稻米中销售，有的加工成米粉销售，致使本该丢弃的富含农药、化肥、激素的父本稻，成了部分消费者的主食，经常食用会危害人体健康。

（二）免淘洗色素米

金黄灿灿的小米给人有一种食欲感，然而不法分子却将小米染上金黄的颜色。2001年10月，中国唐山市质量技术监督局曾查获8吨有毒小米，经鉴定每1公斤小米添加了34毫克柠檬黄的化学合成物质，这些曾经流入市场的染黄小米，好看但不能吃。有的"免淘绿大米"，是用"柠檬黄"和"亮蓝"两种色素染制而成，每公斤"绿大米"含柠檬黄80毫克、亮蓝30毫克。而且，这些色素米多为不法厂商用陈米或劣质米染制而成，以牟取暴利。这类人工色素米往往标称"无需淘洗，以免失去营养成分"等，坑骗普通消费者。处在生长期的儿童经常食用这种色素米，对身体有很大的危害性。因为这些人工色素一旦进入人体，会对人体免疫细胞造成损害，吃得越多损害越大。

（三）麦角菌黑麦

自公元前1000年开始，黑麦成为北欧平原地区的主要食物，直到被土豆所取代。因黑麦能在潮湿阴冷的恶劣天气中生长，容易寄生病菌，使食用者产生麦角中毒。紫麦角菌是一种真菌，感染谷物后会产生毒性物质。在9世纪中叶的857年至1129年，欧洲曾6次出现一种广为传播的可怕的传染性皮肤病，称为圣安托尼之火。由于人们食用了带病裸麦（麦角中毒）后，表现为渐进性的肢体坏疽，患者四肢起初冰冷，而后有烧灼感，随之生出水疱，并变成坏疽，最后肢体无法保住而截肢；如果人体的内脏受到这种病菌感染，还会导致脓毒败血症而死亡。后来人们意识到这种传染病都是在黑麦不正常成熟的年份出现的，而传统落后的黑麦加工技术又起到了推波助澜的作用。圣安托尼原是这种病患者的守护人，他的身旁经常燃着一炉火，用于保护并赐福病人。因为人们不懂得这是什么病，于是在 1090 年，有人就用圣安托尼之火作为当年流行的病名。随着面粉加工技术的进步和该传染病的病原体紫麦角菌的发现，才彻底根治了这种由病菌污染黑麦引发的传染病。

（四）镉　米

日本是工业发达国家，也是工业污染严重的国家，曾发生"镉米事件"，其种植的水稻作物中，受到工业"三废"特别是镉等重金属的污染。19 世纪 80 年代，日本富山县平原神通川上游的神冈矿山开发，开采精炼铅、锌矿及生产硫酸。在采矿过程及堆积的矿渣中产生的含有镉等重金属的废水直接排放污染了周围环境，致使当地的水田土壤、河流淤泥中沉积了镉等重金属。由于镉能够被粮食作物吸收，导致收获的稻米中含有超量的镉金属元素，被称为"镉米"。镉通过"镉米"进入人体，可在人体中积累，生物半衰期可长达 16～33 年，能引起急慢性中毒，先引起肾功能障碍，逐渐导致软骨症，在妇女妊娠、哺乳及内分泌失调、缺钙等诱因下，使妇女患上一种浑身剧烈疼痛的病，叫"骨痛病"。严重者全身多处骨折，在痛苦中死亡。1931～1968 年，神通川平原地区被确诊患"骨痛病"的有 258 人，其中 128 人死亡。到 1979 年12 月，又有 79 人因患"骨痛病"死亡。日本公害病"骨痛病"就是由镉在人体内的积累而引起的，污染地区每人每天摄入量高达 267～353微克（世界卫生组织的建议限量每人每天 57～71 微克），食用这种"镉米"，对人体健康危害很大。镉还有致癌和致畸作用，已被列入世界八大公害之一。

（五）毒马铃薯

马铃薯也称土豆、洋芋，最早是秘鲁印地安人烤吃的食物，后传入欧洲。1771～1775 年，欧洲大部分地区发生饥荒，很多人就用马铃薯充饥而生存下来。美国南北战争期间，马铃薯也曾作为饥馑人们的主食。但在 1843～1847 年间，因潮湿多雨使马铃薯感染致病疫霉，引起块茎腐烂，导致爱尔兰产地 5/6 的马铃薯损毁，有近 100 人饿死或病死，164 万人逃往北美等地，世称其为"爱尔兰马铃薯大饥荒"。现在马铃薯已成为世界上栽培面积最大的粮食作物之一，在欧美国家特别是北美，早就成为第二主食。但马铃薯含有一种剧毒的龙葵素，含量以未成熟的块茎为多，约占鲜重的0.56～1.08%；嫩芽次之约占鲜重的0.37～0.73%。块茎的含量以外皮最多，髓部最少。品种不同，其龙葵素含量也不同，高的每100克鲜薯可达20毫克，低的只有2～10毫克。如果每100克鲜薯达到20毫克的龙葵素含量，食用后人体就会出现恶心、头晕、呕吐、腹泻等中毒症状，严重者可致死。因此，不要食用未成熟和久存发芽的马铃薯；加工时一定要去掉外皮，以免中毒。

（六）毒木薯

木薯可分为甜种和苦种，甜种木薯适宜作食品原料，苦种木薯含有氰酸毒素，不能生食，可制取淀粉及以淀粉为原料的制品。在苦种木薯块茎的外皮每100克含17.7毫克氢氰酸，在内皮层中每100克含142.4毫克，在薯肉中每100克仅含14.2毫克，因此不论是食用还是生产淀粉，都应将表皮去掉，以免引起食物中毒。

（七）陈化粮

是指存放多年的粮食作物，中国农户和国家粮库的粮食储存量都在逐年增多。粮食都含有一定的水分，在储藏期间易受到储粮害虫、螨类及霉菌的侵害，引起破损、受潮变质或发霉。为防虫、防鼠，陈化粮还多次要用敌百虫、敌敌畏、除虫菊酯、磷化铝、磷化锌等毒性杀虫剂、灭鼠药喷熏，虽然喷药后的粮食经过加工、淘洗，也会残留微量毒素，经常食用有害人体健康。特别是陈化粮因储藏环境不良极易受到曲霉菌污染，变质发霉产生毒素，人食用后会引起中毒、致敏，甚至致癌。中国《陈化粮管理若干规定》明确陈化粮稻谷购买者，只能将其加工为企业做酿酒和饲料自用，严禁倒卖。但有些不法粮食加工企业却将陈化粮稻谷加工成普通粮食进行倒卖，非法牟利，坑害消费者。

（八）霉玉米

玉米在世界上被称为"黄金作物"，与其营养价值有关，可作为粮食、饲料和油料。但玉米胚含水分较高，极易受到黄曲霉菌的污染。黄曲霉毒素在相对湿度为85%，温度为25～45℃，水分在18.3～18.5%时最适合繁殖。而玉米收获时适逢高温多雨季节，是黄曲霉毒素生长的最适环境。农民一般认为玉米是"结实"作物，雨水对其无损，下雨时往往去抢收别的农作物而忽视玉米。被雨淋湿了的玉米，从外观看不出有变化，晒干后同样可以食用，但黄曲霉毒素却乘隙从玉米胚芽中滋长，为害人体健康。因为在玉米中产生的黄曲霉毒素，大多集中在表面的糠层和胚芽中，而在玉米粒仅含约10%的胚芽中，黄曲霉毒素含量却占总玉米粒的80%。

四、病害蔬菜植物

世界上的蔬菜种类（含野生及半野生）约有200多种，普遍栽培的有50～60种。由于各国地理、气候的不同，同一种类蔬菜会有许多变种，每一变种又有许多品种。在中国栽培有180多种的蔬菜，以十字花科、葫芦科、茄科、豆科、菊科、百合科、伞形科、藜科等栽培面积最广。蔬菜是人类养生食疗的重要组成部分，优质、无公害、富有营养的各种蔬菜，只要搭配得当、烹调合适，对人体具有保健作用，中国自古就有"食医有方，菜之于人，补非小也"的说法，可见蔬菜对人类养生的重要。

随着工业的发展，生态环境污染逐渐加重，一些有毒、有害物质也污染了蔬菜，并通过食物链侵害人体。蔬菜的主要污染源来自工业的"三废"、城市的垃圾、氮素化肥、农药等有害或有毒物质，直接污染蔬菜或间接地污染了蔬菜生长必不可少的三大要素：空气、土壤和水源，造成病害蔬菜。

（一）空气污染

有100多种空气污染物对人类及植物产生危害。其中工业废气中排出的有毒气体，污染面大，特别是城市效区或工厂附近的蔬菜地，往往受到严重的污染。如二氧化硫、氟化氢、氯气、光化学烟雾、煤烟粉尘等，对蔬菜的危害很大。直接伤害表现为蔬菜的植物细胞及叶绿素遭到破坏，菜叶片出现大量伤斑，严重时凋萎枯死或脱落死亡，造成减产，减少菜农收入；间接伤害或隐性伤害则通过蔬菜叶片的气孔扩散到叶肉的海绵组织和栅栏组织，二氧化硫、氟化氢（对植物最有毒性的气体）很容易被蔬菜叶片吸收；烟尘等气溶胶则容易夹在大白菜、甘蓝等结球叶菜的叶层内，很难洗除；极细小的铅、镉、铬、砷、汞、锰等金属飘尘也可被蔬菜吸收或污染土壤。食用这些有毒有害物质污染的蔬菜，毒素会在人体内积累，危害人体健康，轻者降低人体免疫功能，重者引起中毒、致癌。

（二）土壤污染

主要是工业废气、废水、废渣、化学农药、氮素化肥及硝酸盐等污染。其中以重金属和硝酸盐对蔬菜和人体健康影响最大。城市及工矿区附近的灌溉水和土壤中的重金属含量较高。与其他农作物比较，蔬菜对多种重金属的富集量要大得多。不同蔬菜品种对重金属的敏感程度、吸收和富集能力差异也很大。如镉的富集量，小白菜＞萝卜＞莴苣＞青椒＞豇豆；砷的富集量，葱＞菠菜＞茄子＞青椒＞番茄＞黄瓜；汞的富集量，青椒＞茄子＞黄瓜＞番茄。硝酸盐在动物和人体内经微生物的作用极易还原成亚硝酸盐，而亚硝酸盐是一种有毒物质，也是强致癌物质亚硝胺的前体。然而人体摄入的硝酸盐中，蔬菜要占 70~80%，可见蔬菜是天然的易富集硝酸盐的植物。但蔬菜中的硝酸盐含量也与蔬菜种类、品种有关，并受温度、光照、土壤、肥料等环境影响。据调查，硝酸盐的含量，根菜类 > 薯芋类 > 绿叶菜类 > 白菜类 > 葱蒜类 > 豆类 > 瓜类 > 茄果类。因此，控制土壤中氮的浓度及施用氮肥的数量，防止蔬菜硝酸盐含量超标，应该引起农业部门、菜农和蔬菜公司的足够重视。

（三）灌溉水污染

蔬菜是灌水量最多的作物，水质污染已成为菜田土壤及蔬菜污染的主要途径之一。特别是工业排放的未加处理废水和生活污水，混入河道中，使许多有毒有害物质如酚类化合物、氰化物、苯及苯系物、醛类和致病性微生物等通过灌溉水流入菜地，一些能溶于水的毒害物被蔬菜的根系吸收进入植物体内积蓄，再通过食物链转移给人类，轻者蔬菜品质明显下降，风味欠佳或有异味，重者致病，危害人体健康。灌溉水中的致病微生物污染也不能忽视，在未处理的食品工业水、生活污水、医院污水和未腐熟的人畜粪便水中，携带有大量的致病微生物和寄生虫，如沙门氏杆菌、大肠埃希氏杆菌、志贺氏痢疾杆菌、李斯特菌、肝炎病毒、肠病毒、绦虫卵、蛔虫卵、钩虫卵、包虫卵、姜片虫囊蚴等，用这些污水灌溉蔬菜，特别是根菜，会造成严重污染。食前清洗不净和烹调加工未杀灭致病微生物和寄生虫，就可致病，易引发家庭或集体性食物中毒。美国自 1995 年以来已经发生 20 起与菠菜或莴苣有关的蔬菜中毒事件，其中至少 8 起与萨利纳斯河流域定期受到大肠杆菌的污染有关，导致 400 多人患病，2 人死亡。据西班牙《先锋报》2006 年 9 月 14 日报道，居住在用污水灌溉农作物地区的墨西哥 4 岁以下儿童患肠道疾病的几率是其他地区儿童的 16 倍。

（四）农药污染

农药在防治蔬菜病虫病、提高产量和品质等方面，具有重要作用。中国是仅次于美国的第二大农药生产国，每年约生产 40 万吨各种农药，绝大部分在国内使用。中国在 1981 年起明令禁止在蔬菜上使用六六六、DDT 等高残毒有机氯农药和对硫磷、甲拌磷、甲胺磷等高毒有机磷农药。目前在蔬菜生产上，大多使用的是残留量小、容易水解、残留期较短的有机磷农药，如乐果、敌百虫、辛硫磷等。但也有极少数糊涂菜农为贪图成本低而使用高残毒或剧毒农药，由于这些化学农药含毒性物质较多，容易在蔬菜上造成残留，并通过食物链转移给人类。如果食用前未将蔬菜浸泡足够的时间（20~30 分钟，期间要换 2~3 次清水），未能降低农药的残留毒性，则人食用后毒素会在人体的脂肪、血液、肝脏、大脑等器官积累，出现头昏、呕吐、腹泻、腹痛等症状，严重者则影响循环和呼吸系统，甚至死亡。有些高毒农药有致癌作用，长期食用含高毒残留农药的蔬菜还可能引起食管癌、胃癌、肝癌、肠癌、乳腺癌、肺癌、白血病等。

五、病害菌类植物

中国幅员辽阔，气候类型复杂，地貌类型多样，自然植被的种类繁多，分布广泛，野生菌类植物资源丰富，民众采食菌菇已有数千年的历史，也是世界上最早栽培香菇等食用菌的国家。2002年，中国食用菌产量达到800多万吨，占世界年产量的60%以上，产值400多亿元，出口贸易额达6亿美元。

菌类植物有野生菌和人工栽培食用菌两大类。野生菌又分为可食野生菌和野生毒菌，中国菌类植物中已知的可食菌菇有700多种，约有数千种野生菌菇含有毒素，有的含剧毒，不能食；有的含微毒，处理后可食用。人工栽培的食用菌主要是大型真菌，通常称为"菌"、"菇"、"蘑"、"蕈"、"耳"，有近50个种类，其中已形成大规模商业性栽培的约15种，主要有香菇、蘑菇、草菇、平菇、滑菇、金针菇、猴头菇、银耳、黑木耳、灵芝等。

（一）毒菌菇食物中毒

在中国山区农村和乡镇，每年都发生煮食自己采摘的野生菌菇中毒事件，看着这些在野外树林生长的纯白色的蘑菇，又大又好看，没想到含有很多毒素。人们平常在山上或树林中所见到的菌类植物，绝大部分都是不能食用的。由于其毒素会有几天的潜伏期，因此有些人在误食后并不马上产生反应，只在毒发时才出现病症，严重的不及时到医院诊治的会中毒致死。可致人中毒死亡的有毒伞（毒鹅膏）、白毒伞（白毒鹅膏）、褐柄白毒伞、褐鳞小伞、肉褐鳞小伞、毒粉褶蕈、鹿花蕈、包脚黑褶伞、秋生盔孢伞、残托斑毒伞等10种毒菌菇。2004年7月9日，中国广西桂林市灵川县发生一起食用野生菌中毒事件，有6人出现恶心、呕吐等中毒症状，当日没有及时去医院诊治，结果造成2死1伤。

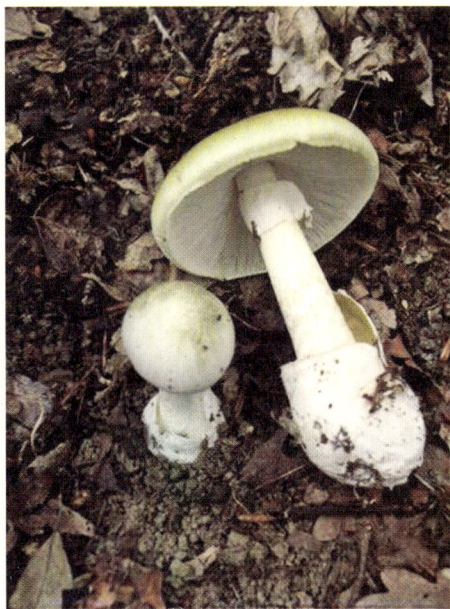

毒菌菇——白毒伞（白毒鹅膏）

毒菌菇食物中毒主要有胃肠型、神经型、溶血型、肝脏损害型、呼吸与循环衰竭型和光过敏性皮炎型等6种类型。

1. 胃肠中毒型

主要表现为恶心、呕吐、腹痛、腹泻等症状。约有80多种毒菌菇可引起此类中毒，如土生粉褶菌、油辣菇、毛头乳菇和珊瑚菌等。

2. 神经中毒型

主要表现为精神错乱、抽搐、昏迷等神经性症状。约有60多种毒菌菇可引起此类中毒，如毒蝇蕈、蛤蟆菌、半卵形斑褶菇等。

3. 溶血中毒型

毒素可使人体血液中的红细胞破裂、溶解，主要表现为溶血性贫血，有寒战、发热、头痛、恶心、呕吐、面色苍白、全身乏力等症状。如鹿花菌可引起此类中毒。

4. 肝脏损害型

重症肝损害会导致肝脏大面积坏死。约有20多种毒菌菇可引起这类中毒，如白毒鹅膏菌及某些环柄菇。

5. 呼吸与循环衰竭型：主要表现为呼吸困难、心力衰竭、休克等症状，死亡率高。如亚稀褶黑菇可引起此类中毒。

6. 光过敏性皮炎型：主要表现为局部瘙痒、灼热感，眼睑不能睁开，并有瘀点、瘀斑等皮疹。如叶状耳盘菌可引起此类中毒。其中神经型、溶血型、肝脏损害型、呼吸与循环衰竭型都比较难治，如治疗不及时，随时都有生命危险。

（二）病害食用菌

食用菌味道鲜美，营养成分在肉类与果蔬之间，但蛋白质吸收利用率高，氨基酸种类齐全，含有人体必需的9种氨基酸。食用菌还含有多种维生素、矿物质和药用成分，有一定的保健作用。但由于食用菌的食用部分子实体都是裸露的，随着食用菌生产规模的扩大，品种及栽培方式的多样化，各种病虫螨害和有害菌也在增加，轻者减产、质量变差，重者因病虫螨害或喷施药剂，污染食用菌，造成残留，危害人体健康。

1. 食用菌虫害

平菇厉眼蚊、大菌蚊等可排泄粘液和虫粪，污染平菇、香菇、猴头菇、木耳等多种菌菇体，影响品质；家蝇，喜在垃圾及粪便上活动，易携带致病菌污染菇体；凹黄蕈甲虫，能蛀碎干香菇呈木屑状，失去食用价值；大黑伪步甲虫、黑光伪步甲虫、星秋夜蛾、食丝谷蛾等，不仅取食子实体，而且排出粪便，污染菇体招致霉菌等有害杂菌。若这些虫害大量发生，有的还需喷施敌百虫、敌敌畏等农药，易在食用菌上造成残留，通过食物链使人体中毒。

2. 食用菌螨害

长头螨，不仅取食木耳、香菇、金针菇、猴头菇等子实体，还传播木霉、黑孢霉和镰刀菌等杂菌；弗氏穗螨，可污染蘑菇罐头和引起人体瘙痒及皮炎；粉螨，可污染食用菌干品，导致霉变，人若食用则有害身体健康。

3. 食用菌病害

食用菌与所有栽培植物一样，会遭受细菌、真菌、病毒和线虫等侵袭，使食用菌品质变坏，造成菇农的经济损失，有的也会危害人体健康。如为害食用菌的曲霉主要有黑曲霉、黄曲霉和灰绿曲霉，人若食用受到这些霉菌污染的菇体，均可使人体致病，有的甚至致癌。食用菌在生产、加工、运输、储存和销售过程中被病原体污染，当人们加工不当食入后，也会引起感染发病。

六、病害油料植物

含油分多的植物种子，如花生仁、大豆、向日葵等，往往难以长期贮存。由于这样油性植物种皮脆薄，缺乏弹性，在搬运和贮藏过程中，不断遭受外界环境温度和湿度变化的影响，容易使其组织变得疏松或发生裂痕，加速种籽脂肪的酸败和种籽外部微生物的有害活动，增加内部营养物质的消耗，产生霉变或走油现象。

（一）霉大豆

大豆原产于中国，有 5000 ~ 6000 年的历史，是由野生大豆进化而来的。公元前 2 ~ 3 世纪，中国大豆先后传到朝鲜、日本，1740 年传到法国，1804 年美国开始栽培大豆，如今已遍布全世界。大豆是粮食、油料、饲料兼用的作物，其营养价值可与动物性食品相媲美。但大豆中也含有胰蛋白酶抑制素等有害生物活性物质，能抑制人体小肠分泌激素、胰外分泌激素，而后者是胰蛋白酶发挥作用的必要因素。大豆贮存条件不良、时间过长，容易受潮发生霉变，不仅营养价值降低，还会损害人体健康。因此，大豆不宜久存，食用大豆也一定要煮熟透，以破坏其有害的生物活性物质。

（二）霉花生

花生很难贮存，当花生果水分超过 10%，花生仁水分超过 8%，在夏季高温季节容易霉变，容易受到黄曲霉菌的感染，产生有致癌作用的黄曲霉毒素 B_1。花生中的黄曲霉菌产生的黄曲霉毒素 B_1 浓度要比其他油料的含量高，严重威胁和损害人体健康。特别是小榨油店使用已受黄曲霉菌污染的花生原料，压榨生产也除去除黄曲霉毒素 B_1 的精炼工艺技术，导致黄曲霉毒素 B_1 超标的花生油流入市场，甚至有的花生油黄曲霉毒素 B_1 高达 200mg/kg。花生油也不宜久存，因为会发生自动氧化酸败，当闻到不良气味时，过氧化物含量约为 0.4%。冬季低温能延缓解脂酶和氧的作用，随着季节变动和温度上升，如 15 ~ 30℃ 时，一方面由于解脂酶作用，使油脂水解，酸值增高，另一方面空气中氧的加入，会促使油脂氧化形成过氧化物。日本曾因使用油脂的过氧化值达到7.5%，而造成集体急性中毒事件。

（三）毒棉籽

中国是世界上古老的产棉国之一。棉花是重要的纺织原料，而棉籽也是一种植物油料。棉籽油可以精炼成色拉油和人造奶油等。但棉籽中含有棉酚等有毒物质，毒性最大的是棉酚绿色素，其次为棉籽腺体。棉酚的纯度越高，毒性就越小。棉酚可促使男子睾丸曲细精管中的精子细胞受损，导致曲细精管萎缩、精子数量减少，甚至无精产生，故作为男性节育药物有避孕作用。动物食用棉酚的毒性有一定的积累作用，出现的中毒症状为：食欲下降、体重减轻、凝血酶蛋白过低，腹泻、毛发脱落、血红蛋白和红细胞及血浆蛋白减少等。严重的会导致心肌损伤，引起内脏充血和水肿、胸腔腹腔体液浸出、出血，直至死亡。因此，用棉籽榨油，必须具备除棉酚的精炼装置，否则粗榨成的是棉籽毒油，对人体健康有危害作用。

七、病害水果植物

中国的果树植物资源极为丰富，世界上果树总计有60科，分布在中国的就有51科近300种，其中原产于中国的种占4/5。水果富含营养物，特别是维生素含量较高，还有一些药用成分。但水果在生产、加工、运输、储存和销售过程中，也会受到病虫害、农药和有毒物质的污染，对人体的健康产生一定的危害。通常人们购买水果，主要看水果表面是否有烂斑或虫蛀，不会食用腐烂或虫蛀严重的水果。所以，对人体健康有害的水果主要是喷施剧毒农药的水果和用有毒物质保鲜的水果。

（一）农药水果

果农为防病虫害、施用农药是必要的，但有的果农为贪图成本低而使用高残留或剧毒农药，这对苹果、桃子、葡萄、枣等果皮薄的水果带来潜在的隐患。因为人们都觉得水果长在树上，比较干净，往往在水里冲洗一下就拿起吃了，有的连果皮带肉一起食用，残留在水果表面的有毒农药极容易随着果肉而"毒从口入"，轻者在体内积蓄，重者引起急性中毒。因此，食用薄皮水果时应尽量削皮，葡萄、枣等不好去皮的水果一定要浸泡20~30分钟，其间还要换2~3次清水，把残留毒素降到最低程度。

（二）有毒保鲜水果

在中国进口的水果中，曾发生"毒桂圆"事件。来自泰国和越南的鲜桂圆，为除虫、防腐，使肉色增白，已在原产国被人使用硫磺熏制，以便在鲜桂圆的运输、储存和贸易过程中，防止鲜桂圆生虫变质。

但经硫磺熏制的桂圆，二氧化硫残留量严重超标，食用可引起头晕、恶心、呕心和腹泻等中毒症状，严重时甚至伤及肝、肾等内脏器官。

（三）激素水果

植物生长调节剂在水果种植业应用较多，一株果树从幼苗到结果成熟，要使用细胞分裂素、生根素、生长素、抑制剂、催熟剂等多种激素。儿科专家指出：男孩女孩因吃过多的"激素水果"而出现性早熟症状，如4岁女孩乳房隆起、8岁男孩长胡须等，甚至6岁女孩出现月经初潮。也有专家说植物激素对人体不会起作用，不会"催熟"人体。但植物激素也是一种类型的农药，含有多种化学物质，在人体内有"积蓄"作用，过多食用对人体是有不良影响的，儿童特别是幼儿应少吃或不吃这类"激素水果"。

（四）霉变水果

水果会因储存时间及温度、湿度变化而发生各种营养成分改变，一旦发生霉变，还会产生有害、有毒的化学物质，轻者在人体内蓄积，重者引起中毒，危害人体健康。如未成熟的甘蔗收割后储存不当，易受到节菱孢霉的污染发生霉变，不仅使甘蔗外皮失去光泽、质地变软、瓤部颜色变深（呈浅棕色）、有酒糟味或酸霉味，而且霉菌还会分泌一种3 - 硝基丙酸的小分子神经素素。人若食用这种霉变甘蔗会引起中毒，出现中枢神经系统损伤，如头晕、头疼、呕吐、视力障碍、阵发性抽搐、四肢强直、手呈鸡爪状、大小便失禁等症，严重者可出现昏迷、呼吸衰竭和死亡，病死率及后遗症发病率高达50%，且无特效治疗措施。2004年2月，中国河北邢台市晋县发生因食用霉变甘蔗引起的食物中毒事件，造成5人中毒，1名10岁儿童死亡。

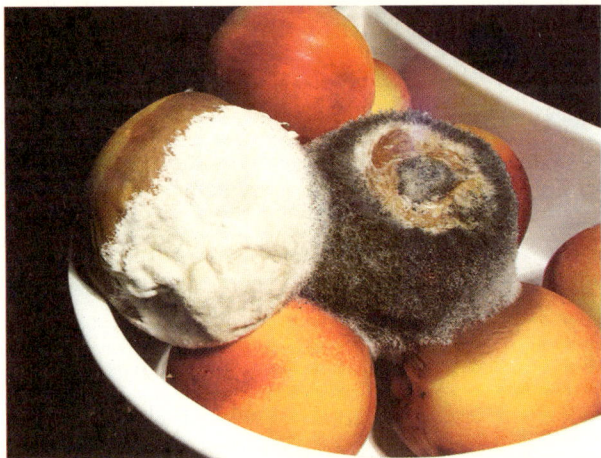

发霉的油桃　　（Roger Mclassus 摄）

第六章 动物疫病与人畜共患生物疫病

动物疫病的种类繁多，病情复杂，有些疫病能传播流行，引起多数畜禽同时发病，甚至死亡，不仅严重地影响畜牧业的发展，造成巨大的经济损失，而且有些人畜共患生物疫病，还可传染给人类，直接或间接地危害人类的身体健康。自古以来，动物疫病曾多次给人畜混居的人类带来致命性的危害，人类也因没有动物检疫、不明其病原体而深受其害，宰杀、食用病死动物，导致人畜共患生物疫病在人间广泛流行。

动物检疫源于300多年前的欧洲，当时世界上发生了一系列重大的动物疫病，不仅造成大量的畜禽死亡和巨大的经济损失，也威胁着人类自身的健康。为了阻止动物疫病的传播流行，人类在长期与疫病作斗争的过程中，积累了丰富的经验，有关国家成立了专门机构，检验、监测动物疫病，从而产生了动物检疫。中国动物检疫始于20世纪30年代，至今已建立了较完善的动物检疫体系。

根据《中华人民共和国动物防疫法》和2008年12月11日农业部修订后发布的《一、二、三类动物疫病病种名录》，中国法定的重大动物疫病共有157种，其中一类动物疫病有17种，二类动物疫病有77种，三类动物疫病有63种，包括在中国已经消灭的牛瘟和牛肺疫，以及在中国境内从未发生过的痒病、牛海绵状脑病、非洲马瘟、非洲猪瘟、水泡性口炎、结节性皮炎、裂谷热和小反刍兽疫等8种动物疫病。

从动物疫病的危害性、人类食用动物肉产品的安全性和人畜共患生物疫病对人类身体健康的威胁等因素考虑，本章节重点选择人类日常生活密切接触或普遍食用的猪、牛、羊、禽类动物，分述各病原特点、传染源、传播途径、流行特点或人群易感性、人类感染的主要病症、预防方法，揭示动物疫病与人类健康的关系，帮助人们了解、预防、控制及消除动物疫病的发生和流行，从而维护人类自身的健康。

一、动物疫病

（一）一类动物疫病

一类动物疫病，是指对人畜危害严重、需要采取紧急、严厉的强制预防、控制、扑灭措施的。根据2008年12月11日农业部修订后发布的《一、二、三类动物疫病病种名录》，一类动物疫病有17种。

1. 口蹄疫

俗称"口疮"、"蹄癀"、"脱靴症"，是偶蹄兽感染口蹄疫病毒所致的一种急性、热性、高度接触性传染病，以口腔黏膜、鼻、蹄部及乳房皮肤发生水泡和溃疡等为主要特征。自 1514 年在意大利最早发现口蹄疫以来，现在世界许多国家和地区都有流行，在中国列为一类动物疫病。

1967 年英国威尔士与施洛普郡交界地区暴发口蹄疫，在 6 个月内屠宰了 43 万头牲畜。2001 年 2 月 19 日，英国又发生口蹄疫，在不到 1 个月的时间内，感染口蹄疫的病例达 321 例。为防止口蹄疫失控，英国只得扑杀没有感染病毒的健康动物，在 1 年多时间内，共屠宰了 400 多万头牲畜，经济损失至少 90 亿英镑（约 129 亿美元）。2001 年 3 月，法国也发生第 1 例口蹄疫，意大利也怀疑有牲畜感染口蹄疫，在全球引起口蹄疫恐慌，世界各国纷纷采取严厉的措施预防口蹄疫。由于禁止从欧洲进口牛只和牛肉，还掀起了贸易风波。

口蹄疫病毒易变异，且对外界环境的抵抗力很强，能耐干燥，在自然条件下可保持传染性达数周至数月；粪便中的病毒，在温暖季节可存活 29 ~ 33 日，在冬季冻结状态下可以越冬。病毒对温度较稳定，55℃ 20 秒、49℃ 1 小时、43℃ 7 小时、37℃ 21 小时、20℃ 11 日、4℃ 18 星期。但对酸敏感，在 pH7.4 ~ 7.6 中稳定，在 pH5.0 中失活。

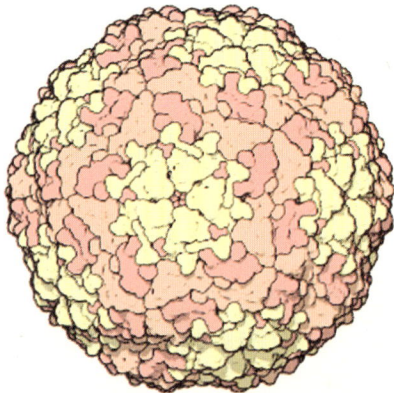

有包膜的口蹄疫病毒

（来源　维基百科）

【传染源】　病畜和潜伏期带毒动物是主要的传染源。口蹄疫能侵害多种动物，但主要是偶蹄兽（如牛、羊、猪），牛最易感染。病毒大量存在于水泡皮和水泡液中，在发热期，病畜的奶、尿、唾液、眼泪、粪便等也含有病毒。猪有增强病毒力的作用，带毒牛排出的病毒通过猪群后可再传染给牛而引起流行。

【疫源地】　病畜和带毒动物的圈舍及周围环境。

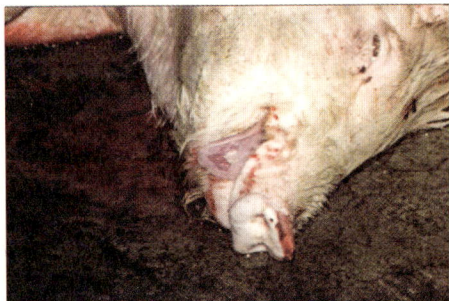

猪口蹄疫

【传播途径】　主要通过消化道、呼吸道及受损伤的黏膜、皮肤传播，也可经精液传播。口蹄疫可通过草料、衣物、交通工具、饲养管理用具、空气（风）等媒介物，也可通过犬、猫、禽类、鸟、鼠等动物和人为传播媒介，将病毒带到几公里至几百公里之外而引起新的流行。人饮用未经高温煮沸灭毒的病牛奶、病羊奶等，也可经消化道感染发病。

【人群易感性】 人群普遍易感。在疫区内生活的人群感染发病率较高，感染口蹄疫的人也可带毒和散毒。

【主要病症】 人类感染口蹄疫，多数症状轻微。先有发热，1～2日后出现咽炎、扁桃体炎。口腔黏膜充血，出现水泡疹，舌边和咽部也有水泡疹。人体皮肤上的水泡疹多见于指头、甲基部，有的见于手掌、足趾、鼻翼和脸部。口腔水泡破裂后有烧灼样疼痛、流涎和口臭；皮肤水泡破溃后多形成薄痂，逐渐愈合，有的可形成溃疡。少数患者还可出现头痛、眩晕、四肢疼痛、胃肠痉挛、呕吐、腹泻、高度虚弱等症状。

【预防要点】 加强饲养畜群的日常监控和进口牲畜的隔离检疫，以防疫病；一旦发生疫情，疫区须严格执行封锁、隔离、消毒、接种和治疗等综合措施；病畜及其同群性畜应立即扑杀后销毁（焚毁后掩埋），严禁加工出售食用；病畜粪便、残余饲料、垫草等应烧毁；牛乳和羊乳应经煮沸消毒后饮用，尤其是在牧区生活的人群，不要生饮或饮用未经煮沸的牛乳和羊乳，以避免感染。

2. 猪水泡病

是猪感染猪水泡病病毒所致的一种急性传染病，以蹄部、口腔、鼻端、母猪乳头周围发生水泡和烂斑、跛行、运步艰难为特征，与口蹄疫相似。1966 年，在意大利首先发现本病，后在亚洲、欧洲的许多国家和地区相继发生。人类有一定的易感性。猪水泡病病毒在粪便和腌肉中能存活较长时间，在低温下能存活 2 年以上，对消毒药的抵抗力也较强。

【传染源】 病猪和带毒猪（潜伏期或病愈后）是传染源。猪感染后，病毒可随粪便、尿液、水泡液和奶汁排出，污染周围环境和食料等，引起扩大传播。

【疫源地】 病猪和带毒猪的圈栏及周围环境。

【传播途径】 主要通过损伤的皮肤、消化道传播。饲喂受污染的泔水、食料和屠宰下脚料，或经污染的运输车辆、用具和饲养人员均可传播。

【流行特点】 各类猪均可感染发病，无季节性，在猪群集中地易暴发流行。牛、羊等家畜不发病。

【预防要点】 加强生猪检验检疫，不从疫区收购和调运生猪及肉产品；用泔水和屠宰下脚料喂猪，必须煮沸煮熟消毒；饲养、屠宰、兽医等人员应注意个人防护；确诊病猪及其同群猪须作扑杀和销毁处理；疫点采取封锁、检疫、隔离、消毒等综合措施；加强疫区周围的肉市管理和检疫，严禁病猪肉及其头蹄上市；烹饪猪肉菜肴，应煮熟烧透。

3. 猪 瘟

是猪感染猪瘟病毒所致的一种急性、热性传染病，以急性发热（高达40℃）、致死性败血症为特征。猪瘟几乎在世界各地都有流行发生，中国广西、云南、贵州、安徽、黑龙江等地时有发生，应引起重视。猪瘟病毒虽尚未发现对人有致病性，但猪发病时常继发感染沙门氏菌和巴氏杆菌，严重影响肉品安全。猪瘟病毒在冻肉中可生存数月至数年，并能抵抗盐渍和烟熏，但对干燥环境和消毒药敏感。

【传染源】 病猪和带毒猪（潜伏期或病愈后）是传染源。猪感染后，各脏器及其分泌物、血液、粪便、尿液中都含有大量病毒，排出后污染周围环境，引起扩大传播。

【疫源地】 病猪和带毒猪的圈栏及周围环境。

【传播途径】 主要通过消化道传播，也可经呼吸道、眼结膜和损伤的皮肤感染。母猪可通过胎盘传给胎儿，引起死胎或先天性病弱胎。

【流行特点】 各种猪均可感染，无季节性。发病急，传播快，一旦发病，在1~3周内可传至全部猪群，并可波及相邻猪群，引起广泛流行。

【预防要点】 保持猪圈干燥和环境卫生，定期消毒；对病猪及时隔离，确诊为猪瘟的，对病猪和同群猪应扑杀销毁（焚毁后掩埋）；疫点采取封锁、检疫、隔离、消毒等综合措施；疫区周围市场加强检验检疫，严禁病猪肉、死猪肉流入市场；除检测鲜销猪肉外，还应检验冻肉、腌肉和烟熏猪肉；烹饪猪肉菜肴，应煮熟烧透。

4. 非洲猪瘟

是猪感染非洲猪瘟病毒所致的急性、热性、高度接触性传染病，以高热、水肿、皮肤及各脏器出血、病死率高为特征。1910年，在东非首先发现本病，并在非洲流行；1975年传入葡萄牙，继而在欧洲许多国家发生。中国境内从未发生过非洲猪瘟。非洲猪瘟病毒对热敏感，加热60℃10分钟，55℃30分钟可灭活。

【传染源】病猪是传染源。病猪发热前1~2日即可从鼻咽部排毒，发热期的血液、分泌物、排泄物中都含有大量病毒。含毒血液在室温下可存活数周。

【疫源地】 病猪的圈栏及周围环境。

【传播途径】 主要通过消化道和呼吸道传播。带毒的软蜱可经叮咬而传播。

【流行特点】　猪和野猪均可感染发病。非疫区的猪无免疫力，一旦发病常呈暴发流行。

【预防要点】　加强进口种猪和港口车船及废弃物检疫，把非洲猪瘟堵在国门之外；保持猪圈环境卫生，开展灭蜱工作，定期消毒；一经发现病猪，应及早确诊，坚决扑杀疫区内所有生猪，销毁肉尸（焚毁后掩埋）；疫点采取封锁、检疫、隔离、消毒等综合措施；疫区加强市场检验检疫，严禁病死猪肉流入市场；烹饪猪肉菜肴，应煮熟烧透。

5. 高致病性猪蓝耳病

俗称蓝耳病，是由猪繁殖与呼吸综合征病毒（PRRSV）变异毒株引起的一种急性高度接触性、高致死性动物疫病，以母猪流产、死胎、弱胎、木乃伊胎以及仔猪呼吸困难、败血症、高死亡率等为主要特征。病毒致病力强，传播速度快，猪群发病率和死亡率高。母猪感

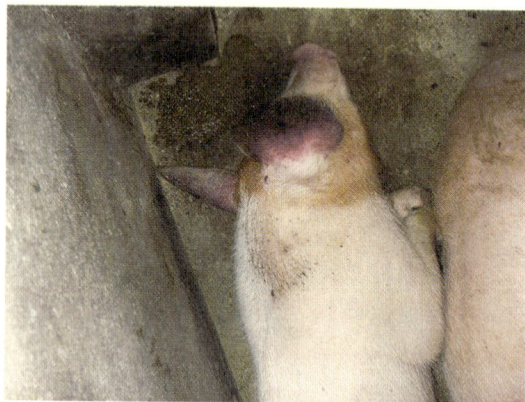

发病的猪耳朵变为紫色（来源 维基百科）

染后发生流产、死胎、弱胎等，流产率可达30%以上。仔猪感染后表现为呼吸困难、败血症等症状，发病率可达100%，死亡率可达50%以上。育肥猪也可发病死亡。

1987年，在美国的北卡罗来纳州首次暴发猪蓝耳病，当时人们不能确定其病因，故此一度被称为"神秘病"。1991年荷兰分离到该病的病原"LV"病毒株，欧盟提议将此病命名为"猪繁殖与呼吸综合征（PRRS）"，1992年国际兽医组织将其定为B类传染病。PRRS病毒分为欧洲型和美洲型两种基本基因型，分别以1991荷兰分离的"LV"和1992年美国分离的"VR－2332"为代表毒株，两种的核苷酸序列同源性约为60%。通过序列分析显示，美洲型毒株间的变异明显大于欧洲型毒株间的变异。PRRSV在猪体内持续感染过程中，会出现病毒亚种或亚群。1996年，中国郭宝清等专家首次从国内发病猪群中分离出PRRSV，从而证实中国存在猪蓝耳病，是中国流行的主要猪病之一，主要造成母猪繁殖障碍和大量仔猪死亡，给养猪业造成严重经济损失。2006年夏秋高温高湿季节，中国部分地区发生原因不明生猪"高热病"疫情，发病猪出现41℃以上的持续高热，厌食或不食，耳部、口鼻部、后躯及股内侧皮肤发红、淤血、出血斑、丘疹、咳嗽、气喘等呼吸症

状，发病生猪达 379.8 万头，死亡 99.2 万头，发病生猪死亡率很高。2007 年共有 26 个省份的 310 个县市发生高致病性猪蓝耳病疫情，发病猪 31.26 万头，死亡 8.21 万头，通过采取免疫、监测、扑杀、检疫监管等综合防控措施，发病数和死亡数比 2006 年减少 90% 以上，疫情得到明显遏制。

猪蓝耳病病毒为单股正链 RNA 病毒，属于新设立的动脉炎病毒科、动脉炎病毒属。PRRSV 为一种有囊膜的病毒，呈球形或卵圆形，直径约为 45~65nm，呈 20 面体对称，囊膜表面有较小的纤突，表面相对平滑，核衣壳为立方形，核心直径 25~35nm。作为 RNA 病毒，PRRSV 的基因在合成时容易出现内在性错误，可出现点突变、删除、添加和毒株间基因重组，因此 PRRSV 的基因容易发生变异，不同分离株之间基因组存在广泛变异。国外的研究表明，同一基因型的 PRRSV 分离毒株之间存在明显的序列差异，特别是在基因组 ORF1a 的 nsp1b 和 nsp2，ORF3 和 ORF5 的变异性很大。在中国暴发流行的高致病性猪蓝耳病就是由 nsp2 缺失 30 个氨基酸的变异株引起的。

病毒对环境因素的抵抗力较弱，但在特定的温度、湿度和 pH 值条件下，病毒可长期保持感染性。在 -20℃ 时长期稳定；20℃ 感染性可持续 1~6 日；4℃ 时 7 日内病毒感染性丧失 90%，但在一个月内仍可检测到低滴度的感染性病毒；病毒在温度较高时很快失活：37℃ 3~24 小时、56℃ 6~20 分钟。病毒在干燥的环境中容易失活，在 pH6.5~7.5 环境中稳定，但 pH 低于 6 和高于 7.5 时，其感染性很快丧失。病毒用脂溶剂（氯仿和乙醚）、去污剂处理后，病毒囊膜被破坏，失去感染性。

【传染源】　发病猪和带毒猪是主要传染源。病毒由病猪的鼻腔分泌物、唾液、乳分泌物、病公猪精液和尿中排出。在外界环境中，常存在于圈舍、污泥、饲料、饲草、用具、饮水及污水中。尤其在饮水、污水中存活期较长，是造成传播的主要来源。

【疫源地】　病猪的圈栏及周围环境。

【传播途径】　可以通过多种途径传播。病猪直接接触传播和呼吸道传播是主要传播方式。猪群规模越大、饲养密度越高，接触传播的危险性越高。从母猪到仔猪的传播，主要是在子宫中或出生后发生，或者是易感仔猪与感染猪混群，使病毒持续循环传播。

【流行特点】　本病可引起猪的免疫抑制，常伴有其他病毒、细菌、寄生虫的混合或继发感染，如猪瘟、猪圆环病毒病、伪狂犬病、猪肺疫、传染性胸膜肺炎、大肠杆菌病、副猪嗜血杆菌病、猪附红细胞体病等疫病，造成猪场混合感染。多数为双重、三重感染，或多重感染。

不同年龄、品种和性别的猪均能感染，但以妊娠母猪和1月龄以内的仔猪最易感。

【预防要点】　按照"早发现、早报告、早隔离、早扑灭、早消毒、早免疫、早监控"的原则采取综合性防控措施。扑杀疫点内所有病猪和同群猪进行销毁（焚毁后掩埋），对病死猪的排泄物、污染物、污水染物或可疑污染物进行无害化处理。对发病场（户）实施隔离、监控，严禁贩卖病（死）猪及其产品，也不能屠宰病（死）猪自食，做到对病（死）猪不宰杀、不食用、不出售、不转运。对疫区内被污染的物品、交通工具、用具、猪舍、场地等进行彻底消毒。对疫区和受威胁区的所有生猪用灭活疫苗进行紧急免疫，并加强疫情监控。动物卫生监督机构应加强流通环节的监督检查，严防疫情扩散。生猪及产品凭检疫合格证（章）和畜禽标识运输、销售。严格控制种源，尽量自繁自养，严禁从疫区、发生疫情的饲养场引进种猪。要选购无疫情地区的仔猪，购买后要隔离饲养两周以上，体温正常再混群饲养。搞好圈舍及周边环境消毒，规模养殖场和养殖小区要实行封闭式管理，尽量减少人员流动，做好出入人员、车辆的消毒。搞好环境卫生，及时清除猪舍粪便及排泄物，对各种污染物品进行无害化处理。在高温季节，做好猪舍的通风和防暑降温，冬天既要注意猪舍的保暖，又要注意通风。

6. 非洲马瘟

是由非洲马瘟病毒引起，经昆虫传播，主要感染马和其他马属动物的一种急性或亚急性的烈性传染病，以出现与呼吸、循环功能障碍有关的症状和病变为特征，病死率高达95%。1700年，在南非首先发现本病；1944年，曾在埃及和巴基斯坦发生大流行；1959～1961年，在中东和次大陆的一次暴发流行中，死亡的马骡达30万匹以上。中国境内从未发生过非洲马瘟。

【传染源】　病马是主要传染源。带毒昆虫叮咬马及马属动物后，病毒进入体内，主要在肺、脾和淋巴结中复制；病毒存在于马的血液、渗出液、组织液等体液中，大部分附着于红细胞上。

【疫源地】　病马的马厩及周围环境。

【传播途径】　只能通过媒介昆虫吸血传播，不能由病马直接传染给健康马。库蠓、伊蚊、按蚊和库蚊是主要媒介昆虫。这些吸血昆虫不但能机械性传播病毒，而且病毒能在昆虫体内增殖而构成生物性传播。

【流行特点】　在自然条件下，马易感性最高，单蹄兽、象和狗也易感，骡和驴则依次降低。斑马和斑马骡也能自然感染。病毒在山羊可引起热反应，绵羊也有自然病例，但牛不易感。有明显的季节性，主要流行于温暖潮湿的夏秋季；多发于沼泽地等地势低洼的农牧场，并且感染多发生在夜间，因为这些吸血昆虫的习性是夜间出来活动采食。霜冻一起，病毒和媒介昆虫一齐消失。

【预防要点】 重点加强进口马及马属动物的海关检疫，防止引入带毒动物，把非洲马瘟堵在国门之外；保持马厩环境卫生，开展灭蠓、灭蚊工作，防止蠓、蚊叮咬；一经发现，及早隔离确诊，坚决扑杀病马和同群马，销毁肉尸（焚毁后掩埋）。

7. 牛 瘟

俗称烂肠瘟、牛疫，是牛感染牛瘟病毒所致的一种急性传染病，以口腔、真胃、大肠黏膜糜烂和剧烈腹泻为特征。牛瘟传染性强，病死率高，在亚洲、非洲的许多国家和地区都有发生。在旧中国，牛瘟曾流行猖獗；新中国成立后，于1955年彻底消灭了牛瘟。牛瘟病毒对外界环境的抵抗力较弱，不耐干燥，常用消毒药即可迅速杀灭。

【传染源】 病牛是传染源。病牛在发热期的血液、分泌物和排泄物中都含有大量病毒。

【疫源地】 病牛的牛栏及周围环境。

【传播途径】 主要通过呼吸道和消化道传播。吸入病牛分泌物、排泄物形成的气溶胶和食入受污染的饲料、水都可引起感染发病。

【流行特点】 牦牛的易感性最大，犏牛、黄牛、水牛均易感，发病以冬末春初多见。绵羊、山羊、鹿、骆驼和猪也可感染，但症状较轻。

【预防要点】 对进口的牲畜和畜产品实行严格的隔离检疫；在邻国有疫情的边境地区，对牛接种疫苗，建立免疫隔离带，防止牛瘟传入；保持牛的厩舍干燥和环境卫生，定期进行消毒；一旦发生牛瘟，应立即报告，病牛及疑似感染牛一律扑杀，并严格执行封锁、检疫、隔离、消毒、毁尸等综合措施；皮张经消毒检疫合格后可以利用。

8. 牛传染性胸膜肺炎

又称牛肺疫，是牛感染丝菌霉形体所致的高度接触性传染病，以胸膜肺炎和纤维素性肺炎为特征。在中国北方地区偶有发生。病菌对外界环境的抵抗力较弱，常用消毒药均可迅速将其杀灭。

【传染源】 病牛是传染源。病牛肺组织、胸腔渗出液和气管分泌物中含有大量病菌，也可随尿液排菌。

【疫源地】 病牛的牛栏及周围环境。

【传播途径】 主要通过呼吸道和消化道传播。吸入受污染的空气、尘埃或食入受污染的饲料、水都可感染发病。

【流行特点】 黄牛、奶牛、牦牛和犏牛在拥挤的厩舍饲养或牛群转移、集聚时最易感，水牛少见。冬春季节气候异常是诱发的重要因素。

【预防要点】 保持牛的厩舍干燥和环境卫生，定期进行消毒；一旦发现病牛，应立即予以扑杀、销毁（焚毁后掩埋）处理，牛舍及饲养用具应严格消毒。烹饪牛肉菜肴，应煮熟烧透。

9. 牛海绵状脑病

详见人畜共患的生物疫病之（1）。

10. 痒 病

是绵羊和山羊感染朊病毒所致的一种慢性退行性中枢神经系统疾病，以潜伏期特别长（1~5年），剧痒、肌肉震颤、运动失调、软弱无力、瘫痪，直至死亡为特征。欧洲许多国家都有发生，中国境内从未发生过痒病。由于朊病毒不含核酸，无免疫应答反应，对外界环境的理化影响很稳定，脑组织中的病原体能耐高温及消毒药。

【传染源】 病羊是传染源。病原体位于脑组织、中枢神经系统、脾脏和淋巴结中。

【疫源地】 病羊的圈栏及周围环境。

【传播途径】 主要通过直接接触传播。感染的病羊可将本病传给自己的后代。

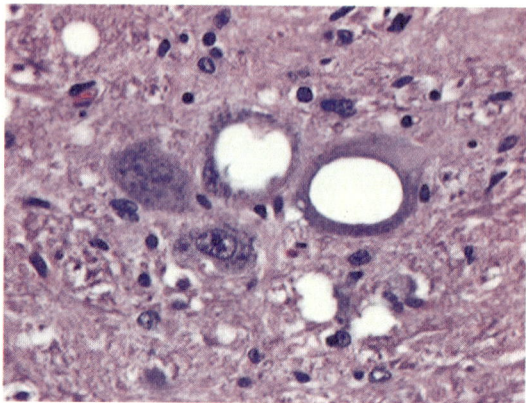
羊搔痒病的病羊脑部病理切片

【流行特点】 主要发生于2~4岁的羊，以3岁的羊发病率最高，一般呈散发。

【流行特点】 人群普遍易感。养殖、屠宰、兽医等人员接触痒病羊时，应做好个人防护。

【预防要点】 对进口的羊实行严格的隔离检疫，进口羊肉产品也应严格检疫，防止痒病从国外传入；加强羊群的早期监测，早发现、早隔离、早淘汰、早扑杀，一旦发现病羊或疑似病羊，立即扑杀全群，病尸应彻底销毁；痒病羊肉绝对不能食用，加强市场监管检疫，严禁痒病羊肉上市销售。

11. 蓝舌病

因病畜的舌呈蓝紫色而得名，是反刍动物感染蓝舌病病毒所致的一种急性传染病，以发热、白细胞减少，口腔、鼻腔和胃肠黏膜发生溃疡性炎症等为特征，病死率20%~30%。非洲、欧洲、美洲和亚洲的许多国家和地区都有发生，中国也偶有病例报告。蓝舌病病毒对外界环境的抵抗力较强，加热55℃60分种不能灭活，常用消毒剂也不能杀灭。

【传染源】病绵羊和带毒绵羊（病愈后4个月内）是主要传染源。牛、山羊和鹿等反刍动物感染后大多成为无症状的带毒者，也是重要的传染源。病畜的血液和内脏中都含有病毒，且以发热期含量最高。

【疫源地】　病绵羊和带毒绵羊的圈栏及周围环境。

【传播途径】　通过库蠓、伊蚊等吸血昆虫传播。库蠓是主要传播媒介，而且病毒可在库蠓体内增殖。病毒可经动物胎盘侵害胎儿，也可由精液传播。

【流行特点】　主要侵害绵羊，以1岁左右的绵羊最易感。鹿的易感性也较高，牛和山羊的易感性较低。发病与库蠓有关，以湿热的夏季和早秋，池塘、河流较多的低洼地区多发。

【预防要点】加强监测检疫，严禁从疫区购买牛、羊、鹿；保持羊舍环境卫生，开展灭蠓工作，防止蠓类叮咬；病畜应扑杀，死尸应销毁（焚毁后掩埋）；蓝舌病畜肉不能食用，应加强肉类市场监管检疫，严禁病畜肉上市销售。

12. 小反刍兽疫

又名小反刍兽假性牛瘟、肺肠炎、口炎肺肠炎综合症，是小反刍动物感染小反刍兽疫病毒所致的一种急性、热性、接触性传染病，以发热、口腔溃疡、呼吸失调、咳嗽、肺炎、恶臭的腹泻和死亡为主要特征。1942年，在非洲的科特迪瓦首先发现本病，以后在非洲的塞内加尔、加纳、多哥、贝宁和亚洲的中东及印度次大陆相继发生。中国境内从未发生过小反刍兽疫。

【传染源】　病畜是传染源。病畜的分泌物、排泄物中含有大量病毒，污染周围环境和饲料、垫草、用具等。

【疫源地】　病畜的圈栏及周围环境。

【传播途径】　主要通过直接接触传播。

【流行特点】　主要感染山羊、绵羊等小反刍动物。

【预防要点】　对进口的牲畜实行严格的隔离检疫，严防小反刍兽疫传入；一旦发生本病，应立即报告，病畜一律扑杀，并严格执行封锁、检疫、隔离、消毒、毁尸等综合措施。

【注　解】　反刍是指偶蹄类的牛、羊、骆驼、鹿等动物把粗粗咀嚼后咽下去的食物再反回到嘴里细细咀嚼，然后再咽下去。

13. 绵羊痘和山羊痘

是绵羊和山羊感染痘类病毒所致的一种急性、热性、接触传染性疾病，以在皮肤或黏膜上出现特异的痘疹（斑疹、丘疹、水疱及脓疱）

为主要特征。绵羊痘与牛痘、猪痘、马痘、禽痘等，是古老的动物疫病之一，在亚洲、中东和北非流行广泛。中国宁夏、甘肃、山西、浙江、湖北、内蒙、青海、陕西等地时有发生。

【传染源】 病羊是传染源。

【疫源地】 病羊的圈栏及周围环境。

【传播途径】 主要通过污染的空气经呼吸道感染，也可通过经损伤的皮肤和黏膜感染。此外，受到痘疹液污染的饲料、垫草、用具、皮毛等，以及虱子、蚊虫、苍蝇、寄生虫也可成为传播的媒介。

【流行特点】 各种年龄的绵羊和山羊均可感染，细毛羊更易感；主要流行于冬末春初，气候寒冷（雨雪、霜冻）等可促发本病。

【预防要点】 加强饲养管理，搞好圈舍卫生，保持干燥，严格消毒制度；一旦发现，应立即封锁疫点，隔离病羊，进行扑杀销毁处理；屠宰时发现病羊应作销毁处理，不得私自宰杀加工食用。

14. 高致病性禽流感

又称欧洲鸡瘟或真性鸡瘟，是鸡感染甲（A）型流感病毒的一种亚型所致的急性传染病，主要发生在禽类，也发生在哺乳动物，甚至是人类。在自然情况下，鸡群的发病率和死亡率都可高达100%。1955年证实病原属于甲（A）型流感病毒；1961年，在南非首次从燕鸥中分离出甲（A）型流感病毒新变异的亚型，即高致病性禽流感H5N1病毒，原先只感染雀鸟、畜禽等动物。1981年，在第一次禽流感国际会议上废除"欧洲鸡瘟"而改称禽流感。

1997年5月，中国香港发生禽流感流行，一名3岁男童因发热、咳嗽、鼻涕有血丝住院。几天后，因肺炎、呼吸衰竭和多种器官衰竭而死亡。同年8月，美国等国家从其标本中分离出H5N1病毒，确认为全球人类的首发病例。至12月底，共有18例患者被确诊为禽流感，其中6例死亡。2003年2～4月，荷兰出现H7N7型禽流感病毒暴发，除大批禽类感染死亡外，还有83人感染H7N7，并导致1名兽医死亡。同年11月起，H5N1高致病性禽流感在亚洲的10多个国家和地区暴发流行，造成1亿多只鸡禽染病死亡或被扑杀，50多人死亡。

甲（A）型流感病毒是一种单链核糖核酸（RNA）病毒，有8类基因组，根据其表面抗原血凝素（H）和神经氨酸酶（N）抗原性的不同，同型病毒又分为若干亚型，已经发现有H1～15、N1～9等不同组合的亚型。H1～3主要在人类和猪中流行，H4～15主要在禽类等动物中流行。甲型病毒的血凝素和神经氨酸酶经常发生变异易引起流行。H5、H7、H9型禽流感病毒都具有高传染性和高致病性，其中以H5N1的致命性为最高，不仅对禽类有致命性，而且对人类也有致命性。

高致病性禽流感虽然凶险，却对热比较敏感，加热 56℃ 30 分钟、60℃ 10 分钟、70℃ 数分钟，阳光直射 40～48 小时，即可丧失病毒的活性。但病毒对低温抵抗力较强，可存活较长时间，如在冷爽的干燥尘埃中可存活 1～4 日，在 4℃ 可存活数周，在冷冻的禽肉和骨髓中可存活 10 个月之久，在 -70℃ 或冻干保存下可长期保持其传染性。普通消毒药也可杀灭病毒。

【传染源】　病禽（鸡、鸭、鹅、鸟等）动物是主要的传染源。病毒存在于病禽和感染禽的消化道、呼吸道和禽体的脏器组织中，随眼、鼻、口腔分泌物及粪便排出体外，污染周围环境和所有的物品。野生水禽是重要的中间宿主，病毒可在其体内增殖，带有强毒流感病毒的野禽可直接或间接地传播给家禽，故也是危险的传染源。

【疫源地】　病禽的舍笼、圈栏、运输车辆及周围环境。

【传播途径】　主要通过呼吸道、消化道和密切接触传播。吸入污染的空气，食入污染的饲料、水，接触死禽尸体和污染的鸡舍、笼具、饲养管理用具等均可感染发病。运输车辆、吸血昆虫及各种携带病毒的鸟类等均可机械性传播。

【流行特点】　可感染多种家禽和野禽，除鸡、火鸡和鸭以外，还可感染珍珠鸡、野鸭、家鹅、鹌鹑、雉、鹧鸪、八哥、麻雀、乌鸦、鸽、鹰、燕子、苍鹭、鹦鹉、海鸥、海鸟等。主要在冬春季节发生和流行。

【人群易感性】　人群普遍易感。养鸡场人员、接触者和接触 H5N1 病毒的实验人员是高危人群。人类尤其是儿童密切接触染疫的鸟禽类也易受到感染发病，但目前尚未有禽流感病毒 H5N1 从人传播到人的证据。

【主要病症】　人类感染 H5N1 病毒的表现与其他流感相似，主要有发热、疲倦乏力、眩晕、肌痛、咽喉疼痛、流鼻涕和咳嗽等症状，个别发生结膜炎。常有持续性高热。年幼或年老体弱者，病情可急剧恶化，可因并发病毒性肺炎、呼吸窘迫综合征、多个器官衰竭而死亡。

【预防要点】　加强对禽流感的监测，保持鸡舍的干燥和环境卫生，定期进行消毒；不要与鸭等水禽混养，以避免相互感染和传播；冬春季节应防止幼童接触鸡群等易感动物，严禁外来人员随意进入鸡舍；要防止过冬飞禽接触养殖场的鸡群、鸭群等，以严防外来的传染源；一旦发病确诊，扑杀疫点内所有禽类，要严格执行疫点封锁、隔离、消毒、销毁病鸡和尸体（焚毁后掩埋）等综合性措施；养鸡场及其他易感动物饲养人员、活禽运输贸易及冻鸡肉加工等从业人员和接触病禽的兽医、接触病人的医务人员应注意个人防护；烹饪鸡肉菜肴应煮熟、炸透，鸡蛋应煎熟透，不要生食或半熟食用，以避免可能引起的感染。

15. 新城疫

又名亚洲鸡瘟，是鸡感染新城疫病毒所致的急性、热性、败血性传染病，以病程急剧、高热（可高达 43～44℃）、呼吸困难、严重腹泻、神经功能紊乱、黏膜和浆膜出血、很快死亡为主要特征。1926 年，在印度尼西亚首先发现本病，同年在英国的新城地区得到确诊，故定名为鸡新城疫。中国民间所称的"鸡瘟"，其实就是鸡新城疫。主要在亚洲各地广泛流行，中国广西、云南、安徽、贵州等地时有发生。

新城疫病毒对外界环境的抵抗力不强，在干燥和日光照环境下难以存活，但在寒冷潮湿环境中能生存较长久，如温度在 0℃时可存活 1 年以上。普通消毒药也可杀灭病毒。

【传染源】病鸡是传染源。病鸡的所有脏器、体液、分泌物和排泄物中都含有大量病毒，尤其以脑、脾、肺中的含毒量最多。

【疫源地】病禽的圈舍及周围环境。

【传播途径】主要通过呼吸道和消化道传播。病鸡在咳嗽和打喷嚏时的飞沫内含有很多病毒，散布在空气中，易感鸡易吸入感染和传播。病鸡的唾液、鼻液及粪便沾污了饲料、水、垫料、用具等，也能引起感染。

【流行特点】鸡和火鸡、珍珠鸡、野鸡、鸽、鹌鹑等禽类都能自然感染，其中以鸡最易感。此外，鸭、鹅、麻雀、乌鸦、鹦鹉等也可引起发病。

【人群易感性】人群有一定的易感性。经常接触病鸡或病毒的人偶尔可被感染，引起眼结膜或类似流感的全身性症状，并能从患者的鼻液、血液和尿液中分离出病毒。

【预防要点】加强养鸡场的卫生防疫意识，严禁外来人员和带毒动物进入鸡舍，保持干燥和环境卫生，定期消毒；不要同时饲养各种年龄的鸡，尤其是不要鸡与鸭、鹅等水禽混养，以避免相互感染和传播；饲养人员、兽医、病毒研究人员应注意个人防护，如戴口罩、穿防护服、防护靴等；一旦发现病鸡，应立即封锁鸡场，分群隔离，彻底消毒；病、死鸡及同群鸡应扑杀销毁（焚毁后掩埋），不得私自宰杀加工食用；病鸡产的蛋也含病毒，应销毁，不能食用；烹饪鸡肉菜肴应煮熟、炸透，鸡蛋应煎煮熟透，不要生食或半熟食用，以避免可能引起的感染。

16. 鲤春病毒血症

又称鲤鱼鳔炎症、鲤鱼传染性腹水症，是由鲤弹性病毒引起鲤科鱼特别是鲤鱼、锦鲤、金鱼的一种急性、出血性、传染性的水生动物疫病，其特征是体黑眼突、皮肤出血、肛门红肿、腹胀、肠炎。由于病毒只在春季（水温 13～20℃）时致病，在秋季同样水温时不致病，并且水温超过 22℃ 时就不再发病，故称鲤春病毒病。1930 年在欧洲首先发现，当时人们把该病称之为传染性水肿，后逐步蔓延至美洲和亚洲，在欧洲、日本流行很广，中国北京、河北、天津等地区亦有发生。1971年，科学家从患急性传染性水肿的鲤鱼中分离出鲤春病毒症病毒（SVCV）。主要危害越冬以后的幼鲤和 1 龄以上的鲤鱼，引起幼鱼和成鱼死亡，死亡率可高达 80%～90%，鱼苗、鱼种很少感染，鲢鱼、鳙鱼、欧鲫、六须鲶也可感染，还可使虹鳟、草鱼、狗鱼等人工感染发病，造成淡水鲤科鱼类、特别是中国的金鱼养殖业巨大的经济损失。鲤春病毒症被国际兽疫局（OIE）列为必须申报的疾病，在中国进境动物也被列为必检二类水生动物传染病。

鲤春病毒症病毒（SVCV），属弹状病毒科、水泡病毒属，有囊膜，病毒大小为 180nm×70nm。病毒基因组为线性单股不分段的负链 RNA，长 11019 个核苷酸，主要包含 5 个基因，分别编码核蛋白 N、磷蛋白 P、基质蛋白 M、糖蛋白 G 和 RNA 聚合酶 L。表面糖蛋白 G 由 509 个氨基酸组成，具有信号肽和跨膜区域，是典型的跨膜糖蛋白，位于病毒表面，与细胞上的受体结合，介导病毒的内吞作用。

【传染源】　病鱼、死鱼及带病毒鱼是传染源。病鱼和带病毒鱼经粪便排毒，尿液、精液和鱼卵中也含有病毒。无症状的带毒鱼体能持续数周不断地排出病毒，在低水温时病毒能在被感染的鲤鱼血液中保持 11 周之久，即呈现持续性的病毒血症时期。

【疫源地】　病鱼、死鱼及其带病毒水体。

【传播途径】　主要经水体入鳃和肠道传播，病毒通过鳃进入鱼体，再通过粪、尿排出体外。鱼类寄生虫如鲤虱或水蛭等能从带病毒鱼体中得到病毒，并传播到健康鲤鱼鱼体上。鱼体外伤也是一个重要的传播途径。

【流行特点】　流行于春季，尤其是鲤鱼产卵孵化季节。在春季水温 7℃ 以上时开始发生，水温 13～20℃ 时流行，并且水温 17℃ 左右时最为流行，水温超过 20℃ 时停止。在低水温期，由于鲤鱼免疫力降低，容易大面积流行、暴发。流行取决于鱼群的免疫能力，血清抗体价在 1∶10 以上者都不感染，发病后存活下来的鱼很难再被感染。

【预防要点】　加强综合预防措施，严格执行检疫制度，注意池塘的环境卫生，观察鱼体活动情况，建立监测档案。合理控制养殖密度，发现死鱼及时捞出，检出病鱼后全面扑杀，并进行销毁（焚毁后掩埋）处理，同池养殖鱼类应隔离观察，发病鱼塘严格消毒，以防传染。定期进行水体消毒，以杀灭致病微生物和鲤鱼体表寄生虫，保证水质清新。要为越冬鱼类提供充足营养，以增强鱼体抗病力。利用加热棒加热，保持水温在 20℃ 以上。适时换水、增氧，合理使用增氧机，如晴天中午多开机，以利于水体中有害气体的挥发。对大型的观赏鱼如锦鲤，可采用腹腔注射疫苗来预防。

17. 白斑综合征

是由白斑综合征杆状病毒复合体（WSSV）引起的以感染对虾甲壳内侧出现直径为 0.5~2 毫米大小的白色斑点为主要特征的暴发性水生动物疫病。白斑综合征杆状病毒复合体主要有皮下及造血组织坏死杆状病毒、日本对虾杆状病毒、系统性外胚层和中胚层杆状病毒及白斑杆状病毒等。斑节对虾、日本对虾、中国对虾、南美白对虾等都能因感染而患病，表现为停止摄食，行动迟钝，体弱，弹跳无力，漫游于水面或伏在池边，或在池底不动，病情严重的虾体较软，白色斑点扩大甚至连成片状。有严重者全身都有白斑，有部分虾伴肌肉发白，肠胃也没有食物，空空的，用手挤压甚至能挤出黄色液体，头胸甲很容易剥离。从出现症状到死亡只有 3~5 日的时间，甚至更短。病毒的毒力较强，感染率较高，7 日左右可使虾池中 70% 以上的虾得病，甚至可使全池虾死亡。1992 年首次暴发于中国台湾，在随后的 10 年间，白斑综合征席卷全球，成为全球养殖对虾危害性最大的病毒性水生动物疫病，每年因白斑综合征全球养殖对虾产量减少一半，给世界对虾养殖业造成了不可估量的损失。1993 年以来，白斑综合征在中国沿海养殖区开始流行，几乎在对虾养殖区普遍发生，危害性极大，给对虾养殖业造成严重打击。1995 年，国际兽疫局（OIE）、联合国粮农组织（FAO）以及亚太地区水产养殖发展网络中心（NACA）将其列为需要报告的重要的水生动物病毒性疫病之一。

白斑综合征杆状病毒（WSSV）为杆状的双链 DNA 病毒，其基因组序列为 300 kb 左右，具有双层囊膜，不形成包涵体，病毒粒子呈椭圆形，囊膜外延伸出尾状结构，是迄今为止发现的基因组最大的无脊椎动物病毒。WSSV 对环境的抵抗力不强，紫外线、变性化学试剂、高盐、强酸、强碱、温度等对 WSSV 的感染活性均有不同程度的影响，不同 WSSV 分离株对外界因素影响的敏感性也有所不同。

【传染源】　病虾、死虾及其带病毒虾蟹是传染源。世界上所有的人工养殖对虾种类、大部分野生虾蟹类等都是 WSSV 的感染宿主。

【疫源地】　病虾、死虾及其带病毒水体。

【生物媒介】　甲壳类（蟹虾类和桡足类）、昆虫类中均有其中间宿主和生物媒介。滩涂蟹类是最主要的传播媒介。

【传播途径】 主要经粪－口途径传播，即病虾把带毒的粪便排入水体中，污染了水体或饵料，健康的虾吞食后被感染，或健康的虾吞食病虾、死虾后感染，或使用发病池塘排出的污水而感染等。

【流行特点】 白斑综合征也常引发弧菌病，使病虾死亡更加迅速，死亡率也更大。发病前期水体理化因子变化较大，pH 值在一天中的变化甚至超过 0.5，水体的透明度较小，有机物的耗氧量较大。

【预防要点】 对于发病虾群，应争取早发现、早诊断、早治疗，严格封锁疫区，对污染区进行紧急消毒，切断一些可能的传播途径，防止疫病的流行和蔓延。病死虾要捞出进行销毁处理。做好养殖池塘的清淤、消毒工作，彻底清除池塘内病原体及其媒介生物，选择放养健康无病毒的虾苗。改善养殖环境，养殖用水需经过沉淀、消毒、大量增氧等处理。投喂营养全面的颗粒饲料及非特异性免疫增强剂，提高对虾对 WSSV 的抵抗力。

（二）二类动物疫病

二类动物疫病，是指可造成重大经济损失、需要采取严格控制、扑灭措施，防止扩散的。根据 2008 年 12 月 11 日农业部修订后发布的《一、二、三类动物疫病病种名录》，二类动物疫病共有 77 种。重点介绍影响较大的多种动物共患疫病和人畜共患生物疫病，部分单种的猪、牛、羊、禽病等在"食用动物与生物疫病"章节中作简单介绍。

1. 伪狂犬病

是由伪狂犬病病毒引起的多种家畜、家禽和野生动物的一种急性传染病，以发热、剧痒和急性脑脊髓炎为主要特征。病原体是伪狂犬病病毒，对外界环境的抵抗力较强，在污染的畜舍内或干草上能存活 1 个月以上，在肉中可存活 5 周以上，腌渍 20 日才能将其杀死。病毒在低温条件下能长期存活，但常用消毒药可杀灭。

【传染源】 病畜和带毒动物（特别是猪）是传染源。发病初期病畜的血液、乳汁、脏器和尿中存在大量病毒；后期病毒则存在于中枢神经系统，病畜康复后 20 日内仍能排毒，有的带毒猪可继续排毒 1 年以上。

【疫源地】 病畜和带毒动物的圈舍及周围环境。

【传播途径】 除直接接触感染外，还可通过消化道、呼吸道、皮肤创伤及交配感染。胎儿还可通过胎盘感染。

【流行特点】 多发于冬、春季节，常呈散发或地方流行性。除成年猪外，其他动物的致死率可高达 80～90%。病的发生常与吃食病尸及病畜污染的饲料有关。

【预防要点】　保持猪圈等环境卫生，猪与其他动物应分开饲养，并定期进行消毒；牧场应灭鼠，防止牲畜吃食不明死因动物尸体；发现病畜应及时隔离、急宰，进行化制等无害化处理，不得私自宰杀加工食用。

2. 魏氏梭菌病

是各种家畜感染魏氏梭菌（即产气荚膜梭菌）所致的急性创伤感染性传染病，以在创伤周围形成气性炎性水肿，并急剧向周围蔓延，自创内流出淡红褐色带气泡的液体，有时伴有全身性毒血症症状。病菌是一种厌氧菌，在体内外能形成具有强大抵抗力的芽孢；而病菌的芽孢广泛存在于表层土壤和人畜粪便中。

【传染源】　病畜是主要的传染源。病畜局部水肿液和坏死组织中存在大量病菌，当水肿破溃时，可向外排出，污染环境。

【疫源地】　病畜的圈舍及周围环境。

【传播途径】　主要通过接触含有病原体的污染物，经黏膜或皮肤的创伤而传染。特别是发生组织坏死、出血较重的深部创伤最易感染。也可经口腔和胃肠道的溃疡感染。

【流行特点】　各种家畜均可感染发病，但以马骡及绵羊最易感，猪次之，牛、山羊、狗的易感性较低，牛多发于难产之后，一般呈散发形式。

【预防要点】　保持畜舍环境卫生，及时清除粪便，定期进行消毒；发现病畜应进行化制等无害化处理，不得私自加工食用；皮张经消毒后可利用；被病畜污染的场所、物品应严格消毒。

3. 副结核病

又称副结核性肠炎，是牛羊感染副结核分枝杆菌所致的慢性传染病，以肠壁增厚、形成皱褶、顽固性腹泻、逐渐消瘦为主要特征。病菌对外界的抵抗力较强，在粪便和污染的土壤中可生存数月；但对热比较敏感，加热80℃1~5分钟可杀死病菌；普通消毒药需较长时间才可杀死病菌。

【传染源】　病畜是传染源。病菌主要存在于病畜的肠黏膜和肠系膜淋巴结内，并可随粪便排出。

【疫源地】　病畜的圈舍及周围环境。

【传播途径】　主要通过消化道传播。采食被带菌粪便污染的饲料、饮水和乳汁可引起感染。也可通过子宫传给胎儿。

【流行特点】　牛、羊、骆驼和鹿均易感，但犊牛比成年牛更易感，因潜伏期长、病情发展缓慢，大多要到2~5岁时才发病。饲养的畜群密集、营养不良免疫力低下和高产奶牛发病率高。

【预防要点】　科学合理适度饲养牛羊，畜舍环境保持卫生，定期消毒；犊牛应接种疫苗，以预防副结核菌；对腹泻久治不愈的牛羊应加强检验检疫，查明病情，发现病畜及时淘汰、扑杀，销毁肉尸，并进行无害化处理；人类食用牛奶、羊奶应煮沸消毒后饮用；烹饪牛羊肉菜肴，应煮熟烧透。

多种动物共患病：狂犬病、布鲁氏菌病、炭疽、弓形虫病、棘球蚴病、钩端螺旋体病等详见人畜共患的生物疫病。

牛病：牛结核病、牛传染性鼻气管炎、牛恶性卡他热、牛白血病、牛出血性败血病、牛梨形虫病（牛焦虫病）、牛锥虫病、日本血吸虫病。

绵羊和山羊病：山羊关节炎脑炎、梅地－维斯纳病。

猪病：猪繁殖与呼吸综合征（经典猪蓝耳病）、猪乙型脑炎、猪细小病毒病、猪丹毒、猪肺疫、猪链球菌病、猪传染性萎缩性鼻炎、猪支原体肺炎、旋毛虫病、猪囊尾蚴病、猪圆环病毒病、副猪嗜血杆菌病。

马病：马传染性贫血、马流行性淋巴管炎、马鼻疽、巴贝斯焦虫病、伊氏锥虫病。

禽病：鸡传染性喉气管炎、鸡传染性支气管炎、鸡传染性法氏囊病、马立克氏病、产蛋下降综合征、禽白血病、禽痘、鸭瘟、鸭病毒性肝炎、鸭浆膜炎、小鹅瘟、禽霍乱、鸡白痢、禽伤寒、鸡败血支原体感染、鸡球虫病、低致病性禽流感、禽网状内皮组织增殖症。

兔病：兔病毒性出血病、兔黏液瘤病、野兔热、兔球虫病。

蜜蜂病：美洲幼虫腐臭病、欧洲幼虫腐臭病。

鱼类病：草鱼出血病、传染性脾肾坏死病、锦鲤疱疹病毒病、刺激隐核虫病、淡水鱼细菌性败血症、病毒性神经坏死病、流行性造血器官坏死病、斑点叉尾鮰病毒病、传染性造血器官坏死病、病毒性出血性败血病、流行性溃疡综合症。

甲壳类病：桃拉综合症、黄头病、罗氏沼虾白尾病、对虾杆状病毒病、传染性皮下和造血器官坏死病、传染性肌肉坏死病。

（三）三类动物疫病

三类动物疫病，是指常见多发、可能造成重大经济损失、需要控制和净化的。根据 2008 年 12 月 11 日农业部修订后发布的《一、二、三类动物疫病病种名录》，三类动物疫病有 63 种。重点介绍影响较大的多种动物共患疫病，部分单种的猪、牛、羊、禽病等在"食用动物与生物疫病"中作简单介绍。

多种动物共患病：大肠杆菌病、李氏杆菌病、类鼻疽、放线菌病、肝片吸虫病、丝虫病、附红细胞体病、Q 热等详见人畜共患的生物疫病。

牛病：牛流行热、牛病毒性腹泻/黏膜病、牛生殖器弯曲杆菌病、毛滴虫病、牛皮蝇蛆病。

绵羊和山羊病：肺腺瘤病、传染性脓疱、羊肠毒血症、干酪性淋巴结炎、绵羊疥癣、绵羊地方性流产。

马病：马流行性感冒、马腺疫、马鼻腔肺炎、溃疡性淋巴管炎、马媾疫。

猪病：猪传染性胃肠炎、猪流行性感冒、猪副伤寒、猪密螺旋体痢疾。

禽病：鸡病毒性关节炎、禽传染性脑脊髓炎、传染性鼻炎、禽结核病。

蚕、蜂病：蚕型多角体病、蚕白僵病、蜂螨病、瓦螨病、亮热厉螨病、蜜蜂孢子虫病、白垩病。

犬猫等动物病：水貂阿留申病、水貂病毒性肠炎、犬瘟热、犬细小病毒病、犬传染性肝炎、猫泛白细胞减少症、利什曼病。

鱼类病：鮰类肠败血症、迟缓爱德华氏菌病、小瓜虫病、黏孢子虫病、三代虫病、指环虫病、链球菌病。

甲壳类病：河蟹颤抖病、斑节对虾杆状病毒病。

贝类病：鲍脓疱病、鲍立克次体病、鲍病毒性死亡病、包纳米虫病、折光马尔太虫病、奥尔森派琴虫病。

两栖与爬行类病：鳖腮腺炎病、蛙脑膜炎败血金黄杆菌病。

二、人畜共患的生物疫病

人畜共患的生物疫病是由英文"Zoonosis"单词翻译来的，意思是指由动物传染给人的一些疾病，即"人和脊椎动物由共同病原体引起的，又在流行病学上有关联的疾病"。该病原体既可存在于动物体内，也可存在于人体内，既可由动物传染给人，也可由人传染给动物，是人类和脊椎动物之间自然转移、共同感染的生物疫病。全球已经证实的人畜共患生物疫病约有 200 种，中国约有 130 多种，其中重要的有 87 种：病毒病 27 种，细菌病 20 种，寄生虫病 20 种，立克次体病 10 种，原虫病和真菌病 5 种，其他疾病 5 种。如由病毒引起的口蹄疫、SARS、狂犬病、流行性出血热、流行性乙型脑炎、森林脑炎、高致病性禽流感、甲型（H1N1）流感、登革热、新城疫等；由细菌引起的鼠疫、炭疽、布鲁氏菌病、钩端螺旋体病、猪链球菌病、野兔热、沙门氏菌病、结核病、李氏杆菌病、弯曲菌病、莱姆病等；由寄生虫引起的棘球蚴病、囊虫病、旋毛虫病、弓形虫病、肝吸虫病、丝虫病等；由真菌引起的念珠菌病、隐球菌病、组织胞浆菌病等。

人类的生物疫病与动物有着密切的关系。据美国社会史学家麦克尼尔的研究：人类与狗共患的疾病有 65 种，与牛共患的疾病有 50 种，与羊共患的疾病有 46 种，与猪共患的疾病有 42 种，与马共患的疾病有 35 种，与家禽共患的疾病有 26 种。由于这些动物都是人类祖先在原始农耕时期从野生动物中选择驯化养殖的，而那时的人类与动物的距离很近，可以说是生活起居在一起的。于是寄生在这些动物身上的各种各样的致病菌、病毒和有害的微小生物就有机会传播到人类身上，致病的动物也会把各种病原体传染给人类，引发人类感染致病。如人类的天花和肺结核来自于牛，麻风病来自于水牛，普通的感冒最早则来自于马，这些与人类最亲近的动物成为致病菌、病毒的寄生宿主和中间载体，成为人畜共患生物疫病的传染源。

2009 年 1 月 19 日，根据《中华人民共和国动物防疫法》有关规定，农业部会同卫生部组织制定了《人畜共患传染病名录》，共有 26 种人畜共患传染病列入名录：牛海绵状脑病、高致病性禽流感、狂犬病、炭疽、布鲁氏菌病、弓形虫病、棘球蚴病、钩端螺旋体病、沙门氏菌病、牛结核病、日本血吸虫病、猪乙型脑炎、猪 II 型链球菌病、旋毛虫病、猪囊尾蚴病、马鼻疽、野兔热、大肠杆菌病（O157：H7）、李氏杆菌病、类鼻疽、放线菌病、肝片吸虫病、丝虫病、Q 热、禽结核病、利什曼病。

人畜共患生物疫病对人类和畜禽饲养构成严重威胁，有时还会造成巨大的生物灾害。这类生物疫病不易彻底消灭，常常经动物的肉、乳、毛皮、粪、尿和昆虫叮咬等多种途径传播，造成疫病的扩散和流行。所以，人畜共患生物疫病多数以动物作为传染源，直接接触动物而感染，或间接接触动物污染物而感染，或通过节肢动物叮咬而感染。下列的人畜共患的生物疫病，虽只是其中的一小部分，但流行较广、对人类身体健康的危害很大。在介绍的 37 种人畜共患的生物疫病中，一类动物疫病 2 种，二类动物疫病 15 种，三类动物疫病 12 种。由此可见，多种动物共患的动物疫病，人类大都亦难以幸免。

1. 牛海绵状脑病（BSE）

又称疯牛病，是成年牛的一种致命性神经系统性疾病，是由朊病毒蛋白引起的一种亚急性海绵状脑病，在中国列为一类动物疫病，以精神状态病变（恐惧、易怒和神经质）、姿势和运动异常（肢体共济失调、颤抖和跌倒）、感觉异常（触觉和听觉减退）为特征。1985 年 4 月，在英国的阿什福特农场首先发现可疑病例，1986 年 11 月确诊为牛海绵状

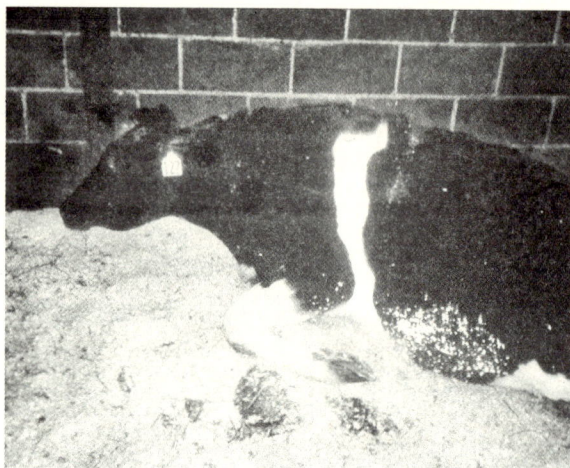

一头已感染牛海绵状脑病的母牛（来源 维基百科）

脑病（BSE），至今已扑杀17万多头病牛，英国政府为此向牛的主人补偿达1.3亿多英镑。此后，欧洲、美洲和亚洲的许多国家和地区相继发现牛海绵状脑病（BSE）。2001年8月6日，日本千叶县发现1头患有疯牛病的奶牛。11月21日在北海道又发现第2例疯牛病，为此对用肉骨粉喂养的5129头牛全部进行屠宰焚烧处理。2003年12月23日，美国发现第1例疯牛病，为此采取紧急措施追回可能染病的4.5吨牛肉，许多国家也都禁止进口美国牛肉。中国境内从未发生过牛海绵状脑病（BSE）。

克－雅氏症（CJD）是一种朊病毒引起的人类传染性海绵状脑病。朊病毒侵入人的大脑皮层后，首先出现记忆力衰退、反应迟钝，后大脑发展成海绵状病变而死亡。因是克、雅两人于1957年在巴布亚新几内亚一个原始部落中发现，故名。其病因与此部落在祭奠死者时有食其尸体的不良习俗有关。自20世纪70年代以来，美国陆续有患者死亡。

1996年，在英国又发现类似疯牛病的新型克－雅氏症（vCJD），并高度怀疑可能是食用了染病牛只所制成的肉品食物，因为在病患者的大脑组织中，发现了与疯牛病极为相似的脑组织空洞化的现象，但科学家还没有寻找到最直接的证据。人感染上类似于疯牛病的新型克－雅氏症（vCJD），可破坏中枢神经系统，使其脑灰白质部发生海绵状变性，死亡率很高。从1995年到2000年10月，英国发现新型患克－雅氏症（vCJD）的病人有90多例，平均每年约发现15例病人，累计有86人死亡，另有8人被怀疑感染了这种病。为此，英国政府扑杀、烧毁了17.6万多头病牛，并向所有疯牛病受害者家庭分别支付2.5万英镑（约合3.6万美元）的先期赔偿金，以暂缓受害者家庭所面临的经济困难。2003年3月25日，日本政府宣布将向20名患有新型克－雅氏症

（vCJD）的病人支付 1.62 亿日元（1 美元约合 131 日元）的赔偿金。起因是从 1973～1999 年，日本的卫生部门一直允许从德国进口被疯牛病致病因子污染的脑脊膜，而这些病人在手术中被移植了受染脑脊膜。

病原体为痒病样纤维（SAF），源自于正常宿主的编码蛋白发生折迭错误，形成一种具奇特性质的朊病毒蛋白（prp），其大小似病毒，可通过细菌滤器，但对理化因素如热、电离和紫外线等具有很强的抵抗力，人类和动物的机体对牛海绵状脑病

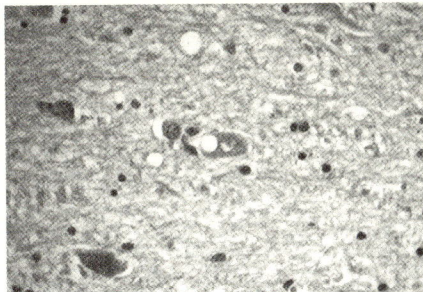

新型克－雅氏症（vCJD）患者大脑的病理切片

（BSE）也不产生免疫应答。尤其是病畜脑组织中的病原体能耐高温 121℃ 30 分钟以上和福尔马林等消毒药，一旦感染上，无法消除。1982 年，美国加州大学旧金山大学分校的动物病毒学家普鲁西纳（S. B. Prusiner，1942～）分离出一种导致大脑神经痴呆的可疑蛋白质，称之为"朊病毒"，经过 10 多年的不懈研究，终于发现这种新的致病因子正是人和动物传染性海绵状脑病的元凶，因而获得 1997 年诺贝尔生理或医学奖。

【传染源】 病畜尤其是病牛、病羊是主要的传染源。病畜的大脑及神经组织、内脏、胎盘和血液中含有大量的病原体。

【疫源地】 病畜的圈舍及周围环境。

【传播途径】 主要通过消化道传播。含有被痒病病原因子污染的反刍动物的肉骨粉是传播媒介。在 20 世纪 70 年代后期，动物肉骨粉的炼制过程，导致了变性蛋白质的感染和羊瘙痒病因子的存活，给牛饲喂这样的动物肉骨粉而将羊瘙痒病因子传播给了牛。人通过摄食用病牛的脑及神经组织、内脏、胎盘和血液等制成的肉类食物，有可能感染上类似于疯牛病的克－雅氏症。

【人群易感性】 人群有一定的易感性。因本病的潜伏期长，人类感染致病的机理目前尚不清楚，也无可靠有效的药物和疫苗进行防治。

【主要病症】 潜伏期 2～8 年，主要表现为焦虑、压抑、行为畏缩等精神异常和其他神经学异常的行为改变。病患者在数周或数月内发生进行性的小脑综合征，有健忘、记忆减退等症状，晚期出现痴呆和阵发性肌痉挛。少数可发生肢端和面部感觉迟钝。

【预防要点】 建立长期的严密监测和强制性疫情报告制度，加强进口牲畜的隔离检疫，将疯牛病阻在国门外；一旦发生疫情，扑杀病牛

及其后代，以及疫点的所有牛群，要严格执行封锁、隔离、扑杀、销毁等无害化处理综合措施；加强市场监管，严禁疑似病畜的脑及神经组织、内脏、胎盘和血液等上市销售；烹饪牛羊肉菜肴应购买经过检疫合格的肉类及制品，以避免感染。

2. 甲型流行性感冒（高致病性禽流感、猪流感）

简称甲型流感，是由甲型流行性感冒病毒引起的人畜共患的急性呼吸道传染病，以发热、咳嗽、全身衰弱无力，呈现不同程度的呼吸道炎症为主要特征。流感的传染性很强，传播迅速，发病率高，常呈流行性或大流行性。一般小流行 2~3 年 1 次，大流行 10~15 年 1 次。流感病毒分为甲、乙、丙 3 型，甲型不稳定，易发生变异或重组，现已确定有 20 多个亚型，可引起猪流感、禽流感等；乙、丙型只感染人类，而且较稳定，很少发生变异。甲型流感病毒自 1918 年以来已发生了甲 0、甲 1、甲 2、甲 3 与新甲 1 型 5 次大变异。1977 年在中国东北地区首先出现新甲 1 型（H1N1），为 H 与 N 大变异，但仅引起在青少年中的流行。

动物流感中以禽流行性感冒（高致病性禽流感）的 H5N1 最为致命，鸡群的发病率和死亡率都可高达 100%，在中国列为一类动物疫病；马流行性感冒列为三类动物疫病。2009 年 5 月 7 日，农业部发布公告，对猪感染甲型 H1N1 流感并发生疫情，将采取一类动物疫病的预防控制措施。流感病毒对低温的抵抗力较强，在 4℃ 可存活 1 个多月，在 −20℃ 以下可存活数月；但不耐热，在 60℃ 10 分钟、70℃ 数分钟即可灭活。

【传染源】流感病毒的宿主是可以转移的，即从野禽→家畜（禽）→人，也可从人→家畜（禽）→野禽，这对人畜都具危害性，应引起高度的重视。病畜禽和病人是主要的传染源，康复者和隐性感染者，在一定时间内也能带毒排毒。

【疫源地】 病禽（畜）的圈舍和病人的住所及周围环境。

【传播途径】 流感病毒主要存在于呼吸道黏膜细胞内，随呼吸道分泌物排出，以空气飞沫经呼吸道而传播。

【人群易感性】 人类除新生儿外，普遍易感。以 5~20 岁者发病较多。流行有一定的季节性，温带主要发生于秋冬季和春季，热带则无明显的季节性。

【主要病症】 潜伏期 1~2 日，患者突然发病，高烧、畏寒、头痛、肌痛，流泪，干咳、喷嚏、流鼻涕，有时衰弱等。一般 2~7 日后康复，老年人康复较慢。常见的并发症为支气管炎和支气管肺炎等细菌性感染。

【预防要点】 病禽（畜）确诊为高致病性禽流感、猪流感的应扑杀，尸体、畜禽产品、饲料等全部烧毁，畜禽肉不得私自宰杀加工食用；饲养场地、圈舍、食槽及用具等要严格消毒；流行期间，应加强市场监管和检疫，严防病死畜禽流入市场；烹饪畜禽菜肴，应充分煮熟烧透，以避免可能发生的感染。

3. 狂犬病

俗称疯狗病，亦称恐水症，是由狂犬病病毒引起的一种人畜共患的急性传染病。主要侵害中枢神经系统，动物表现为食欲不振、看见水就恐惧、狂叫、痉挛，碰到人畜就咬，最后发生全身麻痹而死亡。人类表现为精神失常、恶心、流涎、看见水就恐怖、肌肉痉挛，最后全身瘫痪而死。全世界每年有100多万人被狂犬病动物咬伤，狂犬病在中国法定的传染病死亡数和病死率中双双名列首位，已列为二类动物疫病。

病毒对外界环境的抵抗力不强，加热56℃15分钟、煮沸2分钟即可灭活；常用消毒药也可杀灭病毒。

【传染源】 野生动物（狼、狐、貉、臭鼬和蝙蝠等）是狂犬病病毒的主要自然储存宿主，野生啮齿动物（野鼠、松鼠等）是危险的疫源，病犬和猫是使人感染的主要传染源。

【疫源地】 病犬和带毒动物的圈舍及周围环境。

【传播途径】 病毒存在于患病动物的脑组织、脊髓、唾液腺和唾液之中，经咬伤、呼吸道、消化道和胎盘而传染。

【人群易感性】 部分人群易感。温暖季节发病较多。以青年和儿童较多见，男性多于女性。

【主要病症】 人类患病症状详见人类流行的乙类传染病之（9）。

【预防要点】 发现病犬或病畜要立即扑杀，不宜治疗；人被犬或可疑动物咬伤，须彻底处理伤口，立即进行狂犬病疫苗接种；病死犬（畜）或疑似狂犬病死亡的畜尸必须销毁，严禁剥皮食肉。

4. 炭　疽

是各种家畜、野生动物感染炭疽杆菌所致的一种急性败血性传染病，也是一种自然疫源性疾病。以突然发病，高热，呼吸困难，黏膜呈蓝紫色，濒死期自天然孔流出少量不易凝固的暗红色血液等为主要特征。人也能感染发病。动物炭疽遍布全球，尤以南美洲、亚洲和非洲等牧区较多见，呈地方性流行。中国贵州、广西、青海、云南、内蒙等地偶有发生，已列为二类动物疫病。炭疽芽胞具有强大的抵抗力，需煮沸15分钟才能杀死芽胞；但普通消毒药对炭疽杆菌有杀灭作用。

【传染源】病畜的分泌物和排泄物、临死前流出的血液中含有大量炭疽杆菌，故病畜是危险的传染源。若尸体处理不当，任意剥皮、分割、剖检或浅埋时，最易形成炭疽芽胞，如果污染土壤、牧地和水源，就可成为持久的疫源区。猪、牛、羊、马、犬、骆驼、鹿和其他肉食兽等都可感染炭疽，成为人类炭疽的主要传染源。

【疫源地】 病畜的圈舍及周围环境。

【传播途径】 主要通过消化道感染，也可经呼吸道或吸血昆虫（尤其是虻类）的叮咬经皮肤感染。炭疽传播给人类的途径较复杂，详见人类流行的传染病之（14）。

【人群易感性】及【主要病症】 详见人类流行的乙类传染病之（12）。

【预防要点】 因患病动物宰前鉴定较困难，应加强宰后检疫。一旦发现应立即上报疫情，封锁现场及可疑场所；确诊病畜、病死畜及疑似病畜，包括胴体、内脏、皮毛、血液等必须全部销毁；病畜的粪便、饲料及污染物应焚毁；病畜的圈舍、经过场所、屠宰场地及设备等应彻底消毒；与病畜及畜肉接触人员应进行严格的卫生防护处理，工作服及胶靴等应立刻消毒；加强疫点及周边的肉类市场检疫，严禁病畜肉或未经检疫的畜肉流入市场，以确保市场供应的肉类产品安全；疫情发生期间，周边的饭店、餐馆和家庭烹饪各种畜肉菜肴，应以高温炖煮为主，以避免可能发生的感染；对误食炭疽病死畜禽肉的人群用抗菌素预防性治疗和14天的医学观察。

5. 布鲁氏菌病

是由布鲁氏菌引起的人畜共患的慢性传染病，也是一种自然疫源性疾病，动物以生殖系统发炎、流产、不孕、睾丸炎、关节炎等为特征；人类则表现为波浪热，多汗，关节痛，神经痛和肝、脾肿大等症状。中国早在公元708年已有本病的记载。1886年，英国军医布鲁斯（D. Bruce，1855～1931）证实布鲁氏菌是马耳他热（布鲁氏菌病）的原因。国际上将布鲁氏菌属分为6个生物种，20个生物型。6个生物种即羊布鲁氏菌、猪布鲁氏菌、牛布鲁氏菌、沙林鼠布鲁氏菌、绵羊布鲁氏菌和犬布鲁氏菌。各型菌形态上无任何区别，但致病力却不同。

布鲁氏菌病在世界各地都有发生，在中国河北、辽宁、河南等地偶有发生，现已列为乙类传染病和二类动物疫病。病菌对外界环境的抵抗力较强，在自然条件下的土壤和水中可存活1～4个月，在病畜的分泌物、排泄物中可存活4个月，皮毛上可存活1～4个月，在肉、乳类食品中能存活2个月左右；但对热敏感，加热70℃5分钟、煮沸即可杀死病菌。常用消毒药也可在数分钟内杀死病菌。

【传染源】哺乳动物、爬虫类、鱼类、两栖类、鸟类、啮齿动物和昆虫等60多种动物对布鲁氏菌均有不同程度的易感性，或带菌而成为天然宿主。人类布鲁氏菌病的传染源主要是受感染的羊、牛、猪，其次是骆驼、马、犬、鹿及野生动物等。病畜的分泌物、排泄物、流产物及乳汁中含有大量的病菌，是人类最危险的传染源。

【疫源地】　主要是病畜的圈舍及周围环境。

【传播途径】　病原体主要存在于传染源的体内、分泌物或排泄物中，随乳汁、精液、脓汁及流产胎儿、胎衣、羊水、子宫和阴部分泌物等排出体外，污染饲料、饮水、草原、环境、土壤、用具等，经消化道、呼吸道、皮肤、黏膜、眼结膜或经交配传染。吸血昆虫（蜱）可成为传播媒介。人类的感染途径与动物基本相同，主要经皮肤黏膜接触传染及食用被病菌污染的乳汁、肉类、内脏及水源，也可经呼吸道吸入病菌污染环境形成的气溶胶而传染。

【人群易感性】　人群普遍易感。患病有明显的职业性，皮毛工、制革工、牧工、屠宰工、肉食品加工者及兽医的感染率较高，儿童和老人的易感性较低。

【主要病症】　详见人类流行的乙类传染病之（21）。

【预防要点】　对牧区、乳品厂和屠宰厂的牲畜应定期卫生检查；日常饲养牲畜和接触病畜须做好个人防护；确诊或疑似的病畜禽应及时扑杀，流产胎儿、胎盘、羊水及内脏、分泌物、排泄物等应销毁（焚毁后掩埋），不得私自宰杀加工食用；疫点周边应加强肉市监管和检疫，严防病畜禽流入市场；烹饪畜禽菜肴，应充分煮熟烧透，饮用牛乳必须煮沸消毒，不要生饮或未煮沸饮用，以避免可能发生的感染。

6. 弓形虫病

是由刚地弓形虫引起的人畜共患生物疫病，在人、畜及野生动物中广泛传播，在中国列为二类动物疫病。人感染弓形虫多为隐性感染，免疫功能低下者可引起严重感染和周身播散；猪只感染弓形虫，常可引起整个猪群发病，死亡率可高达80%以上。弓形虫的发育过程需要2个宿主，中间宿主为哺乳动物（包括人类）及鸟类、爬行类和鱼类，在体内的肠外或各脏器组织内进行无性繁殖；终宿主为猫科动物，在猫体内的小肠上皮细胞内进行裂体增殖和配子生殖（无性及有性生殖），最后形成卵囊，随猫粪排出体外，卵囊在外界环境中，经过孢子增殖发育为含有2个孢子囊的感染性卵囊。据试验，猪肉需加热66℃10分钟或−20℃以下冷冻24小时，可杀死弓形虫的包囊。

【传染源】　有200多种哺乳类、鸟类、爬行类、鱼类动物以及人类都可以成为传染源，其中猫及猫科动物是最重要的传染源。猪、羊、狗、鼠等动物也是重要传染源，因其肉、内脏、渗出物、排泄物和乳汁中含有包囊。如猪肉菜肴的烹饪温度低于66℃或烹饪时间过短以及冷冻温度不到−20℃，猪肉中含有的包囊可全部存活，食入后就会引起感染。

【疫源地】 主要是猫及猫科动物的活动环境。

【传播途径】 主要通过消化道传播，生饮、生食被卵囊污染的水、食物，或含有包囊的肉、蛋、奶等即可受到感染；苍蝇、蟑螂等可作为机械携带的媒介；与患病动物密切接触，可经黏膜和损伤的皮肤受到感染；人类和动物均可通过胎盘传染给胎儿。

【人群易感性】 人群普遍易感。接触猫、猪等动物机会多的人群（饲养、屠宰、兽医等）易感性高。免疫功能低下者如胎儿、老年人、肿瘤患者、艾滋病患者等易感性更高。成人获得性弓形虫病，多属无症状的隐匿型或周围淋巴结病为主的良性型，大多能自愈，一次感染后可获得终身免疫。

【主要病症】 人类感染有先天和后天获得性弓形虫病。①先天性：与孕妇的孕期有关，妊娠3个月内感染的胎儿症状较重，常出现流产和死胎；妊娠中、晚期感染的胎儿，以脑损伤（神经运动障碍、脑积水、脑畸形、脑膜脑炎等）和眼损伤（视网膜脉络膜炎、眼肌麻痹、白内障等）；此外，还有小眼、腭裂、脊柱裂等先天畸形，也可导致新生儿死亡；②后天获得性：与免疫功能低下有关，免疫功能缺乏者如艾滋病、恶性肿瘤患者病情较重，往往伴有全身症状（高热、谵妄、头痛、呕吐、肌痛、关节痛、肝脾肿大等）；局部症状以颈部、腋窝、腹股沟淋巴结炎最常见。精神神经症状有脑炎、脑膜脑炎、癫痫等；眼部症状有脉络膜炎、虹膜睫状体炎、视神经萎缩等。此外，还可引起心肌炎、心包炎、肺炎、肝炎、多发性肌炎等。

【预防要点】 猪场等养殖场应开展灭鼠活动，严禁养猫；养殖动物应严防粪便（尤其是猫粪）污染水源、饲料、饲草或食物，禁用未煮熟的屠宰废弃物作为动物饲料；饲养猫、犬等宠物应避免密切接触，如有接触应洗手消毒；动物饲养、屠宰、兽医等人员应做好个人防护；病畜等动物应化制处理，皮张经消毒后可以利用；不生食或未煮熟的肉、蛋、奶等食物；养成个人良好的卫生习惯，饭前便后要洗手；怀孕妇女应禁止接触动物，特别是猫、狗等宠物，严禁生饮、生食一切食物和水，以避免感染胎儿。

7. 棘球蚴病

又名包虫病，是人类和家畜感染寄生在犬、狼、狐小肠内的细粒棘球绦虫的幼虫所致的人畜共患寄生虫病之一，在中国列为丙类传染病和二类动物疫病。棘球蚴寄生在猪、牛、羊、骆驼等家畜和人类的肝、肺和其他脏器内。本病主要发生在牧区，对牧区的人畜危害较大。

【传染源】 犬、野犬、狼和狐是终宿主和主要传染源。

【疫源地】　主要是犬、狼、狐等动物的活动环境。

【传播途径】　主要通过消化道传播。猪、牛、羊等家畜在采食时吃到犬、狼、狐等肉食动物排出的棘球绦虫虫卵或孕节片，卵内的六钩蚴从消化道逸出，钻入肠壁，随血流或淋巴散布到体内各处，缓慢地生长，发育成棘球蚴。人主要因饮食被虫卵污染的食物和水而感染。

【人群易感性】及【主要病症】　见人类流行的丙类传染病之（8）。

【预防要点】　养殖场应严格管理家犬，定期驱虫，保持畜舍、饲草料和饮水卫生，以防被犬粪污染；病畜感染严重，胴体消瘦的，应作化制处理；不得私自宰杀加工食用；饲养人员接触犬及病畜应做好个人防护，严禁儿童接触犬及病畜，一旦接触过要立即洗手；疫区民众烹饪畜肉菜肴，应充分煮熟烧透，以避免可能发生的感染。

8. 钩端螺旋体病

是由各型致病型钩端螺旋体所引起的人畜共患的急性传染病，以热带和亚热带地区流行严重。各种家畜和人都可感染，动物感染后大多数无明显症状，急性发作的呈现短期发热、贫血、黄疸、血红蛋白尿、黏膜及皮肤坏死等症状。钩端螺旋体的菌型很多，且各种不同型的菌体致病性也不同。

钩端螺旋体病在世界各地都有发生，在中国除西北地区外，其余地区均有存在和流行，现已列为乙类传染病和二类动物疫病。病原体耐寒，在水和潮湿土壤中可存活数周至数月；但不耐干燥，在干燥环境中数分钟即可死亡；加热 $50 \sim 55 ℃$ 经 30 分钟可杀灭；常用消毒药也可灭活。

【传染源】　很多动物都可成为钩端螺旋体病的传染源，尤以鼠类和家畜为最大。由于鼠类种群繁多、数量大、分布广、繁殖力强、带菌率高、排菌时间长，并通过尿污染水或饲料、食物，引起家畜或人的感染致病。猪、牛、马、犬、猫和梅花鹿等动物也是钩端螺旋体病的重要传染源。特别是猪，不但数量多、分布广，且带菌率高，排菌量大，当前猪粪、猪尿又是广大农村的主要肥源，因而极易造成钩端螺旋体的传播。

【疫源地】　病畜的圈舍和鼠类的活动环境。

【动物宿主】　蛇、鸡、鸭、鹅、蛙、兔等动物有可能是钩端螺旋体的储存宿主。

【传播途径】　主要经损伤的皮肤、黏膜及消化道感染。接触被污染的疫水，饮食受污染的食物和生水，都可引起感染。鼠类还可经交配感染。有数种吸虫节肢动物如蜱和螨（毒刺蛎螨）也可经吸血叮咬传播钩端螺旋体病。患病孕妇也可通过胎盘、羊水、脐带血、乳汁等感染胎儿和新生儿。

【人群易感性】、【主要病症】和【预防要点】　详见人类流行的乙类传染病之（24）。

9. 沙门氏菌病

又称副伤寒，由沙门氏菌属中的不同血清型感染各种动物和人而引起胃肠炎、伤寒、败血症及肠外灶性感染等多种症候群的一类人畜共患的生物疫病的总称。沙门氏菌对人类和畜禽，尤其是幼畜、雏禽危害甚大，成年畜禽多呈慢性或隐性感染，可引起猪沙门氏菌病、马沙门氏菌病、牛沙门氏菌病、羊沙门氏菌病、禽沙门氏菌病等。沙门氏菌病流行于世界各国。目前，已知沙门氏菌属有 58 种 O 抗原、54 种 H 抗原，个别菌还有 Vi 抗原，包括近 2000 多个血清型。在中国已发现有 161 种血清型，其中导致人类发病的以鼠伤寒杆菌、肠炎杆菌及猪霍乱沙门菌最为常见。中国已将禽伤寒列为二类动物疫病，猪副伤寒列为三类动物疫病。

沙门氏菌为短杆菌，长 1～3 微米，宽 0.5～0.6 微米，两端钝圆，不形成荚膜和芽孢，具有鞭毛，有运动性，为革兰氏阴性菌。病菌对外界抵抗力较强，在干燥的沙土可生存活 2～3 个月，在干燥的排泄物中可存活 4 年以上。在含 29% 食盐的腌肉中，在 6～12℃ 的条件下，可存活 4～8 个月。加热 60℃60 分钟、70℃20 分钟、75℃5 分钟可杀死。在 0.1% 升汞浴液、0.2% 甲醛溶液、3% 石炭酸溶液中 15～20 分钟可被杀死。

【传染源】　患病、带菌动物、保存宿主和患者均是传染源。主要是猪、牛、羊、鸡、鸭等病畜禽和病人排出的粪便带菌。鸡、火鸡和珍珠鸡等均易感，鸭、鹅、鸽、鹌鹑、麻雀等也可被感染。

【疫源地】　病畜禽的圈舍和病人的活动环境。

【动物宿主】　野生动物如啮齿类、狼及鸟类均可是保存宿主。

【传播途径】　经口感染是最重要的传播途径，主要是通过摄入被沙门氏菌污染的食物（肉、蛋、蔬菜等）或饮料（牛奶、果汁）而传播；野禽、野生动物及各种家禽、家畜在喂养、运输、屠宰、加工处理等过程中均存在被污染的机会；肉类及内脏等也可在贮藏、市场出售、厨房加工等过程中通过各种用具直接或间接污染；乳类及其制品（如冰淇淋）、袋装熟食等也会受到沙门氏菌的污染。污水灌溉、生熟不分是散发或家庭内流行最常见的原因，贫穷落后地区常因水源污染而造成暴发流行。人与人的直接传播常以护理人员的手、医疗器械为媒介，是医院内感染或幼托机构中暴发流行的主要原因。苍蝇、蟑螂、家鼠也可机械地携带病菌传播。

【流行特点】　一年四季均可发病，发病高峰主要在 7 ~ 11 月。因为此时正值夏秋季节，天气炎热，食物易被沙门氏菌污染；人们在夏天喜冷饮、冷食，胃肠道屏障功能减弱；而且夏秋季节蚊蝇多，污染食品机会也多。发病通常有不洁饮食史，尤其是动物源性食物，如肉类、动物内脏、蛋类、乳类及其制品等，往往同席多人或集体食堂中多人发病。

【人群易感性】　人群普遍易感。正常情况下，人体摄入少量沙门氏菌，可以通过免疫系统以及胃肠道防御机制抵抗沙门氏菌感染。发病与下列因素有关：①婴幼儿因缺乏肠道分泌型免疫球蛋白（sIgA）而成为最易感群体，其次是体弱者和高龄老人等群体；②免疫力低下，特别是免疫缺陷者不仅易感染，还可导致败血症。白血病、淋巴瘤、艾滋病、痢疾、镰刀细胞性贫血及肝硬化等患者感染率高，且感染后病情多较重；③暴饮暴食、酗酒、胃切除术后及服用抗酸剂、抗蠕动药、抗微生物药的群体，均可增加易感性。

【主要病症】　临床表现多种多样，按主要病症可分为肠炎型、伤寒型、败血症型、局部化脓性感染和鼠伤寒沙门氏菌感染等 5 种类型：①肠炎型（即食物中毒）最为常见，潜伏期 8 ~ 24 小时。患者因食用不洁食物后突然起病，常伴有恶寒、发热，同时出现腹绞痛、气胀、恶心、呕吐等症状。继而发生腹泻，一天数次至十数次或更多，如水样、深黄色或带绿色，有些有恶臭。粪便中常混有未消化食物及少量黏液，偶带脓血，少数患者还可有里急后重；②伤寒型可引起类似伤寒的临床表现，症状一般较伤寒轻，长期发热，伴肠道症状，腹泻较多，容易复发，病程大多仅 1 ~ 3 周；③败血症型沙门氏菌感染引起败血症的机会在正常免疫功能的人群中不到 10%，而艾滋病可高达 45%，这种病人往往原来就有一些基础慢性疾病，预后差；④沙门氏菌感染还可引起局部化脓性感染。此类病人往往无胃肠炎或全身症状，临床上容易误诊及延误治疗；⑤鼠伤寒沙门氏菌感染，以腹泻、高热、脓血便多见；偶有呈霍乱样暴发性胃肠炎型者，患者常因剧烈呕吐和腹泻，出现严重脱水、电解质紊乱、肌肉痉挛、尿少或尿闭。如抢救不及时，可于短期内因急性肾功能衰竭或周围循环衰竭而死亡。

【预防要点】　①严格控制传染源。对急性期病人采取隔离，恢复期病人或慢性带菌者应暂时调离饮食或幼托工作。病人和病畜（禽）的排泄物应彻底消毒，病畜（禽）无治疗价值的应及时淘汰。病死畜（禽）应作化制处理。农村地区要注意保护人畜的水源；②切断传播途径，保护易感者。要避免饲养的家畜（禽）感染沙门氏菌，注意避免饲料受污染。检疫部门要加强对牲畜屠宰的卫生检疫，牲畜屠宰全过程要严格遵守卫生操作规程，以避免细菌污染肉类。在肉类、牛奶等加工、运输、贮藏过程中必须注意清洁、消毒。加强饮食、饮水卫生和食品管理，包括炊具、食具必须经常清洗、消毒，生熟食要分容器，切割时要分刀、分板。不喝生水，不食病畜（禽）的肉及内脏，冷拌菜原料要注意消毒灭菌，烹饪肉类菜肴应煮熟煮透。

10. 牛结核病与禽结核病

是由结核分枝杆菌引起的一种具有强烈传染性的人畜共患的慢性消耗性生物疫病，以多种组织器官病变形成结核结节性肉芽肿，继而结节中心干酪样坏死或钙化为主要特征。病原体主要有结核分枝杆菌、牛分枝杆菌和禽分枝杆菌，这3种分枝杆菌均可感染人畜，但禽分枝杆菌致人感染很少见。牛分枝杆菌在临床上很难与人结核分枝杆菌区分开，因为这两种结核分枝杆菌的99%的DNA序列相同。

结核病是古老的传染病，在世界各地都有发生。1921年卡介苗的问世和随后的抗结核药物发明，大大降低了结核病的发病率和病死率；20世纪80年代随着艾滋病的蔓延，结核病又有回升趋势。1998年，英国发现740例牛肺结核病；1999年又发现874例，2000年1～9月又发现745例；为抑制牛肺结核病的蔓延，共屠宰了11 000多头牛，并加强了对牛肺结核的检测。2001年，中国广州从美

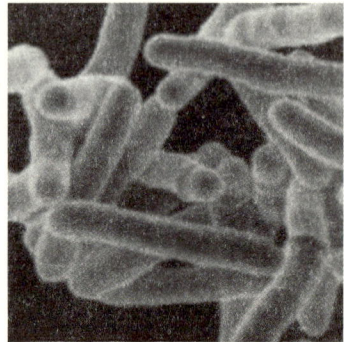

结核分枝杆菌

国进口140头奶牛，检查发现有18头奶牛患有结核病、副结核病。人感染禽结核病较少见，尚未引起重视。1947年美国报道了第一例人的禽结核病。随后，又有多例人感染禽结核病的报道。但在艾滋病的患者中感染禽结核分枝杆菌是很普遍的。在中国肺结核列为丙类传染病，其发病数和死亡数居法定传染病的前3位；牛结核病列为二类动物疫病，禽结核病列为三类动物疫病。

结核分枝杆菌对低温耐受力强，冷冻18个月仍能存活；但不耐湿热，65℃30分钟、70℃10分钟、85℃5分钟、95℃1分钟可杀死；紫外线及常用消毒药也可杀死病菌。禽结核杆菌属于抗酸菌类，病菌对外界环境的抵抗力很强，特别对干燥的抵抗力尤为强大，在干燥的分泌物中能够数月不死；在土壤和粪便中的病菌能够生存7～12个月；对热、紫外线较敏感，60℃30分钟死亡；对化学消毒药物抵抗力较强，对低浓度的结晶紫和孔雀绿有抵抗力。

【传染源】 病畜（禽）和开放型肺结核病人是主要传染源。结核

杆菌可侵害多种动物，人亦较为敏感。家畜中以牛最易感染，特别是奶牛。病畜是牛分枝杆菌的主要传染源，可由呼出的气体、唾液、鼻液、痰液、粪、尿、精液、乳汁和阴道分泌物排菌和污染周围环境。禽结核杆菌在土壤中可生存并保持毒力达数年之久，感染结核病的鸡群即使被全部淘汰，其场舍也可能成为长期的传染源。尤其是开放性结核病的幼龄鸡，其肺空洞形成，气管和肠道的溃疡性结核病变，可排出大量禽分枝杆菌，是结核病的重要传染源。

【疫源地】　病畜（禽）的牧场、圈舍和开放型病人的住所及周围环境。

【传播途径】　主要通过呼吸道和消化道感染，也可通过胎盘或生殖道传播，带菌的痰液、粪尿、乳汁和生殖道分泌物均可传播或污染周围的环境。其中经呼吸道传染的威胁最大。人类多因牛分支杆菌或结核分支杆菌感染而致病，其感染途径主要是食入未经检疫的畜产品，尤其是饮用未经巴氏消毒或煮沸的患有结核病牛的奶而经消化道感染，特别是幼儿感染牛分支杆菌者最多。经常与患结核病牛接触的人员（畜牧兽医工作者，挤奶人员，饲养人员等）亦可因病畜咳嗽经呼吸道感染。病禽分泌物、粪便中的分枝杆菌污染周围环境，如土壤、垫草、用具、禽舍以及饲料、水，被健康禽摄食后，即可发生感染。病禽与其他哺乳动物（如牛、猪、羊等）一起饲养，也可传染给其他哺乳动物。野禽患病后可把结核病传播给健康家禽。人也可机械的把分枝杆菌带到一个无病的鸡舍。

【流行特点】　牛结核病可侵害多种动物，人亦较为敏感。家畜以奶牛中流行较严重。多为散发，无明显的季节性和地区性。舍饲牛发生较多。牛舍拥挤、阴暗、潮湿、饲养不良等，均可促使结核病的发生与传播。所有的鸟类都可被禽分枝杆菌感染，家禽中以鸡最敏感，火鸡、鸭、鹅和鸽子也都可患结核病，但都不严重，其他鸟类如麻雀、乌鸦、孔雀和猫头鹰等也可患结核病，但一般很少见。

【人群易感性】　人群普遍易感。但以1岁以内婴儿、青年和老年人为好发年龄。无明显的季节性，多为散发。

【主要病症】　人类感染牛结核病的症状不同于感染普通结核病的症状，后者会严重损伤肺功能。儿童感染牛分支杆菌通常会发生腹部感染，年龄更大的患者会产生颈部淋巴结肿胀，有时候淋巴结溃烂。结核杆菌可侵害人类的各个器官，但以肺结核和淋巴结核为多见，其中肺结核约占85%。肺结核多为慢性起病，有午后低热、疲劳乏力、盗汗、体重减轻，逐渐形成结核结节、干酪坏死，在肺部可形成脓肿或空洞等症状。

【预防要点】 ①严格控制传染源。加强动物检疫和预防性消毒等综合性措施，确保饲养环境卫生，防止疫病传入，感染牛群和禽类；结核病奶牛等病畜（禽）应及时扑杀销毁（焚毁后掩埋），牧场、牛舍、进出车辆与人员要严格消毒；对开放性结核病人要严格隔离、治疗；结核病人不能饲养牲畜；②切断传播途径，保护易感者。对可疑病牛，要加强监控，进行隔离饲养观察，并严格按国家有关规程无害化处理可疑病牛在隔离饲养期间生产的牛乳；牛及禽类的粪便应堆积发酵处理；与病人、病畜禽接触时应注意个人防护；加强市场监管，严禁散装牛乳私自上市，牛乳应煮沸后食用，以确保饮用安全。

11. 日本血吸虫病

是日本血吸虫寄生于人或牛、羊、猪等哺乳动物门静脉系统所引起，由皮肤接触含尾蚴的疫水而感染的一种分布广泛、危害严重的人畜共患寄生虫病，以发热、腹泻、肝大、门静脉高压、巨脾、腹水为特征。1904 年，日本学者首先在日本山梨县发现血吸虫，经鉴定、命名为日本血吸虫，仅流行于日本、中国、菲律宾、印度尼西亚、泰国等亚洲国家和地区。

日本血吸虫病曾流行于中国南方 12 个省（市、自治区）的 433 个县（市、区），患病人数达 84.3 万。在流行区约有 180 万头耕牛（水牛和黄牛），感染率达 4.11%，成为日本血吸虫病的重要动物宿主和传染源。因此，中国已将牛日本血吸虫病列为二类动物疫病，人血吸虫病列为乙类传染病。

日本血吸虫寄生在人或宿主动物的血管内，所产虫卵由粪便排出，在水中孵化出毛蚴，感染中间宿主钉螺，在钉螺体内发育成熟后大量逸放出尾蚴，尾蚴钻入人或动物宿主，又发育成为成虫，交配产卵，引起血吸虫病。

【传染源】 病人和牛、猪等保虫宿主。传染源视流行地方而异。在水网地区是以病人为主，湖沼地区除病人外，感染的牛与猪也是重要传染源。而山丘地区野生动物，如鼠类也是传染源。

【疫源地】 亚洲国家和地区。

【动物宿主】 牛、猪、羊、马、犬、猫等 40 多种哺乳动物是日本血吸虫的动物宿主。钉螺是日本血吸虫惟一的中间宿主。

【传播途径】 造成传播必须具备 3 个重要环节：①带虫卵的粪便入水。病人的粪便可以各种方式污染水源：如河、湖旁设置厕所，河边洗刷便桶等。病畜随地大便亦可污染水源；②钉螺孳生。钉螺水陆两栖，既可生活在水面上下，也可生活在土质肥沃、杂草丛生、潮湿的陆地环境中；③接触疫水。因生产（捕鱼、种田等）或生活（洗涤、洗手洗脚、游泳等）而接触疫水感染。饮用生水，尾蚴也可自口腔黏膜侵入。赤足行走在河边也有可能感染。

【流行季节】 夏秋季节感染机会最多，7～9月为感染高峰。

【人群易感性】 人群普遍易感。感染者的年龄、性别、职业分布均随接触疫水的机会，以男性青壮年农民和渔民感染率最高。感染后有部分免疫力，无免疫力的非流行区的人如遭受大量尾蚴感染，则呈暴发流行。儿童初次大量感染也常发生急性血吸虫病。

【主要病症】 急性期有发热、肝肿大与压痛，腹痛、腹泻、便血等，血嗜酸粒细胞显著增多；慢性期以肝脾肿大或慢性腹泻为主要表现；晚期表现主要与肝脏门静脉周围纤维化有关，临床上有巨脾、腹水等。

【预防要点】 ①严格控制传染源。在流行区，每年对易感的人群和牲畜进行普查，发现病人、病畜及时隔离、治疗。病人、病畜的粪便要彻底消毒，杀灭虫卵。属实时发现病畜应作化制等无害化处理；②切断传播途径。消灭钉螺是关键，改造钉螺的孳生环境，建立防螺带等，杀灭螺卵和尾蚴。农村应推广应用沼气池，粪便须经无害处理后方可使用。在流行区提倡用井水，或将河水贮存3天后使用；③保护易感人群。严禁儿童在疫水中游泳、戏水。接触疫水时应因收割、捕捞、打湖草等不可避免接触疫水时，应采取个人防护措施，穿着防护衣裤和使用防尾蚴剂等。

12. 猪乙型脑炎

又称流行性乙型脑炎，是由乙脑病毒引起、经蚊传播的人畜共患的中枢神经系统急性传染病，也是自然疫源性疾病，以高热、意识障碍、抽搐、病理神经反射及脑膜刺激征为主要特征。1924年在日本发现乙脑流行，故又称日本脑炎。乙型脑炎主要在亚洲地区广泛流行，在中国也时有发生，已列为乙类传染病，猪乙型脑炎列为二类动物疫病。中国病毒学家黄祯祥（1910～1987）最先发现在自然界中存在着不同毒力的乙型脑炎病毒株，并阐明了病毒变异的某些规律。

病毒对外界环境的抵抗力不强，56℃30分钟即可灭活，常用消毒药都可灭活；但耐低温和干燥，在低温下可长期保存。

【传染源】 猪、牛、马、羊、骡、犬、鸡、鸭、鹅等动物是主要传染源。病毒主要存在于患病动物或带毒动物的血液、分泌物及中枢神经系统中。特别是猪，数量极多、感染率高，每年大批新生猪或幼猪被感染后3～5日内有病毒血症，且血中病毒量大、传染性强，可使蚊虫吸血感染。因此，猪是人乙型脑炎的主要传染源。

【疫源地】 自然疫源地带主要分布在亚洲，大致分布在南纬8°至北纬46°和东经87°~145°之间，包括热带、亚热带和温带地区。患病动物和带毒动物的活动场所。

【媒介昆虫】　库蚊、伊蚊、按蚊、曼蚊及阿蚊属等30多种有害吸血昆虫。三带喙库蚊是主要的传播媒介。中国南方沿海地区的昆虫蠛蠓、库蠓，也可传播乙脑。

【储存宿主】　猪是主要中间宿主和扩散宿主。蚊子也可能是病毒的长期储存宿主，因为蚊子可携带病毒越冬以及经卵传代。鸟类在乙脑病毒的自然循环和播散中起到一定的作用，亦可能成为中间宿主。

【传播途径】　乙脑病毒必须依靠吸血雌蚊作为媒介而进行传播。通过库蚊、伊蚊及按蚊等叮咬人或动物经皮肤而传播。乙脑病毒可通过孕猪的胎盘垂直感染胎儿，致使胎儿发病，发生死胎、畸形胎和木乃伊胎。

【流行特征】　乙型脑炎通常在蚊-猪-蚊等动物间自然循环，大多数动物感染后不发病，只有马感染后可发生严重脑炎，孕猪可发生流产，公猪可发生睾丸炎。乙型脑炎病毒在人群中流行前1~2个月往往有猪乙型脑炎病毒感染的高峰期。人被带毒蚊叮咬后，大多数呈隐性感染，只有少数人发病。

【流行季节】　在热带地区，全年均可发生流行，无明显的季节性；在亚热带及温带地区，流行集中于夏、秋季节。中国南方的流行高峰在6~7月，北方在7~9月。

【人群易感性】　人群普遍易感。在乙脑流行区内，发病者80%为10岁以下儿童，尤以3~6岁发病率最高；在非流行地区，成人与儿童同样易感。病后可获较持久免疫力。

【主要病症】　潜伏期一般在10~14日。患者主要表现发烧、剧烈头痛、恶心、呕吐、嗜睡不醒等症状，重者可出现抽搐，昏迷，甚至出现呼吸衰竭等而死亡。

【预防要点】　应该采取灭蚊、防蚊和接种免疫为主的综合措施：家家户户要清理积水，用灭蚊药灭蚊，用蚊帐、驱蚊剂防蚊等；10岁以下未接种乙脑疫苗的儿童，应尽快接种疫苗；发现儿童发热、头痛、嗜睡等症状，应立即送医院诊治；病畜应扑杀，肉尸、流产胎儿、胎衣、羊水等均需进行化制等无害化处理，不得私自宰杀加工食用；烹饪畜肉菜肴，应煮熟烧透，以避免可能发生的感染。

13. 猪Ⅱ型链球菌病

是由猪Ⅱ型链球菌感染引起的人畜共患的急性、热性传染性生物疫病，其特征主要表现为脑膜炎、败血症或中毒性休克征，也可出现关节炎、支气管炎、心内膜炎、胸膜炎等。有些地区的猪、羊、禽类的发病率和致死率均较高，对养殖业危害较大。

溶血性链球菌种类繁多，按抗原不同从 A～H、K～V 可分为 20 个血清群，每个群又分为若干血清型和亚型，对人类有致病性的 90% 为 A 群，少数是 B、C、D、F、G 群；对动物有致病性的主要是 B、C、D、E 群。病菌致病与其产生的毒素和酶有关，因此各型链球菌对人和动物的致病力也不尽相同。引起猪并偶尔经伤口感染人的链球菌主要有 D、F、L、R、S、T、U、V 群。D 群猪链球菌有多达 35 个血清型，其中 2 型猪链球菌是流行最广、致病力最强的血清型，除感染猪外还能感染人、羊、马、猫等，可引起脑膜炎、败血症和突然性死亡。猪血清Ⅱ型链球菌引起猪急性败血性传染病，人密切接触病猪或死猪，由病猪或死猪传染给人，主要引起人链球菌急性中毒性休克征（STSS）。

1945 年，Bryante 首次报道了猪的败血性链球菌。1954 年，英国曾从爆发败血症、脑膜炎和关节炎的仔猪中分离出 1 株 α 溶血性链球菌。1966 年和 1968 年，Elliott 称该菌为 D 群猪链球菌，并按荚膜分类法，列为荚膜Ⅱ型猪链球菌。1987 年，Kilpper - Bälz 和 Schleffer 正式命名为猪链球菌。澳洲、西欧、北欧及北美许多国家相继报道猪群中发生Ⅱ型猪链球菌病。1968 年，丹麦首次报道猪Ⅱ型链球菌引起人类严重感染病例。1968 年～1989 年，国外共报告了 108 例猪Ⅱ型链球菌所致人类感染的病例，1994 年、1997 年及 1999 年国外又相继有猪Ⅱ型链球菌引起人类严重感染及死亡病例的报道。

1990 年，中国广东省首次发现猪群中有类似Ⅱ型链球菌病，但未见人间感染发病。1998～1999 年，江苏省、浙江省部分地区先后两次暴发了猪急性败血症。共有上万头猪发病。在猪群发病的同时，也发生了人间感染，与病死猪接触的人员发生脑膜炎及中毒性出血性休克征病例。1998 年 7～8 月江苏省南通、如皋、海安、泰兴四地报告有 25 人感染发病，死亡 14 人，病死率达 56%，其中表现疑似感染中毒休克征者 16 例，死亡 13 例；疑似脑膜炎综合征者 9 例，死亡 1 例。医疗、卫生防疫和兽疫部门先后从病人和病猪中分离出猪链球菌菌株，经鉴定为猪Ⅱ型链球菌，人源株与猪源株为同源性。2005 年 6～8 月，中国四川资阳、内江、成都等市县相继发生人感染猪Ⅱ型链球菌的疫情，累计发病 204 例，其中死亡 38 例，治愈 146 例。在中国，猩红热已列为乙类传染病；猪链球菌病已列为二类动物疫病。

猪Ⅱ型链球菌对外界环境的抵抗力较强，在粪便、尘埃及水体中可存活较长时间，在低温 0～4℃可存活 150 日；在脓汁和渗出物中可存活数周；冷冻 6 个月仍可保持活性。对干燥和湿热敏感，日光直射 2 小时、加热 60℃30 分钟即可杀死病菌。对一般消毒剂也敏感，常用消毒剂在 3~5 分钟内可杀死病菌。

【传染源】 病猪、死猪和带菌猪是主要传染源。病猪、死猪和带菌猪的呼吸道、泌尿生殖道、肠道和粪便中含有大量病菌。

【疫源地】 病（死）猪等感染动物的圈舍及其周围环境是疫点。

【传播途径】 主要通过呼吸道、消化道及各种创伤而感染。病菌可因密切接触、咳嗽经空气飞沫传播（主要在猪与猪之间传播，尚无证据表明人可通过呼吸道传播感染）；也可因食入受污染的饲料、水、食物或乳汁传播；还可经破损皮肤或黏膜伤口感染。人感染猪Ⅱ型链球菌主要通过接触病猪或死猪经破损皮肤或黏膜伤口感染；亦可因食用未煮熟的病猪肉或内脏感染，以及餐饮单位、家庭加工肉类的刀具、砧板生熟不分，导致交叉感染。

【流行特点】 多种动物均有易感性，牛、马、羊、犬、猫、兔、鼠等动物均可感染。一年四季均可发生，但猪多发于夏、秋季节及潮湿闷热的天气，以 5~11 月发病最多，一般呈零星散发。

【人群易感性】 人群普遍易感。但具有职业性的饲养、宰杀、加工、贩运、兽医等密切接触病（死）猪，且有皮肤破损的中老年男性人群易感性更高。当地一般有病猪等家畜疫情存在，发病前 7 日内有与病（死）猪等家畜的密切接触史，如宰杀、洗切、销售等，表现了职业危险性。病后可获同型免疫力，但仍可感染不同型的溶血性链球菌。

【主要病症】 潜伏期短，病程短，多为 2~5 日。人感染猪Ⅱ型链球菌后，发病初期均出现高热、全身不适，眩晕。临床上主要分为 2个类型，即败血症型和脑膜炎型。①败血症型，大多有寒战、发热及腹泻等症，肢体远端部位出现瘀点、瘀斑，病情进展迅速，很快转入多器官衰竭，一般在 24 小时内出现意识障碍、休克，肝、肾功能不全，急性呼吸窘迫、心力衰竭、弥漫性血管内凝血（DIC）、血压下降、脉压差缩小等，病死率极高；②脑膜炎型，表现为头痛、高热，呼吸困难，黏膜发绀，口鼻流出红色泡沫样液体，腹下皮肤呈红紫色，有的背部皮肤出现广泛性充血、潮红、运动共济失调、后躯拖地、倒地四肢呈游泳状、磨牙、昏睡等脑膜脑炎症状，病死率较低；③此外，猪Ⅱ型链球菌还可侵入人体的关节、眼睛和心脏等，引起化脓性关节炎，眼内炎和心内膜炎等症。

【预防要点】 ①严格控制传染源。实行生猪集中屠宰制度，统一检疫，严禁个人屠宰病（死）猪；同时加强上市猪肉的检疫与管理，禁售病（死）猪肉。动物饲养圈舍及用具要定期消毒；带菌母畜尽可能淘汰，进行化制等无害化处理；死猪及污染物应就地焚烧后掩埋，禁止随意丢弃和抛入河、沟、塘等水体。病人应隔离治疗，分泌物、排泄物要消毒；病人尸体要消毒后火化；②切断传播途径。在猪病流行高峰前，根据需要对猪进行免疫接种、预防服药；没有生猪疫情就没有人间感染，生猪饲养人员要提高识别猪病和病猪肉的能力，皮肤有伤口者，要坚决避免接触病（死）猪及体液、排泄物；③保护易感者。饲养人员、兽医、医护人员接触病（死）猪或病人要注意个人防护；儿童不要到流行场所，不要接触病（死）猪，不要探视病人；餐馆、家庭生熟刀具、砧板等要分开，食用肉类要彻底煮熟、煮透，不要购买及生食、半生食病（死）猪肉。不喝生水和可疑饮料，牛、羊乳要煮沸后饮用，碗筷餐具应加热消毒，以确保食用安全。

14. 旋毛虫病

是由旋毛形线虫寄生于人体骨骼肌所引起的人畜共患的寄生虫病，人因生吃或半熟食含旋毛虫包囊的猪肉或动物肉等而感染，其特征表现为胃肠道症状、发热、肌痛、乏力、眼睑浮肿等。旋毛虫病分布于世界各地，流行于哺乳类动物间，人、猪、犬、猫、鼠类、狐狸、狼、野猪等均能感染。鸟类可以实验感染。旋毛虫对猪和其他动物的致病力轻微，几乎无可见的临床症状，但人类可患病致死。1964 年，在中国西藏首次发现人体旋毛虫病，此后有 12 个省市自治区曾出现暴发流行，已被列为二类动物疫病，在肉品卫生检验中将旋毛虫列为首要项目。

旋毛虫全称旋毛形线虫，呈线状，前细后粗，是寄生人体的一种最小的白色小线虫。雄虫长 1.4～1.6 毫米，雌虫长 3～4 毫米，肉眼勉强可以看到。旋毛虫的生活史特点是，同一动物既是终宿主，又是中间宿主。当人或动物吃了含有旋毛虫幼虫囊包的肉后，囊包被消化，幼虫逸出钻入十

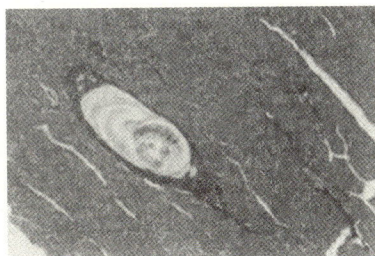

旋毛虫

二指肠和空肠的黏膜内，约经 1.5～3 天即发育为成虫，交配后，雄虫死亡，雌虫钻入肠腺或黏膜下淋巴间隙中排出幼虫。大部分幼虫随血流散布到全身。横纹肌是旋毛虫幼虫最适宜的寄生部位。刚进入肌纤维的幼虫是直的，随后迅速发育增大，逐渐卷曲并形成囊包。囊包内含有囊液和 1～2 条卷曲的幼虫，个别可达 6～7 条。囊包在数月或 1～2 年内开始钙化，钙化囊包的幼虫仍能存活数年（在猪体内者可活 11 年）。

旋毛虫囊包对外界抵抗力较强，能耐低温，猪肉中的囊包幼虫在 -29℃冷冻状态可存活 12 日、-15℃可存活 20 日、-12℃可存活 57 日，在腐败的肉或尸体内可存活 100 日以上。晾干、盐渍、熏烤或涮食等只能杀死肉类表层的包囊幼虫，均不能杀死肌肉内的幼虫。在 70℃以上

高温才能杀死囊包幼虫。

【传染源】 猪为主要传染源，其他肉食动物如鼠、猫、犬、羊以及多种野生动物如熊、野猪、狼、狐等亦可感染并通过相互残杀吞食或吃了含有旋毛虫幼虫囊包的动物尸体而感染。旋毛虫的宿主范围非常广泛，已知约有100多种动物在自然条件下可以感染旋毛虫病，包括肉食兽、杂食兽、啮齿类和人，其中哺乳动物至少有65种，家畜中主要是猪和犬。许多昆虫如苍蝇和蟑螂等，可吞食动物尸体内含幼虫囊包，并能使囊包的感染力保持6~8日，从而成为易感动物的感染源。传染源中以猪、鼠最为重要，因为猪、鼠都是杂食动物，猪多好吞食死鼠，而鼠常因相互残食而被感染。一旦有旋毛虫引入鼠群，则能长期在鼠群内平行感染。犬的活动范围大，吃到动物尸体的机会多，感染情况严重，而犬与人的关系密切，人因吞食含有幼虫囊包的生肉或半生肉（如猪肉、狗肉等）而受感染。因此，猪、鼠、犬及人之间相互感染形成传染源。

【疫源地】 旋毛虫病分布于世界各地，以欧美的发病率为高，非洲、大洋洲及亚洲的日本、中国、印度等国家和地区也有流行。中国的云南、河南、湖北、西藏、广东、广西、黑龙江、吉林、辽宁、江西、四川、福建等地亦有发生或暴发流行。旋毛虫病在野生动物之间传播，有可能形成自然疫源地，通过含幼虫囊包的野生动物感染猪，猪再感染人；或直接由野生动物感染人。

【传播途径】 主要经消化道（粪－口途径）感染。人因吞食含幼虫囊包的猪肉、狗肉、羊肉或野猪肉等而感染。暴发流行与食生肉习惯有密切关系。感染方式主要有：①吃生肉或生肉片，有些少数民族地区有食生肉的习俗，将生肉剁碎或切丝，伴佐料后生食；有将生肉切片，在汤锅涮一下吃。人类因食含幼虫囊包的生肉或不熟的猪或其他动物肉而感染；②自制的腌肉、酸肉（生肉发酵）、灌肠肉、熏肉等生肉中含幼虫囊包，加工及食用不当而感染；③切生熟肉食用的刀、砧板不分，含幼虫囊包的生肉屑污染刀砧，继而污染冷拌菜或熟食而感染；④有害虫媒传播，苍蝇、蟑螂等有害昆虫，可能停留在感染力强的粪便上，然后携带含幼虫囊包又污染人类的食物而感染。

【流行特点】 流行具有地方性、群体性、食源性的特点，如有喜食生肉或半生肉习俗的民族和地区，易发生地方性流行；节假日、当地传统节日、婚礼丧事等人群集中聚餐，易暴发群体性感染；旋毛虫病主要因人误食含幼虫囊包的生肉或不熟的猪或其他动物肉而引起食源性感染。

【人群易感性】 人群普遍易感，且与年龄、性别、职业、地域、季节无关，而主要与生食的饮食习惯有关。感染后可产生显著的免疫力，既可产生体液免疫又可产生细胞免疫。感染后第 2 周，抗体 IgM、IgG 滴度升高，抗成虫抗体在感染后 15 日出现，对长期感染有部分免疫。抗幼虫抗体出现在感染后 30 日，对长期感染无保护作用。再感染者病情远较初次感染者为轻。

【主要病症】 潜伏期长短与病情呈负相关，临床症状轻重与感染虫量呈正相关。轻者可无症状，重者可因而致死。人体的感染过程可分为：①侵入小肠期（约 1 周），脱囊幼虫钻入肠壁发育成熟，引起十二指肠炎症，黏膜充血水肿，出血甚至浅表溃疡。在感染后一周内有恶心、呕吐、腹泻（稀便或水样便，日 3～6 次）、便秘、腹痛（上腹部或脐部为主，呈隐痛或烧灼感）、食欲不振等胃肠道症状，伴有乏力、畏寒、发热等。少数病人可有胸痛、胸闷、咳嗽等呼吸道症状；②幼虫移行期（2～3 周）感染后第 2 周，雌虫产生大量幼虫，侵入血循环，移行至横纹肌。出现弛张型高热，多在 38～40℃，持续 3～6 周。部分患者有斑丘疹、荨麻疹或猩红热样皮疹。肌肉酸痛，局部有水肿，伴压痛与显著乏力。有皮疹者大多出现眼部症状，除眼肌痛外，常有眼睑、面部浮肿、球结膜充血、视物不清、复视和视网膜出血等。重度感染者可累及肺、心肌和中枢神经系统，出现肺出血、肺水肿、支气管肺炎甚至胸腔积液，心力衰竭、脑膜炎等多脏器损害。重症患者可呈恶病质，虚脱，或因毒血症、心肌炎而死亡；③肌内包囊形成期（感染后 1～2月），随着肌内囊包形成，急性炎症消退，全身症状减轻，但肌痛可持续较久，患者常感到虚弱无力。

【预防要点】 ①严格控制传染源。加强生猪的饲养管理，搞好环境卫生，提倡生猪圈养，禁止随意抛弃动物尸体和内脏，饲料最好经加热处理；喂犬的生肉必须经过卫生检验，证明无旋毛虫才可喂饲；扑杀鼠类、野犬等保虫宿主，并将尸体烧毁或深埋，防止鼠粪污染猪圈；病猪及时隔离治疗，对检出旋毛虫的肉尸和内脏，应作化制等无害化处理；对患者及时进行治疗和驱虫；②切断传播途径，保护易感者。加强卫生教育，一定要将肉烧熟后再食，切肉、切凉拌菜的刀和砧板要生熟分开，不吃生的、未煮熟的猪肉及其他哺乳类动物肉或肉制品；加强肉类检疫，未经检疫不准出售；库存猪肉须经低温冷冻处理，在 −15℃ 冷藏 20 日以上。

15. 猪囊尾蚴病

又称猪囊虫病，有囊虫的猪肉俗称"米猪肉"或"豆猪肉"，是猪、野猪等动物和人感染有钩绦虫（猪肉绦虫）的幼虫（猪囊尾蚴）所致的人畜共患寄生虫病，以腹痛、腹泻、消化不良、贫血、水肿和消瘦等为主要特征。猪囊尾蚴主要感染猪，此外，野猪、犬、猫以及人也可感染。人可因偶食自脱落的孕节散出的虫卵污染的生菜、生冷食品或食用未煮熟的有囊虫病猪肉而感染绦虫病。

猪囊虫通常寄生在猪的舌肌、心肌、肩腰部肌、股内侧肌等部位，严重时在全身肌肉及脑、肝、肺甚至脂肪中也能发现猪囊虫。猪囊虫病对猪的危害主要是妨碍猪的发育和生长，特别影响幼龄猪的生长。中、轻度感染的囊尾蚴病猪一般无明显症状。严重感染者，多表现营养不良，生长发育停滞，贫血或局部出现水肿；若寄生在舌部会引起麻痹影响采食；寄生脑部则会引起严重的神经紊乱、癫痫、视觉障碍，有时突然倒毙。世界各地广泛流行，多见于养猪的地区，以发展中国家如巴西、印度等较为多见。中国的东北及华北较多见，华中、华东、西北及西南也时有发生，已被列为二类动物疫病。

猪囊尾蚴的成虫为猪肉绦虫，又称有钩绦虫、猪带绦虫、链状带绦虫，成虫寄生于人体的小肠上段，约有 1 ~ 7 条，可存活数年至 20 多年。虫体脱落的孕节随寄主粪便排出体外，动物和人进食自孕节散出的虫卵而受染。虫卵呈球形或近似球形，卵壳薄而无色透明，内为胚膜。当虫卵自孕节脱落后，成为不完整虫卵。胚膜厚而坚固，内含具有 3 对小钩的球形幼虫，称为六钩蚴。虫卵在外界存活时间较长，4℃下能存活 1 年， - 30℃也能存活 3 ~ 4 个月，37℃时能存活 7 日左右。虫卵的抵抗力也强，70% 乙醇、3% 煤酚皂溶液无法将其杀死，但 2% 碘酒和 100℃高温可将其杀死。

【传染源】　感染猪带绦虫的患者是惟一传染源。人是猪带绦虫的惟一终寄主，猪和人也是中间寄主。患者粪便中的虫卵对本人及周围人群均有传染性。

【疫源地】　病畜的圈舍及周围环境。

【传播途径】　人误食猪肉绦虫卵经消化道感染发病是主要传播途径。有三种感染方式：①外源性感染，健康人因误食受到猪肉绦虫卵污染的蔬菜、瓜果和食物及饮水而感染；②内源性自身感染，带虫患者剧烈恶心、呕吐，使肠内的脱落孕节或虫卵逆行入胃，虫卵入胃后，其胚膜经胃液处理，为消化液中的蛋白酶所破坏，六钩蚴破膜而出，钻入肠壁，经血循环及淋巴流进入人体内各组织，尤其是随意肌及脑部，发育为囊尾蚴；③外源性自身感染，带虫患者粪便中的虫卵污染自己的手或食物，虫卵随食物又进入自己的胃肠道。其中的内源性自身感染对人体危害最大，猪囊尾蚴可能会遍布全身肌肉、皮下组织和脑部。

【流行特点】　在自然条件下，猪是易感动物。在一些偏远山区和农村，人无厕所、猪无圈舍或散放、"连茅圈"，猪可以直接采食患有猪带绦虫的人粪便而感染发病。由于饲养生猪的卫生问题，形成了在人和猪之间形成的人（粪）－猪（肉）－人的恶性循环，即猪接触到带有绦虫的病人粪便而患病，人因生吃或食入未煮熟的患有猪囊虫病的猪肉而患病。一般而言，猪囊尾蚴病多呈散发，其流行情况与当地患绦虫病病人的数量成正比。中国南方部分少数民族地区有生食猪肉和生食猪血的习俗，以及在野外大便的习惯，亦造成了当地呈区域性流行。市场检疫不严格，尤其是农村贸易集市，使人误食囊虫猪肉而增加了感染机会。

【人群易感性】　人群普遍易感，但儿童因胃酸较弱，难以消化虫卵的胚膜，故较少发病。以 20～40 岁的农村男青壮年多见，但城镇居民因聚餐或在餐馆就餐而感染的几率也在上升。重复感染后可以产生一定的免疫力，加速囊尾蚴的退变和吸收。

【主要病症】　潜伏期自吞食虫卵至囊尾蚴形成约 3 个月。猪囊尾蚴病的患者受害情况因囊尾蚴的寄生部位而有所不同，最常寄生的部位是皮下及肌肉、脑、眼球，偶可寄生在心肌或肺脏。寄生于皮下、肌肉组织时可无明显症状；急性期可有发热、肌肉酸痛、无力、发胀等症状。慢性期可分为：①皮肤肌肉型，皮下或肌肉内可触及囊虫结节；②假性肌肥大症型，患者肌肉内布满囊尾蚴而貌似发达，但极度无力，甚至行走困难；③脑型，可使人头昏、头疼、记忆力减退，严重的可引起癫痫大发作，甚至瘫痪、失语、昏迷、死亡；④眼型，可引起视力障碍，甚至导致失明；⑤其他偶可寄生在心肌而引起传导障碍。人体感染囊尾蚴后，虫体周围形成一层纤维薄膜，囊尾蚴死亡后，其周围组织炎性反应明显，最后虫体钙化，这一般需 5 年，而脑囊尾蚴则需 10 年左右。

【预防要点】　①严格控制传染源。加强生猪的饲养管理和卫生防检疫制度，加强人畜粪便管理，高发区实行生猪普遍疫苗免疫，减少感染猪囊尾蚴病的可能；对患病的猪和人及时进行治疗和驱虫；②切断传播途径，保护易感者。改善生猪饲养的环境，推广规模化养猪和圈养，改变"连茅圈"和人在野外大便的习惯；改变流行区人们喝生水、吃生菜、食生肉的生活习惯，改变饭前便后不洗手等不良的卫生习惯；加强生猪屠宰和肉品卫生的检疫，病猪的整个胴体及内脏应销毁（焚毁后掩埋），不得私自宰杀加工食用；水灾、地震等受灾害地区要防止猪囊尾蚴病的传播和流行。

16. 马鼻疽

是马属动物感染鼻疽放线菌所致的传染病，以在鼻腔、气管黏膜、肺、淋巴结、皮肤或其他实质脏器形成特异性的鼻疽结节或溃疡等为主要特征。人也可感染。在中国列为二类动物疫病，现偶有发生。病菌对外界环境的抵抗力不强，加热 55℃ 10 分钟、煮沸几分钟就可杀死；常用消毒药也可杀死病菌。

【传染源】　病畜是传染源。病马的鼻汁和溃疡分泌物中，常含有大量的鼻疽放线菌，污染外界环境。马、骡、驴均易感，尤以骡、驴的感受性为高。

【疫源地】　病畜的圈舍及周围环境。

【传播途径】　当健康马与病马同槽饲喂、同桶饮水或互相啃咬时，就可经消化道传染，也可经呼吸道、眼结膜、皮肤等感染。人多因接触病马、解剖或处理病马肉及内脏，以及实验室内接触鼻疽放线菌而经皮肤或黏膜的伤口感染；也可经消化道或呼吸道感染。

【人群易感性】　人群普遍易感。发病无季节性。在疫区内生活并接触马属病畜的青壮年人群感染发病率较高。

【主要病症】　人类鼻疽有：①急性病症：突发高热，在感染处（脸面、四肢等）皮肤局部肿胀，呈蜂窝织炎，并渐坏死而成溃疡，常伴发局部淋巴管炎，沿淋巴管发生许多结节性脓肿，破溃后形成难以愈合的瘘管。膝、肩等关节肿胀，有的鼻咽部发生坏死，如不及时治疗，多在几日内死亡；②慢性病症：发病缓慢，无明显症状，仅有低热、贫血、出汗、四肢关节酸痛，在皮肤上或肌肉深处发生鼻疽性结节或溃疡，病程可长达数年。

【预防要点】　加强个人卫生防护和环境消毒；对确诊的有明显鼻疽症状马、骡应立即扑杀，包括尸体或胴体、内脏、血液及皮张等必须销毁（焚毁后掩埋），严禁剥皮食肉；加强市场监管，严禁未经检疫的马、骡、驴等肉类上市销售；烹饪畜肉菜肴，应煮熟烧透，以避免可能发生的感染。

17. 野兔热

又称兔热病、土拉巴斯德氏菌病，是由土拉巴斯德氏菌引起的多种野生动物、家畜和人类共患的传染病，也是一种自然疫源性疾病，以体温升高、淋巴结肿大、脾和其他内脏的出血及坏死病变为主要特征。

兔热病在世界各地都有发生，在中国广东、四川、云南、河南、重庆、山西等地偶有发生，在兔肉加工厂曾暴发过兔热病，现已列为二类动物疫病。病菌对外界环境的抵抗力很强，在潮湿土壤、畜尸和 4℃ 水中可存活 4 个月以上，在肉及皮毛、皮革中可存活数十日，高毒力的含菌冷冻兔肉甚至可保持传染性达 3 年以上；但病菌对热敏感，加热 60℃ 10 分钟可杀死；普通消毒药也可杀死病菌。

【传染源】　野兔和野生啮齿动物是主要的传染源。土拉巴斯德氏菌病的自然疫源地主要分布于森林、草原、河滩、沼泽等地。目前全世界已发现自然带菌动物 148 种，主要带菌动物都属啮齿目，特别是鼠类，其他野生动物、各种毛皮兽及各种家畜、禽和人类都可感染。通常土拉巴斯德氏菌病菌由鼠类动物传至野兔，再由野兔传给人类，即鼠类→野兔→人，故人类不是本病的传染源。

【疫源地】　野兔和野生啮齿动物的活动环境。

【传播途径】　动物主要通过蜱、蚊、吸血蝇类、虻等叮咬皮肤而传播，也可由污染的饲料和饮水经消化道而感染，或经呼吸道或眼结膜感染。人类感染的主要途径是宰杀加工接触病兔及兔皮、食用带菌兔肉或野生动物肉，也可经虫媒叮咬传播，吸入含菌空气，摄入含菌的水、食物和接触野生病畜而感染。

【人群易感性】　人群普遍易感。以猎人、屠宰及肉类皮毛加工人员、农牧民等成年男性多见。在疫区生活和工作的人群有许多隐性感染者。多发于夏、秋季节，与野生啮齿动物、吸血昆虫的繁殖孳生季节和活动有关。

【主要病症】　潜伏期为 1～10 日，突然发病，恶寒、高热、全身倦怠、肌肉痉挛、食欲不振、盗汗等。有时出现呕吐、鼻出血，持续 1～2 周，病程恢复较慢。临床上可表现为腺肿型、胃肠型、肺型和全身型等四型。在皮肤、眼结膜及咽部黏膜等处可见坏死性的原发溃疡，淋巴结充血、肿胀。肺水肿，呈支气管肺炎病变。肝、脾、肺和淋巴结中有结核样肉芽肿形成，肉芽肿初期呈粟粒样小结节，继而发展成豌豆大小，中央有坏死与化脓。

【预防要点】　预防兔热病，在野外工作的人群要注意个人防护，避免吸血昆虫叮咬，不饮用受污染或可疑的生水；加工兔肉及兔皮、毛革要注意个人防护，防止眼结膜、皮肤和黏膜受到感染；确诊病畜应扑杀全部销毁（焚毁后掩埋），不得剥皮利用，也不得上市销售和加工食用；普通人群也要注意环境卫生，积极开展杀虫、灭鼠活动，不宰杀和食用未经检疫的野生动物肉，烹饪兔肉等菜肴要煮熟烧透，以避免感染。

18. 大肠埃希氏杆菌病（O157：H7）

是由肠出血性大肠埃希氏杆菌（EHEC O157：H7）引起的一种人畜共患的急性肠道传染病，以出血性腹泻、肠炎为主要特征。牛、羊、猪、鸡等动物是天然宿主，人类也可感染。1885 年，德国儿科医生、医学微生物学家埃希里克（T. von. Escherich，1857～1911）在婴儿的一块粪便尿布上发现了大肠杆菌，并在发表的《新生儿和婴幼儿的肠道细菌》论文中，首次报道分离出大肠杆菌，为纪念他的发现，该菌就以他的名字正式命名为"大肠埃希氏杆菌"。大肠杆菌是大肠埃希氏杆菌的俗称，是人类和动物的肠道正常菌群的主要成员，有成百种埃希氏杆菌属的大肠杆菌寄生在人类的肠道中，但只有少量的几种是有害的，其中以 O157：H7 血清型为代表的菌株可引起出血性腹泻。每克粪便中约含10 亿个大肠埃希氏杆菌。随粪便排出后，广泛分布于自然界的空气、土壤中。在中国，大肠杆菌病已列为三类动物疫病。

1975 年，科学家首次分离出 EHEC O157：H7。1977 年，Konowal-chuk－J 等首次提出某些大肠杆菌能引起人类出血性腹泻。1982 年，美国在一次汉堡包食物中毒事件中首次发现了由 EHEC O157：H7 引起的出血性肠炎暴发，该菌能在碎牛肉末和未熟透的汉堡中大量繁殖。此后，世界各地陆续报道了肠出血性大肠杆菌引起的感染。1996 年，日本发生全国性的 EHEC O157：H7 暴发流行，引起出血性腹泻，先后波及 30 多个都、府、县，感染 9450 多人，并造成 12 人死亡，引起了全世界的关注。1988 年，中国权太淑首次报告在江苏徐州的 486 例腹泻患者中分离到 5 株 EHEC O157：H7。2000 年 3~7 月，中国河南睢县连续发生可能是 EHEC O157：H7 感染的食物中毒事件，累及约 2 万人，其中有 32 例不明原因的肾衰病例，死亡 28 人。

EHEC O157：H7 属于肠杆菌科埃希菌属，是革兰氏阴性杆菌，大小为（2~6）um×（1~1.5）um。无芽孢，有鞭毛。其主要的致病因子有：特异黏附素、志贺样毒素和肠溶血毒素等。特异黏附素可使病菌黏附于盲肠和结肠的上皮细胞，在肠黏膜上定居繁殖；志贺样毒素（SLT）又称 Vero 细胞毒素，因可导致非洲绿猴肾细胞（Vero 细胞）变性死亡而得名，是引起出血性肠炎的主要致命毒素；肠溶血毒素可进入血液中，分解红细胞产生的血红蛋白和血红素，引起肾溶血性尿毒综合征（HUS）。

肠出血性大肠埃希氏杆菌（EHEC O157：H7）对外界环境的抵抗力强，在自然水源中可存活数周至数月，在 - 20℃可存活 9 个月，在冰箱内可长期生存。在酸性条件下可存活很长时间，在 pH2.0、8℃的苹果汁中可存活 10~31 日；在 pH3.6~3.9、5℃的溶液中可存活 50日；在 pH2.5~3.5、37℃时经 5 小时而不失去活性。但病菌不耐热，加热超过 75℃1 分钟即可杀死。对含氯消毒剂十分敏感，可被 1mg/L 的余氯浓度杀死，在有效氯含量 0.4ppm 以上的水体中难以存活。

【传染源】　病畜和带菌动物、病人和带菌者是传染源。牛、羊、猪、鸡、马、鹿、鸽子、海鸥等动物均可成为 EHEC O157：H7 的携带者。感染动物的分泌物、粪便、尿液、乳汁、子宫流产物中都含有病菌。病人的粪便也含有病菌。

【疫源地】　自然界广泛分布。病畜和带菌动物的圈舍及周围活动环境；病人和带菌者的住所。

【储存宿主】　牛、羊、猪、鸡等畜禽是主要的储存宿主。

【传播途径】　主要通过消化道、直接接触和间接接触等3种途径传播：①食源性感染，是通过消化道最重要的传播途径。受污染的牛肉、羊肉、牛羊奶及其制品、猪肉、鸡肉、蔬菜、水果、饮料和水等均可传播病菌。其中，牛肉是最主要的传播载体；②直接传播，动物→人，人→人直接的密切接触均可传播感染；③间接传播，通过病菌污染的水源→人可引起感染的暴发流行。食入受污染水、饲料、牛乳、食物等可引起散发或暴发流行；婴幼儿的手在接触受污染的物品后吮手、食入污染的食品也可引起感染。

【流行特点】　有明显的季节性，多发生于夏秋两季的6～9月，7～8月为发病高峰。幼儿园、托儿所、小学和敬老院可因感染引起暴发流行。

【人群易感性】　人群普遍易感。但儿童和老年人的发病率较高。发病与感染的病菌数量及毒素量有关。EHEC O157：H7 的感染剂量极低，感染约 50 个病菌即可发病。

【主要病症】　潜伏期为3～10日，病程2～9日。通常是突然发生剧烈腹痛、呕吐和水样腹泻，数天后出现出血性腹泻，可发热或不发热，大部分患者可在12周内痊愈。但5岁以下幼儿和老人易发生严重的并发症，引起肾溶血性尿毒综合征（HUS），出现大量的红细胞破坏和肾功能衰竭，可导致重症患者死亡。

【预防要点】　患者应及时隔离、治疗，分泌物和排泄物应彻底消毒。农村地区要注意人畜给水卫生，饮用水必须消毒处理；搞好圈舍环境卫生和粪便无害化处理，不喂污染的饲料和饮水，严禁各种畜禽混合饲养；病死畜（禽）应作化制等无害化处理，不得私自宰杀加工食用；养成良好的卫生习惯，饭前便后要洗手，不饮生水和生牛羊奶，不吃不洁瓜果及生冷食物；接触病畜禽的饲养人员、兽医和接触病人的医护人员，应注意个人防护，避免感染和带菌；不吃半生熟牛排，烹饪畜禽菜肴，应充分煮熟烧透，以避免可能发生的感染。

19. 李氏杆菌病

是畜、禽和人感染单核细胞增多性李斯特杆菌所致的人畜共患传染病，以脑膜脑炎、心内膜炎、败血症和单核细胞增多症为主要特征。家禽感染后主要表现为脑膜脑炎、坏死性肝炎和心肌炎。李氏杆菌病在世界各地都有发生，以温带地区多见，多呈局部散发，发病率不高，但死亡率高。在中国也时有发生，已列为三类动物疫病。

1926 年，Murray 等首次在实验室家兔的血液中发现滞李氏杆菌。以后又相继从野鼠、牛、羊等动物和人类身上发现李氏杆菌。1981 年，加拿大发生"洋白菜色拉事件"，有 41 人因生食含李氏杆菌的蔬菜而患病。1985 年，美国加州有 93 例围产期妇女暴发李氏杆菌病，死亡 48 人，死亡病例中胎儿和新生儿占 30 例。1999 年，美国密歇根州有 14 人因食用被李氏杆菌污染的"热狗"和熟肉而死亡。

李氏杆菌按菌体 O 抗原和鞭毛 H 抗原可分为 7 个血清型和 10 多个亚型。致病毒力因子主要在于病菌的侵袭性和所产生的溶血素。引起食物中毒的主要是单核细胞增多性李斯特菌，人类食入受污染的肉类、鲜牛奶、巴氏消毒奶、冰淇淋、蔬菜色拉等都可感染致病。由于该菌在 4℃ 的环境中仍可生长繁殖，因而是冷藏食品威胁人类健康的主要病菌之一。

病菌对外界环境的抵抗力较强，在自然条件下的土壤、粪便、青贮饲料、干草中能长期存活，在粪便中能存活 2 年以上，在潮湿土壤中能存活 1 年；耐盐和碱，在 20% 食盐溶液中能长久存活；耐冷和热，在冷冻 -20℃ 能存活 2 年，含菌牛乳经巴氏消毒后仍有存活，加热 70℃ 30 分钟才可杀死；普通消毒药可杀死病菌。

【传染源】 病畜和病人是传染源。绵羊、猪、牛等感染动物的眼鼻分泌物、粪便、尿液、乳汁、子宫分泌物中都含有病菌。病人的粪便及病孕产妇的胎盘、羊水等也含有病菌。

【疫源地】 病畜的圈舍和病人的住所及周围环境。

【储存宿主】 绵羊、猪、牛、山羊、家兔、猫、鸡、鹅等畜禽是储存宿主。

【传播途径】 主要通过消化道传播。食入受到病菌污染的蔬菜（用带菌的人畜粪便作肥料浇地）、牛奶及奶制品和牛排、羊排等肉类食物均可引起感染。也可通过呼吸道、眼结膜和破损的皮肤传播。吸血昆虫经叮咬也可传播。孕妇可通过胎盘传染给胎儿，引起流产或新生儿李氏杆菌病。

【流行特点】 动物多发于冬、春季节或气候突变的时候；人类多发于夏、秋季节。

【人群易感性】 人群有一定的易感性。新生儿最易感，其次是婴儿和孕妇，免疫功能低下者和老年人也可感染。畜禽饲养、宰杀加工人员和兽医防护不当也可感染。一般为散发。

【主要病症】 成人主要表现为脑膜脑炎（发热、剧烈头痛、恶心、呕吐、颈项强直、意识障碍、癫痫样发作等）或脑膜炎、心内膜炎和败血症。孕妇在妊娠初期 3 个月内感染，可出现畏寒、发热、头痛、肌痛等流感样症状，3～7日后通常发生死胎或流产；在妊娠后期3个月内感染，可导致早产或死产。新生儿有早发性（出生后数小时，表现以败血症为主，出现喘息、呼吸困难、肺炎、肝脾肿大、皮肤斑丘疹等）和晚发性（出生3日后，表现以脑膜脑炎为主，有发热、多哭、拒食、抽搐等）。

【预防要点】　加强畜禽饲养的环境卫生，定期消毒，杀虫灭鼠；病畜确诊后应扑杀销毁（焚毁后掩埋），不得私自宰杀加工食用；畜禽饲养、宰杀人员和兽医接触畜禽应注意个人防护；发现病人应及时隔离治疗，进行全面消毒；养成个人良好的卫生习惯，饭前便后必须洗手；注意饮食卫生，牛乳必须煮沸后饮用，尤其是孕妇应特别注意饮食卫生，不生食蔬菜和未煮熟烧透的牛、羊、猪、鸡等肉类食物，以确保两代人的健康。

20. 类鼻疽

是热带地区的动物感染类鼻疽放线菌所致的传染病，动物感染后大多呈无症状的隐形感染，剖检时见肺及所属淋巴结有多发性脓肿等症。1975年中国首次在海南岛发现类鼻疽，后经调查主要分布于海南省和广东、广西北回归线以南地区，现已列为三类动物疫病。病菌对外界环境的抵抗力较强，在疫区的水和土壤中能存活1年以上，在自来水中可存活28～44日，是热带土壤和水中的常在菌。加热56℃几分钟可杀死病菌，在低温下也会很快死亡。

【传染源】动物感染谱广泛，哺乳动物中猪、牛、山羊、绵羊、马属动物、兔、狗、骆驼、羚羊、袋鼠、灵长类、鼠类和海豚等都可感染。

【疫源地】　病畜的圈舍及周围环境。

【传播途径】　人和动物主要因接触污染的水和土壤，尤其是皮肤有外伤时才能感染，也可经呼吸道和消化道感染。病菌可在隐性感染的人和动物体内长期存在，且可随宿主的流动带入新的地区，在诱发因素的作用下发病。

【人群易感性】　人群普遍易感。多见于热带、亚热带高温高湿的雨季。在疫区内生活的人群感染发病率较高，尤以种植水稻的农民高于其他人群。

【主要病症】　人类患类鼻疽有：①急性暴发型，病人在出现发热、肺炎和肠胃炎后几日即死亡，主要病变为全身出现小脓肿；②亚急性和慢性患者多为局部症状，如肺炎、胃肠炎、肾盂肾炎、骨髓炎、前列腺炎等，病程较长，病变为坏死性或增生性炎症，坏死灶中心有脓性或干酪样渗出物。

【预防要点】　由于疫区猪的感染率较高，对屠宰的猪应加强卫生检疫，严禁私自屠宰病猪上市，发现感染猪应急宰，病变部分必须销毁，其余胴体及内脏进行化制等无害化处理；其他病畜动物可参照处理，不得私自宰杀加工食用。

21. 放线菌病

又称大颌病，是由多种放线菌引起的人畜共患的慢性传染病，以形成特异性的肉芽肿和慢性化脓灶（脓汁中含有特殊的"硫磺颗粒"）为特征。放线菌病好发于面颈部，包括颜面、颈、舌和下颌等区域。少数可经呼吸道传入，引起肺部病变和脓胸；或经胃肠道传入，引起回盲部放线菌病。动物以牛最易感，马、猪、羊、鹿等动物也易感，人类也可感染。病原菌有牛放线菌、猪放线菌、伊氏放线菌等。1857年，Lebert首次报道放线菌病。1877年，Harz将该病的病原菌命名为牛型放线菌。1910年，Lord证实伊氏放线菌可出现在正常人的牙齿、扁桃体等处。世界各地都有发生，在中国列为三类动物疫病。

放线菌耐干燥，在自然环境中能长期存在。但不耐热，80℃5分钟即可杀死。用普通消毒药也可杀死。

【传染源】　放线菌常寄生于动物和人类的口腔、咽部黏膜、扁桃体和皮肤上，也存在于被污染的饲料、土壤和饮水中。

【传播途径】　主要通过直接接触传播。当皮肤或黏膜发生损伤便可自行发生感染，病菌可经破损部位侵入深部组织，引起感染发病。

【人群易感性】　人类的放线菌病主要由伊氏放线菌引起。伊氏放线菌常存在于人口腔中的牙垢、龋齿、牙周脓肿和扁桃体中，以非致病性方式寄生于人体内，当人体免疫力降低，特别是拔牙、局部损伤或组织感染发生炎症后造成局部缺氧时，可引起内源性感染发病。

【主要病症】　人类放线菌病分为3型：①面颊型：多发于面颊及下颌等部位。病初局部肿痛，皮下可形成坚硬肿块；后逐渐软化形成脓肿，破溃后由瘘管流出带有硫黄样颗粒的脓汁。颌骨常发生骨膜炎和骨髓炎；②胸部型：表现为肺炎，如咳嗽、咯痰、发热，呼吸困难，贫血等，严重时咯血；③腹部型：原发部位为阑尾，然后波及输卵管、胆囊、肝脏等，并出现相应的临床症状。人的放线菌病易与化脓性感染、肺结核等病误诊，在诊断时应注意鉴别。

【预防要点】　饲养牛、马等动物，要防止皮肤和口腔黏膜受到损伤，最好将干草、谷糠等浸软避免刺伤口腔黏膜，有伤口要及时杀菌消毒处理；人的预防，关键是要注意日常的口腔卫生，拔牙或做口腔手术要严格消毒，避免感染；病畜的病变部分应割除销毁，其余胴体及内脏应进行化制等无害化处理；如宰后胴体内脏和骨骼均有病变，应全部销毁；烹饪畜肉菜肴，应煮熟烧透，以避免可能发生的感染。

22. 肝片吸虫病

又名肝蛭病，是肝片吸虫寄生于动物或人体肝脏胆管内所引起的人畜共患的寄生虫病，以急性或慢性肝炎和胆管炎，并伴有全身性中毒现象和营养障碍为主要特征。牛、羊等反刍动物的感染率高达 30%～60%，人偶尔也可感染。世界各地都有发生，在中国列为三类动物疫病，

肝片吸虫又称肝蛭、肝瓜子仁虫，体扁平，形如树叶，长 20～30mm，宽 8～13mm。头端小、呈显著圆锥状，后端较大。在头椎的前端在一口吸盘，直径约 1.6mm。在头椎之后有较小之腹吸盘，直径约 1mm。虫卵棕黄色，大小为 130～150×63～90μm，内含有未发育的卵细胞。肝片吸虫的虫卵随病畜的粪便排出后，经 10～25 日可孵出毛蚴，游入水中、钻入椎实螺或小土蜗螺（中间宿主）内发育成尾蚴；成熟的尾蚴离开螺体，靠尾的摆动在水中漫游，最后在水生植物或水面下脱尾而形成囊蚴。牛、羊等在吃草或饮水时，吞入囊蚴而感染。囊蚴穿过肠壁，经肝脏钻入胆管发育成熟。从食入囊蚴到发育成虫需 2～4 月，虫体寿命 3～5 年，通常 1 年左右成虫就可产卵，并从体内的肠道随粪便排出。

【传染源】　病畜是主要传染源。肝片吸虫寄生于数十种哺乳动物，尤其是牛、羊等食草类哺乳动物感染率最高。牧区的游牧民患者也可成为传染源。

【疫源地】　分布广泛，尤其畜牧地区病畜活动的环境和水源。

【动物宿主】　椎实螺（小土蜗螺）是中间宿主。

【传播途径】　主要通过消化道传播。人类主要因生食水生植物（野生茭苣、野生水芹菜、菱角等）时，偶然吞食附在水生植物上的囊蚴而感染发病；也可因饮用被囊蚴污染的水而感染。生食或半生食含肝片吸虫的牛或羊的内脏也可感染。

【流行特点】　与中间宿主椎实螺（小土蜗螺）有关，多见于低洼地、湖浸草滩、沼泽地等椎实螺滋生地；以夏季、多雨水的季节易感染。

【人群易感性】　人群有一定的易感性。与直接生食水生植物有关，多见于青少年；饲养人员在易感季节疏于防护，也会受到感染。

【主要病症】　发病较急，主要表现为发冷、发热，可持续 1～2 月；有腹痛，伴有明显乏力、消瘦；肝脏肿大，常有触痛，常出现轻度或梗阻性黄疸，严重者可并发胆道出血等症。

【预防要点】　消灭椎实螺等中间宿主的滋生地；注意饲养动物的

饮水和饲草卫生，防止吞食囊蚴；在疫区应定期驱虫，对动物的粪便应及时发酵和消毒处理，以杀死虫卵；饲养人员等在野外放牧、清理粪便时应注意个人防护和清洁卫生，不饮生水和生吃水生植物，以避免感染；病畜应作化制等无害化处理，不得私自宰杀加工食用；烹饪畜肉菜肴，应充分煮熟烧透，以避免可能发生的感染。

23. 丝虫病

是由丝虫（吸血节肢动物传播）寄生在脊椎动物和人体的淋巴系统、皮下组织、腹腔、胸腔内引起感染的一种人畜共患的寄生虫病，动物以循环障碍、呼吸困难及贫血为主要特征，人体以淋巴管炎、淋巴结炎、淋巴水肿和象皮肿为主要特征。丝虫有许多种，有的只感染动物，有的只感染人类（班氏吴策线虫、马来布鲁线虫、帝汶布鲁线虫、旋盘尾丝虫、罗阿罗阿丝虫、链尾唇棘丝虫、常现唇棘丝虫、奥氏曼森丝虫），也有的人畜共患（犬恶丝虫），病症也有多种多样。丝虫病是中国主要的寄生虫病之一，已列为丙类传染病和三类动物疫病。

当蚊叮人吸血时，蚊体内的感染期幼虫钻入人体。幼虫迅速侵入附近的淋巴管，并移行至大淋巴管及淋巴结寄生，发育为成虫。马来丝虫主要寄生在上、下肢的浅表淋巴系统，尤以下肢为多；班氏丝虫除寄生在浅表淋巴系统外，多寄生于深部淋巴系统中，如下肢、阴囊、精索、肾盂等部位。当雌雄虫体交配后，雌虫即产生微丝蚴。微丝蚴自淋巴系统进入血液循环，白天滞留于肺及其他器官的毛细血管内，夜间开始出现于周围血液中。丝虫从感染期幼虫侵入人体至发育为成虫并产生微丝蚴的时间，一般约需 8~12 个月。微丝蚴在人体内可存活 2~3 个月，成虫约可存活 3~10 年。

【传染源】 带微丝蚴的病人是人丝虫病的主要传染源。血中有微丝蚴的病畜和带虫畜是动物传染源，也可能传给人类。丝虫可在猴、犬、猫、穿山甲等动物及野生动物体内寄生。

【疫源地】 病畜和带虫畜的活动环境。森林野生动物的活动区域有可能成为自然疫源地。

【媒介昆虫】 按蚊、库蚊及蚤是主要的传播媒介。

【传播途径】 按蚊、库蚊及蚤既是丝虫的中间宿主，也是主要的传播媒介。蚊、蚤在吸病畜的血时，把微丝蚴吸入体内，并发育成感染性幼虫，再进入蚊、蚤的口器内；当蚊、蚤叮咬健畜吸血时，幼虫从口器逸出钻入健畜的皮内，经皮下淋巴或血流进入体内。

【人群易感性】 及 **【主要病症】** 详见人类流行的传染病之（37）。

【预防要点】 消灭蚊、蚤和防止蚊、蚤叮咬是最重要的预防措施；蚊虫滋生季节，也可给动物服驱虫药进行预防；病畜应作化制等无害化处理，不得私自宰杀加工食用；烹饪畜肉菜肴，应充分煮熟烧透，以避免可能发生的感染。

24. Q 热

是由伯纳特立克次体（Q 热立克次体）引起的一种人畜共患的急性传染病，也是在野生动物与节肢动物之间循环的自然疫源性生物疫病，其特征是突然起病，高热、剧烈头痛、乏力，并常呈现间质性的非典型肺炎。在牛、绵羊、山羊及其他动物通常不出现症状，但可传染给人。对人可引起急性的、严重的疾病。1937 年 Derrick 在澳大利亚的昆士兰发现并首先描述此病，因当时原因不明，故称为 Q 热（即不明热）。Q 热分布于全世界 100 多个国家和地区。在第二次世界大战期间，意大利军人因睡了被带菌动物污染的草褥子而导致 Q 热立克次体肺炎的暴发。中国吉林、四川、云南、新疆、西藏、广西、福建、贵州等 10 多个省市、自治区均有流行。

Q 热立克次体对外界抵抗力强。在干燥沙土中 4 ~ 6℃可存活 7 ~ 9 个月，-56℃能活数年，在粪便、分泌物、水和奶中也可存活很长的时间。在黄油和干酪中可保存毒力数天到数周，有传染性的干燥血液可维持其传染性达 6 个月之久；蜱的粪便可保存病原体达 1 年半

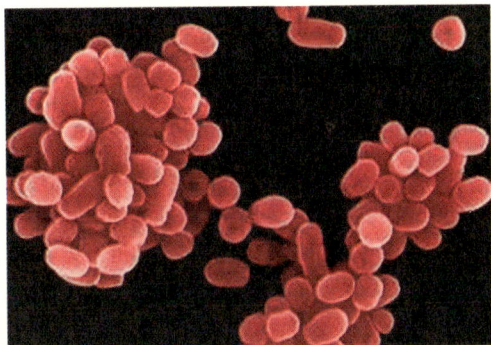

Q 热立克次体

以上。加热 60 ~ 70℃30 ~ 60 分钟才能灭活。鲜奶在 63℃保持 30 分钟不能破坏其全部病原体，但在 73℃维持 15 分钟可获得良好的消毒效果。2% 福尔马林、1% 来苏儿、5% 过氧化氢可杀死 Q 热立克次体。

【传染源】　牛、绵羊、山羊、马、骡和犬等病畜是人类的主要传染源。Q 热立克次体存在于病畜的粪、尿、奶和羊水、胎盘中，通过在家畜或农场动物中隐性感染而维持，也可通过野生动物 - 蜱 - 野生动物循环而在自然界维持。各种节肢动物、啮齿动物、野生动物和鸟类均可能被感染并可传染给人类。患者通常并非传染源，但病人血、痰中均可分离出 Q 热立克次体，应予以重视。

【疫源地】　病畜的圈舍及周围环境和水源。野生动物的活动区域可成为自然疫源地。

【媒介昆虫】　蜱既是贮存宿主，又是重要的传播媒介。草原硬蜱、边缘革蜱、银盾革蜱、乳突钝缘蜱、拉合尔钝缘蜱等 50 多种蜱是

Q热的传播媒介。Q热立克次体在蜱体内可保存很久，且可经卵传代，蜱粪中也含有很多病原体。

【传播途径】 野生动物和家畜之间主要通过蜱传播，但Q热在同种或不同种动物之间，也可以不需要昆虫媒介参与而直接接触感染。人类主要通过下列途径感染：①呼吸道传播，是最主要的传播途径。Q热立克次体随病畜尿粪、羊水等排泄物以及蜱粪便污染尘埃或形成气溶胶进入呼吸道致病；②接触传播，与病畜、蜱粪接触，病原体可通过受损的皮肤、黏膜侵入人体；③消化道传播，饮用污染的水和奶类制品也可受染。但因人类胃肠道非本病原体易感部位，而且污染的牛奶中常含有中和抗体，能使病原体的毒力减弱而不致病，故感染机会较少。

【流行特点】 Q热流行无明显的季节性。

【人群易感性】 人群普遍易感。多见于男性青壮年，具有职业性。特别是各种畜牧业、屠宰场、肉品加工厂、牛乳制品厂、皮毛制革厂的工作人员感染率较高，感染后不一定发病，隐性感染率可达0.5%～3.5%。病后可获持久免疫力。

【主要病症】 潜伏期12～39日，平均18日。大多起病急，突然发作，伴有发热、剧烈头痛、寒颤、严重乏力、肌痛，且常有胸痛，体温可升至39～40℃，呈弛张热型，持续2～14日。约30～80%病人有肺部病变，于第10～14病日左右最显著，2～4周消失。偶可并发胸膜炎、胸腔积液。肝脏受累较为常见。患者有纳差、恶心、呕吐、右上腹痛等症状。约2%患者有心内膜炎，表现长期不规则发热、疲乏、贫血、心脏杂音、呼吸困难等。急性Q热后病程持续数月或一年以上形成慢性Q热，可出现心包炎、心肌炎、心肺梗塞、脑膜脑炎、脊髓炎、间质肾炎等。

【预防要点】 ①严格控制传染源。发现患者应及时隔离、治疗，患者的分泌物和排泄物应消毒处理。确诊病畜应作化制等无害化处理，不得私自宰杀加工食用。加强家畜的饲养管理，孕畜应隔离饲养，对孕畜分娩时的排泄物、胎盘及其污染环境进行严格消毒处理。流行区的牲畜也可接种，以减少发病率；②切断传播途径，保护易感人群。灭鼠灭蜱。饲养场、屠宰场、肉品加工厂、牛乳制品厂、皮毛制革厂等场所，与牲畜有密切接触的工作人员，应加强个人防护。野外作业人员应穿防护服，防止被蜱叮咬。对高危人群和进入流行区的人员应进行预防接种。不饮生的牛羊奶，须煮沸方可饮用。

25. 利什曼病

是由利什曼原虫引起、经白蛉传播的人畜共患寄生虫病，在节肢动物及哺乳动物之间传播。利什曼原虫为异种寄生，一生需要两个宿主，在人、犬等脊椎动物宿主体内，寄生于单核巨噬细胞内，为卵圆形的小体，称无鞭毛体。但在白蛉昆虫宿主肠道内，变成前鞭毛体，虫体狭长，前端有一根鞭毛，以便于虫体运动。因寄生人体的利什曼原虫的虫种不同，可引起3种类型的利什曼病：皮肤利什曼病（东方疖）、黏膜利什曼病和内脏利什曼病（黑热病）。利什曼病多发于地中海国家及热带和亚热带地区，流行于88个国家和地区。世界卫生组织（WHO）估计感染人数超过1400万，每年新发病例约200万，有3.5亿人处于危险中。其中黑热病是世界上重要的寄生虫病之一，遍及亚、非、欧、美各洲。中国近年来患者不断增多，有的地方呈流行趋势，已列为三类动物疫病。

在人类，利什曼原虫是单核巨噬细胞专性细胞内寄生虫。引起皮肤利什曼病的有热带利什曼原虫、硕大利什曼原虫、埃塞俄比亚利什曼原虫、墨西哥利什曼原虫、亚马逊利什曼原虫、秘鲁利什曼原虫等；引起黏膜利什曼病的有巴西利什曼原虫、巴拿马利什曼原虫、圭亚那利什曼原虫等；引起内脏利什曼病的有杜氏利什曼原虫、婴儿利什曼原虫、恰氏利什曼原虫等。

白蛉属双翅目毛蛉科白蛉亚科，是一类体小多毛的吸血昆虫，全世界已知500多种，中国已报告近40种。成虫体长1.5～4毫米，呈灰黄色，全身密被细毛，头部球形，复眼大而黑，触角细长，分为16节。白蛉在夜间活动，通过叮咬哺乳动物吸血生存。只有雌性白蛉

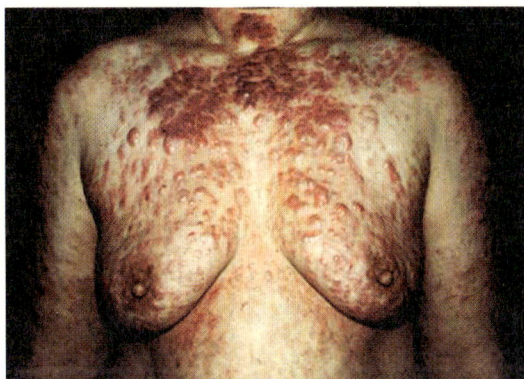

皮肤利什曼病

吸血，利于产卵。白蛉在温暖的季节较为常见。在适宜的条件下，白蛉的生命周期为41～58日。雌虫可产卵100个左右，需1～2周孵出。

当雌性白蛉叮咬病人、病犬或野生动物时，利什曼原虫进入其体内，经发育、繁殖后，在白蛉食管、咽、口腔中成为感染性前鞭毛体。当白蛉再次叮咬健康人时前鞭毛体即进入人体内。

【传染源】　皮肤及黏膜利什曼病有2种类型传染源：病人或野生动物。内脏利什曼病（黑热病）有3种类型传染源：病人源型、病犬源型和病野生动物源型。

【疫源地】　利什曼病主要分布于热带和亚热带地区，其中包括非

洲、中南美洲部分地区、亚洲、南欧和东地中海地区。90%以上的内脏利什曼病发生在孟加拉、巴西、印度、尼泊尔和苏丹。90%以上的皮肤利什曼病发生在阿富汗、阿尔及利亚、巴西、伊朗、沙特阿拉伯和叙利亚。

【媒介昆虫】　全世界约有20多种白蛉是利什曼原虫的传播媒介。由于地理分布不同，蛉种也各异。地中海地区为恶毒白蛉、硕大白蛉、长顶白蛉等；前苏联中亚细亚的长管白蛉、肯氏白蛉；东非的东方白蛉、马氏白蛉；印度的银足白蛉、静食白蛉；中国的中华白蛉、长管白蛉、亚历山大白蛉等。

【保虫宿主】　在大多数情况下，利什曼原虫不止感染一种动物宿主。在地中海盆地，多是由婴儿利什曼原虫引起的，狗为主要保虫宿主。狗中感染的流行高于人的流行。在北美，野生和家养动物，包括狗、猫、马、驴等，均可做为保虫宿主。

【传播途径】　主要通过白蛉叮咬而传播。狗、啮齿类动物和其他哺乳动物是利什曼病的储存宿主。白蛉是通过叮咬感染利什曼病的人或动物而感染的。人与人之间通过使用受污染的注射器和针头也可能传播。也可通过口腔、破损皮肤、胎盘和输血传染，但较少见。

【流行特点】　白蛉一般于5月出现，以后密度逐渐上升，至8月底趋于下降。

【人群易感性】　人群普遍易感。但发病年龄与虫种及流行类型有关。内脏利什曼病主要感染婴幼儿和儿童。人源型以儿童和青壮年发病较多，婴儿很少；犬源型以10岁以下儿童和婴儿发病较多，成人很少；野生动物源型以幼儿发病较多。病后可获较持久免疫力。

【主要病症】　潜伏期2~8个月，也有长达1年多。感染利什曼原虫后可以无症状，也可以表现出临床症状，这与患者的免疫状态、遗传因素、营养状况及寄生虫的数量和致病力有关。利什曼病分为皮肤利什曼病、黏膜利什曼病及内脏利什曼病3种：①皮肤利什曼病包括限局性的和弥漫性的，主要表现为单发的丘疹、结节，一般不形成溃疡；②黏膜利什曼病少见，多在皮肤限局性病变后出现，为鼻咽黏膜部位的结节；③内脏利什曼病开始以发热为最主要的症状，呈不规则热型，发病0.5~2个月后，脾脏及肝脏肿大，全身淋巴结多可触及。随着病情进展，患儿出现贫血，唇、牙龈、结膜及指甲苍白，严重者有心跳、气喘、脉搏加速等症状，晚期可出现浮肿。潜伏期一般3~6月，起病缓慢，长期发热，可伴有乏力、头晕、出汗、咳嗽、腹泻等。病后3~5周出现肝、脾及淋巴结肿大，脾肿大最明显，偶有黄疸和腹水。晚期病人有面色苍白、心悸、气短等，易并发细菌感染。可因营养不良而有浮肿、皮肤粗糙及皮肤颜色加深。

【预防要点】　①严格控制传染源。疫区加强犬类管理，捕杀病犬，以消除传染源；消灭土鼠、沙鼠等保虫的鼠类；发现病人后应尽早隔离，进行治疗。确诊病畜应作化制等无害化处理，不得私自宰杀加工食用；②消灭传播媒介，切断传播途径。消灭白蛉，可使用杀虫剂杀死白蛉；搞好环境卫生，保持室内通风、干燥，消灭白蛉孳生场所；③注意个人防护。流行区居民的住房应安装纱门、纱窗，以防白蛉飞入；在森林地带旅行，早、晚不要外出行走，以避免白蛉叮咬；在野外工作或旅游，皮肤暴露处涂抹驱避剂，以防白蛉叮咬；也可用驱避剂浸泡衣服和帐篷。

26. 附红细胞体病

又称黄疸性贫血、类边虫病、血虫病和红皮病，是由附红细胞体寄生在人、畜红细胞表面、血浆和骨髓而引起的一种人畜共患的生物疫病，其特征主要表现为发热、贫血、腹泻及淋巴结肿大等。1928年，Schillling从小鼠血液中首次发现，并命名为球状附红细胞体，以后相继从绵羊血液中发现绵羊附红细胞体，从牛血液中发现维容氏附红细胞体等。1932年，Doyle在印度首次报道了"猪的一种立克次氏体病或类微粒孢子虫病"。1950年，Splitter证实猪的边虫样疾病（以严重贫血和黄疸为主要特征），是由附红细胞体引起的，附红细胞体的病原性才受到重视。1986年Puntaric等报道了世界上首例人类附红细胞体病。1980年，中国首次在家兔中发现附红细胞体，1981年后相继在牛、羊、猪、鸡等家畜和家禽中发现附红细胞体。1991年，邵秀珍等在内蒙古发现中国首例人附红细胞体病，以后又报道了一些人附红细胞体病的个案病例。近年来，猪附红细胞体病呈暴发流行的趋势，猪只皮肤发红，尤以耳、鼻、臀部明显，后期发绀，已成为危害养猪业的重要动物疫病之一。

附红细胞体既有原虫特征，又有立克次氏体目的特点。目前国际广泛采用1984年第八版《伯吉氏鉴定细菌学手册》进行分类，将附红细胞体划分为立克次氏体目，无形体科，血虫体属，也叫附红细胞体属。由于附红细胞体寄生宿主不同其形态也不同，并且附红细胞体有宿主特异性，故各种动物感染的附红细胞体有不同的种名。目前已发现有14种，如牛、绵羊、山羊、猪、兔、猫、犬、鸡的附红细胞体和人附红细胞体等，其中猪附红细胞体和绵羊附红细胞体的致病力较强，牛附红细胞体的致病力较弱，猪短小附红细胞体基本上无致病力。附红细胞体有相对宿主特异性，即畜种不同，所感染的附红细胞体也不一样。如感染牛的附红细胞体不能感染绵羊、山羊和鹿。但附红细胞体也有互感性，如猪附红细胞体可以感染小白鼠、兔和人类，绵羊附红细胞体亦可感染人类等。

附红细胞体也称血虫体，呈淡红或淡紫红色，是寄生于人、畜红细胞表面、血浆和骨髓中的一群微生物。附红细胞体以圆形、球形、环形为主，少数为点状，短杆状，逗点状，半月状等不规则小体，因宿主不同形态有异。大部分附红细胞

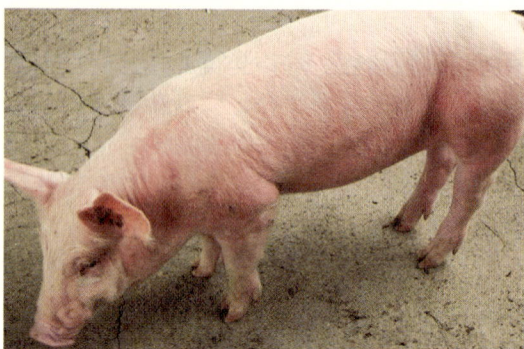

全身发红的猪附红细胞体可以感染人类致病

体附着在红细胞表面上，单个或成团寄生，使红细胞呈菠萝形、锯齿形、莱花状、星状、花环状。少数虫体分散在血浆中，呈游离状态。成团的附红细胞体活动能力较弱，仅呈现滚动或摆动；游离在血浆中的单个附红体有很强的运动性，可前后、左右做翻滚或扭转运动。寄生在人、牛、绵羊及啮齿类中的附红细胞体较小，直径约为 0.3～0.8 微米，而寄生在猪体中的附红细胞体较大，直径为 0.8～1.5 微米，最大可达 2.5 微米。附红细胞体的抵抗力不强，对干燥和化学药品比较敏感，对常用消毒药物一般很敏感，几分钟就可将其杀死。在 60℃ 水浴中 1 分钟？后即停止运动，100℃ 水浴中 1 分钟全部灭活。但对低温的抵抗力较强，5℃ 可存活 15 日，在有 15% 甘油的血液中 -70℃ 能保持 80 日的感染力。在低温冷冻条件下可存活数年之久。冰冻的血液中可存活 31 天一般消毒药几分钟即可杀死，60℃、30 分钟即可使附红体失去致病活性；但在低温冷冻下附红体却可存活数年之久。

【传染源】 附红细胞体在各种脊椎动物中寄生，包括猪、牛、山羊、绵羊、马、驴、骡、骆驼、鸡、犬、猫、兔、小鼠、貂、狐狸等血中专性寄生，也可在人体中寄生。这些宿主既是被感染者，又是传染源。

【疫源地】 呈世界分布，美国、南非、阿尔及利亚、肯尼亚、伊朗、法国、挪威、英国、芬兰、澳大利亚、前苏联、日本、荷兰、马达加斯加、葡萄牙、尼日利亚、西班牙、奥地利、比利时、印度、以色列、朝鲜、新西兰、埃及和中国等近 30？个国家和地区均有流行。中国江苏、广东、广西、湖北、甘肃、宁夏、云南、新疆、内蒙古等省、自治区都有流行。饲养牲畜和家禽的农村、牧区，是附红细胞体病流行的主要疫源地。

【媒介昆虫】 伊蚊、库蚊、猪虱、鳞虱、蚤、吸血蝇、蠓等吸血昆虫和节肢动物。

【保虫宿主】 啮齿类、鸟类、禽类、反刍动物、猪等动物。

【传播途径】 传播途径很多，包括接触传播、血源传播、垂直传播及昆虫媒介传播等。①接触传播：动物之间、人与动物之间可通过直接接触而感染；②血源传播：人与人之间可经输血及使用附红细胞体污染的注射器、针头或劳动中使用了被污染的工具经破损伤口传播；感染了附红细胞体病的献血者对受血者可造成直接威胁，尤其对幼年受血者危害更大；③垂直传播：包括人类和动物在内，感染了附红细胞体的母体在生育过程中或通过胎盘可将病原体直接传播给胎儿，造成先天性感染；④昆虫媒介传播：人与动物之间可通过蚊子、虱子、跳蚤、吸血蝇、蠓等吸血昆虫叮咬感染；⑤进口患附红体病的肉畜、种畜，也是附红体病最重要的传播途径。

【流行特点】 主要在家畜中流行，一年四季均可被感染，但也有一定的季节性，流行的高峰为夏秋季，以5～8月份为感染高峰。这可能气候多变、闷热、畜禽舍卫生情况不良、潮湿、蚊蝇滋生、体外寄生虫严重、饲料营养缺乏等因素有关。在牲畜中，牛和猪的感染率最高，有些地区达50%～90%；驴和羊的感染率较低，家禽中也有感染。在畜牧业地区中附红细胞体感染率虽然相当高，但附红细胞体属于条件致病微生物，感染的人或动物不一定出现临床症状。外界环境恶劣如存在时才引起本病发生。

【人群易感性】 人群普遍易感，与性别、年龄及职业无明显关系，但常呈地区性分布。在畜牧业地区，经常接触牲畜的的人群，感染率可高达87%。低龄儿童、高龄老人和免疫功能缺陷者的感染率高，一些献血者的感染率也相当高。孕妇和患有慢性疾病者其感染率明显高于健康人群。附红细胞体是条件致病体，人感染后具有复发性，每次复发都与血液中数量增减呈正相关。

【主要病症】 潜伏期短者3～5日，长者终生携带。病症主要取决于感染者的免疫功能强弱和受到附红细胞体感染的红细胞比例的多少，如果感染者的免疫力较强，体内只有较少的红细胞（小于30%）被感染，病原体就会潜伏在体内，感染者不发病，经过一段时间后病原体可自行消除。但免疫功能低下的人或儿童体内，附红细胞体可能感染较多的红细胞（30%～60%），可引起临床症状。如果有60%以上的红细胞被附红细胞体感染，就会出现较严重的临床症状，甚至会导致患者死亡。重度感染（有60%以上红细胞被寄生），常发生在有慢性基础性疾病及免疫功能低下患者。主要有以下几种临床表现：①发热，轻症患者中低度发热，重者可出现 39~40℃ 高热，并伴有多汗，关节酸痛等；②贫血，化验检查可发现红细胞数、血红蛋白、红细胞比容、血小板计数等降低，胆红素增高。严重者可出现巩膜及皮肤黄染，并有全身乏力、嗜睡及精神委靡等症状；③淋巴结肿大，部分患者出现浅表淋巴结肿大，常见于颈部，肝、脾等部位亦可出现淋巴结肿大；④其他，尚有皮肤瘙痒，肝脾肿大，腹泻（小儿多见），脱发等。还可引起代谢紊乱、酸碱失衡、低血糖等。

【预防要点】 ①严格控制传染源。对感染的畜、禽及时治疗；病死猪等畜禽应进行化制等无害化处理，不得私自宰杀加工食用；发现病人后应尽早进行治疗；②消灭传播媒介，切断传播途径。加强饲养管理，积极预防其他动物疫病发生，提高畜禽的抵抗力；搞好畜禽舍和饲养用具的卫生，定期消毒；夏秋季经常喷撒杀虫药物，防止昆虫叮咬；对疫区的血液进行筛查，防止血液传播；医疗器械严格消毒，防止医源性传播；③保护易感者。烤羊肉、煎猪牛排、涮火锅、生鱼、生的料理等生吃肉食时，一定要注意烧熟煮透；外出就餐应尽量少吃生冷食物，不吃有病不洁肉类；餐饮单位加工肉类的刀、砧板应生熟分开，防止交叉感染；夏季注意劳逸结合，提高个人免疫力。

27. 破伤风

又名强直症，俗称"锁口风"，是由破伤风梭菌芽孢经伤口感染而引起的急性中毒性人畜共患的生物疫病，以肌肉呈持续性强直性痉挛和反射兴奋性增高为主要特征。破伤风梭菌芽孢在自然界分布极广，存在于施肥的土壤、街道尘土及腐臭淤泥中，家畜及人类的粪便中也可含菌。各种家畜均有易感性，其中以马、驴、骡等单蹄兽最易感，猪、牛、羊次之，犬、猫偶有感染，但家兔有抵抗力。人类的易感性也很高。当病菌芽孢侵入人体组织后，在有深部创伤、水肿及坏死组织存在条件下，或有其他化脓菌、需氧菌共同侵入时，菌体能大量繁殖，产生破伤风痉挛毒素，引起发病。

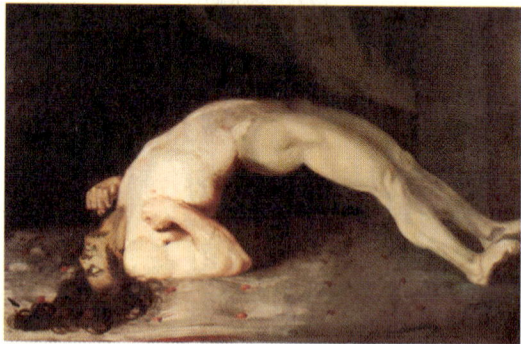

破伤风患者的痉挛病征体现

查尔斯·贝尔 1809 年绘

破伤风梭菌对外界的抵抗力不强，对热较敏感，加热 65~68℃ 经 5 分钟即可杀死；普通消毒剂在短时间也可杀死。但其芽孢对外界环境的抵抗力很强，耐热、耐煮沸和耐常用消毒剂。在土壤中可存活数十年，在阳光照射下可存活 18 日以上。可耐煮沸 90 分钟，在 100℃ 蒸汽中能耐受 60 分钟，120℃ 高压蒸汽耐受 10 分钟。在 2% 过氧化氢中可生存 24 小时，普通消毒剂需较长时间才能杀死。

【传染源】 人畜的各种外伤及内源性条件致病是主要的感染源。

【传播途径】 主要经创伤感染，尤其创口小，创伤深，创内组织损坏严重，有出血，有异物，创伤内具备缺氧的条件，适合破伤风芽孢发育繁殖的伤口，如钉伤、挫伤、刺伤、脐带伤、阉割伤、鞍伤等。此外，还有约 40% 的病例见不到外伤，或因潜伏期内创伤已愈合，或经胃肠道黏膜损伤感染而致病。

【人群易感性】 人类以新生儿、15 岁以下儿童和 25 岁以上成年人多发，男性多于女性。特别是从事农业、搬运、土建、皮毛等行业的人易感染发病。

【主要病症】 破伤风潜伏期可长达数月或 2 年以上。病人初期表现为咀嚼肌及面肌痉挛，张口困难，牙关紧闭，呈苦笑面容。随病程发展，颈、背、躯干及四肢肌肉迅速出现强直痉挛，呈角弓反张，腹肌硬如板样，肌肉痉挛呈阵发性，发作时伴有剧痛，病人十分痛苦和惊恐，并大量出汗，严重危害人类健康。

【预防要点】 要防止发生各种皮肤破损的外伤，在遭受地震等自然灾害时，应注意使破损伤口不与土壤直接接触，如发生创伤时要及时对伤口进行清创和缝合处理，有可能致病者或条件许可时应及时注射破伤风抗毒素。农村要推广新法接生，保护脐带不受感染，防止新生儿破伤风；病畜应作化制等无害化处理，不得私自宰杀加工食用。

28. 莱姆病

又称莱姆疏螺旋体病，是由伯氏疏螺旋体引起的一种以蜱为媒介传播的人畜共患的自然疫源性生物疫病，亦称蜱媒螺旋体病，以皮肤、骨骼肌、神经、肾脏和心脏出现不同程度的损害为主要特征。莱姆病是通过某些硬蜱的吸血活动在宿主动物之间、宿主动物和人群之间传播。1974 年，美国康涅狄格州莱姆镇有部分儿童患上一种类似风湿性关节炎的疾病，故命名为莱姆病。1981 年，Burgdorfer 在美国纽约附近的莱姆病流行区，解

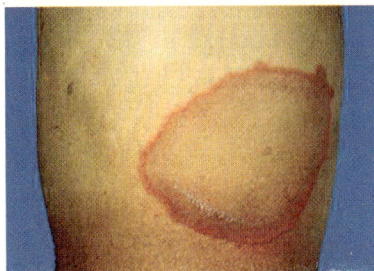

莱姆病红斑

剖了 126 只丹明尼硬蜱，发现其中 77 只有螺旋体，并将该螺旋体命名为伯氏疏螺旋体。中国在福建、黑龙江、新疆、吉林、内蒙古等地山区的林业工人和其他人群中发现有感染患者。伯氏疏螺旋体对外界的抵抗力不强，怕光、不耐热，在室温下可存活 1 个月，4℃能存活较长时间，－80℃以下可长期存活。

【传染源】　小型啮齿动物（如黑线姬鼠、褐家鼠和白腹鼠等）是主要传染源，也是伯氏疏螺旋体的重要储存宿主。羊、犬、兔、鹿等动物感染率高，也可成为传染源。

【自然疫源地】　主要分布在北纬 30°～60°之间的温带、亚寒带有小型啮齿动物活动的林区。中国的长白山、天山、祁连山、六盘山、太行山和武夷山等，都存在莱姆病自然疫源地。

【传播媒介】　蜱类是莱姆病的重要传播媒介，特别是硬蜱属中的肩突硬蜱（丹明尼硬蜱）、蓖麻硬蜱、全沟硬蜱、森林革蜱等是伯氏疏螺旋体的重要携带者。吸血昆虫如蚊、吸血蝇、蚤等也可携带伯氏疏螺旋体。

【传播途径】　主要通过媒介生物叮刺吸血和直接接触传播。牛、羊、马、犬、浣熊、各种鼠类、多种实验动物和人类都可因媒介蜱及吸血昆虫的叮刺吸血或直接接触而感染致病。牛还可通过牛尿和胎盘传给下一代。人类也可通过胎盘垂直传播。

【人群易感性】　人群普遍易感。主要流行于林区，与到山林活动被蜱叮咬有关，与职业密切相关，林业工人、牧民及居住在林区的人群发病较多。发病多见于夏秋季节，以青壮年居多，男性多于女性。

【主要病症】　人类感染后，初期出现游走性红斑（蜱性红斑），在蜱叮咬处或其他部位出现红斑，患者虚弱、发热、恶寒、头痛，骨骼肌肉游走性疼痛，关节痛，易疲劳和嗜睡；然后有心脏和神经系统受损，出现不同程度的脑炎、脑膜炎和神经根炎症状；最后（患病 2 个月以上）主要表现关节炎和慢性神经系统综合症，大关节特别是膝关节肿痛，有的发生对称性多发性关节炎。病人出现嗜睡、记忆力减退、情绪不定等慢性神经系统综合征。

【预防要点】　①严格控制传染源。搞好自然疫源地周围的环境治理，对旅游景点、居住区采取铲除杂草、消灭蜱的栖息场所和防鼠、灭鼠等综合措施，可用药物喷洒地面周围以达到杀灭硬蜱和鼠类。对感染的家畜及宠物应及时进行治疗，病畜病变严重或胴体消瘦的，包括胴体及内脏等应作化制等无害化处理，不得私自宰杀加工食用；②切断传播途径，保护易感人群。在林区和山区的野外作业时，要加强个人防护，扎紧袖口领口及裤脚口，防止硬蜱进入人体内叮咬。在野外旅游，特别是森林旅游的人群，应注意自我保护，要穿长袖衣和长裤，避免在草地上坐卧，最好不要露宿，要用驱虫剂涂在衣物上防止蜱侵袭。如果发现有蜱叮咬，应及时到医院检查。

29. 衣原体病

又称鹦鹉热、鸟疫、饲鸟病，是由鹦鹉热衣原体所引起的家禽、家畜和人共患的一种自然疫源性生物疫病，以高热、咳嗽、胸痛、胸膜炎和肺炎为特征。各种动物的病理特征都不相同，鸟、禽以结膜炎、鼻炎和轻微腹泻为特征；家畜以流产和肺炎为特征。根据衣原体种属的不同，可分为沙眼衣原体、鹦鹉热衣原体和肺炎衣原体三种类型，其中鹦鹉热衣原体感染是人畜共患的生物疫病，许多国家已列为法定传染病。中国在 50～60 年代确诊了鸭的衣原体病，后来相继发现和确诊了牛、羊、猪、鸡、鸽的衣原体病。衣原体耐冷但对热敏感，在 37℃经 48 小时可失去活性，加热 56～60℃经 5～10 分钟即可灭活。常用的消毒药也可杀灭病原体。

【传染源】 病禽、病畜是主要的传染源。病人的咳痰中含有病原体，也是传染源。

【疫源地】 病禽、病畜的圈舍及周围环境。

【传播途径】 通过消化道、呼吸道感染和传播，在羊还可经交配传播。病禽可随粪便、泪液和鼻汁排出衣原体；病母羊可随胎盘、胎水及产后分泌物大量排出衣原体。值得注意的是，有些健康绵羊、山羊的粪便中也存在病原体，有的病羊群可持续排菌达数年之久。

【人群易感性】 人类只是在接触了病畜、病禽时才会受到感染而致病。饲养畜禽的人员，特别是饲养鸽、鸭的人多发；鸟禽集市贸易的从业人员因经常接触病禽也易感。

【主要病症】 人类感染衣原体后，主要表现发热，达 39～40℃，出现头痛、喉痛和全身不适，随之出现非典型性肺炎症状：干咳，有少量黏痰或脓痰，轻度湿性罗音。X 射线检查肺部可见明显的单个或多个病变性阴影，有时出现关节炎、尿道炎、结膜炎等症。严重时出现不安、失眠或谵妄，甚至昏迷或突然死亡。

【预防要点】 预防衣原体病，应加强畜禽的饲养管理，保持良好的卫生环境。对病死的畜禽和流产的死胎及胎盘、分泌物等必须销毁或深埋或化制作工业用，不得上市销售和加工食用。死鸟及排泄物应进行焚烧或化制等无害化处理，被污染场所应彻底消毒。发现病人应立即隔离、治疗，患者的分泌物和排泄物应彻底消毒。养鸟的人群应注意保持养鸟的环境卫生，每天清洗鸟笼，清理粪便应戴口罩和手套，以防吸入病原体。饭店、餐馆和家庭烹饪各种畜禽菜肴，应煮熟烧透，以避免可能发生的感染。

30. 曲霉菌病

是由曲霉菌属的几种真菌引起的多种禽类、哺乳动物和人共患的真菌病。其特征是呼吸器官组织中发生炎症并形成肉芽肿结节。能使人致病的病原体有 10 多种，主要为曲霉菌属的真菌，如烟曲霉、黄曲霉、黑曲霉、构巢曲霉和土曲霉等。其中仅黄曲霉菌的毒素就有 20 余种，其中被国际癌症机构列为 I 级致癌剂的黄曲霉毒素 B1 毒性最大，对人、畜的危害主要有致敏、肝脏中毒、致癌等。1974 年，印度西部两个邦的村庄暴发了因食用严重污染黄曲霉毒素的玉米引起的中毒性肝炎，共有 397 人中毒，106 人死亡，病死率高达 26.7%。病菌的孢子对外界环境的抵抗力很强，煮沸 5 分钟才能杀死，在普通消毒药中需经 1~3 小时才能灭活。

【传染源】 曲霉菌广泛存在于自然界，对生存条件要求较低，寄生于土壤、枯草、木屑、饲料、谷类、动物尸体等处，空气中也常有曲霉菌的孢子。感染的人和动物均可起到传染源的作用。

【传播途径】 主要经呼吸道感染，也可经消化道、皮肤伤口感染。有时还能穿过蛋壳感染胚胎，使雏禽孵出即发病。多种曲霉菌均能产生毒素，可引起动物痉挛和麻痹而死亡。

【人群易感性】 人类感染曲霉菌病多见于打谷农民、皮毛工人和禽鸟饲养人员等，因组织损伤、发炎、慢性病或长期应用抗生素、肾上腺皮质激素使机体免疫力减弱而感染致病。

【主要病症】 人类患病主要表现为支气管肺炎和曲霉菌瘤，病变也可波及中枢神经系统、心内膜、鼻旁窦、外耳道、肾、骨骼等器官，表现为坏死、化脓性病变或肉芽肿，有时呈哮喘等过敏反应。根据感染部位的不同，分为 4 种类型：①肺曲霉菌病：高热、咳嗽、咯血、排出绿色或深绿色颗粒痰或脓性痰，病死率很高。慢性病例则呈现低热、咳嗽、体重减轻等症状；②过敏性曲霉菌病：过敏体质者吸入曲霉菌孢子后，数小时发生哮喘、发热等症状，3~4 日后缓解。患者再度接触病菌后又发生相同症状，多次发作后可出现支气管扩张、肺纤维化和肺功能减退；③扩张型曲霉菌病：烧伤病人可由皮肤感染曲霉菌病而发生败血症。免疫功能低下的病人，曲霉菌病可自肺部原发病灶通过血行扩散至其他器官，如肾、脑膜、心脏、肝脏、骨骼等；④局限性曲霉菌病：外耳道、鼻旁窦、眼、指甲等可受曲霉菌侵袭。如中耳曲霉菌病表现为外耳道红肿、结痂、表皮脱落、耵聍增多，有瘙痒及胀满感。眼外伤及手术后感染者，表现为视力模糊、结膜充血、疼痛，后出现前房积脓。

【预防要点】 增强人体免疫力，及时处理外伤，防止病菌感染；

免疫功能受损者应注意环境卫生，净化空气；经常接触动物尸体、堆肥、库存谷物等的人群应做好个人防护；病畜禽若胴体消瘦或全身性病变时，应将胴体及内脏等全部销毁，不得食用；加强肉类市场监管和检疫，严防病畜禽流入市场；烹饪各类畜禽菜肴，应充分煮熟烧透，以避免可能发生的感染；不要食用受到黄曲霉菌毒素污染的谷米、食物及病死动物，以避免食物中毒及致癌。

31. 念珠菌病

是由念珠菌属真菌引起的一种以在皮肤或黏膜（尤其是消化道黏膜）上形成乳白色凝乳样病变和炎症的真菌病。人类感染念珠菌的病例，中国早在公元 610 年隋朝巢元方的《诸病源候总论》中就有记载。自然界的念珠菌有 80 多种，对人类致病的主要有 7 种，以白色念珠菌危害最大。

【传染源】 念珠菌广泛存在于自然界中，通常寄居于健康动物和人类的消化道和黏膜上，也常可从被粪便污染的土壤、饲料和水中分离到。各种动物都可感染，但以牛、猪和鸡、鸽更易感，尤其是幼龄动物。

【传播途径】 大多数动物的念珠菌病是由内源传染所致，当机体营养不良，维生素缺乏，饲料成分配合不当，长期应用广谱抗生素或皮质类固醇或患其他疾病而使机体抵抗力降低时，均容易感染发病。有时也可发生接触性传染致病。人类主要通过动物～人或人～人的方式传播，都因接触污染念珠菌的水果、食品，也可通过性接触传播，患病婴儿通过吮乳接触其母亲的乳头、乳晕感染；全身虚弱、糖尿病、持续使用广谱抗生素、超量使用皮质类固醇、非肠道性营养过度及某些免疫缺陷病等都可诱发念珠菌病。

【人群易感性】 人群普遍易感。不论男女，从胎儿、新生儿到青壮年、老年人都可感染。住院患者比普通健康人群更易感。

【主要病症】 人类患病主要有 3 种类型：①皮肤型：多见于皮肤皱褶处如腋窝、乳房下、腹股沟、会阴部、指间、甲沟等，呈现出界限清晰、表面糜烂的炎症斑片，周围有散在的红色丘疹，其上附有细圈鳞屑；②黏膜型：常见的是口腔念珠菌病（鹅口疮），表现为口腔黏膜上有散在或成片的乳白色薄膜，易剥离，薄膜下呈潮红色；也可表现为浅表的溃疡和裂隙。其次是妇女所患的念珠菌性阴道炎，表现为瘙痒，交媾痛和阴道分泌物增多；③内脏型：多见于呼吸道，表现为支气管炎、支气管肺炎或大叶性肺炎。其次为消化道和泌尿道，表现为食道炎、肠炎、膀胱炎或肾盂肾炎。心内膜炎也较常见。此外，还有败血症、脑膜炎、关节炎等类型。

【预防要点】 提高机体的免疫力，避免长期使用广谱抗生素和皮质类固醇；搞好环境卫生和个人清洁卫生，接触病畜禽及污染物时应注意个人防护，以防止病菌感染；病畜禽仅局部有病变的，应将病变组织器官割除销毁，其余胴体及内脏经高温消毒处理后可加工利用；烹饪畜禽肉菜肴，应煮熟烧透，以避免可能发生的感染；其他食物也应注意加热杀菌、水果应消毒杀菌后食用。

32. 弯曲菌病

弯曲菌病是由空肠－结肠弯曲菌所致的人畜共患的肠道传染病，可引起动物的腹泻、流产、不孕、乳房炎等症状。牛生殖器弯曲杆菌病列为三类动物疫病。人类因感染弯曲菌属的肠道亚种和空肠亚种而发生弯曲菌病。1972 年，由比利时科学家分离出首株弯曲菌，现病菌已有 10 多个菌种和亚种。病菌对干燥、日光和普通消毒药敏感，在 20℃ 可存活 10 日，6℃ 可存活 20 日。

【传染源】 感染和带菌动物是弯曲菌病的主要传染源。弯曲菌广泛存在于猪、牛、羊、马、鸡、鸭、鹅、家兔、犬、猫、猴、鼠类和某些鸟类等 20 多种动物的肠道中，尤其是猪和鸡的带菌率很高，可达 80% ~ 100%。空肠弯曲菌也是人类肠炎和败血症的重要致病菌，尤其是儿童的带菌率较高，也是重要的传染源。

【传播途径】 通过污染食物、饲料、饮水及周围环境经消化道而感染发病，也可经交配和人工授精而传播。苍蝇等节肢昆虫的带菌率很高，是重要的传播媒介。患者大都有与家畜、家禽的密切接触史，直接或间接与带菌动物或患者粪便接触有关，一般则通过污染的食物、饮水、牛奶及奶制品，经消化道而感染。

【人群易感性】 人群普遍易感。多见于儿童和青年人，尤以 2 岁以下的幼儿最多见。夏、秋季节为发病高峰。

【主要病症】 人类患病的早期症状为先发热（高达 40℃），全身乏力、头痛、肌肉酸痛，有时寒战与谵妄，婴儿可出现抽搐；有腹痛（脐周或上腹部），为间歇性或呈绞痛，常放射至右下腹部，排便后暂时缓解。1 ~ 2 日后，出现水样腹泻，每天排便 4 ~ 5 次或更多，再经 1 ~ 2 日出现痢疾样便，有血液和黏液。如孕妇受到感染致病，还会引起恶心、呕吐、流产或早产等症。此外，肠外感染也时有所见，表现为败血症、脑膜炎、胆囊炎、腹膜炎、心内膜炎、血栓性静脉炎和反应性关节炎等症。

【预防要点】 接触病畜禽及污染物时应注意个人防护；注意环境卫生和个人清洁卫生，饭前便后一定要洗手；病畜禽仅局部病变的，应将病变组织器官割除销毁，其余部分经处理后可加工食用；若胴体消瘦或全身性病变时，应将胴体及内脏等全部销毁，不得私自宰杀加工食用；不喝生水，牛奶等食物应煮沸或煮熟烧透后食用。

33. 皮肤真菌病

皮肤真菌病也称表面真菌病，是由皮肤癣菌侵染表皮及附属构造（毛发、表皮角质、爪角质）所引起的真菌疾病。其病程持久，难以治愈。中国曾将鹿茸真菌病列为三类动物疫病。人也可感染真菌病。皮肤癣菌的种类很多，但对人类和动物有致病作用的有 3 属，即小孢霉属、毛癣菌属和表皮癣菌属。皮肤癣菌对外界有极强的抵抗力，在皮肤鳞屑及毛内的孢子，在 100℃ 干热中能耐受 1 小时，加热 110℃ 需经 1 小时才能杀灭。

【传染源】 病畜是皮肤真菌病的传染源。各种动物都能感染，但以牛、马最易感，其次是犬和猫。病菌主要附着在毛发、鳞屑、痂皮和患者组织内，并可随落屑、折断的毛发排到外界环境中。

【疫源地】 病畜的圈舍及周围环境。

【传播途径】 当健畜与病畜直接接触，或经污染的饲养管理用具（如梳刷用具、鞍挽具、饲槽等），或饲养人员的媒介等而传播。

【人群易感性】 人类皮肤真菌病多发于与畜禽接触多的人，尤其是奶牛饲养员；普通人群主要是与易感动物、特别是玩赏动物直接接触通过皮肤损伤而引起，常见于儿童。也可因接触污染土壤而感染致病。

【主要病症】 各种病原性皮肤真菌引起的共同症状是毛发脱落、皮屑、皮肤增厚和结痂。主要分为黄癣和白癣两类。①黄癣：主要由石膏样小孢子菌所致，以湿疹样黄癣痂和有鼠尿臭味为特征；②白癣：由大小孢子菌和毛癣菌引起，按发病部位可分成头癣、体癣、股癣、手足癣和须癣等。在头上可形成圆形或不整形的灰白鳞屑性脱发斑，有时伴有毛囊性脓疱。

【预防要点】 做好畜体的皮肤清洁卫生，经常给动物及宠物洗刷被毛；发现病畜应及时隔离治疗；病畜的皮和病变组织应割除销毁，不得加工食用；加强公共场所（幼儿园、学校、美容美发厅、浴室等）的卫生管理，严禁病人入内，病人需要理发等服务的，公共用具须经 110℃ 高温蒸煮消毒 1 小时以上或经过消毒药剂处理，以防止传染。

34. 小肠结肠炎耶尔森氏菌中毒症

是由耶尔森氏菌属的细菌引起的一种人畜共患的传染病，包括由小肠结肠炎耶氏菌引起的耶氏菌小肠结肠炎；由伪结核耶氏菌引起的伪结核病；由鼠疫耶氏菌引起的鼠疫。以引起急性胃肠炎、小肠结肠炎及败血症为主要特征，对人畜的健康有很大的危害性。1933 年，在美国首次发现小肠结肠炎耶尔森氏菌，1939 年确认耶尔森氏菌是人类致病菌，直到 20 世纪 70 年代中期才明白其是食源性疾病的病原，发病率呈逐年升高。

小肠结肠炎耶尔森氏菌中毒症在世界 80 多个国家和地区都有发生，在中国河南、福建、江西、广西、北京、浙江等地区也有发生。病菌的抗原结构比较复杂，菌体抗原有 50 多个型，鞭毛抗原约有 20 种，菌毛抗原有 3 个型。某些菌株与大肠杆菌、霍乱弧菌、布鲁氏菌、土拉弗氏菌有交叉反应。病菌对外界环境的抵抗力不强，但具有嗜冷性和低温繁殖特性，在低温水中可生存达 6 个月之久，在 4~5℃冰箱冷藏的含菌食品中能快速繁殖，更具传染性。

【传染源】 带菌动物是重要的传染源，病人也是传染源。耶尔森氏菌广泛分布于自然界，除感染人类外，已从猪、牛、绵羊、山羊、马、鸡、松鸡、鸭、鹅、兔、野兔、犬、猫、狐、貂、浣熊、鹿、骆驼、猴、鼠、豚鼠、麻雀、金丝雀、海鸥、蛇、蛙、牡蛎、蚤、蟑螂等 20 余种啮齿动物、10 多种鸟类和鱼类的排泄物中分离到耶尔森氏菌，也从食物、水和土壤中分离到耶尔森氏菌。

【疫源地】 带菌动物的活动环境。

【传播途径】 主要通过接触污染物体或通过饲料、饮水等经消化道感染，也可由吸血节肢动物和空气传播。啮齿动物是储存病原的宿主，又是重要的传播媒介。苍蝇在传播病菌造成食品污染中起重要作用。

【人群易感性】 人群普遍易感。人类感染致病与人的机体抵抗力强弱有密切关系。通常夏、冬季节发生较多，以儿童多见。

【主要病症】 起病急剧，以发热、腹痛和腹泻为主要症状。体温可达 39~40℃，以后呈持续性微热，腹痛多在右下腹部，并伴有肌紧张、反跳痛和压痛，易误诊为阑尾炎。腹泻多为胆绿色水泻，伴有粘液，每日 3~10 次，持续数周至数月。老年人或患有糖尿病、肝硬化、严重贫血病人，易发生败血症和转移性脓肿，较难治愈。

【预防要点】 搞好环境和饲养卫生，保护好水源；病死动物、排泄物、分泌物和污染物等应销毁或化制，进行无害化处理；若胴体不消瘦，内脏病变轻微的，割除内脏销毁，胴体经高温消毒处理后可加工利用；消灭鼠类、蚊、蝇及蟑螂等有害虫媒；严禁食用重病和不明死因的动物肉及内脏；不饮生水和进食可疑的食物；冰箱冷藏的熟食品和剩饭菜应充分加热灭菌后食用，在夏季也应如此；患者的一日三餐应单独食用，餐具应严格消毒，以避免在家庭中引起传染。

35. 肉毒梭状芽胞杆菌中毒症

是人畜食入含有肉毒梭状芽胞杆菌毒素的食物或饲料而引发的一种

中毒性疾病，以运动中枢神经麻痹和延脑麻痹为特征。肉毒梭状芽胞杆菌是一种厌氧细菌，能产生嗜神经的神经毒素（外毒素），引起肉毒中毒。外毒素对人和动物均有高度致病力。肉毒中毒分为三类：一是食源性肉毒中毒，即食入污染了肉毒毒素的食物；二是婴儿肉毒中毒，即婴儿食入了肉毒梭菌的芽胞，芽胞在婴儿肠道内繁殖生长并释放毒素；三是创伤肉毒中毒，即肉毒梭菌感染伤口并在伤口中繁殖产毒。

肉毒梭状芽胞杆菌中毒在世界各地都有发生，虽不常见，但病死率很高。肉毒梭状芽胞杆菌毒素分为 8 个血清型，人类主要感染的是 A、B 型，少数为 E、F 型。A 型所致的中毒现象最为严重。病菌所产生的肉毒毒素不太耐热，煮沸 20 分钟即可破坏，但芽胞对热的抵抗力极强，煮沸 5 小时或 120℃高压消毒 10 分钟才能杀死。

【传染源】 肉毒梭状芽胞杆菌是一种腐生菌，其芽孢遍布于自然界的土壤、水、干草、蔬菜、水果、青贮饲料、动物尸体和人畜粪便中。病菌易在腐烂的动物和植物中繁殖，在厌氧环境下能产生毒力极强的外毒素。易被肉毒杆菌污染的食物有臭豆腐、面浆、豆浆、豆豉等发酵食品，以及鱼肉类罐头、火腿、腊肉，腐败的熟肉、蔬菜。蜂蜜是婴儿肉毒中毒的危险因素。

【疫源地】 自然界广泛分布。

【传播途径】 动物多因采食腐败的草料和腐烂的尸体（如鼠尸等）而中毒；人类多因食入变质的食物，尤其是罐头食品而中毒。

【人群易感性】 人群普遍易感。成人与儿童同样易感，发病取决于摄入毒素的量。

【主要病症】 人食入带毒食物后，短的经过 6 小时，长的 2～10 日开始发病。起初感到乏力、头晕、胃肠不适，继而出现视力模糊、眼睑下垂、瞳孔散大、声音嘶哑、吞咽困难、呼吸困难、张口伸舌费力等症状。患者通常神志清楚，体温正常，无感觉障碍，可于发病 4～10 日后逐渐恢复健康，但全身乏力，眼肌瘫痪可持续数月之久。严重者常因呼吸肌麻痹而导致呼吸衰竭、心力衰竭或继发性肺炎等死亡。

【预防要点】 不要用腐败变质的饲料喂养动物；确诊病畜禽的整个尸体或胴体及其产品应全部销毁（焚毁后掩埋），不得私自宰杀加工食用；要注意个人清洁卫生，饭前便后要洗手；不吃腐败变质的食物和罐头食品；不吃来路不明或病死动物的肉及内脏。

36. 葡萄球菌病

是由葡萄球菌引起的多种畜禽都可感染的一种急性传染病，人也可以感染，以在各个组织器官发生化脓性炎症或全身脓毒败血症为主要特征。葡萄球菌病世界各地都有发生，葡萄球菌抗原复杂有 30 多种，对人类感染的有 10 多种，对动物和人致病性最强的是金黄色酿脓葡萄球菌，能产生多种毒素和酶类。金黄色酿脓葡萄球菌、表皮葡萄球菌是重要的条件致病菌，已上升为医院感染的前 4 位，感染后果日趋严重，侵入人体循环系统会导致败血症等。病菌对外界环境的抵抗力较强，在干燥脓汁和血液中可存活数月，反复冻融 30 次仍能存活。具有较高的耐热性，80℃30 分钟不被杀死，耐药菌株也逐年增多。3% ~ 5% 碳酸、70% 乙醇可在数分钟内杀死病菌。

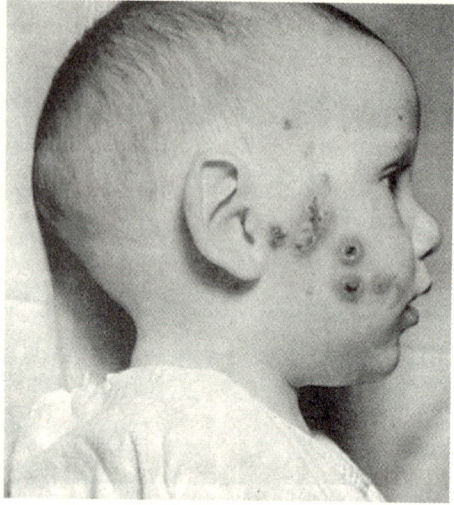

葡萄球菌引起的典型脓疱

【传染源】 患病和带菌动物、患病者和带菌者均是主要的传染源。葡萄球菌广泛分布于自然界，如空气、土壤、水、饲料和物品上，也是人畜皮肤、呼吸道、消化道黏膜上的常在菌群。

【疫源地】 自然界广泛分布。

【传播途径】 主要通过直接接触和呼吸道、消化道传播。当人和动物的皮肤和黏膜（如口腔、咽喉、肠道、阴道黏膜等）受到损伤、机体免疫力降低时，可通过损伤的皮肤、黏膜而发生感染；吸入带菌的漂尘可经呼吸道感染；食入受污染的饲料、水、食物和乳汁也可经消化道传播。

【流行特点】 多种畜禽均有易感性。发病虽无明显季节性，但夏、秋季节较多见。动物被毛透湿、体表不洁、鞍挽具伤、乳房受伤、营养失调、寄生虫病、垫草污秽、圈舍卫生条件较差、长途运输等均可降低抵抗力而成为致病的诱因。

【人群易感性】 人群有一定的易感性。新生儿、老年人及免疫缺陷、恶性肿瘤、糖尿病、血液病患者易感，各种严重创伤、烧伤患者更易感。病后获得的免疫力不强，可重复感染。

【主要病症】 人类感染可引发多种病症，包括肺炎、肝脓肿、肠炎、脑膜炎、心内膜炎、骨髓炎、关节炎、败血症等。自 20 世纪 80 年代以来，由于抗生素的滥用，已经产生耐药的超级金黄色酿脓葡萄球菌（俗称杀人菌），可引起全身性感染，并发毒脓血症、中毒性休克综合征等重症，能致人死亡。

【预防要点】 保持圈舍及环境的清洁卫生，防止皮肤和黏膜损伤；患病死亡的动物肉和乳汁不能食用，以免引起食物中毒；医院内应严格消毒灭菌，以避免新生儿、手术、烧伤病人感染；接触病畜禽的饲养人员、兽医和接触病人的医护要做好个人防护，避免感染和带菌传播。

37. 绿脓杆菌病

也称铜绿假单胞菌病，是由铜绿假单胞菌（绿脓杆菌）引起的多种家畜、经济动物和野生动物感染的一种人畜共患的生物疫病，以多个组织器官发生化脓性脓肿或出血性肺炎、败血症等为主要特征。人类也可感染，引起呼吸道、肠道、尿道炎症及败血症等。铜绿假单胞菌是重要的条件致病菌，已上升为医院感染的前 4 位，感染后果日趋严重，侵入人体循环系统会导致败血症等。

绿脓杆菌广泛分布于土壤、水、空气中和正常人、畜的肠道和皮肤上。病菌对外界环境的抵抗力较强，在水、粪、尿等潮湿环境中能存活 2～3 周，在干燥环境中可存活 2～3 日，加热 55℃ 经 1 小时才可杀死。但普通消毒药可杀死病菌。

【传染源】 患病和带菌动物是主要传染源，可随粪、尿、分泌物排出，污染饲料、饮水、垫草、用具、圈舍及环境等。病人和带菌者也是人类感染的主要传染源。少数健康成年人也带菌，但不致病。

【疫源地】 自然界广泛分布。

【传播途径】 通过消化道、呼吸道和各种创伤而传染。某些吸血昆虫及鼠类也可传播。

【流行特点】 一般为散发，无明显季节性，但夏、秋季节多发。某些动物如鸡、貂也可造成流行。

【人群易感性】 人群有一定的易感性。烧伤病人、气管手术者、住院病人、各种创伤面积较大者等易感。

【主要病症】 人类感染可引发多种病症，包括呼吸道、肠道、尿道、中枢神经系统等炎症及心内膜炎、关节炎、败血症、皮肤软组织感染等，对重症烧伤、气管切开、阻塞性肺部病变及免疫严重受损者有致命性。

【预防要点】 搞好动物圈舍环境卫生，加强消毒；防止和及时处理动物的各种外伤；动物病变组织器官应予淘汰、销毁，不得私自宰杀加工食用；病人的脓液、坏死组织等应进行无害化处理，周围环境和用品应消毒，以避免医院内的交叉感染。

第七章　人类感染和抗御传染病的奥秘

人类的生命不是一个封闭的系统：生命是蛋白质、糖和其他分子的精确组合。这些物质构成细胞、组织、器官和整个机体，直至四处扩张的生态系统。在构成人类身体的分子中，热量和各种化学物质川流不息，变化不定。自人类诞生以来，就生活在有菌的环境之中。人体内有大量正常的微生物，它们随人与生俱来，伴随人的一生。人的皮肤以及与外界相通的腔道，如口腔、鼻咽腔、肠道、泌尿生殖道均存在大量的各类微生物寄居，成为人体不可缺少的组成部分。这些寄居在人体内的微生物，在正常情况下，对人体无害而有益；但在特定条件下，有些微生物也会使人致病。

自然界中的各种致病的微生物，以及疫病动物和病害植物中的活病原体，也会通过一定的途径侵入人体，在体内适当的部位"安家落户"，生长繁殖，有的与人相安无事，有的被人体细胞吞噬，有的被清除出体外，有的"兴风作浪"，损害人体的器官组织，造成多种感染而使人致病。

一、人类疾病及传染病发生的原因

人类的身体是充满着矛盾的。健康与疾病、免疫与感染是人体内部矛盾争斗的具体表现。健康时，人体免疫力相对占优势，各种生理功能正常，能适应外界环境的变化；当人体的免疫力降低并受到细菌、病毒、寄生虫、毒素及外伤等侵袭时，人体的正常生理功能受到损害而不能适合外界的环境，就会产生疾病。

（一）人类疾病和传染病的致病因素

任何疾病和传染病都是由一定的致病因素引起的。正确认识和掌握这些致病因素，就可以帮助我们积极预防和治疗疾病和传染病。目前已知的致病因素种类很多，概括地可分为六大类：

第一类是外界的致病因素：是人类疾病和传染病中最常见的致病因素，可分为三种：①生物性致病因素指活的病原体，包括微生物（如细菌、病毒、立克次体、螺旋体、真菌和支原体等）及寄生虫（如蛔虫、绦虫、蛲虫、血吸虫等）。这类生物病原体主要通过呼吸道、消化道、泌尿生殖道和皮肤黏膜伤口侵入人体，可能被人体免疫系统杀死、杀伤，也可能继续繁殖，可致病也可暂不致病，排出体外还能在人群之间传播，引发传染病和寄生虫病；②物理性致病因素：常见的有刀割、尖刺、压砸、挫伤、枪弹伤、虫兽咬伤、烧伤、冻伤、触电和放射损伤等。其共同特点是造成人体表面的伤口或人体内部组织的损伤。如果这些伤口或组织损伤处理不当，还可能感染病原体，加重病情；③化学性致病因素：也即通常的各种毒物的中毒。如饮食化学毒物引起的食物中毒和吸入化学气体引起的煤气（一氧化碳）中毒等。

第二类是缺乏正常需要物质的致病因素：如人体内氧气、碳水化合物、水分、矿物质（钙、铁等）、蛋白质、维生素、纤维素和微量元素等缺乏或不足，均可成为疾病发生的原因。但有时候摄入过量也会引起生理功能的改变，引发疾病。

第三类是过敏性物质的致病因素：如虾、蟹、花粉、油漆、青霉素等过敏元，对一般人群都没有致病作用，但对某些特别敏感的人，就会引起疾病甚至是严重的疾病。

第四类是遗传物质改变的致病因素：指上代双亲的性细胞（精子和卵子）里的遗传物质的改变，而引起下一代发生疾病，如血友病、色盲和两性畸形等。但这类遗传性物质改变发生的疾病，在人类仅占极少数。近亲结婚，更易于产生这种遗传性疾病。

第五类是先天性致病因素：指能损害胎儿的有害因素，如孕妇患风疹、麻疹可致胎儿先天性心脏病；孕妇患梅毒可引起胎儿先天性梅毒等。

第六类是精神心理性致病因素：如应激性疾病、身心疾病、变态人格、忧郁症等。因为人是社会性生物，遭遇恐怖事件、精神持续高度紧张、心理压力过大等有可能引起生理功能的变化，引发疾病。

在这六大类致病因素中，除了某些突发的不可抗力的因素外，极大部分致病因素与人类自身的不良生活习惯和生活方式有关，如不良的饮食习惯（长期偏食、喜生饮生食）、不良的卫生习惯（饭前便后不洗手、随地吐痰）等。事实上，只要建立良好的生活习惯和生活方式，人类是可以避免大部分的疾病和传染病的，可以数年、数十年不生病或不生大病。

（二）活的病原体是人类传染病的根源

生物性致病因素引起人类疾病的过程比非生物性致病因素（如物理的、化学的）要复杂得多。因为这一类的致病因素是活的病原体，包括微生物如细菌、病毒、立克次体、螺旋体、真菌（霉菌）和支原体，以及寄生虫如原虫和蠕虫等。而这些在"地球生物圈"中生存了数亿、数十亿年的活的病原体，对人类及其他生物并不友好，而且一刻也没有离开过人类的世界，相反，它们凭借其无处不在的庞大种群和数量，并随着人类的演变进化而不断的变化，在人类的体内寻求合适的存在方式。当这些活的病原体变异或繁殖而足以突破人类的免疫防线时，疾病就出现了，传染并蔓延了……。这些活的病原体都有下列的共同特点：

（1）有致病性：主要是病原体侵入人体并具有在人体内繁殖的能力。**如细菌能否引起疾病主要取决于细菌毒力，能否在体内繁殖扩散主要取决于细菌的侵袭力，能否引起特殊的临床表现主要取决于细菌的毒素**。有不少细菌能产生内毒素（在病原菌细胞内的毒素）和外毒素（形成后分泌到病原菌细胞外的毒素）来损害人体，造成病变及引起症状。

（2）通过一定的途径侵入人体：如脑膜炎奈瑟菌是通过呼吸道侵入人体而致病；痢疾志贺氏菌通过胃肠道侵入人体而致病；淋病奈瑟菌、苍白密螺旋体通过生殖道侵入人体而致病；乙脑病毒通过蚊虫叮咬侵入人体而致病。

（3）有传播性：病原体能从一人传染给其他人，造成群体感染，严重的甚至造成区域或全球暴发流行。因此，传染病对人类危害很大。

（4）有一定致病部位：病原体侵入人体后，有的局限在一定部位，如痢疾志贺氏菌的致病部位，局限于大肠；有的可在多种器官系统致病，如结核分枝杆菌可在肺、小肠、脑及肾脏等器官致病。

（5）有免疫作用：细菌和病毒侵入人体后，人体产生相应的防御作用与病原体作斗争，使身体恢复健康状态，同时对同样病原体的再次感染产生抵抗力，这种抵抗力称为免疫。根据这个原理，可制备各种疫苗，作预防接种，使人体产生相应的免疫力。如中国卫生部颁布的"儿童基础免疫程序"，对新生儿至12岁儿童，实行免疫预防计划，接种卡介苗、乙肝疫苗、脊髓灰质炎糖丸、百白破三联、流脑疫苗、麻疹疫苗、乙脑疫苗，提高了儿童的免疫力。

（6）可用热力及化学消毒剂杀灭：一般的病原体加热到100℃时就死亡；适当浓度的消毒剂也可杀灭病原体，如75%的酒精对病原体作用一定的时间也可导致死亡，这些物理和化学因素常用于消毒灭菌。

（三）病原体的致病和变异能力

在人类的传染病中，活的病原体起关键作用。病原体侵入人体能否引起感染致病，除人体具有某种特异性免疫力外，多与病原体的侵入数量、入侵部位、致病能力和变异能力有关。

1. 病原体的侵入数量

病原体要致人类传染病，必须有一定的数量直接侵入人体或侵入人体后繁殖到一定的数量，才会引起人体患病。我们把能引起人体感染致病的病原体数量称为最低病原体数量，不同传染病的最低病原体数量也不同，有的差别很大。

（1）结核分枝杆菌，侵入 1～10 个菌体可使人引起感染致病；

（2）鼠疫杆菌，侵入几个菌体就可使人感染鼠疫。

（3）痢疾志贺氏菌（痢疾杆菌），侵入 10～100 个菌体就可使人感染致病。

（4）大肠埃希氏杆菌（侵袭性），侵入 10～100 个菌体可使人感染致病。

（5）伤寒埃氏杆菌，侵入约 10 000 个菌体才可使人感染致病。

（6）空肠弯曲菌，侵入 10 000 个菌体以上才能感染致病，引起肠炎。

（7）大肠埃希氏杆菌（肠毒素），在人体内繁殖需达到 100 万至 10 亿个菌体才可使人感染致病。

（8）霍乱弧菌，埃尔托生物型侵入 1000 个菌体、古典生物型侵入 1 亿至 10 亿个菌体才可使人感染致病。

（9）沙门氏菌，侵入几亿个菌体才能引起食物中毒。

当侵入人体的病原体少于最低病原体数量，一般不易致病，因为健康人体内的免疫系统能够很快杀灭或清除侵入的病原体，这也是有些人未患过某种传染病而体内却有相关抗体的原因。当大量病原体侵入人体时能缩短潜伏期与加重病症。

2. 病原体的入侵部位

各种细菌均有其特定的入侵部位，主要与宿主的局部微环境有关。病原体作为"地球生物圈"中的成员，与人类及其祖先已经交往了数千年、数万年，能长期适应人体内的环境，有的病原体甚至知道人体的哪些部位是其最佳的"安身之地"。不同的病原体入侵的部位也不同，有的是单一途径和单一部位，有的则是多渠道、多部位侵害。如伤寒杆菌经口腔到达肠道，并在肠道淋巴组织内生长繁殖，产生病变；结核分枝杆菌经呼吸道、消化道都可引起感染致病。有些病原体进错了"门户"，不会引起疾病，如破伤风梭状芽胞杆菌侵入人体伤口深部，可能发生破伤风，而经口吞入，则不引起感染致病。

人类身体有四大门户通道最易受到外源病原体感染而致病：

（1）**鼻腔：**呼吸通道，冬春季节易受感染。病原体主要有：鼠疫杆菌（肺鼠疫）、SARS 病毒（传染性非典型肺炎）、甲型流感病毒（人禽流感）、麻疹病毒（麻疹）、风疹病毒（风疹）、汉坦病毒（流行性出血热)、流感病毒(流行性感冒)、炭疽杆菌(炭疽)、结核分枝杆菌(肺结核)、脑膜炎奈瑟菌(流行性脑脊髓膜炎)、百日咳嗜血杆菌(百日咳)、白喉棒状杆菌(白喉)、化脓链球菌(猩红热)、嗜肺军团菌(军团病)、肺炎支原体(肺炎)、肺孢子虫(卡氏肺孢子虫肺炎)等。

(2) **口腔**:消化通道,夏秋季节易受感染。病原体主要有:朊病毒蛋白(人克-雅氏症,即疯牛病)、肝炎病毒(甲型肝炎)、钩端螺旋体(钩端螺旋体病)、柯萨奇肠道病毒(柯萨奇病毒感染腹泻)、轮状病毒(轮状病毒感染腹泻)、肠腺病毒(肠腺病毒感染腹泻)、诺沃克病毒(诺沃克病毒感染腹泻)、杯状病毒(杯状病毒感染腹泻)、星状病毒(星状病毒感染腹泻)、埃可病毒(埃可病毒感染腹泻)、霍乱弧菌(霍乱)、肉毒杆菌(肉毒杆菌中毒症)、痢疾志贺氏菌(菌痢)、伤寒埃氏杆菌(伤寒)、副伤寒沙门氏菌(副伤寒)、沙门氏菌属(沙门氏菌细菌感染腹泻)、葡萄球菌(葡萄球菌食物中毒)、大肠埃希氏杆菌(大肠埃希氏杆菌食物中毒)、副溶血性弧菌(副溶血性弧菌感染腹泻)、空肠弯曲菌(弯曲菌病)、李氏杆菌(李氏杆菌病)、刚地弓形虫(弓形虫病)、棘球蚴(包虫病)、绦虫(囊尾蚴病)、蛔虫(蛔虫病)、肝片形吸虫(肝片形吸虫病)、旋毛虫(旋毛虫病)、肉孢子虫(肉孢子虫病)、华支睾吸虫(肝吸虫病)、广州管线虫(脑膜脑炎)等。

(3) **性器官**:性交及生殖通道,一年四季都易受感染。病原体主要有:人类免疫缺陷病毒(艾滋病)、人类乳头瘤病毒(尖锐湿疣)、单纯疱疹病毒(生殖器疱疹)、传染性软疣病毒(传染性软疣)、巨细胞病毒(巨细胞病毒感染)、乙肝病毒(乙型肝炎)、淋病奈瑟氏菌(淋病)、苍白密螺旋体(梅毒)、沙眼衣原体(非淋菌性尿道炎)、分解尿素支原体(非淋菌性尿道炎)、阴道加特纳菌(细菌性阴道病)、白色念珠菌(生殖器念珠菌病)、杜克雷氏嗜血杆菌(软下疳)、肉芽肿荚膜杆菌(腹股沟肉芽肿)、阴道毛滴虫(阴道毛滴虫病)、阴虱(阴虱病)等。

(4) **皮肤创口**:浅深部创伤通道,一年四季都易受感染。病原体主要有:狂犬病病毒(狂犬病)、炭疽芽胞杆菌(炭疽)、破伤风梭状芽胞杆菌(破伤风)、化脓链球菌(链球菌感染)、铜绿假单胞菌(绿脓杆菌病)、立克次体(斑疹伤寒)等。

3. 病原体的致病能力

病原体是一类好斗的微生物,其侵袭和毒害人类的致病能力也有强有弱,有大有小。评估病原体的致病能力主要有侵袭力和毒力两种:①

侵袭力是指病原体侵入人的机体并在机体内扩散的能力。如霍乱弧菌进入人体后仅停留在肠黏膜上产生肠毒素，不侵入到细胞内，属非侵袭性产毒素性病原菌，故最低病原体数量要达到 1 亿个菌体；而痢疾志贺氏菌具有很强的侵袭力，能穿越黏膜上皮细胞，在黏膜内繁殖，在细胞之间扩散，故最低病原体数量只要有 10～100 个菌体，就可致病；②毒力包括毒素和各种酶，是指病原体侵入人的机体并在机体内产生毒素和各种酶的能力。白喉棒状杆菌的外毒素能经淋巴和血流扩散到全身各组织，与细胞结合而引起病变；溶组织内阿米巴滋养体能分泌各种水解酶，引起肠壁组织液化坏死，形成溃疡。

4. 病原体的变异能力

病原体可因遗传或环境等因素而产生变异，其毒力可能会增强，也可能减弱。如鼠疫耶尔森氏菌在野生啮齿动物之间反复传播可使致病的毒力增强；流感病毒最会变异，能躲过人体的特异性免疫作用，每隔若干年就会在全世界暴发流行一次；SARS 病毒也会变异，有的毒株变异后毒力增强，一旦暴发流行危害很大。人类针对某种特定的病原体可制出生物免疫制剂，进行特异性的免疫预防接种，使人体自动产生特异性免疫力。但病原体的易变异性对人类预防传染病带来困难，因为无法制造出有效的广谱疫苗。

（四）病原体侵入人体的感染过程

不同的病原体有不同的侵袭力和毒力，人类个体的免疫防御系统功能也有差别。因此，病原体侵入人体后的表现也因人而异，各不相同，有的被消灭，有的被清除出体外，有的在入侵部位"安家落户"，有的暂时潜伏下来等待机会，有的则疯狂生长和繁殖，引起机体组织和器官感染致病。

1. 病原体被消灭或清除出体外

病原体侵入人体后，由于病原体的侵袭力和毒力较小，在人体免疫防御系统的共同作用下，使病原体不能在人体内"安家落户"、生长、繁殖，并很快被消灭或清除出体外，人体不出现任何感染炎症，继续保持原有的健康状态。凡人体免疫系统完整且功能正常，平时注意饮食卫生、环境卫生和个人卫生的人，一般不易染病，偶有外来病原体侵袭，也很快会被消灭或清除出体外。

2. 病原体被携带及部分排出体外

病原体侵入人体后与人体免疫防御系统处于相对平衡状态，并在入侵部位"安家落户"或侵入较远的脏器组织，继续生长、繁殖，但繁殖数量不大，也不出现感染炎症。病原体在体内的时间长短不一，长的可至终生，短则数周至数月，并排出部分携带的病原体。这些人也就成为带菌者、带病毒者或带虫者，是重要的也是最难防范的传染源。如葡萄球菌在医务人员中带菌率高，并易造成医源性感染，这与医务人员接触病人多、自身的消毒杀菌做得不够有关，应当引起重视。

3. 病原体隐性感染

隐性感染多见于各种病原微生物感染。病原体侵入人体后，产生亚临床感染，人体的免疫防御系统也有所作用，因人体有较强的免疫力，或入侵的病原体数量不多、毒力较弱，不能大量繁殖，机体的器官组织也只是受到了轻微的损伤，仅出现不明显（或不出现）的感染炎症。隐性感染过后，大多数人获得不同程度的特异性免疫，病原体也被消灭或清除出体外；有少数人则成为病原体携带者。在大多数传染病中，隐性感染是最常见的表现。

4. 病原体潜伏感染

潜伏感染大多见于病毒感染。病原体侵入人体后，在体内的某个部位"安营扎寨"，潜伏下来。由于人体免疫防御系统与病原体的相互作用而保持着暂时的平衡状态，你不犯我，我也不犯你，人体不出现感染炎症。但当人体免疫力一旦下降，原来潜伏在体内的病原体就大量繁殖并乘机出击，侵害有关的器官组织，引起感染致病。如结核分枝杆菌侵入1~10个菌体就会产生潜伏感染，在人体正常情况下，其生长繁殖速度极慢，对人体不构成危害；但当人体免疫力下降后，结核分枝杆菌才活跃起来。

5. 病原体显性感染

病原体侵入人体后，由于人体免疫防御系统较弱，或入侵的病原体数量较多、毒力较强，不能消灭和阻止病原体的入侵、生长和繁殖，经过一定时间的相互作用（潜伏期），机体免疫力与病原体之间的抗衡力量对比发生变化。免疫防御系统在相互作用时遭到破坏，病原体及其产生的毒素引起机体有关器官组织感染，并导致一定程度的损伤或产生破坏性变化，出现某种传染病特有的症状。这些人不仅感染致病，而且还成为危险的传染源，不及时隔离治疗，会引起传染病流行；毒力强、传染性高的还会造成暴发流行。

（五）病原体感染致病的表现

病原体侵入人体引起感染炎症，为什么有的人只出现局部症状，有的人出现全身性症状，甚至危及生命呢？这取决于机体能否调动免疫系统组织攻防和病原体的毒力强弱、繁殖能力大小。人体感染致病后，通常会有以下症状表现：

1. 局部感染

病原体侵入人体、突破免疫防线后，在一定的部位寄居下来，生长繁殖，产生毒性物质，不断侵害机体组织，引起和扩大炎症。但机体调动了免疫系统的全部力量，在病灶的外围严守，将入侵的病原体限制在局部病灶，阻止其蔓延扩散。如化脓性球菌感染引起的皮肤疖痈等。

2. 全身感染

人体免疫系统在与病原体相互作用中，不仅被突破免疫防线，免疫系统功能也受到损伤，并有趋于更加薄弱的可能，不能将病原体限制在局部病灶，以至病原体及其产生的毒素向周围扩散，经淋巴或直接侵入血流，引起全身感染。按其对人体的危害程度可分为：①菌血症：病原体多为细菌，病菌自局部病灶不断侵入血流中，但由于受到机体内特异性的细胞免疫和体液免疫的联合作用，致使病菌不能在血流中大量生长和繁殖，血流中只是含有少量病菌；②毒血症：病原体可以是病毒，也可以是能产毒素的病菌。病原体在局部病灶生长繁殖过程中，其产生的毒素及其代谢产物进入血流中，引起多种毒血症状；③败血症：机体免疫防御系统在与病原体相互作用中进一步遭到破坏，防御功能进一步削弱，病原体不断侵入血流，并在血流中大量繁殖，释放毒素及其代谢产物，造成机体器官组织严重损害，引起全身中毒症状，如发热、发疹（皮疹及黏膜疹）、肝脾肿大等；④脓毒血症：化脓性细菌在引起败血症时，由于病菌随血流扩散，在全身多个器官（如肝、肺等）引起多发性化脓病灶。如金黄色酿脓葡萄球菌严重感染时引起的脓毒血症。

二、人类的免疫系统及其功能

在中国局部地区暴发流行的传染性非典型肺炎（SARS），给13亿中国人敲响了防治传染病的警钟。但也有一种现象，就是在与SARS冠状病毒接触的人群中，有的人发病，有的人没有发病；患了SARS的人虽然都获得同样的治疗条件，但有的人痊愈了，而有的人却非常严重，甚至导致死亡。此外，面临同样的传染病，同一个家庭中的不同成员有的人得病，有的人就不得病，有的人症状重，有的人症状轻。在病毒性肝炎流行期间，有的人没感染上肝炎，而有的人不但感染上了肝炎，还并发急性肝坏死。为什么同一种传染病，人与人之间会有不同的反应呢？这是因为人类不同种群、不同个体的自身免疫力是不尽相同的。

人类的自身免疫力，在预防传染病中起着至关重要的作用。同在一个"地球生物圈"中，人类免不了要与各种微生物、动物和植物打交道，各种各样的致病微生物也会通过空气、飞沫、食物、直接接触等途径传染给人类，引起人类感染各种生物疫病。人类自身免疫力中有一种生来就有的先天性免疫功能，是人体非特异性免疫的重要组成部分，能调动全身的免疫器官和免疫组织，动员机体所有的杀伤力量打击外来入侵的病原体。除此以外，人体内还有一种获得性免疫功能，也称为特异性免疫，包括细胞免疫和体液免疫。这不是人类生来就具有的，而是人体因感染某种病原体或接种该病原体的疫苗所产生的抗体，这种抗体只针对该种病原体发生免疫应答，对其他种类的病原体不具有免疫能力。特异性细胞免疫，具有免疫记忆功能，下次再碰上该病原体入侵，即可启动免疫杀伤机制。所以，人类对付生物疫病，最关键的就是自身要有一个强健的免疫防御系统。

（一）人类的免疫系统组成及功能

人类免疫的概念是指人类具有免除疫病（传染病）和抵抗多种疾病发生的能力，即人们通常所说的免疫力。广义的免疫是指人类免疫系统对一切异物或抗原性物质进行非特异性或特异性识别和排斥清除的一种生物学功能。除感染免疫外，还包括一切非感染免疫（如肿瘤、器官组织移植、自身免疫等）。人类的免疫系统是整个生命体系中一个重要的专职执行保护机体免受非己有害生物侵袭的免疫防御机构，用以维护机体的正常生理活动。

人类具有的免疫力与自身独特的机体构造有关，也是人类经过长期进化、不断完善自身的结果。现代人类的健康身体具有完整的免疫系统，在保护机体生存、抵抗外来的病原体侵袭中发挥重要作用。**人类的免疫系统有如下特点：①在人体分布广泛，可随时清除入侵的病原微生物和变性、死亡的细胞；②能从分子水平精确识别自己与非己抗原；③在抗原刺激下发挥特异性免疫应答；④受激素、神经递质及免疫分子的调节；⑤有免疫记忆功能。**

1. 人类免疫系统的组成

人类的免疫系统由免疫器官、免疫组织、免疫细胞和免疫活性分子等部分组成。免疫器官包括中枢免疫器官（胸腺和骨髓）和周围免疫器官（脾脏、淋巴结等）；免疫组织包括黏膜相关淋巴组织和淋巴小结；免疫细胞包括淋巴细胞系、单核吞噬细胞系、干细胞系、粒细胞系、红细胞等，淋巴细胞系中含有免疫活性细胞 T、B 淋巴细胞；免疫分子包括分泌型（细胞因子、免疫球蛋白分子、补体分子）和膜型（淋巴细胞抗原识别受体、移植抗原 HLA 分子、白细胞分化抗原 CD 分子）等。免疫细胞和免疫分子在体内循环，不断产生和更新，通过相互调节作用，完成各种免疫功能，并受基因的遗传控制。

人类的免疫系统是一个极其庞大而非常复杂的生化系统，从受精卵到新生儿，从青春期发育到老年死亡，人的一生无不受到免疫系统的影响和控制。那么，人类的免疫系统是如何组成的呢？这就与人体的基本结构有关，因为人体是一个生命体，是生物的本能促使人类在进化过程中为了"适者生存"而构筑和完善能抗御外来入侵者的免疫系统。

人体细胞是人体形态、生理和发育的基本结构单位，是由细胞质、细胞核和细胞膜所组成的。细胞很小，需用显微镜放大才能看清楚，形状多样，有圆形、扁平形和柱状等。细胞的功能也各有不同，如肌细胞有收缩运动功能，唾液腺细胞有分泌唾液作用，神经细胞有感受刺激、传导兴奋作用，免疫细胞有吞噬、杀伤作用等。组成细胞的化学成分复杂而多样，有蛋白质、糖、脂类、核酸、酶、维生素、水及矿物质等。这些物质对于细胞代谢发育的生理功能是十分重要的。人体的基本结构是由100多万亿个细胞和细胞之间的物质（细胞间质）所组成。细胞与细胞间质结合起来构成组织，如上皮组织、结缔组织、肌肉组织、淋巴组织和神经组织；几种不同的组织结合起来构成器官，如心脏、肝、脾、肺、肾、肠等；若干器官又结合起来构成系统，如消化、呼吸、循环、神经、泌尿、生殖、免疫系统等，以完成人体某一总的生理功能。

血液是人类最重要也最庞大的免疫细胞和免疫分子库。血液由血细胞和血浆组成，血细胞包括红细胞、白细胞（含淋巴细胞、单核细胞、中性粒细胞、嗜酸粒及嗜碱粒细胞）和血小板，血浆包括白蛋白、球蛋白、纤维蛋白元、糖、脂肪、胆固醇、含氮代谢产物（如非蛋白氮、尿酸、肌酐）、各种无机盐（如钾、钠、钙等）、激素、酶、抗体、抗毒素、溶菌素等。免疫细胞和免疫分子大量存在于血液中，随时可以发挥其免疫功能。

造血器官是人类最重要的免疫器官，包括骨髓、胸腺、淋巴结和脾脏等。造血干细胞在人胚胎2周时可出现于卵黄囊，从第4周到妊娠5个月出现于胚肝。因此，胎儿期5个月以前，血细胞主要在肝、脾内制造，5个月以后，造血任务逐渐转移到骨髓。胎儿出生后，造血的主要器官是骨髓，此后淋巴结也开始造血，出生后参与造血的还有脾脏、胸腺和扁桃体等器官。骨髓是制造粒细胞、红细胞和血小板的主要场所；淋巴结参与造血主要产生淋巴细胞和浆细胞，并产生抗体；脾脏是造血（产生淋巴细胞和抗体）、储血及调节血容量的器官。

骨髓和胸腺不仅是体内重要的造血器官，还是人类的中枢免疫器官，是免疫细胞产生、发育、分化成熟的场所。骨髓是一种海绵样胶状脂肪组织，由血管、神经、网状纤维和基质组成，充填于骨髓间隙内，是各种免疫细胞的发源地，也是诱导 B 淋巴细胞分化成熟的场所。胸腺既是淋巴器官又是内分泌器官，其外面包有结缔组织被膜，将胸腺隔成许多小叶。每个小叶周边是皮质，中央是髓质。皮质内主要是淋巴细胞，在胸腺素作用下分化增殖成胸腺依赖细胞即 T 淋巴细胞。中央髓质内主要是网状细胞，分泌胸腺激素。所以，胸腺主要产生单核细胞、T 细胞、淋巴细胞等免疫细胞，是诱导 T 淋巴细胞分化成熟的场所，主要担负细胞免疫的功能。在人的一生中，约有 <5% 的胸腺细胞可发育为成熟 T 淋巴细胞。

淋巴结和脾脏既是造血器官，又是人类的外周免疫器官。淋巴结主要由淋巴组织组成，除含有大量的淋巴液和淋巴细胞外，还有许多网状细胞和吞噬细胞，是免疫细胞定居和产生初次免疫应答的场所。人体约有 500～600 个淋巴结，沿淋巴管分布，遍及全身，多位于人体防御的重要部位（如颈、腋窝、肘、股等），具有防御屏障作用。淋巴结中的淋巴细胞和网状细胞能产生抗体；淋巴管内的网状细胞和吞噬细胞具有很强的吞噬能力，能吞噬流经淋巴结淋巴液中的细菌和异物。**脾脏是各类免疫细胞居住和产生抗体的场所，也是产生免疫应答的场所，是人体内最大的外周免疫器官，是特殊的淋巴组织。**脾脏也能吞噬死亡及衰老的红细胞，吞噬细菌和清除血液中的异物，还是全身血液的过滤器。

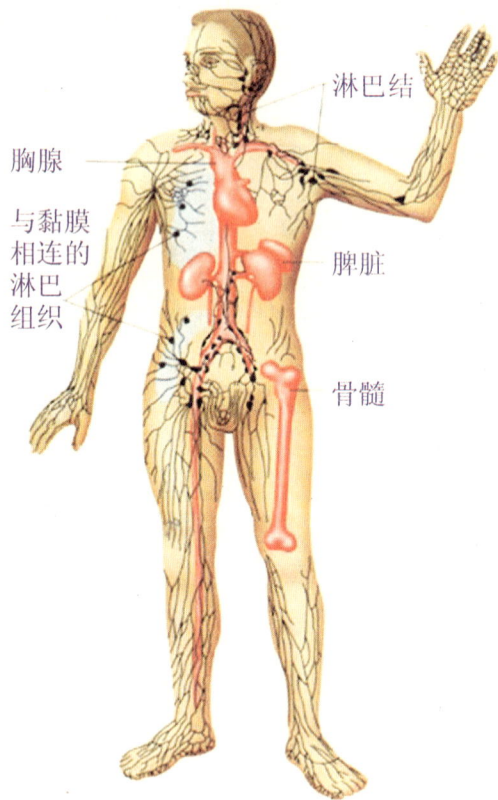

人体的免疫系统

淋巴结

胸腺

与黏膜相连的淋巴组织

脾脏

骨髓

免疫组织是人体分布最广泛的淋巴组织，包括黏膜相关淋巴组织和扁桃体、阑尾等淋巴小结。免疫组织在人体广泛分布，其中呼吸道、肠道、泌尿生殖道等黏膜及上皮细胞下含有大量非被膜化的弥散性淋巴组织，以及具有完整淋巴滤泡的扁桃体、阑尾等淋巴小结，具有防御屏障作用，在黏膜局部抗感染中发挥主要作用。成人体内的黏膜表面积约为400平方米，既是病原微生物入侵机体的主要门户，也是免疫组织的布防重点，有近50%的淋巴组织分布在黏膜及其周边。

免疫细胞是免疫系统的重要组分，是抵抗外来入侵病原体（病菌、病毒、寄生虫），直接杀死、杀伤病原体的前线"战士"。具有非特异免疫功能（固有免疫功能）的细胞有吞噬细胞（单核－巨噬细胞、中性粒细胞）、自然杀伤（NK）细胞、B_1－B细胞等。具有特异性免疫功能的细胞有T淋巴细胞、B淋巴细胞，并有抗原提呈细胞参与作用。各种各样的免疫细胞均源自于多能造血干细胞（HSC），经过分化成为髓系祖细胞、淋巴系祖细胞。其中髓系祖细胞分化产生单核－巨噬细胞、粒细胞（中性、嗜酸性、嗜碱性）、巨核细胞、树突状细胞及红细胞的母细胞；淋巴系祖细胞分化产生T淋巴细胞、B淋巴细胞、自然杀伤（NK）细胞及部分树突状细胞。

免疫分子也是免疫系统的重要组分，能介导和调节非特异免疫和特异性免疫。免疫分子有免疫球蛋白（分泌型、膜型），在体内与相应抗原特异结合，发挥免疫效应，有正调节和负调节作用，能清除病原微生物或导致免疫病理损伤；补体系统（有30多种可溶性蛋白和膜结合蛋白），广泛参与机体抗微生物防御反应及免疫调节，也可介导免疫病理的损伤性反应，是体内具有重要生物学作用的效应系统和效应放大系统；细胞因子（白细胞介素、干扰素、肿瘤坏死因子、集落刺激因子、生长因子和趋化性细胞因子）发挥介导天然免疫、调节特异性的免疫反应、诱导凋亡和刺激造血等生物学活性；人白细胞抗原（HLA）分子（Ⅰ类、Ⅱ类抗原，有1031个等位基因），以其产物提呈抗原肽，供T细胞识别，启动特异性免疫应答，也与器官移植的成败密切相关；人白细胞分化抗原（CD）分子（分为T细胞、B细胞、髓系细胞、NK细胞、血小板、黏附分子、内皮系统、细胞因子受体和非谱系等9个组，编号从CD1～CD166），参与T细胞和B细胞的识别、黏附、活化，对免疫细胞协同发挥功能有重要作用；细胞黏附分子（CAM）（有整合素家族、选择素家族、免疫球蛋白超家族、钙黏蛋白家族等），参与细胞的识别、活化、信号转导、增殖分化、伸展、移动等，是免疫应答、炎症发生、凝血、肿瘤转移及创伤愈合等重要生理和病理过程的分子基础。

人类免疫系统是一个完整的流畅的动态网络。单核细胞和淋巴细胞经血液循环和淋巴循环，进出外周淋巴组织及淋巴器官，运行并再分布于全身各处的淋巴组织及淋巴器官中。淋巴循环汇集于胸导管（人体最粗大的淋巴导管，收集全身 3/4 以上的淋巴回流），再入上腔静脉，进入血液循环。血液循环中的淋巴细胞及各类免疫细胞在毛细血管后微静脉处，穿越高壁内皮细胞，进入淋巴组织及淋巴器官，再由此入淋巴循环，从而使淋巴循环和血液循环互相沟通，免疫细胞得以畅流全身，构成免疫系统的完整网络。既能及时将免疫细胞动员、聚集至人体各处的病原体入侵部位，又能及时地将这些感染部位的抗原成分经吞噬细胞携带至相应淋巴组织及淋巴器官，活化 T 淋巴细胞和 B 淋巴细胞，执行特异性免疫应答及功能。

2. 人类免疫系统的功能

人类的非特异性免疫功能是广义的，能对各种有害物质作出反应，而特异性免疫功能只对某种病原体产生作用。外来的病原体侵袭能引起人体免疫防御系统的反应，人体内的有害物质（包括致病微生物、各种毒素、畸变细胞等）和致敏物质也可引起人体免疫系统作出一定的反应，或将有害物质排除，或遭侵袭受损，或引起过敏反应，或毒素在体内蓄积。

在正常的生理情况下，人类的免疫系统都能发挥其免疫功能，以确保自身的生存安康。但人类的每一个个体因种族、遗传、营养等因素的影响，免疫功能的作用会有差异，少数人还存在免疫缺陷或自身免疫病。从优生优育的角度看，从受精卵开始，就决定了人类个体免疫系统功能的优劣。人类的免疫系统具有三大功能：免疫防御、免疫自稳和免疫监视。

（1）免疫防御功能：阻止病原微生物侵入机体，抑制其在体内繁殖、扩散，并从体内清除病原微生物及其产物，以维护人体正常的生理活动。人体免疫防御功能过低或过高，都不能正常发挥应有的免疫防御功能，有时反而会引起自身的生理功能紊乱，造成反复感染、免疫缺陷和超敏反应。

免疫防御功能是人体免疫系统最重要的功能，包括先天性免疫防御功能（主要依靠遗传及胎儿期从母体自然得到）和获得性免疫防御功能（中国在新生儿至 12 岁要接种 9 种预防疫苗）。在人体的生长发育过程中，会逐步完善自身的免疫系统，建立自己独特的免疫防御功能，以抗御外来的病原微生物。因此，每一个人的免疫防御功能都是不同的或是有差异的。免疫防御功能发挥正常的人，综合抗病能力较强，一般不易感染致病，而免疫防御功能低下的人会引起反复感染；若免疫防御功能过低则会发生免疫缺陷，如细胞免疫缺陷易发生病毒、真菌、胞内菌感染等；体液免疫缺陷易发生化脓性细菌感染等。艾滋病（AIDS）就是一个典型例证，该病也称为获得性免疫缺陷综合征。

但人体免疫防御功能过于敏感对机体健康也不利，会发生组织免疫性损伤的超敏反应。通常有四种型式的超敏反应：Ⅰ型超敏反应，又称速发型超敏反应，有明显的个体差异，由抗体 IgE 介导，肥大细胞与嗜碱性粒细胞参与，发生反应快，主要表现为生理功能紊乱，如青霉素过敏性休克、支气管哮喘等；Ⅱ型超敏反应，又称细胞毒型超敏反应，由抗体 IgG 和 IgM 介导，巨噬细胞、自然杀伤细胞和补体参与，最后引起靶细胞溶解，如新生儿溶血症、甲状腺功能亢进等；Ⅲ型超敏反应，又称免疫复合物型超敏反应，由抗体 IgG 和 IgM 介导，有补体参与，抗原、抗体存在于血液循环中形成中等大小的免疫复合物，引起中性粒细胞浸润为主的炎症，如血清病、类风湿性关节炎等；Ⅳ型超敏反应，又称迟发型超敏反应，以 T 淋巴细胞介导的细胞免疫为基础，为单个核细胞浸润为主和细胞变性坏死的炎症，如接触性皮炎、肉芽肿、肺结核等。

　　(2) **免疫自稳功能：清除体内变性、损伤及衰老的细胞，防止自身免疫病的发生。**免疫自稳功能异常可发生自身免疫病，即人体对自身抗原发生免疫反应而导致自身组织损害。

　　人类的生命质量取决于机体细胞的正常机能，任何细胞的形态改变及由此引起的功能改变就可能导致疾病。人体细胞的新陈代谢、生老病死，需要机体自身有序的进行，人体的某些细胞和体液成分具有吞噬、溶解病死细胞、保护机体的作用，这种自我保护就是免疫系统的自稳功能。如果人体共济失调，不能及时清除体内的有害废弃物，轻者引起不适，重者损害相邻的细胞，引发自身免疫疾病。

　　(3) **免疫监视功能：识别、排斥、杀伤与清除体内突变细胞，防止病毒的持续感染和肿瘤的发生。**细胞免疫在人体抗肿瘤免疫中发挥主导作用，承担日常的免疫监视功能，细胞免疫低下即为免疫监视功能低下，机体就容易发生各种肿瘤。

　　人体的免疫监视功能主要由某些特殊的免疫细胞担任，具有免疫监视作用的细胞有自然杀伤（NK）细胞、活化的巨噬细胞等，它们随着血流在体内"巡视"，一旦发现被病毒感染的细胞或发生畸变的细胞，有的会立即传递信号，有的会直接"吞噬"被感染细胞，有的会分泌能使细胞凋亡的物质，以维护机体正常的生理功能。

　　参加抗肿瘤作用的细胞有巨噬细胞、自然杀伤（NK）细胞、中性粒细胞、辅助 Th1 淋巴细胞等。巨噬细胞杀伤肿瘤细胞的机制是处理和呈递抗原，释放溶细胞酶，促进抗体依赖细胞介导的细胞毒效应（AD-CC），分泌肿瘤坏死因子（TNF）等细胞因子。NK 细胞杀伤肿瘤细胞的机制是也是介导 ADCC，释放穿孔素，诱导瘤细胞凋亡。中性粒细胞有一定的抗肿瘤作用；T h1 淋巴细胞能辅助体液免疫参与抗肿瘤作用。

人类正常的免疫系统是一个完整的体系，三大免疫功能具有"三足鼎立"的平稳性，虽各司其职，但相互合作、协调和制约，以维护机体的正常生理活动。如果有一个免疫功能出现障碍，即短缺一条腿，则鼎就立不稳或立不住，往往会影响到其余两个免疫功能正常发挥作用。

（二）人类的非特异性免疫功能

人类的非特异性免疫是指在人类长期进化中形成，属于先天即有、相对稳定、无特殊针对性地对付病原体的天然抵抗能力，亦称先天免疫或自然免疫。当细菌、真菌或寄生虫等病原体穿越人体皮肤、黏膜，侵入到人体内时，免疫系统中的吞噬细胞立即动员起来，奔赴到病原体入侵处，迅速吞噬并清除病原体。对病原体感染的细胞也会被自然杀伤（NK）细胞识别，施加杀伤作用。吞噬细胞和自然杀伤（NK）细胞的免疫功能是人体先天就有的，在遇到病原体以前就已经存在，执行完吞噬杀伤功能后，不产生免疫记忆，当再次遇到同型病原体时，吞噬杀伤功能并不增强。而且吞噬细胞和自然杀伤（NK）细胞对病原体无严格选择性，对多种病原体均有吞噬、杀伤作用，故称为非特异性免疫功能。

现代人的非特异性免疫功能是人类在经过长期进化过程中逐步建立起来的，通过遗传给下一代，这样代代相传下来。人的胚胎又是在母体的子宫内发育成长的，并借脐带与胎盘连接，通过胎盘从母体获得营养和抗体。因此，6 个月以内的婴儿大多具有比较短暂的先天性免疫功能，很少会感染如麻疹、流感、流脑、白喉等传染病。但也有不少病原体可通过怀孕母体传染给胎儿，如巨细胞病毒、利斯特菌、胎儿弯曲菌、沙眼衣原体、钩端螺旋体、淋病奈瑟氏菌、白念珠菌、梅毒螺旋体、人类免疫缺陷病毒、弓形虫等，新生儿先天性感染比较严重，应当引起怀孕妇女的重视。患有上述传染病的妇女，应在治愈后再考虑怀孕，否则会出现流产、畸胎、死胎及新生儿先天性免疫缺陷，造成严重的后果。

非特异性免疫功能是人体一切免疫防御能力的基础，在抗感染的过程中，首先发挥作用，随着人的发育成长又逐渐获得多种特异性免疫，两者互相配合，达到更完善的抗感染效果。非特异性免疫主要依靠免疫屏障作用、免疫吞噬作用、自然杀伤作用以及多种抗感染体液成分（非特异性物质）的共同作用来实现的，能在一定程度上阻挡或清除入侵体内的病原微生物和体内突变、死亡的细胞。非特异性免疫和特异性免疫之间关系密切，有时密不可分，如巨噬细胞的双重功能。

1. 天然免疫屏障作用

免疫屏障由毛发、皮肤、黏膜、分泌液（泪液、汗液、呼吸道黏液和各种消化液）等外部屏障和胎盘屏障、血脑屏障等内部屏障组成，能阻挡、冲洗、清除、抑制、杀灭、稀释病原体及有害异物，可减缓或避免人体感染某些疫病或传染病。

皮肤与黏膜免疫屏障：

（1）物理屏障：完整的皮肤与黏膜具有非特异性免疫功能，致密的上皮细胞有机械阻挡病原微生物入侵机体的作用。新生儿约有 0.21 平方米的皮肤，2 岁幼儿约有 0.45 平方米的皮肤，9 岁儿童约有 1 平方米的皮肤，成人约有 1.5～2 平方米的皮肤，这些完整的人体体表皮肤就是天然的免疫屏障。如果皮肤和黏膜受到损伤，病菌、病毒就会通过受损的皮肤和黏膜侵入人体内，引起感染，导致疾病。人体的口腔、鼻腔、呼吸道、胃肠道、阴道和泌尿道的表面被黏膜组织所覆盖，在这层黏膜上存在着大量的免疫细胞，如淋巴细胞和巨噬细胞等。

（2）化学屏障：皮肤及黏膜分泌物中含有杀菌、抑菌物质，如皮脂腺分泌的脂肪酸，有杀细菌和真菌作用；皮肤汗腺分泌的乳酸使汗液呈酸性（pH5.2～5.8），不利于细菌生长。黏膜的上皮细胞能分泌大量黏液，用以冲淡、清除及杀灭外来的致病菌，保护黏膜组织不受损害。

（3）微生物屏障：寄居黏膜的正常菌群有拮抗作用，以阻止外源菌定植，有的能分泌抗菌素，杀伤外来的细菌。在人体的呼吸道、消化道和生殖道的黏膜定植有 1000 多种不同的菌群，而且极大多数是有益菌群，构成独特的微生物菌群屏障。

胎盘免疫屏障：由母体子宫内膜的基蜕膜和胎儿的绒毛膜滋养层细胞组成。胎儿的血循环与母体的血循环自成体系，互不相通。胎儿的脐静脉和脐动脉末梢毛细血管伸入到绒毛内，而母体基蜕膜的血管（子宫动脉分支）则开口于绒毛间腔，使绒毛浸泡在母体的血液中。胎盘是胎儿与母体进行气体与物质交换的器官，通过脐带与胎儿相连，承担着胎儿的肺、肝、肾和胃肠道的功能。正常情况下，母体感染的病原体及其毒性产物难以通过胎盘屏障进入胎儿体内。母血中的一些抵抗传染病的抗体，可以通过胎盘进入胎儿体内，出生后的婴儿在 6 个月内，对某些传染病有一定的免疫力。但在妊娠 3 个月内，胎盘结构发育尚不完善，母体中的病原体（如艾滋病病毒、梅毒螺旋体）可经胎盘侵犯胎儿，干扰其正常发育，造成畸形甚至死亡。因此，在怀孕早期应尽量避免发生感染，并尽可能不用或少用副作用较大的药物。

血脑免疫屏障：由软脑膜、脉络膜、脑室膜、脑血管、星状胶质细胞和毛细血管内皮细胞等共同组成的血液－脑组织及血液－脑脊液之间的屏障。血脑屏障的组织结构致密，能阻挡微生物、毒素及其他大分子物质等从血流进入脑组织和脑脊液，从而保护中枢神经系统不受侵害。脑毛细血管内皮细胞联结紧密，管壁外被星状胶质细胞包围，形成脑毛细血管的多层膜性结构，成为脑组织的防护屏障。但有些炎症可以改变通透性，脂溶性高的药物仍可穿透血脑屏障而进入脑组织。婴幼儿的血脑屏障发育不够完善，所以容易发生脑膜炎、脑炎等中枢神经系统感染。

口腔免疫屏障：口腔侧壁的唾液腺分泌唾液，俗称口水，成人每日约分泌唾液 1000～1500 毫升。唾液中含有球蛋白、黏蛋白、溶菌酶、淀粉酶、生长激素、钾、钠、钙等物质，不仅能湿润口腔、便于吞咽，而且具有消炎、抗菌、抗病毒、抗衰老和中和胃酸等功能，是维护人体健康所不可缺少的。定植在口腔内的正常菌群也可抑制摄入食物中的部分病原菌，如口腔中的唾液链球菌产生的过氧化氢（H_2O_2）能杀死脑膜炎奈瑟氏菌、金黄色葡萄球菌、白假丝酵母菌等；咽喉部的甲型链球菌能抑制肺炎链球菌生长等。

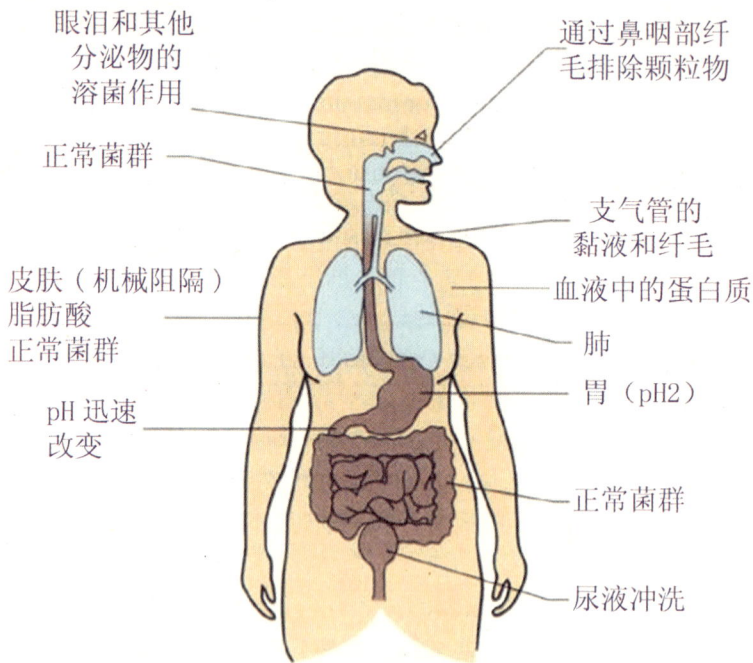

眼泪和其他分泌物的溶菌作用

正常菌群

皮肤（机械阻隔）
脂肪酸
正常菌群

pH 迅速改变

通过鼻咽部纤毛排除颗粒物

支气管的黏液和纤毛

血液中的蛋白质

肺

胃（pH2）

正常菌群

尿液冲洗

人体的天然免疫屏障

呼吸道免疫屏障：在气道管壁内的黏膜上皮组织中有柱状纤毛细胞，每个细胞约有 300 根纤毛，整个气道管壁内有无数的纤毛，以每分钟 1500 次的速度在不停的摆动，由下而上朝一个方向运动，像清洁工队伍一样，清除进入气道内的细菌、病毒和尘埃等异物，每天可排出异物达 100 毫升。在气道内还能分泌出溶菌酶和干扰素等杀菌物质，对气道进行灭菌消毒。

消化道免疫屏障：胃腺分泌的酸性消化液能杀灭进入胃里的细菌，减少和避免感染得病的机会；肝脏的星状细胞能吞噬进入肝脏的细菌和异物，分解外来的有毒物质；胆汁具有抗病毒的作用，也是人体的主要解毒剂。肠道是人体最大的免疫通道屏障，肠道黏膜常居的正常菌群具有拮抗作用，如大肠埃希氏杆菌能产生大肠杆菌素等抗菌物质，可阻挡外来病原体侵袭黏膜组织或竞争性地使病原体无立足定居之处。然而，肠道黏膜很容易受损，其原因主要有营养不良、某些药物和表面菌群失调等。如肠道黏膜的免疫防御功能低下时，肠道会发生溃疡、炎症等。所以，维护肠道黏膜正常的免疫防御功能，是避免罹患肠道疾病的有效方法。

泌尿生殖道免疫屏障：泌尿生殖道的黏液中含有溶菌酶、乳铁蛋白、防御素等多肽抗生素，有杀伤、抑制病菌的作用；泌尿生殖道黏膜表面寄生的正常菌群，如乳酸杆菌、无芽胞厌氧菌、白假丝酵母菌（白色念珠菌）、类杆菌等，大多对人体无致病作用，还可阻止病原菌在黏膜上皮细胞表面黏附和生长。

2. 免疫吞噬作用

在人体血液中的白细胞，是一个免疫大家族，有无数个最为活跃的吞噬细胞（如巨噬细胞、中性粒细胞、单核细胞等），它们在人体的上千亿条毛细血管（连接起来长达 10 万公里，可绕地球两圈半）内"巡逻"放哨，一旦发现病原体，立刻自血管内游出，直奔入侵部位，会同驻守在相关部位组织的吞噬细胞联合作战，直接吞噬、杀伤并清除外来的病原体。随后吞噬细胞产生并释放细胞因子，而致血管扩张，血管内容物渗出，引起局部红、肿、热、痛，即炎症。细胞因子还致血管内皮细胞活化，血管内的巨噬细胞及中性粒细胞渗出，并加速细胞增殖、加快释放成熟的吞噬细胞，以补充在前线参战的"兵源"；同时巨噬细胞和树突状细胞向特异性免疫细胞传递外来入侵者的信号，召集成千上万的免疫细胞参战，通过激活、增殖，生成效应细胞，以杀灭病原体，维护机体正常的生理活动和新陈代谢。

"吞噬"一词源于希腊语，意思是会吃的细胞。1884 年，俄国动物学家梅奇尼科夫（E. Metchnikoff, 1845～1916, 1908 年因在免疫学上的研究发现而获诺贝尔生理学或医学奖）发现大吞噬细胞和小吞噬细胞具有吞噬功能，提出了吞噬作用学说。这个学说在当时还引起一场激烈的争论，但现在人们都认识到吞噬细胞在非特异性免疫中发挥着重要的作用。

人类的免疫吞噬主要由吞噬细胞完成，因此吞噬细胞也是非特异性免疫的重要组成部分，主要有大吞噬细胞（单核细胞和巨噬细胞）和小吞噬细胞（中性粒细胞）两类。其中巨噬细胞具有直接捕获抗原、杀伤靶细胞的功能，既参与非特异免疫，又参与特异免疫（体液免疫），并参与抗肿瘤作用；中性粒细胞能杀伤靶细胞，也参与抗肿瘤作用。

巨噬细胞（Mφ）源自骨髓，髓样干细胞在多种集落刺激因子的作用下发育为单核细胞并进入血流。单核细胞在血液中仅存留数小时至数十小时即黏附到毛细血管内皮上，然后穿过内皮细胞的接合处，移行至全身各组织，分化发育为成熟的巨噬细胞。巨噬细胞体积比单核细胞大1~3倍，直径10~50微米（um），形态多样。细胞核较小，呈卵圆或肾形，着色较深。细胞质丰富，嗜酸性，含有很多小颗粒和空泡。巨噬细胞具有伸展性和黏附性，能伸出板状伪足，作出波浪起伏的运动。当受到趋化因子刺激时，也能进行定向的爬行运动。

巨噬细胞（Mφ）具有很强的吞噬功能，胞内富含溶酶体及线粒体，能杀伤胞内病原体（细菌、真菌、寄生虫、病毒），亦可吞噬、清除体内凋亡的细胞和异物，因此有清道夫之称。巨噬细胞（Mφ）分布于全身结缔组织中及小血管周围的基底膜，在肺、肝、脾血窦、淋巴结髓窦及肾小球处尤为丰富。

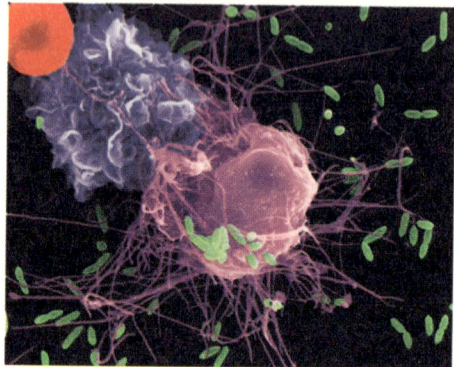

巨噬细胞（紫红色）
正在捕捉细菌（绿色）

因此，全身各组织的巨噬细胞有不同的名称，如骨组织中的破骨细胞、肺中的肺泡巨噬细胞和尘细胞、中枢神经系统的小胶质细胞、肝中的库普弗细胞、淋巴组织中的交错突细胞、关节囊中的滑膜细胞、皮肤中的朗格汉斯细胞等，这些都属于巨噬细胞。在人体各组织的单核巨噬细胞群体分布中，肝巨噬细胞占56.4%，肺泡巨噬细胞占14.9%，腹膜巨

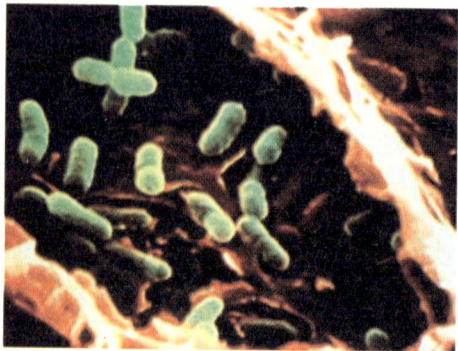

巨噬细胞正在吞噬大肠埃希氏杆菌

噬细胞占 7.6%，其他组织巨噬细胞占 21.1%。巨噬细胞（Mφ）的这种分布特点和吞噬功能，使其具有过滤清除体外入侵的病原体、尘埃颗粒和体内产生的肿瘤细胞、蛋白复合分子等异物的作用。因此，巨噬细胞在抗感染、抗肿瘤和维持人体组织细胞的动态平衡等方面起着相当重要的作用。巨噬细胞（Mφ）在人体组织中的寿命可达数月至数年。

　　巨噬细胞（Mφ）最突出的结构特点是含有大量的溶酶体，具有免疫防御、免疫自稳、免疫监视、免疫调节、释放转移因子、参与炎症反应的功能，可直接杀伤靶细胞，摄入并降解病原微生物，因为巨噬细胞胞浆内的溶酶体含有数十种酸性水解酶，可分解被杀死的病原菌。当病原体突破黏膜防御，从黏膜病灶向内侵入时即与驻守的巨噬细胞发生直接接触，激发巨噬细胞的活性，并遭遇巨噬细胞的吞噬、杀伤。如果病原体数量少、侵袭力及毒力都较小，很快就会被巨噬细胞吞噬、杀伤，削弱或丧失侵袭力。淋巴结中的巨噬细胞可直接捕获抗原。巨噬细胞还具有抗原呈递作用，对抗原物质进行加工处理，并将抗原信息传递给 T 淋巴细胞和 B 淋巴细胞，从而促进特异性免疫反应的应答。

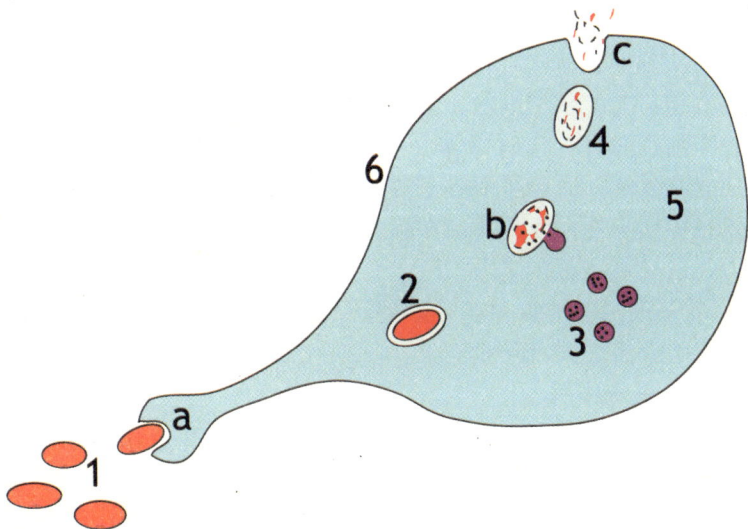

巨噬细胞摄取清除病原体的步骤：　　（来源　维基百科）

a. 通过吞噬作用摄取病原体（1），形成吞噬体（2）；

b. 溶酶体（3）融入吞噬体并形成吞解体；病原体被酶所分解；

c. 废料（4）被排出或同化。图中（5）为细胞质；（6）为细胞膜。

　　血液中的粒细胞因为胞浆质内含有颗粒而得名，是外周血白细胞的主要成分。1900 年，德国免疫学家埃利希（P. Ehrlich，1854～1915，1908 年因免疫学上的研究而获诺贝尔生理学或医学奖）最早发现粒细胞。按照染色特性的不同，粒细胞又分为中性粒细胞、嗜碱性粒细胞和嗜酸性粒细胞。一个健康成人的骨髓每天产生 1.6×10^9 个/kg 体重以上的中性粒细胞。成熟粒细胞来源骨髓的幼稚粒细胞（包括原始粒细胞、早中晚幼粒细胞、杆状核粒细胞），从中幼粒细胞到成熟粒细胞释放至血液所经历的时间约 5~7 日，但在人体受到病原微生物感染时可缩短至 8 小时。粒细胞自骨髓释放后在血液中仅存留 10 小时左右就进入组织，不再回到骨髓和血液中，可因衰老或功能活性损伤而死亡，被巨噬细胞吞噬，有些则自黏膜表面丢失。中性粒细胞能非特异性杀伤靶细胞；嗜酸性粒细胞参与对寄生虫的免疫应答；嗜碱性粒细胞参与超敏反应。中性粒细胞的胞内富含溶酶体、过氧化物酶及杀菌物质，对化脓菌有很强的吞噬及杀灭清除作用。因为中性粒细胞在白细胞中占 65%（嗜酸性粒细胞占 14%，嗜碱性粒细胞 <1%），且随血流迅速动员至病原体的入侵部位，故在非特异性免疫中承担重要作用。中性粒细胞虽生成较快，但寿命较短。

人体内各个脏器的吞噬细胞，如肝脏的星状细胞、肺脏的肺泡细胞、大脑的胶质细胞、脾脏、淋巴结及骨髓中的各种吞噬细胞等，都有吞噬、消化或杀灭外来病原体的作用。正常时，它们不显示吞噬功能，只是守护着各个脏器，当有外来病菌、病毒入侵时，它们便开始活跃变成具有吞噬功能的巨噬细胞，能吞噬、杀灭侵入人体的大多数病原体。

吞噬细胞能否吞噬病原体（如致病菌）不仅取决于吞噬细胞的种类、功能和数量，而且还取决于致病菌的种类和侵袭力。不完全的吞噬可导致吞噬细胞死亡或致病菌在吞噬细胞内繁殖，而且会增强致病菌的侵袭力，造成致病菌在体内扩散，并致使邻近组织损伤。如艾滋病病毒（HIV）就是被巨噬细胞吞噬后，"躲"在巨噬细胞内复制增殖的，并通过巨噬细胞传播扩散 HIV 病毒。

3. 自然杀伤作用

人体中具有非特异性杀伤靶细胞的细胞有自然杀伤（NK）细胞、巨噬细胞和中性粒细胞，其中以 NK 细胞的自然杀伤作用最具特色。NK 细胞来源于骨髓，约占外周血淋巴细胞总数的 5%~7%，细胞直径为 10~16 微米（um）。成熟的 NK 细胞主要分布在脾及外周血，其次为淋巴结、骨髓、肝、肺及肠黏膜等部位。NK 细胞质内有许多粗大的具有细胞毒性的嗜天青颗粒，属一类大颗粒的淋巴细胞，是抗肿瘤免疫和抗病毒免疫的重要细胞。NK 细胞具有免疫调节功能和细胞毒作用，也具有吞噬作用，是免疫监视功能的重要执行者，是机体抗肿瘤的第一道防线，在非特异免疫中发挥重要作用。

自然杀伤（NK）细胞是细胞免疫的重要效应细胞，其杀伤活性受到细胞表面的抑制性受体和激活性受体调节。NK 细胞的杀伤方式有两种：一种是不依赖抗体的自然杀伤作用，依靠自身表面的受体识别靶细胞；另一种是抗体依赖性细胞毒作用（ADCC），需要免疫球蛋白参与。NK细胞与抗体IgG结合能通过ADCC介导自然杀伤靶细胞，而不需要抗原的刺激，由于NK细胞上有IgG Fc受体，当抗体IgG与靶细胞抗原结合后，杀伤细胞IgG Fc受体也就与靶细胞结合，从而对靶细胞起杀伤作用。NK细胞能释放穿孔素及分泌颗粒酶，导致靶细胞的损伤和自溶、凋亡。

NK细胞有重要的抗病毒感染作用。在病毒感染后3日内NK细胞即被活化并达到高峰。体外实验证实，流感病毒、麻疹病毒、腮腺炎病毒、疱疹病毒、巨细胞病毒等10多种病毒可被NK细胞表面的受体识别，激活NK细胞的杀伤活性，是最早参加抗病毒的非特异性免疫细胞之一。

A–NK细胞是NK细胞的亚群，能识别、浸入并杀伤组织中的肿瘤细胞，是血液和组织中非常有效的免疫监视细胞。A–NK细胞具有广谱的抗肿瘤作用，并且无需抗原刺激，杀伤作用不依赖抗体或补体的协助，能杀伤同系、同种及异种的肿瘤细胞，尤其对淋巴瘤和白血病最有效。

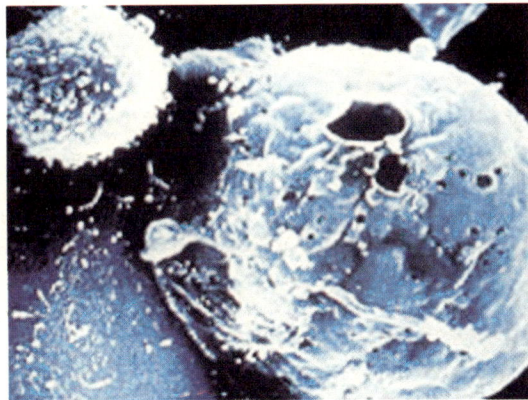

A–NK细胞在癌细胞上穿破一个洞，癌细胞很快就会死亡

4. 多种抗感染体液成分（非特异性物质）

人体血液、组织液和各种分泌液中都含有许多天然的非特异性的抑制或杀灭病原体的物质，如补体、溶菌酶、干扰素、乳铁蛋白、运铁蛋白、调理素及多肽丛毛素等。其中人体重要的抗病菌、病毒的非特异性物质是补体系统、溶菌酶和干扰素：

补体并非是单一成分的物质，而是人体血清和组织液中一组经活化后具有酶活性的蛋白质，包括30多种可溶性蛋白和膜结合蛋白，故称为补体系统。19世纪末，免疫学研究开始兴起，在发现体液免疫后不久，比利时免疫学家博尔德（J. Bordet，1870～1961，因在免疫学上的发明而获1919年诺贝尔生理学或医学奖）在研究凝集反应时，发现新鲜血清中存在一种不耐热的成分，可辅助特异性抗体介导的溶菌作用，他把这种成分称为补体。博尔德进一步阐明补体主要是两类物质：不耐热补体和致敏物质。

补体系统是一个多分子系统，包括补体的最主要成分C1～C9、补体受体（CR）、可溶性的补体活化调节因子、膜结合形式存在的补体活化调节因子，参加旁路活化途径的B因子、D因子、P因子，这些补体成分均具有酶的活性和自我调节作用。人体内有多种组织细胞能合成补体蛋白，如肝细胞、脾细胞、巨噬细胞、肠道上皮细胞和血小板等，其中肝细胞和巨噬细胞是补体的主要产生细胞。多数补体分子为β球蛋白，少数为α球蛋白和γ球蛋白。补体成分大多数以非活性的酶前体存在于血清中，需经激活（任何抗原－抗体的复合物均可激活）后才表现出生物学作用，如细胞毒及溶菌、杀菌作用（即C5～C9的生物学活性），免疫黏附作用（清除循环免疫复合物），免疫调节作用，调理作用（促进吞噬细胞的吞噬），炎症介质作用（释放组胺）等。

补体激活的途径主要有2条：①旁路激活途径：参与非特异性免疫，在感染早期发挥作用，激活物质是细菌的内毒素；②经典激活途径：在特异性体液免疫的效应阶段发挥作用。免疫球蛋白IgM激活补体的能力最强。补体在免疫病理过程中发挥重要作用，如果人类患有某些恶性肿瘤和某些传染性疾病，则多见血清中的补体水平升高。

溶菌酶又称胞壁质酶，具有多种药理作用，亦是人体内一种非特异性免疫因子。溶菌酶能裂解某些细菌的细胞壁，其溶菌的作用机制是能切断革兰氏阳性菌细胞壁的主要成分肽聚糖的聚糖支架，使失去细胞壁的细菌因其内部渗透压高而胀裂、溶解。1921年，英国微生物学家亚历山大·弗莱明（A. Fleming，1881～1955，因青霉素的发现和研究而获1945年诺贝尔生理学或医学奖）得了感冒，不小心将鼻涕滴进细菌培养皿。他观察到在这滴鼻涕附近细菌丛变为透明、甚至溶解了，经过研究发现这种溶解作用是人体分泌液中的一种酶在起作用。这种酶对活的细菌尤其是球菌属能使之溶解，于是弗莱明就称之为"溶菌酶"。

干扰素（IFN）是人体细胞在病毒感染后诱导合成的一类小蛋白质，具有抗病毒和免疫调节作用。1957年，英国学者 A. Isaacs 和 Lindenmann 从病毒感染细胞培养中分离到一种可干扰其他病毒复制的生物活性物质，因而命名为干扰素（IFN）。干扰素随着病毒的感染在致敏细胞内合成和分泌，能提高寡腺苷酸合成酶、核酸内切酶、蛋白激酶等3种酶的活性和产量，抑制蛋白质合成的起始因子或降解信使核糖核酸

（mRNA），从而打断了病毒蛋白的合成。双链核糖核酸（RNA）对刺激生成干扰素特别有效。由于干扰素能结合在人体的其他细胞上，诱发它们一起成为抗病毒状态，故人体细胞对许多病毒的抵抗能力会因为干扰素的作用而显著提高。这种细胞获得的抗病毒能力是广谱的，与免疫不同，免疫获得的抗性是专一的。

人干扰素（IFN）按来源分为三型：①IFN－α型：来源于受激化的白细胞，约有20种亚型；②IFN－β型：来源于成纤维细胞，只有1种；③IFN－γ型：是活化的T淋巴细胞分泌的一种淋巴素，只有1种。前二者称为Ⅰ型干扰素或抗病毒干扰素，后者称为Ⅱ型干扰素或免疫干扰素。目前医疗应用的干扰素制剂多为基因工程产品，主要是IFN－α型干扰素，其生物活性具有严格的种属特异性，即只有人的干扰素才对人体有效。人工合成的干扰素有副作用，毒性发生率也高，应慎用。

由此可见，人类血液的白细胞中有许多非特异性免疫细胞，它们是人体健康的守护神，专门负责与任何企图进入人体内的病原体进行战斗，捍卫人体的健康。在日常生活中，人体免不了会直接或间接地接触或受到外来致病菌、病毒的侵袭。这些病菌、病毒侵入机体欲使黏膜、组织、器官受损时，白细胞受化学作用向受损区移动、聚集，并且各司其职，NK细胞抵抗病毒感染，巨噬细胞吞噬病菌，并释放可杀伤、杀死病菌多种酶类，加上其他非特异性免疫物质的协同作用，能抵抗和消灭入侵的各种病原体。如果血液中的白细胞数量低于正常的水平，机体抵御外界病原体入侵的能力就会减弱，容易引发各种感染性疾病。

在正常的健康情况下，人体内的白细胞能通过机体的自我调节得以补充，但是如果人体造血系统功能受到抑制或者体质差、缺乏造血的基础物质，或者大出血流失了血液中的白细胞而得不到及时补充，不能满足身体需要，人体的自然免疫功能就会下降，患病机会就增加或病情难以好转。

（三）人类的多肽抗生素

我们不明白有些昆虫如苍蝇为什么在垃圾、粪堆等细菌丛生的环境中生长繁殖，却不见感染生病？有些植物如荷花为什么在池塘的污泥里生长而不腐烂，并且一尘不染？美国杜克大学的研究人员发现，野生老鼠体内的免疫球蛋白水平是实验室老鼠的4倍，生活在城市下水道和农场的老鼠拥有更强壮的免疫系统，不易感染生病。我们也不明白许多农村小孩，穿着开裆裤或光着身体，在地上坐爬，还不时吮吸脏手，为什么也不见马上就生病？从昆虫、植物、动物到人类的体内，究竟有什么"秘密武器"，能够抵御环境中的病原微生物而生存？

1980 年，瑞典科学家伯曼（G. Boman）等人从美国天蚕蛹中分离得到具有抗菌活性的多肽，并于次年在《Nature》杂志上公布了其氨基酸序列，从此揭开了多肽抗生素研究的序幕。其实，包括人类在内的各种生物天生都有抵御病原微生物的能力。也就是说，对于一般普通的病原微生物，各种生物都具有相当的抵抗感染的免疫能力。因为这些生物的体内都含有天然的多肽抗生素，一个昆虫体内同时可存在 5 种以上的多肽抗生素，植物约有 9 种多肽抗生素，而人类约有 10 余种多肽抗生素。正是多肽抗生素这一类"秘密武器"能够辅助人类和各种动植物有效抗御病原微生物的入侵，才得以健康地在"地球生物圈"中存活、生长和繁衍。

1. 什么是多肽抗生素

早在 1890～1910 年间，德国著名有机化学家费歇尔（E. Fischer, 1852～1919）发现了蛋白质复杂的结构性质，就是由氨基酸作为基本组成单位，通过肽键连接起来，并证明蛋白质中的氨基酸相互结合成多肽链。如 1 分子甘氨酸和 1 分子甘氨酸脱去 1 分子水缩合成为甘氨酰甘氨酸，这是最简单的肽，即二肽。在甘氨酰甘氨酸分子中连接 2 个氨基酸的酰胺键称为肽键。一般来说，由 10 个以内氨基酸相连而成的肽称为寡肽，而 10 个以上或更多的氨基酸相连而成的肽称为多肽。多肽链有两端，有自由氨基的一端称氨基末端或 N－端，有自由羧基的一端称羧基末端或 C－端。肽链中的氨基酸分子因脱水缩合而基团不全，称之为氨基酸残基。蛋白质就是由许多氨基酸残基组成的多肽链。

多肽抗生素是微生物、植物和动物在其生命活动过程中产生的一类天然有机化合物，具有能在低微浓度下选择性地抑制或杀灭他种微生物细胞或肿瘤细胞的能力。这里所说的多肽抗生素是生物在其生命活动过程中产生的，不是我们日常所服用的通过酶促反应合成的药物抗生素。**多肽抗生素的杀菌机理主要是通过电荷中和的方式与细菌细胞膜相互作用，即带正电荷的多肽抗生素与带负电荷的细菌细胞膜之间产生强烈的静电引力，在菌膜上形成离子通道，以此穿透或裂解细菌细胞膜，引起胞内物质外漏而杀死细菌。**

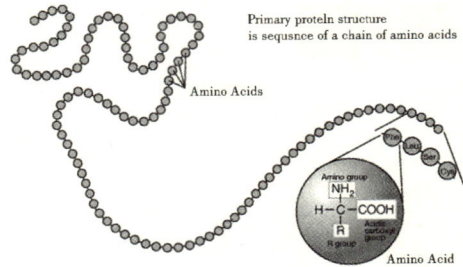

多肽是一种链状的氨基酸（来源 维基百科）

因此，人类多肽抗生素是指由基因编码、在核糖体合成、相对分子质量小于 5kDa，具有抗菌活性的多肽类物质，是天然免疫的重要组成部分。最初，人们把这类具有抗细菌活性的多肽称为"抗菌肽"，后来逐渐发现这类多肽物质还具有抗真菌、抗病毒、抗寄生虫甚至抗癌等功能，所以称之为"多肽抗生素"。有意思的是，多肽抗生素比免疫球蛋白 M（IgM）的合成快 100 倍，扩散速度也比免疫细胞快的多。

多肽抗生素大都由 13～50 个氨基酸组成，结构差别很大，且没有很高的同源性，但都含有较多精氨酸（Arg）或赖氨酸（Lys）而使分子带正电荷，含有较多疏水氨基酸，可使分子折叠成疏水或双亲性螺旋结构。根据多肽抗生素的分子结构，可分为 4 类：①单链不含半胱氨酸的螺旋结构，如组织蛋白酶抑制素（Cathelicidin）家族中的 LL – 37；②富含某些氨基酸，如脯氨酸（Pro）和精氨酸（Arg）或色氨酸（Trp），但不含半胱氨酸的螺旋结构；③含有 1 个二硫键，其位置通常在 C 端，有一环链结构，N 端则为长的线状；④具有 β – 折叠结构，含有 2～3 个二硫键，如 α 防御素、β 防御素等。

多肽抗生素主要有以下几个特点：①N 端富含极性氨基酸，如精氨酸（Arg）、赖氨酸（Lys）、组氨酸（His）等，呈强碱性，含过剩的正电荷，使多肽抗生素呈阳离子特性；②C 端通常酰胺化，呈中型疏水性，富含丙氨酸（Ala）、缬氨酸（Val）、甘氨酸（Gly）等非极性氨基酸，这可能与多肽抗生素的广谱抗菌活性有关；③中间连接部分富含脯氨酸（Pro），末端大多酰胺化，可直接影响多肽抗生素的杀菌活性；④大部分多肽抗生素的第二位上的氨基酸为色氨酸（Trp），对多肽抗生素的杀菌活性高低起重要作用。

从多肽抗生素的结构（即氨基酸序列）来看，赖氨酸（Lys）、缬氨酸（Val）、色氨酸（Trp）和半胱氨酸（Cys）等是人体必需或半必需的氨基酸，机体内不能自行合成，必须通过食物摄取这些氨基酸。所以，人类的食物品种和营养成分，也将会影响人体内的多肽抗生素结构和抗菌活性。这也说明为什么在同一环境条件下，人类群体的发病率不是百分之百，而呈现出个体差异，即营养素充足且均衡的人，身体比较强健，一般不容易感染致病，就在于机体内贮存有大量的能合成多肽抗生素的氨基酸。

2. 人类多肽抗生素的种类

多肽抗生素的种类很多，现在科学家们已经从昆虫、植物、两栖动物和哺乳动物的基因组中分离出 600 多种多肽抗生素，其中人类的多肽抗生素有 10 多种。如人类的中性粒细胞可产生防御素、溶菌酶、磷脂酶 A2、乳铁蛋白、肽聚糖识别蛋白、杀菌/通透性增加蛋白、组织蛋白酶抑制素、serprocidins 等；单核/巨噬细胞可产生防御素和组织蛋白酶抑制素；淋巴细胞可产生组蛋白和组织蛋白酶抑制素；自然杀伤（NK）细胞和杀伤性 T 细胞（CTL）可产生颗粒溶解素；血小板可产生血小板杀微生物蛋白/血小板素；人体各种上皮细胞可产生多种防御素和组织蛋白酶抑制素；肝脏也可产生肝脏抗菌多肽等。

防御素（defensin）：分为 α 防御素和 β 防御素。20 世纪 80 年代，Selsted 和 Lehrer 等人先后从人的吞噬细胞中分离、纯化出来，是一族由 29 ~ 35 个氨基酸残基组成的具有抗微生物和细胞毒活性的小分子阳离子多肽，称之为人中性粒细胞多肽（HNP）。由于对多种细菌、真菌和某些有包膜的病毒均有杀伤能力，故命名为防御素。α 防御素的精氨酸（Arg）和半胱氨酸（Cys）比较丰富，其中 6 个半胱氨酸残基可形成 3 对二硫键，相对分子质量为 3 ~ 4kDa。成熟的 α 防御素存在于中性粒细胞的嗜天青颗粒中，每 106 个中性粒细胞约含防御素 4 ~ 5ug。在巨噬细胞、黏膜隐窝细胞中也有存在。在低离子强度时，25 ~ 100ug/ml 的防御素可杀死 99% 以上的微生物。1992 ~ 1993 年，研究人员在小肠潘氏细胞中又分别发现了 HD - 5 和 HD - 6，称为肠源性防御素，但随后发现在阴道上皮细胞中亦可合成 HD - 5，这 2 种防御素的氨基酸相对较长，分别由 45 和 50 个氨基酸组成。目前已发现 α 防御素有 6 个组分，即 HNP1 ~ HNP4 和 HD - 5、HD - 6，其中 HNP1 ~ HNP3 约占细胞总蛋白质的 5% ~ 7%，占细胞总防御素的 98% ~ 99%，而 HNP4 含量很少，约占总防御素的 1% ~ 2%。此外，在发炎的口腔唾液、结肠、结膜、泪腺及眼泪中均发现有大量的 HNP1 ~ HNP3。

β 防御素比 α 防御素略大，由 38 ~ 50 个氨基酸残基组成，目前有 4 个组分，即 HBD1 ~ HBD4。1995 年在人的血浆中发现有 β 防御素（HBD1），随后又在肾、胰腺、前列腺、胸腺、腮腺、牙龈、口腔黏膜、舌、气管、胎盘、睾丸、阴道、宫颈黏液、尿液及小肠细胞中发现 HBD1 的存在。1997 年，先是在银屑病（牛皮癣）患者的皮肤中发现 β 防御素 HBD2，后来在泪腺、角膜、结膜、牙龈中也发现有 HBD2。2000 年，从银屑病皮损组织中又发现了 β 防御素 HBD3，同时亦发现在皮肤、扁桃腺、成年人心脏、骨骼肌、女性胸腺、食道、气管、口腔黏膜、胎盘膜和生殖道上皮细胞等均有 HBD3 表达。2001 年，通过高通量基因组序列比对，又发现了人 β 防御素 HBD4，主要分布在睾丸和胃窦中，在肺、肾、子宫、甲状腺等亦有少量存在。

由此可见，α 防御素和 β 防御素在人体内广泛分布，具有广谱抗微生物活性，在人体许多器官组织中发挥重要的免疫防御作用。如缺乏的 HNP1 ~ HNP3 人，会频繁受到一些普通细菌的感染。孕妇胎盘膜中的 HBD3，对防御病原体侵犯胎儿有重要作用。男性睾丸中的 HBD4，是人类种族繁衍的"保护神",守护着精子库免遭细菌感染。近年来还发现 HNP1 ~ HNP3 有抗艾滋病病毒（HIV－1）的作用。防御素还是非成熟树突状细胞及记忆 T 细胞的趋化因子,在人类非特异性和特异性免疫之间起桥梁作用。

溶菌酶（lysozyme）:又称 N－乙酰胞壁质酶,是最早发现的多肽抗菌素,由英国微生物学家弗莱明（A. Fleming,1881 ~ 1955）于 1921 年发现,相对分子质量为 14.5kDa,存在于中性粒细胞的初级和次级颗粒中,每 106 个中性粒细胞约含溶菌酶 3ug。溶菌酶广泛存在于人体的分泌液、组织液和白细胞中。唾液、泪液、乳汁及吞噬细胞的溶酶体中含量较多。溶菌酶的抗菌谱窄,主要通过水解细菌细胞壁黏肽的 N－乙酰葡糖胺和 N－乙酰胞壁酸之间的肽链,引起革兰阳性菌的细胞壁裂解,达到其对某些革兰氏阳性菌（G⁺）的溶菌作用。革兰氏阴性菌（G⁻）在抗体和补体的作用下,其细胞壁的脂多糖（LPS）遭破坏后,也可被溶菌酶所溶解。

磷脂酶 A_2（phospholipase A_2,PLA_2）:全称为细胞膜磷脂在磷脂酶 A_2（PLA_2）,是一种重要的代谢和调节酶类,相对分子质量为 14kDa,富含二硫键,在 2－乙酰位置水解磷脂,是中性粒细胞消化革兰阳性（G⁺）菌的重要辅助因子,尤其对耐药的金黄色葡萄球菌、肠球菌等有杀灭作用。在白细胞、血浆、泪液、、炎症渗出液、小肠等细胞、组织和体液中均发现具有杀菌活性的 PLA_2,并且其杀菌活性与碱性强弱呈正相关。磷脂酶 A_2 的抗菌机理在于通过水解细菌胞膜上的磷脂,使细菌细胞膜受损、破裂而导致细菌死亡。此外,肿瘤坏死因子 TNF－α 作用于中性粒细胞时激活 PLA_2,受到刺激的 PLA_2 能活化 NADPH 氧化酶（呼吸爆发的核心酶）,导致 O_2^- 的产生,形成呼吸爆发,从而杀死细菌。

组蛋白（histone）:是存在于染色体内与 DNA 结合构成染色质的碱性蛋白质,相对分子质量为 11 ~ 12kDa,可抑制 DNA 的复制与转录,是控制基因表达的"主开关"。1888 年,德国化学家科塞尔（A. Kossel,1853 ~ 1927,因对蛋白质包括核酸的研究,对细胞化学的贡献,获得 1910 年诺贝尔生理学或医学奖）已从细胞核中分离出组蛋白,并认识到它们作为碱性物质应在核中与核酸结合。组蛋白约含 25% 的精氨酸（Arg）和赖氨酸（Lys）,比其他蛋白的精氨酸（Arg）、赖氨酸（Lys）的含量都多。组蛋白是高度保守的带正电荷蛋白,其正电荷主要在碱性氨基酸如精氨酸（Arg）和赖氨酸（Lys）的阳离子（—NH3⁺）上。20 世纪 50 年代有报道体外试验表明组蛋白有广谱的抗微生物效应。组蛋白衍生的多肽 bufforin Ⅱ 是抗菌的主要活性成分，其富含脯氨酸（Pro）的结构域有穿透并杀死微生物的功能。

2004 年 3 月，德国马克斯普朗克（Max Planck）研究所的科学家发现中性粒细胞被细菌激活后，会启动特殊的细胞程序性凋亡，修改自身的细胞核和颗粒的结构，使"核膜降解，颗粒溶解"，释放出带有碱基 DNA 的网状物质（neutrophil extracellular traps，NETs）中含有组蛋白和多种多肽抗生素，包括弹性蛋白酶、组织蛋白酶和乳铁蛋白等。NETs 的各种成分在细胞内混合后，细胞膜突然裂解，具有杀菌活性的混合物非常快速而有效地形成丝网状结构缠住或捕获痢疾杆菌、伤寒杆菌、葡萄球菌等细菌，并杀死、溶解这些被捕获的细菌。

乳铁蛋白（lactoferrin，LF）：属转铁蛋白家族成员中的一种偏碱性糖蛋白，1960 年由 Groves 从牛乳中分离获得，因与铁结合而呈红色，故称之为"红蛋白"。乳铁蛋白相对分子质量为 80kDa，存在于中性粒细胞的次级（特异性）颗粒中，每 10^6 个中性粒细胞含乳铁蛋白 2 ~ 6ug。乳铁蛋白也存在于泪液、乳汁、精液等分泌液中。如哺乳期妇女的人乳中乳铁蛋白（LF）含量为 2 ~ 4mg/ml，初乳中含量最高，可达 6mg/ml；而牛乳中乳铁蛋白含量仅为 0.02 ~ 0.35mg/ml。乳铁蛋白的多肽链含有 2 个 Fe^{3+} 的结合位点，其抗微生物机制之一是与细菌中的铁结合，阻止其营养摄入，抑制其生长。乳铁蛋白还可降低中性粒细胞表面电荷而使其黏附力增强，有助于黏附血管内皮细胞，便于中性粒细胞穿过血管壁到达感染部位。由于乳铁蛋白是铁和铜的整合剂，可与溶酶体起协同作用，增强杀菌效果。如乳铁蛋白与氯化血红素结合，可抑制口腔致病菌 - 牙龈卟啉单胞菌（G^- 厌氧菌）的生长。乳铁蛋白（LF）还具有重要的抗病毒活性，因其对硫酸肝素和氨基葡聚糖有较强的亲和力，通过连接这些分子协同作用可以阻止病毒进入细胞。

肽聚糖识别蛋白（Peptidoglycan recognition protein，PGRP）：其编码产物定位于中性粒细胞的三级颗粒中，是一类在天然免疫系统中起着免疫识别、信号传导以及抗菌效应的分子，由 135 ~ 576 个氨基酸残基组成，也是人类进化中高度保守的蛋白质。根据 PGRP 分子大小不同，可分为三类：

①短型 PGRP（PGRP - S），相对分子质量为 20 ~ 25kDa；②中型 PGRP（PGRP - I），相对分子质量为 40 ~ 45kDa；③长型 PGRP（PGRP - L），相对分子质量大于 90kDa。目前已在人类的基因序列中发现 4 个 PGRP，除 PGRP - S 外，还有 3 个 PGRP 同源物，分别为 PGRP - L、PGRP - Iα 和 PGRP - Iβ，均为跨膜蛋白，具有细胞表面受体的功能。

肽聚糖识别蛋白（PGRP）在人类的各种器官和组织中均有表达分

布，其中 PGRP - L 在肝中高表达，胎肝中次之，在心脏、胸腺、胰腺、胃、淋巴结、横结肠、降结肠和睾丸中也有低表达。PGRP - Iα 和 PGRP - Iβ 在食道高表达，在胸腺、扁桃腺也有表达。PGRP - S 在骨髓高表达，在胎肝和白细胞低表达，在外周血中仅中性粒细胞表达。PGRP 在这些器官和组织中的分布，参与相关组织细胞对细菌肽聚糖（PGN）或病原体的识别，在天然免疫和获得性免疫应答中发挥重要的识别和调节功能。PGRP - L 对细菌肽聚糖（PGN）有强烈黏附性，比其他细胞壁成分，如脂多糖（LPS）、脂磷壁酸的结合力高 1000 倍；PGRP - S 对革兰氏阳性菌（G+）的结合力比革兰氏阴性菌（G-）高；而 PGRP - Iβ 的结合力则非常弱。肽聚糖识别蛋白能与链球菌的肽聚糖快速结合，从而抑制溶血性链球菌的生长。

杀菌/通透性增加蛋白（bactericidal/permeability - increasing protein，BPI）：属于穿孔素类蛋白，由 456 个氨基酸残基构成，相对分子质量为 55kDa，是中性粒细胞初级颗粒（嗜天青颗粒）组成性表达蛋白，含量约 $710ng/5 \times 10^6$ 个细胞。BPI 蛋白经蛋白酶水解后分裂为两个主要成分，其氨基端有杀菌功能，是很强的带正电荷的碱性蛋白；羧基端则嵌在嗜天青颗粒的膜上。BPI 是中性粒细胞内最为重要的内源性抗生素，既能杀菌又能中和内毒素，有"超级抗生素"的美称。BPI 与革兰氏阴性菌（G-）质膜的脂多糖（LPS）呈高亲和力，可中和血清中游离的细菌脂多糖，引起细菌生长停滞及内膜损伤，导致细菌死亡，因此具有抗感染、中和内毒素血症的作用。BPI 对革兰氏阴性菌（G-）如大肠杆菌、沙门氏菌、志贺痢疾杆菌、绿脓杆菌、奈瑟球菌等均有抑制和杀伤作用，但不能杀伤革兰氏阳性菌（G+）和真菌。此外，BPI 能抑制由细菌内毒素引起的炎症反应，对防止机体炎症的过度反应也有重要的中和作用。

颗粒溶解素（granulysin，GNLY）：是存在于人类自然杀伤（NK）细胞和细胞毒性 T 细胞（CTL）胞浆颗粒中的溶细胞蛋白，也是一种细胞毒性分子。颗粒溶解素是目前发现的 NK 细胞和 CTL 细胞中唯一的一种阳离子抗微生物肽，与 NK 溶素和阿米巴穿孔素同源，为脂结合蛋白的溶酶体样蛋白家族的成员之一。活化后的 NK 细胞和 CTL 细胞通过释放颗粒溶解素对许多革兰氏阳性菌（G+）、阴性菌（G-）及真菌均有杀伤活性，可使其数目减少几个数量级。如 CTL 杀伤细胞内结核分枝杆菌的能力依赖于颗粒溶解素的作用。颗粒溶解素（GNLY）可通过神经酰胺和半胱氨酸蛋白酶依赖和非依赖两种途径诱导受细菌感染的靶细胞凋亡，具有广谱的抗病原微生物及杀伤肿瘤细胞的作用。

血小板杀微生物蛋白/血小板素：血小板除了作为止血和炎症细胞

外，其分泌的因子中有些作用于天然免疫和特异性免疫。血小板颗粒中含有一些多肽抗生素的阳离子蛋白，特别是含有相当于溶酶体的酸性水解酶微粒（PMPs），具有广谱抗革兰氏阳性菌（G^+）、革兰氏阴性菌（G^-）和真菌的作用。血小板素也是正常体液中的抗菌物质，尤其在创伤性感染时，血小板能快速堆积，及时与巨噬细胞、树突状细胞相伴随，表明其在感染期起着监视和信号传递的作用。血小板能分泌表面蛋白 CD154，促使专职呈递的树突状细胞成熟，以刺激 T 细胞和 B 细胞活化、增殖、分化，发挥细胞免疫效应。

组织蛋白酶抑制素（cathelicidin）：1995 年，研究人员用其来描述一类 Cathelin 结构域和 C 端多肽抗生素结构域的双亲分子，这类分子在哺乳动物中广泛分布。在多肽抗生素 Cathelicidin 家族中，有 1 个重要的成员 LL－37/ hCAP－18 对人体抗御病菌感染相当重要。hCAP－18 是迄今在人体中发现的 Cathelicidin 家族中的唯一成员，其裂解后释放的 C 端片段具有抗微生物活性，因其 N 端前 2 个氨基酸残基为亮氨酸（Leu）和氨基酸残基总数为 37，故称之为 LL－37 或 LL－37/ hCAP－18。LL－37 在人体组织中广泛分布，每 10^6 个中性粒细胞约含 0.63mg，在单核/巨噬细胞、NK 细胞、T 细胞和呼吸道、消化道（口腔、舌、唾液腺、食管、结肠）、生殖道（子宫颈、阴道、睾丸、附睾）等上皮细胞中均有存在。LL－37 在男性精液中含量高达 86.5mg/L，是血浆中的 70 倍。

LL－37 是一种多功能的多肽抗生素，具有广谱抗菌作用，对革兰氏阳性菌（G^+）及革兰氏阴性菌（G^-）均具杀伤力，尤其对革兰氏阴性菌（G^-）的杀伤力更强。LL－37 还具有中和内毒素的作用，可结合细菌质膜的脂多糖（LPS），使内毒素失去生物作用，是人体天然免疫中重要的多功能分子。LL－37 还有介导趋化作用，能招募免疫细胞到达感染部位，清除病原体。因此，很多感染性疾病都与 LL－37 低表达或功能失活有关。

serprocidin：由人类 19 号染色体上的丝氨酸蛋白酶基因簇编码，其蛋白产物具有杀菌活性，定位于中性粒细胞的初级颗粒中，包括中性粒细胞弹性蛋白酶（neutrophil elastase，NE）、组织蛋白酶 G（cathepsinG，CatG）、蛋白酶 3（proteinase3，PR3）、天青杀素（azurocidin，Azu）都具有组氨酸－天冬氨酸－丝氨酸的肽酶活性。NE 属于丝氨酸蛋白酶，相对分子质量 34kDa，主要参与对革兰阴性菌（G^-）的杀伤机制，参与对所吞噬细菌的消化，并降解革兰阴性细菌外膜蛋白 A。CatG 是一种胰凝乳蛋白样丝氨酸蛋白酶，相对分子质量为 32kDa，具有酶和非酶作用的抗菌活性，对革兰氏阳性菌（G^+）、革兰氏阴性

（G⁻）及白色念珠菌都有杀菌的活性。PR3 存在于中性粒细胞嗜天青颗粒的溶酶体中，相对分子质量为 26.8kDa，是由 228 个氨基酸残基组成的弱阳离子蛋白，对革兰氏阳性菌（如粪链球菌）、革兰氏阴性菌（如大肠杆菌）和白色念珠菌等均有杀菌作用。Azu 是相对分子质量为 29kDa 的丝氨酸蛋白酶同源物，因定位于中性粒细胞的嗜天青颗粒而得名，由于氨基酸变异而没有蛋白酶活性，但是能直接杀菌，有很强的杀菌活性，对革兰氏阳性菌（G⁺）、革兰氏阴性菌（G⁻）和白色念珠菌等均有杀菌作用。

钙卫蛋白（calprotectin）：属于钙结合蛋白 S－100 蛋白的家族成员，主要来源于中性粒细胞和单核细胞，约占细胞质蛋白的 30%，相对分子质量为 8~14kDa。钙卫蛋白在 umol/L 浓度时有杀菌作用。钙卫蛋白在粒细胞、上皮细胞和各种组织、体液中都有分布，具有抗微生物、调节免疫、抗增殖、传递信号等多种生物学功能。有研究发现钙卫蛋白在许多炎症情况下含量会显著增加，炎症期间中性粒细胞死亡破裂后将钙卫蛋白释放出来，是败血症、肺炎、类风湿关节炎等炎性疾病的标志物。

肝脏抗菌多肽（hepcidin，HCD）：是一种在肝脏合成并富含半胱氨酸（Cys）的抗菌多肽，具有抗细菌和真菌的作用。HCD 最初是从人血液和尿液中分离出来的一种循环杀菌肽，2000 年，Pigeon 等人在寻找铁过量向上调节的基因中首次发现了肝脏抗菌多肽（Hepcidin）与铁代谢的关联。HCD 是高度保守的带正电荷蛋白，含 25 个氨基酸，其蛋白结构富含精氨酸（Arg）、赖氨酸（Lys）等正电荷的氨基酸残基，8 个半胱氨酸（Cys）形成 4 个二硫键，主要在肝脏合成，在心脏和脑中也有微量表达。HCD 由肝脏分泌后进入血循环，并经尿液排泄，对小肠铁吸收起抑制作用，对网状内皮细胞铁储留起促进作用。铁过量时 HCD 表达增加，铁耗竭时 HCD 表达下降。HCD 基因突变可导致循环中肝杀菌素水平下降，导致早发型血色素沉着症，这表明 HCD 在人铁平衡中具有重要的作用。在体外实验中，HCD 浓度达 10~30uM/ml 时有抗菌作用。因此，HCD 是一种在肝脏合成并富含半胱氨酸的多肽抗生素，也是控制小肠铁吸收及调节人体铁稳定的铁调节激素因子，具有抗菌功能。

3. 人类多肽抗生素的作用

人类多肽抗生素是人类在生命活动过程中产生的内源性抗生素，其抗微生物机制是丰富多样而复杂的，同一种多肽抗生素对不同微生物作用机理也有所差异。因为蛋白质中一个氨基酸的缺失或突变，就能明显改变多肽抗生素的生物学活性。但多肽抗生素抗菌活性高、抗菌谱广，并且在人体内天然合成、分布广泛，没有药物抗生素的细菌耐药问题。人类每天要与环境中的各种微生物接触，随时都有被感染的可能，单独依靠病原体的特异性免疫反应是远远不够的，并且特异性免疫反应速度慢，一般需要 5~7 天的时间，而多肽抗生素在数分钟内即可产生，发挥抗菌作用。因此人类多肽抗生素在抗细菌、真菌和病毒感染中起着最为重要的天然免疫防御作用。

（1）抗细菌作用：多肽抗生素对革兰氏阳性菌（G+）、阴性菌（G-）均具有广谱的杀伤作用，但不同结构的多肽抗生素的抗菌活性有很大的不同，通常含有脯氨酸（Pro）和精氨酸（Arg）的多肽抗生素对革兰氏阴性菌（G-）更有效，而富含色氨酸（Trp）和半光氨酸（Cys）的多肽抗生素对革兰氏阳性菌（G+）效果更好。防御素对革兰氏阳性菌（G+）的杀伤能力强于革兰氏阴性菌（G-）。LL-37 对大肠杆菌、伤寒杆菌、金黄色葡萄球菌、链球菌、肠炎沙门氏菌、铜绿假单孢菌、肠道粪球菌等致病菌具有相当的杀伤作用。LL-37 能够中和革兰氏阴性菌所产生的内毒素（LPS），部分阻断 LPS 的生物活性，减轻脓毒症和脓毒败血症的病状。

铁离子是细菌生长所必需的物质，而乳铁蛋白（LF）能够夺取细菌生长所需的 Fe^{3+}，因而具有较强的抑菌作用。含铁的乳铁蛋白水解物能结合到细菌的细胞膜上，改变细胞的渗透性，导致细菌死亡，因此可杀死溶血性链球菌、霍乱弧菌和一些革兰氏阳性菌（G+）、革兰氏阴性菌（G-），如大肠杆菌、肠炎沙门氏菌、肺炎克氏杆菌、结肠炎耶尔森氏菌、绿脓杆菌、金黄色葡萄球菌、白喉杆菌、产气荚膜梭菌等。

多肽抗生素虽不易产生抗药性，但也有些细菌能够逃逸多肽抗生素的杀伤。如嗜血性流感杆菌感染人体呼吸道后，能产生磷脂酰胆碱，改变细菌胞膜的性质，干扰 LL-37 对细菌胞膜的作用，降低其杀伤力。绿脓杆菌能产生弹性蛋白酶裂解 LL-37。酿脓链球菌能分泌一种 SIC 蛋白，使 LL-37 和防御素失活。

（2）抗真菌作用：多肽抗生素除了具有抗细菌的活性外，还具有抗真菌作用。防御素对一些人类致病真菌都有杀伤作用。LL-37 在低盐时对白色念珠菌、隐球菌等有杀伤作用。乳铁蛋白（LF）对假丝酵母属真菌也有杀伤作用，LF 不仅与真菌竞争铁离子，还通过 N 端结合真菌的细胞壁来破坏细胞膜，导致真菌的细胞内容物泄露而杀死它们。

（3）抗病毒作用：多肽抗生素具有 3 种以上不同的机制抗病毒：一是通过多肽抗生素直接与病毒粒子结合而发挥作用；二是抑制病毒的繁殖；三是通过模仿病毒的侵染过程而起作用。乳铁蛋白（LF）可与病毒受体结合，能抑制脊髓灰质炎病毒、单纯疱疹病毒、丙型肝炎病毒、人巨细胞病毒、呼吸道合胞病毒、轮状病毒及艾滋病病毒（HIV）的表面活性，从而阻碍了这些病毒对细胞的感染和繁殖。α 防御素

（NHP1～3）对病毒的杀伤、抑制作用是直接的，其抑制程度依赖于防御素的浓度及分子内二硫键的紧密度，且与防御素在病毒上的附着有关。α 防御素在 5ug/ml 浓度就可在体外抑制艾滋病病毒（HIV）感染 CD4$^+$T 细胞。防御素抗病毒的功效同样受时间、pH 值和温度等因素的影响。

（4）抗肿瘤作用：多肽抗生素也有一定的抗肿瘤活性，随着人类对自身的内源性多肽抗生素越来越重视，相关研究的成果将会增多。乳铁蛋白（LF）对纤维瘤细胞、人白血病细胞、黑色素瘤细胞和结肠癌等具有抗肿瘤活性。体外实验证实，颗粒溶解素（GNLY）对多种肿瘤细胞具有显著的诱导凋亡作用。颗粒溶解素（GNLY）诱导肿瘤细胞的凋亡机制主要通过调节细胞膜上鞘磷脂/神经酰胺的比例，活化半胱天冬酶，损伤线粒体及改变细胞内钙离子（Ca^{2+}）浓度来实现。溶菌酶有抑制恶性组织生长的作用，有一定的抗肿瘤活性。

4. 影响人类多肽抗生素活性的因素

多肽抗生素是存在于人体内的一类具有广谱抗菌活性的带正电荷阳离子多肽，也是人类天然免疫系统极其重要的组成部分，其合成和抗菌活性有显著的个体差别，就是同一个人也会因年龄和不同的营养、生理状态而呈现差异，特别是人类食物中的营养素、氯化钠（食盐）及酸碱度 pH 值对多肽抗生素的合成和活性有很大影响。

多肽抗生素的浓度。多肽抗生素通过扩散的方式聚集在细菌胞膜的表面，浓度增大到一定程度后破坏细菌胞膜的屏障作用，最后导致细菌胞膜破裂。因此，需要有一定浓度的多肽抗生素，才能产生有效的抗菌作用。多肽抗生素的最小抑菌浓度（MIC）各不相同，一般需在微摩尔水平（umol/L）以上，其抗菌活性就可使细菌胞膜的完整性遭破坏。α 防御素（NHP1）的最小抑菌质量浓度，对大肠杆菌 > 50 mg/ml，金黄色葡萄球菌 3.1 mg/ml；而 β 防御素（HBD－3）对大肠杆菌则需 6 mg/ml，金黄色葡萄球菌则需 12 mg/ml，白色念珠菌需 6 mg/ml。健康儿童尿样中仅含少量组织蛋白酶抑制素，而一旦受到细菌引起的尿路感染时，尿道上皮细胞可产生大量的组织蛋白酶抑制素，以抵御细菌的入侵，保护尿道不受细菌感染。据研究人员检测，患有尿路感染的儿童尿样中组织蛋白酶抑制素含量为健康儿童的 8 倍。

氯化钠（NaCl）浓度对多肽抗生素的影响。正常人体内总钠量为 150 克，其中 44% 以氯化钠（NaCl）形式存在于细胞外液（血液及组织液），约 9% 存在于细胞内，是保持细胞外液渗透压的重要阳离子，对体液的酸碱平衡也有一定的调节作用。偏爱高盐分的食物可能会影响体内多肽抗生素的抗菌活性，如 β 防御素随氯化钠的浓度升高其抗菌活性下降。Goldman 等人研究发现 NaCl 的浓度从 50mmol/L 升高到 125mmol/L 时，β 防御素（HBD－1）的活性急剧下降（为原来的 12%）；Bals 等人研究发现 β 防御素（HBD－2）的抗菌活性随 NaCl 的浓度从 20mmol/L 升高到 150mmol/L 而下降到原来的 1/8。但 NaCl 浓度对 α 防御素的影响较小，原因是 α 防御素存在于吞噬细胞的吞噬泡内，不是分泌型的。体外实验表明，LL－37 随盐浓度的升高而抗菌活性下降，NaCl 的浓度由 60mmol/L 升到 155mmol/L 时，LL－37 的抗菌活性下降至约 20%。氯化钠浓度增大也会使乳铁蛋白（LF）的抗菌活性下降。

酸碱度 pH 值对多肽抗生素的影响。人体内的酸碱度对多肽抗生素的抗菌活性也有很大的影响，因为多肽抗生素大多是强碱性的阳离子蛋白，在弱碱性或中性条件下有较强的抗菌活性，而酸性环境将因酶解而使多肽抗生素的抗菌活性减弱或失活。如在酸性条件下，β 防御素会失去抗菌活性。有机酸浓度增大也会使乳铁蛋白（LF）的抗菌活性下降。磷脂酶 A2（PLA2）的杀菌活性与所含碱性蛋白的强弱有关，碱性强的 PLA2 杀菌活性就强，反之则弱。当 pH 值在 6.5～7.2 时，低浓度的组织蛋白酶（CatG）能在 15 分钟内杀死淋病奈瑟氏球菌。

氨基酸种类对多肽抗生素的影响。存在于自然界中的氨基酸有 300 多种，但组成人体蛋白质的氨基酸仅有 20 种，且均属于 L－α－氨基酸（除甘氨酸外）。赖氨酸（Lys）、缬氨酸（Val）、色氨酸（Trp）等是人体必需的氨基酸，机体内不能自行合成，必须通过食物摄取这些氨基酸。对儿童来说，精氨酸（Arg）和组氨酸（His）也是必需氨基酸。半胱氨酸（Cys）则为半必需氨基酸，如果食物中缺乏蛋氨酸（Met），就不能合成足够数量的半胱氨酸（Cys）。毫无疑问，缺乏人体必需的氨基酸和半必需氨基酸将会影响人体细胞合成多肽抗生素。

细菌细胞膜的性质对多肽抗生素的影响。细胞膜是紧贴于细胞壁内则、包围着细胞质的柔软、富有弹性的半透性薄膜，由双层磷脂分子整齐排列而成。人类的细胞膜与细菌的细胞膜是有差别的，在细菌细胞膜的外层，带负电荷的磷脂占有很大的比重，不含有胆固醇；而人体细胞膜中含有大量的胆固醇，使膜结构更牢固稳定，同时有发达的细胞骨架系统，保护人体细胞免受伤害。而多肽抗生素因含有多量的碱性精氨酸（Arg）、赖氨酸（Lys）或组氨酸（His）而呈正电荷，使多肽抗生素呈阳离子特性，能选择性地与带负电荷的细菌细胞膜产生静电力作用，不可逆地破坏了细菌的细胞结构和功能。

年龄对多肽抗生素的影响。一般地说，青壮年的多肽抗生素水平比较高，老弱病者的水平相对较低。而且多肽抗生素的产生随着人体衰老而呈下降趋势，以 LL – 37/hCAP – 18 为例，60 岁以上的老年人明显低于其他年龄组，而新生儿的胎脂、皮肤中则有高水平的分布表达。

（四）人类常见的获得性免疫力

作为控制传染性疾病的主要途径，世界上许多国家都采取计划免疫，不同国家在不同时期实行的计划免疫方案都不完全相同。目前得到普及是人类一些常见的在儿童期普遍易感的传染性疾病的免疫计划，如肺结核、麻疹、风疹、腮腺炎、流感、白喉、破伤风、小儿麻痹等。

1. 中国现行的儿童计划免疫方案

基础接种：

出生后 24 小时：初种卡介苗；初种乙型肝炎疫苗。

1 个月：复种乙型肝炎疫苗第 2 针。

2 个月：初服小儿麻痹疫苗。

3 个月：复服小儿麻痹疫苗；初种百白破三联（即百日咳 – 白喉 – 破伤风混合制剂）。

4 个月：复服小儿麻痹疫苗；复种百白破三联第 2 针。

5 个月：复种百白破三联第 3 针。

6 个月：复种乙型肝炎疫苗第 3 针；初种流脑多糖疫苗。

8 个月：初种麻疹疫苗。

1 岁：初种乙脑疫苗，间隔 7～10 日复种。

加强接种：

1 岁半：百白破三联加强 1 针；复种麻疹疫苗；加服小儿麻痹疫苗；复种流脑多糖疫苗第 2 针。

2 岁：乙脑疫苗加强 1 针。

3 岁：乙脑疫苗加强 1 针。

4 岁：小儿麻痹疫苗加强 1 次。

7 岁：复种卡介苗；百白破三联加强 1 针；复种麻疹疫苗；乙脑疫苗加强 1 针。

12 岁：复种卡介苗。

通过这些儿童计划免疫和预防接种疫苗的措施，可提高儿童的免疫水平。因为每一次预防接种疫苗，人体就会被该抗原致敏，可产生大量的能识别该抗原的 T 细胞，其中大部分经分化成为特异性效应细胞，能在人体受到同型病原体感染时，迅速杀灭外来病原体，从而使中国儿童普遍获得上述传染性疾病的特异性免疫力，减少或避免发生肺结核、脊髓灰质炎、百日咳、白喉、新生儿破伤风、麻疹、流行性乙型脑炎、乙型病毒性肝炎和流行性脑脊髓膜炎等 9 种法定的传染病。预防接种疫苗后，随着抗原的清除，效应细胞可发生凋亡，但有一部分细胞可长期存在而成为记忆细胞，甚至可维持在人体的整个生命过程中。所以，预防接种疫苗对提高全体中国人民的健康水平具有重要的作用。

2. 获得特异性免疫预防的方法

在人的一生中，可有多种方法获得特异性的免疫预防，主要分为自然被动免疫、自然自动免疫、人工自动免疫和人工被动免疫四种：

（1）自然被动免疫：是指人在胎儿期、新生儿期通过母体胎盘和初乳而自然获得含有特异性抗体 IgG 的免疫。提倡母乳喂养的原因之一，就是因为母乳可使新生儿、婴儿获得自然被动免疫。

（2）自然自动免疫：是指人在隐性感染后，使机体自然产生特异性免疫力。如伤寒杆菌感染后可使机体获得自然自动免疫。

（3）人工自动免疫：是指人接种疫苗、菌苗、类毒素等免疫原后，使机体自动产生特异性免疫力，其特点是接种物为抗原或抗原性物质，作用慢而免疫力维持时间长，可增强机体的抗病能力，仅用于预防某种传染病。中国儿童计划免疫接种的 9 种疫苗、糖丸等，就属于人工自动免疫，可预防 9 种传染病。

（4）人工被动免疫：是指人接种含有特异性抗体的免疫血清或淋巴因子，使机体立即产生相应的免疫力，其特点是接种物为抗体或免疫效应物质，作用快、接种后可立即生效，但免疫力维持时间短，可用于紧急预防某种传染病或用于治疗。如抗毒素、胸腺素、抗菌血清、转移因子、丙种球蛋白和抗 Rh 球蛋白等就属于人工被动免疫的生物制品。

无论是人工自动免疫，还是人工被动免疫，预防接种也要严格按生物制品的使用说明规定进行接种、复种，注意其禁忌症等。因为在有些情况下不适于预防接种，如急性高热、过敏体质、妊娠妇女、免疫缺陷病人、免疫抑制剂治疗病人、急性传染病患者等。

3. 传统疫苗存在的问题

传统疫苗是病原微生物的产物，是活的或经灭活的微生物或者其分泌物，通常分为活疫苗和灭活疫苗两大种类。活疫苗包括减毒致弱的病毒株或细菌株，这些弱毒株大多是通过经典的方法生产，如在适当条件延长保存或培养时间。灭活疫苗包括杀死整个细菌细胞或灭活其中的毒蛋白（类毒素）两种。现已广泛使用的疫苗有：

活病毒疫苗：脊髓灰质炎、流行性腮腺炎、麻疹、风疹、黄热病

灭活病毒疫苗：流感、狂犬病

病毒亚单位疫苗：乙型肝炎

灭活细菌疫苗：百日咳、伤寒、副伤寒、斑疹伤寒

灭活细菌毒素（类毒素）：白喉、破伤风

表2　　　　　　　　　预防传染病的若干常用疫苗

传染病名称	使用的疫苗
细菌性传染病	
白喉	类毒素
破伤风	类毒素
百日咳	死菌体
伤寒	死菌体
副伤寒	死菌体
斑疹伤寒	死菌体
鼠疫	死菌体或其抽提物
霍乱	死菌体或其抽提物
肺结核	减毒株"卡介苗"
脑膜炎	纯化后的多糖
肺炎（细菌性）	纯化后的多糖
病毒性传染病	
黄热病	减毒株
麻疹	减毒株
风疹	减毒株
流行性腮腺炎	减毒株
脊髓灰质炎	减毒株或灭活病毒
流行性感冒	灭活病毒
狂犬病	灭活病毒
乙型肝炎	重组 DNA 疫苗

但是传统疫苗也存在如下问题：

（1）活疫苗：一是有毒力返强的危险，如口服脊髓灰质炎弱毒疫苗是相当安全的，但该疫苗株的核苷酸序列与其亲本强毒株相比，仅有2个核苷酸不同，一旦产生突变株易使毒力返强；二是人体细胞内潜伏的病毒可能污染疫苗；三是能使某些有免疫功能缺陷的人引发严重疾病，尤其是贫困地区营养不良的儿童大多都有免疫功能的缺陷。2001年12月，英国首相布莱尔为他年仅19个月的孩子利奥是否接种MMR疫苗（预防麻疹、腮腺炎、风疹三种流行病）而成为公众关注的焦点。

因为英国国家健康机构建议所有 2 岁左右的幼儿接种 MMR 疫苗。但有研究表明，这种疫苗将增大儿童患自闭症的可能性。布莱尔为此发表声明，表明他的幼子利奥已经接种了疫苗。

（2）活疫苗：一是可能引起人体严重反应，如百日咳、伤寒等疫苗是由灭活的完整革兰氏阴性细菌细胞组成，其细菌外壁的主要成分是脂多糖（内毒素），可引起人体强烈的反应；二是疫苗中的致病微生物或毒素可能未完全杀死或灭活，在血液循环中的致病微生物可大量增殖引起感染，或毒素作用引起致病。

尽管传统疫苗存在某些问题，仍不失为对付传染病的最重要的工具。但在使用疫苗时，一定要用正规合格的疫苗，要注意观察接种对象的适应性，避免产生或减少各种副作用，以达到预防传染病的目的。2005 年 6 月 15 日，中国安徽泗县一防保所从不具备经销疫苗的个体药贩处购买无疫苗检验机构签发生物制品检验合格证的甲肝疫苗 6 个批次共 3000 支。次日，又组织不具备接种疫苗资质的乡村医生为 19 所学校的 2444 名学生集体接种甲肝疫苗，结果有 311 名学生出现群体性心因反应症状入院治疗，部分学生反应强烈，直到 7 月 10 日才全部出院，造成直接经济损失达 51.25 万元，社会影响极为恶劣。

（五）人类的特异性免疫功能

人类的特异性免疫功能是指人出生后在日常生活接触感染某些病原体或预防接种某些疫苗等后所产生的免疫功能。这种免疫力具有专一性，也因人而异，只能针对特定的病原体或抗原有作用，对其他病原体或抗原不起作用。因为人类有可能会重复感染某一特定的传染性病原体，有了这种特异性免疫功能后，可大大减少重复感染发病的几率，免除许多患者的痛苦。特异性免疫可分为细胞免疫和体液免疫。

1. 细胞免疫

细胞免疫是指由体内致敏 T 淋巴细胞及细胞因子发挥作用的免疫现象，主要针对细胞内寄生菌的感染。正常人外周血 T 淋巴细胞占淋巴细胞总数的 60% ~80% 。当病原体初次侵入人体时，T 淋巴细胞受到病原体或其抗原的刺激而致敏活化，但活化后并不立即表现防御功能，而是经增殖、分化，产生许多成熟的 T 淋巴细胞。当再次接触相应抗原时，成熟的 T 淋巴细胞在转移因子作用下迅速转化为效应 T 淋巴细胞并分泌多种细胞因子，发挥细胞免疫作用，可将病原体或抗原局限、破坏或杀灭。**从初次识别病原体（抗原）到增殖、分化、生成效应 T 淋巴细胞，通常需要 4~5 天的时间。**

T 细胞由骨髓的淋巴样干细胞在胸腺内发育而来，即胸腺依赖性淋巴细胞。T细胞在形态上为小淋巴细胞，呈圆形或椭圆形，直径5~8微米（um），细胞核占体积的极大部分，胞质极少，核染色质致密。成熟的T细胞经血液循环和淋巴管运行而定居于周围免疫器官，并且通过淋巴管、血液循环和组织液等进行再循环，以发挥免疫功能。

T细胞根据形态、分化发育的不同阶段及功能可分成许多亚群，主要有辅助T细胞（Th）、抑制T细胞（T_S）、效应T细胞（T_C）和参与迟发超敏反应的T_D细胞。T细胞在免疫应答中起重要调节作用，能分泌多种细胞因子；T_S细胞的调节作用主要是分泌抗原特异

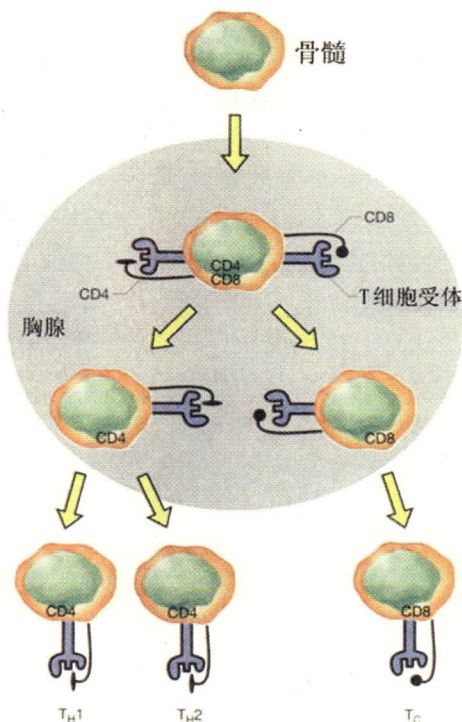

骨髓
CD8
CD4
CD8
T细胞受体
胸腺
CD4
CD4
CD8
CD4
CD4
CD8
T_H1
T_H2
T_C

T细胞及其亚型

和非特异因子抑制T淋巴细胞和B淋巴细胞的免疫应答；T_D细胞与Th细胞之间相互制约，其功能失调与感染性疾病、过敏性疾病和自身免疫病有关。

T_C细胞是效应性T淋巴细胞，在细胞免疫效应阶段中起重要作用，可分泌穿孔素和颗粒酶，具有细胞毒作用，能在与靶细胞直接接触时特异性直接杀伤靶细胞，如病毒感染的细胞、结核杆菌感染的细胞、寄生虫感染的细胞和肿瘤细胞等。T_C杀伤靶细胞的过程需要细胞因子及Ca^{2+}、Mg^{2+}参与，如果有Ca^{2+}、Mg^{2+}的螯合剂存在，则可阻止T_C杀伤靶细胞的作用。

穿孔素是效应T细胞分泌的的孔道形成蛋白，用以破坏感染了病毒的靶细胞和肿瘤细胞。穿孔素存在于T细胞的胞质颗粒中，当T细胞激活时这些颗粒经胞吐作用将穿孔素释放于淋巴细胞和靶细胞接触部位。只要接触部位的细胞外液中有相对高浓度的钙离子引起构象改变即可插入磷脂膜内，最终形成12~18个穿孔素围成的孔径约5nm的孔道。

Th细胞是调节性T淋巴细胞之一，在体液免疫中发挥作用，主要

功能是辅助 B 淋巴细胞，促使其活化和产生抗体。由胸腺依赖性抗原（TD 抗原）刺激 B 淋巴细胞产生抗体时，必须有 Th 细胞的参与。Th 细胞和 TD 抗原的蛋白质载体成分结合，释放出非特异性免疫因子，而 B 细胞则可与 TD 的半抗原部分结合，在 Th 细胞产生的非特异性免疫因子的协助下，B 细胞被激活、增殖，并转化为能分泌抗体的浆细胞。人的 Th 细胞约占外周血 T 淋巴细胞量的 40% ~60% 。

特异性细胞免疫的特点是：由 T 淋巴细胞介导，需要细胞因子参与，发挥作用慢，有慢性渗出性炎症反应（DTH）和细胞毒作用两种基本形式，通过双识别、双信号传递和细胞因子作用，触发 TC 细胞活化，继而特异性杀伤靶细胞，且杀伤方式包括引起靶细胞溶解和靶细胞凋亡两种。

那么，众多的免疫细胞是如何被动员、聚集到病原体入侵部位的？免疫细胞之间的信息传递方式有两种：一是通过细胞表面受体和配体的相互作用；二是通过细胞产生的可溶性分子（细胞因子）促进细胞间的联系。T 淋巴细胞经淋巴循环及血液循环，运行并分布全身，可随时动员并聚集于病原体入侵处，进行特异性免疫应答。

细胞因子是由免疫细胞和非免疫细胞合成和分泌的一组具有调节活性的低分子量多肽类糖蛋白的统称，能调节人体多种细胞的生理功能，参与免疫应答、免疫调节、炎症反应，能刺激造血细胞增殖和分化，具有抗肿瘤作用等生物学活性。虽然很多种细胞（如白细胞、内皮细胞、成纤维细胞、角朊细胞等）均可以分泌细胞因子，但其中最主要是 T 淋巴细胞和巨噬细胞，它们释放的细胞因子参与细胞免疫、体液免疫、炎症反应、造血调控、细胞增殖及分化、损伤修复等重要生理和病理学过程。细胞分泌细胞因子仅能持续几天，且细胞因子半寿期很短。细胞因子可分为白细胞介素（IL）、干扰素（IFN）、免疫抑制因子（TGF）、肿瘤坏死因子（TNF）、集落刺激因子（CSF）和趋化因子等六大类，其合成和分泌是一种自我调控的过程，作用具有多向性，在免疫应答中起着非常重要的调节作用，但在异常情况下也会导致病理反应。

白细胞介素（IL）：是由白细胞产生又在白细胞之间介导作用的细胞因子，后发现其他细胞也可产生白细胞介素，目前已知有 18 种白细胞介素 IL－1 至 IL－18。其中由 T 淋巴细胞产生的白细胞介素有 IL－2 至 IL－6、IL－9、IL－10、IL－13、IL－14、IL－16、IL－17 等 11 种。白细胞介素作用于淋巴细胞、巨噬细胞等，负责信号传递，联络白细胞群的相互作用，在免疫调节中起着很重要的作用。如 IL－1、IL－2、IL－4、IL－5、IL－6 能促进 T、B 淋巴细胞增殖分化；IL－3、IL－7、IL－11 具有刺激造血细胞作用；IL－12、IL－15、IL－18 能刺激激活的 T

淋巴细胞增生和增强 NK 细胞的活性。

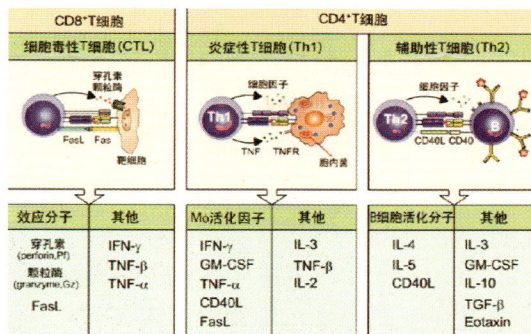

三种效应性 T 细胞产生效应分子示意图

干扰素（IFN）：是人类感染病毒后由机体细胞产生的抗病毒蛋白，也是最先发现的细胞因子，因其具有干扰病毒感染和复制的能力，故称干扰素。干扰素可分为 α、β 和 γ 三种类型，其生物活性基本相同。IFN－α 主要由单核－巨噬细胞产生，又称为白细胞干扰素，IFN－β 由成纤维细胞产生，IFN－α、IFN－β 也称为Ⅰ型干扰素。IFN－γ 由活化的 T 淋巴细胞和 NK 细胞产生，则称为Ⅱ型干扰素或免疫干扰素。IFN－γ 是一种重要的巨噬细胞激活因子，能激活单核巨噬细胞杀灭微生物。干扰素能抵抗病毒的感染，干扰病毒复制，抑制细胞增殖，有免疫调节作用。

肿瘤坏死因子（TNF）：1975 年 Garwell 等发现的一种能使肿瘤细胞发生出血坏死的物质，称为肿瘤坏死因子，可分为 TNF－α 和 TNF－β 两种。TNF－α 又称恶病素，主要由活化的单核－巨噬细胞产生，抗原激活的 T 淋巴细胞、活化的 NK 细胞和肥大细胞也分泌 TNF－α。TNF－β 主要由活化的 T 淋巴细胞产生，又称为淋巴毒素。肿瘤坏死因子能直接杀伤肿瘤细胞，造成肿瘤细胞死亡。

集落刺激因子（CSF）：是能刺激骨髓前体细胞（多能造血干细胞和不同发育分化阶段的造血干细胞）增殖分化，并在半固体培养基中形成相应细胞集落的细胞因子。目前发现的集落刺激因子有粒细胞－巨噬细胞集落刺激因子、单核－巨噬细胞集落刺激因子、粒细胞集落刺激因子。此外，红细胞生成素（能促进成熟红细胞的生成），干细胞因子（刺激多种造血细胞分化成熟）和血小板生成素也是重要的造血刺激因子。

生长因子（GF）：是具有刺激细胞生长作用的细胞因子，包括转化生长因子、表皮细胞生长因子、血管内皮细胞生长因子、成纤维细胞生长因子、神经生长因子等。转化生长因子能促使正常 T 淋巴细胞转化为致敏 T 淋巴细胞；有些生长因子在一定条件下也可表现对免疫应答的抑制活性，如活化的 T 淋巴细胞分泌免疫抑制因子（TGF－β），能抑制 T 淋巴细胞的增殖，抑制前 B 淋巴细胞的成熟，抑制 NK 细胞和 LAK 细胞的杀伤活性，抑制巨噬细胞的杀伤活性。某些肿瘤细胞因分泌大量的

TGF－β而逃避机体免疫系统的攻击。

趋化性细胞因子： 又称为趋化因子或趋化蛋白，专指一组相对分子质量为 7～10kDa 的细胞因子，主要由白细胞与造血微环境中的基质细胞分泌，可结合内皮细胞的表面，具有对中性粒细胞，单核细胞、嗜酸性粒细胞、嗜碱性粒细胞的趋化和激活活性，在炎症反应中起核心作用。

参与介导和调节特异性免疫的细胞因子主要由 T 淋巴细胞等分泌。T 淋巴细胞能产生白细胞介素 IL－2、干扰素 IFN－γ、肿瘤坏死因子 TNF－β、集落刺激因子 CSF。Th1 淋巴细胞分泌 IFN－γ 和 IL－2，Th2 淋巴细胞分泌的 IL－4 和 IL－5 刺激嗜酸性粒细胞分化，使其能够杀伤蠕虫。

树突状细胞因具有许多分枝状突起而故名，在特异性 T 淋巴细胞免疫中具有重要的提呈抗原作用。 树突状细胞广泛分布于脑以外的全身各组织器官，数量较少，仅占人外周血单核细胞的 1%，与单核吞噬细胞有共同的祖先，主要来源于髓系干细胞的髓样树突状细胞和淋巴系干细胞的淋巴样树突状细胞。人体生理正常时，树突状细胞处于未成熟的状态，当受到病原体（抗原）或炎性介质刺激后，才发育分化为成熟的树突状细胞。同时在成熟过程中，通过血流迁移到外周淋巴组织和器官，因为 T 淋巴细胞大量集中在外周淋巴器官中。所以，未成熟的树突状细胞分布于各种组织器官中，而成熟的树突状细胞则存在于脾脏和淋巴结等二级淋巴器官中。

树突状细胞是专职提呈抗原的细胞，其主要功能是摄取、加工处理和提呈抗原，启动特异性 T 淋巴细胞免疫应答。未成熟的树突状细胞摄取、加工处理抗原能力强，而提呈抗原激发特异性免疫应答能力弱；成熟的树突状细胞摄取、加工处理抗原能力弱，而提呈抗原、激发特异性免疫应答能力强。由于树突状细胞能高水平表达主要组织相容性复合体（MHC）分子，协同刺激白细胞分化抗原（CD）分子，并分泌细胞因子 IL－12，从而诱导初始 T 淋巴细胞活化，因此树突状细胞是机体特异性免疫应答的发动者。

T 淋巴细胞因能直接杀伤靶细胞（包括病原体、肿瘤细胞等）的作用而具有特异性细胞免疫，B 淋巴细胞无直接杀伤作用，只对 T 淋巴细胞有呈递抗原和调节作用。T 淋巴细胞效应阶段在抗胞内微生物、抗肿瘤、移植物排斥反应、Ⅳ型超敏反应和某些自身免疫病等方面具有重要的免疫学意义，特别是在人体抗御由细胞内寄生的细菌、病毒、真菌和原虫所致的感染中起着重要的作用。

2. 体液免疫

体液免疫是指由抗体（Ab）起主要作用的免疫反应，主要针对细胞外寄生菌的感染。抗体（Ab）是 B 淋巴细胞识别抗原后增殖分化为浆细胞所产生的一种糖蛋白，主要存在于血清等体液中，能与相应抗原特异性结合，发挥免疫效应，清除病原微生物或导致免疫病理损伤。1937 年，美国学者 Tiselius 和 Kabat 发现血清蛋白的抗体活性主要在 γ 区，故抗体又被称为 γ 球蛋白（丙种球蛋白）。1962 年，英国生物化学家波特（R. R. Porter，1917 ~ 1985）和美国学者埃德曼（G. M. Edelman，1929 ~）共同创立了抗体四链结构的"Y"形模型理论，因而分享了 1972 年诺贝尔生理学或医学奖。1968 年和 1972 年，世界卫生组织（WHO）和国际免疫学会联合会（IUIS）先后决定，将具有抗体活性或化学结构与抗体相似的球蛋白统一命名为免疫球蛋白（immuno-globulin，Ig）。免疫球蛋白分为分泌型（sIg）和膜型（mIg），前者存在于血液及组织液中，具有抗体的各种功能；后者构成 B 细胞膜上的抗原受体。

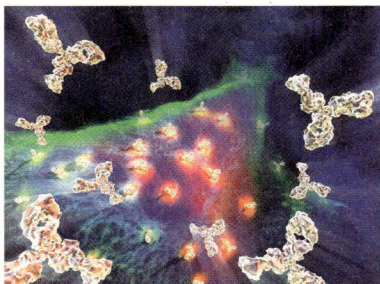

抗 体

B 淋巴细胞是产生免疫球蛋白（Ig）的免疫活性细胞，在骨髓发育为成熟 B 淋巴细胞后进入周围淋巴器官，正常人外周血中 B 淋巴细胞约占淋巴细胞总数的 10% ~ 15%。人体中具有特异性作用的分泌型免疫分子是抗体，也即免疫球蛋白。**当人体受到病原体或其抗原刺激后，辅助性 Th 淋巴细胞就开始制造细胞因子，促使 B 淋巴细胞由浆母细胞转化为浆细胞，每一种浆细胞能克隆分泌出与相应病原体或其抗原结合的一种特异性抗体。当抗体数量足够多时，就能将病菌包围并将其杀死。**免疫球蛋白（Ig）单独或与补体、吞噬细胞、红细胞及 NK 细胞配合，能发挥中和毒素、中和病毒、凝集或溶解细菌、抑制寄生虫，加强吞噬灭菌，溶解受染细胞等多种抗感染效能。如果人体血清中免疫球蛋白的含量缺乏，可引起免疫缺陷病。

免疫球蛋白（Ig）是能特异性结合抗原的抗体，分为 IgA、IgD、IgE、IgG、IgM 等五类，在人类的个体发育中，免疫球蛋白合成产生的顺序是 IgM→IgG→IgA，胚胎期开始合成抗体 IgM，出生后 3 个月开始合成 IgG。正常人体血浆中都含有一定数量的免疫球蛋白，其中 IgA0.7 ~ 3.8 克/升，IgD1 ~ 4 毫克/升，IgE0.1 ~ 0.9 毫克/升，IgG7.6 ~ 16.6 克/升，IgM0.48 ~ 2.12 克/升。在大多数情况下 IgG 的保护作用大于 IgM，因为 IgG 的分子小，易于进入炎症区。

IgM 是分子量最大的免疫球蛋白，称为巨球蛋白。IgM 主要由脾和淋巴结中的浆细胞产生，相对分子质量为 970kDa，是个体发育过程中最早合成和分泌的抗体，激活补体的能力比 IgG 强，一般不能通过血管壁，主要在血流中发挥抗感染作用。在细菌感染发生时，抗体 IgM 最早出现免疫防御的应答反应，但持续时间短，检测 IgM 有助于某些传染病的早期诊断，也可作为新生儿宫内感染的指征。IgM 在早期免疫防御中具有"先锋免疫"的重要作用，是人体血液中抗感染的主要抗体。IgM 的半衰期为 10 日，缺乏 IgM 易患革兰氏阴性菌败血症。

IgG 是血浆中含量最高、作用最大的抗体，是唯一能通过胎盘、易透过毛细血管壁、分布于全身组织及体液中的抗体，也是再次免疫应答产生的主要抗体，有调理和介导 NK 细胞发挥 ADCC 的作用，可引起某些超敏反应。IgG 主要由脾和淋巴结中的浆细胞产生，相对分子质量为 150kDa，有 4 个亚型 IgG1 ~ IgG4。一般在感染晚期出现，持续时间也长，通常用于防治某些传染病的丙种球蛋白和免疫血清均为 IgG。IgG 因能通过胎盘，在新生儿抗感染中起重要作用。IgG 是抗感染的主要抗体，起"主力免疫"作用，大多数抗菌、抗病毒抗体和抗毒素都为 IgG 类。某些自身抗体如抗甲状腺球蛋白抗体，以及引起 Ⅱ、Ⅲ 型超敏反应的抗体也属于 IgG。IgG 半衰期约 20 ~ 23 日，属高亲和力抗体，缺乏 IgG 易患化脓性感染。

IgA 有血清型和分泌型两种，血清型 IgA 主要由肠系膜淋巴组织的浆细胞产生，相对分子质量为 160kDa；分泌型 IgA 即 SIgA 广泛存在于人体唾液、泪液、初乳以及呼吸道、消化道、泌尿道等外分泌液中，对保护局部组织不受炎症侵袭起着重要作用。特别是 SIgA 对局部黏膜感染的防御作用，能直接与病原体结合使之不能进入黏膜，起"局部免疫"作用。当分泌型抗体 SIgA 缺乏时易反复发生呼吸道及消化道感染，因为抗体 SIgA 在自然被动免疫中有阻止病原微生物黏附上皮细胞表面及中和毒素的作用。新生儿从母亲初乳中获得的抗体主要是 SIgA，如果 SIgA 合成不足则易使 3~6 个月婴儿患呼吸道和胃肠道感染。IgA 的半衰期为 6 日，缺乏 IgA 的患者呼吸道易反复感染。

IgE 是亲细胞的抗体，参与抗寄生虫感染，也能引起过敏反应，其合成受遗传因素的调节影响。IgE 主要由呼吸道（鼻咽、扁桃体和支气管）和消化道等黏膜固有层的浆细胞产生，相对分子质量为 188kDa，在血浆中含量最低，半衰期也最短，仅 2 日。当出现变态反应性疾病或某些寄生虫感染时，血浆中 IgE 的含量会增高。

IgD 是从骨髓瘤蛋白中发现的抗体，相对分子质量为 184kDa。IgD 的性质不稳定，易被蛋白酶降解，其确切功能目前尚不清楚，但 IgD 无抗感染作用，缺乏时会引起原发性无丙种球蛋白血症。IgD 可在个体发育的任何时间产生。正常人血清 IgD 浓度很低，又易被蛋白酶水解，故其半衰期很短，仅 3 日。

体液免疫的初次应答与再次应答有显著的不同：初次应答产生的抗体主要是 IgM，抗原呈递细胞是巨噬细胞；再次应答产生的抗体只有 IgG，产生的潜伏期短，具有高亲和性，抗原呈递细胞是 B 淋巴细胞。从人体的抗体分布看，肠道是体液免疫的主要场所。人体产生的抗体 80% 被分泌到肠黏膜，20% 分泌到呼吸道、胆道及尿道黏膜上，这些抗体通过复杂的多细胞参与的共同免疫作用，使致病菌的繁殖得到抑制，最终达到阻止病原菌的黏附和侵入的目的。

在人类的特异性免疫功能中，人体对不同病原体所引起的免疫应答也不尽相同，有的引起细胞免疫反应，有的引起体液免疫反应，也有的引起细胞和体液共同免疫反应。通常细胞内寄生菌（如结核杆菌、伤寒杆菌、布鲁氏菌等）及真菌主要引起细胞免疫反应，细胞外寄生菌（如葡萄球菌、链球菌、肺炎球菌等）主要引起体液免疫；病毒则可引起细胞免疫和体液免疫共同作用的免疫反应；在寄生虫感染中，原虫主要诱导细胞免疫，也可引起较弱的体液免疫；蠕虫成虫引起的免疫反应较弱，幼虫及虫卵及其代谢产物可引起较强的免疫反应。

综上所述，正常的人体免疫系统是健全的也是比较完美的，它能识别异己，分清敌人和自己人，分得出哪个细胞被病毒感染；也有记忆性，能辨明入侵的病原体是新敌还是旧敌，并启动相应的免疫防御体系。人类的免疫应答过程有三个阶段：一是抗原识别阶段，当外来的病原体侵入人体时，人体血流中的巡逻兵（白细胞）最先觉察到，并有针对性地调动包括白细胞介素、干扰素、记忆细胞等，识别异己。当细胞被病毒寄生时，会分泌出干扰素，阻止病毒的分裂繁殖。人体自己分泌的干扰素没有负作用，开战的时间和干扰素的数量都十分准确，而注射生物制剂干扰素没那么准确，并且有很大的副作用。二是免疫细胞的活化和分化阶段，当白细胞介素告诉开战了，抗原致敏的 T 淋巴细胞和 B 淋巴细胞被激活，就会加快分化、成熟，增加淋巴细胞数量，为抗疫战场输送"特种兵"。三是免疫应答的效应阶段，人体免疫防御系统中的非特异性自然杀伤细胞、巨噬细胞等首先发起攻击，消灭和削弱一部分入侵的病原体。同时，特异性的细胞免疫、体液免疫系统也紧急调动起来，抗体发挥中和外毒素作用，阻止病原体吸附和穿入易感细胞，尽可能使机体组织器官免遭侵袭；专司特异性杀伤作用的效应性 TC 淋巴细胞被激活后，则奋不顾身冲锋陷阵，与病原体已经侵入的细胞（靶细胞）面对面战斗，杀伤靶细胞，引起靶细胞溶解和靶细胞凋亡。所以，最好的药物，最好的医生，就是我们人类自身的免疫系统。如果免疫防御功能下降，人体就难以阻挡和消灭入侵的病原体，就容易感染生物疫病。

三、人体免疫系统的网络及信号转导

人类是社会动物，过着群居生活，每个人都在社会中有自己的角色。人体则是一个细胞王国，由 200 多个种类、100 多万亿个细胞组成，细胞形成组织，再构成器官，最后构成机体，如此庞大巨量的细胞群体长期共同生活在一个有限的生态环境中，难免会有不太"和谐"的状况。各种细胞的生老病死、细胞的微生态环境维护、细胞之间的通讯联络等，都需要有秩序地进行。因此，人体免疫系统就成为细胞王国里的"执法机构"，免疫细胞就是"人体卫士"，对外抵御病原微生物的侵袭，对内要防止寄生微生物的"捣乱"，同时还要及时清除体内变异、衰老、死亡的细胞，以维护人体正常的生理状态。

人体免疫系统的中枢部分主要分布在造血系统，免疫效应细胞则遍布全身。免疫防御、免疫自稳、免疫监视以及识别"敌我"、通讯联络、趋化运输等功能，都是以网络形式发挥作用的。由于细胞的信息复杂多变，细胞内、细胞外和细胞间的都有其特定的联络方式，有时 1 个细胞恶变的信号转导受阻就会引起人体的某个急性或慢性疾病。因此，人类生命系统必须以"和谐状态"维持其稳定和生存。人类基因组研究表明，在约 32000 个编码蛋白质的基因中，有 20% 与信号转导有关，包括跨膜受体、G 蛋白、信号发生酶等，其中有 520 多种蛋白激酶和 130 多种可逆性精确调节蛋白磷酸化的蛋白。人类的机体每分每秒都有如此众多而错综复杂的细胞间信号转导和精确调节，可见人类的生命现象是多么神秘奇妙。

（一）人体免疫系统的防御网络

人体免疫系统由非特异性天然免疫系统和特异性获得免疫系统组成，这两大相辅相成的免疫系统构成人体完整的防御网络体系。从人体的表面皮肤到内部的组织器官，从连接人体内外的三大门户通道（呼吸道、消化道、泌尿生殖道）到体内的三大体液循环（血液、淋巴液、组织液），形成一个立体的天衣无缝的天罗地网式的免疫防御网络。正是这样一个神奇的"生命之网"，人类才得以生存、繁衍、健康、长寿，成为地球和万物的主宰。

1. 人体免疫系统的防御主力

人体是一种特殊的生物体，人体内的液体要占体重的 60%，成年人血液总量占体重的 7% ~ 8%，儿童血液总量占体重的 8% ~ 10%。血液由血细胞和血浆组成。血细胞约占全血的 45%，有红细胞、白细胞和血小板。血浆约占全血的 55%，其中水占 91% ~ 92%，蛋白质等占 7% ~ 9%。血浆凝固后析出的透明淡黄色液体为血清，含有抗体。

白细胞是人体免疫系统的防御主力。以成年女子体重 50 公斤、男子 70 公斤计算，女子血液总量为 3.5 ~ 4 升，男子血液总量为 4.9 ~ 5.6 升，女子有 140 ~ 400 亿个白细胞，男子有 196 ~ 560 亿个白细胞。在全血中具有特异性免疫功能的淋巴细胞所占比例很少，在白细胞中也只占 20% ~ 40%。按照医学上血液系统常用检查的直接计数，正常的儿童淋巴细胞为（2.8 ~ 4.254）×10^9/L，成人淋巴细胞为（1.2 ~ 2.088）×10^9/L；单核细胞为（0.067 ~ 0.325）×10^9/L，中性粒细胞为（3.0 ~ 5.8）×10^9/L，嗜酸性粒细胞为（0.05 ~ 0.3）×10^9/L，嗜碱性粒细胞为（0.02 ~ 0.05）×10^9/L。当机体受到病原体感染后，免疫系统开始启动免疫防御机制，

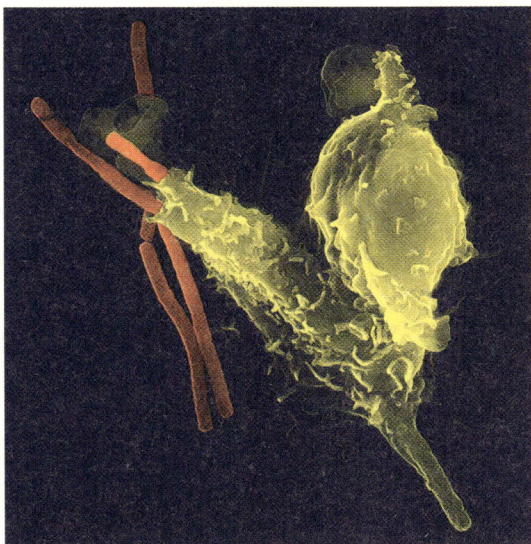

中性粒细胞（黄色）正在吞噬了炭疽杆菌（橙色）

（来源　维基百科）

每分钟可产生出约 20 万个新的免疫细胞，经过分化、成熟，投入到抗御外来病原体的战斗中去，以补充在抵御外来病原体的侵袭中英勇"献身"的第一线"免疫卫士"。

粒细胞是人体非特异性免疫系统抗御外来病原体的"主力军"。人类的机体内每天约产生粒细胞数 1.9×10^9/kg 体重，成熟的中性粒细胞贮存在骨髓内，储存量可达 100 亿之多。中性粒细胞有 50% 分布在人体循环血库中，50% 附着在全身所有的微血管壁和血窦壁上，在抗病菌、抗病毒、抗肿瘤、抗寄生虫感染中均起着重要作用。嗜酸性粒细胞分布于全身的结缔组织，在呼吸道和消化道的固有层结缔组织中较多，在抗寄生虫感染和各种超敏反应性疾病中起着重要作用。嗜碱性粒细胞也分布在人体血库中，但仅占血液中粒细胞总数的 0.2%，主要参与 Ⅰ 型超敏反应。

防疫圣典

自然杀伤（NK）细胞是人体天生具有的非特异性免疫的"生力军"。成熟的 NK 细胞在外周血和脾中分别占淋巴细胞总数的 5%～7%，在淋巴结、骨髓、肝、肺及肠黏膜等也有分布。NK 细胞能杀伤 10 多种被病毒感染的靶细胞、多种胞内菌（如分枝杆菌、李斯特菌、鼠伤寒杆菌）、真菌（白色念珠菌）、寄生虫（如弓形虫、利什曼原虫）等。NK 细胞是抗病毒感染的第一轮攻击者，在病毒感染后 3 日内 NK 细胞即被活化并达高峰，而此时细胞毒性 T 细胞（CTL）仍未活化。

特异性免疫细胞是人体免疫系统的"特种兵"。对于新发现的外来病原体，T、B 淋巴细胞并不是人体免疫系统的第一轮攻击者。外周血单个核细胞中富含 90% 以上的淋巴细胞，成年健康人 T 淋巴细胞占淋巴细胞总数的 60%～80%，B 淋巴细胞约占外周血单个核细胞的 10%。在初次感染后期及再次感染时发挥特别关键的杀伤作用。

树突状细胞是人体免疫系统的"侦察哨兵"，数量很少，仅占外周血单个核细胞的 1% 以下。但树突状细胞分布范围很广，在淋巴组织、血液、体液、表皮以及心、肝、肺、肾等器官的间质和呼吸道、消化道、泌尿生殖道黏膜中都有分布，在这些重要部位"站岗"、"放哨"。树突状细胞具有识别、捕捉、处理抗原的能力，是功能强大的抗原呈递细胞，能启动、诱导各类 T 淋巴细胞发生免疫应答。

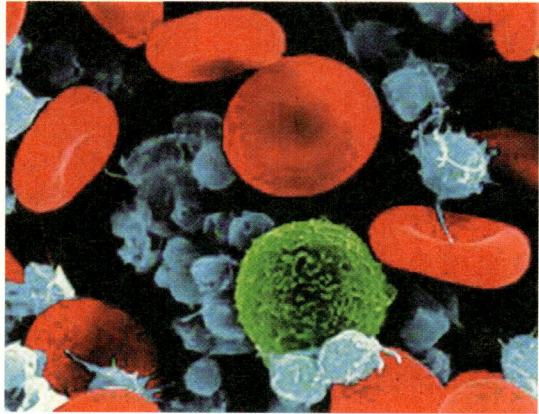
红细胞是人体免疫系统的"好助手"

红细胞是人体免疫系统的"好助手"。成年男子红细胞数约 $(4.0～5.5) \times 10^{12}/L$，成年女子红细胞数约 $(3.5～5.5) \times 10^{12}/L$。红细胞除具有输送氧气和二氧化碳的功能外，也是人体免疫系统重要的非特异性免疫细胞，细胞膜上有多种膜受体（如补体 C3b 受体、趋化因子受体）和相关免疫分子，具有识别、黏附、浓缩、杀伤抗原、清除循环免疫复合物、参与机体免疫调控的功能。特别是红细胞有数量优势，黏附免疫复合物的能力比白细胞要大 500～1000 倍。红细胞与病菌、病毒黏附后，可使巨噬细胞对其的吞噬能力增强 4～6 倍。红细胞膜的超氧化物歧化酶（SOD）通过清除氧自由基间接影响并提高了 T 淋巴细胞的细胞免疫功能。

2. 循环流动的立体防御网络

当人体受到局部的轻微感染时，通常由局部的免疫器官、免疫组织和免疫细胞先行处理解决，无需调动全身性的免疫系统运行。如果外来病原体突破人体第一道防线（皮肤、黏膜、抗菌分泌物）侵入到组织或血液时，血流中的天然免疫系统和记忆性淋巴细胞在识别后会立即奔赴炎症区抗御、杀灭病原体，并开始激活特异性免疫系统。如果持续受到不明的、大量的和来势凶猛的病原体感染，突破人体第二道防线（吞噬细胞、NK细胞、多肽抗生素），则人体会出现比较强烈的炎症反应，需要动用整个免疫系统的防御力量，包括非特异性的天然免疫和特异性的细胞免疫和体液免疫，必要时还需借助抗菌、抗病毒等药物来杀灭病原体。

表3　　　　　　　人体的血容量及免疫细胞计数正常值

项　　目	新生儿期	婴儿期	儿童期	成人期	老年期
血容量（％）	10	8～10	6～8	6～8	6～8
红细胞数（×10^{12}/L）	6.0	4.0	4.5～5.0	5.0	5.0
白细胞数（×10^{9}/L）	15～20	10～20	5～12	4～10	4～10
白细胞分类（％）					
中性粒细胞	50～70	50～70	50～70	50～70	50～70
淋巴细胞	20～40	20～40	20～40	20～40	20～40
单核细胞	3～8	3～8	3～8	3～8	3～8
嗜酸性粒细胞	0.5～5	0.5～5	0.5～5	0.5～5	0.5～5
嗜碱性粒细胞	0～1	0～1	0～1	0～1	0～1

无论是初次感染或再次感染，人体免疫系统会通过体液（血液、淋巴液、组织液）将免疫信息迅速传递给全身各处的免疫细胞，动员各种免疫细胞迁移到病原体、肿瘤等所在部位，发挥免疫效应。体液循环的过程：血液离开心脏的左心房后，会流入主动脉，从不断分叉变细的动脉到达直径仅有0.01毫米（mm）的毛细血管后，其中部分血浆成分从毛细血管渗出，进入组织间隙，形成组织液。组织液与细胞内液进行物质交换后，大部分被毛细血管重新吸收，进入静脉血管，小部分进入毛细淋巴管，成为淋巴液。淋巴液沿各淋巴管向心性流动，最后也注入静脉血管。因为静脉血管是由毛细血管和毛细淋巴管汇流形成的，所以静脉血管会将收集到的静脉血再送回心脏的右心室，完成全身的体液循环。此外，人体的血液循环还有一个肺循环，与体循环同时进行，并在

心脏交会，形成一个完整的血液循环系统。

从体液循环可以看出，血液循环的速度最快，淋巴液的速度最慢。血液走完一圈肺循环只需 10 秒钟，走完一圈体循环约需 20 秒钟，每小时可循环 180 圈。T 淋巴细胞在淋巴管内的运动速度每分钟约 6 ~ 10 微米（um），所以 T 淋巴细胞的迁移速度也就比在血流中的免疫细胞慢很多。健康成人安静时，从淋巴管引流入血液循环的淋巴液约每小时 120 毫升（ml），其中经胸腺导管引流入血液的淋巴液每小时约 100 毫升（ml），从右淋巴导管进入血液的淋巴液约每小时 20 毫升（ml）。淋巴液平均每日生成约 2 ~ 4 升（L），大致相当于人体血浆的重量。淋巴液中含蛋白质约 195 克（g），回流到血液中以维持血浆蛋白的水平。淋巴的生成速度缓慢而不均匀，有时还处于停滞状态，运动、按摩、血量增多或静脉压升高，则会使淋巴生成增快。

（1）粒细胞主要随血液循环而在人体内"巡逻"。粒细胞在人体血管内运行有两种形式，一是随着血液流动循环，二是在血管内滚动。如果人体出现入侵的病原体或炎症，则在病原体入侵的部位或炎症区附近"巡逻"的粒细胞最先到达，发挥非特异性的免疫功能。

中性粒细胞：因其胞质内含有颗粒而得名，是外周血中白细胞的主要成分。一个健康成人的骨髓每天产生 1.6×10^9 个/kg 体重以上的中性粒细胞，急性炎症时可达 10^{12} 个/kg 体重以上。成熟的中性粒细胞储存在骨髓内，约有 2.5×10^{12} 个，依机体需要而不断释放入血。血管内的中性粒细胞约有 50% 随血液循环，另有 50% 的中性粒细胞则附在血管壁上翻滚前进。从骨髓释放到外周血的中性粒细胞是无活性的，一旦进入组织也不再返回血液。中性粒细胞在血液中只有 6 ~ 8 小时即穿过血管内皮进入组织，在组织内存活 4 ~ 5 日就凋亡了。在炎症发生时，中性粒细胞被细菌释放的趋化因子吸引、募集到炎症区的组织，因此组织内的中性粒细胞可达循环血库粒细胞的 20 倍。感染或急性炎症性疾病的患者体内的中性粒细胞寿命明显缩短，炎症区组织内的中性粒细胞募集明显增加。

嗜酸性粒细胞：因颗粒对酸性染料有较强的亲和力而得名，在骨髓、血液和结缔组织中的分布数量比是 300∶1∶300。成熟的嗜酸性粒细胞储存在骨髓内约 9 日进入血液中，在血液中只有几个小时即穿过血管内皮进入人体全身结缔组织，在消化道和呼吸道的结缔组织中较多，寿命也只有几天时间。

嗜碱性粒细胞：是血液中最少的一种白细胞，在血液循环中停留约 12 小时，细胞寿命约 10 日。成熟的嗜碱性粒细胞主要储存在外周血中，是 I 型超敏反应特征性效应细胞，主要参与过敏性反应，发生炎症时受趋化因子诱导迁移出血管到变态反应部位发挥免疫功能。激活的嗜碱性粒细胞可释放组胺、肝素、碱性蛋白、血管舒缓素等40多种活性介质。

（2）淋巴细胞从血液→淋巴器官（组织）的再循环。在正常生理状态下，人体免疫系统各淋巴细胞群体都定居于各自的微环境中，成熟的淋巴细胞不断地从血液到组织、再从组织向血液循环，这个过程并非随机的，而是通过淋巴细胞－内皮细胞的识别机制调节的。

原始淋巴细胞从骨髓或胸腺向第二淋巴器官包括淋巴结、脾、扁桃腺归巢定居，这些器官从内皮表面、血液、组织募集到抗原并呈递给原始B淋巴细胞或T淋巴细胞并使后者激活。许多活化的记忆和效应淋巴细胞通过淋巴器官向免疫场所迁移，如肠膜、肺间质、感染的皮肤等。

T淋巴细胞：由骨髓的淋巴样干细胞在胸腺内发育而来，骨髓产生的前T淋巴细胞离开骨髓进入胸腺，从胸腺皮质迁移至髓质，其中2%～5%的胸腺淋巴细胞最终分化为成熟的T淋巴细胞，经血液循环和淋巴管输送而定居于周围免疫器官中的胸腺依赖区（T淋巴细胞富集区），通过淋巴管、血液循环及组织液等进行再循环，以发挥细胞免疫功能。

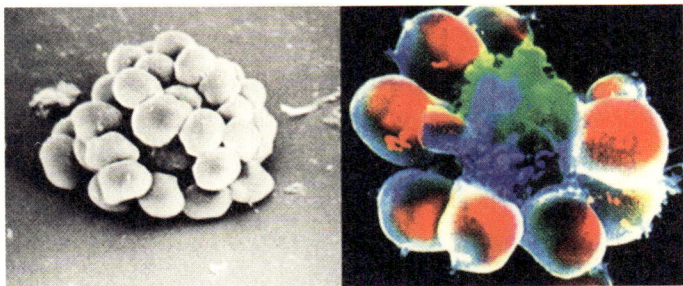

T 淋巴细胞

B淋巴细胞：由骨髓中的多能造血干细胞分化而来，成熟的B可定居于周围淋巴器官的淋巴组织中，如淋巴结的浅层皮质区和脾红髓的脾索、白髓的淋巴小结内。在外周血中，B淋巴细胞约占淋巴细胞总数的10%～15%。B淋巴细胞在抗原刺激下可增殖分化为浆细胞，合成和分泌免疫球蛋白，主要执行人体的体液免疫功能。

淋巴细胞的再循环：外周淋巴器官和淋巴组织内的淋巴细胞经淋巴管流入血液，循环于全身，它们又可通过高内皮微静脉（毛细血管后微静脉），再返回淋巴器官或淋巴组织，如此周而复始，使淋巴细胞从一个淋巴器官到另一个淋巴器官，从一个淋巴组织到另一个淋巴组织。通过淋巴细胞再循环使全身各处的淋巴器官和淋巴组织相互联络、沟通和协作，有利于人体识别和清除抗原，并构成完整的免疫系统网络。

脾内再循环的淋巴细胞数量最多，几乎占50%。参与淋巴细胞再循环的细胞主要位于淋巴器官和淋巴组织，其数量约为血液中淋巴细胞的数十倍。参加淋巴细胞再循环最频繁的是记忆性T淋巴细胞和B淋巴细胞，尤其是记忆性T淋巴细胞，寿命可长达20年。T淋巴细胞再循环比B淋巴细胞快，T淋巴细胞经淋巴结再循环一次需18~24小时，B淋巴细胞约需30小时；T淋巴细胞经脾再循环一次需2~8小时，B淋巴细胞则略长。这是因为B淋巴细胞穿越血管内皮细胞较T淋巴细胞要慢的缘故。许多淋巴细胞如浆细胞前身、效应性T淋巴细胞、自然杀伤（NK）细胞等均不参加再循环。原始型T淋巴细胞和B淋巴细胞也很少参加再循环。

（3）免疫细胞从血流、淋巴器官（组织）转运到炎症部位的机理。时间就是生命，人体受到外源性病原体侵袭后，免疫系统如何接受入侵信号、调动机体内的免疫细胞以最快的速度在第一时间赶到炎症部位进行免疫防御是非常关键的。中性粒细胞具有活跃的变形运动和吞噬功能，所以人体内任何部位受到细菌感染引起炎症时，会迅速从血管中渗出进入炎症区杀菌和噬菌。

在特异性细胞免疫中，免疫细胞在接受抗原刺激的同时还必须有辅助受体接受活化信号才能使免疫细胞活化。如果T、B淋巴细胞识别抗原后缺乏黏附分子提供的辅助刺激信号，则免疫细胞的应答处于无能状态。同时，免疫细胞必须接触到要发动攻击的"靶子"，如受感染细胞、癌细胞等靶细胞，才能发挥免疫效应。

中性粒细胞是重要的早期炎症细胞，最早到达炎症部位参与免疫应答，从血流迁移到炎症部位要经过4个步骤：①粒细胞与血管壁接触，沿着血管壁低速滚动；②受黏附分子等介导，黏附于内皮血管壁，停止滚动；③活化的粒细胞变形，紧密黏附于内皮血管壁；④粒细胞穿越内皮细胞进入炎症组织。

淋巴细胞是后期炎症细胞，迁移到炎症部位涉及复杂的分子机制，其穿越过程多发生在毛细血管后微静脉（高内皮静脉），因为这里的血流速度慢，有利于淋巴细胞渗出，也分为4个步骤：①滚动黏附：淋巴细胞循环至毛细血管后微静脉时，与内皮细胞形成不稳定的短暂的黏附；②快速激活：淋巴细胞受到黏附分子、相关抗原等特异性激活；③牢固的捕获：与内皮细胞形成稳定黏附，即停止滚动，且定位于内皮细胞间隙；④渗出：穿越内皮细胞间隙和基膜，进入炎症部位。有意思的是，淋巴细胞黏附、滚动和稳定黏附，仅需几秒钟，而穿越内皮细胞间隙和通过基膜却需要约10分钟。

3. 重要组织器官驻守免疫防御

在人体细胞王国中，免疫系统对一些重要的组织器官都派有"免疫卫兵"驻守，如中枢神经系统、肝脏、肺部、肾脏以及呼吸道、消化道、泌尿生殖道等都有具备免疫功能的细胞长期驻守。这些免疫细胞主要有肝巨噬细胞、肺泡巨噬细胞、小胶质细胞、微皱褶细胞、朗格汉斯细胞等，驻守在免疫防御的第一道防线。

肝巨噬细胞：分布在肝脏的巨噬细胞，又称库普弗细胞，绝大部分驻守在肝血窦内，是人体单核巨噬细胞定居于组织器官内最大的细胞群体，约占其细胞总数的50%以上，是全身最大的巨噬细胞库。肝巨噬细胞具有很强的吞噬能力和抗原呈递功能，在肝脏的天然免疫防御中起主要作用，在特异性免疫反应的诱导与调节中发挥关键作用。由于肝脏是直接接纳来自消化道门静脉血的器官，因此肝巨噬细胞成为肝脏吞噬、清除外源性异物和毒物的重要防线。

肺泡巨噬细胞：也属于单核巨噬细胞成员，大部分驻守在肺泡腔内，少部分在肺泡隔，是肺部免疫防御的第一道防线。肺泡巨噬细胞具有主动吞噬、杀伤、消化外源病原微生物的功能，是人体天然免疫的重要组织部分。肺泡巨噬细胞吞噬大量尘粒后变成尘细胞，大部分随纤毛摆动而向呼吸性支气管移动，并向喉部逆行，最后随黏液、痰液排出体外。少量尘细胞进入肺间质或淋巴管，并引流至肺门淋巴结，还有小部分长期留在肺泡，死亡后被其他肺泡巨噬细胞吞噬。

小胶质细胞：占中枢神经系统胶质细胞的10%～20%，是驻守在中枢神经系统的免疫细胞，也是脑部的巨噬细胞。小胶质细胞在中枢神经系统内构成广泛的防御网络，组成血脑屏障，以保护神经元免受伤害。小胶质细胞能分泌多种神经营养因子和生长因子，起着支持、营养、修复神经元的重要作用。小胶质细胞还具有免疫吞噬功能，能清除脑部组织的血块、受损的神经元碎屑及凋亡的神经细胞，维护大脑的正常生理功能。

微皱褶细胞：因表面有许多皱褶而得名，驻守在口咽部、呼吸道、胃肠道、泌尿生殖道的黏膜上皮细胞，是启动局部黏膜免疫应答的重要免疫细胞。微皱褶细胞具有识别、黏附、转运入侵的病原体，并呈递给杀伤性T淋巴细胞处理。

朗格汉斯细胞：属于树突状细胞，是表皮固有的抗原呈递细胞，主要分布在人体表皮内，占正常人体表皮细胞总数的3%～8%，每平方毫米表皮内有460～1000个。朗格汉斯细胞具有很强的抗原呈递功能，尤其在表皮中能识别、摄取、处理和呈递抗原，控制淋巴细胞的迁移，并在 T 淋巴细胞成熟过程中起一定的作用。

（二）人体免疫系统的自稳网络

人类是高等生物，需要人体细胞有相对恒定的微环境，如人类血液、淋巴液、组织液的 pH 值（酸碱度）、各种离子的浓度、体温（36.5℃～37.5℃）、血压等，只有很狭小的变动范围，超出一定数值人体即处于病理状态。以腋窝温度为例，人体正常体温在 36～37.2℃左右，37.3～38℃为低热，38.1～39℃为中度发热，39.1～41℃为高热，41℃以上为超高热，体温达到 44℃时人将失去意识。人体正常体液的 pH 值在 7.35～7.45，这种 pH 值的恒定现象，叫酸碱平衡。当 pH 值在 7.35 以下 7.0 以上时，人体处于亚健康状态。当 pH 值低于 7.0 时，人体就会产生重大疾病；当 pH 值下降到 6.9 时，就会变成植物人；pH 值只有 6.8～6.7 时，人就会死亡。

人体在发育过程中，免疫系统也逐步建立和完善体内自我稳定的网络体系，能够正确识别"自我"、"非我"和"敌人"（病原体），只对外源性的"非我"和"敌人"发生免疫应答，而对体内的"自我"不发生免疫应答。即人体免疫系统具有自身耐受性，对自身抗原不起反应。只有当体内自身耐受性被破坏时，才有可能发生自身免疫，引起自身免疫性疾病。

免疫自稳是人体免疫系统维持体内环境相对稳定的一种生理功能。病菌、病毒、寄生虫和体内变异、致癌的细胞都会破坏人体相对恒定的微环境，伤害人体细胞，导致细胞成片坏死。人体在生长、发育、代谢等过程中也会不断产生大量的损伤、变性、衰老、死亡的细胞，如果不能及时的将体内"细胞垃圾"处理掉，便会在体内引发有害的病理反应，造成生理功能紊乱和自身免疫性疾病等。

1. 细胞外基质是人体细胞的生存场所

人体内的细胞一般都生活在体液环境中，所需的营养物质要从细胞周围的微环境中摄取。因此，细胞外基质（ECM）是细胞健康生存最重要的微生态环境。细胞外基质（ECM）是由生物大分子（胶原、弹性蛋白、非胶原糖蛋白、氨基聚糖、蛋白聚糖等）构成的错综复杂的网络，为细胞的生存和活动提供适宜的场所。**人体内大部分细胞必须黏附于特定的细胞外基质才能存活，一旦脱离了细胞外基质细胞就会凋亡。**

细胞外基质（ECM）是机体在发育过程中，由细胞分泌到细胞外的各种生物大分子组装形成的高度水合的凝胶，其中存在各种纤维网络，分布于细胞周围以及细胞与组织之间，或形成上皮的基膜，与细胞相互依存，紧密联系，构成一个有机整体。

胶原是一个高度特化的纤维蛋白家族，是体内含量最丰富的蛋白质，约占人体蛋白总量的 30% 以上，由成纤维细胞、软骨细胞、成骨细胞和上皮细胞合成并分泌，遍布人体各种器官和组织，构成细胞外基质的框架。弹性蛋白是非糖基化的纤维状蛋白，约含 830 个氨基酸残基，由弹性疏水短肽和 α－螺旋短肽交替排列构成，形成富有弹性的网络结构，主要分布于脉管壁及肺，在肌腱、疏松结缔组织中也有少量存在。非胶原蛋白是一大类有数十种的蛋白，具有能与细胞及细胞外其他成分结合的结构域，可介导细胞和细胞外基质相互黏连。氨基聚糖是由重复的氨基己糖和糖醛酸聚合而成的长链多糖，包括透明质酸、硫酸软骨素、肝素等，形成细胞外基质高度亲水性的凝胶。蛋白聚糖是一种含糖量极高的糖蛋白，分布在所有结缔组织和细胞外基质及许多细胞表面，与氨基聚糖一起构成细胞外高度水合的凝胶，使组织具有弹性和抗压性，以维持组织形态，防止机械损伤。

细胞外基质（ECM）是人体最重要的微生态环境。细胞外基质的成分复杂，功能多样，在不同的组织器官中有所不同，除对细胞和组织起支持、保护和提供营养外，还在细胞的多种基本生命活动，如胚胎发育形态、细胞增殖、分化、运动迁移、黏附、识别、细胞通讯以及组织创伤修复等方面，都有重要作用。正常的细胞外基质能抑制肿瘤的启动和发展，而细胞外基质的调控功能紊乱则有利于形成肿瘤。如上皮细胞错误启动一个信号传给细胞外基质的生长因子，使得邻近的上皮细胞错误地发生增殖。正常情况下这种错误会通过细胞周期的中止或细胞凋亡而被纠正；异常情况下错误信号持续存在，就会导致细胞无限制增殖，生长成为肿瘤。

2. 特异性免疫细胞的"早期识别教育"

我们很难想象，如果具有细胞毒性的特异杀伤性免疫细胞没有经过严格的"早期识别教育"（即胸腺教育），大量的自身反应性淋巴细胞没有被淘汰，人类的免疫系统不是一致抗御外来入侵的病原体和清理"体内垃圾"，很可能面临"免疫卫士"对人体自身正常的组织、细胞展开"窝里斗"的尴尬局面。

胸腺是 T 淋巴细胞发育分化和成熟的场所，为 T 淋巴细胞发育分化提供微生态环境，是人体重要的中枢免疫器官。 胸腺微环境主要由胸腺基质细胞（包括上皮细胞、巨噬细胞、树突状细胞、成纤维细胞、胸腺激素等）、细胞外基质（胶原、弹性蛋白、非胶原糖蛋白、氨基聚糖、蛋白聚糖）和细胞因子（如 IL－1、IL－6、IL－7 等）组成。T 淋巴细胞在胸腺内的发育过程是胸腺细胞（来自骨髓的淋巴样干细胞）从被膜下区、皮质区到髓质区的移行成熟过程。在这一过程中，胸腺细胞受到胸腺不同区域微环境的作用，经历了一系列复杂的不同细胞发育状态的变化和阳性选择与阴性选择。

T 淋巴细胞的成熟过程：

（1）发育早期阶段的 T 细胞，来自骨髓的 T 祖细胞（有特定向 T 细胞系分化能力的淋巴样干细胞）进入胸腺后迅速分化，首先表达 CD2（即 E 玫瑰花结形成细胞受体）分子，但 T 细胞受体（TCR）、白细胞分化抗原 CD3、CD4 和 CD8 均为阴性，称"双阴性"（CD4$^-$CD8$^-$）胸腺细胞，主要存在于被膜下区。

（2）发育中期阶段的 T 细胞，"双阴性"细胞随着向皮质移行，继续发育，表达有 TCR/CD3 复合物、CD4 和 CD8 分子，称为"双阳性"（CD4$^+$CD8$^+$）胸腺细胞，主要存在于皮质区。

（3）发育成熟的 T 细胞，"双阳性"胸腺细胞到达皮质深区，继续发育，经历一个自身选择（阳性选择和阴性选择）过程，变成"单阳性"（CD4$^+$或 CD8$^+$）胸腺细胞，即为发育成熟的 T 淋巴细胞。成熟 T 淋巴细胞经髓质进入血流到达外周淋巴组织。

阳性选择："双阳性"（CD4$^+$CD8$^+$）胸腺细胞与胸腺皮质上皮细胞表面的自身抗原肽/MHC - Ⅰ类或Ⅱ类分子发生有效结合时，就可被选择而继续发育分化为具有 TCR/CD3 的 CD4$^+$或 CD8$^+$"单阳性"细胞。反之，则会发生细胞凋亡，此过程称为胸腺的阳性选择。通过这一选择，CD4$^+$或 CD8$^+$T 淋巴细胞获得识别自身抗原肽/MHC - Ⅰ类或Ⅱ类分子复合物的能力，即决定 T 淋巴细胞免疫应答的自身 MHC 限制性。

阴性选择："双阳性"（CD4$^+$CD8$^+$）胸腺细胞在皮质区及髓质区与巨噬细胞或树突状细胞 MHC - Ⅰ类或Ⅱ类/自身抗原肽复合物发生高亲和力结合，导致自身反应性 T 细胞克隆清除或形成克隆不应答状态。反之，继续分化发育为具有识别非己抗原能力的成熟的单阳性 T 细胞，此过程称为胸腺阴性选择。阴性选择决定 T 淋巴细胞的自身免疫耐受性。

综上所述，由骨髓进入胸腺的前体 T 淋巴细胞，先发育成双阳性胸腺淋巴细胞（占胸腺淋巴细胞的 70% 以上），经过阳性选择和阴性选择的"早期识别教育"（即胸腺教育）后，其中只有 2% ~5% 的胸腺淋巴细胞发育成为具有特异性免疫功能的 CD4$^+$或 CD8$^+$单阳性 T 淋巴细胞，而 95% ~98% 的双阳性胸腺细胞则遭淘汰而凋亡。这是人类经过长期进化为保护自身生命安全而采取的措施，将能够识别自身抗原的免疫细胞在胚胎发育期就先进行阳性选择和阴性选择而让其凋亡清除掉，使机体在出身后不再会对自身抗原产生自身免疫性应答。

3. 人体的"免疫赦免区"

人体细胞王国也有免疫系统管不到的"世外桃源",某些与免疫系统在解剖位置上处于隔绝部位的组织器官,如大脑、眼睛、睾丸、子宫等,属于"免疫赦免区"。在个体发育的胚胎期,这些组织器官的抗原性物质通常不进入血液和淋巴液而未能接触免疫系统,因此体内能与这些自身抗原性物质起反应的免疫细胞也难以进入"免疫赦免区"。

免疫赦免是指某些特定的同种异体器官植入后,可不被排斥,长期存活,表现为受者对移植物选择性耐受。免疫赦免包括两个方面:一是赦免部位,指体内的特定部位(如眼内腔前房)植入外来组织后可长久存活;二是赦免组织,指这些组织(如睾丸组织)植入非赦免部位不发生排斥反应。

免疫赦免是人类进化过程中形成的遗传特性。妊娠子宫成为"免疫赦免区",使父母双亲基因得以在胎儿体内复现,从而保证了人类种族的延续,使生命生生不息。眼睛是观察世界的窗户,外来异物入侵的机率最大,眼内腔前房在异体蛋白进入后不至产生破坏性后果而妨碍外界信息的接受。

早在100多年前,人们就发现身体某些部位的器官移植后,同种异体甚至异种移植物比身体其他部位的移植物存活时间长。如角膜移植是最先广泛施行的人类组织移植手术,成功率可达100%;而人类心脏移植的存活率只有47%,因为供者和受者的组织相容性抗原有差异。现在认识到"免疫赦免区"的细胞有赦免基因,能启动自杀程序诱导自身反应性免疫细胞凋亡,使其不能产生免疫应答。

在手术、创伤或感染等情况下,"免疫赦免区"的抗原性物质释放入血液或淋巴液中与免疫细胞接触,刺激可能存在的自身反应性淋巴细胞发生免疫应答,引发自身免疫性疾病。如眼球损伤后释放的眼内容抗原性物质可刺激机体产生自身抗体,启动对正常侧眼睛的免疫攻击,引发自身免疫性交感性眼炎。男子输精管结扎后可形成抗自身精子的抗体。肺炎支原体感染可改变红细胞的抗原性,使其刺激机体产生抗红细胞的自身抗体,与红细胞结合后可引起红细胞的破坏。

4. 人体细胞的自稳机制

人体细胞处于动态平衡,组织细胞不断新生、成熟、衰老、死亡,年幼者生多于死,年老者死多于生,青壮年生死相抵。人体细胞通过干细胞分化和细胞凋亡维持组织细胞的动态平衡。发育成熟后,人体内细胞的生与死处于一个动态平衡阶段,一个成年人体内每天都有成百上千亿细胞"程序性死亡",同时又有成百上千亿细胞产生,以补偿衰老死亡的血细胞、小肠黏膜细胞和上皮细胞等。

那么，人体为什么每天会有成百上千亿细胞"程序性死亡"？有哪些因素导致人体细胞要"程序性死亡"？人体每天成百上千亿由于各种原因而导致"程序性死亡"的细胞到哪里去了？与细胞病理性死亡不同，细胞"程序性死亡"是受基因控制的细胞死亡方式，是人体免疫系统在漫长进化过程中逐步建立起来的自稳机制，即细胞在一定的生理或病理条件下，遵循特定的程序，结束自己生命的过程。细胞"程序性死亡"主要包括细胞自噬性死亡和细胞凋亡等。

（1）细胞自噬性死亡机制。人体细胞为维持正常的新陈代谢，其生长过程始终都有自噬现象。细胞自噬，通俗地说就是细胞自己吃自己，是指细胞内的溶酶体降解自身损伤的细胞器和变异蛋白质，清除代谢废物，重建结构，更新成分，以维持细胞正常的生理状态。细胞开始自噬时，细胞质中形成大量由双层膜包裹着的待降解物质的泡状结构，称为自噬体。随后，自噬体与溶酶体发生融合，在酶的作用下，蛋白质分解成氨基酸，核酸降解成核苷酸等，并进入三羧酸循环，产生小分子蛋白和释放 ATP（腺苷三磷酸）能量，以便为新细胞所利用。这听起来令人惊讶，实质上是真核细胞所具有的降解、分化、重建的细胞循环机制。

细胞自噬在胚胎期十分活跃，但出生后明显减弱，到老年时几乎停止。在正常生理情况下，细胞的自噬过程（分解代谢）处于低水平，但在营养缺乏、饥饿、激素（胰高血糖素）等因素诱导下细胞自噬水平明显增加。如在饥饿状态下，细胞内养分不足、氨基酸浓度降低，细胞启动自噬将部分蛋白质分解，产生氨基酸以保证细胞的养分和活性；反之细胞自噬则被抑制。其中亮氨酸（Leu）、苯丙氨酸（Phe）、酪氨酸（Tyr）是细胞内自噬性蛋白降解的重要调节因子。

细胞自噬对人体健康是一把双刃剑。细胞自噬具有双重作用，一方面细胞自噬能将胞内的病原体通过降解予以清除，保护正常细胞不被感染；另一方面细胞自噬形成的自噬泡双层膜结构可能成为病毒或病菌的"避难所"，使其逃避人体免疫系统的自稳清除作用。但是，细胞自噬机制失灵将会导致细胞异常甚至死亡。

（2）细胞凋亡机制。凋亡（apoptosis）一词来源于希腊文，意为"秋天的树叶和花瓣自然凋落"。1972 年，澳大利亚病理学家 Kerr 等首先从细胞形态学上提出"细胞凋亡"这一概念，用以描述一种具有形态学特征而又不同于坏死细胞的死亡方式。细胞凋亡是细胞在一定的生理或病理条件下，遵循自身的程序，主动由基因决定自己结束其生命的过程，最后细胞脱落离体或裂解为若干凋亡小体，被巨噬细胞吞噬。因此，细胞凋亡亦称为程序性细胞凋亡（programmed cell death，PCD）。英国生物学家布雷内（S. Brenner，1927 ~）、苏尔斯顿（J. E. Sulston，

1942～）和美国生物学家霍维茨（H. R. Horvitz，1947～）因发现细胞程序性死亡，并阐明其基因规律，共同获得2002年诺贝尔生理学或医学奖。

细胞凋亡是由局部微环境生理或病理刺激引起的一种受基因调控的非炎症性死亡。主要表现为：细胞呈整体缩小，细胞膜皱缩成许多突起，分割包裹胞质，细胞核皱缩，形成凋亡小体，最后被巨噬细胞吞噬。细胞内 Ca^{2+} 和 Mg^{2+} 增高，激活核酸内切酶和凋亡蛋白酶，将 DNA 分解成大小为185～200bp 的片段。由于整个凋亡过程细胞器完整，没有内容物泄露，细胞核皱缩，没有分解，也没有局部的炎症反应，同时伴有新蛋白质合成，这是区别细胞凋亡与细胞坏死的最主要特征（见表4）。

表4　　　　　　　　　　细胞凋亡与坏死主要特征比较

特　征	细胞凋亡	细胞坏死
诱导原因	生理性和病理性均可	仅见于病理性损伤（毒素、严重缺氧等）
能量需求	依赖 ATP（腺苷三磷酸）	不
组织分布	发生于单个细胞	发生于多个细胞
炎症反应	缺乏，凋亡小体被吞噬	存在
形态学		
胞浆	皱缩	肿胀
细胞膜	保持完整性、形成凋亡小体	完整性破坏、坏死细胞崩解
细胞器	完整	受损
细胞核	皱缩、片段化	分解
溶酶体	完整	破裂
线粒体	致密	肿胀→破裂
生化		
DNA 分解机制	核小体 DNA 断裂（185～200bp）基因活化（新蛋白质合成）核酸内切酶	随意性、弥漫性碎片 ATP 耗竭 膜损害、自由基损害
抗死亡分子	细胞凋亡蛋白抑制剂、半胱天冬酶抑制剂、细胞因子效应调节剂 A 等	无

细胞凋亡与胚胎发育分化、伤口愈合、组织修复、T 淋巴细胞选

择、衰老过程、器官功能衰竭等都有密切的关系。人体为了保持正常的生理功能，有一部分细胞会在某些特定的时间发生自发性凋亡，以使周围的细胞生长得更好，这种细胞凋亡受细胞内的基因及相关分子所调控，并伴随有典型的形态学改变。如在胎儿期肾上腺皮质的发育中，胚胎期肾上腺皮质由胎儿皮质和永久皮质两部分组成，但在胎儿出生后，胎儿皮质细胞即发生凋亡，7 日内全部消失，只留下永久皮质。细胞凋亡调节失控或紊乱将会引起人体的发育异常和严重疾病。如乳腺癌、白血病等恶性肿瘤，类风湿性关节炎、肾小球肾炎等自身免疫性疾病都与受损、癌变的细胞"该死不死"有关。此外，在许多病理状态下也存在着细胞凋亡，如细胞在接受放射、中毒及化学治疗后也可出现凋亡。

T 淋巴细胞的凋亡机制：正常的 T 淋巴细胞在受到入侵的病原体刺激后，T 淋巴细胞被激活，进行特异性免疫应答反应。人体为了防止出现过多的免疫应答，或防止这种免疫应答无限制的发展下去，会启动激活诱导的细胞凋亡（AICD）来控制激活 T 细胞的寿命。T 淋巴细胞的增殖与 T 淋巴细胞的 AICD 具有共同的信号通道。T 淋巴细胞受到刺激后开始活化，激活的 T 淋巴细胞如有促生长因子 IL－2、IL－4、IL－15，就发生细胞增殖反应；如果没有或较少的促生长因子存在，则发生AICD。

5. 人体免疫系统清除"体内垃圾"和细胞修复的机理

人体内每天都会产生许多"垃圾"，食物残渣经大肠吸收水分和无机盐后，暂时留存等待排泄；体内代谢产生的有毒物质、外来的毒物及药物，经肝脏解毒后，极大部分通过肠道和肾脏排出；体内代谢产生的废物，如尿素、尿酸、肌酐和多余的水分等，由血液循环系统送达肾脏，在肾内形成尿液，再经排尿管道排出体外。

但人体还有一些特殊的"体内垃圾"则是由人体免疫系统清除的，如某些细菌、碳粒、粉尘、石棉、纤维、衰老细胞、凋亡细胞等，可被巨噬细胞（Mφ）直接识别、黏附和吞噬；还有某些抗原性物质，如病菌、病毒感染的细胞、寄生虫的排泄分泌物及幼虫损伤的细胞组织、异体细胞等，必须先由抗体、补体、黏附蛋白等识别因子包裹，然后与巨噬细胞表面相应的受体结合，才能被巨噬细胞（Mφ）识别、黏附和吞噬。

20 世纪初科学家就观察到，器官缩小时的生理性减少是由于死亡细胞被其邻近的细胞吞噬。巨噬细胞是识别和吞噬凋亡细胞的"专职"大吞噬细胞，如体内衰老的中性粒细胞发生凋亡后主要被巨噬细胞吞噬清除。人体有些细胞也具有吞噬细胞的功能，包括成纤维细胞、内皮细胞、肾间质细胞、肝细胞和不成熟的树突状细胞等，均具有"兼职"

吞噬细胞的功能，但吞噬能力不及巨噬细胞。

巨噬细胞（Mφ）是人体"细胞垃圾"的清道夫。人体在发育、生长、代谢过程中不断产生大量衰老、损伤、变性和死亡的细胞。如果不能及时将这些受损凋亡的细胞清除掉，它们便会肿胀、裂解、释放毒性内容物，引发有害的病理反应。巨噬细胞（Mφ）对凋亡细胞的吞噬快速而有效，在细胞凋亡后 1 ~ 2 小时即可被吞噬。在细胞凋亡发生频率较高的胸腺、淋巴结、骨髓、肝、脾及炎性部位等处，可见巨噬细胞内含有大量的凋亡细胞并使其迅速降解和消化。但是，巨噬细胞不会吞噬正常细胞，因为巨噬细胞能特异性识别凋亡细胞。如磷酸酰丝氨酸（PS）是一种带负电荷的膜磷脂，正常时位于细胞膜的内层。细胞凋亡时，PS 暴露在细胞膜的外层，成为巨噬细胞识别凋亡细胞的特征标志。而巨噬细胞膜上存在磷酸酰丝氨酸受体（PSR），通过 PSR 的介导，可识别 PS 暴露的凋亡细胞。

细胞的修复机制：由于内外环境的影响，人体细胞不断地受到物理、化学或生物等各种诱变剂、刺激物的侵扰，使 DNA 发生不同程度的损伤。在细胞 DNA 受损伤后，一般可通过 DNA 修复机制加以修复。细胞 DNA 修复是对已经发生分子改变的补救措施，使其回复到原有的状态。如切除修复，对 DNA 损伤较小的，可去除损伤的 DNA，填补空隙和将 DNA 连接起来；细胞还可进行重组修复，用双链 DNA 中的健康链修复另一条断裂链，在转录、复制后校正 DNA 序列，以确保正确的遗传信息保留下来。当 DNA 的损伤不可逆转或修复出差错时，便可通过细胞凋亡清除损伤细胞，使细胞解体"回炉"，细胞成分被邻近细胞吞噬以供重新利用。一旦这种细胞 DNA 修复机制受阻，损伤细胞未能被清除掉，可能会启动或介导癌症、衰老或其他疾病的发生。

（三）人体免疫系统的监视网络

1909 年，德国生物化学家埃利希（P. Ehrlich，1854 ~ 1915，因免疫学和血清疗法方面的研究而获得 1908 年诺贝尔生理学或医学奖）最先提出免疫监视的概念，认为机体中经常会出现的肿瘤细胞可被免疫系统识别，作为异物而加以清除。1957 年，伯内特（Burnet）创立了免疫监视理论，认为机体的免疫系统可以发挥监视作用，识别并消灭任何表达新抗原的"异己"成份或突变细胞，以保持机体内环境的稳定。当机体免疫监视功能低下，无法有效清除"异己"成份或突变细胞时，就可能发生肿瘤。1960 年，托马斯（Thomas）通过对机体免疫细胞的进化机制的研究，提出了肿瘤细胞抗原表达低下或机体细胞免疫功能受损是发生肿瘤的重要因素。

免疫监视是人体免疫系统及时识别、清除体内突变、畸变、致癌细胞和病毒感染细胞的一种生理保护功能。人体免疫监视网络遍布全身，如同公安机关对社会的治安监管，对"非己"的细胞和异物进行严密的监视，随时将恶变的细胞消灭于萌芽状态。如果人体免疫监视功能低下或受抑制时，该清除的突变细胞或被病毒感染细胞不能及时除掉，就可能会出现突变细胞向癌细胞转化，导致肿瘤发生或出现病毒的持续感染。

1. 人体哪些细胞易发生癌变

1976 年，伯内特（Burnet）进一步发展了免疫监视学说，他认为人体内的细胞，特别是那些新生较快、代谢旺盛的细胞，如皮肤黏膜的上皮细胞，功能易于改变的乳腺和子宫、肝、肾等组织脏器细胞，血液中的中性粒细胞、单核细胞和淋巴细胞、以及容易受病毒、物理、化学等因素作用的细胞，容易发生突变，即由于分子结构的改变而产生脱氧核糖核酸（DNA）化学组成的变异。其次，人体细胞在新陈代谢过程中约有数百亿的细胞凋亡，同时也有数百亿的细胞复制新生。而细胞在每次复制过程中任何一个遗传位点发生误差的频率为 $10^{-5} \sim 10^{-7}$。因此，人体每天新复制产生的细胞中约有 200 ~ 10000 个细胞要发生突变，并可能产生有恶性表型的瘤细胞，这就是癌细胞形成的内在依据。但在正常生理情况下，这些突变细胞并不会发展为癌细胞。原因就在于人体内存在有免疫监视机制，能随时识别和清除突变细胞，所以一般不会发生肿瘤。

2. 细胞识别是免疫监视的首要环节

细胞识别是人类最基本的生命活动。细胞具有对同种和异种细胞、同源和异源细胞认识和鉴别的功能。细胞识别的部位是在细胞膜上，识别的后果将引起不同的细胞反应，如免疫反应、信号转导和代谢调节等。血液中的白细胞能识别入侵的细菌，将其杀死吞噬，但从不吞噬血液中自体的正常细胞，这是免疫细胞具有异种间细胞的识别功能。

细胞识别的本质是细胞表面识别分子的相互作用。识别分子就是糖复合物（糖蛋白、蛋白聚糖、糖脂）的糖链结构。巨噬细胞（Mφ）能吞噬衰老红细胞，但不吞噬正常红细胞，是因为衰老红细胞的糖链末端丧失了唾液酸，从而暴露出了半乳糖，这正是巨噬细胞识别衰老红细胞的标记。

细胞膜表面存在膜抗原，具有免疫特性。膜抗原都是一些糖蛋白，即镶嵌在脂质双层中的球蛋白，仅在其膜的外表面与寡糖链相结合，使结合后的糖蛋白具有特定的抗原性。细胞免疫就是细胞表面抗原与抗体相互识别并产生免疫应答的过程。人体免疫系统通过细胞识别、免疫应答来排除异己和保护自己，以维持正常的生命活动。

人体细胞膜上的抗原很多，如红细胞膜上的 ABO 血型抗原，白细胞膜上的人白细胞抗原（HLA），癌细胞膜上的肿瘤特异性抗原等。现在已知有 140 多种人组织相容性抗原，可组合成不同的组织型，代表个体的特征。人体各种细胞的 HLA 抗原在数量上有差别，脾脏细胞有大量的 HLA 抗原，每个淋巴细胞表面的 HLA 抗原数为 $10^4 \sim 10^5$ 个，其余依次为肺、肝、肠、肾和心脏。HLA 抗原还可以水溶性形式存在于血液、精液和乳汁中。

免疫细胞之所以能识别癌细胞，是因为癌细胞表面存在着肿瘤特异性抗原，有的是胚胎性的，有的是病毒性的，也有的是细胞恶性转化所产生的，这些肿瘤特异性抗原与正常细胞膜的组织相容性抗原不同，可以被人体免疫系统识别，并加以清除。如果人体免疫系统识别癌细胞的能力低下，即免疫监视功能不健全，或癌细胞有逃避免疫监视的机制，则癌细胞就能在人体内生存，发展形成实体肿瘤。

3. 天然免疫和获得性免疫系统构筑强大的免疫监视网络

人体免疫系统的主要任务是识别自己和非自己，并清除非自己的"异己"，而"异己"的入侵或自己转化为"异己"可能会发生在全身的任何地方，因而免疫监视细胞也遍布全身，这是人类在长期的进化过程中不断适应体内外环境而产生的。具有免疫监视的细胞包括自然杀伤（NK）细胞、巨噬细胞、T 淋巴细胞、LAK 细胞、抗体和肿瘤坏死因子（TNF）、多肽抗生素等细胞因子，共同构筑强大的免疫监视网络，每分每秒都在监视、识别和清除体内可能出现的"异己"，即被病毒感染细胞和突变致癌细胞。

自然杀伤（NK）细胞是一种大颗粒淋巴细胞群，也是人体免疫系统监视肿瘤细胞的"第一道天然防线"，在体内担负重要的免疫监视功能。NK 细胞也能抑制和杀伤肿瘤细胞，具有广谱的抗肿瘤作用，能杀伤同系、同种及异种的肿瘤细胞，尤其对淋巴瘤和白血病最为有效，而且无需抗原刺激，杀伤作用不依赖抗体或补体的

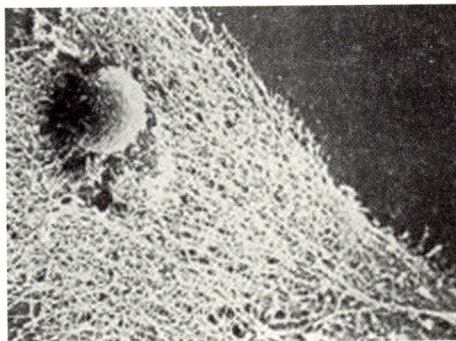

癌细胞死亡后化为纤维，而自然杀伤（NK）细胞则继续寻找肿瘤细胞

协助，反应时间快而短，抗肿瘤作用显著。**黏附 NK 细胞（A－NK）是**

血液和组织中非常有效的免疫监视细胞，是能浸入并杀伤实体组织中瘤细胞的 NK 细胞亚群，抗肿瘤能力和抗肿瘤转移作用高于其他 NK 细胞。

巨噬细胞（Mφ）在人体免疫监视系统中尤其是肿瘤免疫具有重要的作用。激活的巨噬细胞（Mφ）能有效地发挥杀伤瘤细胞的作用，如通过释放溶酶体直接杀伤肿瘤细胞，其杀伤力的强弱与溶酶体进入肿瘤细胞的数量有关；借助抗体依赖细胞介导的细胞毒作用（ADCC）杀伤肿瘤细胞；处理和提呈肿瘤抗原，并分泌白细胞介素 IL－1、IL－12 等，激活辅助 Th 细胞介导的特异性杀伤肿瘤机制；分泌肿瘤坏死因子（TNF）、一氧化氮（NO）等细胞毒性因子直接或间接杀伤肿瘤细胞坏死。

T 淋巴细胞在杀伤肿瘤细胞中起主导作用。CD8$^+$ 细胞毒性 T 淋巴细胞（CD8$^+$CTL）能识别肿瘤细胞表达的主要组织相容性复合体（MHC）Ⅰ类抗原，通过溶细胞作用如穿孔素、溶细胞素、丝氨酸酶、脂酶和颗粒酶等溶解肿瘤细胞，直接杀伤多种肿瘤细胞，是抗肿瘤免疫中的主要效应细胞。CD8$^+$CTL 淋巴细胞还能通过释放多种细胞因子如干扰素 IFN－γ、肿瘤坏死因子 TNF－α 等，间接地杀伤肿瘤细胞。CD4$^+$ 辅助性 T 淋巴细胞（CD4$^+$Th）也有一定的杀伤肿瘤细胞的效应，主要是通过释放细胞因子如白细胞介素 2（IL－2）、干扰素 IFN－γ 等，激活巨噬细胞和自然杀伤（NK）细胞，并增强 CD8$^+$CTL 淋巴细胞的杀伤肿瘤功能。

淋巴因子激活的杀伤细胞（lymphokine－activated killer cell，LAK）也有一定的抗肿瘤作用。白细胞介素 2（IL－2）是由 T 淋巴细胞产生的一种重要的免疫调节因子，可诱导外周血单个核细胞（PBMC）或肿瘤浸润淋巴细胞（TIL）成为细胞因子激活的杀伤细胞（LAK）。LAK/IL－2 对肾细胞癌、黑色素瘤、结肠直肠癌、非霍奇金淋巴瘤有一定的直接杀伤作用。1986 年，Rosenberg 发现从新鲜肿瘤组织中分离获得的淋巴细胞在体外经 IL－2 诱导培养后，对自体瘤细胞的破坏性比 LAK 细胞强 50～100 倍，称之为肿瘤浸润淋巴细胞（TIL），尤其对黑色素瘤，有效率可达 40%。

B 淋巴细胞产生的抗体具有介导抗肿瘤的作用，主要有补体依赖的细胞毒作用（CDC）和抗体依赖细胞介导的细胞毒作用（ADCC）。抗体 IgM 和 IgG 亚类（IgG1 和 IgG3）特异性结合肿瘤细胞表面抗原后，构型发生改变以激活补体，通过补体级联反应导致肿瘤细胞裂解。补体依赖的细胞毒作用（CDC）能杀伤分散的肿瘤细胞或少量经体液转移的实体瘤细胞，对防止肿瘤细胞转移有一定的作用，但对大多数实体瘤如黑色素瘤、肉瘤等无作用。抗体 IgG 还能使 NK 细胞、巨噬细胞等发挥抗体依赖细胞介导的细胞毒作用（ADCC），杀伤、溶解肿瘤细胞。

肿瘤坏死因子（TNF）主要是单核巨噬细胞受内毒素刺激后分泌的一种多肽激素，可引起肿瘤坏死，称为"肿瘤坏死因子"。肿瘤坏死因子杀瘤细胞的机制是直接破坏肿瘤细胞膜，引起细胞表面起泡，线粒体肿胀，胞浆内出现空泡，质膜出现小孔，胞核退行变性，最终导致细胞破裂、死亡。外周血的淋巴细胞也可产生 TNF，而且 CD4$^+$T 淋巴细胞产生的 TNF 含量比 CD8$^+$T 淋巴细胞高 3 倍。

4. 癌细胞是如何逃避免疫监视的

千里之堤，溃于蚁穴。在人的一生中，会经常暴露有潜在致癌因素的空气、饮食、射线、感染等不良环境中，难免会有发生恶变的细胞逃避免疫监视而"潜伏"下来，并躲在不容易被"免疫卫士"发现的"蚁穴"里，潜伏几年、十几年，极其缓慢地生长。一旦遇到人体较长时间健康状态不佳、免疫监视功能低下时，癌变细胞就会乘机大量繁殖，扩展"蚁穴"，直至使人罹患实体性恶性肿瘤。

"黑社会"是人类社会的"毒瘤"，如不在"黑社会"处于萌芽状态时除掉，这个"毒瘤"就会越来越大，将严重破坏社会和谐发展；而恶性肿瘤则是人体细胞王国里的"黑社会"，如不能在刚形成肿瘤细胞时清除掉，就会长大扩散，而且还可致人死亡。那么肿瘤细胞是怎样逃避人体免疫系统的免疫监视而存活下来？人体免疫监视系统为什么没能发挥应有的抗肿瘤效应？肿瘤细胞逃避免疫监视的原因十分复杂，主要因素有：

（1）肿瘤细胞的抗原性弱或抗原调变：因为肿瘤来源于人体自身突变的细胞，所以肿瘤细胞表达的相关抗原与正常细胞的蛋白差别很小或抗原性弱，这样就使 CD8$^+$CTL 淋巴细胞失去对肿瘤细胞的识别和杀伤，从而逃避了机体的免疫监视。此外，由于人体免疫系统攻击肿瘤细胞时，也容易导致肿瘤细胞抗原表位丢失（即抗原调变），常使肿瘤细胞避免被杀伤。如癌胚抗原（CEA）从瘤细胞上脱落进入血液后，因数量甚微，免疫活性细胞通常无法识别。

（2）肿瘤细胞表面的组织相容性抗原 MHC Ⅰ 类分子表达低下或不表达：由于肿瘤细胞内抗原只有在和 MHC Ⅰ 类分子结合才能被提呈至肿瘤细胞表面，并被 CD8$^+$CTL 淋巴细胞所识别，因此丢失 MHC Ⅰ 类分子的肿瘤细胞亦可逃避免疫监视而生存。

（3）肿瘤细胞诱发的免疫抑制：肿瘤能致直接侵犯免疫器官而起免疫抑制作用，也可释放一些可溶性免疫抑制因子，如原发性肝细胞癌能分泌甲胎蛋白（AFP），乳腺癌和头颈部癌可分泌前列腺素 E2（PGE2），多种肿瘤细胞可分泌转化生长因子 β（TGF—β）、白细胞介素 IL－10、血管内皮生长因子（VEGF）等，这些因子都具有免疫抑制作用，可以帮助肿瘤细胞逃避人体免疫监视。

　　破骨细胞是骨吸收的主要细胞，在骨代谢、骨组织改建、骨质疏松、癌细胞骨转移等生理病理中起重要作用。尤其是癌细胞骨转移，往往伴随着骨质溶解性的骨破坏。当肿瘤细胞转移到骨骼后，释放过高的细胞因子如前列腺素 E2（PGE2）、转化生长因子（TGF－β）等使破骨细胞活性增加，破坏了正常的骨组织改建过程，形成溶骨性骨质破坏。同时破骨细胞的吸收活性又会导致肿瘤生长的细胞因子释放，使癌细胞吸附到骨上并生长繁殖，最终导致骨癌。

　　（4）肿瘤细胞缺乏共刺激信号：CD28/B7 是重要的共刺激分子，主要是促进白细胞介素 IL－2 的合成。尽管肿瘤细胞可表达肿瘤抗原，具有一定的免疫原性，可提供 T 淋巴细胞活化的第一信号；但许多肿瘤细胞往往缺乏 CD28/B7 分子、细胞间黏附分子 1（ICAM－1）、淋巴细胞功能相关抗原 1（LFA－1）等共刺激分子，不能为 T 淋巴细胞活化提供足够的第二信号，也就无法有效地诱导 T 淋巴细胞免疫应答，导致 T 淋巴细胞无能。

　　（5）肿瘤细胞分子遮盖：肿瘤细胞膜上唾液酸的含量比正常细胞高 1～2 倍，唾液酸蛋白可遮盖肿瘤细胞表面抗原决定簇，使 T 淋巴细胞不能识别，因而不能发挥杀伤作用。HIV 病毒外膜糖蛋白 gp120 高度糖基化，而糖分子遮盖了大多数暴露的病毒蛋白分子，以逃避机体的免疫监视。gp120 与 CD4 分子相互作用后能抑制白细胞介素 IL－2 的产生，从而抑制 $CD4^+T$ 淋巴细胞的增殖，并且 HIV 病毒每天新感染约 1 亿个 $CD4^+T$ 淋巴细胞，如此持续地耗尽 $CD4^+T$ 淋巴细胞及降低其功能，最终导致艾滋病（AIDS），容易并发卡波西（Kaposi）肉瘤和 B 淋巴细胞瘤等恶性肿瘤。

　　（6）肿瘤细胞的耐药性：放射线疗法、化学药物疗法、抗癌药物是人体细胞王国的大规模杀伤性"武器"，不仅对肿瘤细胞，而且对免疫活性细胞都有杀伤力。就像细菌对抗生素产生抗药性一样，癌细胞也可以产生修复蛋白质，使自己在经过放疗、化疗、抗癌药物疗后仍能残存下来，成为癌症不缓解或再次复发的病源。众多研究表明，抑癌基因 p53 的突变或缺失和癌基因 Ras 突变激活，可使肿瘤细胞对化疗药物产生多药耐受性（MDR）。此外，B 淋巴细胞瘤/白血病－2（Bcl－2）基因较高表达往往导致某些血液肿瘤及实体瘤细胞对放疗、化疗和抗癌药物耐受。这就表明对多药耐受性（MDR）的肿瘤细胞也能逃避人体免疫系统的免疫监视。

（四）人体免疫系统的细胞信号转导

物质、能量和信息是构成生命的三大要素，尤其以细胞间通讯和细胞信号转导最为重要，在调控物质和能量代谢的生命活动中起主导作用。人体内的信息物质和受体种类繁多，众多的信号转导途径通过交联对话方式形成错综复杂的网络，共同协调机体的生命活动。**人类的免疫系统功能，实际上就是免疫细胞对胞外信号的转导，并最终在细胞内产生特定效应的一系列复杂的信号转导和调控过程，以完成免疫细胞激活、增殖、分化、代谢、防御、自稳、监视和凋亡等生物学功能。人体特异性免疫细胞在接受抗原刺激的同时还必须有辅助受体接受相关活化信号才能激活免疫细胞，如果 T 淋巴细胞和 B 淋巴细胞识别抗原后缺乏黏附分子等激酶提供的辅助刺激信号，则免疫细胞还是处于无能状态。**1975 年，美国免疫学家杜赫提（P. C. Doherty，1940 ~ ）和辛克纳吉（R. M. Zinkernagel，1944 ~ ）提出 T 细胞"双重识别"机理，揭示 T 细胞在识别抗原的同时必须受自身主要组织相容性复合体（MHC）分子型别的限制，即必须识别抗原和自身 MHC 分子两种信号才能产生免疫应答。因发现细胞的介导免疫特征，两人同获 1996 年诺贝尔生理学或医学奖。

1. 免疫细胞的信号转导

人体是多细胞动物，体内存在着复杂的细胞通讯，即细胞间或细胞内通过高度精确和高效地发送与接收信息的通讯机制，以协调身体各部分的细胞对周围微环境作出综合反应。神经 – 内分泌系统协调全身各部分的生理活动，免疫系统则负责识别和清除异物，守卫身体，这三大系统的运行离不开细胞的信号转导。人体细胞通讯主要有三种方式：一是通过相邻细胞间表面分子的黏附或连接；二是通过细胞与细胞外基质的黏附；三是不需细胞的直接接触，通过信号分子（配体与受体）的接触传递信息。

信号转导是细胞通讯的重要反应过程，指的是信号识别、转移与转换，即信号的接受与接收后信号转换的途径和结果，包括配体与受体结合，第二信使的产生及其级联反应。通过信号转导，将细胞外信号经转换反应进入细胞核，引起基因的转录激活和表达。因此，**信号转导是免疫细胞激活的重要步骤。而淋巴细胞是免疫系统中重要的免疫活性细胞，其活化过程的信号转导极为复杂，"过激"与"消极"都会对人体产生不良的反应。**

信号转导有细胞及跨膜信号转导两种方式。细胞直接通过位于胞膜或胞内的受体感受胞外信息分子的刺激，经复杂的细胞内信号转导系统的转换来影响细胞的生物学功能，这一过程称为细胞信号转导。但是，不能穿过细胞膜的信息分子则必须与膜受体结合才能进一步激活细胞内的信息分子，经过信号转导的级联反应将细胞外的信息传递至胞浆或核内，进而调节靶细胞的功能，这一过程称为跨膜信号转导。

免疫细胞膜表面分布着多种受体，外界信号分子可特异地与其结合，刺激免疫细胞产生一定的生理应答过程，即跨膜信号转导。跨膜信号转导过程包括受体识别、信号转导和细胞内效应三个环节。受体必须与特异配体有高度的亲和力，两者结合后，受体发生构象变化触发跨膜信号转导。跨膜信号转导涉及到蛋白质磷酸化状态、构象及酶活性等多方面的改变。

细胞信号转导的基本通路为：胞外信息物质→经扩散或血循环到达靶细胞→与靶细胞跨膜受体特异结合→胞内受体对信号转换→激活启动胞内第二信使→酶促级联反应→信号转导分子进入细胞核→作用于基因转录调控区→基因表达改变→靶细胞生物效应。

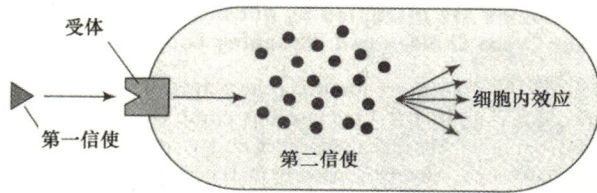

第二信使的产生及作用

细胞信号转导系统由细胞受体或能接受信号的其他成分（如 Ca^{2+} 离子通道和细胞黏附分子等）以及细胞内的信号转导通路组成。不同的信号转导通路间具有相互联系和作用，形成复杂的网络。细胞受体分为膜受体和核受体，而膜受体占细胞受体的大多数。细胞受体能接受化学信号（如激素、神经递质和神经肽、细胞代谢物及外源性药物、毒物等）、感受物理信号（如牵拉、机械刺激等）以及细胞之间和细胞与胞外基质直接接触所产生的刺激，并激活细胞内的信号转导通路。**细胞间传递信号的物质，是第一信使；细胞内传递信号的物质，是第二信使；细胞核内外传递信号的物质，是第三信使。所有信息物质在完成信号传递后，必须立即通过酶解、代谢或细胞摄入灭活，否则会出现信号转导异常。**

免疫细胞受体在信号转导中起着极为重要的作用。免疫细胞受体包括 T 细胞抗原受体（TCR）、B 细胞抗原受体（BCR）、自然杀伤（NK）细胞受体和免疫球蛋白受体（IgFc）等。T 细胞抗原受体（TCR）提供了识别和结合配体的结构，而 CD3 分子则是将 TCR 识别抗原所产生的活化信号转导至 T 细胞内，其信号转导的特征是胞浆区免疫受体酪氨酸活化基序（ITAM）（或抑制）中酪氨酸磷酸化后，募集含有 SH2 结构的激酶或磷酸酶，启动活化或抑制信号转导途径。

B 细胞抗原受体（BCR）的信号转导由多个特异辅助受体分子参与，如通过信号蛋白激活 B 细胞内的多种酶活化途径，最终导致 B 细胞的增殖、活化，合成和分泌免疫球蛋白（Ig）。成熟 B 细胞 mIg（膜型免疫球蛋白）可以同 CD19 和 CD21 跨膜蛋白相连。CD19 是一种 B 细胞特异的抗原，为 Ig 超家族成员，表达于除浆细胞外的所有 B 细胞上。CD21 为补体受体，配体是补体 C3 的裂解片断 C3dg 和 iC3b。抗原一方面可以与 BCR 结合，另一方面可以通过 C3dg 与 CD21 相连，构成了 B 细胞的双重抗原识别。这种双重抗原识别可以使 BCR 与 CD19、CD21 形成多聚化，为 B 细胞的活化提供刺激信号。成熟的 B 细胞含有 mIgD 和 mIgM；而未成熟的 B 细胞仅含 mIgM。mIg 主要的功能是识别外源性抗原。MHC – Ⅱ类分子在 B 细胞转导激活信号，在脂多糖（LPS）激活的 B 细胞中介导负信号。

2. 免疫细胞的信号转导途径

在淋巴细胞信号转导过程中可发生多种蛋白底物的磷酸化，包括酪氨酸磷酸化、苏氨酸残基磷酸化及丝氨酸残基磷酸化，它们分别由不同的蛋白激酶所催化。这些磷酸化蛋白通常为信号转导分子，在信号传递过程中发挥重要作用。一些信号蛋白结构中含 SH2 结构域可同某些磷酸化的酪氨酸残基相结合，使信号得以逐级传递。酪氨酸磷酸化及去磷酸化是 T 细胞淋巴活化过程中重要的早期事件，并受到多种酶的控制，这些酶通过与 T 细胞活化过程中的其他分子的密切联系，一起控制淋巴细胞活化过程中的信号转导。经 T 细胞抗原受体（TCR）介导参与淋巴细胞信号转导的相关分子主要有 TCR/CD3 复合体、蛋白酪氨酸激酶（PTK）、蛋白酪氨酸磷酸酯酶（PTP）、G 蛋白、接头蛋白等。

TCR/CD3 复合体：T 淋巴细胞活化通常需要其受体 TCR 特异性识别抗原提呈细胞（APC）表面主要组织相容性复合体（MHC）分子所提呈的抗原肽。TCR/CD3 复合体中 TCR 提供特异性结合抗原的结构，CD3 分子参与受体的装配及信号传递。在 TCR/CD3 结合抗原后可以导致一个或多个与之相关蛋白酪氨酸激酶（PTK）的活化，随后发生多种蛋白底物酪氨酸磷酸化以及磷脂酶 Cγ（PLCγ）的活化。PLCγ 能水解细胞膜上的磷酯酰肌醇二磷酸（PIP_2）产生信息分子甘油二酯（DAG）和三磷酸肌醇（IP_3），这些第二信使可引起细胞内钙离子浓度升高，最后将活化信号传至细胞核，引发 T 淋巴细胞的活化增殖。在 T 淋巴细胞成熟过程中，TCR/CD3 复合体中任何一个亚单位的缺陷，都可能影响 T 淋巴细胞的活化，导致 T 淋巴细胞功能低下，甚至引起自身免疫症状。

蛋白酪氨酸激酶（PTK）：是一类专一性地使蛋白质上的酪氨酸残基发生磷酸化的蛋白酶。PTK 分为受体型（跨膜型）和非受体型（胞内型）两大类，细胞表面的跨膜受体蛋白，与相应的配体结合后引起胞质内的激酶活化，可催化膜受体和胞质信号蛋白的磷酸化反应。PTK 家族共有 100 多个激酶成员，是人类细胞通讯系统最重要的组成部分，其中有些激酶成员如 Fyn、Lck、Lyn、Hck、Fgr、Blk 参与淋巴细胞、单核细胞及粒细胞的信号转导。T 淋巴细胞激活通常伴有酪氨酸残基的磷酸化，而 PTK 正是催化腺苷三磷酸（ATP）上的磷酸残基转移到蛋白酪氨酸残基的激酶，能催化多种蛋白酪氨酸残基磷酸化，在淋巴细胞激活、增殖、分化调控中具有重要的作用。如 Lck 专门表达于 T 细胞和 NK 细胞中，是淋巴细胞特有的非受体型蛋白酪氨酸激酶，在胸腺细胞的选择中参与"双阴性"（CD4$^-$CD8$^-$）胸腺细胞向"双阳性"（CD4$^+$CD8$^+$）胸腺细胞的转换。Fyn 参与 TCR/CD3 复合体介导的信号转导，主要表达于 T 淋巴细胞中，发挥某些独特的调节功能；Lyn 参加 B 细胞受体（BCR）介导的信号转导。PTK 变异、缺失或过表达将会引起人体外周血淋巴细胞数量减少，细胞免疫功能低下，可导致某些免疫缺陷病和癌症。

蛋白酪氨酸磷酸酯酶（PTP）：是一类专一性水解蛋白磷酸酪氨酸残基上的磷酸基团的酯酶。PTP 的作用与蛋白酪氨酸激酶（PTK）相反，通过去磷酸化调节蛋白质的功能。T 细胞活化中所发生的多种蛋白分子酪氨酸磷酸化必需有 PTP 来拮抗这种作用，通过负反馈来维持机体生理功能的平衡。PTP 按分子结构分为受体型（跨膜型）和非受体型（胞内型）两大类，受体型 PTP 包括 CD45、PTPγ、PTPζ 和多个含有免疫球蛋白结构 PTP 分子，非受体型 PTP 的种类很多，通常都含有一个催化活性的结构域。PTP 家族也有 100 多个激酶成员，是人类细胞通讯系统重要的组成部分，其中有些激酶成员如 CD45 参与 T 细胞受体、B 细胞受体的活化信号，是调节淋巴细胞活化的重要膜分子，对细胞恶性转化和肿瘤发生具有抑制作用；PTPγ 属于抑癌基因产物，其突变或缺失与肺癌、肾癌的发生有关；非受体型酪氨酸磷酸脂酶（SHP－2）通过 SH2 结构域与磷酸化的 Fyn、Lyn 等结合，使这些 PTK 去磷酸化，从而抑制 T 细胞受体的胞内信号转导。

G 蛋白：是鸟嘌呤核苷酸调节蛋白的简称，又称三磷酸鸟嘌呤核苷（GTP）结合蛋白，是联系胞外信息（如神经递质、细胞因子、激素、活性多肽等）和胞内第二信使的中间环节，参与细胞内外信息的转导。G 蛋白位于细胞膜内表面，是一类与跨膜信号转导有关的特殊蛋白质，处于跨膜信号转导的上游，有信号转导通路中的分子开关之称。当激素与受体结合时，受体蛋白激活 G 蛋白。而激活的 G 蛋白能激活腺苷酸环化酶（AC）和多种磷脂酶，它们的产物作为细胞内的第二信使又能激活下游蛋白激酶，从而把信号传向细胞内的特定结构，发生相应的生理功能的变化。活化后的腺苷酸环化酶（AC）产生大量环腺苷酸分散到细胞内传达信号；活化后的磷脂酶水解肌醇磷酸脂，产生三磷酸肌醇（IP_3）和甘油二酯（DAG）等第二信使物质。

G 蛋白参与跨膜信号转导是靠自身的活化与非活化状态来完成的。而 GTP（三磷酸鸟嘌呤核苷）则是 G 蛋白活性状态的开关，通过 G 蛋白的肽链与 GTP 的结合（活化）与水解（失活），在信号转导通路中起"开"或"关"的作用。美国生物化学家罗德贝尔（M. Rodbell，1925～1998）和美国药理学家吉尔曼（A. G. Gilman，1941～）因发现 G 蛋白和它们在细胞内信号转导中所起的作用而共同获 1994 年诺贝尔生理学或医学奖。

接头蛋白：是一类既无激酶活性，也无转录因子活性，但可介导信号蛋白分子之间或信号蛋白与脂类分子间相互作用的蛋白分子。在抗原受体启动的淋巴细胞活化信号转导通路中，接头蛋白在连接上游与下游信号转导发挥着重要的衔接和调节作用，是信号转导通路所不可缺少的信号蛋白。淋巴细胞的接头蛋白大多分布在胞浆内，少数为跨膜蛋白分子，包括活化 T 细胞连接分子（LAT）、含 SH2 结构域白细胞特异性磷酸蛋白（SLP－76）、生长因子受体结合蛋白 2（Grb2）和活化 B 细胞的连接蛋白（BLNK）等。接头蛋白表达的缺失或其功能区的突变，都将影响淋巴细胞的发育和正常功能。如 B 细胞连接蛋白（BLNK）在 B 细胞发育、分化的信号转导中起重要作用，缺乏者将会导致免疫缺陷疾病。

此外，还有蛋白丝/苏氨酸激酶（PSK）、蛋白丝/苏氨酸磷酸酯酶、磷脂酶 C（PLC）及蛋白激酶（PKC）等，在淋巴细胞的活化中，参与信号传递，调节机体的免疫功能。蛋白丝/苏氨酸激酶（PSK）是一大类特异性催化蛋白质丝氨酸和苏氨酸磷酸化的激酶家族，其中有些酶的激活依赖信号转导通路的第二信使 cAMP、Ca^{2+}、IP_3 等调节，；蛋白丝/苏氨酸磷酸酯酶是一大类可特异性作用于蛋白质中磷酸化的丝氨酸和苏氨酸的激酶，具有催化其去磷酸化的作用。磷脂酶 C 在 T 细胞活化过程中，参与信号转导。

3. 免疫细胞信号转导异常

我们已经知道人体有上万亿的"免疫卫士"，自然杀伤细胞、特异性杀伤细胞、识别辅助细胞、特异性抗体、免疫记忆性细胞等具有防御外来病原微生物侵入的免疫功能，可为什么有时不敌入侵的病原微生物和体内的肿瘤细胞，关键就在于免疫系统的细胞通讯出了问题，免疫细胞信号转导出现障碍（受阻、失控、紊乱等）。在免疫系统中，Ca^{2+} - 肌醇磷脂 - 蛋白激酶信号系统和环磷腺苷（cAMP）- 肌醇磷脂 - 蛋白激酶信号系统是两条主要的信息转导途径。由于免疫细胞信号转导通路的复杂性，不同的信息分子在跨膜、胞内、胞浆和胞核等转导过程中，有时难免会出差错。信号转导异常的原因包括生物学因素、理化因素、遗传因素、免疫学因素和内环境因素等。免疫细胞信号转导的结构、功能和途径的异常，会导致病原微生物感染、癌症、心血管病、糖尿病等症的发生。

（1）免疫细胞信号转导异常与致病菌感染。致病菌干扰细胞的信息传递和信号转导是致病菌逃避免疫系统攻击，并且在细胞表面生存、繁殖和引起感染的重要机制之一。有的致病菌感染人体后，可直接通过干扰细胞内的信号转导通路导致疾病，如 G 蛋白介导的细胞信号转导异常与霍乱弧菌引起的烈性肠道传染病。霍乱弧菌通过分泌活性极强的外毒素——霍乱肠毒素，改变细胞内信号转导蛋白的性质，选择性催化 G 蛋白亚基的精氨酸核糖体，使 G 蛋白的三磷酸鸟嘌呤核苷（GTP）酶活性丧失，不能将 GTP 结合蛋白水解成二磷酸鸟苷（GDP），从而使 G 蛋白处于不可逆激活状态，不断刺激腺苷酸环化酶（AC），促进细胞内三磷酸腺苷（ATP）转变为环磷腺苷（cAMP），使胞浆中的含量增加至正常水平的 100 倍以上，导致小肠上皮细胞膜蛋白构型改变。当细胞内 cAMP 浓度升高时，即发挥了第二信使作用，刺激肠壁隐窝细胞分泌水、氯化物及碳酸氢盐的功能增强，同时抑制绒毛细胞对钠离子的正常吸收，导致肠腔内大量水分和电解质聚积，引起剧烈的腹泻和脱水，患者可因循环衰竭而死亡。

（2）免疫细胞信号转导异常与病毒感染。病毒是通过感染人体细胞完成其增殖过程的。从病毒结合细胞表面的受体开始，人体的组织细胞 - 免疫网络 - 效应分子、免疫效应细胞等系统成分，就都进入了一个整体信号协同的过程。尤其是与病毒感染相关的免疫系统被特异激活，即启动系统防御功能，通过产生各种效应物质及免疫效应记忆的途径，通过体液信号网络和神经系统严格和精确的调控，特异性地清除病毒。一旦免疫细胞信号转导失常，就会影响免疫系统的正常运行，导致免疫系统功能处于低能、无能状态或"过度反应"，不能有效地清除被病毒感染的细胞，使病毒有了生存机会，以至形成急性或慢性病毒感染。如麻疹病毒通过其病毒蛋白即 V 蛋白抑制 Janus 激酶/信号转导及转录激活因子（JAK/STAT）信号通路，抑制被感染的细胞产生干扰素，从而对免疫系统形成一定的抑制作用。艾滋病病毒（HIV）通过其外膜的糖蛋白 gp120 与 T 淋巴细胞表面的 CD4 分子和趋化因子受体 CCR5 结合，改变了细胞信号转导性质，使原本被病毒掩盖的包膜糖蛋白 gp41 暴露出来，并且与 T 淋巴细胞膜连接起来，从而使 HIV 病毒核心直接进入 CD4$^+$T 淋巴细胞，不仅逃避了免疫系统的识别和攻击，还通过激活钙通道而使胞内 Ca^{2+} 浓度升高，导致 CD4$^+$T 淋巴细胞凋亡，引起细胞免疫严重缺陷，最终诱发获得性免疫缺陷综合征，即艾滋病（AIDS）。

细胞信号转导异常还会引起免疫细胞"过度反应"。如我们常见的普通感冒，主要是由鼻病毒引起的，研究发现鼻病毒在上呼吸道引起的病变实际上是免疫系统的过度反应所造成的结果，因为在呼吸道感染部位的鼻分泌物中有大量的中性粒细胞和淋巴细胞。2003 年上半年在中国部分地区发生及蔓延的传染性非典型肺炎（SARS），有少数患者感染 SARS 病毒后，因为人体免疫细胞信号转导出现异常，造成肺部组织细胞免疫应答过强，致敏的 T 淋巴细胞过度释放细胞因子，导致产生"细胞激素风暴"，出现强烈的炎症反应，甚至产生肺组织严重损伤和急性呼吸窘迫综合征。

（3）免疫细胞信号转导异常与肿瘤。T 细胞通过 T 细胞受体（TCR）识别主要组织相容复合体（MHC）呈递的抗原肽，启动下游的信号转导系统，激发 T 细胞的增殖分化，产生特异性免疫应答。肿瘤的发生也与人体免疫系统的监视功能紊乱有关，即 T 细胞信号转导机制出现异常，免疫监视系统不能产生正确有效的免疫反应，导致肿瘤细胞过度增殖。参与 T 细胞信号转导的重要激酶成员，包括 TCRξ 链、蛋白酪氨酸激酶（PTK）中的 Lck、Fyn、ZAP－70 等胞质或胞核中的信号蛋白表达水平下降，会导致 T 细胞成熟障碍和细胞免疫功能低下，无法发挥有效的抗肿瘤作用。

此外，导致肿瘤细胞过度增殖的信号转导异常因素还有：a. 促细胞增殖的信号转导过强。如生长因子产生增多，受体的改变（受体异常增多，胞内信号转导蛋白的改变），某些编码蛋白激酶的癌基因的表达增强，也可促进肿瘤细胞增殖。b. 抑制细胞增殖的信号转导过弱。如生长抑制因子受体的减少、丧失以及受体后的信号转导通路异常，使细胞的生长负调控机制减弱或丧失。

恶性肿瘤常伴有某些生长因子受体表达的异常增多，且其表达量与肿瘤的生长速度密切相关。如乳腺癌、卵巢癌、膀胱癌、前列腺癌、结肠癌等证实能分泌表皮细胞生长因子受体（EGFR）、血管内皮细胞生长因子受体（VEGFR）、成纤维细胞生长因子受体（FGFR）及血小板衍生生长因子受体（PDGFR）的高表达。这些生长因子受体能介导相应的因子促进肿瘤细胞通过自分泌方式刺激自身增殖。细胞黏附分子（CAMs）在信号转导中起重要作用，也是肿瘤细胞发生转移的关键因素。

（五）人体免疫系统与神经－内分泌系统的信息通道

人体免疫系统的功能主要是防御、自稳和监视三大功能，但人体是由多系统组成的一个有机整体，在免疫系统行使功能时，必然要受到机体其他系统的影响和调节，如呼吸、消化、神经、内分泌、血液循环、泌尿生殖系统等，其中影响最大的就是神经系统和内分泌系统。**细胞免疫和体液免疫是借助于血液循环、淋巴循环或组织液而进行和实现的生理过程，而神经－内分泌系统的调控最终也经由循环血液或组织液完成，因此在神经－内分泌－免疫三大系统之间的交汇路径上会发生交叉影响和作用。**

神经－内分泌－免疫三大系统共享许多相关信息分子及细胞表面受体，免疫细胞及胞内有多种神经递质、神经肽或激素的受体，免疫细胞也可合成某些神经肽或激素。神经细胞及内分泌细胞可合成、分泌细胞因子等免疫分子，而细胞因子对内分泌影响极为广泛。此外，神经－内分泌与免疫系统之间存在双向往返的反馈调节联系，神经递质、神经肽及激素可影响免疫系统反应的各个环节。神经－内分泌－免疫三大系统相互联系、相互作用、相互调节，已经构成维持人体自身稳态的密不可分的复杂网络。

1. 免疫系统对神经－内分泌系统影响

人体免疫系统之所以能"感觉"到体内的病毒、病菌、寄生虫和肿瘤细胞等异物，还在于神经－内分泌系统与免疫系统存在共有的信息通道，相互连接有大量的调控（信息）分子，包括固醇类激素、神经多肽、细胞因子和神经传递介质。如内分泌腺分泌固醇类激素，神经突触释放神经传递介质。当人体免疫系统受到外来病原体刺激后，除了通过产生特异性抗体、细胞因子等免疫防御反应以杀伤、清除病原体外，同时还可产生多种神经－内分泌激素和细胞因子，使神经－内分泌系统得以感知这些非识别性的有害刺激。激素是通过血液循环以内分泌方式作用的远程通讯载体；细胞因子是以自分泌或旁分泌方式作用的中、短程通讯载体。因此，细胞因子既是免疫系统的信息传递介质，又是神经－内分泌及其他系统与免疫系统相互联系的重要桥梁。

人体免疫系统与神经－内分泌系统的通讯是双向的，免疫细胞产生多种神经－内分泌激素（见表），如β－内啡肽、P物质等神经肽，促肾上腺皮质激素（ACTH）、生长激素（GH）、胰岛素样生长因子－I、催乳素等内分泌激素。而神经－内分泌激素对免疫系统功能也有明显的增强和抑制等调控作用。神经－内分泌－免疫系统之间是由细胞因子通过自分泌、旁分泌或内分泌因子调节垂体发育、细胞增值、激素分泌和下丘脑－垂体－肾上腺（HPA）轴的反馈调控。如干扰素能模拟许多化学信号分子和多肽激素的作用，增加心跳频率和神经冲动；细胞因子将神经－内分泌系统与免疫系统连接起来，所以有人把免疫系统称为"第六感官"，把淋巴细胞称为"巡逻的神经细胞"。

表 5 所列为免疫细胞产生的神经－内分泌激素。

表5　　　　　　　　免疫细胞产生的神经－内分泌激素

免疫细胞	免疫细胞产生的神经－内分泌激素
T 淋巴细胞	促肾上腺皮质激素（ACTH）、生长激素（GH）、β－内啡肽、胰岛素样生长因子－1（IGF－1）、催乳素（PRL）
B 淋巴细胞	促肾上腺皮质激素（ACTH）、生长激素（GH）、β－内啡肽、胰岛素样生长因子－1（IGF－1）
巨噬细胞	促肾上腺皮质激素（ACTH）、生长激素（GH）、β－内啡肽、P 物质、胰岛素样生长因子－1（IGF－1）
胸腺细胞	促肾上腺皮质激素释放素（CRH）、促性腺激素释放素（GnRH）、抗利尿激素（ADH）、催产素（OXT）
脾细胞	促肾上腺皮质激素释放素（CRH）、黄体生成素（LH）、卵泡刺激素（FSH）

促肾上腺皮质激素（ACTH）：是一个含 39 个氨基酸的多肽，可影响多种免疫细胞。人外周血淋巴细胞在病毒感染和细菌内毒素脂多糖（LPS）作用下，可分泌 ACTH，与垂体分泌的 ACTH 结构一致。ACTH 的效应经由二条途径，一是刺激糖皮质激素（GC）的分泌而间接引起免疫抑制，二是借助其在免疫细胞膜上的特异受体而直接影响免疫功能。

ACTH 对 B 细胞功能的调节：在体外可抑制 T 细胞依赖性抗原如绵羊红细胞（SRBC）以及非信号依赖性抗原的抗体反应，减少抗体形成细胞（PFC）数目。ACTH 还可与 IL－2 协同刺激正常的 B 细胞生长和分化。

ACTH 对 T 细胞功能的调节：抑制 T 细胞产生 IFN－γ，并调节 IL－2的生成。ACTH 能增强混合淋巴细胞反应（MLR）中的细胞毒作用。此外，ACTH能完全阻止干扰素（IFN）诱导巨噬细胞（Mφ）的杀伤肿瘤活性，并抑制腹腔巨噬细胞（Mφ）的MHCⅡ类分子表达。

促肾上腺皮质激素释放素（CRH）：为41肽的下丘脑激素，CRH经由二条途径影响免疫机能：可单独或与精氨酸加压素（AVP）协同刺激ACTH的释放而刺激糖皮质激素（GC）的分泌，后二者均具有广泛的免疫抑制效应；CRH借助免疫细胞膜上的受体而直接影响免疫细胞。由于CRH可由胸腺及脾脏等免疫器官合成，故CRH具有重要的生理性免疫调节作用。CRH抑制外周血单个核细胞分泌IL-1β及IL-6，首先抑制IL-1β的生成，引起IL-6继发性分泌减少。女性妊娠时CRH及GC的血浆中浓度均升高，故可抑制母体对胎儿的免疫反应。

生长激素（GH）：也称为躯体刺激素，含有191个氨基酸，是由脑垂体嗜酸性细胞分泌的一种单一肽链的蛋白质激素，对人体各个器官与各种组织尤其是蛋白质有促进合成作用，能刺激骨关节软骨和骨骺软骨生长，尤其是骨骼、肌肉及内脏器官的作用更为显著，因而能增高。人幼年时期一旦缺乏生长激素（GH）就会导致生长发育停滞，身材矮小，称为侏儒症；人成年后GH过多，由于长骨骨骺已经钙化，长骨不再生长，只能使软骨成分较多的手脚肢端短骨、面骨及其软组织生长异常，以致出现手足粗大、鼻大唇厚、下颌突出等症状，称为肢端肥大症。生长激素（GH）是脑垂体激素中极其重要的免疫调节因子，具有广泛的免疫增强作用，几乎对所有的免疫细胞都具有促分化和加强功能的作用。

β-内啡肽（β-EP）：也称为快乐荷尔蒙，能促进血流循环，缓解精神紧张，使人产生舒畅的感觉，也是机体对抗疼痛的主要组成部分。人外周血淋巴细胞在病毒感染和细菌内毒素脂多糖（LPS）作用下，可分泌β-内啡肽。β-内啡肽对人体神经内分泌免疫系统有广泛的调节作用，能促进外周血总T细胞（CD3）和T辅助细胞（CD4）升高，而T抑制细胞（CD8）降低，使CD4/CD8比值明显升高，增强人体的免疫系统功能。

胰岛素样生长因子-1（IGF-1）：是含有70个氨基酸的多肽类激素，也是一种重要的生长刺激因子，可促进细胞的增殖，对抗凋亡，提高细胞存活，对于胚胎和成年期的机体发育均具有重要作用，生长激素（GH）的促生长作用主要是通过IGF-1作介导的。IGF-I基因缺陷的个体表现为软骨发育不全症（侏儒症）。IGF-1具有广泛的生物学效应，还可促进骨形成、蛋白合成、肌糖摄取、神经生存等。在禁食时，IGF-1可逆转负氮平衡，阻止肌肉蛋白分解。

P物质：是一种能被免疫系统和神经系统共同识别的信号物质。

1931 年发现 P 物质是一种神经肽，1971 年确定其结构组成。P 物质是调节人体免疫和内分泌的重要因子，特别是在神经系统内，它是神经源性炎症和免疫调节活动的主要神经递质。

促性腺激素释放素（GnRH）：是一种含有 10 个氨基酸的肽类激素，主要由下丘脑神经内分泌细胞合成，通过与其特异受体结合调节腺垂体合成和释放促性腺激素，关系到女性卵子的成熟和男性精子的生成，在男女生殖和生育的调控中起着关键作用。GnRH 对性腺的直接作用是抑制性的，对女性的卵巢可抑制卵泡发育和排卵，使雌激素和孕激素生成减少；对男性睾丸则抑制精子的生成，使睾酮的分泌减少。

抗利尿激素（ADH）：也称血管升压素，是由 9 个氨基酸组成的肽激素，能促进肾远球小管和集合管对水的重吸收，促使肾脏保留水分，具有抗利尿作用。高浓度时亦可引起血管收缩，在维持体液恒定和保持血管、细胞水分等方面起重要作用。

催产素（OXT）：促进乳汁排出和刺激子宫收缩。哺乳期婴儿吮吸乳头时，乳头上的触觉感受器将信号传递至下丘脑，下丘脑释放催产素使乳腺肌上皮细胞收缩，乳汁从腺泡进入到乳导管，并从乳头射出。

黄体生成素（LH）：参与 FSH 的促卵泡成熟、排卵，促卵泡成熟转变为黄体，促进雌激素的合成和分泌，促进睾丸间质细胞增殖，并合成分泌雄激素。

卵泡刺激素（FSH）：促进卵泡发育成熟，与黄体生成素一起促进雌激素分泌，进而刺激排卵。刺激卵泡液分泌增加，促进粒细胞增殖，协同睾酮促进睾丸精曲小管的生长及精子生成。

由此观之，人体免疫系统在正常生理状态和在病毒、毒素、肿瘤、异体蛋白等刺激下，免疫细胞可以分泌多种激素，向中枢神经系统传递局部组织的信息，使中枢神经系统感受到机体内的免疫功能状态，并据此向免疫系统发出调控信号。免疫系统与神经－内分泌系统通过双向往返的反馈调节联系使三大系统有机结合、相互作用，共同组成可调控的网络系统，以维持人体整体的正常稳定的生理功能。

2. 神经－内分泌系统对免疫系统的调控

神经－内分泌对人体免疫系统的影响是由激素、神经肽、神经递质的作用所实现的，在淋巴细胞、粒细胞、单核－巨噬细胞及血小板上均有肾上腺素的受体，在免疫细胞的胞浆及核内广泛分布着糖皮质激素受体（GR），在 T 淋巴细胞、外周血单个核细胞均分布有生长激素受体等，这些激素、神经肽及神经递质等神经内分泌信息分子可借助内分泌、旁分泌和自分泌途径，影响或调节免疫应答，并参与某些免疫病理过程。

神经系统对免疫系统具有调节作用。有些中枢神经元和神经胶质细胞能产生细胞因子和补体等免疫分子。人体的淋巴器官都受交感和副交感神经的支配，在一般情况下，副交感神经可增强免疫功能，而交感神经则主要起抑制性作用。

内分泌系统对免疫系统也有作用和影响。下丘脑和垂体分泌的促肾上腺皮质激素释放素（CRH）能直接促使人外周白细胞（经内毒素预处理后）产生促肾上腺皮质激素（ACTH）和 β-内啡肽。ACTH、糖皮质激素（GC）和性激素（包括雄激素、雌激素和孕激素）均能抑制免疫系统的功能；而促甲状腺激素（TSH）、甲状腺激素、生长激素则有增强免疫功能的作用。

人类有关神经-内分泌系统影响机体免疫功能的感性认识由来已久。古希腊医生盖伦（C. Galen，约129~200）曾注意到忧郁的妇女较乐观的妇女易罹患癌症。中国医学对七情（喜、怒、哀、思、悲、恐、惊）致病也早有直觉和经验性的描述，提示情绪因素可影响机体的抗病能力特别是免疫力，从而加速或延缓疾病的发生和发展。西方医学的许多早期观察均说明应激性刺激可导致疾病或促进发病。1924年，法国巴黎巴斯德研究所梅塔尼可夫（Metalnikov，1870~1946）等根据巴甫洛夫的理论，证明经典式条件反射可改变免疫反应，说明免疫系统也接受神经系统高级中枢的影响。

此后，不断有报道描述神经精神因素及内分泌因素对免疫功能、免疫性疾病和肿瘤的影响。20世纪80年代以来，由于医学科学和技术的进步，科学家对免疫系统与神经-内分泌系统之间的关系研究进入一个新的阶段，神经内分泌免疫学也渐趋成形。如近年来发病率不断上升的慢性疲劳综合征（CFS）就被认为是神经-内分泌-免疫系统网络功能紊乱所致。表6所列为神经-内分泌激素对免疫的调控效应。

表6　　　　　　　　　神经-内分泌激素对免疫的调控效应

神经-内分泌激素	基本作用	免疫调控效应
糖皮质激素（GC）	抑制	抗体、细胞因子生成，NK细胞活性
促肾上腺皮质激素（ACTH）	增强/抑制	抗体、细胞因子生成，NK细胞、巨噬细胞活性
促肾上腺皮质激素释放素（CRH）	增强	细胞因子生成
生长激素（GH）	增强	抗体生成，巨噬细胞激活

续表6

神经－内分泌激素	基本作用	免疫调控效应
泌乳素（PRL）	增强	巨噬细胞活化、IL－2产生
雄激素	抑制	淋巴细胞转化
雌激素	增强	淋巴细胞转化
血管升压素（VP）	增强	T细胞增殖
儿茶酚胺	抑制	淋巴细胞增殖
β－内啡肽	增强/抑制	抗体生成，巨噬细胞和T细胞活化
脑啡肽（ENK）	增强/抑制	T细胞活化（低剂量增强；高剂量抑制）
褪黑激素（MSH）	增强	混合淋巴细胞反应、抗体生成
乙酰胆碱（Ach）	增强	骨髓中淋巴细胞和巨噬细胞数目

糖皮质激素（GC）：可通过多种途径影响免疫系统，如使血中红细胞、血小板和中性粒细胞数目增多，淋巴细胞和嗜酸性粒细胞减少。减少骨髓中成熟B细胞数目，减少脾脏中NK细胞数目和NK细胞活性，减少细胞因子IL－1、IL－2的分泌，降低粒细胞的渗出和吞噬功能。

雄激素：睾酮等雄激素对免疫功能有抑制作用。睾酮可减少人泪腺中IgA的产生，这一作用为雄激素所独有。在睾酮的作用下，胸腺的重量和体积均减少。

雌激素：对免疫应答有促进作用，可提高体液免疫力而减低细胞免疫功能。因此，女性比男性有较高的血清Ig和分泌型IgA，对感染的抵抗力也比男性更强一些。

泌乳素（PRL）：是含199个氨基酸并有三个二硫键的多肽，不仅促进乳腺生长发育和乳汁的形成，还能提高乳腺中分泌IgA的细胞数目，淋巴细胞游走进入乳腺。母乳中PRL浓度与婴儿血浆IgG及T淋巴细胞数目成正相关，说明母乳喂养是重要的免疫刺激作用。PRL能促进抗体合成、IL－2生成，激活巨噬细胞（Mφ）、NK细胞，并与IL－2协同刺激T细胞增殖和LAK细胞的活性。

儿茶酚胺：儿茶酚胺的作用复杂多样，从支配淋巴器官的神经末梢释放的去甲肾上腺素（NE）及肾上腺髓质释放的肾上腺素（Adr），经由 α 及 β 受体影响各种免疫细胞及免疫功能。Adr 可降低人 T 淋巴细胞对丝裂原刺激的增殖反应，降低体液免疫应答，导致抗体合成减少及 I 型超敏反应受抑制。对吞噬细胞影响的研究结果不一致，如 Adr 和 NE 在生理浓度时抑制 Mφ 分泌 IL－1，而有报道称 α2 受体兴奋促进巨噬细胞（Mφ）释放 TNF。Adr 和 NE 抑制吞噬细胞的趋化游走及吞噬活性。儿茶酚胺还降低移植排斥反应，改善移植物抗宿主反应（GVHR）。儿茶酚胺还可作用于脑血管内皮细胞，促进 MHCI 类及 II 类分子表达，但 NE 降低星形胶质细胞瘤 MHC II 类分子的表达。

脑啡肽（ENK）：是一种快乐物质，能消除人体的痛觉，给人带来快感，还能增强记忆力和忍受力。科学实验已经证明：脑啡肽与海洛因等麻醉品有相同的化学结构，但脑啡肽的作用要比海洛因等强数十倍乃至上百倍。当脑内出现脑啡肽时，T 淋巴细胞和 NK 细胞活性升高，增强人体免疫力，保护身体远离疾病；但脑啡肽过多，也会抑制神经传导，抑制免疫细胞活化。

褪黑激素（MSH）：主要由附着于人体第三脑室后壁呈豆粒大小的松果体产生的一种吲哚类激素，具有促进睡眠、调节时差、抗衰老、调节免疫、抗肿瘤等多项生理功能。褪黑激素能促进抗体生成，活化人体的单核细胞，诱导其细胞毒性及 IL－1 分泌的功能，对巨噬细胞也有提高其杀伤活性的功能作用。

乙酰胆碱（Ach）：参与淋巴细胞和巨噬细胞的增殖、分化、细胞骨架的形成等基本代谢活动。淋巴细胞表面分布着许多乙酰胆碱的受体，乙酰胆碱可以通过自分泌来调节 T 淋巴细胞依赖的免疫反应。

3. 应激对免疫系统的影响

1919 年，Ishigami 发现慢性结核病患者，在情感挫折时可明显削弱机体对结核杆菌的吞噬能力，提出情绪性应激可导致免疫抑制。1936 年，加拿大内分泌学家塞莱（H. Selye，1907～1982）分析了一系列伤害性刺激对机体的影响，发现缺氧、冷冻、感染、失血、中毒和情绪紧张等均可引起肾上腺皮质肥大，胸腺萎缩，外周血中淋巴细胞减少等变化，他将这群征候称为"应激"（sterss），并确定这些变化系由肾上腺皮质激素分泌过多所致，由此证明了内分泌系统对免疫系统的影响。

应激是指人体在受到各种强烈因素（即应激原）刺激时所出现的以交感神经兴奋和垂体－肾上腺皮质分泌增多为主的一系列神经内分泌反应以及由此而引起的各种机能和代谢的改变。任何躯体的或情绪的刺激，只要达到一定的强度，都可以成为应激原（stressor），例如创伤、烧伤、冻伤、感染、中毒、发热、放射线的作用、出血、缺氧、环境过冷、环境过热、手术、疼痛、体力消耗、饥饿、疲劳、情绪紧张、忧虑、恐惧、盛怒、激动等等。任何应激原所引起应激，其生理反应和变化都几乎相同。

应激是一种全身性的适应性反应，在生理学和病理学中都有非常重要的意义。应激既可以对人有利（良性应激），也可以对人有害（劣性应激）。当人体受到强烈刺激时，就会出现以交感神经兴奋、儿茶酚胺分泌增多和下丘脑、垂体－肾上腺皮质分泌增多为主的一系列神经内分泌反应，以适应强烈刺激，提高人体抗病的能力。

应激对免疫的影响主要是抑制性的。外科手术是一种典型的应激刺激，可导致血浆中激素和细胞因子浓度的变化，如生长激素（GH）、白细胞介素 IL－2 等降低，而糖皮质激素（GC）及 IL－6 升高。儿童脑损伤后，血中淋巴细胞减少，以辅助性（Th）淋巴细胞和抑制性（Ts）淋巴细胞的减少为最明显，同时白细胞的吞噬能力下降；免疫球蛋白 IgM 含量降低而 IgA 含量上升。机体缺氧后，首先引起外周血淋巴细胞增多，NK 细胞活性上升，随后伴有免疫活性细胞数目的减少。

心理因素对人体免疫功能的影响较为显著。观看外科手术电影构成被动应激，可降低淋巴细胞对刀豆蛋白 A（ConA）的反应，减弱 B 细胞对美洲商陆有丝分裂原（PWM，可诱导 T 和 B 细胞转化）刺激的增殖反应，但以进行紧张心算作为主动应激时，仅表现出淋巴细胞对 Co-nA 所致的增殖反应下降。孤独感强或易激动等个性心理特征能明显影响分裂原对淋巴细胞的促增殖反应，同时 IL－2R 表达水平下降。考试压力及婚姻不和等情感性应激刺激常伴有血中抗 HSV（单纯疱疹病毒）、抗 EBV（人类嗜淋巴疱疹病毒）或抗巨细胞病毒的抗体滴度上升，CD4$^+$T 细胞及 NK 细胞的百分比率及活性也相应降低，提示应激可能降低免疫力，使体内潜伏病毒激活。另外，精神疾患伴有免疫功能失调亦是社会公认的。

心理性应激与许多人类疾病的发生和发展关系密切。青少年型胰岛素依赖型糖尿病、Crohn's 病（T 淋巴细胞攻击肠壁细胞，又称节段性回肠炎）、类风湿性关节炎、眼葡萄膜炎（一种可以致盲的眼疾，由眼球内葡萄膜组织发炎所致）、Grave's 病（甲状腺机能亢进症，表现为突眼、皮肤损害）及上呼吸道感染等疾病与各种心理应激事件有着不同程度的关联。在这些心理应激事件中，突出的有亲人去世、离婚、失业和精神创伤等生活变故。心理性应激也可能提高肿瘤发生率和转移率。

急性应激反应时，外周血吞噬细胞数目增多，活性增强，补体、C－反应蛋白等非特异性抗感染的急性期蛋白升高等。但持续强烈的应激反应常造成免疫功能的抑制甚至功能紊乱。应激时变化最明显的激素是糖皮质激素（GC）和儿茶酚胺，对免疫系统都有抑制作用，因此持续应激反应通常会造成免疫功能的抑制，甚至功能障碍，诱发自身免疫病。

2003年，在中国暴发流行的严重急性呼吸综合征（SARS），是由SARS冠状病毒引起的急性呼吸道传染病。当时这种不明病原体引起了部分患者免疫防御机制的剧烈反应，并导致严重的肺部炎症。为了抑制免疫系统的过度反应，曾对患者使用了大剂量糖皮质激素疗法，有的造成免疫系统被抑制到无法抵御肺部继发感染的地步。然而医生把肺部继发感染当成SARS反弹，给患者使用了更多的糖皮质激素，结果许多SARS患者愈后却出现了严重的骨科并发症——激素性股骨坏死，髋关节疼痛、活动及行走功能部分或完全丧失。这个病例说明大剂量滥用糖皮质激素，不仅严重抑制了免疫系统的防御功能，而且还出现了严重的后遗症。

由于应激时神经－内分泌功能变化，可以多种途径和水平改变人体的免疫力，特别是近年血清免疫抑制因子及腺垂体的suppressin（为应激性激素抑制素，具有较强的免疫抑制效应，由ACTH、GH及PRL等刺激细胞生成，参与对免疫功能的抑制性调控）的发现，将有助于阐明应激时神经－内分泌－免疫相互作用的变化规律及生理或病理意义。如应激时的免疫抑制可保护人体免受更严重的损伤，但另一方面却降低人体对病原体的抵抗力和免疫力，容易引起感染或肿瘤的发生。

综上所述，人体免疫系统是应激系统的重要组成部分，除受应激的神经－内分泌调控外，又反过来参与对应激的调控。各种应激原引起的应激反应通常都需要神经系统的感知功能，但病毒、细菌、毒素、抗原等刺激却不能被神经系统识别和感知，而免疫系统则对这类刺激极其敏感。当免疫细胞接受这类刺激后，通过产生抗体、细胞因子等免疫防御反应以清除有害刺激，同时免疫系统还可产生各种神经－内分泌激素和细胞因子，使神经－内分泌系统得以感知这类非识别性刺激。如果这类由病毒、细菌、毒素、抗原产生的刺激很强烈，免疫系统没能及时清除掉，人体则会出现感染、炎症、组织损伤等伤害性刺激的应激反应。

第八章　各类病原体的感染免疫机理

　　各类病原体均有其特定的侵入部位，这与人体的局部微环境有关。由致病菌、病毒、寄生虫引起的感染多为外源性感染；由条件致病菌引起的感染多为内源性感染，常见诱因是滥用抗生素，其致病条件主要是菌群失调、机体免疫功能降低、细菌寄生部位改变等。病人在医院住院期间发生的感染，既可是外源性感染，也可是内源性感染，如交叉感染、自身感染、医源性感染、血透器械消毒不严而造成的感染等。

　　有感染就有抗感染免疫。不同的病原微生物，其致病的机制也不同。病菌、病毒、真菌、寄生虫各有各的感染方式和本领，人类的免疫系统也各有各的抗感染方式和绝招，吞噬、杀伤、抑制、驱赶、清除等，十八般武艺样样精通，当然营养不良、工作过度劳累、生活环境较差、长期患病的人群以及儿童、老人的抗感染免疫能力相对要弱些。人体抗感染免疫的关键在于如何"避免感染"和善待驻守在体内各个部位的免疫大军，可谓"养兵千日，用兵一时"。

一、细菌的感染免疫

　　细菌能否引起人体疾病主要取决于细菌毒力（如侵袭力、黏附素、内毒素、外毒素），细菌能否在体内繁殖扩散主要取决于细菌的侵袭性物质（如细菌的侵袭性酶、菌毛和膜磷壁酸、细菌的表面结构等），细菌能否引起特殊临床表现主要取决于细菌的毒素，而最终决定细菌感染后果的是细菌的种类、数目、毒力和人体的免疫力。根据致病菌与人类宿主细胞的相互关系和免疫作用，将各种致病菌分为胞外菌和胞内菌两个大类。**对人类致病的细菌大多是胞外菌，它们寄居在人体细胞外的组织间隙和血液、淋巴液、组织液等体液中生长繁殖。**胞内菌又分兼性胞内菌和专性胞内菌。兼性胞内菌在人体内，主要寄居在单核－吞噬细胞内生长繁殖；在人体外的自然界中，亦可在无活细胞的适宜环境中生存和繁殖。专性胞内菌则不论在人体内外，都只能在细胞内生存和繁殖，主要寄居在人体的血管内皮细胞和上皮细胞内。

（一）胞外菌的感染免疫

　　对人类致病的胞外菌主要有革兰氏阳性球菌中的葡萄球菌、链球菌；革兰氏阴性球菌中的脑膜炎奈瑟菌和淋病奈瑟菌；革兰氏阳性杆菌中的白喉棒状杆菌、破伤风梭状芽胞杆菌；革兰氏阴性杆菌中的痢疾志贺氏菌、致病性大肠埃希菌，以及霍乱弧菌等。

1. 胞外菌的致病机制

胞外菌的致病特点是不用侵入到人体细胞内而能使人致病，这就需要胞外菌有比较强的黏附能力，也是导致感染发生的关键一步。所以，胞外菌的主要致病机制，在于其能黏附细胞、定居繁殖和释放毒素，从而引起多种病理反应，导致感染部位组织损伤。

（1）侵入：外源性致病菌主要通过呼吸道、消化道、性通道和破损的皮肤黏膜等门户侵入机体。有些致病菌毒力极强，极少量的侵入即可引起人体发病，如鼠疫杆菌，有数个细菌侵入就可发生感染。而对大多数致病菌而言，需要一定的数量，才能引起感染，少量侵入，易被人体防御系统机能所清除。致病菌的侵入部位也与感染发生有密切关系，多数致病菌只有经过特定的门户侵入，并在特定部位定居繁殖，才能造成感染。如痢疾志贺氏菌必须经口侵入，定居于结肠内，才能引起感染。而破伤风梭状芽胞杆菌，只有经伤口侵入，厌氧条件下，在局部组织生长繁殖，产生外毒素，才会引发感染，若随食物吃下则不能引起感染。

内源性细菌大多是不致病的正常寄生菌，通常受到人为因素的影响，如错用、滥用抗生素，可导致常驻细菌被迫迁移至新的寄居点而具有侵袭性，即成为条件性致病菌。如大肠埃希氏菌有160种不同血清型，绝大多数是只生活在大肠内与人体共生的无毒正常菌群，只有O157等极少数菌株可侵入、黏附在小肠黏膜上并能产生肠毒素和引起腹泻。

（2）迁移：鞭毛是细菌的运动器官。许多细菌长有鞭毛，也有的无鞭毛，有的如霍乱弧菌只有1根鞭毛；还有的如大肠埃希菌、破伤风梭状芽胞杆菌等周身都长有鞭毛。细菌具有能够自主运动的鞭毛，与黏附、迁移、逃跑及致病性有关。

（3）黏附：细菌的菌毛具有黏附作用，是胞外菌能否感染致病的前提。因为胞外菌借助菌毛才可黏附在人体多种细胞的受体上，无菌毛的细菌易随纤毛摆动或肠蠕动或尿液的冲洗而被排出体外。如淋病奈瑟氏球菌的菌毛可使菌体牢牢吸附于尿道黏膜的上皮表面。

（4）定居：细菌的定居部位与其组织嗜性有关，有些组织可以定居，有些则不能定居。定居细菌也分为常驻菌群和临时菌群，前者持续存在，一旦发生紊乱，能迅速重建；后者只能短期存在，数小时或数周，不能长期存在。细菌和真菌是主要的共生菌群。霍乱弧菌吸附后，仅在原处定居生长繁殖并引起疫病。

（5）繁殖：细菌按二分裂繁殖，生长速度很快。大多数细菌约20分钟繁殖一代，一个细菌经3小时才繁殖到512个，经5小时可繁殖到

3.2 万多个，经 7 小时可繁殖到 200 多万个，经 10 小时可繁殖到 10 亿个以上。如大肠埃希菌 20～30 分钟繁殖一代，经 7～10 小时可繁殖到 200 多万个，经 10～15 小时可繁殖到 10 亿个以上。

（6）产毒：致病菌都产生毒性物质，分外毒素和内毒素。外毒素是细菌在代谢过程中合成、分泌至菌体外的毒性蛋白。能产生外毒素的革兰阴性杆菌有鼠疫杆菌、痢疾志贺氏菌、绿脓杆菌等。外毒素的毒性强且组织特异性高，但其抗原性强，可被抗毒素中和，不同菌种的外毒素作用机制也不一样。内毒素是革兰阴性菌胞壁中的水溶性脂多糖（LPS），仅在细菌死亡后发生自溶或人工裂解时才释放，脂质 A 是内毒素的主要毒性组分。不同细菌 LPS 的脂质 A 结构相似，故感染时引起的毒性作用也类同，有发热、白细胞数增多，严重时有内毒素血症、内毒素休克、弥散性血管内凝血（DIC）等。

毒力最强的外毒素是肉毒杆菌外毒素，比氰化钾的毒力还大 10 000 倍，约 1～2 微克（ug）即可致成人死亡。毒性仅次于肉毒杆菌的外毒素是破伤风痉挛毒素，约 130ug 可致成人死亡。最耐热的外毒素是葡萄球菌肠毒素，一般烹调温度不能将其破坏，在 218～248℃ 油温下才能被破坏。当细菌溶溃后才释放至胞外的外毒素是痢疾志贺毒素。

内毒素是引起感染性休克的直接原因。内毒素所致发热的机制是使肝库弗细胞等释放内源性致热原。少量内毒素能产生多种生物学活性，如激活 NK 细胞、诱生干扰素 IFN、激活 B 细胞、促进 T 细胞成熟等。内毒素耐热，加热 100℃ 1 小时不被破坏，必须加热 160℃，经 2～4 小时或用强碱、强酸或强氧化剂煮沸 30 分钟才能灭活。内毒素不能用甲醛脱毒制成类毒素，但能刺激机体产生具有中和内毒素活性的抗体。

表7　　　　　　　　　外毒素和内毒素的比较

比较项目	外毒素	内毒素
产生菌	革兰氏阳性细菌为主	革兰氏阴性细菌
化学成分	蛋白质	脂多糖（LPS）
释放时间	活菌随时分泌	死菌溶解后释放
致病类型	不同外毒素不同	不同病原菌的内毒素作用基本相同
抗原性	完全抗原，抗原性强	不完全抗原，抗原性弱或无
毒性	强	弱
引起人体发烧	不明显	明显
制成类毒素	能	不能

续表7

比较项目	外毒素	内毒素
热稳定性	60～100℃30分钟即破坏	耐热性强
存在状态	细胞外，游离态	结合在细胞壁上
举例	白喉毒素、破伤风毒素、肉毒毒素、链球菌红疹毒素、葡萄球菌肠毒素、霍乱弧菌肠毒素、大肠埃希氏菌肠毒素、痢疾志贺氏菌。	沙门氏菌、志贺氏菌、奈瑟氏球菌和大肠杆菌等革兰氏阴性细菌所产生的内毒素

注：1mg纯肉毒毒素可杀死2000万只小白鼠；1mg破伤风毒素可杀死100万只小白鼠；1mg白喉毒素可杀害1000只豚鼠。

（7）扩散：不同的胞外菌有不同的扩散能力，但主要通过产生一些特殊酶完成向周围组织扩散蔓延。如溶血性链球菌通过黏膜上皮细胞或细胞间质，侵入表层下部组织或血液中进一步扩散，引起化脓性感染。

（8）炎症：致病菌大量繁殖和产生毒性物质，可引起炎症反应，分为局部炎症和全身炎症，这是因为致病菌在感染部位造成的组织破坏所致。如致病性葡萄球菌能产生血浆凝固酶，引起化脓性炎症，其脓汁黏稠、病灶局限。而破伤风梭状芽胞杆菌可侵入中枢神经组织，其外毒素引起全身感染（毒血症）。脑膜炎奈瑟菌侵入血流，大量繁殖产生内毒素，可引起全身严重中毒症状（败血症）。

2. 重要胞外菌的种类

人类的多数致病菌都是胞外菌，分为球菌属、杆菌属和弧菌属3个大类，不同种类的病原菌都各有其特点，对机体造成的伤害也不相同。胞外菌有许多，限于篇幅不能逐一介绍，故选择部分对人类危害或影响大的胞外菌来重点介绍，以期读者能够懂得什么是胞外菌。

（1）球菌属：呈圆球形或近似球形，按球菌分裂后菌体间相互粘连程度不同而形成的排列方式，可分为双球菌、链球菌、四联球菌、八叠球菌和葡萄球菌。主要有葡萄球菌、链球菌、脑膜炎奈瑟菌、淋病奈瑟菌等。

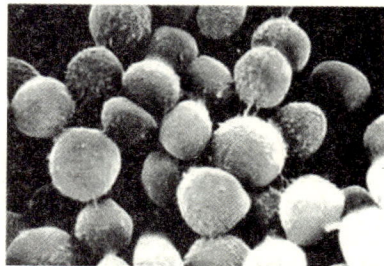

球 菌

　　葡萄球菌有30多种，大部分是不致病的腐物寄生菌。呈球形或略呈椭圆形，直径0.5～1.5um，因堆积、排列成葡萄串状而得名，无芽胞、无鞭毛，一般也无荚膜。病原性葡萄球菌主要是化脓球菌，能引起皮肤黏膜、各种组织器官的化脓性炎症，也可引起败血症。主要有金黄色酿脓葡萄球菌、表皮葡萄球菌、腐生葡萄球菌等，其中对人类危害最大的是金黄色酿脓葡萄球菌，侵袭力强，产生的毒素、酶种类多，毒力最强。

　　金黄色酿脓葡萄球菌胞壁成分有A蛋白、多糖荚膜、黏附素等，易黏附在人体细胞表面或生物合成材料表面（如生物性人工瓣膜、导管、人工关节等）。其致病的毒力因子主要有：凝固酶，能致人的血浆发生凝固；杀白细胞素，攻击中性粒细胞和巨噬细胞，使白细胞丧失运动能力，排出胞质颗粒，导致细胞死亡。α溶素，是损伤人体细胞膜的外毒素，有溶解红细胞的作用，对白细胞、血小板、肝细胞等均有损伤作用。肠毒素，耐热100℃30分钟，能引起食物中毒。毒性休克综合征毒素－1，可引起多器官系统的功能紊乱和毒性休克综合征。

　　链球菌呈球形或椭圆形，直径0.6～1.07um，链状排列，长短不一，无芽胞、无鞭毛，有荚膜。链球菌大多是人体内的正常菌群，不致病。病原性链球菌主要是化脓球菌，能引起各种组织器官的化脓性炎症，也可引起败血症。根据溶血能力不同，将链球菌分为3类：甲型（α）溶血性链球菌、乙型（β）溶血性链球菌、丙型（γ）链球菌。按细胞壁多糖抗原不同再分成20群，90%的致病菌属A群，而A群按M抗原不同又分成100个型。对人类致病的A群链球菌多数呈现乙型溶血，有较强的侵袭力，并产生多种外毒素和胞外酶。

　　乙型（β）溶血性链球菌胞壁成分有M蛋白、F蛋白、多糖荚膜、黏附素等，易黏附在人体细胞表面，以利于定植。其致病的毒力因子主要有：外毒素，是猩红热的主要毒性物质，较耐热，96℃45分钟才能灭活。链球菌溶素，有溶解红细胞、破坏白细胞和血小板的作用。胞外侵袭性酶，透明质酸酶（分解细胞间质的透明质酸）、链激酶（阻止血浆凝固）、链道酶（稀释脓液），链球菌产生这3种酶，都是为有利于细菌扩散。可引起多器官组织的化脓性感染、猩红热、风湿热、急性肾小球肾炎和链

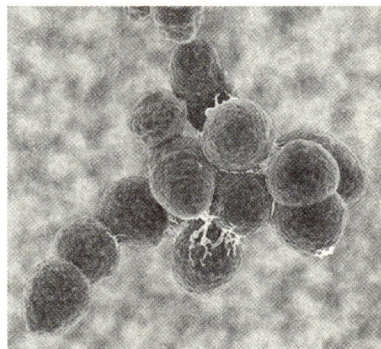

肺炎链球菌

球菌毒性休克综合征等。

脑膜炎奈瑟菌是流行性脑脊髓膜炎的病原菌，为双球菌，呈肾形或豆形，直径 0.6~0.8um，无芽胞、无鞭毛，有荚膜和菌毛。中国有 13 个血清型，其中以 C 群致病力最强。其致病的毒力等物质有：荚膜，有抗吞噬作用，能增强细菌的侵袭力。菌毛，可黏附咽部黏膜上皮细胞，有利于细菌侵入。内毒素，是主要致病物质，可引起小血管、毛细血管出血和坏死。严重败血症时，因释放大量内毒素可造成弥散性血管内凝血（DIC）及中毒性休克。

淋病奈瑟菌是性病的病原菌，呈肾形或豆形，直径 0.6~0.8um，常成双排列似一对咖啡豆，无芽胞、无鞭毛，有荚膜和菌毛。按菌落大小，分 T1~T5 五种类型，共有 16 个血清型，但只有 T1、T2 型对人类有毒力。其致病的毒力等物质有：菌毛，可黏附于尿道柱状上皮细胞表面，先在局部形成小菌落后，再侵入细胞增殖。荚膜，有抗吞噬作用，能增强细菌的侵袭力。外膜蛋白，破坏中性粒细胞膜的完整性，增加细菌的黏附作用。IgA 蛋白酶，能破解特异性 IgA 抗体，维持细菌的黏附。脂多糖，是主要致病的内毒素，可引起成人泌尿生殖道化脓性感染、新生儿淋病性眼结膜炎。

（2）杆菌属：多呈直杆状，也有的稍弯曲。多数杆菌分散存在，有的则呈链状排列。主要有痢疾志贺氏菌、大肠埃希菌、白喉杆菌、破伤风梭状芽胞杆菌等。

大肠埃希菌是肠道中重要的菌群，20~30 分钟繁殖一代，大小为长 0.7~3um、宽 0.4~1um，无芽胞、有周身鞭毛；致病菌多有菌毛，有的还有荚膜。有菌体（O）、鞭毛（H）、荚膜（K）三种抗原，其中 O 抗原超过 170 种，H 抗原超过 56 种，K 抗原超过 100 种。多数大肠埃希菌在肠道内不致病，能发酵葡萄糖等多种糖类，产酸并产气，但移位至肠道外的组织或器官则可引起肠外感染，如腹膜炎、阑尾炎、尿道炎、膀胱炎及败血症等。有少数血清型致病性强，含有黏附素、肠毒素等毒力因子，如肠致病性大肠埃希菌、产肠毒素大肠埃希菌、肠侵袭性大肠埃希菌、肠出血性大肠埃希菌、肠黏附性大肠埃希菌，可直接引起急性胃肠炎等症。

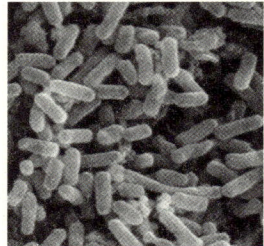

大肠埃希菌

痢疾志贺氏菌是细菌性痢疾的病原菌，大小为长 0.7~3um、宽0.5~2um，无芽胞、无鞭毛、无荚膜，有菌毛。有 O、K 两种抗原，分为 4 群共 42 个血清型。其致病的毒力等物质有：

侵袭力，包括菌毛和侵袭性外膜蛋白，能黏附、侵袭回肠末端和结肠部位的黏膜上皮细胞，进入细胞质内生长繁殖。内毒素，使肠壁黏膜通透性升高促进内毒素的吸收，引起发热、神志障碍，甚至中毒性休克；破坏肠黏膜，引起脓血黏液便；扰乱肠壁植物神经系统，引起腹痛、里急后重等症。外毒素（志贺毒素），可导致溶血性尿毒综合征。

（3）弧菌属：菌体弯曲，只有一个弯曲呈弧形或逗点状的称为弧菌，有数个弯曲的称为螺菌。弧菌属细菌广泛分布于自然界，但以水中最多。目前已知有 36 个种，其中有 12 个种与人类感染有关，尤以霍乱弧菌、副溶血性弧菌最为重要。

霍乱弧菌是霍乱的病原菌，大小为长 0.8~3um、宽 0.5~1.5um，无芽胞，特殊结构有菌毛，有些菌株有荚膜，在菌体一端有 1 根单鞭毛。分为有耐热的 O 抗原和不耐热的 H 抗原。O 抗原现已有 200 多个血清群，其中 O1 群和 O139 群引起霍乱，其余的引起胃肠炎等。H 抗原无特异性。O1 群的每一个血清型还可分为 2 个生物型，即古典生物型和 El Tor 生物型。霍乱弧菌的致病物质涉及到染色体上多个基因，其致病的毒力因子主要有：霍乱肠毒素，是目前已知致泻毒素中最强烈的毒素，由 1 个 A 亚单位和 5 个 B 亚单位构成的一个热不稳定性多聚体蛋白。B 亚单位可与小肠黏膜上皮细胞的神经节苷脂受体结合，介导 A 亚单位进入细胞；A 亚单位可使细胞内环磷酸腺苷（cAMP）水平升高，大量分泌水、氯化物和碳酸氢盐，导致严重的腹泻和呕吐。鞭毛，有助于弧菌穿过肠黏膜表面黏液层而接近肠壁上皮细胞。菌毛，是弧菌定植于小肠所必须的因子，只有黏附定植后才能致病。O139 群除具有 O1 群致病物质和相关基因外，还有多糖荚膜和特殊脂多糖（LPS）毒性决定簇，因此所患感染比 O1 群严重，表现为脱水严重和死亡率高，可达 70%。

副溶血性弧菌是引起食物中毒的病原菌，存在于近海的海水、海底沉积物和鱼类、贝类等海产品中。有鞭毛，兼性厌氧，与霍乱弧菌的显著差别是有嗜盐性，最适宜在含 2%~4% 氯化钠培养基生长。根据菌体 O 抗原不同，有 13 个血清型。副溶血性弧菌在肠道内大量繁殖，侵袭肠黏膜，引起急性胃肠道症状，其致病的毒力因子主要有：耐热性溶血毒素，能引起红细胞溶血，除有溶血作用外，还

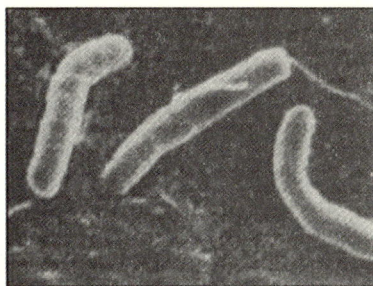

古典生物型霍乱弧菌

具有细胞毒、心脏毒、肝脏毒和致泻作用。肠毒素，通过增加黏膜上皮细胞内的钙而引起氯离子的分泌，导致腹泻，出现水样或血水样便。此外，黏附素，黏液素酶也有助于病原菌黏附及致病。主要引起上腹部阵发性绞痛、腹泻、恶心、呕吐等，严重者可出现脱水、休克及意识障碍，甚至死亡。

3. 抗胞外菌免疫

抗胞外菌感染的免疫机制一是清除病原菌，二是中和其毒素。其中包括：中性粒细胞的吞噬作用，补体的调理作用，IgG 介导的细胞毒作用（ADCC），分泌型抗体（SigA）的局部抗感染作用等。主要作用于革兰阳性菌的抗菌物质有溶菌酶、白细胞介素、血小板。正常体液中作用于革兰阴性菌的抗菌物质是组蛋白。内毒素能激活补体旁路途径使之发挥防御作用。

（1）非特异性的天然免疫：胞外菌一旦突破机体的体表屏障侵入局部组织，即可诱发炎症反应。若侵入体内的胞外菌，毒力低、数量少，将很快被中性粒细胞、单核细胞和巨噬细胞吞噬、杀死。通常在炎症部位有大量中性粒细胞、单核/巨噬细胞聚集，补体、溶菌酶、防御素等可随血浆外渗至炎症灶区，炎症部位的细胞受到病原菌刺激后也会释放多种细胞因子，这些共同构成抵御胞外菌的天然防线。

在炎症早期，炎症灶区细胞以中性粒细胞为主。在厌氧条件下，中性粒细胞对许多胞外菌包括大肠埃希氏菌、鼠伤寒沙门菌、金黄色葡萄球菌、表皮葡萄球菌、绿脓杆菌及链球菌等都有杀菌活性。在有氧条件下，中性粒细胞通过 H_2O_2 和髓过氧化物酶的呼吸爆发作用杀菌。特别需要指出的是，中性粒细胞对胞外菌尤其是化脓性细菌的吞噬、杀灭起着重要的作用。随着炎症反应延续，单核/巨噬细胞逐渐占据免疫的主导地位。

巨噬细胞是清除胞外菌的主要免疫细胞之一。巨噬细胞表面有多种膜分子，如补体 C3 受体、Fc 受体等，能产生和分泌多种细胞因子、酶类、活性氧、活性氮等，对胞外菌的灭菌过程可分为趋化、识别、吞噬、杀菌和消化等过程。除巨噬细胞、血管内皮细胞释放 IL-8、MCP-1 等趋化因子外，补体活化裂解产物 C5a、感染细胞的释放物和胞外菌菌体成分及分泌物等，对巨噬细胞都有招引趋化作用。经招引、抵达炎症区的巨噬细胞通过多种方式识别胞外菌，如受体识别胞外菌表面相应糖类或磷脂配体、黏附分子 CD14 识别结合胞外菌表面脂多糖成分、C3b 受体识别胞外菌、Fc 受体识别结合胞外菌等。当巨噬细胞与胞外菌接触后，伸出伪足将其包绕，形成吞噬体进入细胞质内。在巨噬细胞的胞质中，吞噬体与溶酶体融合，形成吞噬溶酶体，溶酶体内的杀菌物质和各种酶类（核酸酶、蛋白酶、脂肪酶、多糖酶等）均可杀伤、杀死、降解胞外菌。溶菌酶能水解细菌胞壁肽聚糖，溶解葡萄球菌等胞外菌。巨噬细胞能够消化吸收降解的死菌，未被消化的残渣则经胞吐作用排出细胞外。

激活的巨噬细胞不仅能吞噬、杀伤胞外菌，还能清除炎症区损伤的组织细胞和中性粒细胞残骸，有助于损伤组织的修复。因此，巨噬细胞具有吞噬杀菌和修复组织的二大重要功能。

补体在非特异性的天然免疫中具有重要作用。正常生理情况下，血清中大多数补体成分均以无活性的酶前体形式存在。在有致病性胞外菌的刺激下，补体成分依次被激活，产生多种水解片段，参与机体免疫调节和炎症反应。胞外菌刺激补体激活有 3 条途径：一是如无抗体存在时，革兰阳性菌的胞壁肽聚糖或革兰阴性菌的脂多糖（LPS）均可激活补体替代途径；能表达甘露醇受体的胞外菌还能同血清中的主要碱性蛋白（MBP）结合，激活补体经典途径。补体激活过程产生的 C3b，能调理胞外病菌增强吞噬效应；膜攻击复合物（MAC）可溶解奈瑟氏菌等胞外病菌；补体活化后产生的活性片段 C5a、C3a 等参与炎症反应中对免疫细胞的招引和活化。有补体 C3 缺陷的患者对化脓性感染高度易感。

水溶性脂多糖（LPS）能刺激巨噬细胞、血管内皮细胞等产生 TNF $-\alpha$、IL-1、IL-6 及趋化分子，诱发局部炎症。炎性细胞可以清除病菌，但这种防御机制的病理性不良反应常损害邻近的正常组织。细胞因子也会引起发热和刺激急性期蛋白的合成。细胞因子中的 IL-12，更能导向辅助 Th1 淋巴细胞分化和活化 CTL 及自然杀伤（NK）细胞，从而在天然免疫和获得性免疫应答之间架起重要联系。

（2）特异的获得性免疫：体液免疫是对抗胞外菌最主要的特异性免疫。胞外菌的胞壁组分、荚膜等多糖是 TI$-$Ag，能直接刺激相应 B 细胞产生强烈的 IgM 应答。胞外菌多数蛋白抗原是 TD$-$Ag，需要 APC 和 CD4 Th2 细胞的辅助。特异的 IgM 抗体在细菌感染早期产生，IgG 抗体则在感染晚期出现，期间还有 IgA 或 IgE 抗体。

特异性抗体的作用有：①分泌型抗体 IgA（SIgA）阻挡病原菌黏附定植。SigA 抗体存在于各种分泌液中，如呼吸道黏膜、胃肠道黏膜中的分泌液，可阻止相应的病原菌黏附定植，对局部黏膜感染有重要防御作用。乳汁中的 SigA 可通过哺乳将有关抗体传递给乳儿；②IgM 和 IgG 抗体可激活补体系统。终末的膜攻击复合物（MAC）有杀菌效应，奈瑟氏菌对之最易感。激活过程中的副产品能介导急性炎症反应；③IgG 抗体调理细菌促进吞噬。IgG 与中性粒细胞、单核细胞、巨噬细胞的结合是通过吞噬细胞上的 Fcγ 受体。IgM 和 IgG 抗体均能活化补体，形成

C3b 和 iC3b，并分别与吞噬细胞上的 CR1 和 Cr3 结合而进一步促进吞噬作用；④抗体中和细菌外毒素。外毒素被其抗体（抗毒素）结合后形成抗原抗体复合物，这种无毒免疫复合物最终为吞噬细胞吞噬清除。

流感杆菌的免疫特点是以体液免疫为主，抗荚膜多糖抗体有调理作用，在补体参与下产生溶菌作用；抗外膜蛋白抗原的抗体有促进补体介导的吞噬作用。

特异性 T 细胞免疫的作用。参与胞外菌特异性免疫应答的 T 淋巴细胞是 CD4 Th2 细胞。受胞外菌刺激后，活化的 CD4 Th2 细胞除与巨噬细胞、B 细胞协同产生特异性抗体外，还能产生多种细胞因子，引起局部炎症，促进巨噬细胞的杀伤和吞噬，招引和活化中性粒细胞等。

葡萄球菌的肠毒素、链球菌的致热外毒素等，能激活 CD4 T 淋巴细胞，释放足量的细胞因子，有利于清除病原菌。但若这些肠毒素、致热外毒素过多，产生的细胞因子过量，可导致细菌脂多糖（LPS）的败血症性休克，反而对机体不利。细菌内毒素和致热外毒素，对自身免疫病的发生有一定关系。因为它们激活的淋巴细胞中，可能含有正常时对自身抗原不起应答的自身反应克隆。目前尚无特异的防治内毒素致病的措施，其原因是内毒素抗原性弱，不能制成疫苗。

4. 胞外菌逃避免疫的机制

胞外菌通过形成特殊结构荚膜、表面抗原突变等逃避人体免疫系统的杀灭机制。许多胞外菌的胞壁外有荚膜，如肺炎链球菌荚膜含有的唾液酸可抑制补体替代途径的激活；荚膜还有抵抗吞噬作用，故有荚膜菌比同种无荚膜菌的毒力要大得多。

细菌菌毛对人体细胞有黏附作用，不发生黏附病菌就不可能侵袭人体细胞。能使细菌吸附到黏膜上皮细胞的霍乱弧菌、淋病奈瑟氏菌、痢疾志贺氏菌、产毒大肠埃希氏菌等致病菌都有菌毛。如淋病奈瑟氏菌之所以致病，就是通过菌毛黏附泌尿生殖道等黏膜表面的相应受体而感染的。由于淋病奈瑟氏菌的菌毛极易发生变异，且变异频率极高，可产生 100 万个不同的菌毛抗原蛋白分子，因而能够躲避原先菌毛抗原引发的特异性抗体的攻击。同时，在菌毛抗原不断变异的过程中，还能选择出对淋病奈瑟氏菌生存有利的黏附力（即毒力）越来越大的菌株。

流感嗜血杆菌可以通过遗传突变来逃避免疫机制，其突变糖基合成酶，使该菌的保护性抗原表面 LPS 和多糖发生变化，使原形成的特异性抗体不能发挥免疫效应。此外，脑膜炎球菌、流感杆菌等产生 IgA 蛋白酶，降解抗体 SigA；绿脓杆菌可分泌弹性蛋白酶，灭活补体 C3a 和 C5a 等。

（二）胞内菌的感染免疫

少数致病菌主要寄生于人体细胞内，称为胞内菌。胞内菌感染分兼性胞内菌（在细胞外适宜条件下也可生存）和专性胞内菌（只能在细胞内生存）两种感染。兼性胞内菌有结核分枝杆菌、麻风杆菌、伤寒埃氏杆菌、副伤寒沙门氏菌、嗜肺军团菌、产单核细胞李斯特菌等，主要寄居在人体的单核/吞噬细胞中。专性胞内菌有引起斑疹伤寒、恙虫病的立克次体，Q热的柯克斯体，沙眼、肺炎、鹦鹉热、性病淋巴肉芽肿的衣原体等，主要寄居在人体的内皮细胞、上皮细胞等，有时亦可在单核/吞噬细胞内发现。由于胞内菌与胞外菌不同，主要为细胞内寄生，毒性较低，常导致慢性感染。

1. 胞内菌的致病机制

胞内菌的致病特点：一是完全依赖人体细胞供应能量（因其缺乏ATP酶），必须侵入到人体细胞内才能使人致病，这就需要胞内菌有比较强的黏附能力，也是导致感染发生的关键一步。二是其生活周期分为细胞外期（即具有感染性的原始小体）和细胞内期（即增殖性的网状小体）两个时期。所以，胞内菌的主要致病机制，在于其能黏附细胞、胞吞寄生、分裂繁殖和释放毒素。

（1）侵入：外源性致病菌与胞外菌相同，主要通过呼吸道、消化道、性通道和破损的皮肤黏膜等门户侵入肌体，进入人体靶细胞。如引起虱传斑疹伤寒的普氏立克次体通过吸血节肢动物人虱进行媒介传播，虱吸血时，病原体随血入肠，侵入肠壁上皮细胞内增殖。鹦鹉热衣原体经呼吸道吸入后进入肝、脾等网状内皮系统，在局部单核–吞噬细胞中增殖后侵犯肺组织。

（2）迁移：鞭毛是细菌的运动器官。有的胞内菌长有鞭毛，也有的无鞭毛，如嗜肺军团菌两端和侧边有鞭毛；产单核细胞李斯特菌有鞭毛及动力；伤寒杆菌体周围有鞭毛，能运动。而麻风分枝杆菌、结核分枝杆菌无鞭毛，不能运动。

（3）黏附：胞内菌的菌毛具有黏附作用，是胞内菌能否感染致病的前提。因为胞内菌借助菌毛才可黏附在人体多种细胞的受体上，无菌毛的胞内菌易随纤毛摆动或肠蠕动或尿液的冲洗而被排出体外。

（4）胞吞：大多数胞内菌是通过细胞吞噬作用而进入细胞的。如结核分枝杆菌被吸入呼吸道后，遇到巨噬细胞后即被吞噬，因为此时的巨噬细胞未经活化，尚不能杀死胞吞的细菌，结果细菌不仅能存活，而且可随细胞的游动而转移到体内其他部位定居。

（5）繁殖：胞内菌也按二分裂方式繁殖，但生长速度要比胞外菌慢得多。如立克次体为专性活细胞内寄生，以二分裂方式繁殖，繁殖一代需要 6 ~ 10 小时。结核分枝杆菌为专性需氧菌，营养要求高，故生长缓慢，繁殖一代需要 18 ~ 24 小时。衣原体在吞噬体内以二分裂方式繁殖，繁殖一代需要 48 ~ 72 小时。

（6）产毒：胞内菌大都产生毒性物质，主要是内毒素，脂质 A 是内毒素的主要毒性组分。钩端螺旋体、李斯特菌、沙眼衣原体、恙虫病立克次体都含有水溶性脂多糖（LPS）。不同胞内菌 LPS 的脂质 A 结构相似，故感染时引起的毒性作用也类同，有发热、白细胞数增多，严重时有内毒素血症、内毒素休克、弥散性血管内凝血（DIC）等。

内毒素是引起感染性休克的直接原因。伤寒埃氏杆菌、立克次体以内毒素致病，致病物质是脂多糖（LPS）。立克次体的致病物质有内毒素和磷脂酶 A。恙虫病立克次体在感染细胞中以出芽方式释放病原体。结核分枝杆菌、麻风杆菌不分泌外毒素，亦无内毒素，也不具有侵袭力，但可致人类严重传染病，而且病程呈慢性经过，并伴有肉芽肿。

少量内毒素能产生多种生物学活性，如激活 NK 细胞、诱生干扰素 IFN、激活 B 细胞、促进 T 细胞成熟等。所以，对免疫功能较强的人来说，感染少量胞内菌后并不显示症状，往往是不知不觉的"不治而愈"。

（7）炎症：胞内菌大量繁殖和产生毒性物质，可引起炎症反应，分为局部炎症和全身炎症，这是因为胞内菌在感染部位造成的组织破坏所致。如鹦鹉热侵犯肺组织，引起小叶性和间质性肺炎，肺泡中有炎细胞及渗出液，伴少量出血，严重者可有肺组织坏死。

2. 重要的胞内菌种类

对人类致病的胞内菌分为兼性胞内菌（可在人体细胞外生存）和专性胞内菌（只能在人体细胞内生存）两大类，具有代表性的重要的致病胞内菌主要有：

（1）兼性胞内菌。结核分枝杆菌是结核病的病原菌，细长略弯，有时呈分枝状，长 1 ~ 4um，直径约为 0.4um，无芽胞、鞭毛和荚膜，也不含内毒素、不产生外毒素和侵袭性酶。其致病的毒力物质主要有：菌体成分，包括脂质、蛋白质和多糖，尤其是脂质中的索状因子，具有破坏线粒体膜，影响细胞呼吸，抑制白细胞游走及引起慢性肉芽肿等作用。当结核分枝杆菌经呼吸道侵入肺泡后，被巨噬细胞吞噬，由于菌体含有大量的脂质，能抵抗巨噬细胞的杀菌作用而大量繁殖，释出大量细菌而引起肺泡渗出性炎症。代谢产物的毒性，如结核菌素蛋白与蜡质 D 能刺激产生迟发型超敏反应，造成人体的免疫病理损伤。结核分枝杆菌不仅引起肺结核，还可经血液、淋巴液扩散侵入肺外组织器官，引起脑、肾、骨、关节等结核。免疫功能极度低下时，可造成全身播散性结核。

麻风分枝杆菌是麻风的致病菌，细长而弯曲，常呈束状排列，长2～7um，宽约0.4um，无芽胞、无荚膜、无鞭毛。主要通过呼吸道、破损的皮肤黏膜侵入人体上皮细胞、淋巴细胞、朗格汉斯细胞等，多为隐性感染，潜伏期2～5年，可沿末梢神经、淋巴、血流扩散至全身。临床分为2种麻风，一是结核样型麻风，主要侵犯皮肤与外周神经，很少侵犯内脏；二是瘤型麻风，传染性强且病情严重，不但侵犯皮肤黏膜，还会累及神经、眼睛和内脏。受感染的靶细胞的胞质呈泡沫状，在皮肤或黏膜下有红斑或麻风结节形成，这是由于人体产生的自身抗体与破损组织抗原形成的免疫复合物沉积而致。脸面部结节可融合呈狮面容，是麻风的典型病灶。

嗜肺军团菌是军团病的病原菌，呈短杆状，菌体形态易变，长2～20um，宽0.3～0.9um，无芽胞但有菌毛和微荚膜，有鞭毛和纤毛，能运动，可产生内毒素、外毒素、细胞毒素和侵袭性酶。有菌体（O）、鞭毛（H）两种抗原，分为42个种、64个血清型，其中至少有19个种与人类疾病有关。其致病的毒力物质主要有：内毒素脂多糖（LPS）；外膜蛋白可促进吞噬细胞对细菌的胞吞并破坏细胞的杀菌作用；细胞毒素能抑制吞噬细胞的活化。这些毒力物质可抑制吞噬体与溶酶体的融合，使细菌不仅不能被杀死，反而容易在吞噬细胞内生长繁殖并导致宿主细胞死亡。此外，菌毛的黏附作用、微荚膜的抗吞噬作用也参与发病过程。主要引起军团菌病，有3种感染型：流感样型、肺炎型和肺外感染型。流感样型为轻症感染，表现为发热、寒战、肌肉酸痛等；肺炎型亦称军团病，以肺炎症状为主，伴有多器官损害，不及时治疗可导致死亡（死亡率可达15%～20%）；肺外感染型为继发性感染，出现脑、肝、肾等多器官感染症状。

（2）专性胞内菌。立克次体分为5个属，即立克次体属（流行性斑疹伤寒、地方性斑疹伤寒）、柯克斯体属（Q热）、东方体属（恙虫病）、埃立克体属（人粒细胞埃立克体病）和巴通体属（战壕热、猫抓病）。立克次体小于细菌，大于病毒，形态以球杆状或杆状为主，多数为人畜共患传染病的病原体，节肢动物是传播媒介，也可成为寄生宿主、储存宿主。

普氏立克次体是流行性斑疹伤寒（虱传斑疹伤寒）的病原体，呈多形态，以短杆形为主，长0.6～2.0um，宽0.3～0.8um，在胞质内呈单个或短链状存在。结构与革兰阴性菌相似，有细胞壁和细胞膜。细胞壁由肽聚糖、蛋白脂质多糖和外膜组成，壁外含有多糖的微荚膜样黏液层，有黏附宿主细胞和抗吞噬作用；细胞膜由双层脂质构成，含有大量磷脂，双链DNA构成的核质区位于胞质中央。病原体通过人虱叮咬传播，其致病的毒力物质主要有：内毒素和磷脂酶A。内毒素的化学成分为脂多糖（LPS），可刺激单核巨噬细胞产生IL-1和TNF-α。IL-1具有致热性，引起发热；TNF-α可引起血管内皮细胞损伤、微循环障碍、中毒性休克和弥散性血管内凝血（DIC）等。磷脂酶A能溶解宿主细胞膜或吞噬体膜，有利于立克次体穿入宿主细胞内生长繁殖。主要引起人体血管内皮细胞增生，血管壁坏死，血栓形成，造成皮肤、心、肺和脑等血管周围的广泛性病变。

汉塞巴通体是猫抓病的病原体，呈多形态，以杆状为主，大小约1um×0.5um，有菌毛，但经传代后可丧失。猫和狗，尤其幼猫是主要传染源，通过咬、抓或接触传播给人类，以儿童和青少年居多。其致病的毒力物质主要有：可引起局部皮肤脓疱、淋巴结肿大、发热、头痛、厌食、脾肿大等症状，严重的可引起神经系统感染（脑膜炎、脑炎），甚至昏迷（多见于儿童）。常合并结膜炎伴耳前淋巴结肿大。免疫功能低下的还可引起杆菌性血管瘤病，主要表现为皮肤红色或紫色斑疹，内脏小血管壁增生等。

衣原体分为1属4种，即衣原体属分为沙眼衣原体（沙眼、幼儿肺炎、性病淋巴肉芽肿）、肺炎衣原体（肺炎）、鹦鹉热衣原体（肺炎）和鼠衣原体。衣原体的形态呈球形或椭圆形，原体小，介于细菌和病毒之间；始体较大，与细菌相似。衣原体具有独特的发育周期，在胞外的原体被吞噬后形成始体，始体以二分裂方式繁殖，在宿主细胞内形成包涵体，逐渐成熟为原体，从感染的细胞中释放出来，再感染其他细胞。

沙眼衣原体分为沙眼生物亚种和性病淋巴肉芽肿亚种等，可引起多种疾病。沙眼衣原体呈球形或椭圆形，直径为0.2~0.4um，具有肽聚糖、外膜和脂多糖组成的细胞壁。分18个血清型，其中沙眼生物亚种有14个血清型，性病淋巴肉芽肿亚种有4个血清型。其致病的毒力物质主要有：内毒素样物质，能抑制人体细胞代谢；主要外膜蛋白，能阻止溶酶体与吞噬体结合，使衣原体在吞噬体内生长繁殖。沙眼生物亚种主要侵袭人体鳞状上皮细胞，可引起沙眼，严重者甚至致盲；引起婴幼儿沙眼衣原体肺炎；引起非淋病奈瑟球菌性泌尿生殖道感染，如男性尿道炎、前列腺炎、附睾炎、女性尿道炎、宫颈炎、输卵管炎、盆腔炎等。性病淋巴肉芽肿亚种主要侵袭人体淋巴组织和单核吞噬细胞，如侵犯男性腹股沟淋巴结，可引起化脓性淋巴结炎和慢性淋巴肉芽肿，常伴有瘘管；侵犯女性会阴、肛门、直肠，可形成肠-皮肤瘘管，会阴-肛门-直肠狭窄和梗阻，伴有耳前、颌下和颈部淋巴结肿大。

鹦鹉热衣原体为人畜共患病鹦鹉热（鸟疫）的病原体，呈圆形或椭圆形，直径约300nm，在细胞空泡中增殖，形成疏松包涵体。致病性主要是由内毒素类物质引起，鹦鹉热衣原体能产生一种红细胞凝集素，与红细胞结合后便不能分离。可引起畜禽类动物的多种疾病，但人类吸入鸟类（如鹦鹉、鸽子、相思鸟等）产生的感染性分泌物和粪便时，也能导致肺炎（即鹦鹉热或鸟疫）和毒血症。

3. 抗胞内菌免疫

抗胞内菌免疫的目的是杀灭细胞内的细菌，但胞内菌感染因其胞内寄生的特点，而使天然免疫、抗体免疫应答和体液抗菌物质等难以对胞内菌作用，免疫防御作用十分有限。因此，特异性细胞免疫是防御胞内菌的主要免疫机制。但在致病的早期过程中，胞内菌也有存在于血液和细胞外的阶段，抗体也有辅助抗菌作用。

（1）非特异性的天然免疫：由于胞内菌在人体细胞内寄生的特点，使补体等体液性抗菌物质对其难以起作用。未活化的单核-巨噬细胞对胞内菌能吞噬，但一般不能杀死、消化胞内菌，因而可造成这些胞内病菌的扩散。活化的单核-巨噬细胞能产生活性氧中间物（ROI）、活性氮中间物（RNI）及一氧化氮（NO），可以有效地杀伤多种胞内菌。胞内菌也能直接活化自然杀伤（NK）细胞，或通过刺激巨噬细胞产生细胞因子IL-12激活自然杀伤（NK）细胞。因此，在人体产生特异性免疫之前，自然杀伤（NK）细胞担负着早期的免疫防卸功能。而活化的NK细胞能产生干扰素IFN-γ，又可激活巨噬细胞使之杀灭吞入的胞内菌。

（2）特异的获得性免疫：因特异性抗体不能进入胞内菌寄居的细胞内与之作用，故胞内菌的特异性免疫主要是T淋巴细胞免疫。特异性细胞免疫应答有两种反应：一是CD4$^+$Th1淋巴细胞衍生的细胞因子，特别是干扰素IFN-γ活化巨噬细胞后杀伤被吞噬的胞内菌；二是CD8 CTL通过穿孔素、颗粒酶的介导发挥细胞毒性作用，破坏被胞内菌感染的靶细胞，释放出病菌，再经抗体等调理后由吞噬细胞清除。并且颗粒酶对胞内菌有直接杀灭作用。由CD4$^+$Th1细胞产生的细胞因子在对抗胞内菌感染中起重要作用。T细胞能杀伤结核分枝杆菌。

局部黏膜免疫：大多数胞内菌经黏膜组织侵入人体细胞内，故黏膜表面的抗体SIgA对胞内菌入侵有防御保护作用，可干扰细菌对黏膜上皮的黏附，使之不能侵入到细胞内。

特异性中和抗体可与衣原体结合，阻断衣原体与人体细胞膜上的受体结合，使其不能进入人体细胞内进行增殖。

在对胞内菌免疫应答中，CD4$^+$Th1细胞活化后产生的细胞因子（IL-2、IFN-α、TNF-α等）产生亦可导致人体组织损伤，其表现为迟发型超敏反应（DTH），结果形成肉芽肿。结核杆菌、麻风杆菌等感染中常有肉芽肿形成。肉芽肿能使炎症反应局限化，并阻挡病菌的扩散，但因有组织坏死和纤维化，使功能严重损害。

4. 胞内菌逃避免疫的机制

胞内菌逃避免疫的方式主要有：

（1）躲避或破坏活性氧（氮）物质的杀伤。吞噬细胞杀伤吞入病菌的毒性效应分子有活性氧物质ROI：O_2、H_2O_2和活性氮物质RNI：NO，以及溶菌酶等。一般胞内菌进入吞噬细胞时触发细胞的呼吸爆发导致ROI产生而将胞内菌杀死，但嗜肺军团菌进入人体细胞的途径与普通胞内菌不同，能避免受吞噬过程产生的强氧化物质的杀伤。

（2）阻止吞噬体和溶酶体的融合。溶酶体中含有多种杀菌和降解物质。嗜肺军团菌、结核杆菌、伤寒杆菌、鼠伤寒杆菌、衣原体能阻碍吞噬体与溶酶体的融合，使在吞噬体中的胞内菌避免与溶酶体接触而免受伤害。

（3）躲避至吞噬细胞的细胞质。巨噬细胞的细胞质不含杀菌物质，因而是胞内菌的安全场所。产单核细胞李氏菌产生李斯特菌溶素，破坏吞噬体膜后逸入细胞质中。立克次体产生的磷脂酶降解吞噬体膜后也可进入细胞质。

此外，胞内菌可直接在细胞与细胞间扩散（单核细胞增多性李斯特菌）；入侵非职业吞噬细胞（麻风杆菌入侵神经鞘细胞、单核细胞增多性李斯特菌入侵肝细胞）；抗溶酶体酶作用（柯克斯体）等。

二、病毒的感染免疫

病毒是在人体细胞内寄居的病原体，是被蛋白质保护外壳包裹着的感染性核酸。有的病毒核酸是脱氧核糖核酸（DNA），有的则是核糖核酸（RNA），但不能两者兼有，而细胞可以两者都有。病毒中的核酸有单链的，也有双链的。最简单的病毒是噬菌体，只有4个基因；最复杂的病毒是牛痘病毒，有240个基因。病毒的蛋白质衣壳不仅能保护病毒核酸不受酶等破坏，还具有能将病毒核酸注入易感染的人体宿主细胞的功能。病毒是通过感染的方式进入人体的，即病毒核酸注入人体细胞之后便被感染，因为病毒不能在细胞外繁殖，所以病毒利用人体细胞的生物合成机制在细胞内进行基因表达和自我复制，繁殖和释放更多的病毒。如同我们摄影照相，先对某个景观拍一张"底片"，再洗印复制出许多张相同的"照片"。因此，病毒的复制方式完全不同于细菌的二分裂繁殖方式，而专属于病毒繁殖所特有的。

病毒主要通过三大门户侵入机体：呼吸道、消化道和性通道。有些病毒能够垂直传播，通过胎盘或经产道或哺乳，直接由亲代传给子代，但人类病毒未见有经生殖细胞传播的报道。可垂直传播的病毒很多，如乙型肝炎病毒、人类免疫缺陷病毒、单纯疱疹病毒、巨细胞病毒、EB 病毒、风疹病毒、麻疹病毒、水痘病毒、腮腺炎病毒、脊髓灰质炎病毒、柯萨奇病毒等，可致宫内感染及胎儿先天畸形、流产、早产、死胎。

（一）病毒的致病机制

病毒体是结构完整、成熟而有感染性的病毒颗粒，其主要组成是核衣壳，结构包括核酸、衣壳、核衣壳、包膜。病毒核酸是构成病毒体的核心，化学成分为 DNA 或 RNA，具有感染性，是遗传、变异的物质基础。病毒衣壳的作用是保护核酸，吸附易感细胞受体，构成病毒特异性抗原。病毒包膜有保护病毒核酸的作用，化学成分为脂类、蛋白质和多糖，膜上刺突与吸附有关，具有病毒种、型抗原特异性。病毒的形态各异，有的呈球形，有的呈砖形，有的呈弹状和丝状，也有的呈蝌蚪形，对人类致病的病毒以球状最多见。病毒对人体致病有一个感染周期即病毒自我复制周期，通常经历吸附、穿入、脱壳、生物合成、组装、释放等过程。一般地说，**一个被病毒感染的细胞可以复制、释放出 100～1000 个病毒颗粒。病毒复制增殖的时间因病毒的种类不同而有差异，有的需要几个小时，有的需要几十个小时，有的则需要数天或更长的时间。**

1. 病毒吸附细胞

吸附是病毒感染的关键环节，因为没有吸附就不会造成感染。而病毒感染人体宿主细胞的范围主要取决于细胞表面的受体。侵入人体的病毒通过随机碰撞的分子运动和静电引力与细胞碰撞、接触，并吸附在细胞表面。病毒衣壳或包膜具有特异性的吸附蛋白，能与易感细胞表面受体结合，介导病毒侵入细胞。大多数病毒通过与人体细胞表面的正常分子（如脂蛋白或脂多糖等）作为受体而结合，可感染众多的靶细胞。如流感病毒的受体是黏膜细胞的糖蛋白。病毒对细胞的吸附不受温度的影响。

2. 病毒穿入细胞

当病毒吸附于人体细胞表面受体后，主要有 2 种方式穿入细胞：吞饮和融合。无包膜病毒多以吞饮方式进入人体细胞，经细胞膜凹陷形成吞噬泡，病毒粒子整个儿地被细胞吞入，而不留衣壳在外。有包膜病毒穿入细胞的方式是膜融合，在病毒融合蛋白的作用下开出孔口，病毒包膜与细胞膜融合，使病毒的核衣壳进入细胞质内。大多数病毒是通过吞噬作用进入细胞的，并在细胞内脱去蛋白质衣壳。

3. 病毒脱壳

病毒体必须脱去蛋白质衣壳后，感染性核酸才能出来，不同的病毒有不同的脱壳方式。无包膜病毒在细胞溶酶体的作用下，使衣壳蛋白质发生酶解，释放出感染性核酸。有包膜病毒脱壳包括脱包膜和脱衣壳两个步骤，但极大多数有包膜病毒在膜融合时已脱掉包膜，在细胞溶酶体的作用下脱去核衣壳，释放出感染性核酸。但有 2 层衣壳的痘病毒很特殊，还需由病毒基因编码产生脱壳酶，才能脱去内层衣壳释放出核酸。

4. 病毒的生物合成

病毒利用人体细胞提供的低分子物质大量合成病毒核酸和结构蛋白。病毒可以在细胞质，也可以在细胞核内复制，然后迁移到细胞质中装配蛋白质衣壳。病毒复制中所产生的早期蛋白是一种功能性蛋白质，是病毒复制所需的调控蛋白，能抑制宿主细胞的核酸与蛋白质合成；晚期蛋白是一种结构性蛋白质，包括病毒的核蛋白、衣壳蛋白、血凝素和神经氨酸酶。

5. 病毒在细胞内组装

不同种类的病毒有不同的装配方式，一般要经过核酸浓聚、壳粒集聚、装灌核酸等步骤。通常 DNA 病毒在细胞核内组装，RNA 病毒则在细胞质内组装。有包膜的病毒复制的核酸先装配上蛋白质衣壳，然后再利用宿主的细胞膜，以出芽方式转化为包膜。

6. 病毒从细胞释放

成熟的病毒颗粒，在溶酶体的作用下，随着人体细胞的细胞壁因其糖分子发生水解而松散裂解，将子代病毒颗粒释放出来，从而形成新的病毒个体。无包膜的病毒大多通过细胞崩解而释放出病毒颗粒，人体细胞膜遭破坏，细胞迅即死亡。有包膜的病毒大多通过细胞内的内质网、空泡，或包上细胞膜以出芽方式释放病毒颗粒，因病毒是逐个释出的，对细胞膜破坏轻，人体细胞凋亡较慢。

从上述病毒自我复制的周期可以看出，**细胞凋亡是病毒感染后启动发病机制的关键步骤**。病毒在人体靶细胞内复制，会导致细胞功能紊乱、病变和溶解；病毒基因与人体 DNA 整合使细胞转化；细胞膜发生改变或融合；受感染细胞诱发引起变态反应。病毒感染人体靶细胞后，有 2 种不同的结局，杀死靶细胞或杀伤靶细胞。杀死靶细胞的病毒复制可干扰人体受感染细胞的蛋白合成和功能，导致细胞严重损伤，最终崩解死亡；杀伤靶细胞病毒在人体细胞内不会大量复制增殖，虽然在细胞内寄居会造成一定的损害，但不会杀死靶细胞。病毒在人体细胞内复制增殖后的扩散方式包括细胞融合、神经轴索扩散、血流播散、淋巴播散、整合后传代等，并且不断地周而复始的循环以形成复制扩散感染，侵犯更多的人体细胞，使人致病甚至死亡。

（二）对人类致病的病毒种类

对人类致病的病毒有很多种类，主要有呼吸道病毒、肠道病毒、肝炎病毒、疱疹病毒、虫媒病毒、出血热病毒、逆转录病毒等。将不同类型的病毒集中展示，有助于读者初步认识、对比、鉴别、区分各式各样的病毒是如何感染人体细胞的，对人类会产生何种程度的危害。

1. 呼吸道病毒

主要以呼吸道为侵入门户，侵犯呼吸道黏膜上皮细胞，引起以呼吸道局部病变或伴有全身症状的病毒。如鼻病毒、腺病毒、流感病毒、副流感病毒、冠状病毒、呼吸道合胞病毒、风疹病毒、麻疹病毒、腮腺炎病毒等。

鼻病毒是普通感冒的主要病原体，其次为腺病毒等，**成人普通感冒有 1/3 由鼻病毒引起**。鼻病毒、腺病毒主要经呼吸道传播，而腺病毒还可经胃肠道传播。鼻病毒是无脂类包膜的球形颗粒，基因组为单正链核糖核酸（RNA），无血凝活性；鼻病毒对酸敏感，在 pH3.0 条件下迅速失活。腺病毒则是无脂类包膜的双链脱氧核糖核酸（DNA）病毒，有血凝活性。

流感病毒是流行性感冒的病原体，人类流感病毒分为 3 型，其病毒特性是核酸为分节段的单负链核糖核酸（RNA）；脂类包膜上有血凝素（H）和神经氨酸酶（N），抗原性易变；血凝素的相应抗体是中和抗体；神经氨酸酶的活性能破坏血凝作用。流感病毒的血凝素是由 3 条糖蛋白肽链连接而成的三聚体，能凝集人、鸡等多种红细胞，是流感病毒引起感染的关键所在。流感病毒发生抗原性漂移时（基因组小幅变异），会引起流感的中小型流行；而当流感病毒发生抗原性转换时（基因组重新排列），会引起流感的大流行。

冠状病毒因有棒状突起、形似花冠或日冕而得名，为单链 RNA 病毒，这些突起有利于病毒附着到人体细胞和刺激免疫系统产生病毒抗体。主要引起上呼吸道感染，约占"上感"的 35%，大多为轻症感冒，重症感

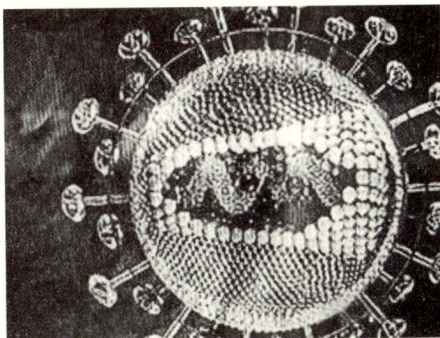

SARS 冠状病毒结构图

冒占 8%～9%。除引起感冒外，冠状病毒还可引起急性呼吸窘迫症，少数可致支气管炎、肺炎、腹泻、脱水、胸腔积液等。2002～2003 年主要在中国部分地区流行的传染性非典型肺炎就是由一种冠状病毒亚型变种引起的，病原可能为动物源性（很可能来源于野生动物）的新型冠状病毒，根据其发病特点及表现，称为严重急性呼吸综合征（SARS）。

呼吸道合胞病毒因其能引起细胞融合，故名合胞病毒，是急性婴幼儿喘息性细支气管炎或肺炎的病原体，为有包膜的 RNA 病毒，但无血凝素和神经氨酸酶，可在细胞内增殖形成合胞病变。合胞病毒常在冬季和早春流行，是医院内交叉感染的主要病原体之一，可引起上呼吸道感染、急性支气管炎、毛细支气管炎和肺炎等。病毒对温度和 pH 变化敏感，抵抗力比其他病毒弱，37℃24 小时即丧失 90% 的活性。

2. 肠道病毒

主要以粪－口途径传播，以消化道为侵入门户，引起以消化道局部病变或伴有全身症状的病毒。如脊髓灰质炎病毒可引起的疾病有小儿麻痹症；柯萨奇病毒可引起的疾病有无菌性脑膜炎、急性出血性结膜炎、心肌炎、手足口病；轮状病毒可引起的疾病有腹泻；还有埃可病毒、新型肠道病毒、甲型肝炎病毒等。

肠道病毒的种类很多，形态均为球形颗粒，核酸类型为单正链核糖核酸（RNA），病毒衣壳呈 20 面体立体对称，壳粒数目有 60 个，无包膜，不同肠道病毒可引起相同症状，同一种病毒可引起不同临床表现。肠道病毒的受体是脂蛋白。肠道病毒耐酸，在 pH3～5 时稳定。

脊髓灰质炎病毒是小儿麻痹症的病原体。病毒感染人体，90% 以上呈隐性感染，不出现临床症状或出现轻微上呼吸道感染、腹部不适和腹泻等症状，在人群中的感染率相当高。感染能形成二次病毒血症。

柯萨奇病毒是多种疾病的病原体，属小 RNA 病毒科，分 A、B 两组，A 组包括 1～22、24 型，大多数不易在细胞中增殖；B 组包括 1～6 型，可在多种细胞中增殖。临床表现呈多样化，感染可形成病毒血症。

轮状病毒是腹泻的重要病原体，只有具双层衣壳结构的完整病毒颗粒才有感染性，A～C 组能引起人类腹泻。婴幼儿急性胃肠炎的主要病原体是人类 A 组轮状病毒，其致泻机制是病毒直接损伤小肠黏膜细胞，导致电解质平衡失调，大量水分进入肠腔，是婴幼儿死亡的主要原因之一。人体特异性免疫主要依靠肠道局部 SigA 抗体，因母乳的初乳中含有较多的分泌型 SigA 抗体，所以用母乳喂养的婴儿不易患胃肠炎。

3. 肝炎病毒

是病毒性肝炎的病原体，分类学上属于不同的病毒科，1965 年发现乙型肝炎病毒表面抗原（HBeAg）后，相继发现了甲、乙、丙、丁、戊等五型肝炎病毒。其中甲、戊两型为胃肠道传播，乙、丁两型病毒感染者血清可检出 HBeAg。肝炎病毒的传播途径包括粪-口途径、血液传播、接触传播、垂直传播，可致脉管炎、关节炎、肾小球肾炎、流产。

甲型肝炎病毒（HAV）只有1个血清型，属于肠道病毒72型，为单链正股RNA病毒，直径27nm，无包膜，但比其他肠道病毒更耐热，在60℃1小时不被灭活。HAV 经粪-口途径传播，进入肠道到达肝细胞后大量复制，可引起短暂的病毒血症，病后免疫力持久。

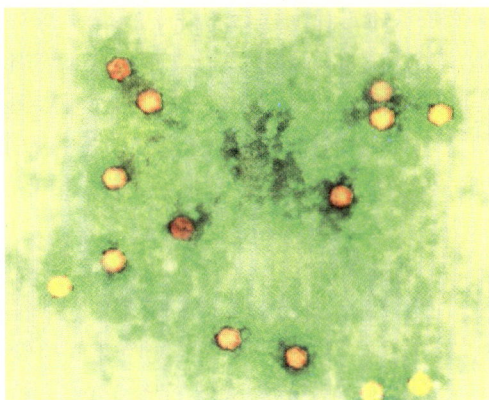

脊髓灰质炎病毒

乙型肝炎病毒（HBV）属于嗜肝 DNA 病毒，呈颗粒状，直径42nm，核酸类型为不完全双链环状 DNA，复制时有逆转录过程，主要传播途径为血液、血制品传播，感染后多数是无症状携带者，转为慢性迁延肝炎的较多见，有些可发展成为肝硬化或肝癌。乙型肝炎病毒有致胎儿畸形危险。

·丙型肝炎病毒（HCV）属单链正股 RNA 病毒，呈颗粒状，大小约30~60nm，是输血后肝炎的主要病原体之一，多为隐性感染，一旦发病，极易发展成慢性过程，与肝硬化和肝癌关系密切。病后机体不能形成持久免疫力。

丁型肝炎病毒（HDV）属于一种缺陷病毒，呈球形，直径35~37nm，核酸类型为单负链环状 RNA，有包膜，其基因组为已知动物病毒中最小，传播途径与 HBV 相同。HDV 的增殖必须有 HBV 病毒存在，其感染常可导致乙型肝炎病人症状加重与恶化。

戊型肝炎病毒（HEV）为单链正股 RNA 病毒，呈球形，直径27~38nm，无包膜，经粪-口途径传播，进入肠道到达肝细胞后大量复制，临床症状与甲型肝炎相似，但黄疸发生率高。戊型肝炎在中国多见于新疆，不形成慢性感染。1986~1988年新疆暴发戊型肝炎，累计119280人发病，死亡人数高达707人，其中414名孕妇死亡，病死率远高于甲肝。研究证实，人类戊型肝炎病毒感染主要来源于猪，猪是人类戊型肝炎病毒感染的病毒库。因此，戊型肝炎是一种人畜共患传染病。

4. 人疱疹病毒

均呈球形，病毒核酸类型为双股脱氧核糖核酸（DNA），外有二十面体对称核衣壳，包有脂膜和糖蛋白，某些病毒基因组可整合于宿主细胞的 DNA 中，产生明显细胞病变。按其生物学特性分为 3 个亚科，即 α 疱疹病毒、β 疱疹病毒、γ 疱疹病毒。α 疱疹病毒能迅速增殖引起细胞病变，适应宿主广，可在神经组织细胞中建立潜伏感染；β 疱疹病毒生长缓慢，可使感染细胞形成巨细胞，宿主范围较窄，能在肾细胞、单核吞噬细胞中引起隐性感染；γ 疱疹病毒宿主范围最窄，主要侵犯 B 细。疱疹病毒主要有单纯疱疹病毒（HSV）、EB 病毒、巨细胞病毒（CMV）、水痘 – 带状疱疹病毒（VZV）、

单纯疱疹病毒（HSV）属于 α 疱疹病毒亚科，有 2 个血清型，即 1 型（HSV – 1）和 2 型（HSV – 2）。单纯疱疹病毒几乎可以侵犯人体的所有脏器。HSV – 1 主要通过性交或口交感染，常潜伏的部位是三叉神经节、颈上神经节和迷走神经节内，可引起唇疱疹经常复发，也与唇癌、喉癌及头颈部的鳞状上皮细胞癌发生有关，可导致胎儿先天性畸形、疱疹性脑炎等。HSV – 2 主要通过性交感染，可引起生殖器疱疹，与子宫颈癌发生有关。病毒进入易感染的黏膜上皮（如口咽部黏膜、阴道黏膜、子宫颈黏膜）或有擦伤、裂隙、糜烂的角化上皮而发生感染，出现局灶性损害。病毒在核内增殖，产生嗜酸性包涵体。单纯疱疹病毒首次感染时，病毒沿着周围感觉神经上升，进入感觉或自主神经节内，导致潜伏感染。在潜伏感染的间歇期，病毒对其寄居的细胞无毒性和致病性。此时人体内虽有特异性抗体，但仍可感染并发病。复发感染是由于在神经细胞内处于潜伏感染的单纯疱疹病毒受某些因素激活（如发热、寒冷、情绪激动等），沿着周围神经下行至皮肤黏膜而发病。

水痘 – 带状疱疹病毒（VZV）也属于 α 疱疹病毒亚科，只有 1 个血清型，主要侵犯人体皮肤，在成纤维细胞中增殖，3 ~ 9 岁小儿易发，可引起水痘。小儿患水痘康复后，体内病毒不能全部被清除，病毒可长期潜伏于脊髓后根神经节或脑神经的感觉神经节中，当机体免疫功能低下时，病毒仍可被激活，引起带状疱疹。成人患水痘时，有 20% ~ 30% 的患者并发肺炎。

巨细胞病毒（CMV）属于 β 疱疹病毒亚科，病毒直径为 180 ~ 250nm，比其他病毒大，故因感染的细胞肿大并具有巨大的核内包涵体而得名。病毒潜伏部位常在唾液腺、乳腺、白细胞或其他腺体中，可通过输血、围产期、性接触等途径传播，多呈隐性感染，少数有临床症状，可引起巨细胞包涵体病，常引起胎儿先天性畸形、智力低下、耳聋等症。哺乳期妇女乳汁中含有 CMV 病毒的，也应避免用母乳喂养。

EB 病毒（EBV）属于 γ 疱疹病毒亚科，主要侵犯的细胞是 B 细胞、咽部上皮细胞，病毒可长期潜伏在人体细胞内，当机体免疫功能低下时，病毒可被激活而发生显性感染，引起传染性单核细胞增多症，也与多克隆 B 细胞淋巴瘤、鼻咽癌的发病有关。

此外，还有人疱疹病毒 6 型，能感染 T 细胞、B 细胞、单核吞噬细胞、神经胶质细胞等，可引起病毒性脑炎、间质性肺炎等症；20 世纪 90 年代，又相继发现人疱疹病毒 7 型、人疱疹病毒 8 型等新型疱疹病毒。

5. 虫媒病毒

为节肢动物媒介病毒，均通过节肢动物传播，如蚊子传播乙脑病毒、登革热病毒；蜱传播森林脑炎病毒等。病毒呈球状，核酸类型为正链 RNA，大多数有包膜，所致疾病为自然疫源性传染病。虫媒病毒感染人类的临床表现有脑炎或脑脊髓炎、无特殊部位的全身性感染，以及肝炎、出血热、关节炎的全身性感染。

乙脑病毒又称日本脑炎病毒，是直径为 40～70nm 的球形颗粒，核酸类型为单正链 RNA，外有脂蛋白的包膜，C 蛋白位于衣壳中，结构蛋白有 M、C 和 E 三种，E 蛋白组成血凝素，能凝集红细胞。幼猪是主要的传染源和扩散宿主，主要传播媒介是三带喙库蚊，通过蚊子叮咬感染人类，病毒先在单核 - 吞噬细胞内繁殖，随后进入血流，引起病毒血症。主要临床表现为隐性或轻症感染，易感者主要为儿童，可产生中枢神经系统症状。感染后人体可获持久免疫力，目前可用疫苗特异预防。

登革热病毒有三种形态，球形、棒状和哑铃状，直径 40～50nm，核酸类型为单股 RNA，分 4 个血清型，人和猴为储存宿主，主要通过伊蚊传播，病毒可侵犯血管内皮细胞和单核细胞，可感染儿童和成年人，形成病毒血症。感染后人体产生的抗体对再次感染的病毒可形成免疫复合物，导致血管通透性增加，加重病情，目前尚未研制出有效疫苗。

森林脑炎病毒又称蜱传播脑炎病毒、苏联春夏脑炎病毒，形态结构与乙脑病毒相似，以蜱为传播媒介和储存宿主，传播途径除经蜱叮咬外，还可通过胃肠道传播。病毒侵入人体，可在单核吞噬细胞及淋巴结、肝、脾等组织内增殖，通过血流侵犯中枢神经系统，可引起脑膜脑炎、脑脊髓炎等，感染后人体可获持久免疫力。但近年来发现感染病毒的山羊可通过乳汁排出病毒，人类摄入带病毒的乳品也可引起感染。

6. 出血热病毒

分属于不同的病毒科，核酸类型为多片段单负股 RNA，主要以鼠和蜱为传播媒介，因而流行状况与鼠的分布和活动有关。目前中国已查出 20 多种啮齿动物可自然携带出血热病毒，人类亦可通过呼吸道、消化道或直接接触等多种方式被感染。主要有肾综合征出血热病毒

（HFRSV）、新疆出血热病毒、埃博拉出血热病毒等。

肾综合征出血热病毒（HFRSV）又称汉坦病毒，有6个血清型，单负链RNA基因组分为3个片段，其中RNA多聚酶位于基因组长片段，糖蛋白位于中片段，核蛋白位于短片段。病毒有3种结构蛋白，M蛋白与病毒的致病性和免疫性有关。传播媒介是鼠，人体可经呼吸道、消化道或直接接触等多种方式传播，有明显的地区性和季节性，中国中南地区肾综合征出血热的流行高峰在11～12月。最主要的病理损害部位是全身小血管和毛细血管，可引起血浆和红细胞外溢，导致出血、水肿、急性呼吸窘迫综合征和低血压休克等，病后可获持久免疫力。

新疆出血热病毒为有包膜的RNA病毒，形态结构与汉坦病毒相似，具有凝集红细胞的特性，首先分离于新疆病人及尸体的肝、脾、肾，传播媒介是蜱。新疆出血热的流行高峰在4～5月。病毒可在血管内皮细胞增殖，通过病毒血症向全身播散。毛细血管的损伤可引起血浆和红细胞渗出，出现皮肤黏膜出血、血尿、便血和低血压休克等，病后可获持久免疫力。

埃博拉出血热病毒（EBHFV）为有包膜的单负链RNA病毒，形态呈丝状，直径为80nm，长约800～1400nm，有4个亚型，其中以埃博拉扎伊尔亚型毒力最强，人感染后死亡率最高。病毒主要侵犯人体的单核吞噬细胞，增殖后通过血流扩散，感染肝、脾、肺和淋巴结等组织细胞，引起鼻出血、呕血、咯血和血肿，严重的可导致肝、肾功能衰竭，直至死亡。

7. 逆转录病毒

呈球形，病毒核酸类型为双链正股核糖核酸（RNA），外有二十面体对称核衣壳，有包膜。1970年，H. Temin和D. Baltimore各自独立地发现了RNA病毒中存在逆转录酶，可利用RNA作模板合成单链DNA，从此确立了遗传信息也可由RNA传递至DNA。逆转录病毒是一组含有逆转录酶（依赖RNA的DNA多聚酶）的病毒，其复制与其他病毒不一样，是一个特殊而复杂的过程。该类病毒复制时是以其核心RNA作模板，在依赖RNA的DNA多聚酶作用下，借助人体细胞的转移核糖核酸（tRNA）作引物，经逆向转录产生互补的负股DNA，从而组成RNA：DNA杂交中间体进行复制。因此依赖RNA的DNA多聚酶是逆转录病毒复制过程中最为重要的酶。人类逆转录病毒包括人类免疫缺陷病毒（HIV－1、HIV－2）、人类嗜T细胞病毒（HTLV－Ⅰ、HTLV－Ⅱ）。

人类免疫缺陷病毒（HIV）有Ⅰ型（HIV－Ⅰ）和Ⅱ型（HIV－Ⅱ），为球状有包膜病毒，直径为80～120nm，核酸是双股正链RNA。病毒以出芽方式从细胞获得包膜，嵌有病毒编码的黏附性糖蛋白gp120

和 gp41，前者构成包膜表面的刺突，后者为跨膜蛋白。HIV 的多聚酶 pol 基因编码产物有逆转录酶、蛋白水解酶、整合酶。HIV 入侵机体后，选择性侵犯表达 CD4 分子的细胞，主要是辅助性 T 细胞（Th），从而引起以 Th 细胞缺损和功能障碍为中心的严重免疫缺陷。HIV 中特异性最高的蛋白是衣壳蛋白，最易发生变异的部位是刺突糖蛋白。HIV 与宿主细胞表面 CD4 分子结合的物质是 gp120；HIV 具有介导病毒包膜与宿主细胞膜融合作用的蛋白是 gp41。HIV 复制过程中，具有启动和增强转录作用的物质是 LTR。长期储存 HIV 的细胞是单核吞噬细胞。HIV 疫苗研究目前遇到的最大问题是病毒包膜糖蛋白的高度易变性。

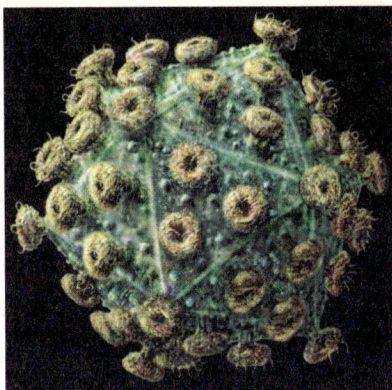

HIV 病毒模式图

　　HIV 损伤 CD4$^+$T 淋巴细胞的机制是病毒侵犯细胞，导致胞膜通透性增加而损伤细胞；病毒增殖时产生大量未整合的病毒 DNA，干扰正常细胞的正常生物合成；感染病毒的 CD 细胞与未感染病毒的 CD 细胞融合，形成多核巨细胞；通过抗体依赖细胞介导的细胞毒作用而破坏细胞；通过抗 gp120 的抗体与 T 细胞膜上 MHC－Ⅱ分子结合起交叉反应，

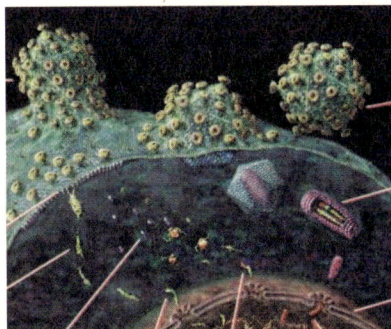

HIV 病毒侵入细胞、脱壳、复制、组装、出芽的过程

导致免疫病理损害，引起致死性条件致病菌感染或引发肿瘤等。由于 HIV 介导的细胞凋亡，导致 CD4$^+$T 淋巴细胞大量丧失，机体的有效免疫反应无法形成。同时，还使具有杀伤性 T 细胞（CTL）作用的 CD8$^+$T 淋巴细胞的分化也受到相应的影响。

　　HIV 胞膜上的糖蛋白 gp120 在感染 CD4$^+$T 细胞中起关键作用。gp120 和受体 CD4 分子结合时，必须同时和辅助受体 CCR5 和 CXCR4 结合方能进入细胞。CCR5 和 CXCR4 均为趋化性细胞因子受体。因此有 CCR5 结构缺陷的人群，对 HIV－1 感染有相当的抵抗力，使 HIV－1 不能有效地利用这一辅助受体，导致感染无效。据调查，在白种人中有 9% 的人群 CCR5 结构有缺陷，这部分人群可以幸运地免遭艾滋病的侵袭。

　　人类嗜 T 细胞病毒（HTLV）有Ⅰ型（HTLV－Ⅰ）和Ⅱ型（HTLV

防疫圣典

－Ⅱ），病毒呈球形，直径约 100nm，核酸类型为双股正链 RNA，有包膜，病毒体含有逆转录酶、蛋白水解酶、核酸内切酶、整合酶。包膜表面的刺突嵌有病毒特异的糖蛋白（gp120），能与细胞表面的 CD4 分子受体结合。HTLV 侵犯 CD4＋T 细胞。HTLV－Ⅰ是成人 T 细胞白血病、B 细胞淋巴瘤、热带下肢痉挛性瘫痪的原原体；HTLV－Ⅱ是毛细胞白血病、慢性 CD4＋T 细胞淋巴瘤的病原体。

8. 其他病毒

除上述病毒外，还有狂犬病病毒、人乳头瘤病毒、人类细小病毒 B_{19}、朊毒体等。

狂犬病病毒是狂犬病的病原体，形状似子弹状，大小约 75 × 180nm，核酸类型为单负股 RNA，有螺旋对称核衣壳，包膜外面有脂蛋白，其表面有糖蛋白刺突。狂犬病病毒对神经细胞具有亲嗜性，从咬伤的伤口进入人体，先在肌纤维细胞中增殖，由神经末梢沿神经轴索上行至中枢神经细胞（主要是大脑海马回锥体细胞）中增殖，在细胞质内形成嗜酸性包涵体，然后增殖的病毒又沿传出神经扩散至唾液腺和其他组织。病毒可引起神经兴奋性增高、恐水症、昏迷、呼吸及循环衰竭而致死亡，病死率几乎达 100%。

人乳头瘤病毒（HPV）呈球形，直径为 52～55nm，核酸类型为双链环状 DNA，有 20 面立体对称的衣壳，无包膜。目前已知的 HPV 有 58 个型别，分低危型和高危型。HPV 病毒只侵犯人的皮肤和黏膜的上皮细胞，导致不同程度的皮肤黏膜疣状病变，引起良性疣和纤维乳头瘤，某些高危型可引起组织癌变。如 HPV－1、HPV－4 可引起寻常疣；HPV－3、HPV－10 可引起扁平疣；HPV－6、HPV－11 可引起尖锐湿疣；HPV－16、HPV－18、HPV－33 与子宫颈癌、口腔癌等恶性肿瘤的发生有关。

人类细小病毒 B_{19} 是目前已知最小的 DNA 病毒，呈球形，直径为 20～26nm，核酸类型为线状单股 DNA，有 20 面立体对称的核衣壳，无包膜。B_{19} 病毒主要侵犯人体骨髓中分裂旺盛的红细胞系前体细胞。B_{19} 病毒由上呼吸道、密切接触或垂直传播侵入，在局部增殖后，经血流扩散至骨髓，在骨髓的红细胞系前体细胞核中复制增殖，并且溶解红细胞和阻止红细胞生成。近年来发现，B_{19} 病毒感染可引起儿童的传染性红斑、再生障碍性贫血危象、妇女关节痛以及胎儿的宫内感染和死亡等。

朊病毒也称朊粒、朊毒体、传染性蛋白粒子或蛋白浸染颗粒，无任何核酸成分。1982 年，美国生物化学家普鲁西纳（S. B. Prusiner，1942～）发现羊瘙痒病的致病因子是一种相对分子质量仅为 2～3 X 10^5 的蛋白质，并称之为"普里昂"（Prion），中文称朊病毒。近年来研究发现是一种正常宿主细胞基因编码的、结构异常的蛋白质，即朊蛋白（PrP），由 253 个氨基酸组成，其中含量最多的为甘氨酸、门冬氨酸/门冬酰胺和谷氨酸/谷氨酰胺。目前致病机制尚未明了，主要通过疯牛病病牛传染、医源性感染或食入尸脑、人肉等感染，因外源性病变 PrP 侵入人体组织细胞，引发基因突变或自发性结构改变，最终使病变 PrP 大量复制增殖、聚集，并沉积于人脑组织中，引起神经细胞空泡变性等病变而造成传染性海绵状脑病，如克 - 雅病、库鲁病、致死性家族性失眠症等。

（三）病毒与癌症

人类肿瘤是机体中正常细胞在各种致瘤因素的作用下，发生过度增生和异常分化而形成的新生物，通常表现为肿块（实体瘤）。人类肿瘤按其恶性程度可分为良性肿瘤和恶性肿瘤。恶性肿瘤按其组织来源可分为肉瘤和癌，来源于结缔组织的称为肉瘤，来源于上皮组织的称为癌，后者约占恶性肿瘤的 90%。

癌症是当今世界严重威胁人类健康的疫病。据世界卫生组织（WHO）报告，2000 年全球癌症发病人数达 1000 万，癌症死亡人数达 620 万；到 2005 年，升至 750 万人。中国约有 130 万人死于癌症。2002 年，国际抗癌联盟大会（UICC）的报告预计，到 2020 年全球的癌症发病人数将从 2000 年的 1000 万增加到 1500 万，癌症死亡人数将从 2000 年的 620 万上升至 1000 万。

从 1902 年美国学者里德（W. Reed，1852 ~ 1902）等人发现第一个人类病毒——黄热病的病原体以来，科学家已经发现 400 多种对人类健康有害的病毒，其中有些病毒可以致癌。现在已经知道全世界约有 20% 的人类癌症是由病毒引起的或与病毒密切相关，如乙型肝炎病毒（HBV）、丙型肝炎病毒（HCV）与肝癌、EB 病毒（EBV）与鼻咽癌和 Burkitt 瘤、人 T 细胞白血病病毒（HTLV）与成人 T 细胞白血病（血癌）、RNA B 型病毒与乳腺癌、RNA C 型病毒与白血病、Ⅱ 型疱疹病毒与宫颈癌、人类乳头状瘤病毒（HPV）与宫颈癌、口腔癌等，都与人类癌症有密切的关系。

肿瘤病毒是一种生物性致癌因素，其作用特点为：一是病毒含有核酸，可进行复制和遗传，产生子代病毒，持续发挥致癌作用；二是病毒具有感染性，对某些细胞有特异的亲嗜性，可诱发不同的肿瘤；三是病毒核酸可整合到人类宿主细胞 DNA 上，使细胞发生恶变；四是有些病毒基因组中有特殊的核苷酸序列，即病毒癌基因或转化基因，能够编码转化蛋白，使细胞发生转化恶变致癌。

1. 人类肿瘤病毒

病毒的传染性使其有别于其他致癌因素，如化学致癌剂（甲基胆蒽、氨基偶氮染料、二乙基亚硝胺等）、物理因素（紫外线、X 射线等）、免疫抑制、激素失调、饮食不当等等。肿瘤病毒分为 DNA 肿瘤病毒（包括疱疹病毒、多瘤病毒、痘病毒、腺病毒、乳头状瘤病毒等）和 RNA 肿瘤病毒（逆转录病毒）两大类。肿瘤病毒中 1/3 为 DNA 病毒，2/3 为 RNA 病毒。前者可引起多种肿瘤；后者主要引起白血病、淋巴瘤和乳腺癌等。

（1）DNA 肿瘤病毒。DNA 肿瘤病毒可分为 5 类：腺病毒、肝炎病毒、人疱疹病毒、人乳头状瘤病毒（HPV）、多瘤病毒。DNA 肿瘤病毒含有致癌的病毒基因，这些致癌的病毒基因表达的蛋白质能破坏人体细胞中控制细胞分裂的正常蛋白质的活性。这些 DNA 肿瘤

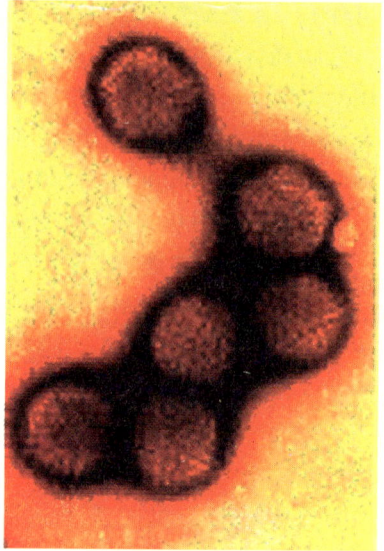

腺病毒颗粒

病毒都有一个共同特点，它们进入细胞并不立即复制，而是先表达一些"早期蛋白"，刺激细胞增殖并扰乱细胞增殖调控，肿瘤病毒这部分被感染细胞中不能有效地裂解细胞，释放病毒，因而在这些被感染细胞中埋下了恶变的潜在危机。

DNA 肿瘤病毒感染的肿瘤有以下特征：a. 从病毒感染到肿瘤的发生是一个长期过程，通常需要十几年、数十年；b. 只有一小部分感染最终发生特定类型的肿瘤；c. 这些肿瘤通常为单克隆，表明病毒感染在细胞癌变的过程中是必要的。但人类仅仅感染病毒还不足以导致细胞癌变，需要其他环境因素的

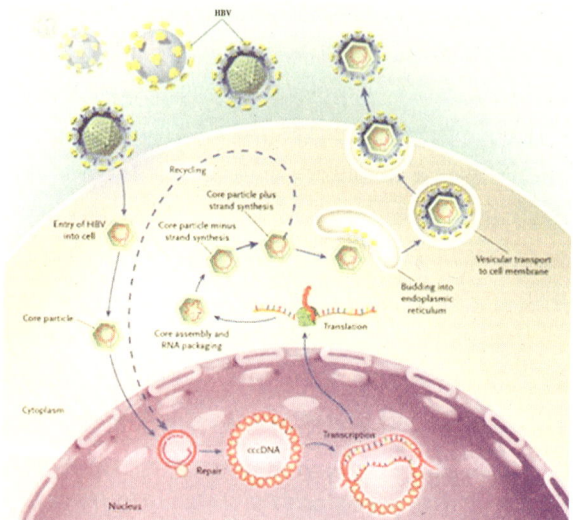

乙型肝炎病毒（HBV）

协同，人体的免疫功能、遗传易感性、抑癌基因失活、癌基因的激活等在细胞癌变过程中同样起着重要的作用。

腺病毒：有致癌性，且与猴病毒 SV40 联合可产生致癌性更强的杂交体病毒。人类腺病毒有 49 个型，按致癌性分为 A（12、18、31 亚型）、B、C、D、E 组，以 12、18、31 血清型的致癌性强。实验证明有少数腺病毒可引起动物致癌，有一些人类癌细胞经腺病毒处理后会引发染色体变异。腺病毒可以潜伏在人体细胞中，尤其是淋巴细胞，如扁桃体细胞。腺病毒因可能会引起细胞变性而诱发癌症。

肝细胞肝癌：是最多见的原发性肝癌（PHC），与肝硬化、黄曲霉毒素、酒精中毒和病毒性肝炎有关。乙型肝炎病毒（HBV）和丙型肝炎病毒（HCV）慢性感染往往会导致肝硬化，从而增加发展成为肝细胞肝癌的几率。乙型肝炎病毒（HBV）的基因组能够整合到人类宿主细胞的基因组中，而这种整合可以是致癌的。其中分子质量为 17kDa 的 HBX 蛋白可能是导致肝癌形成的癌蛋白，通过影响细胞增殖、端粒酶活性和抗凋亡活性而影响肝细胞。激素则是激活乙型肝炎病毒的诱导剂，对肝细胞肝癌有促进作用。丙型肝炎病毒（HCV）是 RNA 病毒，不能整合到人类宿主细胞的基因组中，但是丙型肝炎病毒能够通过与宿主蛋白的相互作用或炎症反应而诱导肝细胞肝癌。丙型肝炎病毒的核心蛋白对细胞的"启动子"有调节效应，病毒编码的产物可干扰和破坏细胞内信号转导，有助于病毒的持续性感染。丙型肝炎急性感染后约有 50% 以上患者发展为慢性感染，其中部分患者可发展为肝硬化或肝癌。由此可见，肝细胞肝癌的发生是多步骤的。

单纯疱疹病毒（HSV）：单纯疱疹病毒有两型（HSV - 1 和 HSV - 2），HSV - 1 与唇癌发生有关，HSV - 2 与女性宫颈癌发生有关。单纯疱疹病毒 HSV - 2 与人乳头状瘤病毒 HPV16/18 型有协同致癌作用。HSV - 2 作为"启动子"反复作用于正常的宫颈上皮细胞，在"促进子"HPV 的作用下使细胞发生恶变，导致发展成为宫颈癌。

巨细胞病毒（CMV）：属于疱疹病毒的亚种，有研究发现人类多种肿瘤如结肠癌、前列腺癌、宫颈癌、睾丸癌等与巨细胞病毒（CMV）感染有关。巨细胞病毒（CMV）感染激活人类细胞原癌基因是导致肿瘤发生的重要原因。

EB 病毒（EBV）：是一种致癌性病毒，也属于疱疹病毒的亚种，与人类鼻咽癌、Burkitt 淋巴瘤、消化道腺癌、B 淋巴细胞瘤等有关。此外，还与胃及乳腺的部分恶性肿瘤发病有关。EBV 感染的主要靶细胞是 B 淋巴细胞和鼻咽部细胞，可使正常的 B 淋巴细胞发生转化恶变，但是大多数人呈隐性感染而终身无任何癌症，只有少数人因免疫监视功能低下等致癌因素而发展成为肿瘤。现在已经知道母亲在妊娠期间感染EB病毒与儿童患急性淋巴细胞白血病有关。

人乳头瘤病毒（HPV）：属乳头瘤病毒多型空泡形病毒A亚群，有80多个型，HPV11以下为低危型，HPV16以上为高危型，对鳞状上皮具有组织亲和性，所以只感染人类上皮表面和黏膜上皮的细胞。其高危型HPV与人类头颈部、喉、食道、胃、肺、肝、前列腺、子宫颈、直肠等恶性肿瘤的发生和发展有关。特别是HPV16与生殖道肿瘤密切相关。如高危型HPV16编码E6和E7蛋白这两种癌基因产物，极易与肿瘤抑制蛋白Rb和p53相作用，并中和其抑制细胞生长的功能，中止细胞凋亡，从而引起肿瘤细胞不断生长，是宫颈癌发生的"高危"型病毒。

多瘤病毒（PY）：可以诱发多个部位或器官发生肉瘤或癌症，故称为多瘤病毒（PY）。多瘤病毒（PY）是广泛分布于哺乳动物的小DNA病毒。目前已知的能引起人类感染的多瘤病毒有三种：BK病毒（BKV）、JC病毒（JCV）和猴多瘤病毒-40（SV40）。多瘤病毒可潜伏在肾脏、尿道、脑和脾中，有部分正常人群可持续或短暂从尿中排出病毒。有50%左右的正常人自体肾有BKV潜伏。当人体免疫力改变如器官或骨髓移植、肿瘤、HIV感染时病毒可激活。多瘤病毒的T基因编码的蛋白质T抗原具有酪氨酸激酶活性，能像生长因子受体那样刺激细胞DNA合成，并使细胞持续增生，最终形成肿瘤。2008年1月美国科学家发现的Merkel细胞多瘤病毒，与一种高度恶性的罕见肿瘤——Merkel细胞癌（又名原发性皮肤神经内分泌癌）密切相关。Merkel细胞癌好发于日光暴露的身体部位如脸部、头部和颈部，多见于老年人和免疫低下者（如艾滋病患者和接受免疫抑制剂治疗者）。根据美国国立癌症研究所（NCI）的统计数据，从1986~2001年，该肿瘤发病率增长了三倍，目前发病率约为1500例/年。约50%的晚期Merkel细胞癌患者活不过9个月，2/3的Merkel细胞癌患者生存期在5年以下。

（2）RNA肿瘤病毒。RNA肿瘤病毒在分类上属于逆转录科病毒（retroviridae）。这类病毒在自然界普遍分布，动物的致瘤作用非常广泛，包括从爬行类（蛇）、禽类直到哺乳类和灵长类动物，可诱发白血病、肉瘤、淋巴瘤和乳腺瘤等。RNA肿瘤病毒包括4个型，它们的结构和形态基本相似，多呈圆形或类圆形，成熟的病毒颗粒有一个电子密度较深的核心，由核衣壳所包围。1970年，美国病毒学家杜尔贝科（R. Dulbecco，1914~）、美国病毒学家特明（H. M. Temin，1934~1994）和美国微生物学家巴尔蒂摩（D. Baltimore，1938~）在研究病毒与癌症的联系中发现了逆转录酶，它能使遗传信息从RNA转录到DNA，从而阐明了病毒引起正常细胞癌变的原因。三人共同获得1975

年诺贝尔生理学或医学奖。

RNA肿瘤病毒与DNA肿瘤病毒不同，具有特殊的复制模式。RNA肿瘤病毒是以"前病毒RNA"（pro viral DNA）形式参与病毒复制周期整合到人体细胞的基因组内，并传递它的遗传信息。RNA肿瘤病毒的复制是一个复杂过程。病毒必须通过特殊的受体吸附到细胞膜的表面，而后穿透细胞膜进入细胞内。外源性RNA肿瘤病毒通常以水平传播方式感染相应的人体细胞，并进行病毒的复制和产生病毒颗粒，但不会引起人体细胞的死亡，这是其重要的特点之一。有些RNA肿瘤病毒在增殖的同时，也可使正常细胞发生恶性转化，引起细胞癌变。

目前所知的所有RNA肿瘤病毒都是逆转录病毒。近年来已经证明RNA肿瘤病毒具有致癌作用。RNA肿瘤病毒含有致癌性转化和病毒复制的病毒基因。在病毒RNA中有一个特定片段能引起细胞恶性转化，这个片段叫病毒癌基因（V-onc），它的产物是一种转化蛋白。目前已发现了26种致癌RNA病毒的癌基因。这种RNA肿瘤病毒必须有反向转录酶的存在才能产生肿瘤，如白血病病毒（Oncornaviruses）含有单链的RNA和由RNA所控制的逆转录酶，在病毒RNA上具有病毒癌基因（V-onc）。逆转录酶能催化以病毒RNA为"模板"，合成双链DNA；并能引起宿主细胞的转化。白血病病毒复制的过程：①病毒附于细胞膜上，并穿入细胞内；②在宿主细胞中，病毒RNA在逆转录酶的作用下，合成DNA前病毒；③DNA前病毒整合于宿主细胞的DNA中；④按DNA前病毒转录形成mRNA，并翻译成病毒外壳蛋白、逆转录酶和病毒特异性抗原；⑤转化细胞通过出芽，形成新的白血病病毒（Oncornaviruses）。

RNA肿瘤病毒中的人类免疫缺陷病毒（HIV）、人类嗜T细胞病毒（HTLV）、成人T细胞白血病病毒（ATLV）及乳腺肿瘤病毒等，可导致人类发生淋巴瘤、白血病和乳腺癌等恶性肿瘤。

人类免疫缺陷病毒（HIV）：是一种生存于人的血液之中并能够破坏人体免疫系统，进而使人体失去对其他疾病的抵抗能力，引发不可治愈的感染和肿瘤，最终导致被感染者死亡的病毒。先天的、医源性的或由于感

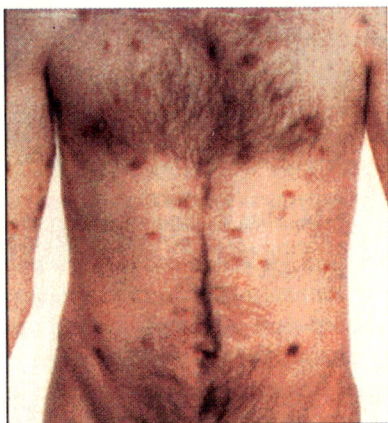

艾滋病卡波氏肉瘤

染所导致的免疫缺陷都会并发某些肿瘤的危险性，如卡波氏肉瘤（KS）、非霍奇金淋巴瘤（NHL）、侵入性宫颈癌（ICC）等。而HIV感

染者 KS 和 NHL 的危险度增加，1987 年美国疾病控制中心将这两种肿瘤定义为艾滋病的疾病，即 HIV 血清阳性者并发 KS 或 NHL 的，就可以诊断为艾滋病。1993 年又将 ICC 列入艾滋病的疾病。绝大多数感染上 HIV 的患者要经过 5～10 年的时间才发展成为病人，一般会在发病后的 2～3 年内死亡。

人类嗜 T 细胞病毒（HTLV）：与人类 T 细胞淋巴瘤和白血病等恶性肿瘤发病有关。白血病是一大类血液肿瘤，就是造血系统的肿瘤，俗称"血癌"，有众多类型，人类 T 细胞白血病只是其中的一种。世界卫生组织（WHO）血液肿瘤分类方案将血液肿瘤分为 4 个类别，即髓系肿瘤、淋巴系肿瘤、肥大细胞肿瘤和组织细胞肿瘤。人类的脐血或骨髓中的正常 T 淋巴细胞感染了 HTLV 病毒后，能导致不依赖 T 细胞生长因子（TCGF）的永久生长的细胞，并出现融合的多核巨细胞，约有 1% 的 HTLV 感染者发生 T 细胞白血病和淋巴瘤。据世界卫生组织统计，全球每年约有 35 万新发淋巴瘤患者，死亡人数超过 20 万。中国每年新增患者约 2.5 万人，死亡人数近 2 万人。

乳腺肿瘤病毒：是一种 RNA B 型病毒，与女性乳腺癌的发病有关。俄罗斯医学科学院下属的布洛欣肿瘤科学中心专家经过多年研究后认为，小鼠乳腺肿瘤病毒（MMTV）很可能是引起人体乳腺癌的"罪魁祸首"，因为 70%～72% 乳腺癌患者淋巴细胞中含有的一种 DNA 序列与小鼠乳腺肿瘤病毒 DNA 序列同系的病毒，

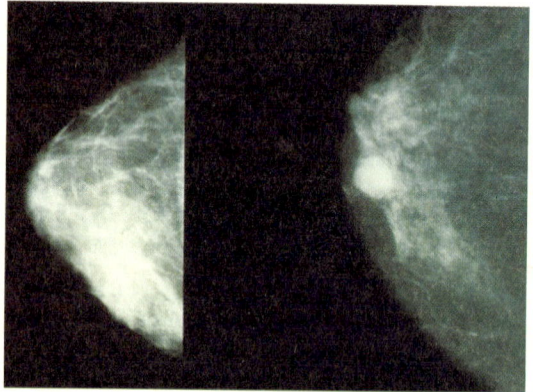

正常乳腺（左）与乳腺癌（右）

（来源 维基百科）

而健康妇女和患其他癌症的妇女体内却没有发现小鼠乳腺肿瘤病毒存在的痕迹。俄研究人员推测，小鼠乳腺肿瘤病毒在人体的传播机制与在老鼠体内的传播机制相似。来自外界的病毒在进入妇女的胃肠道后会接着进入人体的肠淋巴组织。之后，病毒 DNA 会进入淋巴细胞的染色体中并藏匿在那里。而淋巴组织不仅是病毒进入的"大门"，还是乳腺肿瘤组织切除后病毒再次扩散的"源泉"。黏蛋白 MUC1 在乳腺癌中过度表达。据美国肿瘤协会统计，全球有 120 万妇女患乳腺癌，有 50 万妇女死于乳腺癌。在西方、北美等发达国家，乳腺癌发病率占女性恶性肿瘤首位。中国每年也有 4 万妇女死于乳腺癌，城市妇女约 25～30 人中就有 1

人罹患乳腺癌，并且每年以 2% ~7% 的速度递增，乳腺癌死亡率高达 40% 以上，成为城市女性的"第一杀手"。乳腺癌也是一种基因病，会通过遗传基因传给后代。

2. 病毒致癌机制

无论是 DNA 病毒还是 RNA 病毒，在其通过各种方式进入人体细胞后，所要实现的生物学目的就是其自身的增殖。不同的肿瘤病毒，有不同的致癌机制，这也显示了病毒致癌机制的复杂性。而肿瘤病毒致癌作用的关键是病毒基因与细胞染色体整合，导致人体正常细胞的基因发生突变，细胞生长、繁殖和分化失去有效控制，出现细胞"疯长"成肿瘤的现象。

癌基因分为病毒癌基因和细胞癌基因，前者包括 DNA 肿瘤病毒的转化基因和 RNA 病毒的癌基因，而细胞癌基因又称为原癌基因，病毒癌基因源于细胞癌基因。DNA 病毒癌基因主要通过活化细胞癌基因、灭活抑癌基因或调节细胞信号转导而发挥致癌作用。RNA 肿瘤病毒基因组通常包含有不同的病毒癌基因，主要通过转导细胞癌基因和插入活化细胞癌基因等致使人体细胞癌变。

肿瘤病毒可能是一类古老的隐性感染病毒，已经在人类宿主种群中代代相传了几百年、几千年，在多数情况下与人类宿主和睦相处，可谓是共生关系，只是在某种场合才会引发肿瘤，而其中有少数人群则在致癌因素作用下可能引发致命的癌症。

病毒致癌机制之一：病毒的插入激活了促进细胞生长的原癌基因。

原癌基因是指正常细胞基因组中，一旦发生突变或被异常激活后可使细胞发生恶性转化的基因。原癌基因广泛分布于生物界，人类的正常细胞基因组里都带有原癌基因，其表达的蛋白质产物对细胞正常生长、繁殖和分化起着精确的调控作用，因此原癌基因又称为生命必需基因。目前已经识别的细胞原癌基因有 100 多个，它们参与细胞增殖、分裂、凋亡和相关的细胞进程。事实上，很多细胞原癌基因在进化上是相当保守的，在人体正常生理情况下，细胞原癌基因通常处于静止的休眠状态，并不会出现致癌活性，对人体健康并不构成威胁，而且是人类生命活动所必需的。

当肿瘤病毒感染人体细胞后，病毒基因组所携带的启动子和增强子插入到细胞原癌基因附近或内部，可以启动下游邻近基因的转录和影响附近结构基因的转录水平，使原癌基因过度表达或由不表达转为表达，转化为癌基因，细胞过度增生，从而导致细胞发生癌变，形成肿瘤。并且，肿瘤病毒的插入一旦激活了细胞原癌基因，还可能使原癌基因的数量扩增或表达活性增强，产生过量的表达蛋白质而导致肿瘤的发生。如乙型肝炎病毒（HBV）可编码一种称为 HBX 蛋白的调节成分，使受感染肝细胞的几种原癌基因激活，导致肝细胞癌变。

因此，可以说肿瘤病毒引起人体细胞癌变的根本原因在于异常激活了细胞基因组中存在的原癌基因。尽管不同的原癌基因其激活机制与途径不同，但可归为四类：

（1）点突变。细胞癌基因中由于单个碱基突变而改变了编码蛋白质的功能，或使基因激活并出现功能变异。

（2）病毒诱导与启动子插入。细胞癌基因附近一旦被插入一个强大的启动子，也可被激活。

（3）细胞癌基因扩增（见表8）。细胞癌基因通过复制可使其拷贝数大量扩增，从而激活并导致细胞恶性转化。

（4）染色体断裂与重排。由于染色体断裂与重排导致细胞癌基因在染色体上的位置发生改变，使原来无活性或低表达的癌基因变得有活性或高表达，或者由于易位改变了细胞癌基因的结构而形成融合基因，从而导致细胞恶性转化。但肿瘤的发生和发展往往涉及多种原癌基因在不同癌变阶段相继激活，发生协同作用。

表8　　　　　　　　人类恶性肿瘤中癌基因的扩增

肿　瘤	癌基因	扩增程度
早幼粒细胞性白血病	MYC	20 倍
小细胞肺癌	MYC	5 ~ 30 倍
成神经细胞瘤	MYCN	>100 倍
急性粒细胞性白血病	MYB	10 倍
结肠癌	MYB	10 倍
表皮癌	BGFR	30 倍
肺癌	KRAS	10 倍
膀胱癌	KRAS	10 倍
乳房肿瘤	NRAS	10 倍
乳腺癌	HER2	10 倍

病毒致癌机制之二：病毒基因组或转化的逆转录病毒带有从细胞基因衍生而来的癌基因，因持续感染或融合人染色体。

DNA肿瘤病毒感染人体细胞后很快进入潜伏期，病毒基因组持续存在于细胞内，仅有少量的病毒蛋白得以表达，不产生病毒DNA的复制，因而这种长期的持续感染往往能引起人体细胞的转化而产生癌变。病毒基因组中具有致癌作用的基因称为病毒癌基因。人类DNA病毒癌基因有乙型肝炎病毒（HBV）的 X 基因、人乳头瘤病毒（HPV）的 E6、E7 基因、EB 病毒（EBV）的潜伏性膜蛋白（LMP1）基因等。

RNA 肿瘤病毒颗粒感染人体细胞后不久解聚并释放病毒 RNA 基因组，在逆转录酶的作用下转录合成前病毒 DNA（为双链 DNA），然后在病毒聚合酶的帮助下整合入细胞染色体。由于所有的逆转录病毒都有逆转录酶，而转化型逆转录病毒带有细胞基因，这种整合的病毒癌基因可长期驻留在人体细胞基因组中，并且不杀死人体细胞。因此，病毒癌基因的持续感染能使人体正常细胞发生恶性转化，形成肿瘤，而肿瘤病毒致癌的关键是病毒癌基因与人体细胞染色体融合，造成染色体畸变，引起 DNA 的大段改变或损伤，导致细胞恶性转化致癌。

病毒致癌机制之三：适应癌细胞生长的微环境。

从胚胎发育可知，正常组织的发生是一个非常有序的过程。组织内细胞需要增殖到多大程度、向什么方向分化，均取决于细胞与其周围微环境不断的信息交流。每一个分化或部分分化的细胞，都通过产生某种信使来诱导或抑制其他细胞的增殖程度与分化方向，同时自身又受到其他细胞或间质结构的影响。细胞通过不断的信息交流，逐渐获得其分化状态的形态与功能，以形成和维持完整的组织结构。组织的分化尽管表现为基因的有序表达与关闭，但基因的有序表达与关闭并非自发产生，而是通过细胞与细胞、细胞与周围微环境间不断的信息交流而实现。

组织微结构的异常和/或致癌物的存在干扰组织内细胞与其微环境的正常交流，是肿瘤产生的前提之一。组织微结构的异常为组织内细胞的增殖分化提供了不利的微环境。在异常微环境中，再生的细胞其增殖水平与分化方向仍然要接受外界信息的指令。由于微环境结构的破坏，诱导细胞成熟分化的信号分子可能不再产生，或产生的量减少，或信号分子不能到达靶细胞，或因致癌因素的存在干扰了细胞内信号传导的关键步骤，此时由于增殖的细胞不能分化成熟，机体又不断地产生刺激性的增殖信号，从而使分化不成熟的细胞持续处于增殖状态。因此，细胞恶性增殖便不可避免。

此外，**组织微结构和细胞微环境的改变，细胞外间质成分是各种致癌因素首先作用的靶点，这一改变所引发的细胞与细胞、细胞与间质信号交流的异常，便成了细胞失控性增殖的原因。**如白血病细胞生存微环境与骨髓造血微环境（由骨髓微血管、神经体液因子、细胞因子、基质细胞及非细胞纤维成分等组成）有密切关系。血管前体细胞、间质细胞等肿瘤趋化细胞可以感应肿瘤微环境发出的信号，具有追踪肿瘤、传递基因的作用。细胞抑癌基因突变和缺失使细胞外基质的正常功能被破坏，从而形成了有利于上皮细胞转变成癌细胞的微环境。

对于成熟的个体，由于成熟体细胞不间断地衰老和死亡，加之意外的疾病和伤害，都需要组织细胞经常地再生与修复。在慢性病理状态下（如慢性炎症），组织持续性损伤与再生往往伴有细胞丢失反复发生，微环境由于组织结构的破坏和改造，逐渐会产生适应肿瘤细胞生长的信号，如肝硬化、腺上皮萎缩或增生等，因而人们所见的大多数肿瘤都伴有慢性的组织损伤和组织改造。

免疫微环境的改变也是肿瘤细胞生长的重要因素。在控制具有免疫原性的肿瘤细胞生长过程中，T细胞介导的免疫应答起着重要的作用。在局部抗肿瘤免疫中，肿瘤浸润淋巴细胞（TIL）起着重要的作用。肿瘤浸润淋巴细胞（TIL）是指位于原发和继发肿瘤细胞周围的淋巴细胞，主要由T细胞组成。TIL具有杀伤肿瘤细胞、降低转移潜能的作用，因其与肿瘤细胞密切接触而被认为是机体对肿瘤识别的直接而特异的表现，肿瘤组织中浸润免疫细胞数量和功能的变化在一定程度上反映了机体抗肿瘤反应的性质、强度和总体水平。T淋巴细胞亚群之间的细胞平衡是维持免疫系统内部环境稳定的中心环节。如肝细胞癌（HCC）的发生和转移就与局部免疫微环境有关，肝组织局部$CD4^+T$细胞数量和$CD4^+T/CD8^+T$比值的降低，造成了T淋巴细胞数量异常，改变了组织局部免疫微环境，免疫抑制逐渐加重，免疫监视功能减弱，有利于肿瘤细胞增殖，从而有利于肿瘤的进展、侵袭或转移。

3. 分步癌变：从病毒感染到癌细胞再到实体瘤

绝大多数肿瘤病毒不是完全的致癌因素，而是启动或促进因素。从肿瘤病毒感染到肿瘤形成，其间相隔很长时间，多数需要十几年甚至几十年，最短也要数年。根据肿瘤细胞动力学研究结果，大部分肿瘤细胞倍增时间约$40\sim180$天（平均60天，转移瘤生长速度较原发瘤快$1.5\sim2$倍）。直径1厘米（cm）的肿瘤，大约含10亿个（10^9）肿瘤细胞，是原始肿瘤细胞倍增30次的结果。也就是说，一个1cm大小的实体瘤，从1个肿瘤细胞发展到10亿个（10^9）肿瘤细胞约需$8\sim18$年。

（1）肿瘤病毒感染：一般地说，感染了肿瘤病毒的人不一定就会致癌。因为人类免疫系统具有强大的监视功能，在肿瘤病毒感染的早期，经激活的免疫细胞能够识别被肿瘤病毒感染的靶细胞及癌变细胞，释放一系列效应分子，及时攻击和清除肿瘤细胞、抑制肿瘤生长。肿瘤细胞是人体自身已经变异了的细胞，之所以能在人体中长期存在，是因为肿瘤病毒在感染早期成功躲避了人体的免疫监视而潜伏下来，持续感染导致正常的细胞发生转化恶变，并经致癌因子的多次作用后才成为癌细胞。

（2）基因多次突变：基因突变是生物界的普遍规律，有的是自然发生突变，有的是诱发突变，有的是良性有益的，有的是恶性有害的，只是发生的时间和频率不同。现在已经知道在人类基因组中，有很多癌基因是过去致癌病毒感染时留下的。肿瘤病毒会利用人类宿主细胞内的各种机制进行基因表达和自我复制，繁殖携带癌基因的子病毒。癌基因和抑癌基因突变在肿瘤的生长、发展过程中作用明显。通常，一个癌基因仅在致癌的某一步起作用，而且与作用的顺序有关。所以癌症的产生和发展是一个复杂的过程，需要多个基因突变的配合、多种癌基因协同作用才能完成。如白血病的形成只需 2 步癌变过程；结肠腺癌至少需要 7 次癌变过程。

基因突变是由于 DNA 链上的一对或少数几对碱基发生改变而引起的。根据 DNA 分子结构理论，DNA 分子上一定的碱基排列次序决定了蛋白质结构的遗传密码，通过 DNA 分子的复制，遗传密码被正确地传递到子细胞中去，从而保持了遗传的相对稳定性，但是这种复制过程并非绝对不发生变化，一旦 DNA 的碱基排列次序发生改变，便会在遗传上产生突变效应，这就是引起基因突变的根本原因。

P53 肿瘤抑制基因是已知最重要的抑癌基因，被称为"基因组卫士"，具有调控细胞周期和细胞凋亡，维持基因组和细胞的稳定性，抑制肿瘤细胞生长繁殖的功能。P53 蛋白与细胞受损 DNA 结合，促使受损 DNA 修复。若修复失败，便诱导细胞凋亡，以阻止具有癌变倾向的基因突变细胞的产生。失活的 P53 基因则丧失其监视基因组 DNA 损伤的功能。当 DNA 出现不可修复的损伤时，遗传不稳定性加剧，突变积累，重排加快，促进了正常细胞的恶性转化。约 50% 以上的人类肿瘤，如脑瘤、淋巴瘤、食管癌、肺癌、肝癌、胃癌、乳腺癌、卵巢癌、前列腺癌、膀胱癌以及部分白血病（血癌）都与肿瘤抑制基因 P53 突变或缺失有关。一旦突变的 P53 基因抑癌活性丧失，将出现促进细胞恶性转化的活性，由抑癌基因转变为癌基因，导致细胞无节制地生长。

（3）蛋白异常表达：基因包含的遗传信息经转录产生 mRNA 的中间转载体，然后再经过翻译、修饰成各种结构蛋白质和功能蛋白质，即基因→mRNA→蛋白质三位一体，构成了遗传信息的流程图。现在已经证明，一个基因并不只存在一个相应的蛋白质，可能会有几个，甚至几十个。在细胞癌变过程中，基因突变、细胞的不良微环境、人体的病理状态等都会引起蛋白质合成紊乱，产生异常的蛋白、抗原、受体、酶、激素等，造成细胞分化不良、无限制增殖，浸润周围细胞组织和向临近组织转移、扩散，导致肿瘤的发生和发展。基因虽然是遗传信息的源头，但功能性蛋白是基因功能的执行者。因此，基因多次突变，引起蛋白质异常表达，是导致正常细胞转化为癌细胞的重要因素。

自1848年科学家首次从癌症患者的尿中发现一种特殊蛋白以来，已经建立起一系列蛋白异常表达的肿瘤标志物，如甲胎蛋白（AFP）是肝癌和精原细胞瘤的主要标志物、糖蛋白抗原 CA15－3 是乳腺癌的主要标志物、癌胚抗原（CEA）是直结肠癌肿瘤的主要标志物等，对癌症的早期发现和诊断治疗奠定了基础。由此可见，人体细胞的某些特异性蛋白质的异常表达或过度表达，与癌症有一定的关系。

（4）新生血管生长：在肿瘤形成的初期，瘤体内并无血管生长。临床和动物实验都证明，如果没有新生血管形成来供应营养，肿瘤在达到约107个细胞将不再增大。因此，诱导血管的生成能力是恶性肿瘤能够生长、浸润和转移的前提之一。血管新生也是一个复杂的渐进过程，肿瘤细胞分泌血管内皮细胞生长因子（VEGF－C），在基质金属蛋白酶的作用下，活化邻近的内皮细胞并促进增生、形成小管，随后注入血流，从而启动血管新生。

因为肿瘤血管内皮细胞的分裂速度比正常内皮细胞快得多，新的血管内皮细胞生成后向瘤体迁移形成血管环，一个血管内皮细胞可支持50～100个肿瘤细胞的生长。由于新生的肿瘤血管基膜和细胞之间连接较少、血管网紊乱且通透性高，是肿瘤形成和肿瘤细胞转移的重要路径。

（5）实体肿瘤形成：晚期癌症一般是由多步癌变积累而成。细胞遗传特征表明：所有细胞均由基因相同的细胞衍生而来。一旦细胞癌变，癌的特征也由亲代癌细胞传给子代癌细胞，一个癌细胞就可以繁衍为一个恶性肿瘤组织块。一旦形成实体肿瘤块，人类免疫系统的监视功能将无法作用。

（6）肿瘤转移扩散：转移是恶性肿瘤的主要特征，而血管新生是肿瘤转移侵袭其他靶器官不可缺失的环节。直径1cm的肿瘤，每天可向血液循环中释放几百万个肿瘤细胞，但多数进入血液循环后会死亡，只有不到0.01%的肿瘤细胞能形成转移灶。这是因为肿瘤细胞的变形能力不如血细胞强，容易被阻塞在毛细血管内，在毛细血管内血压差及毛细血管外组织压力的作用下破裂死亡。此外，人血液中的肿瘤细胞也会遇到淋巴细胞、巨噬细胞、自然杀伤（NK）细胞阻击清除，所以真正能够逃避免疫监视的肿瘤细胞很少。

肿瘤细胞转移，首先要从原瘤体脱离，而这与细胞表面的钙黏附素表达减少、细胞间黏附性下降有关，使肿瘤细胞容易从瘤体脱离而发生转移。随后这些脱离瘤体的肿瘤细胞，在细胞黏附分子的介导下，释放蛋白酶降解细胞外基质，破坏内皮基膜，从而使肿瘤细胞进入血液循环。

由此可见，肿瘤的生长和转移依赖血管生成，肿瘤不断的刺激新血管生长以保证肿瘤细胞增殖，同时血管生长也是肿瘤进入循环和转移至其他组织器官的途径。如果能够阻断肿瘤细胞的血管生长，肿瘤细胞也就难以形成实体肿瘤块，最终会被具有免疫监视功能的免疫细胞清除掉。

（四）抗病毒免疫

抗病毒免疫包括非特异性免疫（如屏障作用、干扰素、吞噬细胞、体液非特异抗病毒物质等）和特异性免疫（体液免疫和细胞免疫）。干扰素发挥作用早，特异性抗体能阻止病毒吸附和血流播散；而细胞免疫是最重要的清除病毒的因素，尤其是 $CD8^+ T_C$ 细胞，$CD4^+ T_D$ 和 $CD4^+$ T_C 也有重要的抗病毒免疫作用。因此，可以说抗病菌的抗生素药物是没有抗病毒作用的，错用、滥用抗生素治疗各种病毒感染只会损害机体、加重病情。

1. 非特异性的天然免疫

非特异性的天然免疫主要有两种机制：

（1）感染细胞产生的干扰素抑制作用。病毒感染直接刺激感染细胞产生干扰素 $IFN-\alpha/\beta$，因其有抑制病毒复制作用。干扰素（IFN）不是直接杀伤病毒，而是作用于人体细胞的基因，使之合成抗病毒蛋白（AVP）。抗病毒蛋白包括蛋白激酶，2′~5腺嘌呤核苷酸合成酶及2-磷酸二酯酶，这些酶控制病毒蛋白的合成，影响病毒的组装和释放，降解信使核糖核酸（mRNA），使病毒不能增殖，从而起到抗病毒感染的作用。

干扰素（IFN）的作用机理：一是抗病毒作用，IFN可暂时结合于细胞表面的受体，活化细胞浆中的多种酶，抑制病毒的复制，因而具有广谱抗病毒作用。二是抗肿瘤作用，I型干扰素能干扰蛋白质与RNA合成，改变肿瘤细胞的表面结构，抑制肿瘤细胞的增殖。三是免疫调节作用，II型干扰素能刺激自然杀伤（NK）细胞和T淋巴细胞的活性，增强其对病毒感染细胞和肿瘤细胞的细胞毒作用；增强巨噬细胞对肿瘤细胞的杀伤作用，调节B细胞的抗体生成等。

干扰素发挥作用迅速，在感染早期的几个小时内就能起作用。干扰素合成后很快释放到细胞外，扩散至邻近的细胞而发挥抗病毒感染作用。因此，干扰素既能中断受染细胞的病毒感染，又能限制病毒扩散。干扰素的抗病毒作用具有广谱性，对多种病毒均有一定抑制作用。但干扰素的作用受细胞种属的限制，一般在同种细胞中活性高，对异种细胞无活性。

（2）自然杀伤（NK）细胞溶解多种感染细胞，是感染早期的主要抗病毒机制。在病毒感染后3天内NK细胞即被活化并达高峰。NK细胞可溶解麻疹病毒、腮腺炎病毒、流感病毒、疱疹病毒、巨细胞病毒等10多种病毒感染的靶细胞。干扰素IFN-α/β能增强NK细胞溶解病毒感染细胞的能力。NK细胞的杀伤过程不受主要组织相容性复合体（MHC）的限制，不依赖抗体，对受感染的靶细胞杀伤也无特异性。因为病毒感染细胞后，细胞膜发生了变化，成为NK细胞识别的"靶细胞"。

NK细胞的杀伤机制主要是直接与靶细胞接触，释放穿孔素裂解靶细胞。此外，活化的NK细胞还可通过释放肿瘤坏死因子TNF-α或Ⅱ型干扰素INF-γ等细胞因子发挥抗病毒效应，如肿瘤坏死因子TNF可改变靶细胞溶酶体的稳定性，导致水解酶释出而破坏靶细胞及引起靶细胞凋亡等。

2. 特异的获得性免疫

体液免疫和细胞免疫在对抗病毒感染中各有特定作用。一般是特异性抗体与机体细胞外存在的病毒结合发挥效应，特异性CTL主要破坏、裂解感染靶细胞，使病毒失去复制环境；同时，随靶细胞崩解释放的游离病毒将受到特异性抗体作用而失去活性，最终为吞噬细胞等清除。

（1）体液免疫：特异性抗体在病毒感染早期和从感染靶细胞释放出杀细胞病毒时期是重要的防卸机制，因这个时期的病毒处于细胞之外，抗体可以与之结合。抗体的作用有：①中和抗体与病毒包膜或衣壳蛋白结合，阻挡病毒与靶细胞的接触从而不能入侵细胞。如流感病毒的血凝素和神经氨酸酶均有抗原性，前者产生的抗体能中和病毒；后者产生的抗体可限制病毒释放，缩短感染过程，减少感染发生。中和抗体不能直接杀灭病毒，但病毒与中和抗体形成的免疫复合物，可被巨噬细胞吞噬清除；②调理抗体和病毒结合后，可促进对病毒颗粒的吞噬性廓清。如人体对乙脑病毒的免疫主要依赖抗体IgG、IgM；③SIgA抗体对经消化道或呼吸道入侵的病毒有重要的中和作用。分泌型SIgA存在于黏膜分泌液中，是参与黏膜局部免疫的主要抗体，可阻止病毒的局部黏膜入侵；④有补体存在时，抗体可增强吞噬作用，对具有脂质包膜的病毒有直接溶解作用。

（2）细胞免疫：抗病毒免疫的主要成分，一旦病毒感染建立，尤其是非杀伤病毒感染，特异性免疫的主要机制是细胞毒性T细胞（CTL）的细胞毒性作用。对多数病毒具有特异性杀伤的CTL是CD8 T细胞，CTL的成熟和活化需要有CD4 Th1分泌的细胞因子和感染细胞的共刺激分子。CTL的抗病毒效应是将穿孔素、粒酶等介入感染细胞，破坏其完整性，并降解病毒基因组；或通过Fas配体介导感染细胞凋亡。同时，还能分泌IFN-γ等细胞因子。

在某些非杀伤病毒感染中，CTL 有可能造成人体组织损伤。如免疫低下的人感染乙型肝炎病毒后，除血清中可检出病毒标本外，无任何症状和体征，患者呈长期带毒状态。从急性或慢性肝炎患者的肝脏标本中，可观察到大量的 CD8 T 细胞存在。

抗病毒感染的免疫应答有可能产生某些疾病，如乙型肝炎病毒，持续感染后形成的循环免疫复合物可导致Ⅲ型超敏反应。若沉积于血管，则发生全身性血管炎。

（五）病毒逃避免疫的机制

由于病毒在人类中间不断感染，已适应与人类宿主的依存关系。几乎所有感染人类的病毒在不同程度上都能够以逃避免疫的方式，躲避人类免疫系统的围剿和杀灭，以保障自身在人体内存在。虽然病毒基因组大小有限，但有少数烈性病毒不仅能编码多种蛋白干扰人体的免疫防卸机制，还能对免疫系统造成伤害。病毒逃避免疫的方式主要有：

（1）抗原变异：病毒经常改变其抗原以逃避人体的免疫攻击，尤以 RNA 病毒的抗原最易变。如甲型流感病毒包膜表面的血凝素（H）和神经氨酸酶（N）两种蛋白极易变异，抗原发生漂移和转换，从而造成连续不断的地区性小流行和多次世界性大流行；SARS 病毒是一种新型冠状病毒，其 RNA 基因组的结构序列也易发生变异，所以毒株强的致人重病，甚至致命；艾滋病病毒（HIV）也极易变，其突变速度要比流感病毒快 65 倍左右。

（2）干扰免疫系统作用：有些病毒有干扰 IFN - α/β 的作用，如腺病毒、EB 病毒等能封闭和抑制干扰素 IFN - α/β 诱生的抗病毒蛋白，使入侵病毒照样复制增殖。有些病毒能中断补体级联反应，避免补体介导的杀伤。单纯疱疹病毒的一种糖蛋白，与 C3b 结合后可同时抑制补体经典和替代两种激活途径。

（3）基因整合及限制性表达：有些病毒很聪明，能令人体免疫系统捉摸不透，难以识别，无法发挥免疫功能。如逆转录病毒的基因在逆转录酶的作用下，先合成 DNA 中间体，与人体细胞的染色体 DNA 整合，然后在适当时侯（如人体免疫功能低下时）转录产生 mRNA，再合成病毒的结构蛋白，同时合成复制病毒的 RNA 基因组，慢慢地增殖产生病毒的子代释放出来。单纯疱疹病毒的基因组初始只用一种基因感染神经细胞，其余基因都停止转录，这种限制性的基因表达，使被感染细胞不显露有病毒存在的迹象；等机体出现不正常因素时，其基因组迅即激活，进行复制增殖，引起显性感染。

（4）诱导免疫系统自身病理反应：有些病毒很狡猾，能诱导免疫系统自己攻击自己。如 SARS 病毒很狡猾，侵入人体肺组织后，能诱导机体免疫系统产生"自身抗体"，攻击正常的肺组织细胞，加重肺组织损伤；有些病毒可造成人体广泛性免疫抑制，如麻疹病毒、腮腺炎病毒、巨细胞病毒、EB 病毒、艾滋病病毒等直接感染 T 细胞、B 细胞或巨噬细胞等免疫细胞，导致免疫细胞裂解或功能改变。

三、真菌的感染免疫

真菌是一种真核细胞型微生物，有典型的细胞核和完善的细胞器，不含叶绿素，无根、茎、叶的分化。真菌分单细胞和多细胞两大类：单细胞真菌呈圆形或卵圆形，称酵母菌；多细胞真菌大多长出菌丝和孢子，交织成团，故称丝状菌，也称霉菌。真菌广泛分布于自然界，种类繁多，有 10 多万种，绝大多数对人类无害，有的还有益处。如人们经常食用的蕈菌、酿酒用的酵母菌、生产抗生素的某些真菌等。能引起人类致病的真菌约有 300 多种，包括致病性、条件致病性、产毒性和致癌性的真菌。人类最多见的真菌病是足癣。

致病性真菌要比细菌大几倍至几十倍，结构也比细菌复杂，真菌细胞壁特有的成分是几丁质，不含细菌所特有的肽聚糖，主要由多糖（75%）和蛋白质（25%）组成。由于真菌不含肽聚糖，所以抗细菌感染的青霉素、头孢霉素等抗生素，对真菌无抗菌作用。

近年来，真菌感染的发病率和病死率有所上升，原因与滥用广谱抗生素引起菌群失调和应用激素、抗癌药物等导致免疫力低下有关。有些真菌感染是地方性的，如属二相性真菌的荚膜组织胞浆菌、皮炎芽生菌、粗球孢子菌等，它们在泥土等环境中呈丝状菌相，有孢子和菌丝；当免疫力低下的人吸入孢子后，体内的 37℃ 温度等条件使其变为酵母相而致病。也有些真菌是条件致病性真菌，如念珠菌、曲霉菌、新生隐球菌等，能引起人体深部感染，其感染主要发生在艾滋病（AIDS）、糖尿病以及化疗、放疗、使用免疫抑制药物的患者。

（一）真菌的致病机制

与细菌相比，真菌具有某些生物学特性，如生长较慢、嗜糖、耐酸、易变异等。温度、湿度和酸碱度（pH）对真菌繁殖的影响很大，真菌最适宜在潮湿、有氧、温暖（22～28℃）和酸性（pH4.0～6.0）的环境中生长。真菌大多为腐生或共生，但有一些真菌寄生于人体或动植物体。以对人类有致病性的外源性真菌为例，其致病机制为：

（1）侵入：致病性真菌主要通过呼吸道、消化道和皮肤伤口三大门户侵入人体。经由呼吸道吸入的主要是空气中的真菌孢子，消化道食入的主要是真菌毒素，皮肤伤口进入的主要是癣菌。

（2）定植：真菌细胞壁有糖苷、糖蛋白、几丁质、蛋白质等多层结构，极易变异，大多具有良好的定植能力，能与人体上皮细胞结合。有些真菌为适应在恶劣环境中生存，能够形成厚膜孢子；有的真菌芽生孢子用假菌丝来掩饰自己；也有的二相性真菌象变形虫，变化无常。

（3）繁殖：真菌多以出芽方式繁殖。单细胞真菌由母细胞以芽生方式繁殖，不产生菌丝；多细胞真菌能以出芽方式产生多个孢子，分有性孢子和无性孢子，可长出芽管发育成菌丝体。单细胞真菌一般形成酵母型菌落，多细胞真菌一般形成丝状型菌落。不少真菌是机会主义者，人体免疫功能强时，不敢轻举妄动，趁着人体免疫功能低下时大量繁殖。

（4）扩散：一般真菌在人体都有特定的寄生部位，与体内其他微生物形成拮抗菌群。但有些致命性真菌能进入血流扩散至全身各器官组织，到"新居"生长繁殖，严重危害人类的生命健康。而这些真菌离开寄生部位到处乱窜，往往与人类滥用广谱抗生素引起菌群失调有关。

致病性真菌对人类的主要致病作用：一是真菌毒素中毒，如食入受潮霉变的食物，大量的霉菌及其毒素直接引起人类食物中毒；有不少野生蘑菇含有致命性毒素，人吃了几天内即可死亡，难以药救。二是真菌过敏，有些菌丝和孢子能引起人类哮喘、荨麻疹、过敏感性皮炎等症。三是条件致病性真菌感染，主要是寄生在人体内"正常"真菌群落，引起多器官组织的深部感染；四是真菌毒素的致癌作用，有些真菌代谢物有致癌作用，如黄曲霉毒素、黄褐霉素、灰黄霉素，与肝癌、胃癌、胰癌等有关。

（二）主要的致病真菌

病原性真菌按其侵犯的部位和临床表现不同可分为表面感染真菌、皮肤癣真菌、皮下组织感染真菌、深部感染真菌、条件致病性真菌。

1. 表面感染真菌

是一类角层癣菌，主要寄居在人体皮肤和毛干的最表层。因不接触皮下组织细胞，很少引起人体深部组织的病理反应。主要有秕糠状鳞斑癣菌和何德毛结节菌。

秕糠状鳞斑癣菌是腐生于人体皮肤角层很浅表及毛干表面的浅部真菌，可引起皮肤表面出现黄褐色的花斑癣，如汗渍斑点，俗称汗斑。好发于人体

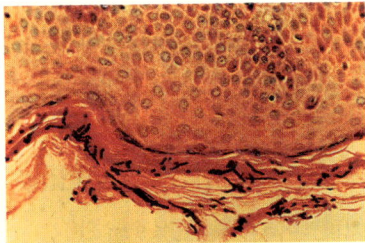

花斑癣病理图片

颈、胸、腹、背和上臂等部位，对人体健康虽无影响，但有碍肤色美观。

何德毛结节菌可引起硬的黑色结节，使毛干上结节如砂粒状。

2. 皮肤癣真菌

有嗜角质蛋白的特性，能产生角蛋白酶水解角蛋白，在皮肤局部大量繁殖，故其侵犯部位只限于人体角质蛋白丰富的表皮、毛发和指（趾）甲，而病理变化是由真菌的增殖及其代谢产物刺激人体引起的反应。一种皮肤癣菌可引起不同部位感染，同一部位感染也可由不同的皮肤癣菌引起。皮肤癣真菌可分为毛癣菌、表皮癣菌、小孢子癣菌3个属，均可侵犯人体皮肤，引起头癣、体癣、股癣、手足癣等。

毛癣菌有20多种，其中10多种对人有致病性，如红色毛癣菌、断发毛癣菌、须毛癣菌、许兰毛癣菌等。可侵犯皮肤和毛发，引起头癣、毛癣、须癣和手足癣。还可侵犯指（趾）甲，引起甲癣（俗称灰指甲），使指甲失去光泽，增厚变形。

表皮癣菌只有1种，即絮状表皮癣菌，可侵犯指（趾）甲，引起甲癣（俗称灰指甲），使指甲失去光泽，增厚变形；但不能侵犯毛发，故不会引起毛发癣。

小孢子癣菌有10多种，大多对人有致病性，如铁锈式小孢子菌、犬小孢子菌等，主要侵犯皮肤和毛发，可引起头癣、白癣、须癣和手足癣，但不会侵害指甲。

3. 皮下组织感染真菌

一般存在于土壤和植物中，经创伤部位侵犯人体皮下组织。感染最初发生于真皮深层和皮下组织，逐渐扩展到皮表下。感染一般只限于局部，但也可缓慢扩散至周围组织，甚至经血液或淋巴播散至其他器官引起深部感染。引起皮下组织感染的真菌主要有着色真菌和孢子丝菌。

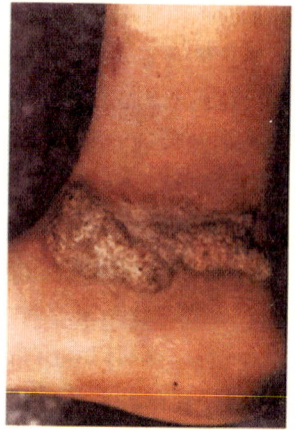

着色真菌感染

着色真菌是一些暗丝孢科真菌的总称，属腐生菌，广泛存在于土壤及植物中，因感染均发生在皮肤暴露部位，病损皮肤变成暗红色或黑色，故称着色真菌。在中国最常见的病原菌是卡氏枝孢霉，主要侵犯肢体皮肤，由创口入侵，先出现丘疹，继而增大为结节，形成缓慢生长的肉芽肿或脓肿性损害，可引起肢体象皮肿及肢体残疾，甚至偶经血流播散至全身而危及生命。

孢子丝菌属腐生菌，主要病原菌是申克孢子丝菌，广泛存在于土壤、植物和木材中，多因皮肤伤口接触带菌的花草和带刺的荆棘等引起感染。申克孢子丝菌是二相型真菌，在自然界中以霉菌相生长，产生孢子和有隔菌丝；但在人体内以酵母相生长。病原菌侵入人体皮下组织后，沿淋巴管分布，缓慢产生肉芽肿，使淋巴管出现链状硬结，继而形成坏死和溃疡，称为孢子丝菌下疳。病菌也可经口或呼吸道侵入，沿血流扩散引起深部感染。

4. 深部感染真菌

是指侵袭人体深部组织、内脏及全身的真菌，统称为深部真菌。分外源性和内源性两类，外源性的深部真菌致病性较强；内源性的大多是体内正常真菌群，因免疫力低下或菌群失调时发生。

组织胞浆菌是典型的二相性真菌，在自然界中为霉菌相繁殖，侵犯人体细胞后转变成酵母相繁殖。人类因吸入带菌鸟粪污染的空气或尘埃中的组织胞浆菌孢子而感染，多见于男性、儿童和免疫功能低下的人群，主要引起肺部和网状内皮系统（如肝、脾、淋巴结、肾上腺、口腔、胃肠黏膜、骨髓等）

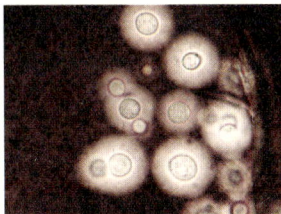

新生隐球菌

的急性、亚急性和慢性感染，大多症状不明显，且能自愈。但免疫功能低下的人可因病菌在肺部大量繁殖，引起急性肺炎，严重的呈暴发型感染迅速致死。部分患者也可发生侵入病菌经呼吸道沿血流播散至网状内皮系统等全身组织器官，引起肝脾肿大、贫血、全身淋巴结肿大、脑膜炎、胃肠道溃疡等，致死率较高。

新生隐球菌为酵母型真菌，外覆一层多糖组成的厚厚荚膜，一般染色法不被着色难以发现，故称隐球菌。广泛分布于自然界，也存在于人体的体表、口腔中，尤其是鸟类的鸽粪中大量存在。致病物质是荚膜多糖，最易侵犯的组织器官是中枢神经系统。人类因吸入由鸽粪污染的空气经呼吸道传染，主要引起肺和脑的急性、亚急性和慢性感染，大多症状不明显，且能自愈。但免疫功能低下的人可因病菌在肺部大量繁殖，引起支气管肺炎，严重的呈暴发型感染迅速致死。少数患者也可发生侵入病菌经呼吸道沿血流扩散至中枢神经系统等组织，引起肉芽肿性炎症。

5. 条件致病性真菌

感染多为内源性，致病性不强，大多在久病体弱、免疫力低下或菌群失调时发生，如长期使用广谱抗生素、肿瘤、糖尿病、化疗等易伴这类真菌感染。

防疫圣典

白念珠菌也称白假丝酵母菌，是人体正常菌群的组成之一，存在于口腔、上呼吸道、肠道、阴道黏膜和皮肤上，其致病力不强，常在人体免疫力降低或滥用抗生素引起菌群失调时发生感染，引起病理性损害，如口角糜烂、脑膜炎、肾盂肾炎、肠炎、阴道炎等。婴儿鹅口疮是由白念珠菌感染引起的，由于婴儿特别是人工喂养的新生婴儿口腔的正常菌群尚未建立，加上年幼体弱，易引起感染。

毛霉菌是腐生菌，广泛存在于自然界中，且生长快，常引起食物霉变。人类通常发生于糖尿病、白血病、免疫缺陷、严重烧伤等久病体弱群体，常因毛霉菌侵入上颚窦和眼眶，引起肉芽肿等炎症，再经血流进入脑部，引起脑膜炎。亦可扩散至肺、胃肠道等全身组织器官，致死率较高。

曲霉菌是腐生菌，种类很多，在自然界广泛分布。其中黄曲霉菌、赤曲霉菌、黑曲霉菌、寄生曲霉菌等能产生有致癌作用的黄曲霉毒素，其中黄曲霉毒素 B_1 毒性最强，可引起原发性肝癌。人类感染烟曲霉菌通常由鼻 – 呼吸道入侵，吸入曲霉孢子产生过敏反应，可引起支气管哮喘。而更多的曲霉菌，如黄曲霉毒素、杂色曲霉素等则通过霉变的花生、玉米、大米等食物经由口 – 消化道侵入人体，引起慢性中毒和肝癌，且摄入量与肝癌发生率成正比。

（三）真菌与癌症

膳食作为人类接触环境的最直接、最常见的环境因素在癌症的发生过程中扮演着双重角色，食物中不仅含有人体必需的营养成分，可能同时还含有许多致癌、致突变或抗癌、抗突变物质。自从20世纪60年代发现致癌的黄曲霉毒素以来，真菌及其真菌毒素对食物的污染开始引起人类的重视。尤其是丝状真菌，俗称霉菌，意即"会引起物品霉变的真菌"，在温暖、潮湿的气候环境下会大量生长繁殖，造成植物病害和食物霉变等。真菌毒素对人类健康的严重危害，主要表现在对人体产生长期的不利影响，特别是对免疫功能的伤害和引发多种恶性癌症。但由于真菌毒素对人体的危害并不象病毒、病菌感染那样明显，因而公众对真菌毒素的危害，尤其是对不良的传统饮食习惯、方式与癌症的关系重视不够。

食物中毒性真菌毒素致病、致癌特点：一是通过污染食物中毒，尤其是用于主粮的稻米、小麦、玉米、花生等粮食作物；二是毒素对热稳定，不易被蒸煮破坏；三是毒素以损害实质器官为主，如食管、肝、胃、肾等器官；四是没有传染性和免疫性；五是有明显的季节性和地区性，温暖（25～30℃）、潮湿（相对湿度≥80%）的地区最易发生。

1. "癌从口入"不是危言耸听

据联合国粮农组织（FAO）估计，世界上有25%的谷物不同程度地受到霉菌毒素的污染，至少有 2% 的粮食因为霉变而不能食用。并且，霉菌毒素可以渗透到牛乳及其制品中。因此，"癌从口入"已经不是骇人听闻的传言，如中国消化系统癌症的发病率一直居高不下，且占了十大癌症（胃癌＞肝癌＞肺癌＞食道癌＞结肠癌＞血癌＞子宫颈癌＞鼻咽癌＞乳腺癌＞膀胱癌）前 5 位中的 4 位，其中肝癌的发病率更比欧美各国高 5～10 倍，年死亡达 10 多万人，约占全世界肝癌总数的 42.5%。**胃癌、肝癌、食管癌高发区粮食与食品霉菌毒素污染严重，患癌人群与长期持续性摄入霉变食物有关，而且用霉变饲料喂养的致癌动物食品也可通过食物链间接毒害人类。**如中国肝癌高发区江苏启东、广西扶绥地区处于温度、湿度较高的三角洲地带，粮食易于霉变。特别是玉米和花生，由于发霉而含黄曲霉毒素 B_1 的量，有的已经超过动物诱发癌症所需的最低剂量。因此，霉变食物的真菌毒素已成为人类的"隐形杀手。"

胃癌：中国胃癌高发区粮食和食品霉菌污染严重，在胃癌高发区河北省皇县的玉米面样品中检出了黄曲霉毒素 B_2 和杂色曲霉素。对中国胃癌高发区的福建省长乐市进行调查，发现当地主粮地瓜丝受到多种霉菌污染，其中含有黄曲霉素、镰刀菌、白曲霉、杂色曲霉、黑曲霉、米曲霉等，隔年地瓜丝污染率为 100%，当年地瓜丝 52%，提示霉菌污染可能是长乐市胃癌病因之一。

肝癌：从肝癌的流行病调查中发现，凡食品中黄曲霉毒素污染严重和人类实际摄入量较高的地区肝癌发病率也高。肝癌高发区主要分布在东南亚、非洲东南部及欧洲的南部，北美与北欧则少见，中国肝癌发生率和死亡率居世界之首，江苏、浙江、福建、山东、广东、广西等东南沿海地区是肝癌高发区。如菲律宾的玉米和自制花生酱黄曲霉毒素污染严重，其中一个以玉米为主食的地区和另一个常食自制花生酱的地区，肝癌的发病率比其他地区高 7 倍以上。中国肝癌高发区江苏启东和广西扶绥两地居民尿中黄曲霉毒素 M_1（AFM_1）排出量均显著高于低发区者，表明黄曲霉毒素 B_1（AFB_1）高暴露对肝癌的高发病率具有重要作用。

食管癌：中亚地区的哈萨克斯坦、乌兹别克斯坦和土库曼斯坦、伊朗北部、中国华北地区是食管癌的高发区。1988 年南非科学家对食管癌发病率高和低的地区进行调查，结果发现食管癌高发地区的主食玉米受伏马毒素的污染情况比低发区严重，食管癌发病率与伏马毒素污染呈正相关，进一步的动物试验也得到了相同的结果。中国环太行山地区的河南、河北及山西省为食管癌高发区，食管癌死亡率居世界之首。而中国食管癌死亡率河南林县最高，男性食管癌死亡率 161.3/10 万，女性 102.9/10 万，分别为河南省平均水平的 3.7 倍、4.6 倍和全国水平的 8

防疫圣典

倍、10倍以上。病因学研究发现河南省林县约有45%的贮藏玉米污染了串珠镰刀菌，含量达到30～300mg/kg。1994年中国和日本的学者对食管癌高发区的河南省林县进行调查，发现该地区主食玉米中伏马毒素水平高达30～50mg/kg，发霉玉米中伏马毒素最高值达118.4 mg/kg。

2. 致癌的真菌毒素

真菌毒素是一类由真菌产生的毒素，主要通过摄食方式进入人体或动物体内，并引起各种中毒性病症。在目前已知的约9万种真菌中，有200多个种可产生100余种真菌毒素，其中约有14种能致癌。具有致癌性的产毒株霉菌主要有：

曲霉菌属：黄曲霉、赭曲霉、杂色曲霉、构巢曲霉、寄生曲霉等。

青霉菌属：黄绿青霉、橘青霉、岛青霉等。

镰刀菌属：孢镰刀菌、三线镰刀菌、雪腐镰刀菌、粉红镰刀菌、禾谷镰刀菌等。

致癌性真菌毒素是真菌产生的二级代谢产物，化学结构缺乏专一性，属不同类型的呋喃环类、内脂环类、醌类等化合物。主要的致癌真菌毒素有黄曲霉毒素、单端孢菌毒素、星形曲霉毒素、金轮霉素、绿肽、柠檬绿胶霉素、橘青霉毒素、圆弧青霉酸、麦角色素、赭曲霉素、展青霉素（棒曲霉素）、疣孢青霉毒素、红青霉毒素、柄曲霉素、葚孢菌素、萘醌黄毒素、玉米赤霉烯酮（F－2毒素）等。

（1）**黄曲霉毒素**（Aflatoxin，AFT）：是由黄曲霉、寄生曲霉等真菌产生的一类剧毒真菌毒素，广泛分布于花生、玉米和大米（"红变米"、"黄变米"）、小麦、牛奶等粮食及其加工食品上，严重霉变者含量很高。黄曲霉菌用肉眼看呈绿色，而黄曲霉毒素却是无色、无味的。黄曲霉毒素是一类结构相似的化合物，基本都有双呋喃环和香豆素（氧杂萘邻酮），前者为毒性结构，后者与致癌有关。凡双呋喃环末端有双键者毒性较强，并有致癌性。现在至少已经分离出18种不同毒性的衍生物，毒性以

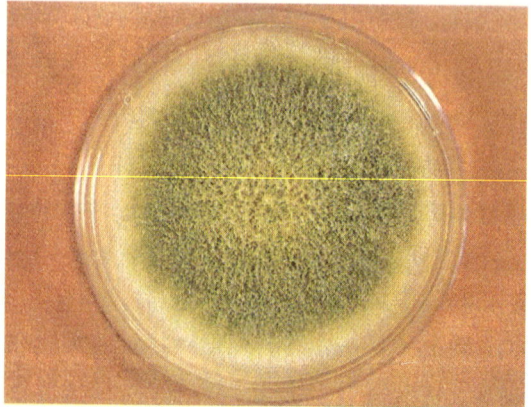

黄曲霉菌产生的毒素有致癌性

B_1、B_2和G_1、G_2最强。其中**黄曲霉毒素 B_1（AFB_1）的毒性超过氰化**

钾，致癌性则比举世公认的三大致癌物还强得多，1988 年被国际癌症研究中心（IARC）列为人类致癌物。AFB_1 的致癌力比二甲基偶氮苯即"奶油黄"强 900 倍，比二甲基亚硝胺强 75 倍，比 3，4 - 苯并芘强 4000 倍，能诱使动物发生肝癌，也能诱发胃癌、肾癌、直肠癌及乳腺、卵巢、小肠等部位的癌症。黄曲霉毒素在 205℃ 高温下也只能破坏 65%，故一旦被污染就极难去除。0.294mg/kg 剂量的 AFB_1 就能致敏感动物（雏鸭）急性中毒死亡。黄曲霉毒素 B_1 在体内经过羟化可衍生 M_1、M_2 两种有毒性的代谢产物，而 M_1、M_2 主要存在于牛奶中。人类如果连续摄入被污染 AFB_1 的食品，在体内不能降解，只能沉积在肝细胞中，当沉积量超过人体的耐受力，便会引起肝脏损伤，甚至可诱生原发性肝癌、胃癌、肺癌等。1974 年，印度曾发生因食用污染黄曲霉毒素的玉米而中毒的事件，在持续流行的 2 个月中，有 397 人中毒发病，导致 106 人死亡。

（2）**黄变米毒素**：黄变米是 20 世纪 40 年代首先在日本大米中发现的，这种稻米由于被青霉属的某些真菌污染而使米粒变质呈黄色，故称"黄变米"。这些菌株污染大米后产生毒性代谢产物，动物实验有致癌作用，统称黄变米毒素，可分为三大类：

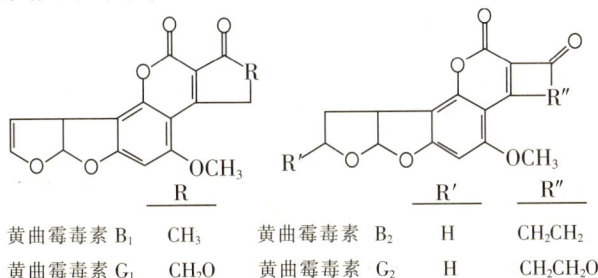

	R			R′	R″
黄曲霉毒素	B_1	CH_3	黄曲霉毒素	B_2	H	CH_2CH_2
黄曲霉毒素	G_1	CH_2O	黄曲霉毒素	G_2	H	CH_2CH_2O

黄曲霉素的化学结构

黄绿青霉毒素又称柠檬绿胶霉素，由生长在黄变米上的黄绿青霉产生，是一种黄色、对神经致毒的真菌毒素。黄绿青霉污染大米，在 12 ~ 13℃ 便可形成黄绿青霉黄变米，米粒上有淡黄色病斑，同时产生黄绿青霉毒素。黄绿青霉毒素分子由一个氢呋喃环通过一结合多烯与一个 α - 吡喃酮发色团相连。人类或动物食用污染该毒素的大米后，会发生麻痹、抽搐和呼吸停滞等致命疾病。对小鼠、猫、狗、青蛙等的神经系统有强毒性，早期为后腿进行性瘫痪，血液循环显著紊乱；晚期为气急、呼吸停止直至死亡。慢性中毒可使动物发生肝肿瘤和贫血。

橘青霉毒素是一种由生长在霉米上的橘青霉菌产生的黄色真菌毒素，精白米易污染橘青霉形成橘青霉黄变米，米粒呈黄绿色。橘青霉毒素的毒性较强，小鼠的 LD_{50} 为 35mg/kg（皮下注射）；兔静脉注射为

19mg/kg。可引起实验动物肾脏肿大、肾小管扩张和上皮细胞变性坏死。

岛青霉毒素是由岛青霉产生的肝脏毒素，岛青霉污染大米后形成岛青霉黄变米，米粒呈黄褐色溃疡性病斑，同时产生肝脏毒素，按结构可分为黄天精和环氯素两种。岛青霉毒素是一个有 3 分子丝氨酸、1 分子氨基丁酸和 1 分子苯丙氨酸的含胆碱的肽类化合物，可引起实验动物的急性肝萎缩、慢性肝硬化和诱发肝癌。黄天精是岛青霉产生的肝脏毒素之一，呈黄色六面体针状结晶，不需经动物代谢系统的活化也能与细胞 DNA 结合，影响其模板功能和 RNA 聚合酶的活性，造成诱发癌变或细胞死亡。急性中毒引起动物肝萎缩，慢性中毒则引起肝纤维化、肝硬化或肝肿瘤。用人工污染岛青霉的大米作试验，喂 100% 霉大米的小白鼠经 3~8 日后大多死于急性肝萎缩，而喂 30% 和 10% 霉大米的小白鼠则在 300 日后会出现肝硬化和弥漫性肝萎缩。绿肽又称环氯素，也是由岛青霉产生的一种对肝脏致毒的真菌毒素，可与细胞内更改细胞骨架的肌动蛋白相结合。

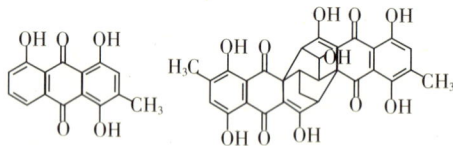

岛青霉素　　　　黄天精

黄变米中的霉菌毒素

（3）**单端孢菌毒素**也称单端孢霉烯（T‑2 毒素），是由源自土壤的植物致病菌单端孢霉或镰孢霉产生的一种剧毒真菌毒素，主要污染小麦、黑小麦、大麦、燕麦、大米、玉米、豆类等及其粮谷加工产品，尤其在寒冷的气候下粮谷受潮（如收割时或收割后在田间存在时间过长，或在贮存过程中受潮），则毒素的含量剧增。玉米、小麦、大豆中发现紫红色的霉斑，可能已感染上 T‑2 毒素。人类摄入被污染的粮谷后可引起恶心、呕吐、头晕、消化道黏膜溃疡、出血性病变和神经系统等中毒症状。单端孢菌毒素是一种细胞毒素，能抑制蛋白质和 DNA 合成；同时也是一种上皮坏死因子，可使皮肤、口腔和上消化道的上皮发生坏死和溃疡。此外，还会导致细胞突变和畸变。动物试验有肿瘤发生率增高的现象，但对人类的致癌性尚不能确定。目前已知人类有 3 种地方病的病因被认为与 T‑2 毒素有关，如食物中毒性白细胞缺乏症、大骨节病（关节软骨病变）、克山病（心肌病变）。1993 年，国际癌症研究中心（IARC）通过动物试验得出结论，T‑2 毒素不属于人类致癌物（属第三类致癌物）。

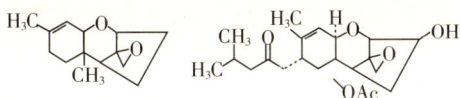

三线镰刀霉属　　　　T-2 毒素

镰刀菌属（Fusarium）毒素的结构

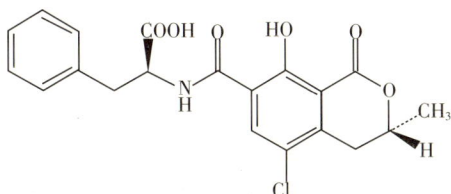

赭曲霉毒素 A

（4）**赭曲霉毒素**（Ochratoxin）是由赭曲霉、炭黑曲霉和纯绿曲霉产生的一种真菌毒素，主要污染稻米、小麦、玉米、大豆等农作物，但干果、葡萄及葡萄酒、咖啡、可可及巧克力、中草药、调味料、罐头食品、豆制品、啤酒、茶叶等食品也可受到赭曲霉毒素污染，在 20～25℃、含水率高于 16% 时毒素的产生达到峰值。赭曲霉毒素有 A、B、C 等 7 种结构类似的化合物，毒素结构为异香豆素联结苯丙氨酸，其中赭曲霉毒素 A（OA）对动物和人类具有强力的肝脏毒和肾脏毒，有致突变、致畸和致癌作用。牛、猪、鸡或人类摄入被污染的食物中赭曲霉素 A，就会引起肝脏或肾脏发病。保加利亚、罗马尼亚和前南斯拉夫的部分地区出现的巴尔干半岛肾病变与摄入赭曲霉毒素 A 有关，该病变是一种慢性肾病，主要是高血肌酸酐、高血尿素、高血压和水肿等症。研究发现，区域性巴尔干半岛肾病变与泌尿系统肿瘤，特别是肾盂和输尿管的肿瘤有密切关系。赭曲霉毒素 A（OA）具有遗传毒性，有增加细胞中染色体断裂的可能性。1993 年，国际癌症研究中心（IARC）根据动物实验研究认为赭曲霉素 A 是一种与人类健康密切相关的真菌毒素并且是一种人类可能的致癌物。

（5）**杂色曲霉素**（ST）又称柄曲霉素，由构巢曲霉和杂色曲霉等真菌产生的一种致癌和引起肝、肾中毒的真菌毒素。常存在于发霉的大米、玉米、小麦、黄豆、花生和面粉等粮食产品中。糙米易污染杂色曲霉毒素，但经加工成标二米后，毒素含量可以减少 90%。杂色曲霉素化学结构与黄曲霉毒素相似，含一个双呋喃环和一个氧杂蒽酮，其双呋喃环末端双键的环氧化与致癌性有关。杂色曲霉素不仅可以直接危害人类和动物，而且还可作为的合成前体间对人畜造成危害。其中的杂色曲霉毒素ⅠVa是毒性最强的一种，可导致动物的肝癌、肾癌、肺癌、淋巴肉癌和皮肤癌，其致肝癌性仅次于黄曲霉毒素。由于杂色曲霉素会存在于一些奶制品、谷物和饲料中，而且含量较高，所以其危险性比黄曲霉毒素要大。

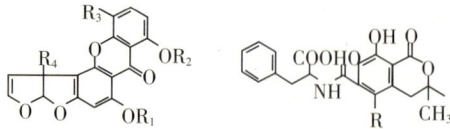

杂色曲霉素　　　　　赭色曲霉素

杂色曲霉素和赭曲霉素的结构

（6）**伏马毒素**（Fumonisins）主要由串珠镰孢霉产生的一类真菌毒素，是一类由不同的多氢醇和丙三羧酸组成的结构类似的双酯化合物。1988年，南非和美国的研究人员首次从霉变的玉米中分离出伏马毒素 B_1（FB_1）。现已鉴定出28种伏马毒素类似物，分为A、B、C、P组，B组中有 B_1、B_2、B_3 等3种，其中伏马毒素 B_1（FB_1）占总量的70%左右，同时也是所有伏马毒素中毒性最强的。伏马毒素主要污染玉米、高粱、小麦、大麦等粮食作物及其制品。马属动物食入污染毒素的玉米后最易发病。日粮中含量若超过 $10\sim25mg/kg$ 时，即引起中毒，症状有神经毒型和肝毒型。神经毒型表现为马脑白质软化病；肝毒型则表现为出血及水肿。动物实验可致大鼠肝癌，人类食道癌也与摄入伏马毒素有关。2003年，国际癌症研究中心（IARC）将伏马毒素列为Group2B致癌剂（可能的人类致癌剂）。中国是世界上已经确认的食品中伏马毒素的污染与食管癌的发生关系密切的两个国家之一。

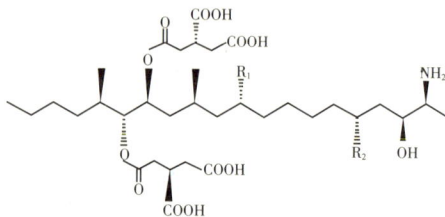

Fumonisin	B_1	B_2	B_3	B_4
R_1	OH	H	OH	H
R_2	OH	OH	H	H

B组伏马毒素的化学结构

（7）**展青霉素**又称棒曲霉毒素，主要由展青霉产生，但扩张青霉、荨麻青霉、棒形青霉、圆弧青霉、灰黄青霉、雪白丝衣霉、棒曲霉和土曲霉等多种霉菌都可产生这种毒素。展青霉毒素主要污染小麦、大麦、大米和发霉的面包等粮食作物和食品，在霉烂的水果及水果制品中较为常见。产毒菌株在5～20℃时就能产生毒素，当温度为20～25℃时所产生的展青霉素含量最高。展青霉素是一种抗细菌、抗真菌和抗有丝分裂的真菌毒素，最初由于它对许多革兰氏阳性和阴性细菌有抑制作用而当作抗生素来研究，但后来发现它对动物具有较强的毒性而放弃，转而研究它的毒性及对食品和饲料的污染情况。展青霉素主要为神经毒性，有致畸和致癌性，可造成动物的皮下肉瘤、痉挛、肺出血、心率加快、呼吸困难甚至死亡。展青霉素是一种杂环化合物，多存在于霉变饲料中，可引起牛、羊等家畜的毒害，如奶牛的上行性麻痹、中枢神经系统水肿及灶性出血等。长有展青霉的苹果如制成苹果汁也可检出展青霉素。

（8）**玉米赤霉烯酮**（ZEN），由玉米赤霉等生长在潮湿谷物上时所产生的一种真菌毒素，具有类似雌激素的毒作用。它的化学还原产物为－玉米赤霉烯醇，其雌激素作用比玉米赤霉烯酮强4.8倍，并有促进合成代谢的特性，故作为绝经期后妇女的雌激素代用品。玉米赤霉烯酮可与雌激素受体结合而影响细胞核的雌激素转录，可刺激含雌激素受体的乳腺癌细胞增长。中国学者张永红证明了地方性乳腺增生症的病因是荞麦中的玉米赤霉烯酮中毒。

此外，红青霉毒素是一类由红色青霉的某些菌株产生的真菌毒素。红青霉毒素被动物摄入后会引起胃、肠等组织充血，常伴有出血症状，还可发生肝脏和大脑损伤。红青霉毒素还会与黄曲霉毒素发生协同作用。萘醌黄毒素由某些曲霉、青霉和发癣菌产生的萘醌类色素，是一种可对肝脏致毒的真菌毒素。其作用机制是在线粒体电子传递链中，从烟酰胺腺嘌呤二核苷酸（NADH）脱氢酶至细胞色素c间提供一条电子传递支路。

3. 真菌毒素致癌机理

目前已知14种真菌毒素有致癌作用，但其致癌机理也不相同，有的真菌毒素能直接致癌，有的只是间接致癌，通常都是小剂量较长时间的作用才导致癌症。由于产毒真菌所产生的真菌毒素没有严格的专一性，即一种真菌或毒株可产生几种不同的毒素，而一种毒素也可由几种真菌产生。如黄曲霉毒素可由黄曲霉、寄生曲霉产生；岛青霉可产生黄天精、红天精、岛青霉毒素、环氯素等毒素。因此，真菌毒素致癌机理很复杂，往往可能是几种毒素协同作用的结果，目前只能根据现有毒理学和流行病学的数据评估、确定其对人类的致癌危害。

（1）真菌毒素在人体内的致癌性转化反应。人类摄取的食物中约有1万多种非营养物质，如各种食品添加剂、色素、药物、农药、毒物、环境污染物等，这些非营养物质都是有机化合物，既不能构成组织细胞的成分，又不能氧化供能，其中有许多物质对人体有一定的生物学效应或毒性作用。而人体如同一个超级化工厂，对这些摄入的非营养物质要进行代谢转化，使其生物活性降低或消除（灭活作用），或有毒物质的毒性减低或消除（解毒作用），同时增高其溶解性，变为易从胆汁或尿液中排出体外的物质。

肝脏是生物转化的主要器官，其他如胃肠、肾、肺等组织也有一定的生物转化功能。这些非营养物质主要在肝脏中，通过化学反应过程，改变分子结构，增加水溶性，改变其毒性，并经尿液、粪便等排出体外。有的非营养物质经过生物转化后，使原来无毒或毒性较小的物质转变为有毒或毒性较强的物质；有的非营养物质经过生物转化后，使原来无直接致癌的物质转变为致癌物质。如这 10 多种能致癌的真菌毒素大多并不具有直接致癌性，而是在人体内经过生物转化后才有致癌活性的。

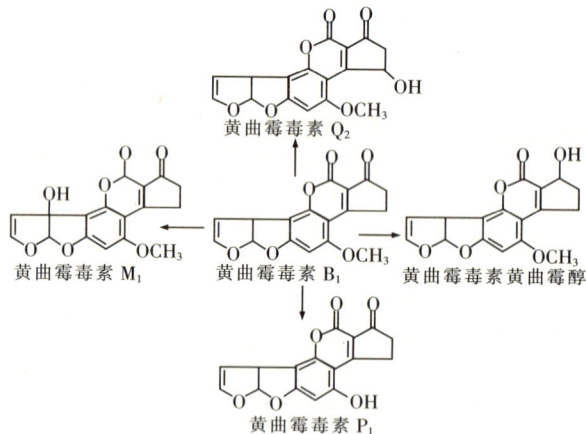

黄曲霉毒素 B_1（AFB_1）在生物体内的代谢和转化过程

人体摄入的真菌毒素在肝、肾等组织器官中进行的生物转化通常分为两相：第一相反应，包括氧化、还原和水解反应；第二相反应，主要是结合反应。真菌毒素致癌性的转化反应主要是氧化反应，实际上有些真菌毒素的生物转化反应很复杂，往往需要经历不同类型的转化反应。

第一相氧化反应 肝细胞的微粒体、线粒体及胞液中分别含有参与生物转化的不同氧化酶系，主要有三种：一是微粒体依赖细胞色素 P_{450} 的加单氧酶系，是最常见的生物转化反应，由肝细胞中多种氧化酶系所催化；二是线粒体单胺氧化酶系，存在于线粒体内的单胺氧化酶是另一类参与生物转化的氧化酶类；三是醇脱氢酶与醛脱氢酶系，可催化醇类及醛类产生醛和酸。在这三种氧化反应中，微粒体依赖细胞色素 P_{450} 的加单氧酶系又是最主要的致癌性氧化反应。

微粒体依赖细胞色素 P_{450} 的加单氧酶系，又称为混合功能氧化酶，能催化多种真菌毒素进行氧化反应，其特点是能激活分子氧，使真菌毒素从分子氧中接受一个氧原子，生成羟基化合物或环氧化合物。这也是肝脏中非常重要的代谢药物或毒物的酶系统，摄入人体的非营养物质约有50%以上经过此系统进行氧化反应。加单氧酶的羟化作用不仅增加药物或毒物的水溶性，有利于排泄，而且是许多物质代谢不可缺少的步骤。有些致癌物质经氧化后丧失了活性，而有些原来无活性的物质经氧化后生成有毒或致癌物质，如多环芳烃经加单氧酶作用生成的环氧化物是致癌物质。

黄曲霉毒素（AFT）是一种强烈的肝脏毒素，对肝脏有特殊亲和性，但并不直接致癌，而是要在人类或动物体内经代谢转化后才能起致癌作用。黄曲霉毒素（AFT）主要强烈抑制肝脏细胞中 DNA 的合成，破坏 DNA 的模板作用，阻止和影响蛋白质、脂肪、线粒体、酶等的合成与代谢，干扰肝脏的生理功能，导致突变、致癌及肝细胞坏死。如人体摄入的黄曲霉毒素 B_1（AFB_1）通过肝脏内的细胞色素 P_{450} 加单氧酶系催化（第一相反应）而被激活，生成为有致癌活性的亲电子的 AFB_1-8，9-环氧化物，它可与肝脏 DNA 和血清白蛋白共价结合形成 AFB_1-DNA 加合物，但主要与 DNA 分子的鸟嘌呤 N-7 位点结合，形成 AFB_1-N7-鸟嘌呤加合物，使 DNA 分子产生无鸟嘌呤位点的缺口，造成 DNA 损伤，由此引起抑癌基因 p53 的 249 密码子突变，产生类似癌基因的转化功能，最终导致肝癌发生。并且，黄曲霉毒素的肿瘤基因作用部分与乙型肝炎病毒（HBV）有协同作用。

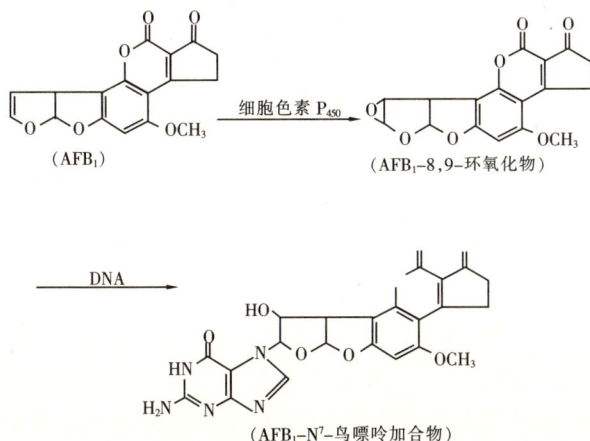

黄曲霉毒素的构造及其对 DNA 的作用

由于细胞色素 P_{450} 是一类含血红素的酶系，分布于人体肝、肺、肾等组织器官，参与前致癌物黄曲霉毒素 B_1（AFB_1）的活化代谢，不仅引起人类原发性肝癌，还可能会引起肾、肺、胃、皮下组织的肿瘤。

杂色曲霉素（ST）的化学结构与黄曲霉毒素 B_1（AFB_1）相似，可以转换为黄曲霉毒素 B_1（$AFT-B_1$），因此有可能是黄曲霉毒素 B_1（AFB_1）的生物学前体。生物体可经多个部位吸收杂色曲霉素，并可诱发不同部位癌变。杂色曲霉素（ST）与肝脏内的细胞色素 P_{450} 酶系作用，活化为亲电子的环氧化物，可与肝脏 DNA 和血清白蛋白共价结合形成加合物（DNA-ST）。通过对杂色曲霉素（ST）感染人胚肺细胞的实验，表明杂色曲霉素（ST）可诱发抑癌基因 p53 及癌基因 ki-ras 突变，证实杂色曲霉素（ST）对人肺组织的致癌作用。

第二相结合反应：肝细胞内含有许多催化结合反应的酶类，凡含有羟基、羧基或氨基的药物、毒物或激素（不论是否经过第一相反应）均可与葡萄糖醛酸、硫酸、谷胱甘肽、甘氨酸等发生结合反应，或进行酰基化和甲基化等反应，从而增加水溶性，易于排出体外。其中，谷胱甘肽结合反应尤为重要，因谷胱甘肽对致癌性环氧化物有解毒功能，对真菌毒素是否能致癌具有举足轻重的作用。

谷胱甘肽结合反应：谷胱甘肽（GSH）在肝细胞液谷胱甘肽 S-转移酶催化下，可与环氧化物结合，生成含 GSH 的结合产物。这种酶在肝中含量非常丰富，占肝细胞可溶性蛋白质的 3%。谷胱甘肽结合物主要随胆汁排出体外，不能直接从肾排出。**谷胱甘肽是人体内最有效的抗癌物。谷胱甘肽的巯基具有嗜核特性，能与外源的亲电子毒物如致癌剂结合，从而阻断致癌物与 DNA、RNA 或蛋白质结合，以保护机体避免遭受毒物、致癌物的损害。**因此，有致癌活性的 $AFB_1-8,9-$环氧化物与谷胱甘肽的结合反应（第二相反应），是环氧化物解毒的一个重要途径。但是，接触大量的具有高度致癌活性的化合物会使谷胱甘肽（GSH）耗竭，从而出现严重的毒性反应。所以，谷胱甘肽及其转移酶的多态性往往决定癌症的发生率。

（2）真菌毒素抑制细胞内酶活性，致 DNA 损伤和细胞癌变。酶是由活细胞产生的，能在人体内起催化作用的一类特殊蛋白质，其组成是一条或多条氨基酸链，每条氨基酸链需要数百个氨基酸组成。人体细胞内合成的酶主要是在细胞内起催化作用，也有些酶合成后释入体液或消化道发挥其催化作用。线粒体内含有众多的酶系，包括催化三羧酸循环、氨基酸代谢、脂肪酸分解、电子传递、能量转换、DNA 复制、转录、翻译等过程的酶和辅酶，现已发现 120 多种酶定向地分布在线粒体的外膜、膜间腔、内膜和基质中，是细胞中含酶种类最多的细胞器之一。事实上，所有的基因工程都是依靠酶来重组 DNA，以得到新的基因和染色体。因此可以说，真正赋予细胞生命和个性的是酶，而酶的失活可能就是癌细胞形成的基础。

DNA 是遗传信息的携带者和传递者，其结构与功能的稳定非常重要。但细胞内、外环境的变化，可引起线粒体结构和功能的异常，导致 DNA 突变率很高，一旦 DNA 修复能力降低，DNA 持续损伤可致细胞癌变。有些致癌性真菌毒素能抑制细胞内酶的活性，致 DNA 损伤和细胞癌变。

伏马毒素 B_1（FB_1）的结构与神经鞘氨醇极为相似，是 N–酰基转移酶的有效抑制剂。而在正常生理情况下，细胞内神经鞘氨醇的含量很低，但作为脂类的第二信使，在维持细胞完整性、调节细胞代谢及 DNA 合成方面起着重要作用。伏马毒素 B_1（FB_1）通过抑制鞘醇酰基转移酶、精氨基琥珀合成酶，从而抑制鞘磷脂、蛋白和尿素的代谢。其致癌机理可能与其特异性地抑制 N–酰基转移酶有关，从而干扰人体内的神经鞘脂类代谢或神经鞘氨醇的转化，引起髓鞘样碱基的堆积导致 DNA 的非程序性合成，致使细胞生长、分化失控、癌变。

赭曲霉毒素 A 是二氢香豆素通过酰胺键连接 L–苯丙氨酸的衍生物，可抑制磷酸烯醇式丙酮酸羧激酶。动物实验证明：赭曲霉毒素 A 可抑制大鼠肝细胞 ATP 酶、琥珀酸脱氢酶和细胞色素 C 氧化酶的活性。赭曲霉毒素 A 能与血清大分子紧密结合，在人体内有很长（约 840 小时）的血清半衰期，会破坏细胞的脱氧核糖核酸（DNA）和使染色体畸变，导致人体细胞发生癌变。

4. 防癌先从防霉做起

霉菌污染食物，首先引起食物腐败变质，不仅使食物呈现异样颜色、产生霉味等异味，导致食用价值降低，甚至完全不能食用，而且可产生霉菌毒素使人类食物中毒。**霉菌致癌并不是霉菌本身，而是霉菌污染谷类或食物后，在其生长繁殖过程中所产生的代谢产物，即霉菌毒素。**然而，"癌从口入"、"防癌从防霉做起"并没有引起大众的高度重视，尤其是贫困地区的人群普遍摄入霉变食物的现象更为严重。

黄曲霉毒素对粮食的污染，在中国长江以南地区比北方更为显著，而花生、玉米被污染的机会和程度比大米、小麦、面粉等更为严重，豆类很少受到污染，所以发霉的花生、玉米是不能食用的（见表9）。

表9　　　　　　　　　　霉菌毒素污染的粮食作物及食物

霉菌毒素	黄曲霉毒素	黄变米毒素	T－2毒素	赭曲霉毒素	杂色曲霉素	伏马毒素	玉米赤霉烯酮
粮食作物及食物	玉米 花生 小麦 大麦 燕麦 大米 香料 牛奶 核桃 杏仁 椰丝	大米	玉米 小麦 大麦 燕麦 大米	玉米 小麦 大麦 燕麦 黑麦 大米 高粱 豆类 啤酒 咖啡	大米 玉米 小麦 面粉 黄豆 花生 牛奶	玉米 大米 谷物	玉米 小麦 燕麦 大麦

　　食物受到产毒菌株污染有时不一定能检测出霉菌毒素，这是因为产毒菌株必须在适宜产毒的特定条件下才能产毒。有时从食物中检测出有某种毒素存在，但分离不出产毒菌株，这往往是食物在贮藏和加工中产毒菌株已经死亡，而毒素不易破坏的缘故。**一般来说，产毒菌株主要在谷物粮食、发酵食品和饲草上生长产生霉菌毒素，直接在动物性食品，如肉、蛋、乳上产毒的较为少见。**而食入大量含毒饲草的动物同样可引起各种中毒症状或毒素残留在动物组织器官及乳汁中，致使动物性食品带毒，被人类食用后仍然会造成霉菌毒素中毒。实验证明，乳牛在摄入黄曲霉毒素 B_1（AFB_1）1 小时后，即可在乳汁中发现其代谢产物黄曲霉毒素 M_1（AFM_1），12 ~ 60 小时浓度最高，5 日后降至微量。

　　霉菌致癌物质不仅是霉菌毒素，而且某些霉菌还有促进合成亚硝胺化合物的作用。如在玉米面中加入霉菌，使之霉变后，测出玉米面内二级胺含量增加，并合成致癌物亚硝胺化合物。中国医学科学院肿瘤研究所首次从霉变食物中分析出一种致癌物质——新亚硝胺，并找出其化学分子结构，进行了人工合成，经过大量动物实验证实，这种新的亚硝胺能诱发动物食管和胃细胞发生癌变。由此可见，产毒霉菌的种类虽然不多，但数量大、分布广，而且霉变食物具有双重致癌作用，即产生霉菌毒素和促进亚硝胺化合物合成，严重危害人体健康。

　　由于霉菌毒素一般都不怕热，如黄曲霉毒素在 280℃ 时才破坏，所以对含有霉菌毒素的食物，用烧、煮、蒸、炒和其他加工制作方法都不能去除已经产生的毒素。目前积极有效的预防办法主要是防霉和不食发霉变质的食物。霉菌产生主要与粮食中的含水量、环境温度、湿度及通风情况有关；虫咬、虫蛀也会给霉菌孢子的侵入打开方便之门，因此农作物要防虫、治虫，谷类收获后要及时脱粒、烘干，并加强粮食保管和贮藏，防止发霉变质。为防止动物性食品（肉、肉制品、牛奶和奶制品等）被污染，应使用不含霉菌毒素的饲料饲喂动物。人类对于已经发霉的谷类和食品要严禁食用，尤其是带有黄色和白色菌丝的发霉食物绝对不能食用。

（四）抗真菌免疫

抗真菌免疫与上述抗细菌、病毒免疫有同有异，也有其特殊性。许多真菌是机会致病菌，通常不致病，只有在人体免疫防御功能低下时才致病，说明人类具有较强的抗真菌免疫的能力。在抗真菌感染中，细胞免疫是最主要的，特异性抗体对抗真菌感染作用不大。抗真菌免疫主要有非特异的天然免疫和特异的获得性免疫：

1. 非特异性的天然免疫

完整的皮肤、黏膜是一个有效的抗真菌免疫屏障，皮肤皮脂腺分泌的不饱和脂肪酸有杀真菌作用。而儿童皮脂腺发育不够完善，分泌的脂肪酸不足，故清洁卫生不良的农村儿童易患头癣等皮肤癣病。成人掌跖部或指趾间缺乏皮脂腺，且手、足汗较多，适宜癣菌生长，如不注意清洁干燥，宜患手足癣。时常有人将脚气病混同于脚癣，实际上前者是人体缺乏维生素 B_1（硫胺素）而出现的一种维生素缺乏症，而后者是由皮肤癣菌引起的真菌感染。

正常菌群的拮抗作用。人体内包括真菌有几百种微生物寄居，长期在一起生活已形成"和平共处"的共生关系，具有相互制约的生物拮抗作用。当人类过度使用、长期应用或错用滥用广谱抗生素大规模抑制细菌繁殖时，不受抗生素影响的真菌和耐药菌就会大量繁殖，以占领其他微生物失去的"地盘"。白念珠菌就是趁此机会生长繁殖而引起感染发病的。

真菌组分是补体替代途径的强激活剂。补体系统被激活后，可在受感染的靶细胞表面形成膜攻击复合物（MAC），从而导致靶细胞溶解。但有些真菌如新生隐球菌产生厚膜孢子，能抵抗具有溶解细胞效应的膜攻击复合物（MAC）的杀伤；而补体活化过程中产生的肽介导物（C5a、C3a），也称过敏毒素，可招引炎性细胞至急性感染区，参与抵抗外来致病性真菌的感染。

中性粒细胞是吞杀真菌最有效的吞噬细胞，杀伤机制是吞噬细胞的氧依赖性杀菌系统（ROIs），在吞噬过程触发呼吸爆发，生成过氧化氢（H_2O_2）等杀菌物质，与卤化物（HClO）、髓过氧化物酶（MPO）组成杀菌系统，产生强大的杀菌作用，可有效杀伤白念珠菌、曲霉菌等，阻止播散性感染的发生。中性粒细胞颗粒中释放的防御素、白细胞素等，也能损伤真菌的细胞膜而产生杀菌作用。所以，中性粒细胞缺乏的人，常见有播散性白念珠菌病和侵袭性曲霉病。巨噬细胞在抗真菌免疫中也有一定作用，但不如中性粒细胞，因为巨噬细胞不具备 MPO 杀菌系统。此外，自然杀伤（NK）细胞也有抑制新生隐球菌和副球孢子菌的生长作用。

非特异的抗肿瘤作用。对于因真菌毒素感染的癌细胞，活化的单核－巨噬细胞、自然杀伤（NK）细胞均可产生干扰素 IFN－α、肿瘤坏死因子 TNF－α，中性粒细胞也产生干扰素 IFN－α，但都不是直接参与杀死含有致癌毒素的真菌，而是直接杀伤肿瘤细胞，增强巨噬细胞溶解肿瘤细胞的能力，诱导已感染致癌毒素的细胞凋亡。

2. 特异的获得性免疫

在抗真菌感染的特异性免疫中，T 细胞免疫是主要的。荚膜组织胞浆菌是一种兼性胞内病原菌，寄居在巨噬细胞内。要清除该菌的免疫机制与消灭胞内菌基本相同。新生隐球菌常定植在免疫力低弱者的肺和脑，需要 CD4 T 和 CD8 T 淋巴细胞激活并且协同作用才能予以消灭。白念珠菌感染常始于黏膜表面，细胞介导的免疫可阻止其扩散至组织内。在真菌感染中，一般是辅助性 T 细胞（Th1）应答对人体有保护作用，辅助性 T 细胞（Th2）应答可造成损害。

真菌感染常有特异性抗体产生，对血清学诊断有一定用处，但抗真菌感染的作用不大。

（五）真菌逃避免疫的机制

由于真菌感染致病大多是机会性的条件致病，因此，真菌也会利用各种机制逃避人体免疫系统的防御作用。真菌中白色念珠菌可产生一种蛋白酶能降解人免疫球蛋白（Ig）；白念珠菌的甘露聚糖有抑制中性粒细胞髓过氧化物酶的作用；粗球孢子菌外糖蛋白层可阻碍中性粒细胞与真菌的接触等。

真菌通过改变细胞表面环境逃避免疫系统。病原真菌有一种细胞表面基因（FLO1），使黏附到人类宿主的组织上，且细胞表面基因（FLO1）中重复序列数目与细胞黏附力之间存在明显的相关性。

白色念珠菌表面有类似人体细胞膜上的补体 C3 片段的受体，而这类受体可与免疫细胞竞争补体，从而抑制补体的调理作用，有利于白色念珠菌逃避吞噬作用。此外，白色念珠菌的表面还有糖皮质激素——性激素黏附蛋白，这样白色念珠菌和人类宿主细胞可同步接受激素的作用，所以孕激素水平较高的中晚期妊娠妇女及服用糖皮质激素的患者，其口腔和阴道白色念珠菌带菌率均较高。

新生隐球菌的多糖荚膜、黑素和胞外磷脂、甘露醇等毒性因子有抗吞噬作用。隐球菌荚膜的主要成分是葡萄糖醛酰木糖基甘露聚糖（GXM），具有很强的抗吞噬作用。黑素主要存在于隐球菌细胞壁内表面，与荚膜一样，是隐球菌的毒性因子之一。黑素是由酚氧化酶（漆酶）催化产生的，具有很强的抗氧化作用，它可能有清除氧自由基对菌体的破坏、抗吞噬细胞的氧化杀菌的作用。

四、体内寄生虫的感染免疫

大多数寄生虫有较复杂的生活史，有的在人类或其他脊椎动物，有的在蝇、蜱、螺等中间宿主。感染人类通过中间宿主叮咬，如疟疾、锥虫病等；亦因与中间宿主处于同一环境中而受染，如接触有感染钉螺的疫水染上日本血吸虫病。根据 2005 年 5 月 16 日中国卫生部的《全国人体重要寄生虫病现状调查报告》，全国土源性线虫感染率为 19.56%，感染人数为 1.29 亿人；食源性寄生虫的感染率在部分地区明显上升，成为影响中国食品卫生和人民健康的主要因素之一。寄生虫病严重危害妇女和儿童的身体健康，阻碍农村和西部地区的经济发展。

寄生虫感染是指寄生虫侵入人体并能生活或长或短一段时间。在大多数情况下，人体感染寄生虫后并不出现明显的症状，只是带虫者。有的人则呈隐性感染，免疫功能正常时不显症状，免疫功能下降时，粪类圆线虫、弓形虫、肺孢子虫等机会致病寄生虫就会大量增殖，致病力增强，严重时可致人死亡。

（一）寄生虫的致病机制

大多数活体寄生虫主要通过口腔、皮肤黏膜进入人体永久或长期或短期寄生，在人体的细胞、组织或腔道内生长、发育和繁殖，成虫后可在组织、器官之间移行。寄生虫对人类致病也有一个感染周期，经历侵入、移行、寄居、生长、发育、繁殖、扩散移行等过程，以形成扩散感染，使人类致病，严重时可以致命。

（1）侵入：蛔虫、鞭虫均经口食入含有感染期虫卵的食物。钩虫有 2 种侵入方式，直接接触皮肤和生食含有钩虫幼虫的不洁果蔬。蛲虫有多种侵入方式，如吸入含有虫卵的空气、婴幼儿吮吸含有虫卵手指、食入受虫卵污染食物和接触受虫卵污染的物品等。华支睾吸虫因生食或半生食含有囊蚴的鱼、虾而进入体内。

（2）移行：钩虫幼虫无论从口部进入，还是从皮肤侵入，都会在人体内移行，最后到达小肠发育为成虫。华支睾吸虫囊蚴经口腔进入人体的十二指肠后，移行至胆管发育为成虫。寄生虫在人体内游走移行，会导致病变范围扩大，累及较多的器官，如蛔虫幼虫钻入肠壁，经肠壁末梢静脉→门静脉→肝、胸导管→下腔静脉→右心→肺动脉→肺微血管→肺泡→细支气管，在肺泡与细支气管移行时吸取血液和氧气，逐渐发育成长；然后沿支气管向上移行至气管，再随吞咽而经食道、胃到达小肠后生长为成虫。

（3）寄居：从口腔进入的寄生虫多数在人的肠道寄居，也有的在其他细胞、组织和器官内寄居。如蛔虫、姜片吸虫、猪带绦虫寄居在小肠内，鞭毛虫滋养体寄居在小肠及胆囊内，蛲虫成虫主要寄居在盲肠，华支睾吸虫寄居在肝胆管内，并殖吸虫寄居在肺内，日本血吸虫寄居在肠系膜下静脉内，利什曼原虫无鞭毛体寄居在巨噬细胞内，丝虫寄居在淋巴系统内，弓形虫寄居在除红细胞外的各种有核细胞内，棘球蚴寄居在肝、肺内。

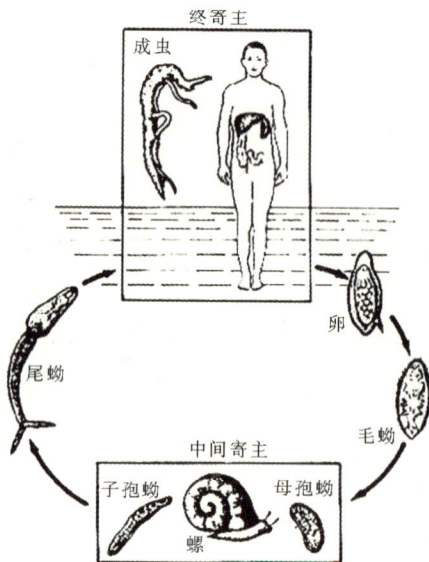

吸血虫生活史

（4）生长：寄生虫生长靠人体内的营养物质，人类自身的组织细胞和所吃的食物就成为寄生虫的养料。由于寄生虫种类及寄居的组织和器官不同，所需的营养物质也不尽相同，主要是人体的组织、细胞和非细胞性物质，如血浆、淋巴、体液，以及消化道内未消化、半消化或已消化的食物，如蛋白质、碳水化合物、脂肪、维生素、矿物质、微量元素和水等。在充足的人体组织和食物的滋养下，虫卵或幼虫很快生长起来。如蛔虫、绦虫不仅与人体争夺食物，影响肠道吸收功能，还可造成人体营养不良。钩虫则用钩齿和板齿咬附于肠壁上，边吸边排人体血液，可致人贫血。

（5）发育成熟：蛔虫从感染期虫卵进入人体到发育成熟为成虫，约需 60～75 日。蛔虫从感染期虫卵进入人体到发育成熟为成虫，约需 60～75 日。蛲虫从感染期虫卵进入人体到发育成熟为成虫，约需 11～43 日。华支睾吸虫从囊蚴进入人体到发育成熟为成虫，约需 30 日。

（6）繁殖：寄生虫的繁殖方式有无性生殖和有性生殖两种方式，如蓝氏贾第鞭毛虫、利什曼原虫、阴道毛滴虫等是无性生殖；蛔虫、蛲虫、丝虫等是有性生殖。但也有些寄生虫需要两种生殖方式交替进行才能完成一代的繁育，如疟原虫、弓形虫及吸虫类。雌蛔虫产卵量很大，每日可产卵约 24 万个；十二指肠钩虫每日可产卵 1～3 万个；美洲钩虫每日可产卵 6000～10 000 个；牛带绦虫产卵量最大，每日可产卵约 72 万个；蛲虫母虫一次产卵约 1 万个，产卵后即死亡；日本血吸虫成虫在存活期内每日产卵约 1500～3000 个；曼氏血吸虫雌虫每日产卵约 100～300 个；姜片虫成虫每日产卵约 25 000 个。

寄生虫对人体的致病作用主要表现为：一是损害人体细胞、组织和器官，如卵在细胞内发育增殖，使细胞凋亡等。二是夺取人体的营养物质，在生长、发育、繁殖过程中所需的营养物质均来源于人体，寄生的虫数越多，夺取的营养物质也越多，可引起人体营养不良和贫血等。三是引起机械性损伤，如蛔虫幼虫在肺内移行时穿破肺泡壁毛细血管，可引起出血；蛔虫多时可扭曲成团引起肠梗阻、肠穿孔等。四是毒素作用，如蛔虫的蛔贰；钩虫能分泌抗凝素，使受损肠组织伤口流血不止。五是炎症和过敏反应，寄生虫的分泌物、排泄物和死亡虫体的分解物对人体均有毒性作用，可引起组织损害或免疫病理反应。

（二）致病性寄生虫的种类

自然界中的寄生虫种类繁多，原虫（疟原虫、阿米巴、弓形虫、利什曼原虫等）约有 6.5 万多种，蠕虫（线虫、吸虫、绦虫等）其中线虫约有 1 万多种。据记载，在中国可以感染人体的寄生虫有 229 种，其中绦虫 16 种、线虫 35 种、原虫 41 种、吸虫 47 种，其他寄生虫 90 种。人体寄生虫可分为生物源性（疟原虫、丝虫、血吸虫）、土源性（蛔虫、鞭虫、钩虫、蛲虫）、食源性（华支睾吸血、并殖吸虫、旋毛虫、弓形虫、广州管圆线虫、异尖线虫）等。

1. 土源性线虫

不需要中间宿主、其虫卵或幼虫在外界（主要指土壤）发育到感染期后直接感染人的线虫，如蛔虫、鞭虫、钩虫、蛲虫等。土源性寄生虫一般寄生在人体的肠道内，主要吸食人的营养，引起寄生部位的机械性损伤等。

蛔虫全称似蚓蛔线虫，成虫形似蚯蚓，虫体较大，活时呈粉红色，死后呈灰白色。雌虫长 20～35cm，直径 3～6mm；雄虫长 15～31cm，直径 2～4mm。头部较尖细，有"品"字形唇瓣，雄虫尾部向腹侧卷曲，雌虫尾部较钝圆。感染期虫卵随污染的食物或饮水经粪－口途径进入人体小肠，幼虫有在多个组织器官游移的现象，成虫寄生于人体小肠，夺取营养，可引起肠梗阻、肠扭结、肠穿孔、胆道感染和阻塞、阑尾炎等急腹症，甚至还可钻入肝、脾、肾、脑等部位引起严重的异位损害。

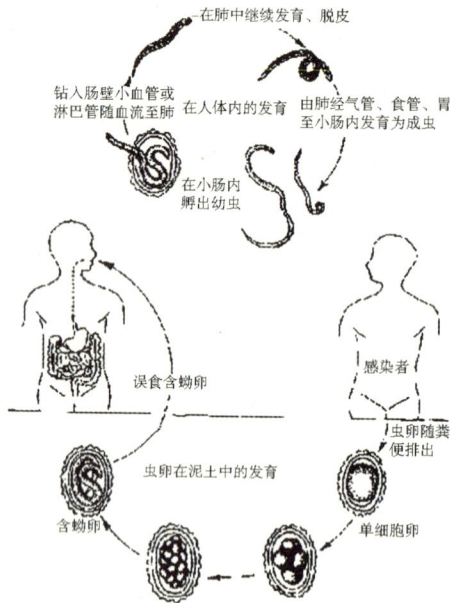

在肺中继续发育、脱皮

钻入肠壁小血管或淋巴管随血流至肺　　在人体内的发育　　由肺经气管、食管、胃至小肠内发育为成虫

在小肠内孵出幼虫

误食含蚴卵　　感染者

虫卵随粪便排出

虫卵在泥土中的发育　　单细胞卵

含蚴卵

蛔虫生活史

鞭虫全称毛首鞭形线虫，成虫形似马鞭，虫体前 3/5 呈细线状，后 2/5 粗如鞭柄。雌虫长 30～50cm，尾部钝圆；雄虫长 30～45cm，尾部向腹侧呈环状卷曲。感染期虫卵随污染的食物或饮水经粪－口途径进入人体，幼虫一般无游移现象，成虫寄生于人体盲肠，有时也寄生于结肠、直肠，通常以头端钻进肠黏膜内吸食人的体液、

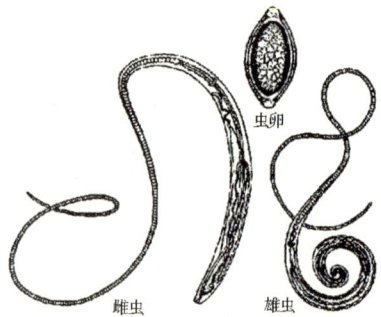

虫卵

雌虫　　雄虫

鞭　虫

血液，可引起肠炎、直肠脱垂等症。严重感染时可出现肠梗阻、阑尾炎、腹膜炎、肠套叠等；儿童可出现发育迟缓、营养不良和浮肿等。

　　钩虫是钩口科线虫的统称，成虫细小，长约 10mm，活时呈肉红色，半透明，死后呈灰白色。虫体头部略向背侧弯曲，有 1 对头翼和 3 个咽腺，顶端有发达的角质口囊，内腹侧缘有 2 对钩齿或 1 对板齿。感染期丝状钩蚴主要经皮

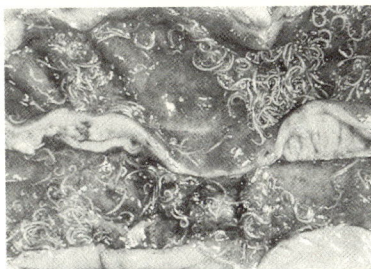
肠黏膜上的鞭虫（成虫）

肤（少数可经口、乳汁、胎盘等）感染，钩蚴有游走移行现象，成虫寄生于人体小肠，用钩齿或板齿咬附肠黏膜，吸食人的血液、淋巴液和脱落的肠上皮细胞。幼虫可引起钩蚴性皮炎、钩蚴性肺炎；成虫可引起贫血、肠炎及异嗜症、婴幼儿钩虫病等症。

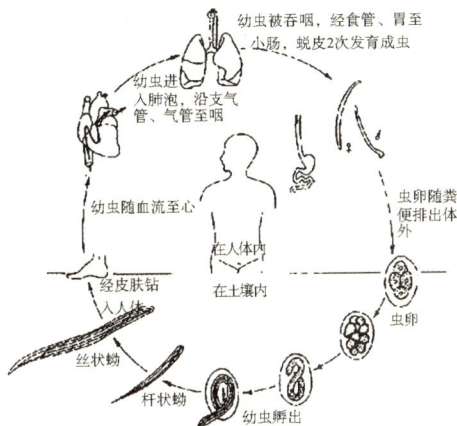
钩虫生活史

　　蛲虫全称蠕形住肠线虫，成虫细小，呈白线头状，有头翼和咽管球。雌虫长 8～13mm，直径 0.3～0.5mm，虫体中部膨大，尾部长直而尖细；雄虫较小，长 2～5mm，直径 0.1～0.2mm，尾部向腹侧卷曲。感染期虫卵主要经肛门－手－口途径感染，也可随污染的衣物、玩

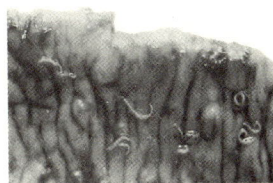
钩虫在小肠寄生

具、食物经口或呼吸道吸入感染，成虫主要寄生于人体小肠末端、盲肠和结肠，以肠黏膜内的体液、血液为食。雌虫特殊的产卵习性可引起肛门瘙痒，产卵后雌虫大多自然死亡，也有少数会返回肠道或误入尿道、阴道、子宫、腹腔等部位，引起异位损害，如阴道炎、宫颈炎、子宫内膜炎、输卵管炎、蛲虫性腹膜炎和肉芽肿等症。

2. 食源性寄生虫

因生食或半生食含有感染期寄生虫的食物而感染，主要有华支睾吸血、并殖吸虫、旋毛虫、弓形虫、广州管圆线虫、异尖线虫等。食源性寄生虫比土源性寄生虫对人类健康更具危害性，可寄生在人体的各个器官，引起的病变也更为复杂。

华支睾吸虫又称为肝吸虫，成虫体形狭长似葵花子，前端稍窄，后端钝圆，雌雄同体，长 10 ~ 25mm。人因吞食含有活囊蚴的淡水鱼、虾等而受感染，成虫寄生于人的肝胆管内，虫多时也可移居胆总管、胆囊内或胰腺管内，由于虫体机械性刺激和代谢产物可引起胆管上皮细胞增生、胆管阻塞、胆汁潴留、肝肿大等，也可能是肝癌、胰腺癌的诱因。儿童反复感染可引起发育障碍和侏儒症。

并殖吸虫又称为肺吸虫，成虫外形椭圆、虫体肥厚，活时呈肉红色，蠕动能力极强，长 7.5 ~ 12mm，宽 4 ~ 6mm，厚 3.5 ~ 5mm。人因吞食含有活囊蚴的溪蟹、喇蛄（小龙虾）、淡水虾等而受感染，童虫有在肝、脑、眼等器官移行游窜现象，成虫寄生于人的肺内，可引起多器官病变，如胸肺型

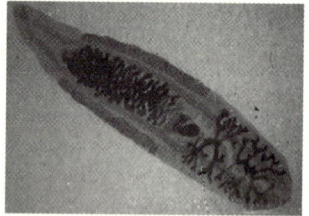

华支睾吸虫

的胸痛、咯血、铁绣色痰、肺吸虫囊肿等；脑型的癫痫、偏瘫、视力障碍等；肝型的肝肿大、肝功能紊乱等。

旋毛虫全称旋毛形线虫，成虫细长，呈线状，前细后粗，是寄生人体的最小线虫。雌虫长 3 ~ 4mm，雄虫长 1.4 ~ 1.6mm。人因吞食含有幼虫囊包的生肉或半生肉（如猪肉、狗肉等）而受感染，幼虫有游移现象，随血液、淋巴液到达各器官，侵入并寄生于人的横纹肌细胞内，可导致血管炎和肌炎等；幼虫移行至肺，可导致肺部出血、肺炎、支气管炎及胸膜炎等；移行至心脏，可导致心肌炎，严重时可致死；还可侵入中枢神经系统，引起非化脓性脑膜脑炎、颅内高压、心力衰竭、败血症等。成虫寄生于人体十二指肠和空肠上端，以肠绒毛为食，可引起肠道出血、水肿、溃疡、肠炎和全身中毒症状。

弓形虫因虫体呈弓形而得名，是一种机会致病原虫。弓形虫发育有5 个不同形态的阶段：滋养体、包囊、裂殖体、配子体和卵囊。其中包囊和卵囊与人类感染致病有关。包囊呈圆形或椭圆形，直径 5 ~ 100um，有一层富有弹性的囊壁，囊内有数个至数十个滋养体。成熟卵囊也呈圆形或椭圆形，大小约 10 ~ 12um，有二层光滑透明的囊壁，囊内含 2 个孢子囊。人类经口、皮肤黏膜、胎盘血、输血或器官移植感染，但以经口感染为主，食入含有弓形虫包囊的生肉或半生肉（如猪肉、羊肉、牛

肉、兔肉、鸡肉等）以及摄入被弓形虫卵囊污染的水或食物而受感染。孕妇感染可通过胎盘血传给胎儿，引起先天性弓形虫病，如流产、早产、脑积水、死胎、无脑儿及各种先天畸形。大多数人呈隐性感染，可引起淋巴结肿大、视网膜炎、脑膜脑炎、心肌炎等。在免疫功能低下时，可引起弓形虫脑炎。

广州管圆线虫因首先在中国广州的家鼠和褐家鼠体内发现该虫而命名。成虫线状，细长，体表具微细环状横纹，头部钝圆，头顶中央有一小圆口。雄虫长 11～26mm，宽 0.21～0.53mm，交合伞对称，呈肾形。雌虫长 17～45mm，宽 0.3～0.66mm，尾端呈斜锥形，子宫双管形。人因生食或半生食含有感染期幼虫的福寿螺、中国圆田螺、蜗牛、黑眶蟾蜍、虎皮蛙、金线蛙、虾、蟹、淡水鱼等而感染，生吃被幼虫污染的蔬菜、瓜果或喝含幼虫的生水也可感染。幼虫在人体内有移行现象，在肠道穿过肠壁进入血流，经肝、心、肺至中枢神经系统，在脑组织中继续发育至蛛网膜下腔发育成童虫，而后移行至肺部发育为成虫，主要引起嗜酸性粒细胞增多性脑膜脑炎或脑膜炎。病变集中在脑组织，除大脑及脑膜外，还包括小脑、脑干及脊髓等处，出现剧烈头痛、颈项强直、肌肉抽搐、视力减退等神经系统受损表现。临床上常引起误诊。

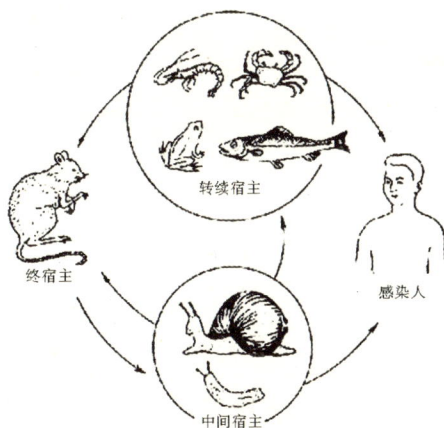

广州管圆线虫生活史

异尖线虫的虫种有 5 属：异尖线虫属、鲔蛔线虫属、海豹线虫属、钻线虫属和对盲囊线虫属。成虫寄生于鲸、海豹、海豚等海栖哺乳动物的胃部，幼虫寄生于某些海栖鱼类。人因生食或半生食含有泥异尖线虫幼虫的海鱼，如大马哈鱼、鳕鱼、大比目鱼、鲱鱼、鲭鱼、鲐鱼、带鱼等和海栖软体动物如乌贼等而引起感染。幼虫在人体内有移行现象，主要寄生于胃肠壁及消化道各部位，可引起胃肠不适、上腹部剧痛伴恶心、呕吐、腹泻，以及胃黏膜水肿、出血、糜烂、溃疡。严重者可在胃肠壁、腹腔、皮下组织、泌尿系统等处形成瘤样肿物。临床上常引起误诊。

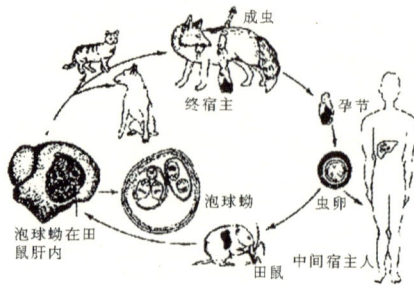

多房棘球绦虫生活史

3. 其他寄生虫

棘球绦虫分细粒棘球绦虫和多房棘球绦虫，是引起包虫病的病原。细粒棘球绦虫的成虫体长仅 2~7mm，虫体有 3~4 节，头节略呈梨形，有顶突和 4 个吸盘。多房棘球绦虫的成虫更小，体长仅 1.2~3.7mm，虫体有 4~5 节，头节、顶突和吸盘都比细粒棘球绦虫小。对人类致病的主要是棘球绦虫的幼虫（棘球蚴），呈圆形的囊状体，根据寄生时间的长短而大小不等，小的直径 10~20mm，大的可达 200mm 以上。人因与带虫卵的动物密切接触而受感染，也可通过食入被虫卵污染的水、蔬

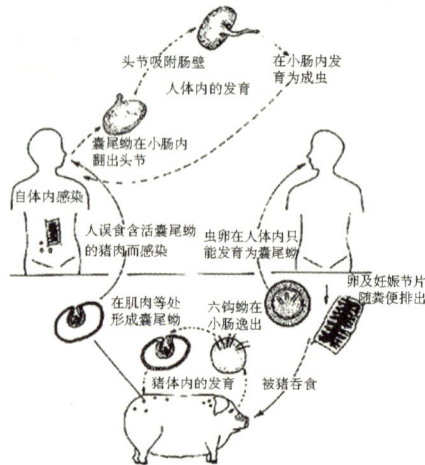

猪带绦虫生活史

菜或其他食物而受感染。棘球蚴主要寄生于肝脏，其次为肺和腹腔。棘球蚴生长缓慢，往往在感染后 5~20 年才出现症状，可引起肝区疼痛、肺呼吸急促、胸痛、荨麻疹、急性腹膜炎、过敏性休克等症。多房棘球蚴引起的病变比细粒棘球蚴更严重，病死率较高，对肝组织的破坏特别严重，可引起肝功能衰竭而导致昏迷，或诱发肝硬化而引起门静脉高

压，并发消化道大出血而致死亡。

带绦虫分猪带绦虫和牛带绦虫，是引起囊虫病的病原。猪带绦虫的成虫呈乳白色，扁长如带，长 2～4m，虫体有 700～1000 个薄节片，略透明；头节似球形，有 4 个吸盘、顶突和小钩子。牛带绦虫与猪带绦虫很相似，但长 4～8m，虫体有 1000～2000 个厚节片，不透明；头节略呈方形，有 4 个吸盘，无顶突和小钩子。对人类感染致病的主要是带绦虫的幼虫（囊尾蚴），呈白色半透明、卵圆形的囊状体，似黄豆大小，长 8～10mm，宽 5mm，囊内充满液体，有一个带吸盘能收缩的头节。人食入含有囊尾蚴的猪肉、牛肉而受感染，猪囊尾蚴可寄生于人体各处，尤以血供丰富的肌肉、大脑为主；成虫寄生于人体小肠上段，头节固着于肠壁。牛囊尾蚴不寄生于人体，成虫也寄生于人体小肠上段，头节常固着于十二指肠。囊尾蚴对人体的危害比成虫大，可引起皮下及肌肉囊虫病（肌酸痛、肌无力、皮下包块或结节）、脑囊虫病（癫痫、颅内高压）、眼囊虫病（视力障碍、失明）等；成虫可引起肠绦虫病，出现腹痛、消化不良、腹泻等消化道症状。

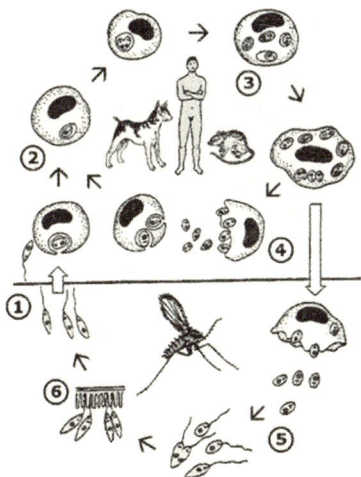

利什曼原虫的生活史

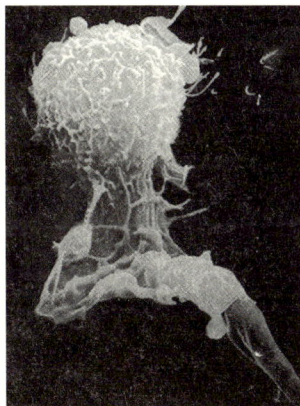

利什曼原虫（右下）正在
被哺乳动物的巨噬细胞吞噬

杜氏利什曼原虫是内脏利什曼病的重要病原，引起黑热病（患者皮肤常有暗的色素沉着，并伴有发热），是五大寄生虫病之一。对人类致病的是利什曼原虫的无鞭毛体，又称杜氏体，卵圆形，大小为 (2.9～5.7) × (1.8～4.0) um，内有较大的圆形核和杆状的动基体。当白蛉叮刺人体时，前鞭毛体即随白蛉唾液经过皮肤而感染，前鞭毛体进入巨噬细胞后逐渐变圆，失去其鞭毛的体外部分，向无鞭毛体转化。无鞭毛体寄生于人的巨噬细胞内，以二分裂法繁殖，在 1 个巨噬细胞内可达数 10 至 100 多个，直至巨噬细胞被撑破，散落出来的无鞭毛体被其他巨噬细胞吞噬，又继续发育繁殖，导致大量巨噬细胞破裂。如果无鞭毛体被单核细胞运到肝、脾、骨髓、淋巴结内，可导致肝、脾、淋巴结肿大。尤其是脾肿大，引起脾功能亢进，破坏血液中的红细胞、白细胞和血小板，引起贫血、继发感染和出血等症状，特别是易导致各种感染和并发症，是黑热病高死亡率的主要原因。

（三）寄生虫与癌症

自从日本学者金森首先报道血吸虫病合并直肠癌以来，寄生虫与癌症的关系引起科学家们的高度关注。近年来，有许多寄生虫感染，如埃及血吸虫、日本血吸虫、华支睾吸虫、麝猫后睾吸虫、曼氏血吸虫、多房棘球绦虫等被确认为人类肿瘤发生的危险因素。中国血吸虫病高度流行的浙江省嘉善县，大肠癌的发病率高达 44.2/10 万，死亡率男女性分别为 33.27/10 万和 32.40/10 万，比世界上大肠癌死亡率最高的新西兰还要高。1994 年，国际癌症研究中心（IARC）将埃及血吸虫感染与麝猫后睾吸虫感染评定为确认人类致癌物，将华支睾吸虫感染评定为对人很可能致癌，将日本血吸虫感染评定为对人可能致癌。

1. 致癌的寄生虫

寄生虫有许多种类，能感染人体的寄生虫有 200 多种，极大多数没有致癌性，但有的能致癌促癌，现在已知约有 10 多种寄生虫与人类肿瘤共存。如在日本血吸虫病流行地区，患者的结肠、直肠癌发病率较高；埃及血吸虫病患者的膀胱癌发病率很高；华支睾吸虫感染可促进胆管细胞癌等。**虽然寄生虫与癌症之间的因果关系尚未完全明了，但寄生虫及其虫卵的慢性刺激、持续炎症、损伤修复和化学性代谢产物起到促癌作用。因此，这些能致癌促癌的寄生虫也称为"癌虫"。**

埃及血吸虫：为尿路血吸虫，成虫主要寄生于膀胱静脉丛及盆腔静脉丛。大多数虫卵沉积在膀胱壁及周围组织，引起膀胱壁充血，黏膜有细小颗粒突起，并形成囊肿，钙化后成泥沙样斑或结石。黏膜坏死脱落后可形成溃疡，病变区常有上皮增生，呈息肉样改变或发生膀胱癌变。根据流行病学调查，在非洲的几乎所有埃及血吸虫病流行的国家，膀胱癌与血吸虫感染之间存在着正相关的关系。在埃及全国 26 个省 211 个县中，有 20 个省 170 个县流行埃及血吸虫病，尤其在尼罗河三角洲地区男性农业人口中，99% 有埃及血吸虫感染，膀胱癌成为埃及男性第一位癌症。埃及血吸虫感染还可并发女性宫颈癌。

日本血吸虫：又称日本裂体吸虫，流行于日本、中国、菲律宾及印度尼西亚等国家和地区。成虫寄生于人类及哺乳动物的门脉 - 肠系膜静脉系统，雌虫产卵于肠黏膜下层静脉末梢内，部分虫卵循门静脉系统流至肝门静脉并沉积在肝组织内，其余虫卵经肠壁进入肠道，有些随粪便排出体外。不能排出的虫卵，沉积在肝、肠等局部组织中逐渐死亡、钙化。日本的肝癌发病率为 19.7/10 万，而有血吸虫病史者为 227.1/10 万，远高于无血吸虫病者。由于肝脏内虫卵沉积、肝纤维组织增生及免疫功能受损，引发肝细胞发生癌变。1995 年，中国学者林丹丹等用流行病学方法分析江西省九江地区日本血吸虫病与肝癌的关系，认为血吸虫病是肝癌的诱因。日本血吸虫感染还可并发大肠癌（包括结肠癌与直肠癌），在中国血吸虫病流行地区调查，结直肠血吸虫病是致癌因素。如血吸虫病流行的浙江省嘉善县，大肠癌的发病率高达 44.2/10 万，而无血吸虫病流行的吉林省仅为 2.7/10 万。血吸虫病并发大肠癌的病变部位主要分布在乙状结肠、降结肠、脾曲部结肠与横结肠，而单纯性大肠癌则主要在直肠。日本血吸虫感染还可能并发胃癌，病理学研究发现在胃癌患者的幽门胃窦部或胃体小弯侧均有血吸虫卵沉积、钙化。

曼氏血吸虫：为肠道血吸虫，成虫主要寄生于肠系膜静脉，偶尔也在膀胱静脉丛寄生。曼氏血吸虫病流行于非洲、南美洲、地中海和西亚的 50 多个国家。虫卵在肠道仅限于结肠病变，在肠壁内形成假结核节及嗜酸性小脓肿，黏膜坏死脱落后可形成溃疡；肠壁黏膜增生可形成息肉或发生结肠癌。虫卵可经门静脉系流入肝脏，导致门脉性肝硬化、巨脾等病变，流行病学调查提示脾滤泡性淋巴瘤与晚期肝脾型血吸虫病之间存在密切关系。曼氏血吸虫病并发的肿瘤还有肝癌、胆管癌、前列腺癌、宫颈癌等。

华支睾吸虫：又称肝吸虫，华支睾吸虫病主要流行于亚洲东部包括中国、日本和朝鲜。成虫寄生于人类和猫、狗、猪的肝胆管内，破坏胆管上皮及黏膜下血管，虫体在胆道寄生时的分泌物、代谢产物和机械刺激等因素诱发的变态反应可引起胆管内膜、胆管周围的超敏反应及炎症反应，出现胆管局限性扩张及胆管上皮增生，呈腺瘤样病变。慢性反复感染，华支睾吸虫卵、虫体及代谢产物堵塞肝内胆管，可出现慢性胆管炎、胆囊炎及胆汁性肝硬化，最严重的危害是反复的刺激胆管上皮增生可诱发癌变，引起肝内胆管细胞癌。在华支睾吸虫流行的韩国，肝癌的发病率（35～64 岁组）也很高，男性达 75/10 万，女性为 16/10 万。中国广东省华支睾吸虫病高发流行区也是肝癌高发区。流行病调查和动物实验证实原发性肝癌、胆管上皮癌与华支睾吸虫感染有一定的关系。

麝猫后睾吸虫：为肝吸虫，主要寄生于猫、犬和人的肝胆管内，流行于东南亚地区，如泰国东北部及北部、老挝、马来西亚等，尤其是泰国东北部的居民感染率很高，达到24%。麝猫后睾吸虫高发区泰国孔敬府的发病率男性达88/10万，女性达37/10万，约90%的组织学确诊为肝癌的病例是肝内胆管细胞癌，而几乎所有的病例都发现与麝猫后睾吸虫慢性感染有关。因此，麝猫后睾吸虫感染者患胆管癌在泰国是最常见的肿瘤，而在其他国家则少见。通过病因学研

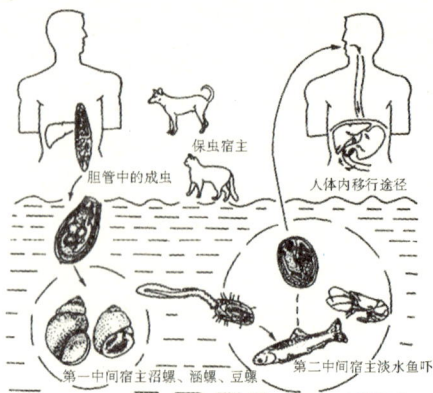

华支睾吸虫生活史图

究证实麝猫后睾吸虫长期感染与胆管癌的发病率密切相关。

多房棘球绦虫： 泡球蚴是多房棘球绦虫的幼虫，主要寄生在人体的肝脏，以外生性出芽生殖不断产生新囊泡通过浸润扩散、血行扩散和淋巴转移等方式累及肺、脑、脾、肾和心脏等器官组织。在肝组织中形成大小不等的泡球蚴囊泡，并伴有结核样肉芽组织及纤维组织增生，囊泡间的肝组织常发生凝固性坏死。病变周围肝组织有肝细胞萎缩、变性或坏死及淤胆现象，最后导致肝硬变、黄疸、门静脉高压、肝功能衰竭和恶病质，可诱发肝内胆管细胞癌。泡球蚴囊泡就像恶性肿瘤蔓延扩散，对组织破坏严重，因此有"寄生虫肿瘤"和"第二癌症"之称。

2. 寄生虫致癌机理

寄生虫致癌机理与病毒致癌、真菌毒素致癌机理有同有异，如细胞的基因突变、染色体畸变有相同之处，而虫卵、虫体沉积及致癌活性分泌物则是寄生虫致癌所特有的，有些作用机理还不十分明确，但癌症的发生和发展是一个渐进的多因素、多步骤的复杂过程，从健康细胞→发育异常→原位癌→局部癌→局部癌扩散→全身性癌病变，而寄生虫持续感染是癌症发生和发展的最重要诱因。尤其是寄生虫感染可能引起遗传物质的突变，使脱氧核糖核酸（DNA）结构受到破坏，因为DNA是构成染色体的重要物质，能够精确地复制并把遗传信息传递给后代细胞。而染色体由成千上万个基因组成，这些基因以一定形式和位置排列在染色体上。寄生虫及其有毒代谢物质可能会影响染色体，引起结构和数目的变化，如基因突变（基因中密码的改变）和染色体畸变（三联密码中碱基对的改变），造成细胞、组织结构形态或功能的改变，导致癌症的发生。目前已知的寄生虫致癌促癌因素有：

（1）**寄生虫与虫卵的沉积及其致癌活性分泌物：** 国际癌症研究中心（IARC）已经将埃及血吸虫、麝猫后睾吸虫和华支睾吸虫、日本血

吸虫感染评定为人类致癌物和对人可能致癌物。血吸虫的活体虫卵沉积不仅会引起炎症，还会诱发或促进细胞癌变。尤其是可溶性虫卵内毛蚴分泌物含有吲哚、黏多糖、溶组织酶、蛋白分解酶、中性粒细胞刺激因子、死亡后的崩解产物和多种抗原等多种致病、致癌活性物质，引起虫卵周围组织和血管壁炎症坏死。吲哚是很强的 DNA 损伤剂，有明显的致癌作用，而可溶性虫卵抗原含有 25～30 种生物活性多肽。华支睾吸虫感染严重者肝内胆管中的虫体可多达上千条，其致癌机理可能与虫体机械刺激造成细胞组织创伤和虫体产生的有毒代谢产物引起细胞生长、分化失控的协同作用有关。

（2）**持续的炎症反应引起细胞增生恶变**：在日本血吸虫卵和埃及血吸虫卵的刺激下，在炎症部位的肠黏膜与膀胱黏膜发生脱落、炎症、增生，持续不断地侵润周围组织，引起瘤样或癌变。在血吸虫病流行地区，由于患者反复感染，成虫所产生的虫卵在局部不断沉积，形成黏膜及黏膜下层的炎症、损害和组织增生，加上膀胱上皮黏膜长期暴露于致癌物亚硝胺，双重刺激引发癌变。

（3）**基因突变**：人类肿瘤的发生是由于细胞的增殖与分化失常所导致的恶性生长现象。由寄生虫感染引起的膀胱癌、结肠癌、胆管细胞癌都属于体细胞癌变，即一个体细胞要经过多次突变（至少 2 次以上）才能形成肿瘤细胞，实体癌的发生可能涉及 5～6 次独立的基因突变。而抑癌基因 P53 是与人类多种肿瘤相关性最高的基因，约有 50% 的癌症都有 P53 基因失活、缺失或其产物的异常表达。抑癌基因突变，使细胞开始不受控制地生长，导致正常细胞癌变，如在埃及血吸虫病并发膀胱癌患者中，抑癌基因 P53 的突变率为 55%～86%。此外，促进细胞生长的原癌基因被激活及过度表达也是导致细胞增殖失控引起癌变的重要因素。

（4）**染色体畸变**：染色体是细胞内遗传物质的载体，大多数肿瘤细胞都存在染色体的遗传学改变，出现高频率特异的染色体移位、倒位等断裂现象，这些染色体特异位点断裂可能导致断裂点附近原癌基因被激活，引发细胞癌变。在分析埃及血吸虫与膀胱癌的相关因素时，研究人员用微核试验测定患者尿中脱落的膀胱上皮细胞的微核发生频率作为观察上皮细胞内染色体断裂的定量指标，结果发现埃及血吸虫病患者膀胱上皮细胞的微核发生频率达 0.97±0.12，而非血吸虫病患者的微核发生频率仅为 0.12±0.04，表明血吸虫感染与膀胱上皮细胞的染色体断裂增加直接相关。

（5）**抑制免疫监视功能**：人体每天都有许多细胞可能发生突变，并产生有恶性表型的瘤细胞，但一般都不发生肿瘤。因为人体免疫系统能通过细胞免疫功能监视、识别并特异性地杀伤突变细胞，使突变细胞在未形成肿瘤前即被清除。虽然某些寄生虫感染可诱发细胞癌变，但人体却不一定患癌症，只有当免疫监视功能受损害时才能形成癌症。因此，寄生虫感染之所以能致癌，与监视、杀伤和清除癌变细胞的免疫监视功能受到抑制有关。细胞免疫在瘤细胞的清除中起着主导作用，$CD4^+T$ 细胞和 $CD8^+T$ 细胞都能识别肿瘤细胞，尤其是 $CD4^+T$ 细胞能产生长期抗肿瘤免疫记忆，而细胞毒性 T 细胞（CTL）则是抗肿瘤免疫的主要效应细胞，在肿瘤的免疫清除过程中具有重要作用。除细胞毒性 T 细胞（CTL）外，具有抗肿瘤作用的免疫系统成分还有抗体、自然杀伤（NK）细胞、巨噬细胞和嗜酸性粒细胞等。

自然杀伤（NK）细胞具有广谱的抗肿瘤作用，能杀伤同系、同种及异种的肿瘤细胞。NK 细胞杀伤肿瘤细胞的机制是抗体依赖细胞介导的细胞毒效应（ADCC），释放穿孔素，诱导瘤细胞凋亡。特别是 NK 细胞亚群中的抗肿瘤细胞，如黏附 NK 细胞（A－NK）在血液和组织中是非常有效的免疫监视细胞，能浸入并杀伤实体组织中的瘤细胞。而并发癌症的埃及血吸虫病和曼氏血吸虫病患者的外周血中 NK 细胞活性均明显比正常人低，表明具有监视、杀伤癌变细胞的细胞免疫功能受到抑制。

巨噬细胞在机体抗肿瘤免疫监视中也起着重要作用。巨噬细胞杀伤肿瘤细胞的机制是处理和呈递抗原，释放溶细胞酶，促进抗体依赖细胞介导的细胞毒效应（ADCC），分泌肿瘤坏死因子（TNF）等细胞因子。位于肝血窦内的库普弗细胞是巨噬细胞中最大的细胞群体，具有抗肿瘤免疫功能，尤其在肝癌的免疫监视中起关键作用。

人体长期持续感染寄生虫后，细胞免疫和体液免疫功能受到寄生虫抗原作用而出现抑制，表现为自然杀伤（NK）细胞活性降低、巨噬细胞的吞噬功能降低、T 淋巴细胞活化转化率降低等，表明机体抗肿瘤的免疫监视功能被显著抑制，从而导致细胞癌变和肿瘤生长。

（四）抗寄生虫免疫

对人体来说，寄生虫是外来物，具有抗原性，感染后可诱导人体免疫系统产生应答反应，消除体内寄生虫或抑制寄生虫（带虫免疫）。健康的人体可通过生理屏障和天然免疫机制抵御寄生虫的入侵，充分发挥非特异性的免疫功能；对某种特定的寄生虫，当再次发生感染时，体内会产生特异性的免疫功能作用，杀灭、清除或限制这些特定的寄生虫的感染，以维持机体的正常生理状态。因此，抗寄生虫免疫也分为非特异性的天然免疫（先天性免疫）和特异性免疫（获得性免疫）。非特异性的天然免疫对各种寄生虫感染都有一定作用，而且这种免疫功能是先天具有的；特异性免疫包括体液免疫和细胞免疫，免疫反应具有针对性，必须先由某种寄生虫感染人体，刺激免疫系统后才能形成。

1. 寄生虫的抗原和免疫特点

大多数寄生虫是多细胞结构的动物，有复杂的生活史，具有行动、摄食、呼吸、消化、排泄、感觉和生殖等功能，因此寄生虫抗原比细菌、病毒的抗原复杂的多。寄生虫抗原来自虫体、虫卵、虫体表膜、虫体的排泄分泌物或虫体蜕皮液、囊液等，其抗原化学成分可以是蛋白质或多肽、糖蛋白、糖脂或多糖。一般分为体抗原和代谢抗原。体抗原中包括来自表膜的表面抗原；代谢抗原有各腺体分泌物、消化道排泄物、幼虫蜕皮液等。虫体体表、虫体排泄分泌物内或虫体寄生的细胞表面表达的抗原均可与人体免疫系统直接接触，诱发人体免疫系统产生保护性免疫应答及引起免疫病理反应。并且寄生虫生活史中不同发育阶段既具有共同抗原，又具有各发育阶段的特异性抗原，即期特异性抗原。尤其是不同科、属、种或株的寄生虫之间的共同抗原，还经常产生交叉反应，给病理诊断带来困难。如日本血吸虫的尾蚴、童虫、成虫和虫卵均可对人体造成损害，不同虫期释放的抗原均能诱发人体的免疫应答，导致机体出现一系列免疫病理的变化。

人体感染寄生虫后，可产生特异的获得性免疫，通常寄生虫感染的获得性免疫都比较弱。由于寄生虫的种类以及人体与寄生虫之间相互关系不同，特异性免疫应答可出现两种状态：一是消除性免疫，即人体能消除体内寄生虫，并对再感染产生完全的抵抗力。但这是寄生虫感染中少见的一种免疫状态。二是非消除性免疫，大多数寄生虫感染可引起人体对再感染产生一定程度的免疫力，但是，对人体内原有的寄生虫不能完全被清除，维持在一个低虫荷水平，临床表现为不完全免疫。一旦用药物清除体内的残余寄生虫后，人体已获得的免疫力便逐渐消失。如人体感染疟原虫后，体内疟原虫未被清除，维持低虫血症，但人体对同种感染具有一定的抵抗力，称为带虫免疫。又如血吸虫感染，活的成虫可使人体产生获得性免疫力，这种免疫力对体内原有的成虫不发生影响，可以存活下去，但对再感染时侵入的童虫有一定的抵抗力，称为伴随免疫。非消除性免疫与寄生虫的免疫逃避和人体免疫系统调节等因素有关。

2. 非特异性的天然免疫

非特异性的先天免疫是人类在长期的进化过程中逐渐建立起来的天然防御能力，受遗传因素控制，具有相对稳定性，对各种寄生虫感染均具有一定程度的抵抗作用，但没有特异性，一般也不强烈。先天性免疫包括有：

（1）皮肤、黏膜、肠道和胎盘的屏障作用。如肠蠕动和肠黏膜对贾第虫有一定的防御作用。

（2）巨噬细胞的吞噬作用。巨噬细胞激活后可以作为效应细胞，通过其细胞毒作用或分泌的可溶性物质杀伤寄生虫。疟原虫感染时，巨噬细胞分泌可溶性物质干扰素（IFN）、肿瘤坏死因子（TNF）对其杀伤。弓形虫感染使巨噬细胞产生肿瘤坏死因子（TNF-α），以自分泌形式诱导一氧化氮（NO）产生，抑制弓形虫在细胞内生长。血吸虫感染时巨噬细胞产生的一氧化氮（NO）有杀灭尾蚴的作用。溶组织内阿米巴原虫对一氧化氮（NO）介导的杀伤作用也敏感。

巨噬细胞产生的白细胞介素（IL-1）在抗寄生虫感染的免疫中也起着重要的作用。巨噬细胞分泌IL-1（内源性致热源），作用于体温调节中枢，引起发热，进一步加强全身和局部的炎症反应，以杀伤、清除炎症部位的寄生虫。

（3）嗜酸性粒细胞的吞噬功能和细胞毒作用。嗜酸性粒细胞对小寄生虫有吞噬作用，对大寄生虫的杀伤主要通过细胞毒作用。在蠕虫感染中，经常有抗原抗体复合物形成，而嗜酸性粒细胞吞噬这种复合物特别有效。因此，嗜酸性粒细胞在蠕虫感染中具有特别重要的免疫功能。

在人体的部分嗜酸性粒细胞表面存在IgG、IgE的Fc受体及补体C3b、C3d、C4受体，可发挥抗体依赖细胞介导的细胞毒作用（ADCC）和补体依赖细胞介导的细胞毒作用（CDCC）。这种细胞毒作用主要是针对体内寄生虫在发育过程中的幼虫阶段，如血吸虫的童虫、旋毛虫新生幼虫、微丝蚴等，而对成虫作用不明显。

嗜酸性粒细胞含有嗜酸过氧化物酶（EPO）、主要碱性蛋白（MBP）、嗜酸性粒细胞阳离子蛋白（ECP）和嗜酸性粒细胞神经毒素（EDN）等毒性蛋白质，对侵入的寄生虫有直接杀虫作用。如ECP对曼氏血吸虫有很强毒性，EDN能杀伤蠕虫，MBP能杀伤血吸虫童虫等。

（4）中性粒细胞对寄生虫的杀伤作用。外周血中性粒细胞对恶性疟原虫具有吞噬作用。但中性粒细胞必须在抗体、补体参与下，对寄生虫幼虫才有较强的杀伤作用，其产生的髓过氧化物酶（MPO）细胞毒作用可优于嗜酸性粒细胞的过氧化物酶。中性粒细胞通过抗体依赖细胞介导的细胞毒作用（ADCC）效应可杀死90%～100%的新生旋毛虫幼虫。

（5）NK细胞的间接杀伤作用。自然杀伤（NK）细胞一般不能直接杀伤寄生虫，其抗寄生虫感染免疫主要通过产生干扰素IFN-γ，活化巨噬细胞杀伤寄生虫，如利什曼原虫、弓形虫、曼氏血吸虫等。

（6）补体系统被寄生虫感染激活后，可参与机体的免疫防御功能。寄生原虫和寄生蠕虫的表面可选择性激活补体系统，通过补体成分与补体受体的结合激活巨噬细胞，从而调理巨噬细胞的吞噬功能。

3. 特异的获得性免疫

寄生虫侵入人体后，免疫系统对寄生虫可发挥清除或杀伤效应，对同种寄生虫的再感染也具有一定抵抗力，称为特异的获得性免疫。由于不同原虫和蠕虫的结构、生化特性、生活史和致病机制差异很大，因而它们侵入人体后刺激免疫系统所引发的特异性免疫应答也不相同。一般地说，原虫寄生在人体细胞内，其保护性免疫机制与胞内寄生的细菌和病毒相类似，即以细胞免疫为主；蠕虫寄生在人体细胞外的组织中，清除这类寄生虫要依靠体液免疫中的抗体直接应答这一特殊形式。但获得性免疫中也有非特异的免疫效应，这是一个相互联系、不可分割的动态过程。

（1）体液免疫：是抗体介导的免疫效应。抗体属免疫球蛋白，包括 IgA、IgD、IgE、IgG 和 IgM。在寄生虫感染早期，血中 IgM 水平上升，随着时间的延长 IgG 上升。蠕虫感染时，一般 IgE 水平升高，而肠道寄生虫感染则分泌 IgA 上升。

抗体可单独作用于寄生虫，使其丧失侵入细胞的能力。如疟原虫子孢子单克隆抗体的 Fab 部分与疟原虫子孢子表面抗原的决定簇结合，使子孢子失去附着和侵入肝细胞的能力；有的抗体结合寄生虫相应抗原，在补体参与下，通过经典途径激活补体系统，使寄生虫溶解。如非洲锥虫病人血清中的 IgM、IgG 在补体参与下，可溶解血内的锥虫；抗体还可结合寄生虫表面抗原，其 Fc 部分与效应细胞（如巨噬细胞、嗜酸性粒细胞等）上的 Fc 受体结合，使效应细胞能吞噬寄生虫。如血中疟原虫和裂殖子或感染疟原虫的红细胞与抗体结合以后，可被巨噬细胞或单核细胞吞噬。

人体感染猪带绦虫的囊尾蚴后，体液免疫应答增强。抗猪带绦虫幼虫和成虫的抗体在感染后 1 周出现，分别在 3 周和 5 周达到高峰，到 14 周开始下降，虫体也被清除。

（2）细胞免疫：是淋巴细胞和巨噬细胞或其他炎症细胞介导的免疫效应，也是一个由多种免疫活性细胞和免疫分子（补体、细胞因子、免疫球蛋白等）参与作用的复杂过程。细胞免疫应答的发生过程包括抗原的处理与呈递、T 细胞的激活和淋巴因子的产生以及免疫效应。

寄生虫抗原需先经过抗原呈递细胞处理。抗原呈递细胞包括巨噬细胞、树突状细胞等。巨噬细胞先对寄生虫抗原摄取、加工处理，然后呈递抗原给淋巴细胞，引起细胞免疫应答的最大效应。经巨噬细胞处理的抗原其免疫原性较强，巨噬细胞尚有调节及贮存抗原的作用，以便较长期地将抗原信息传递给淋巴细胞。所以抗原呈递是诱发获得性免疫的重要环节。

巨噬细胞表面的寄生虫抗原和主要组织相容性复合物（MHC）Ⅱ类分子抗原被 T 细胞表面的受体识别，同时巨噬细胞分泌白细胞介素 1（IL－1），使静止的 T 细胞被激活。激活的辅助性 T 细胞（Th1 及 Th2）产生多种淋巴因子，促进淋巴细胞和造血细胞的增殖、分化和成熟。同时可诱导 B 细胞转化为浆细胞，分泌不同类型免疫球蛋白，共同参与免疫应答。如在利什曼原虫感染中，巨噬细胞呈递抗原给 Th1 细胞，而 B 细胞则呈递抗原给 Th2 细胞。

T 细胞的激活和淋巴因子产生。成熟 T 细胞是一大免疫群体，可分为不同的亚群。根据 T 细胞表面分化抗原（CD）的不同，可分为 $CD4^+T$ 和 $CD8^+T$ 细胞两大亚群：$CD4^+T$ 细胞包括辅助性 T 细胞（Th）和迟发性超敏感性 T 细胞（TD）；$CD8^+T$ 细胞包括细胞毒性 T 细胞（CTL）和抑制性 T 细胞（TS）。按细胞因子分泌类型的不同又可将 $CD4^+T$ 细胞分为两个亚型：$CD4^+Th1$ 和 $CD4^+Th2$ 细胞。$CD4^+Th1$ 细胞分泌 γ 干扰素（IFN－γ）和白细胞介素 2（IL－2），参与细胞免疫应答；$CD4^+Th2$ 细胞分泌 IL－4 和 IL－5 等，参与体液免疫应答。$CD4^+T$ 细胞对抗体生成提供协助，介导迟发性超敏感性应答和识别主要组织相容性复合物（MHC）Ⅱ类分子抗原；$CD8^+T$ 细胞伴有细胞毒性和抑制性功能，并识别 MHC 的 Ⅰ 类分子抗原。

在寄生虫感染的细胞免疫中，辅助性 T 细胞（Th）具有关键作用。辅助性 T 细胞（Th）除了能促进免疫应答外，具有辅助 B 细胞生成抗体和促进其他 T 细胞功能活性的作用。Th1 细胞主要诱发细胞免疫应答，有助于杀伤胞内寄生虫；Th2 细胞主要是辅助 B 细胞合成抗体，增强体液免疫应答，有利于抗御蠕虫感染，亦介导型变态反应，因分泌的能分别刺激 IgA 和 IgE 的产生，并能激活嗜酸性粒细胞。

细胞免疫的效应。当致敏 T 细胞再次接触相应抗原后，能释放多种淋巴因子，如巨噬细胞趋化因子（MCF），可使巨噬细胞迁移到炎症区，聚集于病原体周围；巨噬细胞活化因子（MAF），可激活巨噬细胞，增强吞噬能力和杀伤作用。如激活的巨噬细胞可杀伤在其胞内寄生的利什曼原虫。细胞毒性 T 细胞（CTL）免疫应答主要针对在人体细胞内繁殖和使细胞裂解的原虫，这一应答与杀细胞病毒的防卸机制相同。

当人体受到寄生虫侵袭时，$CD4^+T$ 细胞首先被激活而释放细胞因子如 IL－2 等，这些细胞因子再刺激 $CD8^+T$ 细胞，$CD8^+T$ 细胞活化后，通过直接细胞毒作用或分泌细胞因子而发挥效应，使 CD4$^+$T 细胞的杀伤作用得以放大。T 细胞亚群和细胞因子在寄生虫感染的免疫中起着重要的作用，它们的作用不是孤立的，而是相互联系，相互作用又相互制约。

（3）体液免疫与细胞免疫协同作用。IgE 抗体和嗜酸粒细胞介导能抗多种蠕虫感染。IgE 抗体先结合至蠕虫表面，嗜酸粒细胞经 Fc 受体与 IgE 抗体再结合，细胞被激活，脱颗粒放出主要碱性蛋白（MBP）杀死寄生虫。这种特殊形式的抗体依赖的细胞介导的细胞毒作用（ADCC）主要针对在人体内发育中的幼虫，如血吸虫童虫、丝虫微丝蚴、旋毛虫早期幼虫等，但对成虫作用不显著。这些应答是由于蠕虫刺激 CD4 Th2 细胞使分泌 IL-4、IL-5。IL-4 诱发产生 IgE 抗体，IL-5 促进嗜酸粒细胞的发育和活化。IgE 抗体和嗜酸粒细胞组合的 ADCC 杀虫效应比其他组合要大，主要是嗜酸粒细胞活化后产生的碱性蛋白（MBP）比中性粒细胞、巨噬细胞的蛋白分解酶、活性氧中间物（ROI）的毒性更强。

在寄生虫感染中，抗体依赖的细胞介导的细胞毒作用（ADCC）对寄生虫的免疫效应需要特异性抗体如 IgG 或 IgE 先结合于虫体，然后效应细胞（巨噬细胞、嗜酸性粒细胞或中性粒细胞）通过 Fc 受体黏附于抗体，通过协同作用发挥对虫体的杀伤作用。在组织、血管或淋巴系统寄生的蠕虫中，ADCC 可能是人体杀伤蠕虫幼虫的重要效应机制。

4. 寄生虫免疫性变态反应

寄生虫感染人体后，处于特异性免疫状态的机体，当再次接触相应抗原或变应原时出现的异常反应，常导致人体组织损伤和免疫病理变化。如日本血吸虫的虫卵沉积于肝脏，刺激 CD4 T 细胞继而活化巨噬细胞和导致迟发型超敏反应（DTH），结果是虫卵部位有肉芽肿形成，随后严重纤维化，导致肝脏静脉回流障碍、门静脉高压和肝硬化。丝虫寄生在淋巴管内，引起慢性细胞免疫应答形成纤维化，结果淋巴管栓塞，造成腿部橡皮肿等。慢性和持续性寄生虫感染（血吸虫病和疟疾）常伴有特异性抗原复合物形成，这种免疫复合物能沉积于血管或肾小球基底膜，发展成血管炎或肾小球肾炎等Ⅲ型超敏反应疾病。疟疾和非洲锥虫病还能产生与人体多种组织反应的自身抗体。寄生虫感染的变态反应（超敏反应）也可分为Ⅰ、Ⅱ、Ⅲ、Ⅳ四型，分别称为过敏反应型、细胞毒型、免疫复合物型、迟发型或细胞免疫型。在寄生虫感染中，有的寄生虫病可同时存在几种变态反应，甚为复杂多变，如血吸虫病可有过敏反应型、免疫复合物型及迟发型变态反应同时存在。

（1）过敏反应型：多见于蠕虫感染。蠕虫的过敏原（变应原）刺激机体产生特异性 IgE 抗体，IgE 有亲细胞性，吸附在肥大细胞和嗜碱性粒细胞表面，当过敏原再次进入机体后，与 IgE 抗体结合，使肥大细胞、嗜碱性粒细胞产生脱颗粒变化，从颗粒中释放出许多活性介质如组胺、5-羟色胺、肝素、类胰蛋白酶等，并随血流散布全身，作用于皮肤、黏膜、呼吸道等效应器官，引起血管扩张、毛细血管通透性增加、平滑肌收缩、腺体分泌增多等，分别引起荨麻疹、血管神经性水肿、支气管哮喘等症状。严重者可因全身小血管扩张而引起过敏性休克。如血吸虫尾蚴引起的尾蚴性皮炎（瘙痒小丘疹）属于局部过敏反应；包虫病棘球蚴囊壁破裂，囊液大量溢出如进入血循环可引起严重的过敏性休克则属于全身性过敏性反应。

（2）细胞毒型：抗体（IgM、IgG）直接作用于相应的细胞膜上的抗原，在补体、巨噬细胞作用下造成的损伤反应。细胞毒型的作用方式有：补体依赖性细胞毒作用；抗体依赖性细胞介导的细胞毒作用（ADCC）；促进巨噬细胞的吞噬作用等。在黑热病、疟疾患者，寄生虫抗原吸附于红细胞表面，特异性抗体（IgG 或 IgM）与之结合，激活补体，导致红细胞溶解，出现溶血，这是黑热病或疟疾贫血的原因之一。

（3）免疫复合物型：抗原与抗体特异性结合，形成免疫复合物，在组织中沉积引起的炎症反应。当免疫复合物在血管壁或组织内沉积，激活补体，产生趋化因子，将中性粒细胞吸引至局部，中性粒细胞吞噬免疫复合物过程中脱颗粒，释放出一系列溶酶体酶类，造成血管壁及其周围组织损伤。如疟疾和血吸虫病患者常常出现肾小球肾炎，是由于免疫复合物在肾小球内沉积所引起的。锥虫变形体抗原与抗体在血管内或血管外形成可溶性免疫复合物，沉着于血管壁和肾，引起血管炎和肾小球肾炎，如与红细胞结合可引起溶血性贫血。

（4）迟发型或细胞免疫型：由 T 细胞介导引起的免疫损伤。致敏的 T 细胞再次接触同时抗原时，出现分化、增殖、并释放出多种淋巴因子，吸引、集聚并形成以单核细胞浸润为主的炎症反应，甚至引起组织坏死。已证明，血吸虫虫卵肉芽肿是 T 细胞介导的迟发型变态反应。

（五）寄生虫逃避免疫的机制

由于寄生虫与人类宿主在进化过程中长期适应，原虫和蠕虫进入血流或组织后常能对抗人体的防卸功能而在其中生长繁殖。巨噬细胞虽能吞噬原虫，但多数能抗其杀伤甚至在细胞内繁殖。蠕虫表面形成的外层结构，常能抵抗中性粒细胞和巨噬细胞对它们的杀伤作用。寄生虫能在有免疫力的人体内繁殖和长期存活，就在于其有免疫逃避机制，如抗原变异、抗原伪装等，也可通过多种抗免疫效应机制逃避人体的免疫系统的杀伤。

（1）寄生部位与免疫效应物质隔离。有些寄生虫在长期进化过程中形成了独特的亲组织或细胞性，能特异地识别、利用人体宿主的器官和组织细胞保护来自己，使人体的细胞膜成了寄生虫避免受到免疫效应因子攻击的天然屏障。如疟原虫寄生在红细胞内发育和繁殖、囊尾蚴寄生在眼部或脑部；弓形虫在有核细胞内生存和繁殖；利什曼原虫在巨噬细胞内寄生和繁殖。由于免疫机制对肠道影响有限，分泌到肠道内的抗体和细胞因子的浓度及作用受到肠内物质的干扰，也会因肠管的蠕动而受影响，因此在肠道内寄居的原虫和蠕虫不易受到免疫系统的攻击。此外，寄生虫在人体组织内所形成的包囊，也是有效应对免疫系统攻击的屏障。如溶组织内阿米巴形成抗免疫效应物质的包囊、细粒棘球绦虫的棘球蚴囊、贾第鞭毛虫的包囊等不但使寄生虫逃避了人体免疫系统的识别，还防止抗体及其他免疫效应因子向囊内的渗入，使囊内虫体得以生存。

（2）以人体宿主物质伪装。曼氏血吸虫童虫经皮肤进入肺时，将人体宿主的 ABO 血型糖脂组分和主要组织相容性复合物（MHC）分子等包装在其外层，以逃避人体的免疫识别和免疫清除，使人体免疫细胞误认为自身组织，幼虫得以免被杀伤。

（3）抗御免疫效应机制的杀伤。血吸虫幼虫在肺内期，其表面结构发生改变，能抵抗补体、抗体或 CTL 的破坏；利什曼原虫前鞭毛破坏补体 MAC，减弱补体介导的溶解作用；刚地弓形虫抑制吞噬体与溶酶体的融合，克氏锥虫溶解吞噬体膜逸入胞质等均可逃避巨噬细胞的杀灭作用。棘球蚴有较厚的囊壁，可逃避人体的免疫攻击。血吸虫分泌的蛋白酶和膜蛋白也具有抗补体作用，这些酶可直接降解补体，还可抑制补体的激活过程。血吸虫成虫和虫卵的可溶性抗原物质和抗原抗体复合物能有效地激活补体的经典途径和替代途径，并消耗某些补体成分，以保护血吸虫本身。细粒棘球蚴的囊液成分具有结合补体活性，从而保护了原头节免受补体介导的溶解作用。

（4）虫体抗原阶段性改变。虫体在生活史的不同时期，存在着阶段性（发育繁殖阶段）的改变，其抗原也各异。如疟原虫孢子期的抗原性与裂殖子期不同。布氏锥虫和东非锥虫还会产生程序性抗原突变，因编码这种主要表面抗原的是可变表面糖蛋白（VSG）基因，其数量多达 1000 种以上，而该基因转换与特异性抗体的存在无关。寄生虫表面抗原性的改变，可以使其逃避特异性抗体的作用。给疫苗研制带来高度困难。对于人体免疫系统来说，每一个发育时期的虫体均是一种新的抗原。至于线虫的生活史就更为复杂，从虫卵到幼虫，再发育到成虫，各个时期的抗原成分也不相同。虫体抗原的不断变化，严重干扰了人体免疫系统的有效应答。

（5）虫体表面抗原的脱落。多数原虫和蠕虫都有脱落和更新表面抗原的能力，这也是它们逃避宿主的特异性免疫反应的有效方式。实际上，抗原脱落与抗原变异是相互结合的。溶组织内阿米巴、血吸虫幼虫和锥虫等，能不断更换其表膜，失去其原有表面抗原；有时连同已结合的特异性抗体一并脱落。利什曼原虫从鞭毛体向无鞭毛体转化过程中，也有部分抗原的脱落。这样，使寄生虫免受免疫效应机制的攻击。此外，血吸虫还可进行正常的皮层轮换，尾蚴钻穿皮肤时能迅速脱去其表皮的多糖蛋白质复合物，皮肤中的童虫也能脱去表面抗原而保持形态完整。

（6）抑制免疫应答。寄生虫感染过程中发生的免疫抑制是一种普遍现象，原虫、线虫甚至昆虫感染都有免疫抑制，而这种免疫抑制是一种主动抑制，即寄生虫释放的某些因子直接抑制了宿主的免疫应答。锥虫在宿主体内可分泌多种免疫抑制因子，其中有一种有丝分裂原，这种物质可刺激宿主产生大量非特异性 IgM，在降低特异性 IgG 产生的同时，使宿主的免疫系统逐渐衰竭。在寄生虫诸多免疫抑制因子中，抑制性 T 淋巴细胞刺激因子可能起关键作用。弓形虫、利什曼原虫能够在吞噬细胞内存活，主要是由于它们能够抑制吞噬体与溶酶体的融合，以避免溶酶体中水解酶的有害作用。利什曼原虫前鞭毛体对吞噬细胞的杀伤作用较无鞭毛体敏感，需要转化成无鞭毛体才能在吞噬细胞内生存。而且无鞭毛体可以在吞噬细胞体内发育繁殖。虫体毒素是寄生虫重要的免疫抑制因子。寄生虫（尤其是血液原虫）在宿主体内大量繁殖的同时，也释放大量对宿主有害的毒素。这些毒素不但损伤免疫器官，对各种实质器官（如肝、肾、脾）以及骨髓都有很强的毒害作用。在严重虫血症的宿主，其免疫系统几乎呈现衰竭状态。

第九章　人类免疫系统的维护与强化

　　人类免疫系统是一个动态的网络型的免疫系统，主要来源于遗传及母体、接种预防疫苗和感染所致的或长或短的免疫能力。人类个体的免疫系统也经历发育、成熟和衰老的过程，需要日常的维护，必要的强化，才能抵御外来病原体的侵袭，防止体内条件致病菌"兴风作浪"，清除体内病变、畸变的细胞，维持人体的正常生理功能。

一、人类免疫系统的缺陷

　　人类免疫系统不是一个十全十美的防疫系统，对大多数人来说，免疫系统具有个体差异性，或多或少存在一些问题和缺陷，如基因、营养、环境、药物、感染问题和遗传、生育等缺陷，会影响人类免疫系统的正常功能，造成免疫系统失调，甚至丧失。因此，在人体发育成熟过程中，需要通过多种途径拾遗补缺，如增加营养、锻炼身体、养成良好的生活习惯，以修复受损的免疫系统。

（一）人类免疫系统的多态性

　　人类是地球生物进化的极品，是高等动物进化的最高境界，是其他任何生物无法比拟的。人类有着娇美的面容、匀称的体型、丰富的情感、完美的语言功能和表达方式，但是却没有都进化得到完善的"铜墙铁壁"式的抗感染免疫系统及其功能。人类的免疫系统呈现多态性，不同种族、地域的人群具有不尽相同的免疫功能，饮食习惯、生活方式的不同也会使人类的免疫功能产生差异。先天性免疫功能可能与人类的起源、进化和迁徙过程中，脱氧核糖核酸（DNA）等遗传信息发生变化有关。有的人群免疫系统较完善，免疫防御功能较强，对某些传染病的抗御能力较强；有的人群免疫防御系统不够完善，对某些传染病的抗御能力较弱；还有极少数的人群免疫系统先天不足，生下来就有免疫缺陷，易患某些疾病。

　　人类中的大部分人对不少侵袭力和毒力都强的病原体，在相当长的时期内只能"听天由命"，免疫防御系统和功能发挥不了应有的作用，甚至整个防御体系遭到破坏，如艾滋病（AIDS），其HIV病毒主要侵犯和破坏辅助性T淋巴细胞而导致人体免疫系统出现不可逆转的损害，任何其他病原体都可以在患者体内肆虐而免疫防御系统束手无策。在人类社会不到3000年的历史中，就已有数亿人被瘟疫夺去了生命，人们只能眼睁睁地看着身边的亲人被极少数高传染性、高致命性的生物疫病夺去生命。

1. 从微生物看人体免疫系统

微生物是无所不在的物种，至少有 10 万种以上，布满在自然界、动植物和人类身上，因其微小，人类单凭眼睛看不见，也摸不着，必须用显微镜观察才能证实其存在。人体共有五大微生态系统，包括口腔、呼吸道、消化道、泌尿生殖道和皮肤，尤其以消化道最为重要。据统计，人体正常菌群总量重达 1271 克，其中肠道 1000 克，皮肤 200 克，口腔、上呼吸道及阴道各占 20 克，鼻腔 10 克和眼部 1 克。人体携带的微生物主要分布在肠道，与肠壁黏膜紧密地结合在一起。肠道正常菌群约占人体微生物总量的 78%，而且种群繁多，达 400～500 种之多。如果没有寄生在肠道内的细菌，人体根本无法消化食物。从婴儿出生约 2 小时后，微生物菌群就开始占据肠道等器官，断乳后菌群逐渐接近成年人。在成年人主要的 4 种肠道菌群中（以每克大便含菌数计），大肠埃希菌 10 万～1000 万、肠球菌 1 万～1000 万、拟杆菌 1000 万～10 亿、乳酸杆菌 1000 万～10 亿。所以，从严格的意义上说，人体是与微生物菌群共生的混合生物体。正常微生物群落对人类的健康是有益的，其功能包括：生物拮抗作用；促进消化吸收作用；促进免疫系统发育作用；抑制肿瘤作用；缓减衰老作用。

人体正常微生物在抵抗感染上之所以也起着重要作用，是因为它们能在黏膜表面形成一层菌膜屏障，以拮抗外来致病菌的侵袭和定居。在正常微生物的刺激下，人体血液、分泌液中能产生自然抗体和免疫因子，能抑制致病微生物的生长，增强白细胞吞噬细菌的能力。实验证明，无菌动物的淋巴系统衰退，淋巴结缩小，具有免疫功能的细胞减少，抗体产生能力降低，这种动物非常容易发生感染。正常微生物群中有的细菌还具有免疫赋活作用，激活巨噬细胞增强吞噬能力，并刺激免疫细胞产生免疫物质淋巴因子，提高抗感染能力和抗肿瘤活性。如正常人体内的双歧杆菌，有抑制癌细胞的作用。

人体的口腔、鼻咽腔、肠道、泌尿生殖道等均有大量菌群寄居，主要有双歧杆菌、大肠杆菌、无芽胞厌氧菌、乳酸杆菌、放线菌、白色念珠菌、艰难梭菌等，这些都是机体正常菌群的组成部分。

（1）双歧杆菌：是人体肠道、口腔最重要的生理性细菌，有 9 种分布在肠道、3 种在口腔，是人体肠道中含量最高的正常菌群之一，对维持肠道微生态平衡和防病、保健具有重要作用。双歧杆菌黏附于肠道黏膜上皮细胞后，形成稳定的厌氧菌群，建立肠道内的生物屏障，阻止病原菌和条件性致病菌吸附或侵入肠黏膜。双歧杆菌能产生维生素 B_1、B_2、B_6、B_{12}、D_1、烟酸、叶酸等。双歧杆菌在肠道内与病原菌争夺营养物质，同时通过产生大量乳酸等直接抑制或杀死过度繁殖的病原菌，如伤寒杆菌、痢疾杆菌、病原性大肠杆菌、空肠弯曲菌、金黄色葡萄球菌和白色念珠菌等，以维持肠道的微生态平衡。双歧杆菌还能产生糖苷酶，降解肠黏膜上皮细胞的多糖，使致病菌及毒素结合的受体数量减少，降低致病菌定植肠道的能力；双歧杆菌还可激活体内吞噬细胞，增强肠道对致病菌及衰老死亡细胞的清除能力，使机体不致因死亡细胞和废物堆积而衰老。双歧杆菌还具有明显的抗肿瘤作用，通过诱导或激活肿瘤杀伤细胞，或降解食物中的亚硝酸胺，消除其致癌性。随着年龄的增长，肠道内的双歧杆菌明显减少，但长寿老人肠道内的双歧

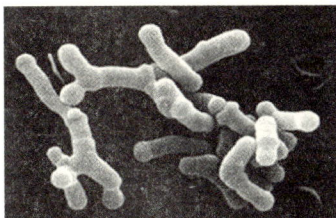

双歧杆菌

杆菌数量明显高于普通人群，表明双歧杆菌可能具有抗衰老的作用。

（2）大肠埃希氏杆菌：也是人体肠道的正常菌群，能发酵葡萄糖、乳糖等多种糖类，产酸并产气，具有广谱免疫抗原性，有些大肠埃希氏杆菌能够产生一种称为大肠杆菌素的胞外蛋白质，可以杀死许多革兰氏阴性菌。同时大肠杆菌素能使机体产生抗毒素的抗体，以抵抗各种细菌产生的肠毒素，如志贺菌属、产气荚膜杆菌等。大肠埃希氏杆菌一般不致病，有的有益菌株而且还能产生维生素 B_1 和合成维生素 K，也具有一定的抑制肿瘤作用，对机体有益。但极个别大肠埃希氏杆菌的菌株带有特殊致病因子，可导致异位感染，引起急性胃肠炎，甚至是严重的全身性并发症。

（3）无芽胞厌氧菌：多数为人体常居的正常菌群，存在于口腔、鼻窦、胸腔、肠道、尿道、阴道等处，在肠道菌群中占主导地位，正常人肠道中厌氧菌与其他细菌比例为1000∶1，致病力不强，属条件致病菌。致病因素主要为荚膜、菌毛和侵袭酶等侵袭力或内毒素，多引起内源性感染，与机体免疫力下降密切相关，无特定病型，一般为化脓性感染，既可局部感染，亦可全身感染，在临床厌氧菌感染中占90%左右。无芽胞厌氧菌常引起口腔、鼻窦、胸腔、腹腔和盆腔等的炎症、脓肿及其他深部脓肿，炎症分泌物为血性、黑色或乳白混浊，有恶臭，有时有气泡，可引起败血症、感染性心内膜炎等。

（4）放线菌：广泛存在于自然界，能寄生于正常人体口腔等与外界相通的腔道，属正常菌群及条件致病菌，一般不引起人间传播，只在人体免疫力降低或受伤时引起内源性感染，导致软组织的化脓性炎症。

放线菌感染途径多、部位广，可引起颈面部、胸部、腹部、盆腔和中枢神经系统等感染，病灶常伴有瘘管形成，排出"硫磺颗粒"（病灶组织中的菌群，为放线菌病独特的病变组织特征）。

（5）乳酸杆菌：是人体正常菌群的组成之一，存在于肠道和女性阴道内，是女性阴道内最主要的有益菌。乳酸杆菌属于耐氧性厌氧菌，在肠道内被中和之后，会分泌抗菌性因子，对各种微生物有拮抗作用，能抑制有害菌的繁殖。在女性阴道内，乳酸杆菌主要栖居在阴道侧壁的黏膜、皱褶、穹窿和宫颈处，能将阴道上皮细胞内的糖原分解成单糖，再分解成乳酸，使阴道环境呈酸性，PH值保持在4.2～5。这就是阴道具有自净作用的奥秘，乳酸杆菌能抑制在中性、碱性环境中生长的有害菌。健康女性阴道排出的活菌数中，乳酸杆菌的数量可达8000万个/毫升，占所有菌群数的80%左右。医学上常以阴道分泌物中乳酸杆菌的数量来确定阴道的清洁度及判断阴道自洁功能的好坏。如果健康女性过度使用阴道清洗液，会降低乳酸杆菌的数量，破坏阴道的自洁功能，易使病原菌乘虚而入，并沿宫颈口上行至子宫和输卵管，增加盆腔感染的机会。

（6）白色念珠菌：亦称白假丝酵母，是一种条件致病性真菌，也是人体正常菌群的组成之一，其致病力不强，常在人体免疫力低下或滥用抗生素引起菌群失调时发生感染，可引起口角糜烂、脑膜炎、肾盂肾炎、肠炎和阴道炎等。鹅口疮由白念珠菌感染引起，婴儿特别是人工喂养的新生婴儿口腔正常菌群尚未建立，加上年幼体弱，易受到感染形成鹅口疮。

（7）难辨梭状芽胞杆菌：为革兰阳性厌氧菌，是一种梭状芽胞杆菌，于1935年首次分离自健康新生儿的粪便，属肠道中的正常菌群之一。由于抗生素的广泛应用，出现了不少与抗生素相关性腹泻，具有代表性的是假膜性肠炎，特别是长期使用克林霉素后假膜性肠炎的发病率明显上升。但直到1978年，假膜性肠炎才被证实是由难辨梭状芽胞杆菌产生的毒素所致。因长期使用抗生素导致正常菌群失调后，难辨梭状芽胞杆菌即可在肠道黏膜上皮细胞定植，进而引起感染，在肠黏膜形成许多直径约2～10mm大小的溃疡。而溃疡常被炎症细胞、纤维素和坏死组织所形成的隆起性假膜覆盖，呈现"假膜样病变"。与难辨梭状芽胞杆菌感染性腹泻相关的抗生素主要有克林霉素、氨苄西林、阿莫西林、头孢菌素等。

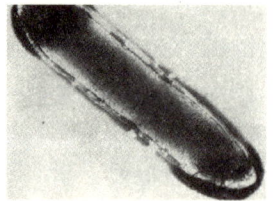

难辨梭状芽胞杆菌

人体内的正常菌群具有生物拮抗作用，是抵御外来致病菌的第一道防线，只要外来致病菌数量不多、毒力不强，通常很难突破正常菌群所构成的菌膜屏障，也就无法立足、定居和繁殖，难以侵入到人体的黏膜上皮组织。但这些正常菌群本身也是生命体，有的具有某种初级的记忆，有的能作出一些相当复杂的行为，如趋化现象，细菌会向着营养物质运动及离开毒物运动，喜欢寄居在有营养物质的地方，生存环境恶化，也会避开、迁居。这说明细菌有一种初级的感觉系统，能对细菌的鞭毛发出某种信号，推动细菌作出这种有利于自身生存的趋向性运动。

饮食不当会造成正常菌群失调，有的正常细菌被无故杀死或伤害，致使菌膜屏障被破坏；有的被迫逃离它们常居的部位，另走"他乡"，对人体会产生危害。长期喜食辛辣食物的人，只考虑满足自己的口欲，却不知会伤害体内的正常菌群，破坏肠道的菌膜屏障。过于辛辣的食物，人类自己有时候都感觉受不了，体内的正常菌群更是难受。长期摄食过于辛辣的食物，不仅会造成正常菌群的死伤，而且还反复刺激肠道黏膜，引发肠道肿瘤和癌症。所以，患肠癌的人与长期喜食辛辣食物的不良饮食习惯有密切关系。

正常菌群存在病原菌和非病原菌两大类，两者相互制约，共同维持人体内微生物的生态平衡。正常人体内的病原菌多为条件致病菌，其致病条件：一是菌群失调；二是机体免疫防御功能下降；三是细菌寄生部位改变。**滥用抗生素会危害在人体内常居的正常菌群。抗生素在杀死致病菌的同时，也会杀死无故的正常菌群。长期使用或滥用抗生素，会大量杀死体内的正常菌群，造成正常菌群失调、菌膜屏障破坏，不仅降低了人体的免疫防御功能，还导致耐药性致病菌的大量繁殖，结果危害的还是人类自己。**

微生物是地球上最古老的生命形态，人类的生存离不开正常微生物，离不开有益的细菌，所以人类通过进化和遗传已经与寄生在体内的细菌和平共处。自然界中只有一小部分微生物具有致病性，能引起人类和动植物的病害，而病害的动植物又通过食物链最终传给人类，生态环境的恶化也加剧了病原微生物的变异，加上各种携带病原微生物的传播媒介，使人类遭受这些外来的具有传染性的病原微生物侵袭的危险性大大增加。地球上发生和暴发流行的大大小小的瘟疫，极大多数是用眼睛看不到的高致病性、高传染性的病原微生物作的孽，已经夺走了数亿人类的生命。

微生物有益也有害，有益的微生物能帮助人类消化食物和蛋白质、脂肪、胆固醇的代谢，产生一些人类需要的营养物质和微量元素，协助人体共同抵御外来入侵者，维护人体的健康状态；有害的病原微生物则破坏人体的免疫防御功能，分泌或释放毒素等有害物质，攻击人体正常的细胞、组织和器官，轻的造成各种炎症，重的危及生命。为了对付这些有害的病原微生物，人类不得不服用或注射各种抗菌、抗病毒药物，其副作用也损伤人体正常的免疫系统；有的甚至需要动用手术切除坏死的组织和器官，给人体造成伤害和免疫缺陷，更容易遭受其他病原微生物的侵袭。而具备抗药性的超级病菌、病毒一旦在体内寄居、繁殖，人类将更加难以对付。

2. 从遗传基因的多态性看人体免疫系统

2000 年 6 月 26 日，人类基因组序列工作框架图宣告完成，将为人类了解自身提供了大量的遗传信息。但人类基因组测的是白种人基因组，白种人基因组和黄种人的基因组还有差异，至少差 0.6% 左右，可能还要更高一些。自从艾滋病对人类侵袭以来，许多国家的科学家研究艾滋病的发病机理，一些与艾滋病有关的趋化因子受体不断被发现。科学家还发现 CCR2、CCR3、CCR5△32、SDF1 等基因多态性也与 HIV－1 型感染和发病过程有密切关系，而且鉴定出在美国白人和欧洲后裔中，CCR5△32 等位基因突变率约为 10%，在全欧洲、中东和印度为 2%～5%。

1997 年，在国家自然科学基金资助下，中国人民解放军三０二医院传染病研究所副所长王福生及其课题组开始对中国人群艾滋病易感基因多态性进行研究，共采集汉族、藏族、蒙古族、维吾尔族等 8 个民族的 4000 多份血样标本。这些人中绝大多数是未受艾滋病病毒感染的健康人群，但也有部分属于艾滋病感染者或性病、同性恋等高危人群。

经检测确定中国人中 CCR5△32 等位基因突变率为 0.119%，其中维吾尔族人最高，为 3.48%，蒙古族人其次为 1.12%，汉族人为 0.16%，主要集中在淮河以北的北方地区，在其他 5 个民族的人群中没有检测到。通过研究还发现 CCR5△32 等位基因可能以孟德尔（GJMen-del，1822～1884，奥地利遗传学家，1865 年首次提出遗传单位即遗传基因的概念）方式遗传，即当一个纯种被杂交，它从亲代承继下来的特性就以一种可按规律精确表达的比例存在着。

通过研究发现，中国人群 CCR5△32 等位基因突变不但远低于欧美人群，而且仅表现在染色体的一条基因上，称之为杂合子突变，不同于欧美人群在染色体二条基因上的纯合子突变。这样的个体在受到艾滋病病毒（HIV）攻击时也会发病，只是发病时间和死亡时间有可能延续 2～4 年或更长一些。在 CCR2、CCR3、SDF1 等相关基因的研究中也发现了中国人群与欧美人群的差异。研究结果表明，中国人群中也有个别人对艾滋病有抗性，但绝大多数中国人较欧美人更易感染艾滋病。

　　遗传基因的多态性对人体免疫系统的影响也反应在SARS的暴发流行中，SARS冠状病毒对不同人种的感染程度也明显有差异性。黄种人普遍易感，而白种人就很难被SARS病毒感染，即使染上了恢复也较快，说明白种人的免疫系统对SARS病毒有抗性。日本也很少有SARS病例，这是因为日本人的地缘关系与同一纬度的中国人相差较远，SARS病毒的基因也许很容易"识别"日本人和中国人。黄种人感染SARS的病死率达10%以上，而美国和欧洲国家则没有死亡病人，加拿大虽有251人感染SARS病毒，死亡41人，但也是黄种人的华人占大多数。

　　从世界卫生组织公布的数据看，截至2003年8月15日，全球SARS确诊病人为8422人，而中国内地累计病例5327人，中国香港1755人，中国台湾665人，加拿大251人，新加坡238人，越南63人。SARS病人集中在中国内地以及香港和台湾等地，加上华人比较集中的新加坡，合计7990例，再加上加拿大华人SARS确诊病人，共占全球SARS确诊病人的96%以上。而其他人种，全球包括美国在内的其余地区，感染SARS的仅有430多人。全球SARS累计死亡人数为919人，中国内地死亡349人，中国香港死亡300人，中国台湾死亡180人，新加坡死亡33人，黄种的华人死亡人数为862人，如果再加上加拿大华人死亡病人，也占全球SARS死亡率的96%以上。这组数据表明黄种人的华人对SARS病毒的易感性比其他人种高约20倍。进一步的研究表明，主要是黄种人的白细胞分化抗原存在某种缺陷（失），这种遗传基因上的缺陷（失）导致黄种人容易感染SARS病毒。

　　全世界有白色、黄色和黑色三大人种，由于遗传基因的差异，不同人种的免疫系统有差异，对疾病的感染程度也有差别。人类基因组约有3~4万个基因，每个人之间的基因组并不完全相同，统计表明任意两个人之间的DNA核苷酸差异约占基因组的0.01%。按人类基因组共有30亿对碱基计算，将有300万核苷酸位点的不同，这也决定了人类的遗传多样性。同是SARS病毒，同是黄种人，也有感染SARS病毒不发病，而成为健康的"带毒者"。这表明同是黄种人之间也存在基因组差异及免疫系统差异，对疾病的感染程度也有所不同，即人体免疫系统也呈现出多态性。有的人感染发病，甚至是致命性的重症，人体免疫防御系统不作用或遭到破坏；有的人感染，只表现轻微的炎症，经过人体免疫防御系统的共同作用能够自愈；还有的人感染不发病，没有任何不适反应或仅有短暂不适感，人体免疫防御系统很快消灭或清除了病原体。

　　随着人类基因组计划的实施，特别是单体型基因图的绘制，将真正揭示人类不同种族群体的遗传多态性，揭示人类遗传基因与疾病的关系，以确定致病基因和各种致病因子，确定药物的疗效和副作用。也就是说，只有人类单体型基因图的建立，才能真正揭开人类免疫系统及其功能的奥秘。

（二）人类免疫系统的漏洞

人类的免疫系统不是万能的，系统有可能存在许多漏洞，甚至是严重缺陷，有的属于遗传性的，有的是营养不良引起的，有的是环境不良引起的，有的是生活方式不当引起的，有的是滥用药物引起的，有的是疾病引起的。在人的一生中，免疫系统有可能会不断出现漏洞，人体需要依靠自身或外来力量不断修补系统漏洞，将免疫系统调整到最佳状态，以应对各种病原体的突然袭击和清除体内受损、衰老、死亡的细胞。

人类的免疫防御功能有四个来源：一是来源于遗传和母体的先天性免疫力和某些传染病的短暂特异性免疫力。二是来源于接种预防疫苗，只限于已经明确的病原体，获得的是特异性免疫力，对其他病原体不具有免疫力；中国 12 岁以下儿童通过接种预防疫苗，可预防 9 种常见的传染性疾病。三是患某种传染病后获得的特异性免疫力，也只限于引起该病的病原体，能在一定时期或更长久防止重复感染。四是来源于健康的生活方式，适当的营养和运动，可修复和增强人体免疫功能。但人类的免疫系统是一个立体网络型的免疫系统，虽然比较严密但也有漏洞可钻，稍不留意机体的免疫系统会出现漏洞。如果人类的免疫系统出现漏洞，则很容易受到外来病原微生物或机体内变异细胞的攻击。从人的出生到死亡的整个过程中，免疫系统也经历发育、成熟、衰老的阶段，建全的免疫系统需要不断维护和修复，才能确保人类个体一生的健康。人类免疫系统主要存在三大类的漏洞：

1. 免疫防御系统漏洞

胎儿期 先天性免疫缺陷：胸腺是免疫细胞产生、发育和分化成熟的场所，通常在出生前已发育完善，但有少数人在胚胎期胸腺发育不全导致免疫细胞数目减少，免疫防御功能出现障碍。也有因其他免疫器官发育不全，而导致 B 淋巴细胞、中性粒细胞及补体等比正常发育的胎儿要少，容易感染多种疾病。孕母营养不良：除了遗传因素外，怀孕母亲的营养不良或营养素失衡会累及胎儿，引起胎儿的营养不良，并影响胎儿的免疫系统发育，如影响淋巴组织的生长发育，胸腺及脾脏重量明显减轻等。孕母患病及药物影响：怀孕母亲患某些传染病或食入某些药物，如未及时治愈，则其病原体或药物成分有可能突破胎盘屏障，传输给胎儿，引起免疫系统障碍。

婴幼儿期　预防接种遗漏：预防接种疫苗可使人体产生大量的记忆细胞，包括记忆性 T 细胞和记忆性 B 细胞，使机体对某些易感传染病产生特异性免疫力。但有些婴幼儿，特别是私生儿或农村边远地区的婴幼儿，因多种原因没有纳入国家规定的预防接种计划中，少接种漏接种现象较严重，存在着较大的染病机会。母乳喂养缺失：新生儿缺乏分泌型免疫球蛋白 SigA，而母乳尤其是初乳中含有丰富的免疫球蛋白 SIgA 和各种细胞因子、补体、锌和乳铁蛋白等，具有抗呼吸道感染和肠道腹泻的特异性免疫力；缺乏母乳喂养的婴幼儿易感染呼吸道和肠道疾病。营养不良：由于婴幼儿的营养素需求较高，而消化能力又较弱，易出现失衡性营养不良，补体及活性水平较低，淋巴细胞数量产生减少，吞噬细胞的趋化作用较弱，杀菌能力降低。

青少年期　营养不良：青少年因生长发育迅速，对营养素的需求量较高，如不注意七大营养素的均衡吸收，也易出现营养不良，影响免疫细胞的生成、发育和分化成熟，干扰素、活性细胞因子及特异性抗体形成减少等，免疫防御功能较低，抗病能力也较低。

成年期　免疫器官退化：成年后随年龄增长胸腺开始萎缩，胸腺淋巴组织逐渐减少，淋巴细胞总数约为 1560 细胞数/立方毫米，脂肪细胞不断增多，45 岁以后被脂肪组织替代。周围淋巴器官的脾、淋巴结和扁桃体也受胸腺萎缩的影响，其淋巴细胞的数量也相对减少，免疫防御功能减弱。

老年期　骨髓造血功能老化：脂肪细胞逐渐进入骨髓以充填骨髓腔，使红骨髓变为黄骨髓，降低了造血功能。免疫器官萎缩：60 岁以后胸腺明显萎缩，胸腺重量不到青少年期的一半。细胞免疫功能减退：人体淋巴细胞总数进一步减少，约 1250 细胞数/立方毫米，仅占儿童期的 50%，免疫细胞中 T 淋巴细胞生成数量严重减少，免疫防御功能减退，对新的或潜伏的病原体易感性增加。

2. **免疫自稳系统漏洞**

胎儿期　母体依赖性漏洞：胎儿的免疫自稳系统尚在发育之中，无法行使免疫自稳功能，主要依赖母体进行免疫自稳。如怀孕妇女患特发性血小板减少紫癜，其血中的抗血小板抗体可通过胎盘进入胎儿血循环，破坏胎儿的血小板，使胎儿出生后血小板减少而出血。

婴幼儿期　免疫自稳功能低下：婴幼儿因免疫系统发育尚不够成熟，难以进行免疫自稳，但婴幼儿的自身抗原和自身抗体水平都很低，一般不会发生自身免疫病。如果在胎儿期母体产生自身抗原和自身抗体，则可通过胎盘传给胎儿，出生后也会患某些自身免疫病。

青少年期　免疫自稳不足：青春期生长发育较快，胰岛素分泌不足，免疫自稳功能不足或出现障碍，致使内分泌发生紊乱，机体对自身抗原胰岛细胞产生免疫反应，引起器官特异性自身免疫病，导致青少年型胰岛素依赖性糖尿病。

成年期　免疫调节紊乱：辅助 Th 细胞功能过度或抑制 TS 细胞功能过低时，会产生多量的自身抗体，诱发自身免疫病。如病毒感染可直接损害免疫自稳系统，引起免疫调节功能紊乱，导致自身免疫。免疫复合物沉积：抗原－抗体复合物没有清除干净而在体内沉积，可产生多种自身抗体，引起肾小球肾炎、关节炎、系统性红斑狼疮等疾病。

老年期　免疫自稳渐失：随着年龄增长自身抗体有增加趋势，但从 75 岁左右开始下降，到 85 岁后又明显增加，由于机体的免疫自稳功能基本丧失，故此时的自身抗体增加通常被认为是导致机体死亡的表现。

3. 免疫监视系统漏洞

胎儿期　母体依赖性漏洞：胎儿的免疫监视系统尚在发育之中，无法行使免疫监视功能，主要依赖母体进行免疫监视。因此，孕妇的患病史、预防接种史、病毒感染史、放射线接触史等，对胎儿的免疫系统发育和健康生长至关重要。尤其是怀孕妇女感染某些病毒，如巨细胞病毒、单纯疱疹病毒、梅毒螺旋体等，会危及胎儿的生命，易造成流产、畸胎和死胎。

婴幼儿期　系统发育不全：婴幼儿因免疫系统发育尚不够成熟，无法进行有效的免疫监视，一旦感染高致病性病毒，脆弱的小生命将难以承受病毒的攻击，病死率较高。

青少年期　致癌物积蓄：青少年通过手口途经接触或食入含有致癌性物质的用品和食品，这些致癌物质很难被机体分解清除净，缓慢地在体内积蓄，在抑癌基因控制下，这个时期一般不会发展成肿瘤。

成年期　致癌细胞增殖：由于长期的饮食和环境影响，成年人的机体内普遍都积蓄有致癌性物质，只是积蓄量有大有小，但有少数人会因抑癌基因的表达失控而出现良性肿瘤（癌细胞有限增殖），极少数人则可能会激活癌细胞基因而转化为恶性肿瘤。

老年期　基因表达调控失常：抑癌基因 Rb（能发出抗细胞增殖信号）、P53（能阻止损伤 DNA 的复制，抑制细胞增殖）丢失或失活，导致细胞的恶性转化和过度繁殖、生长。细胞免疫功能下降：由于胸腺已被脂肪组织替代，T 淋巴细胞生成减少，致使抗肿瘤的细胞免疫功能下降，对肿瘤细胞的杀伤力减弱。清除体内受损细胞及衰老细胞的能力下降，如脓细胞（中性粒细胞死亡后），老年人一旦得了脓毒血症，很难治愈。

4. 免疫系统的补漏

人类免疫系统的漏洞除了遗传因素外，大多是人为因素造成的，幼年时主要是父母疏忽引起的，成年时则是自己的不良生活习惯造成的，"小洞不补，大洞吃苦"。人类的免疫系统有一定的修复机制，每一次感染、每一次接触或食入有毒物质，机体的免疫系统在作用时都会受到一定程度的损伤，需要进行外源弥补和自我修复，以恢复正常的免疫功能状态。在人的一生中，要把握好几个关键时期：

优生优育从孕前开始，为胎儿创建良好的免疫系统。中国取消婚前体检是对的，婚姻当事人主要是感情上的认同，而不是生理上的认同。生理上有缺陷或障碍的恋人，有获得婚姻的权利。婚姻也不等于生孩子，也不等于圆满的性生活，不少人结婚并不马上就生儿育女。而现在婚前同居、甚至婚前怀孕的现象也越来越多，社会基本上持宽容的态度，不干预双方当事人的情感生活。但**孕前检查是必要的**，这涉及到优生优育，关系到当事人和下一代的健康。任何想要生儿育女的夫妻或同居者应当进行健康检查，通过专业医生了解生育双方的疾病史、预防接种史、吸烟、吸毒、酗酒史等，并辅以必要的生理检查，给予最佳的致孕方案，以确保所怀孕胎儿的健康。

婴幼儿期是健全机体免疫系统的关键时期。婴幼儿的免疫系统正处在发育成熟期，要特别注重均衡营养和食入优质的高蛋白质食物，以确保机体和免疫系统的正常发育。同时注意手口的卫生，婴幼儿的手到处乱摸，要常洗手，不吮手指，避免"病从手起"、"病从口入"。建立建全优良的免疫系统，从小打好扎实的基础，养成好的卫生习惯和均衡饮食习惯，一生都会受益，少生病、不致癌。

防癌要从青少年做起。青少年的活动范围开始扩大，要注意少接触致癌物质，少吃各种含有化学食品添加剂和防腐剂的食物，避免毒性物质和致癌物质过多地在体内积蓄，注重均衡营养素和优质蛋白质的吸收，在学好知识的同时，锻炼好身体，进一步增强机体的免疫系统，为走向社会、担负重任打好坚实的基础。

成年人要注意修复免疫系统。尤其是抽烟较多、经常喝酒、工作压力较大、情感生活比较复杂的成年人，要注意均衡营养，经常食用一些调气补血的食物和优质蛋白质，以不断修复机体受损的免疫系统。随着年龄的增加，烟酒要减少，注意休息和睡眠，保持适当的体育健身活动，有助于提高机体的免疫功能。

老年人要注意避免感染。到老年期，机体的免疫系统逐渐衰老，要注意少食脂肪，适当补充优质蛋白质，多食些含维生素和矿物质的食物，适量进行健身活动，常到室外呼吸清新的空气，尽量避免各种病原体的感染，可减少免疫系统的损伤和癌症的发生率，以安度健康长寿的晚年。

（三）人类的免疫系统功能失调

人类的免疫系统是一个动态系统，除遗传因素和接种预防疫苗以获得特异性免疫之外，人类主要依靠机体自身的生长发育成熟，具备比较完善的免疫系统功能，才能担负抵御外来病原体的重任。因为社会、环境和生活方式的影响，人类中的极大部分人群或多或少地会出现免疫系统功能失调现象：免疫系统不能充分发挥应有防御功能，有的对入侵病原体"视而不见"，有的"短兵相接"就败下阵来，还有的甚至向它本应保护的细胞、组织或器官开战，损害机体自身的健康。细菌、病毒、寄生虫、化学药品、毒品、生活方式和精神压力等诸因素都可造成人类免疫系统功能严重失调，除易于感染传播性疾病外，还会引起自身免疫疾病。但是，人们很少意识到自身的免疫系统受损、失调或存在漏洞，尤其是婴幼儿和老年人的免疫系统功能比中青年要弱得多，许多人不明白人类有些疾病是由于免疫系统障碍而引起的。

1. 体内垃圾是影响人类系统免疫功能的重要因素

人类每天都会在摄取食物的过程中摄入一些对人体有害无益的"垃圾食物"，如病死动物的肉、内脏及其残留的兽药、兽用抗生素等；植物中残留的农药、重金属等；加工食品中的添加剂、色素以及在烹饪过程中产生的其他有害物质；同时人体在新陈代谢过程中也会产生一些对身体有害的代谢废物，如过剩自由基、丙二醛、亚硝酸盐等。这些存在于人体内部，对人体有害而无益的物质都是"体内垃圾"。有的"体内垃圾"如毒素、重金属等在人体的器官组织中有积蓄作用，不仅会影响免疫系统发挥正常的功能，甚至会损害人体的器官组织，引发各种病变及肿瘤、癌症。

"体内垃圾"对人体健康的最大危害，就是损害人体的免疫系统，造成三大免疫功能的紊乱，降低人体的免疫活力。"体内垃圾"不但影响人体的免疫防御功能，使免疫系统难以协同抵抗外来的病原体；就是体内正常的具有免疫屏障的微生物菌群，也会躲避有毒有害的"体内垃圾"，纷纷逃离它们长期寄居的地方，于是某些条件致病菌趁机"兴风作浪"，引起内源性感染，如有的攻击胃肠道，引发腹泻、胃肠炎、胃溃疡等各种肠胃疾病；内分泌失调、代谢废物不能及时清理，免疫监视功能低下，致癌性物质在体内长期蓄积，最终引发肿瘤癌症……。可以说，人体内垃圾是影响人体免疫系统功能，造成各器官免疫功能失调和引发各种疾病的潜在根源。

人体内部有垃圾需要环境保护，体内垃圾对人体健康的危害是非常大的，必须及时清除体内垃圾。人体的免疫系统具有一定的清除体内垃坂的功能，免疫系统能清除血液中的损伤、衰老和死亡细胞，不断清除有毒物质和畸变的细胞，以避免机体的正常细胞组织受到损害。但免疫系统不可能及时清除所有的体内垃圾，而且随着年龄增大，这种清除体内垃圾的能力会逐渐减弱，从而导致体内垃圾堆积过多，罹患各种疾病；同时过多的体内垃圾也会造成免疫系统的功能失调，减弱人体自身清除体内垃圾的能力，形成恶性循环。

人类的免疫防御功能是有限的，对初次接触的多种传染性疾病都普遍具有易感性，每一次致命性传染病流行过后，总有部分人群被夺走生命。同属地球"生物圈"中的人类，无法避免不被各式各样的病原体感染，除非不接触任何传染源和流行传染的疫区。人类只能调动自己身体的非特异性免疫系统，与外来偷袭的病原体作斗争，尽可能将病菌、病毒的侵害降到最低程度，尽可能确保人体处于"非常健康"的状态。这种非特异性免疫实质就是人的体质，即人体综合抗感染能力，有的人体质强壮，抗感染能力也强；有的人体质虚弱，抗感染能力也弱。而要时时刻刻保持人体的强壮体质，首先要有自净能力，就是能够及时地不断地清除体内垃圾，维护机体正常的新陈代谢，才能有良好的体质和健全的免疫系统。

2. 亚健康状态是人体免疫系统功能失调的早期表现

人类的健康应包括人的身体健康和心理健康，亚健康虽然不是疾病，但却是人体免疫功能早期失调的表现。处于亚健康状态的人，机体虽无明确疾病，但身心健康已经偏离人体的正常状态，呈现出活力下降、反应能力减退、适应能力下降的不良表现：如头昏脑胀、心情烦躁、胸闷心悸、疲劳乏力、腰背酸痛、失眠健忘、精神萎靡等，这些都是人体免疫功能失调的早期表现。日本医学家研究证实，病毒感染和免疫功能下降与慢性疲劳综合症发生有关，其中上呼吸道感染较为多见。故患疲劳综合症的人经常感冒、发烧、咳嗽、气喘、咽喉炎频发、内分泌紊乱。**亚健康状态就是警示人类：你的免疫系统功能已出现失调，免疫防御功能下降，自稳功能和监视功能紊乱，容易罹患各种传染性或非传染性疾病。**

据统计调查显示，SARS 病毒引起感染发病，主要对象是非健康和亚健康状态的人群。SARS 病毒是一种新型的冠状病毒，不易被人体的免疫系统识别，而且 SARS 病毒非常"聪明"，能够产生某种化学物质并导致人体的免疫细胞死亡。SARS 病毒能够引起急性传染性非典型肺炎的原因是，病毒能够通过使用患者细胞中的 DNA 基因复制系统来复制自己。如果病毒能大量自我复制，就说明人体的免疫系统出现障碍，免疫防御功能低下，系统不能有效地组织免疫力量进行抗御。

　　对SARS病毒的侵袭，中国人都不具有后天获得的"特异性免疫"功能，所以人群普遍容易感染，至今尚无一种抗病毒药物能进入人体内的病灶和体液组织直接抑杀SARS病毒。但免疫系统健全且功能正常的人，能有效地进行机体的"免疫力总动员"，自然杀伤细胞、吞噬细胞发动首轮攻击，尔后产生的抗体也会阻止病毒扩散，经过活化的效应TC淋巴细胞，会特异性地杀伤被入侵的SARS病毒感染的靶细胞，使其溶解或凋亡。所以，中国工程院院士、著名呼吸疾病专家钟南山认为：九成的非典病人是"自限性"的，只要好好休息，就可以自己康复。目前，那些已经得过SARS并痊愈的患者或未发病的病毒携带者都具有这种经过"感染"方式获得的特异性免疫力，其血清中含有SARS病毒的抗体，能够抗御同型SARS病毒的感染，但对再变异的SARS病毒也不具有特异性免疫力。

　　一切生理和心理的非健康和亚健康状态因素都可影响并降低人体的免疫防御功能，如免疫球蛋白产生数量减少，介导免疫的细胞因子分泌减少，T淋巴细胞的活化率降低等，致使机体在遭到外来病原微生物侵袭时，难以组织强有力的免疫抗御，结果造成机体组织损伤，出现炎症。流感病毒、肝炎病毒、SARS病毒等各种传染性病原体的感染发病患者，往往是非健康和亚健康状态的人。

　　因此，亚健康状态是人类免疫防御功能降低的表现，也可能是人类某些免疫系统疾病的早期表现。除了免疫遗传缺陷外，各种病原体、化学药品、毒品和不良生活方式都可引起人类自身免疫系统疾病。预防各种生物疫病，最重要的是首先防止人类免疫系统的功能失调。

　　精神心理因素对人体免疫细胞活性和免疫功能也有直接的影响，大多数患有非母体遗传的自身免疫性肝炎、Ⅱ型糖尿病、风湿病、肾病、白血病、红细胞增多症、甲状腺机能亢进的患者，在发病前一年左右都有过心理不良刺激、压力过重、神经衰弱、睡眠障碍等精神心理病史，人体生理劳损的脊柱病也可导致神经、免疫、内分泌、循环、代谢的失衡。

　　保持人体健康状态，关键在于提高和健全机体的免疫系统功能。其实这很容易做到，如在日常生活中，要保证充足睡眠（过度疲倦体内会产生毒素）、均衡营养饮食（及时修复免疫系统）、空气通畅新鲜（有助于增加免疫细胞的活力）、心情轻松愉快（有助于免疫系统正常运转）、适量体育活动（能增加免疫细胞的数量），难的是一辈子都要这样做，这就需要每一个想要健康的人，首先要有良好的卫生习惯、饮食习惯和生活方式。

（四）人类的自身免疫、自身抗体与自身免疫病

人类的疾病有两大类：一类是传染性疾病，如流行性感冒、病毒性肝炎、艾滋病、SARS 等；另一类是非传染性疾病，如风湿病、冠心病、糖尿病等。人类的免疫系统不单单只与人类的传染性疾病有关，而且还与诸多其他疾病有关。在正常情况下，人体的免疫系统能识别自身组织或细胞以及非自身的物质，不会对自身组织或细胞产生免疫应答反应。但在特定情况下，如病原微生物感染、基因缺陷、激素水平异常以及遗传、环境因素等，可引起免疫系统对自身组织产生反应，造成组织损伤，导致自身免疫系统疾病的发生，如甲状腺机能亢进、类风湿性关节炎、白癜风、全身性多器官的红斑狼疮、青少年（Ⅱ）型糖尿病及自身免疫性肝炎等。

1. 人类的自身免疫与自身抗体

20 世纪初，著名的免疫学家埃利希（P. Ehrlich，1854～1915，1908 年获诺贝尔生理学或医学奖）提出"可怕的自身中毒"一词。他根据动物实验推断机体在正常情况下不会产生自身抗体，即无自身免疫发生；而一旦出现自身抗体，将对机体造成可怕的疾病。

自身免疫是指机体对自身抗原产生免疫应答，对自身组织成分产生自身抗体和（或）自身免疫效应淋巴细胞的现象。自身免疫的发生是由于自身耐受（由某种抗原诱导的特异性无应答）的终止或破坏，因此具有维持机体生理自稳的作用。自身免疫不同于自身免疫病，自身免疫不一定引起自身免疫病，但也可引起自身免疫病。自身免疫可以对机体有利，而自身免疫病则对机体有害。

人体免疫系统的自稳功能通常会及时清除体内变性、损伤及衰老的细胞，防止这些"异变细胞"诱使免疫系统进行不必要的反应，避免发生自身免疫病。但免疫自稳功能异常时，不仅机体清除"异变细胞"的能力下降，甚至对这些异变为自身抗原的组织成分产生免疫反应。如刺激机体产生类风湿因子引发类风湿性关节炎的抗原是变性 IgG，引起自身免疫性肾小球肾炎的抗原是链球菌 M 蛋白，引起慢性甲状腺炎的自身抗原是甲状腺球蛋白，引起重症肌无力的自身抗原是乙酰胆碱受体，引起恶性贫血的自身抗原是胃壁细胞，引起自身免疫性溶血性贫血的自身抗原是红细胞，引起男性自了性不育症的自身抗原是精子。

自身抗体可存在健康正常人的血清中，某些非自身免疫病人特别是老年人也可检出自身抗体。当机体组织受损或抗原性发生变化的组织可激发自身抗体的产生，如心肌缺血时，坏死的心肌可导致抗心肌自身抗体的形成，但无致病作用。此外，病毒感染、放射性辐射、烧伤、冷冻

伤等均可产生自身抗体。

在正常情况下，人体内受到病原体感染而产生的抗体主要是用于保护自己的，而不应该"攻击"自己。但2002年首发于中国的SARS病毒的危害为何如此大，就因为有一部分人群在感染SARS病毒后，体内却产生了特殊的抗肺组织的"自身抗体"，会自动"攻击"自身的组织器官，引起SARS病人异常的免疫超敏反应，正是这种"自身抗体"导致了肺等组织细胞损伤、以至SARS病人死亡的决定性因素。这是一种非常特殊的SARS免疫病理损伤现象，也说明SARS病毒很狡猾，在一段时间内让科学家和高明的医生都束手无策，所以早期SARS病人的死亡率比较高。

增强身体免疫力虽有助于预防SARS病毒的入侵，但健全和调控免疫系统功能比增强免疫力更重要。体内免疫防御功能过高、过于敏感，而碰到的又是狡猾凶狠的SARS之类的病毒，有时会导致免疫反应"阴错阳差"，免疫细胞不是与病毒"面对面"斗争，而是释放出大量细胞激素，反而攻击人体正常的组织和器官，致使肺部组织严重伤害。这也正好解释为什么SARS患者绝大多数都是免疫功能相对较好的青壮年的缘故。

2. 人类的自身免疫病

自身免疫病是由于人体免疫自稳功能损害所致，在患者的血清中高滴度的自身抗体和针对自身抗原的致敏淋巴细胞，对机体造成组织损伤，能引起相应的临床症状。

在20世纪50年代以前，有不少现在已知的自身免疫病被列入"原因不明性疾病"。到60年代初，就有科学家通过研究发现人类许多疾病与机体对自身抗原发生免疫反应导致组织损害有关，提出人类存在自身免疫系统疾病。这类疾病具有以下特点：①患者血清中存在高滴度自身抗体和（或）能与自身组织成分起反应的致敏淋巴细胞；②组织器官损伤的范围取决于自身抗原的分布格局；③病情的转归与自身免疫反应强度有密切关系；④能通过患者的血清或致敏淋巴细胞使疾病被动转移；⑤有遗传倾向；⑥大多为自发性，病程一般较长；⑦女性发病率高于男性。

自身免疫病分器官特异性自身免疫病和非器官特异性自身免疫病：

器官特异性自身免疫病，患者的病变常局限于某一特定的器官，由对器官特异性抗原的免疫应答引起。如甲状腺功能亢进、重症肌无力、慢性溃疡性结肠炎、青少年型胰岛素依赖性糖尿病、干燥综合症、恶性贫血、男性自了性不育症、特发性血小板减少性紫癜等。

非器官特异性自身免疫病，又称全身性或系统性自身免疫性疾病，患者的病变可见于多种器官及结缔组织，故这类疾病又称结缔组织病或胶原病。如类风湿关节炎、系统红斑狼疮、皮肌炎、硬皮病等。

B 淋巴细胞在特异性体液免疫中起主要作用，但如果 B 细胞增殖能力过强，活动亢进，则人体内易产生多种自身抗体。少量的自身抗体对人体组织器官的健康不构成危害，而多量的、持续的产生自身抗体，则表明机体组织受到损伤，免疫自稳功能出现异常。某些病毒、药物及性激素等在启动自身免疫反应中也起着一定的作用。如部分 SARS 患者在未感染病毒前，免疫系统已经失调，机体处于亚健康状态或患有其他疾病；感染 SARS 病毒后，则启动了机体的自身免疫反应，加重了机体的组织器官损害。

自身抗体和（或）自身致敏淋巴细胞作用于靶抗原所在的组织细胞，可造成相应器官组织的病理性损伤和功能障碍。通过对部分 SARS 患者血清的研究，发现人体的这种自己攻击自己的抗肺组织的"自身抗体"，是导致 SARS 病人肺等组织器官免疫损害的主要原因之一。进一步的分子生物学和免疫学技术研究，又发现 SARS 病毒与人体的肺等组织细胞存在某些相似的抗原成分。正是这些相似的抗原产生了抗肺组织的"自身抗体"，进而引起一系列异常的交叉免疫反应，导致肺等组织器官的免疫损伤。上述发现，为 SARS 病毒感染后的致病机理及临床治疗，提供了一定的理论基础，而激素是一种很强的免疫抑制药物，所以早期适量地应用激素等免疫抑制药物，是最有效的治疗方法之一。

（五）人类的免疫缺陷病

人类的免疫缺陷病是免疫系统先天发育不全或后天受损所致免疫功能降低或缺失的一组临床综合征。免疫缺陷病涉及免疫细胞、免疫分子或信号转导的缺陷，其特征是易遭受微生物反复感染或重症感染，易发生自身免疫病，易发生恶性肿瘤，某些免疫缺陷病与遗传基因异常有关。免疫缺陷病最主要的临床表现是对各种感染的易患性增加。按发病原因免疫缺陷病可分为原发性免疫缺陷病、继发性免疫缺陷病。

1. 原发性免疫缺陷病（先天性免疫缺陷）

大多数免疫缺陷病是遗传的，多发生于婴幼儿，故称为原发性或先天性免疫缺陷病。目前已知的免疫缺陷病主要是特异性免疫缺陷引起的，如 T、B 细胞的发育、活化或功能异常；少数由非特异性免疫缺陷引起的，如吞噬细胞功能缺陷或补体系统成分缺陷。根据免疫系统受损的范围不同，原发性免疫缺陷病可分为细胞免疫缺陷病（约占 18%）、体液免疫缺陷病（约占 50%）、联合免疫缺陷病（约占 20%）、吞噬细胞缺陷病（约占 10%）、补体缺陷病（约占 2%）。

细胞免疫缺陷病：人体外周血总的 T 淋巴细胞绝对值小于 12 亿个/升，就有细胞免疫缺陷的可能。先天性胸腺发育不全，嘌呤核苷磷酸化酶、膜糖蛋白缺乏引起的 T 细胞缺陷等，均属于细胞免疫缺陷病。

体液免疫缺陷病：原发性免疫缺陷病中最常见的是 B 淋巴细胞缺陷，最常见的选择性 Ig 缺陷是选择性 IgA 缺陷，血清 IgA 降低，发病率约 1/700，大多数患者可无临床症状。

联合免疫缺陷病：腺苷脱氨酶缺陷属于联合免疫缺陷病。重症联合免疫缺陷病表现为严重的、持续的病毒及机会性感染，患儿如接种活疫苗可引起全身致死性感染，其细胞免疫和体液免疫均有缺陷，有性连锁性和常染色体隐性两种遗传方式，如不接受骨髓移植治疗，一般在 1～2 年内死亡。

吞噬细胞缺陷病：慢性肉芽肿、白细胞粘附缺陷、髓过氧化物酶缺陷等属于吞噬细胞缺陷病。

补体缺陷病：补体固定成分 C1～C9 中任何一个组分缺陷、补体受体缺陷、补体某些活化因子缺陷等均可引起补体缺陷病。大多数补体缺陷属常染色体隐性遗传，少数为常染色体显性遗传，其临床表现为反复化脓性细菌感染及自身免疫病。如遗传性血管神经性水肿、阵发性夜间血红蛋白尿病等。

2. 继发性免疫缺陷病（获得性免疫缺陷）

引起继发性免疫缺陷的因素有营养不良、脾切除、感染、免疫抑制治疗、恶性肿瘤等。最典型的艾滋病（AIDS）就属于获得性免疫缺陷病，艾滋病病毒（HIV）主要通过性接触、输血或静脉注射毒品、母婴垂直传播途径感染，破坏人体辅助性 T 细胞，导致免疫瘫痪。AIDS 患者有明显的免疫学异常，外周血淋巴细胞减少，总的 CD4T 细胞数目 < 1000 个/立方毫米，迟发型皮肤超敏反应消失，呈现机会性感染、恶性肿瘤、神经系统疾病和发热、体重减轻、腹泻等 AIDS 相关症候群。

巨噬细胞和树突状细胞是 HIV 病毒的主要"庇护所"，而巨噬细胞则成为 HIV 病毒复制和播散的主要免疫细胞。由于与 T 淋巴细胞识别活化有关的分化抗原分子 CD4 是 HIV 病毒的受体，因此，HIV 病毒主要攻击的靶细胞为 CD4T 细胞，感染诱导 CD4T 细胞溶解、凋亡；HIV 病毒感染还可引起细胞病变效应杀死细胞，如 HIV 病毒激活的 CD8 CTL 可杀死 CD4T 细胞，使 T 淋巴细胞明显减少，CD4/CD8 T 细胞的比值从正常的 1.5～2 降到 0.5 以下，免疫细胞的应答反应丧失殆尽。

二、影响人类免疫系统功能的四大因素

除了先天性的遗传因素影响人类免疫系统外，营养不良、滥用药

物、抗生素、环境污染等也会影响人类免疫系统的功能。

（一）营养不良与免疫

维持人体健康，需要 40 种以上的营养素。优质、适量、平衡的营养是人生健康、充满活力和长寿的基础。人类个体的营养状况与感染疫病之间存在着密切关系，当人体营养不良时免疫功能受到损害，易发生感染；而感染疫病时由于蛋白质和多种营养素的消耗增加，同时摄入减少，更易造成营养不良。因此，营养不良和感染都直接影响人类的免疫状态，及时并合理补充各种营养素，可以改善和提高人体的免疫功能。

1. 营养不良对人体免疫系统的影响

营养不良分为三度：Ⅰ度营养不良称为轻度营养不良，体重下降 15% 左右，皮下脂肪减少（腹壁皮下脂肪厚度 0.4~0.8 厘米），全身各脏器受影响较少。Ⅱ度营养不良也称中度营养不良，体重较正常人下降 15%~40%，皮下脂肪显著减少（腹壁皮下脂肪厚度小于 0.4 厘米）。Ⅲ度营养不良也称重度营养不良，体重下降 40% 以上，皮下脂肪已完全消失，全身各脏器功能受到影响。

全身性营养不良在经济落后国家较为常见，主要是人体长期摄入蛋白质和热量不足，或严重的疾病所引起的。特别是生长期的儿童处于经常性饥饿状态和患有消耗性疾病时，可伴有淋巴样组织萎缩。当营养不良时，人体的免疫系统功能受到下列严重影响：

（1）对非特异性免疫（天然免疫）系统功能的影响，补体浓度和活性下降。营养不良时补体功能下降并呈低水平活性，在血中浓度也降低。除 C4 外，补体浓度下降水平与营养不良的严重程度有密切关系。当给予足量的蛋白质和热量后，补体成分在 1 个月内可恢复到正常水平，这说明补体浓度降低是由于补体合成减少和消耗增加所致。营养不良时补体活性和浓度下降，是人体容易发生感染的原因之一。

吞噬细胞杀菌和趋化能力下降。营养不良时，吞噬细胞内髓过氧化物酶活性降低，而髓过氧化物酶的活性与铁有关，营养不良往往伴有铁的缺乏。同时，吞噬细胞的趋化作用也减弱，当炎症发生时，吞噬细胞不能迅速地聚集到病原体入侵的局部炎症区，因而无法及时清除病原体。

（2）对特异性免疫系统功能的影响，胸腺等淋巴组织萎缩。中度以上营养不良时，可引起胸腺等淋巴组织的萎缩，或被纤维组织替代。在死于严重营养不良的小儿中，发现胸腺高度萎缩，而且比其他淋巴器官更为明显。胸腺中淋巴细胞数量大为减少，尤以胸腺依赖区淋巴细胞减少更为显著。皮质髓质分界消失，随后脾脏、淋巴结、扁桃体、阑尾淋巴样组织也发生萎缩。经过强化营养治疗后，胸腺的重量和功能恢复正常所需要的时间比脾脏要长，一般脾脏约需 10 天可恢复正常，而胸腺则约需 30 天。

免疫球蛋白（Ig）浓度减低。营养不良发生在胎儿期或出生后 7 个月内，免疫球蛋白的成熟推迟，血清中 Ig 浓度减低；如营养不良发生在出生 7 个月后的年龄，则血清中 Ig 可正常或增高，这与 Ig 的合成及伴有感染有关。即无感染的营养不良患儿血清 Ig 低于正常水平，而伴有感染者则 Ig 明显增高。尤其是分泌型 SigA，营养不良者是减少的。因此，局部免疫力降低，容易发生呼吸道感染。

特异性抗体水平下降。营养不良时，人体对特异性抗体的合成机能受到损害，抗体水平较正常人低。营养不良患者不仅特异性抗体形成减少，而且抗体亲和抗原的能力也减低。

免疫细胞数减少。中度到重度营养不良时，由于胸腺萎缩，胸腺依赖区淋巴细胞明显减少，外周血液中 T 淋巴细胞数减少。营养不良时体外淋巴细胞的增殖能力减弱，DNA 合成减少，对植物血凝素（PHA）转化反应低，T 细胞在抗原刺激下产生干扰素的量减少。血液中循环 T 细胞数目的减少是营养缺乏的早期指征，在补充营养 1～6 周内可迅速恢复。

2. 胎儿期营养不良对婴儿免疫的影响

胎儿期的营养状态实质上就是孕妇的营养状态。孕妇的饮食中如果营养供应不足，不仅使胎儿体重降低，早产的发生率增加，同时胎儿各脏器的发育也明显受到影响。如孕妇严重贫血，可使胎儿发育迟缓，严重者可引起胎儿缺氧、窒息甚至死亡；孕妇缺乏维生素，则胎儿明显发育不良；孕妇补钙不足，则胎儿易患先天性佝偻病和低钙惊厥等。尤其是胎儿期营养不良所造成的免疫缺陷常较严重，持续的时间也长，就是出生后补充营养也不易纠正。胎内营养不良对婴儿免疫的影响主要表现在：

（1）免疫器官、组织发育缺陷。在孕妇营养充足情况下，人体免疫系统、器官和组织大部分在出生前发育成熟，小部分在出生后发育成熟。胎内营养缺乏可致使免疫器官、组织的细胞分裂繁殖受到限制而造成发育缺陷。孕妇营养不良也会引起母体激素水平的改变，尤其是肾上腺皮质激素水平增高，进入胎儿血液循环，对胎儿的淋巴样组织产生影响。而胎儿免疫器官、组织发育缺陷可长期影响免疫系统的功能，甚至可影响子代的免疫功能。

（2）细胞免疫功能降低。胎内营养不良常影响淋巴组织的生长发育，尤其是胸腺和脾脏重量明显减轻，甚至退化。出生低体重婴儿细胞免疫功能低下，外周血液淋巴细胞绝对数减少，T淋巴细胞百分数与绝对数均减少，且与体重减轻成平行关系。并且T淋巴细胞的减少至少在出生后9个月或更久仍存在，甚至出生后5年尚可观察到细胞免疫受抑制。细胞免疫功能降低，表现为淋巴细胞对植物血凝素、刀豆素、脂多糖等促有丝分裂素的反应受到抑制，皮肤迟发超敏反应减弱，接种卡介苗后试验阳性率低、免疫记忆反应减弱等。

（3）血清Ig水平低影响体液免疫功能。低体重婴儿脐带血IgG水平降低，与出生时体重有显著关系。这与早睡早产儿没有足够的时间获得来自母体的IgG或因胎盘功能不全而影响IgG的通过有关。IgG的低水平可持续至2岁婴儿，这类婴儿存有明显的生理性低丙种球蛋白血症，在此期间易经常发生细菌感染。

（4）吞噬细胞功能降低。胎儿期营养不良可使吞噬细胞的功能明显受损，中性粒细胞的定向运动减少，细胞内杀菌、吞噬能力降低。尤其是穿过肠黏膜的吞噬细胞减少，导致肠道感染的发生率增高。

3. 营养素不足对人体免疫系统的影响

多种营养素同时严重缺乏可导致人体免疫系统功能损害，但单一营养素的缺乏、不平衡或过多，同样也会引起免疫功能调节失常和非特异性、特异性免疫系统功能障碍。

（1）蛋白质：人体的皮肤、肌肉、内脏器官、大脑、血液、毛发、指甲甚至牙齿、骨骼等，都是以蛋白质为主所构成的，而酶、抗体、肌凝蛋白、血红蛋白等为机能性蛋白质。蛋白质充足时，人体才能维持细胞正常的生理功能与新陈代谢，才能维持正常的免疫系统功能。当人体蛋白质不足时，免疫器官胸腺明显萎缩，T淋巴细胞尤其是辅助性淋巴细胞（Th）数量减少，吞噬细胞的吞噬功能降低，自然杀伤（NK）细胞的杀伤活性下降。血浆中的补体和蛋白质含量均降低，而且补体的降低与血浆蛋白的降低成正比。同时分泌型抗体IgA（SigA）显著减少，溶菌酶水平下降，皮肤和黏膜的局部抵抗力降低。

食物中缺乏单种必需氨基酸如苯丙氨酸、酪氨酸、缬氨酸、苏氨酸、蛋氨酸、胱氨酸或色氨酸，可使体液免疫反应减弱，但对细胞免疫没有明显影响。食物中亮氨酸摄入过多可引起氨基酸平衡失调，降低对免疫接种的抗体应答。

（2）脂类：脂类除提供能量外，对健康和免疫功能也有显著的影响。饮食中的脂肪数量及饱和程度对维持人体免疫系统平衡的功能状态至关重要。脂类的摄入及新陈代谢异常均可引起人体免疫功能的改变，尤其是人体不能自行合成，必须由食物提供的必需脂肪酸（不饱和脂肪酸）。

食物脂肪酸含量和饱和程度可通过改变细胞膜结构或调节廿酸合成而影响免疫活性。缺乏必需脂肪酸可降低对 T 淋巴细胞依赖和非 T 淋巴细胞依赖抗原的抗体反应。但饱和脂肪酸过量可抑制体内免疫应答反应及淋巴细胞转化反应，并抑制网状内皮系统功能，损害血流中的粒细胞游走和杀菌能力。

血浆脂蛋白有重要的免疫调节作用。高密度脂蛋白（HDL）和胆固醇为维持淋巴细胞的功能所必需。食物中不饱和脂肪酸含量升高时可增加体内亚油酸水平，后者在肝内转化为花生四烯酸，当免疫器官受到病原刺激时，花生四烯酸释放明显增加，使前列腺素合成增多，而前列腺素不足会使皮肤防御功能遭到损害。

（3）维生素：维生素与机体免疫系统的关系十分密切，维生素缺乏可使机体的免疫功能降低，抗御感染性疾病的能力减弱。

维生素 A：主要作用是维持细胞外膜和表面糖蛋白成分，以及促进细胞的增殖分化，增强机体对感染的抵抗力和对抗原刺激的反应性，并可加速对皮肤移植物的排斥反应。维生素 A 缺乏时，可引起胸腺淋巴细胞的减少，淋巴细胞对各种致有丝分裂因子的反应减弱。分泌型 IgA（SIgA）的产生也受到影响。因此，对细菌、病毒及原虫感染的发病率和严重性均增加。缺乏维生素 A 的儿童，尚可表现出对记忆抗原的迟发型变态反应降低。

维生素（B_1、B_2）：B_1（硫胺素）和 B_2（核黄素）的缺乏，可使机体对感染的抵抗力降低。易发生粒细胞减少，细胞的噬菌活力减退，并影响补体裂介素等非特异性体液免疫因子。

维生素 B_6：是体内约 80 种生化反应的辅酶，B_6（吡哆醇或吡哆醛）缺乏时，胸腺及淋巴样组织萎缩，淋巴细胞明显减少。严重时组织结构破坏甚至坏死，皮质髓质分界不请。脾脏和淋巴结也有类似变化，但程度较胸腺为轻。由于胸腺激素活性降低，故外周 T 细胞的相对和绝对数均减少。因此，维生素 B_6 缺乏时细胞免疫受到抑制，表现为皮肤迟发型超敏反应和皮肤移植排斥反应受限，异体移植物存活时间延长。维生素 B_6 缺乏时，核酸和蛋白质合成受到影响，故淋巴细胞的增殖和 Ig 的生成减少，而且所产生的抗体亲和力低。维生素 B_6 的缺乏同时也伴有体液免疫功能受损。

维生素 B_{12}：B_{12} 缺乏影响细胞合成 DNA，故常表现有淋巴细胞对植物血凝素等刺激反应受到抑制。细胞介导的免疫应答降低。

维生素 C：人体白细胞的功能与维生素 C 有着密切关系，特别是中性粒细胞。感染时白细胞内维生素 C 含量降低（消耗所致），而维生素 C 可以促进白细胞的游走和杀菌活力，故缺乏维生素 C 时粒细胞的吞噬能力和对感染的抵抗力都降低。维生素 C 缺乏时，血清补体浓度下降。在治疗坏血病患者时发现，随着维生素 C 的补充，补体滴度也明显上升，直至维生素 C 在体内达到饱和时，补体滴度才稳定不变。此外，维生素 C 亦能增加干扰素的产生及促进淋巴细胞对有分裂原的应答反应。

维生素 E：可以提高机体对感染的抵抗力，加速网状内皮系统对颗粒性抗原的清除，增加对疫苗的抗体应答和迟发型皮肤超敏反应。维生素 E 缺乏时，形成细胞膜的脂肪酸分解，细胞不再设防，病毒容易入侵，可引起全身抵抗力降低。但过大剂量的维生素 E 也可抑制多种免疫功能。

泛酸（B_5）：主要作用是在肾上腺里产生能量，在消化道内帮助其他营养成分吸收，在免疫系统内则保护身体免于感染，在神经系统里能保持情绪稳定，在皮肤上还可保持肤色亮丽。缺乏泛酸影响体液免疫功能，可抑制抗体的形成，血液中的 α - 球蛋白数量减少。人体试验表明：泛酸缺乏者，容易受感染，免疫接种后对抗原的应答能力减低。

叶酸（B_9）：叶酸是细胞内酶的成分之一，主要作用是利用糖及氨基酸构成抗体，防止感染。缺乏叶酸可引起人体免疫功能降低，可见淋巴组织萎缩，淋巴细胞和中性粒细胞减少，体外试验细胞介导免疫减弱，对皮试抗原的应答及注射疫苗的体液应答均减弱。

（4）生物元素：包括铁、镁、锌、铜、硒等。

铁：是维持淋巴器官功能和结构完整所必需的营养素，成年人体内含铁约 4～5 克。缺铁可引起免疫功能障碍，包括胸腺和淋巴样组织萎缩，胸腺中淋巴细胞明显减少，自然杀伤（NK）细胞和淋巴细胞免疫功能降低。缺铁时吞噬细胞的吞噬功能和杀菌能力均低下，因此巨噬细胞和中性粒细胞功能受到影响。但轻微缺铁时抗体反应和补体系统正常，严重缺铁则体液中免疫球蛋白 IgG、IgM 明显降低。

铁过多可引起细胞内感染的激活。人乳中的运铁蛋白、乳铁蛋白，有抑制大肠杆菌生长的作用。但如果这 2 种蛋白质被铁饱和，乳汁就失去抑菌作用。中性粒细胞产生的乳铁蛋白如被铁饱和，其杀菌能力随即消失。

镁：成年人体内约含镁 25 克，其中 50% 在骨骼，其余大部分在细胞内，是细胞内含量占第二位的阳离子，只有 1% 的镁存在于细胞外液。镁参与所有生物代谢过程，许多酶的合成和激活、细胞形成、蛋白质合成和细胞膜的结构都离不开镁。镁在维持神经肌肉的兴奋性、心脏功能及电解质平衡等都有重要作用。镁有激活补体的作用。长期缺镁，可引起胸腺萎缩，免疫应答反应降低。

锌：是一种重要的微量元素，与人体 300 多种酶的组成和功能有关。正常免疫功能需要含锌的酶，体内的能量代谢和核酸代谢与含锌的酶有关，也是干扰素（INF）的组分之一。缺锌可影响蛋白质和核酸的合成，故对细胞免疫和体液免疫都有影响。胸腺与锌结合为胸腺肽－锌（FTS－Zn）复合物后才能发挥生物学活性，缺锌常伴有胸腺萎缩，外周淋巴细胞减少。动物实验证明：缺锌时 T 淋巴细胞对肿瘤的杀伤能力降低。但锌过多也可抑制免疫反应，血清锌过高可抑制部分补体成分。

铜：是体内 30 多种酶的重要组成元素，正常人体内含铜约 100 毫克，主要以铜蛋白的形式存在于心、脑、肝、肾中。铜可增强中性粒细胞的吞噬功能，铜缺乏可抑制网状内皮系统，降低中性粒细胞的杀菌活性。缺铜也可导致抗体生成细胞反应下降，对各种微生物的易感性增高。

硒：是一种抗氧化剂，能保护细胞免受氧自由基的损伤，有广泛的免疫调节作用，可增强体液免疫功能，对细胞免疫也有明显影响，能提高 T、B 淋巴细胞的增殖反应。食物中增加硒可以增强免疫系统对抗原的应答能力。缺硒可影响中和抗体合成，严重抑制中性粒细胞的趋化因子分泌和趋化性移动，并减弱杀菌能力。硒与维生素 E 对免疫的影响有相互作用，两者合用对增加抗体产生和淋巴细胞转化反应有协同作用。

其他生物元素如镉、铬、铝、锰等也可影响人体免疫反应。绝大多数重金属都抑制免疫反应，而增加机体的易感染性。

（二）药物与免疫

药物是具有某些化学作用，用以治疗、预防和诊断疾病的物质。药物对人体的作用，因人的种族、年龄、性别、营养状况、疾病类型、怀孕、所用药物等而改变。各种药物在人体内被非特异性混合的氧化系统进行代谢。"是药三分毒"。通常，药物对感染或组织有直接作用的，毒性强；药物必须先转变为活性衍生物而起作用的，毒性较弱。药物与免疫之间的关系尚少研究，除了极少数免疫功能调节剂外，医生一般都是按患者的生理和病理用药，除了易致过敏药物或过敏体质的患者，很少考虑按患者的免疫状态合理用药，因此有时滥用药物，致使患者人体免疫系统的防御、自稳和监视功能紊乱，甚至受到严重损害。现在医学界已认识到药物的一些毒副作用和不良反应，但普通公民和药物消费者所知甚少，以为药物只是治疗疾病，不知道药物有时也可导致新的疾病，如长期大量应用广谱抗生素，体内敏感菌及正常菌群被杀灭，导致耐药菌和霉菌大量繁殖，形成二重感染。

1. 免疫功能调节剂

药物免疫增强剂：专用于免疫治疗、增强特殊人群（如免疫功能低下者、免疫病患者等）免疫系统功能的药物通常称为免疫增强剂，主要用于免疫缺陷病和恶性肿瘤的治疗，也可用于某些高危人群的免疫预防。在一般情况下，免疫增强剂主要增强的是人体的非特异性免疫功能。然而，大多数免疫增强剂都存在着不良反应，不可随意使用。当正常人使用这些免疫增强剂后，不仅会对机体器官造成损伤，而且还有可能出现疑似"非典"的症状。如给人体注射胸腺素制剂后，有 10% 的人会出现发热、过敏、头疼等症状；使用干扰素后则可引起流感样症状，表现为流鼻涕、打喷嚏、高热、全身关节痛、乏力等症状。视来源及作用的不同，免疫增强剂有许多种类：胸腺素类、转移因子类、干扰素类、左旋咪唑等。

（1）胸腺素类：胸腺肽，促使骨髓产生的干细胞转化为 T 淋巴细胞，从而增强细胞免疫功能。主要用于免疫缺陷病、恶性肿瘤和病毒性疾病。

小牛胸腺肽：主要用于治疗各种原发性或继发性 T 细胞缺陷病，某些自身免疫病，如类风湿关节炎、系统性红斑狼疮等。

（2）转移因子类：转移因子（正常人白细胞转移因子），主要用于治疗某些抗生素难以控制的病毒性或霉菌性细胞内感染，如流行性乙型脑炎、带状疱疹、白色念珠菌感染等。

（3）干扰素类：聚肌胞（聚肌胞苷酸），为一种干扰素诱导剂，具有抗病毒、抗肿瘤和增强免疫作用。主要用于慢性乙型肝炎、流行性出血热、流行性乙型脑炎、呼吸道感染（如 SARS、流感）、带状疱疹等。

重组人干扰素 α – 2b 喷雾剂：2003 年 4 月被中国批准为第一种防非典新药，获准在高危人群做临床试验，有增强人体免疫系统的功能，对阻断呼吸道感染途径具有一定的作用。

（4）其他免疫增强剂：惠尔血（重组人粒细胞集落刺激因子），主要用于先天性或特发性中性粒细胞减少症、肿瘤化疗后的中性粒细胞减少症、骨髓移植后促进中性粒细胞恢复、再生不良性贫血的中性粒细胞减少等。

左旋咪唑：能刺激吞噬细胞的吞噬功能，促进 T 淋巴细胞产生细胞因子 IL – 2，增强自然杀伤（NK）细胞的活性，对免疫功能低下的机体有免疫增强作用，但对正常机体的作用不明显。

目前，免疫增强剂还只是处于大规模的临床试用阶段，并不是比较成熟的药物，其主要用于恶性肿瘤、免疫缺陷性疾病等的治疗。对于免疫功能正常的人群来说，为预防 SARS 病毒等类型的传染性疾病，使用某些免疫增强剂并不会有大的效果，更多的只是心理上的一种安慰而已。对确诊病人、高度疑似病人及医护工作人员，则可根据病情或安全需要考虑应用免疫增强剂预防或治疗，但其疗效尚有待于进一步评价。

此外，维生素 C、维生素 E 等维生素类药物，以及中药中的灵芝、黄芪、枸杞子等药物均有增强人体免疫力的功能，但它们的作用也很有限。维生素 C、维生素 E 等药物在动物实验中有增强动物免疫功能的作用，但对人体尚缺乏可靠的证据。

人类的免疫系统有防御、自稳和监视三大功能，各有不同的免疫细胞和免疫成分进行系统维护，正常人群的机体具有自行调节、自我修复的能力，完全不需要通过药物增强免疫功能。不仅如此，免疫增强剂还有不良的副作用，若使用不当，还会损害人体原本正常的免疫系统功能。因此，使用免疫增强剂，一定要慎之又慎，一定要遵照医嘱，切不可擅自使用。

2. 免疫抑制剂

免疫抑制剂最常用于器官移植后的抗排斥反应，以及自身免疫性疾病的治疗。主要有环孢素、抗淋巴细胞球蛋白、单克隆抗体等。

环孢素（环孢菌素 A、环孢多肽 A）：可抑制免疫功能，并具有抗慢性炎症作用。广泛用于肾移植，也开始用于其他器官组织移植。

抗淋巴细胞球蛋白：为强免疫抑制剂，主要对 T 淋巴细胞有破坏作用。主要应用于器官移植后作为抗排异反应剂，也可用于自身免疫性疾病，对肾小球肾炎、类风湿性关节炎、红斑狼疮、重症肌无力等有良好效果。

单克隆抗体 - CD3：能特异性地与 T 淋巴细胞的抗原（CD3）相结合，可抑制 T 细胞的所有功能。主要用于治疗肾移植的急性排斥反应，也用于心脏和肝脏移植时预防排斥反应。

3. 普通西药对人体免疫系统的不良反应

极大多数的西药都是抗营养的化学物质，在治疗量时对人体有一定的副作用，如果用药剂量过大或用药时间过长还会出现毒性作用等，这些称之为药物的不良反应。西药对人体免疫系统的不良反应主要有骨髓抑制、免疫抑制、变态反应、二重感染以及致癌、致畸、致突变等。

（1）**骨髓抑制**：骨髓是制造粒细胞、红细胞和血小板的主要场所。成人的骨共有 206 块，每一块骨主要由骨质（密质和松质）构成，外面包以骨膜，内部藏有骨髓，还有血管、神经等。骨髓充填于骨髓腔和骨松质内。骨髓里除了有作为支架的网状细胞和结缔组织外，还有许多幼稚的血细胞，在骨髓里分裂、生长，变为成熟的血细胞后，才进入周围血液。胎儿和幼儿的骨髓腔内都是红骨髓，红骨髓是造血器官。随着年龄的增长，长骨骨髓腔内的红骨髓逐渐为脂肪所代替，失去造血能力。但长骨的骨骺、短骨和扁骨的松质骨内，终生都有红骨髓。

骨髓抑制则影响人体正常的骨髓造血功能，抑制粒细胞、血细胞和血小板的分裂、生成和成熟。许多药物都有程度不同的骨髓抑制作用，尤以抗肿瘤药最严重。因抗肿瘤药直接杀灭肿瘤细胞而起作用，但"良莠不分"，同时也杀灭增殖迅速的正常细胞，极大多数的抗肿瘤药都有骨髓抑制的毒性作用，可引起粒细胞和血小板减少。有些药物如甲氨喋呤与水杨酸类药物合用会引起严重的骨髓抑制，并发感染；磺胺类广谱抗菌药与呋塞米（速尿）合用，会加重骨髓抑制；环磷酰胺与抗痛风药别嘌醇合用，也可加重骨髓抑制。氯霉素不仅可引起严重的骨髓抑制，还会导致不可逆再障性贫血。因此，患者和老人用药应注意是否会引起骨髓抑制，以免损害人体的造血功能和吞噬细胞的天然免疫功能。

（2）**免疫抑制**：许多西药都有可能使人体免疫系统处于抑制状态，即降低人体的免疫功能。如青霉素、链霉素、氯霉素、先锋霉素、多黏菌素 B 等能抑制免疫功能，削弱机体的抵抗力，有可能会引起过敏性休克、药物热、皮疹、血管神经性水肿、血液恶病质等毒性作用。大部分抗肿瘤药物均有免疫抑制作用，可损害免疫系统，导致免疫功能缺陷或下降。

（3）**变态反应**：药物刺激人体发生不正常的免疫反应称为变态反应。这是与药物正常药理作用无关的反应，只发生于用药人群中的少数过敏者。如抗生素、磺胺类等许多低分子化合物，本身不具抗原性，但它们具有半抗原性，能与高分子载体蛋白结合形成全抗原，刺激机体内产生抗体。当药物再次进入人体后，可激发抗原抗体反应，导致变态反应性疾病，引起组织损伤和生理功能紊乱。

药物可引起Ⅰ型、Ⅱ型、Ⅲ型、Ⅳ型变态反应。Ⅰ型变态反应即过敏反应型，又称IgE 型；Ⅱ型变态反应即细胞溶解反应，又称细胞毒性反应、Ⅲ型变态反应又称免疫复合物型或血管炎型；Ⅳ型变态反应又称迟发型变态反应。某些生物制品是完全抗原，可引起免疫反应。因此，对易致过敏的药物或过敏体质的患者，用药前应进行过敏试验，以免发生过敏性休克，甚至导致死亡。

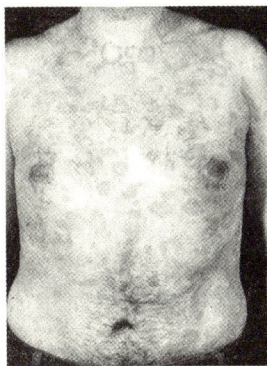

**抗生素药物引起的
荨麻疹反应**

（4）**二重感染**：也称菌群交替症，是抗菌药物应用中出现的新感染。引起二重感染的致病菌主要有革兰氏阴性杆菌、真菌、葡萄球菌属等。在正常情况下，人体的口腔、呼吸道、肠道、生殖系统等处都有细菌寄生繁殖。这些细菌多数为条件致病菌或纯寄生菌。寄生菌群在互相拮抗制约下维持平衡状态。当较长时间应用广谱抗菌药物后，敏感菌群受到抑制而没有被抑制的菌群则乘机大量繁殖。此外，原发疾病严重、大手术、应用肾上腺皮质激素和抗代谢药物等均可损害人体免疫功能，为外来细菌入侵和继发感染创造了条件。在呼吸道、肠道等部位未被抑制的寄生菌及外来细菌均可乘虚而入，导致二重感染。

（5）**致癌、致畸、致突变**：有些药物能干扰遗传基因，使遗传因子 DNA 的构成发生突然变异和染色体异常。这种变异因子（变异原）在短时间内通过机体的作用，发生显著的生物学变异，使人体组织器官的形态改变和功能紊乱，如畸胎或肿瘤的生成。细胞的癌变是由突变引起的。在已知的致突变药物中，有 90% 兼具致癌性。

（三）抗生素是一把双刃剑

抗生素过去也称为抗菌素，是指由细菌、霉菌或其他微生物在生活过程中所产生的具有抗病原体或能抑制另一些微生物生长繁殖的物质。目前临床上常用的 100 多种抗生素大多从微生物的培养液中提取，或用半合成、合成方法制取。抗生素种类很多，常用的有青霉素类、头孢菌素类、四环素类、氯霉素类、万古霉素、喹诺酮类和磺胺类等，大多用来治疗人类或家畜的传染病，也用作催肥剂、消毒剂、杀虫剂等。**抗生素是治疗人类细菌性感染的重要药物，有着严格的适用范围，有明确的特异性病原体，要根据感染的部位、严重程度和被感染者的身体素质等因素综合考虑药物的剂量、用法与疗程。抗生素属于消极的防疫，滥用、滥服抗生素或伪劣抗生素药物，会产生毒副作用和耐药菌感染，损害人体正常的免疫防御系统和功能，也会增加药源性疾病的发生。**

目前中国抗生素耐药的状况较为严重，据国家食品药品监督管理局的统计，抗菌药物不合理使用耐比例超过 40%。另据世界卫生组织调查显示：中国住院患者抗生素使用率高达 80%，其中使用广谱抗生素和联合使用两种以上抗生素的占 58%，远远高于 30% 的国际水平。此外，还有一部分家庭在没有医生指导的情况下自行使用抗生素。除了致病菌对抗生素的天然耐药性外，抗生素耐药主要发生在抗生素的使用过程中。作为抗生素的主要使用者，医生负有主要的责任，患者和药店也有一定的责任。

1. 大多数抗生素药是细菌、放线菌或真菌的产物

自地球上有生物以来，大自然生物圈中的细菌与细菌、细菌与病毒之间你死我活的博斗一直在微生物世界中进行着，自然选择、适者生存也是微生物的法则，细菌和病毒也在不断进化变异，以适应在复杂恶劣的环境中生存发展。人类根据自然生存法则，以菌克菌、以毒攻毒，发明了很多抗菌、抗病毒的药物，来对付这些人类肉眼所看不见的敌人。到目前为止，人类所使用的抗生素大多是由细菌、放线菌或真菌分泌的次级代谢产物产生的，利用各种养料，通过其自身产生的酶的作用合

成，经过筛选、修饰微生物的发酵产物而得到具有抗菌活性的药物。据统计，由细菌产生的抗生素约有850种，放线菌产生的抗生素约有5000种，真菌产生的抗生素约有1450种。由此可见，绝大多数微生物来源的抗生素是由土壤微生物中的放线菌类链霉菌属和多种放线菌产生的，其次则是各种芽孢杆菌代谢的产物。

2006年1月20日的美国《科学》杂志报道：科学家最近普查了来自土壤的480种不同芽胞微生物，发现其中每一种对至少7种现有的抗生素有耐药性，包括对一些最近开发出的药物。这项研究显示，微生物也同样具有复杂的保护自身不受它们的有毒产物破坏的机制，从而揭示了"抗生素观念黑暗的一面"。

因此，人类不要把抗生素看成是治疗百病的"灵丹妙药"。任何一种感染性疾病，其病原体的最后彻底清除仍有赖于人体自身免疫系统功能的作

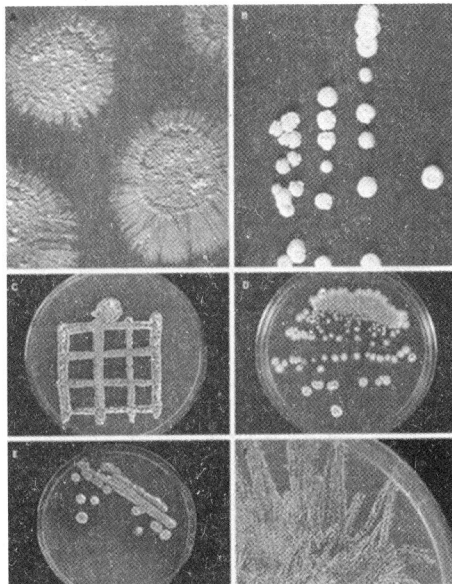

产抗生素的放线菌菌落

用，抗生素是不能彻底清除的。任何一种抗生素药物在应用的同时都会给人类带来或多或少的不良反应或后果，严重的可造成患者伤残或死亡。常见的不良反应有：毒性反应如肝脏、肾脏、神经系统损害；过敏反应如药疹、药热、过敏性休克；以及因菌群失调而引起的二重感染等。

（1）青霉素的活性成分是青霉菌的分泌物。1928年，英国微生物学家亚历山大·弗莱明（A. Fleming，1881～1955，因发现青霉素与弗洛里、钱恩共同获得1945年诺贝尔生理学或医学奖）在实验室里培养各种细菌的菌种。培养液放在玻璃皿里并用盖严密盖住，以隔离空气中的细菌污染。据说弗莱明的实验室相当不整洁，所以当弗莱明在9月份短期休假后返回时，发现有一个葡萄球菌培养液的培养基上长着青色的霉菌，可能是他操作时不慎让空气中的青霉菌孢子落到了玻璃皿里。他吃惊的发现，在入侵霉菌的菌落四周，有一小圈空白的区域，葡萄球菌却消失了。于是他经过多次试验分离出这种杀菌的活性物质并称之为"盘尼西林"，但直到1942年，青霉素才得以大规模生产。青霉菌是葡萄球菌等细菌的杀手？此后的试验证明，青霉素G对大多数革兰氏阳性细菌（葡萄

球菌、链球菌）具有非常有效的杀伤作用，但对革兰氏阴性细菌（流感嗜血杆菌、致病性大肠杆菌）无效，原因是其有脂溶性细胞壁的外膜，抗菌活性低。青霉素类的不良反应主要有致命的过敏性休克（5%～6%的人对青霉素过敏）和心血管系统、呼吸系统、神经系统的中毒反应等。

（2）链霉素是属放线菌类链霉菌的代谢产物。美国土壤微生物学家瓦克斯曼（S. A. Waksman，1888～1973，因发现链霉素而获1952年诺贝尔生理学或医学奖）专门研究生长在土壤中的微生物，为了查明唾液中的结核分枝杆菌在土壤中很快死亡的原因，他发现土壤中有一种属放线菌类的链霉菌是革兰氏阴性细菌的"克星"。1944年，他宣布发现了新抗菌素——链霉素，当时还称之为"对付革兰氏阴性细菌感染的青霉素"，并成为治疗肺结核的首批最有效药物。因结核分枝杆菌对链霉素的抗药性，以及链霉素有可能诱发药源性肾功能衰竭，引起第八对脑神经的前庭功能损害、神经肌肉麻痹、过敏反应等毒副作用，现在临床上已不常使用链霉素。

（3）四环素类抗生素是由几种链霉菌产生的，因含有四个相互联结的环，能抑制细菌的蛋白质合成，由于环的外面有多个羟基、一个酰胺基和一个叔胺基，使其亲水性较强，容易穿透革兰氏阴性细菌细胞壁的外层膜，故是一种广谱抗生素。四环素目前仍是立克次体病、斑疹伤寒、恙虫病的首选药物。但四环素类抗生素也有许多不良反应，如引起恶心、呕吐、腹泻等胃肠道反应；口腔、上呼吸道、肠道等二重感染；引起肝脏损害，使用过量可产生脂肪肝；对骨骼、牙齿生长有不良影响。所以孕妇、哺乳妇女及小于8岁的幼儿应禁用四环素类抗生素，以免出现牙釉质呈黄色的"四环素牙"。

（4）氯霉素最初是从委内瑞拉链霉菌的培养物滤液中分离出来的，其他放线菌也大量产生氯霉素及结构类似物质。小分子氯霉素很容易穿透革兰氏阴性细菌细胞壁的外层膜，因而也是一种广谱抗生素，从1949年起应用于临床。但氯霉素能进入真核生物的细胞，抑制线粒体蛋白质合成，抑制骨髓造血功能，引起人类的再生障碍性贫血和灰婴综合征（引起新生儿面色苍白、发绀、循环衰竭等症状，死亡率达40%）。

（5）肽类抗生素大多是芽孢杆菌属的产物，如杆菌肽、多黏菌素、肽可霉素等，因分子较大，多数只对革兰氏阳性细菌有效，个别如多黏菌素可通过革兰氏阴性细菌的外膜。肽类抗生素的肽链中含特殊氨基酸，如D-氨基酸、鸟氨酸、二氨基丁酸等，一旦摄入或注入人体，有很大的毒性，如肾毒性、神经毒性、过敏反应等，可引起肾功能衰竭、药热、皮疹等。

（6）磺胺类药物最初来源于化学合成染料。20 世纪 30 年代早期，在德国拜耳公司从事染料生产的格哈德·多马克（Gerhardt Domagk）检测了各种合成染料抗微生物的作用，发现红色染料偶氮磺胺对治疗小白鼠身上的链球菌感染有效。几年后，法国巴黎巴斯德研究所的科学家雅克维斯·特雷福埃尔（Jacques Trefouel）等人发现偶氮磺胺中的活性成分是无色化合物磺胺，这些发现导致各种磺胺类衍生物，即磺胺类药物的发展。磺胺类药物的不良反应主要有可引起肝脏损害、肾脏损害、溶血性贫血、低血糖、核黄疸、耳聋和心脏毒性等。

总而言之，人类应用抗生素必须"对菌下药"，对不同的病原菌感染要选择有针对性的抗生素才会有相当的药效，才能杀灭和清除入侵人体的病原微生物，维护人体的生态健康。但是，每诞生一代新抗生素，人类都将伴随一种危机，即抗药性菌株的出现，从而构成对新抗生素持续药效的严重挑战和面对新抗药性菌株感染疾病的严重威胁。

2. 抗生素的抗菌谱

抗生素对不同病原微生物（细菌、真菌、原生动物、病毒）的抑菌或杀菌活性有一定的范围，即抗生素均有其特定的抗菌谱。抗生素的种类很多，其抗菌谱和作用机制也各异，一旦用错抗生素，不仅耽误治病，而且会"雪上加霜"加重病情。

（1）抗细菌的抗生素，抗生素是杀灭病菌并阻止病菌繁殖的药物。每种抗生素都有自己的抗菌范围，称为抗菌谱。抗生素的抗菌谱分为窄谱抗生素和广谱抗生素两大类。凡是抗菌谱即抗菌范围不广泛、专门杀灭某一种或一类细菌的抗生素称为窄谱抗生素，抗菌范围广泛的抗生素称为广谱抗生素。20 世纪 90 年代以来，抗生素的应用得到快速发展，原来窄谱的抗生素如青霉素经过半合成改造，扩大了原来的抗菌范围，如氨苄青霉素、羟苄青霉素不但对革兰氏阳性（G^+）菌有效，而且对革兰氏阴性（G^-）菌也很有效，特别对伤寒杆菌、痢疾杆菌效果也不错。近年来出现的第三代头孢菌素，抗菌谱也很广。

窄谱抗生素：青霉素只对革兰氏阳性（G^+）菌有抗菌作用，而对革兰氏阴性（G^-）菌、结核菌、立克次体等均无疗效，故青霉素就属于窄谱抗生素。红霉素主要抗革兰氏阳性（G^+）细菌；链霉素和新霉素以抗革兰氏阴性（G^-）细菌为主，也抗结核分枝杆菌；庆大霉素、万古霉素和头孢霉素兼抗革兰氏阳性（G^+）细菌、革兰氏阴性（G^-）细菌；阿莫西林主要用于一些轻微的皮肤感染，耳部感染和链球菌喉部感染。

广谱抗生素：氯霉素、四环素、金霉素和土霉素等能同时抗革兰氏阳性（G^+）细菌、革兰氏阴性（G^-）细菌、立克次体、沙眼衣原体和肺炎支原体，对这些细菌都有不同程度的抑制作用，所以被称为广谱抗生素。头孢地尼、阿莫西林 – 克拉维酸、安美汀等对各种病菌都具有杀灭作用，主要用于比较严重的耳部感染、肺炎等疾病。先锋霉素、头孢菌素类的头孢三嗪、头孢克肟、头孢唑肟、头孢他啶和头孢替尼；喹诺酮类的氟罗沙星、氧氟沙星和左氧氟沙星；大环内酯类的阿奇霉素、克拉霉素、罗红霉素等，都具有广谱抗菌活性。

总之，窄谱抗生素针对性强，不容易产生二重感染，但在治疗严重或混合多种细菌感染时需要联合用药。而广谱抗生素抗菌谱广，应用范围大，容易产生耐药、二重感染等，针对性也不如窄谱抗生素强。所以广谱抗生素和窄谱抗生素各有利弊，必须正确对待，合理选用。

（2）抗真菌的抗生素，放线菌酮、两性霉素 B、灰黄霉素和制霉菌素对真菌有抑制作用；克霉唑、酮康唑、氟康唑、依他康唑对浅部真菌和深部真菌感染均有抗菌效果。咪康唑对皮肤癣菌、酵母菌、放线菌等均有较强抗菌作用。

（3）抗原生动物的抗生素，青蒿素、青蒿琥酯对疟原虫有较强杀灭作用。甲硝唑是一种内服外用双向性抗菌药物，主要用于抗滴虫和抗阿米巴原虫，近年来广泛地应用于抗厌氧菌感染。两性霉素 B 是抗原生动物感染的抗生素。吡喹酮有很强的抗吸虫和绦虫作用。甲苯咪唑有较强的抗肠道蠕虫作用。

（4）抗病毒的抗生素，抗生素类药物只能杀灭细菌，对大多数导致嗓子疼、感冒、窦炎、支气管炎等疾病的病毒没有克制作用。因此，对病毒引起的感染，至今还未找到特效抗生素。如阿昔洛韦对疱疹病毒有选择性抑制作用。

3. 谨防医生滥开抗生素药

抗生素的抗菌谱有窄有宽，在未确诊病原体时不能乱使用，但实际上有不少医生并不精通传染病和药理方面的专业知识，往往图省事，大量使用广谱类抗生素，而患者也以为药品价格高的疗效就好，也盲从使用抗生素，造成抗生素的不良反应，如毒性反应、过敏反应、二重感染和细菌产生耐药性。使用抗生素要慎之又慎，每个求医问药的人都必须明白下列事项：

（1）用药前须知：致病菌是什么种类的，病菌数量有多少，侵害人体什么部位，感染出现哪些症状，危害后果有多严重。

（2）用药时须知：用什么种类的抗生素，是否会过敏，用多大剂量合适，如何用法毒副作用小，疗程有多长。

（3）用药后须知：药物疗效如何，病症有否消除（治愈），有否毒副作用反应或细菌耐药性等。

喹诺酮类抗生素价格便宜、抗菌谱广，是近些年来临床上应用较多的抗生素之一。但无限制的滥用已造成这类抗生素耐药性增长过快，据中国药监机构公布，国内喹诺酮类抗生素已半数失效。万古霉素是一种临床中用于治疗严重感染的有效抗生素，近些年也由于无限制滥用，已经出现耐万古霉素的耐药细菌，中国目前尚无治疗此类耐药菌的新一代抗生素。如对此药再不加以节制和保护，一旦受到耐药菌的严重感染将"无药可救"，死于严重感染的病人数将明显增加。据统计，中国每年有近20万人死于药品不良反应，其中约8万人是死于滥用抗生素。为此，中国国家食品药品监督管理局作出规定，从2004年7月1日起，全国范围内所有零售药店必须凭执业医师处方，才能销售未列入非处方药药品目录的各种抗菌药物（包括抗生素和磺胺类、喹诺酮类、抗结核、抗真菌药物）。

在中国滥用抗生素现象还具有明显的地区特征，在一些经济发达地区存在抗生素应用档次过高、疗程过长或不必要用药等过度用药现象；而在经济不发达地区，则出现剂量不足、疗程过短或使用假冒伪劣药品等用药不足的现象，使致病微生物没能彻底杀灭而产生耐药性，这两种情况均导致耐药性病原微生物的大量出现。

每一个医生都要懂得各种传染病的基础知识，懂得合理使用抗生素，并严格掌握使用抗生素的适应症，重视病人的用药史和临床上病原学的检查。如果没有发现确切的炎症，医生就不要给患者使用任何抗生素。即使在不得不使用抗生素的情况下，也要检查是哪一种病菌导致的感染，再决定使用何种抗生素。医生要主动了解各类抗生素的药代动力学特点，规范抗生素给药剂量、给药途径及间隔时间等，以减少抗生素的不良反应。

4. 抗生素药物防过量

世界卫生组织曾发出警告：世界各国滥用抗生素使一度可以治疗的疾病变得难以治愈。以肺炎链球菌为例，对青霉素耐药的肺炎链球菌比例已从1995年的21%增加到1998年的25%，人类将面临对曾经最容易治疗的肺炎链球菌性肺炎而难以治疗的窘境。过量使用治疗疟疾的传统药物氯喹，全球有80多个国家发生疟疾抗药性。在一些地区，98%的淋病对青霉素产生抗药性。从全球的角度看，有50%的处方抗生素是无效的。

在抗生素用药剂量方面，要有一个比较科学的判定。因为抗生素进入人体以后，它的药效学很复杂，必须将药物浓度、作用时间和抗菌活性等因素一起考虑，即药量要达到不会出现耐药菌落生长的抗生素浓度，以得到最佳的治疗效果。

长期大量使用（一般是口服）抗生素可导致体内正常菌群失调症，

某些敏感菌被抑制，而一些耐药的正常菌群条件致病菌大量繁殖，与潜伏在体内的少数致病菌一起"兴风作浪"，从而引起内源性感染，导致腹泻、脓毒血症等多种炎症。滥用抗生素还会抑制机体正常蛋白质的合成，不利于人体免疫系统功能的修复。

因此，医生在选择抗生素药物以及制定用药方案时，不仅要考虑一时的疗效，而且要考虑尽量减少耐药菌株的产生和扩散。对不同药动学和药效学特点的抗生素，必须严格执行不同的给药方案，以缩短体内药物浓度正好落在细菌耐药范围内的时间。否则，虽然临床治疗成功，但可能出现耐药性，引起病菌异变或正常菌群被抑制而耐药菌株大量繁殖，一旦机体免疫防御功能低下时，可出现新的二重感染。

5. 改变抗生素用药习惯

抗生素应重症重用，轻症轻用，无症不能乱用，一定要改变滥用抗生素的习惯。对感染的普通患者，按照"循序渐进"的用药方法，开始时使用抗菌谱较窄、抗菌效力较一般的常规抗生素，达到抑菌、灭菌效果即可；如果效果不理想，再考虑使用抗菌效力更强的抗生素。但对一些严重感染的患者，在副作用允许的情况下，要反过来从一开始就使用抗菌谱较广、抗菌效力较强的抗生素进行充分的抗菌治疗，可以确保杀灭所有可能的致病菌。这样不但可以使感染的病程缩短，而且还更大可能地挽救了患者的生命。

对于传染性疾病，现在令政府官员和医生最头痛的是新型不明病原体以及耐药性的严重致命性感染的患者，一是没有针对性强而又安全有效的抗生素和抗病毒药物，如 SARS 病毒感染无特效药物，只能进行支持性疗法，靠增强自身免疫力来抵抗病毒的侵袭；二是致病菌和病毒变异现象越来越多，相互间无免疫交叉性，如流感病毒等，每隔 10 多年要在全世界大流行一次，导致上百万人丧生。

人类滥用抗生素的现象及其造成的危害，已使体内的正常菌群严重失调，抗药性的超级病菌不断产生，远远超过新抗生素上市的速度，现在市场上出现的五花八门的抗生素有许多只是"新瓶装旧药"，并非是新型的抗生素。因此，医生和患者都要慎用抗生素，避免人为因素造成新的耐药性产生，避免造成新的感染性疾病流行。

（四）环境污染与免疫

对于人类来说，环境能直接或间接影响人类生活，是人类赖以生存的外部条件。空气（大气）和水土环境的好坏与人类生存和免疫功能有密切的关系。由于自然灾害原因或人类生产、生活使大量的有害物质排入大气、水体和土壤中，引起的环境组分发生重大变化，不仅扰乱和破坏了大自然的生态平衡，还污染了人类的生存环境，通过呼吸链和食物链对人体健康和免疫功能造成直接的、间接的或潜在的损害或影响，甚至会危害人类的生命。

人类历史上曾发生过许多大气污染的公害事件，特别是在20世纪30~60年代，一些工业发达国家发生多起震惊世界的环境污染事件，其中最著名的有"八大公害事件"：比利时马斯河谷烟雾事件、美国多诺拉烟雾事件、伦敦烟雾事件、美国洛杉矶光化学烟雾事件、日本水俣病事件、日本富山痛痛病事件、日本四日市哮喘病事件和日本米糠油事件。中国在工业化发展、成为"世界工厂"的过程中也存在严重的环境污染问题，"北有沙尘暴，南有灰霾天"，粉尘的排放量每年约为2000万吨，二氧化硫的排放量超过2000万吨，均名列世界第一。近年来随着汽车的普及，汽车尾气的排放量日益增加。中国约有10亿人生活在总悬浮颗粒物超标、6亿人生活在二氧化硫超标的污染环境中。

空气（大气）和水土污染物主要通过呼吸、表面接触及摄入受污染食物、水等3条途径进入人体。空气（大气）和水土环境污染对人体健康和免疫功能的影响有四大特点：①广泛性：环境污染影响范围大，人口多，对象广泛，男女、老幼、病弱、胎儿等无一不受影响；②长期性：环境污染物可长时间作用于人体，甚至终生；③多样性：环境污染物对人体健康的损害作用，有特异性损害，又有非特异性损害；有局部的，又有全身的；有急性的，又有慢性的；有近期的，又有远期的；④复杂性：多种环境污染物在环境中可以同时共存，作为环境致病因素造成人类健康和免疫功能的损害呈多因多果性，往往是多种环境污染因素的联合作用。

1. 环境污染物及其来源

造成环境污染的物质通常称为环境污染物。环境污染物按其性质可分为化学性、物理性和生物性污染物三大类，以化学性污染物最为常见。环境污染物的发生源也称为污染源。环境污染物的来源分为自然污染和人为污染两大类。自然污染来源如森林火灾、火山爆发、地震、洪水爆发等自然灾害所造成的污染，以及特殊地质条件和某些化学元素的大量累积等。人为污染来源又分为生产性污染、生活性污染。

（1）自然污染来源。森林火灾：森林对人体健康能产生有益影响。由于森林气候环境优越，空气含氧量增多，空气中污染物质和含菌量减少，没有噪音，空气负氧离子含量高，人体舒适感强，尤其是空气负氧离子进入人体后，能促进新陈代谢，使呼吸和脉搏均匀，血压降低，精神饱满，精力充沛，增强人体免疫力。但是森林火灾却因大气环境污染恶化，给人体带来缺氧、高温辐射、毒性气体、烟尘等四大危害，不仅会使火灾周边地区的灾民人体免疫力下降，严重的可致人死亡。1987年黑龙江大兴安岭"5.6"特大森林火灾，持续燃烧27天，受害森林面积114万公顷，不仅使5.6万多人的家园被毁，还造成439人伤亡。

火山爆发：火山喷发的物质主要是水汽占81%，二氧化碳占10%，此外还有氮、硫等。火山释放的含有大量硫磺和氯气的气体会对大气环境产生严重的污染。1902年，马提尼克培雷火山喷发，炽热的有毒气体和火山熔浆将圣皮埃尔整个城市湮没，在全市2.8万居民中，只有2个人躲过了这场浩劫。

地震：地震会给人类带来巨大的灾难，有直接的灾害，如人员伤亡、建（构）筑物的破坏、地面山体的破坏等；有次生灾害，如火灾、水灾、有毒（气体）泄漏、放射性扩散、瘟疫等。地震发生后环境迅速恶化，食物和饮水困难，粪便、垃圾、污水无法处理，以及对地震恐慌的心理应激反应等综合因素的影响，使地震灾区村（居）民的人体免疫力水平普遍下降，对生物疫病的易感性增加。

洪水爆发：洪水泛滥不仅破坏自然生态和水利系统，造成河堤决口、淹没耕地和村庄，威胁人类的生命和财产安全，而且还会恶化饮水水质、使城市下水道里的污水漫延到街道上，影响人类生活环境。洪水退后污染物会残留在低洼处，这些含有污染物的水塘为致病菌的大量繁殖提供条件，进而感染人类。对儿童来说，洪水过后最常见的传染病是腹泻、菌痢、霍乱、疟疾、猩红热等。

（2）人为污染来源。农业的出现和发展，使人类由过去的完全依赖自然环境，逐步通过日益扩大的生产活动影响和改造自然。大规模种植农作物、饲养家畜和家禽，建造房屋、兴修水利，以及城镇建设、工业化生产等，都是人类对自然环境的改造。人类对自然环境的改造活动，一方面使人类适应自然的能力得到提高，同时又对生态环境造成了一定的污染和破坏。人为污染来源主要是生产性、生活性污染。

生产性污染：来源于工业生产、劳动过程中的物理、化学性污染，工业生产的三废（废水、废气、废渣）和农业生产中的农药、化肥滥用等。

生活性污染：由于垃圾、污水、粪便等生活废弃物未经处理或处理不当便排放，以及室内空气污染（室内燃烧产物、烹调油烟、香烟烟雾、装饰材料的挥发性有机物、建筑材料中的氡及室内场所的病原微生物等）。

其他污染如交通运输工具产生尾气，机械的噪声和振动，无线电广播、电视和微波通讯等设备产生的电磁辐射，医用和军用的原子能和放射性核素机构所排放的放射性物质污染等。

由污染源直接排入环境，其物理和化学性状都未发生改变的污染物，称为一次污染物，如汞、二氧化硫（SO_2）、可吸入颗粒物、氮氧化物（NOX）、一氧化碳（CO）、二氧化碳（CO_2）等。由一次污染物造成的环境污染称一次污染。如果一次污染物，在物理、化学、生物等因素作用下发生变化，或与环境中的其他物质发生反应，形成物理、化学性状与一次污染物不同的新污染物称为二次污染物，也称继发性污染物，如三氧化硫（SO_3）、光化学烟雾、酸雨、甲基汞等。光化学烟雾是由氮氢化物与碳氢化物反应生成的二次污染物。由二次污染物造成的环境污染称为二次污染。二次污染物对健康的危害通常比一次污染物更严重。

2. 环境污染物的种类

环境污染物的种类繁多，根据其存在的状态，可以归纳为空气（大气）污染物和水体污染物。

（1）空气（大气）污染物的种类。空气（大气）污染物的种类主要分为两大类：气态污染物和气溶胶状态污染物。空气（大气）污染主要是指化学性污染。对人体危害严重的空气（大气）中化学性污染物有几十种，主要有5类：以二氧化硫为主的含硫化合物，以氧化氮、二氧化氮为主的含氮化合物，碳的化合物，碳氢化合物和卤素化合物。

表 10　　　　　　　　　　气态污染物的种类

污染物	一次污染物	二次污染物
含硫化合物	二氧化硫	硫酸、三氧化硫
含氮化合物	氧化氮、氨	二氧化氮、硝酸
碳的化合物	一氧化碳、二氧化碳	无
碳氢化合物	苯、甲苯、二甲苯	醛、酮
卤素化合物	氟化氢、氯气	无

气溶胶状态污染物是指能悬浮于气体介质中的固体粒子或液体粒子，主要有：

尘：悬浮于大气中的小固体粒子，是由固体物质的破碎、研磨或土壤、岩石风化形成的不规则粒子，一般直径为 1～200 微米，分为飘尘（粒径小于 10 微米）、降尘（粒径大于 10 微米）、粉尘（粒径小于 75 微米）、沙（土）尘（粒径在 15 微米至大于 200 微米）。

液滴：悬浮于大气中的液体粒子，是由水汽凝结形成，分为轻雾或霭（悬浮的水滴粒子群）、雾（近地面的小水滴群，直径 1～15 微米）、雨（从云中降落的水滴粒子群，直径大于 100 微米）。大气污染的液滴主要是酸性雾和酸性雨。

化学粒子：在大气中由化学反应产生的固态或液态粒子，多数粒子直经小于 1 微米，一般不超过 10 微米。

大气颗粒物作为一种重要的大气污染物，其粒径大小不同，被吸入并沉积在人体呼吸系统的部位不同，，对人体的危害也有明显差异。一般来说，粒径小的颗粒物沉降速度慢，在空气中的悬浮时间长，与人体接触机会大。研究显示：粒径在 10 微米（μm）以下的可吸入颗粒（即 PM10）是大气颗粒物中对环境和人体健康危害最大的。传染性非典型肺炎（SARS）的病毒就是通过气溶胶迅速传播的，一个患者的呼吸道分泌物在空气中可以传染给数人至数十人。

（2）水体污染物的种类。水体是指地表被水覆盖地段的自然综合体，包括海洋、冰川、河流、湖泊、沼泽、水库和地下水等。水与人类的关系非常密切，人类把水作为维持生存的源泉，自古以来人类总是向有水的地方集聚，开展各种经济活动。随着社会的发展、技术的进步，人类对水的依赖程度越来越大。人类每年消耗的水资源数量远远超过其他资源，全世界用水量约达 3 万亿吨。

工业革命不仅大量消耗水资源，而且工业生产还带来来严重的水污染，江河、湖泊、海洋等水体的水质日益下降，甚至连饮用水水源也未能幸免于难。许多工业城市的饮用水源中含有相当量的重金属离子和各种有毒有机污染物，其中有些是具有致突变、致畸变和致癌作用的"三致"物质，如有机氯化物、农药等。

水是最重要的天然溶剂，极易受到污染。由于人类的生活或生产活动改变了天然水的物理、化学或生物学的性质和组成，影响人类对水的利用价值或危害人类健康，称为水污染。常见的水体污染物有：①病原微生物，如伤寒杆菌、痢疾杆菌、霍乱弧菌等，引起传染病的传播和流行；②富营养物，如氮、磷、钾等，引起水质富营养化，使水中的浮游植物，如蓝藻、硅藻以及水草的大量繁殖，有时整个水面被藻类覆盖而形成"水花"，藻类死亡后沉积于水底，微生物分解消耗大量溶解氧，导致鱼类因缺氧而大批死亡；③无机盐，如

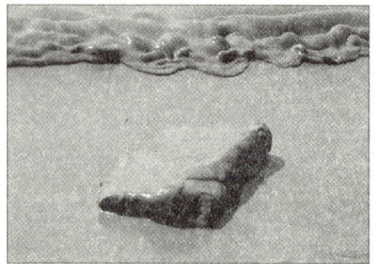

太湖蓝藻暴发 （来源 新华网）

酸、碱、盐等无机化合物进入水体，影响人类的生活、生产和农业用水水质；④各种油类物质，影响水的感官性状，阻碍水体复氧能力，破坏水的自净作用；⑤有毒化学物质，主要是重金属和难分解有机物，如

汞、镉、铅、铬、砷、铝等以及有机氯化物、芳香胺类和多环有机化合物等；⑥放射性物质。

工业化对人类社会是一把双刃剑。一方面工业化促进了人类社会的发展，使人类享受各种工业技术的新产品，另一方面工业污染物尤其是化学工业的三废排入水体严重污染环境，地面水、生活水和海洋等水体最容易受污染，其中以地面水污染最为严重。

地面水中污染物主要有氨氮、石油类、有机污染物、挥发酚和重金属等。①氨氮：主要来源于人和动物的排泄物，生活污水中平均含氮量每人每年可达 2.5～4.5 公斤。农用化肥的流失也是氮的重要来源。此外，冶金、石油化工等工业废水中也含有氨氮。氨氮是水体中的营养素，可导致水富营养化现象产生，是水体中的主要耗氧污染物，对鱼类及某些水生生物有毒害；②石油类：主要来源于石油的开采、炼制、储运、使用和加工过程。石油类污染对水质和水生生物有相当大的危害。漂浮在水面上的油类可迅速扩散，形成油膜，阻碍水面与空气接触，使水中溶解氧减少。油类含有多环芳烃致癌物质，可经水生生物富集后危害人体健康；③有机污染物：水中有机污染物主要来源于生活污水或工业废水的排放、动植物腐烂分解后流入水体产生的。水体中有机物含量过高可降低水中溶解氧的含量，当水中溶解氧消耗殆尽时，水质则腐败变臭，导致水生生物缺氧，以至死亡；④挥发酚：水体中的酚类化合物主要来源于含酚工业废水。酚类化合物对鱼类有毒害作用，鱼肉中带有煤油味就是受酚污染的结果。当水体中酚浓度为 0.1～0.2mg/L 时，鱼内产生酚味；水体中酚浓度过高，可导致鱼类死亡甚至绝迹；⑤重金属：汞（Hg）、镉（Cd）、铅（Pb）等生物毒性显著的元素，可在仪器仪表制造、食盐电解、体内蓄积有"三致"作用。水体中的重金属主要来源于采矿、有色金属冶炼、化工、农药、塑料等工业废水。

生活污水是指由人类消费活动产生的污水，城市和人口密集的居住区是主要的生活污染源。人们生活中产生的污水，包括由厨房、浴室、厕所等场所排出的污水和污物。生活污水中的污染物按形态分为：①不溶物质，约占污染物总量的 40%，它们或沉积到水底，或悬浮在水中；②胶态物质，约占污染物总量的 10%；③溶解质，约占污染物总量的 50%。这些物质大多无毒，含无机盐类氯化物、硫酸盐和钠、钾、钙、镁等的重碳酸盐。有机物质有纤维素、淀粉、糖类、脂肪、蛋白质和尿素等。此外，还含有各种微量金属和各种洗涤剂、多种微生物。

海洋环境污染日益严重，每年直接排入近海的工业和生活污水有几千亿吨，随这些污水排入的有毒有害物质为石油、汞、镉、铅、砷、铝、氰化物等。海洋污染开始危及渔场，使部分海域鱼群死亡、生物种

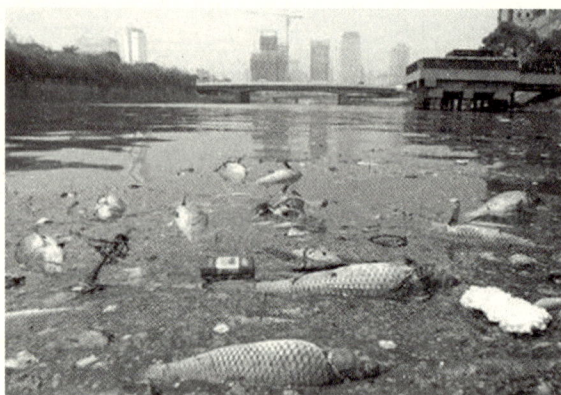

河水污染导致鱼类死亡（来源　新华网浙江频道）

类减少，水产品体内残留毒物增加，渔场外移、许多滩涂养殖场荒废。近岸海区经常发生富营养化现象，藻类大量繁殖、密集在一起，使海水呈粉红色或红褐色，称为赤潮，对渔业危害极大。

3. 环境污染对人体健康的危害

根据环境污染对人体健康损害的程度，可分为急性作用、慢性作用、远期"三致"作用和间接效应。大气污染主要是指大气的化学性污染。大气中化学性污染物的种类很多，对人体危害严重的多达几十种。我国的这种危害可以分为慢性中毒、急性中毒和致癌作用三种。

（1）急性作用。环境污染物一次大量或连续多次接触人体后，在短时内使人体发生急剧的毒性损害甚至死亡，急性作用表现为急性中毒，往往有一个比较严重的污染源或意外事故发生，如氰化物中毒、农药中毒等。氰化物具有剧毒，氰化氢对人的致死量平均为50微克；氰化钠约100微克；氰化钾约120微克。氰化物经口、呼吸道或皮肤进入人体，极易被人体吸收。氰化物急性中毒症状表现为呼吸困难、痉挛、呼吸衰竭，导致死亡。

大气污染大多属于煤炭型污染，主要的污染物是烟尘和二氧化硫，此外，还有氮氧化物和一氧化碳等。这些污染物主要通过呼吸道进入人体内，不经过肝脏的解毒作用，直接由血液运输到全身。所以，大气的化学性污染对人体健康的危害很大。1952年12月5～8日，英国伦敦地区持续数天无风，工厂烟囱和居民取暖排出的废气烟尘与近地面空气中水汽凝结混合成烟雾，弥漫在伦敦市区上空经久不散，能见度小于100米，烟尘最高浓度达4.46毫克/立方米，二氧化硫日平均浓度达3.83毫克/立方米。烟雾使空气中的烟尘及二氧化硫难以扩散，尤其是二氧化硫经过化学反应，生成硫酸液沫附着在烟尘或凝聚在雾滴上，形成了对人体呼吸系统极为有害的硫酸烟雾，使人发病或加速慢性病患者的死亡。在数周内，因患肺炎、冠心病、支气管炎和心力衰竭等而死亡的人数大幅度上升，这就是有名的伦敦烟雾事件。据统计，直接死于伦敦烟雾事件的人数达到4000人，多数是老人和幼儿，人们把这个引发灾难的烟雾称为"杀人的烟雾"。1772年博物学家洁尔巴特怀特在《驱逐烟气》一书的序言中写道："伦敦周围庭院的水果树不结果子，连树叶也纷纷凋零。生长发育中的孩子，有半数在2岁以下就夭折"。

除化学性污染物引起急性中毒事件以外，环境生物性污染常常引起人群中生物疫病的流行。以水为媒介的传染病如病毒性肝炎、伤寒、痢疾、霍乱等一旦发生，多以暴发的形式出现，严重威胁人类的生命安全。人畜粪便等生物性污染物污染水体，可引起细菌性肠道传染病如伤寒、副伤寒、痢疾、肠炎、霍乱、副霍乱等。肠道内常见病毒如脊髓灰质炎病毒、柯萨奇病毒、腺病毒、传染性肝炎病毒等，皆可通过水污染引起相应的传染病。某些寄生虫病如阿米巴痢疾、血吸虫病、贾第虫病等，以及由钩端螺旋体引起的钩端螺旋体病等，也可通过水传播。

（2）慢性作用。慢性作用指环境中的污染物浓度较低，长期反复对人体作用造成慢性损害。尤其是重金属与蛋白质结合不但可导致中毒，而且能引起生物累积。重金属原子结合到蛋白质上后，就不能被排泄掉，并逐渐从低剂量累积到较高浓度，从而对人体造成危害。慢性作用表现为慢性中毒和慢性非特异性影响，如水体受化学有毒物质污染后，人类通过饮水或食物链便可能造成中毒。日本的水俣病是长期食用受甲基汞污染的鱼贝类而引起的慢性汞中毒性疾病，其实金属形式的汞并不很毒，大多数汞能通过消化道而不被吸收。然而水体沉积物中的细菌吸收了汞，使汞发生化学反应，反应中汞和甲基团结合产生了甲基汞（$Hg-CH_3$）的有机化合物，它和汞本身不同，甲基汞的吸收率几乎等于100%，其毒性几乎比金属汞大100倍，而且不易排泄掉。水体中汞对人体的危害主要表现为头痛、头晕、肢体麻木和疼痛等。总汞中的甲基汞在人体内极易被肝和肾吸收，其中有15%被脑吸收，但首先受损是脑组织，并且难以治疗，往往促使人体死亡或遗患终生。痛痛病是长期食用受镉污染的大米、水而引起的慢性镉中毒等；铅、钡、氟等也可对人体造成危害。此外还有生产环境发生的各种职业病等。慢性非特异性影响主要影响人体正常生长发育和生理、生化功能，使人体的非特异免疫功能下降，导致受污染区的人群抵抗力下降，对感染的敏感性增加等。如受二氧化硫严重污染地区的居民上呼吸道感染发病率上升，接触粉尘作业工人的慢性鼻炎发病率增高等。

（3）远期"三致"作用。环境污染能使人体遗传物质发生变化，成为某些先天性疾病、肿瘤和畸胎等发生的诱因，具有使人类致癌、致突变和致畸的危害作用，但一般需要经过比较长的时间才显露出来，有些危害甚至影响到后代。

致癌作用：人类癌症的发生大多与环境因素有关，在环境污染比较严重地区，癌症死亡率明显高于其他地区。即便某一地区的环境污染程度比较低，如果在该地区长期生活，多样化的有害物质可能对人的机体产生不间断的微小损害，积累的结果能够导致人体生理和免疫功能的退化，使癌症发病率和死亡率提高。1895 年，德国医生雷恩（Rehe）报告了接触苯胺染料的工人易患膀胱癌，引起社会的广泛争论。事实上癌症的发生是人类与环境之间复杂的相互作用的过程。世界卫生组织（WHO）发表的资料指出，人类癌症 90% 与环境因素有关，其中主要是化学因素，约占 80% ~85% 。

环境致癌因素主要有三类：① 物理性因素：放射性污染物，主要来自原子能工业的放射性废弃物和医用 X 射线源等，如放射性的外照射或吸入（摄入）放射性物质引起白血病、肺癌，紫外线长期强烈照射引起皮肤癌等；② 化学性因素：如苯并（a）芘可致肺癌，石棉可致肺癌及间皮质瘤，β-萘胺和联苯胺可致膀胱癌等；肺癌发生率与大气污染程度相关，大气污染颗粒中的主要致癌物——苯并（a）芘的浓度增加 1 倍，肺癌的死亡率增加 3.3 倍；燃烧的煤炭、行驶的汽车尾气和香烟的烟雾中都含有很多的苯并（a）芘。1915 年，日本科学家通过实验证实，煤焦油可以诱发皮肤癌；③ 生物性因素：主要有病毒、霉菌毒素，如乙肝病毒、黄曲霉毒素可致肝癌，EB 病毒可诱发鼻咽癌等。

某些有致癌作用的化学物质，如砷、铬、镍、铍、苯胺、苯并（a）芘和多环芳烃、卤代烃污染水体后，可以在悬浮物、底泥和水生生物体内蓄积。长期饮用含有这类有害物质的水，或食用体内蓄积有这类物质的生物就可能诱发癌证。美国俄亥俄州饮用以地面水为水源的自来水的居民患癌症的死亡率较饮用地下水为水源的自来水的为高，这是因为地面水受污染较地下水为重。大气中的化学性污染物，还可以降落到水体和土壤中以及农作物上，被农作物吸收和富集后，进而危害人体健康。如水和土壤的砷污染可以诱发居民的皮肤癌。

致突变作用：突变是指人体的遗传物质发生突然的、遗传的改变，并导致遗传表型的变异，如基因突变、染色体突变。突变可由化学因素、物理因素及生物因素引起，其中化学致突变物占重要地位。1969 年，美国成立环境诱变剂协会（EMS），确认了在人类生活和工业环境中存在大量的化学致突变剂。国际癌症研究中心（IARC）明确指出致癌剂中 90% 也是致突变剂。人体的生殖细胞如果发生突变，可以影响妊娠过程，导致不孕或胚胎早期死亡等。人体的体细胞如果发生突变，可以导致癌症的发生。常见的环境致突变物有亚硝胺类、甲醛、苯和敌敌畏等。

致畸作用：妊娠母体接触环境有害因素后会干扰胚胎的正常发育，引起胎儿、新生儿先天性畸形，表现为人体形态结构异常。因此，致畸作用也就是生殖毒性作用。20世纪60年代的越南战争，美国在越南投下了4.5万吨被称为"橙色战剂"的强力植物落叶剂（含剧毒四氯二苯二噁英），使茂密的丛林变成枯死植物，受橙剂后遗症危害的人数至少有60多万人，造成孕妇流产、死胎及引起胎儿畸形。畸胎中的65%是由遗传和环境因素相互作用的结果。研究发现，环境污染对儿童先天性的生殖畸形影响很大。在城市人群中，长期工作在电磁辐射环境下的女性，孕后生育的新生儿发生尿道下裂等生殖系统畸形的比例高于普通女性人群；在农村，生活在化工厂、造纸厂周围的孕妇，产下生殖系统畸形的新生儿比例偏高。苯乙烯、氯乙烯等挥发性有机化合物（VOC_s）可引起人体免疫功能失调，影响中枢神经系统功能，出现头晕、头痛、嗜睡、胸闷、无力、易疲劳等症状，严重时可损伤肝脏和造血系统，出现哮喘、呼吸困难和变态反应，长期作用可致孕妇胎儿畸形和导致肺癌、白血病等癌症。

（4）间接效应。全球环境的变化如臭氧层的破坏，全球变暖和酸雨等对人类健康的影响，已成为人们共同关注的问题。

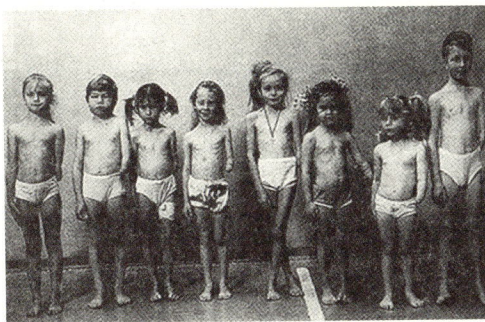

环境污染所造成的儿童先天性畸形（来源 中华网）

温室效应：由于燃料大量的燃烧，产生出大量二氧化碳（CO_2），使大气中CO_2含量增加，CO_2能吸收红外线等长波辐射，使气温变暖，并在空间起到温室保护层的作用，直接妨碍地面热量向大气中放散，致使地球表面气温上升，这种现象称为温室效应。气候的变暖必然影响到人类的生存环境和生活条件，一些与温度和湿度变化关系密切的传染病如疟疾、登革热、乙型脑炎、麻疹和黄热病等的发病率会增加，炎热也能使危重病人和老年人因受到炎热应激反应而产生严重的后果。

臭氧层的破坏：主要是由于人类大量生产与使用氯氟烃（CFCs）所致。CFCs 亦称氟利昂，广泛用作制冷剂、气溶胶喷雾剂等。CFCs 排放至大气层后，受到较短波长紫外线作用而发生光降解，释放出游离氯，后者与臭氧（O_3）作用生成氧，使臭氧耗减，从而破坏了大气的臭氧层，甚至形成臭氧层空洞。臭氧层能吸收对人类健康和生态系统有害的较短波长的紫外线。若平流层中臭氧（O_3）浓度降低，到达地球表面的紫外线辐射就会增加。人群由于接触过量的短波紫外线而患皮肤癌和白内障等疾病的机会增加。

酸雨：是指 pH 值小于 5.6 的酸性降水，包括雨、雪、雾、露和霜。酸雨是大气污染物（如硫化物和氮化物）与空气中水和氧之间化学反应的产物。影响降水酸度的物质主要是硫酸（H_2SO_4）、硝酸（HNO_3），此外二氧化硫（SO_2）和氧化氮（NO_x）等酸性污染物溶于大气的水汽中，经过氧化反应也可形成酸雨。当 pH 值 = 5.0 ~ 5.6 时的酸性降水对生态环境影响很小，几乎不产生明显的危害；但 pH 值小于 4.5 时，酸雨对生态环境危害严重，可使土壤、水体酸化，使土壤中锰、铅、汞、镉等重金属转为可溶性化合物，引起水质污染，危害鱼类、水生生物和粮食、蔬菜等，再通过食物链危害人体健康。酸雾对眼和呼吸道黏膜具有刺激性，可对人体健康造成直接危害。酸雨可使儿童免疫功能下降，慢性咽炎、支气管哮喘发病率增加，同时可使老年人眼部、呼吸道患病率增加。

4. 环境污染对人体免疫功能的影响

环境污染不仅对人体能够引起急性中毒和慢性危害，而且能够影响人体的免疫功能。人体的免疫功能就是机体的免疫系统对进入体内的异物具有识别、杀灭、解毒、分解和清除的能力，一般表现为免疫反应。人体的这种功能有利于机体维持内环境的稳定性。但是，人体的免疫系统在环境污染物的长期作用下，会发生免疫功能失调或病理反应。环境污染对人体免疫功能的影响，主要表现在四个方面：

（1）降低对病原微生物感染的抵抗力。小剂量环境污染物对人体的长期作用，一般会使人体对病原微生物的抵抗力降低和对内毒素的敏感性增高，从而使传染病的发病率增加。国内外研究表明：长期居住在不同大气污染环境中的儿童，在未出现临床症状之前，其免疫功能已有不同程度的降低。皮肤的防御功能也可因长期接触各类化学物质而下降。空气中总悬浮颗粒物（TSP）增高，致病微生物的含量也会增高。尤其是空气污染比较严重时，致病菌或病毒往往吸附于气溶胶。许多呼吸道传染病，SARS 病毒、流感病毒、禽流感病毒、风疹病毒等，可通过气溶胶（可吸入颗粒物）传染。动物实验证明：接触过低浓度（6～8ppm）二氧化硫的家兔，在再接种伤寒杆菌时，所产生的抗体凝集效价比不接触二氧化硫的家兔低；接触一氧化碳、一氧化氮、臭氧和铅等的家兔，也都出现类似现象，这说明环境污染物可使实验动物的抗感染能力下降。

空气（大气）污染还会损害胎儿的肺功能。瑞士伯尔尼大学的科学家菲利普洛钦对241名新生儿的肺部疾病与大气污染之间的关系进行了研究，结果发现悬浮颗粒物吸入量高的孕妇，会影响胎儿的肺功能。尤其是在怀孕期的最后3个月吸入有害气体越多的母亲，她们产下的婴儿更易患呼吸道疾病。原因是污染气体损害了孕妇的肺功能，造成到达胎盘的血液循环速度降低，同时使可吸入颗粒物混进胎儿的血液，改变了胎儿正常的呼吸节奏。

（2）降低免疫球蛋白的水平。低浓度的环境污染物长期反复作用于人体，可以使人体的免疫功能受到损害，导致免疫球蛋白水平发生改变。大气污染物对儿童非特异性免疫功能的影响与年龄、接触污染物的时间、浓度有明显的正相关关系。中国沈阳、本溪等工业城市的科技人员，选择生活在重污染区和轻污染区，以没有职业接触，近3个月未用抗生素类药物的6～8岁儿童作为研究对象，用酶联免疫法检测血清免疫球蛋白含量，对其口咽部菌群进行定性、定量分析和对比研究。结果免疫球蛋白水平和口咽部菌群受外环境的影响较大，重污染区儿童IgA、IgM水平低于轻污染区，IgG、IgE水平高于轻污染区；重污染区儿童口咽部菌群密度明显高于轻污染区，且需氧菌与厌氧菌之比也明显增高。研究结果表明大气污染对人体免疫球蛋白水平和呼吸道菌群的定植具有明显的影响，是使免疫功能受到损害、微生态失调、呼吸道疾病感染率增高的重要因素。

人体内的抗体主要是免疫球蛋白，人血清内免疫球蛋白大致分IgG、IgA、IgM、IgD、IgE五类。许多污染物都能抑制免疫球蛋白的合成。。动物实验证明：豚鼠连续吸入1ppm的二氧化氮6个月后，血清内的IgG水平便会降低，造成豚鼠机体对肺炎双球菌抵抗力下降。此外，高温、电离辐射、噪声和震动等也都对抗体的合成有一定的影响。如从事高温作业的高炉工，在工作月余后，就会出现IgG降低。

室内的空气污染也会影响人体免疫球蛋白的水平。室内的刺激性气体甲醛可引起过敏性哮喘和免疫功能异常，大量接触时还可引起过敏性紫癜。在室内新装修环境中工作的人群，血清中IgG、IgA抗体含量与在未装修环境中工作的人群比较，IgG抗体和T淋巴细胞比例减少。

（3）损害人体免疫细胞及其功能。现在，科学家们越来越重视污染环境中的可吸入颗粒物（PM_{10}），尤其细颗粒物（$PM_{2.5}$）与超细颗粒物（$PM_{1.0}$）对人体免疫细胞的伤害。北京大学环境与健康研究中心的研究人员用小白鼠进行实验，用一些很纯的碳黑（汽车尾气的成分之一）对实验鼠灌肺，对其肺组织细胞进行染毒，然后提取染毒后的细胞观察。结果发现肺泡巨噬细胞虽然把碳黑吞下去了，但它消化不了，于是死亡了。实验证明当吞噬细胞遇到这些颗粒物的时候，细胞里就会产生大量的自由基，造成吞噬细胞损伤和死亡。

中性白细胞和巨噬细胞具有对细菌的吞噬作用。中性白细胞的吞噬功能会因人体吸入较高浓度的大气污染颗粒物而增强。动物实验证明：吸入 0.2 毫克/立方米的二氧化硫（SO_2），白细胞的吞噬指数可由 0.5 上升到 1.65。较长时间接触低浓度的臭氧、铅、二氧化氮和一氧化碳的实验动物，会引起肺泡巨噬细胞数目增加和吞噬作用增强。也就是说，随着吸入的污染物增多，体内吞噬细胞数会增加，吞噬作用会增强，因此而受到损害和死亡的吞噬细胞也相应会增多。但人体对环境污染物的最高容许浓度是多少，才不会导致清除污染物的免疫细胞严重损害，甚至死亡，还有待于科研人员的深入研究，并为监测环境污染程度提供科学的依据。

（4）产生免疫变态反应。环境中某些污染物可以作为抗原，人体第一次受到这些抗原作用后，能够产生抗体或致敏淋巴细胞，使身体处于致敏状态，如再次接触同样抗原则将引起一定的组织损伤或功能障碍，这个过程称为变态反应。环境污染物可以引起多种多样的变态反应，如氮氧化物、臭氧和二氧化硫等可产生过敏性哮喘；镍、铬、铅和砷等毒物，可产生过敏性鼻炎及过敏性结膜炎；接触铬、镍、甲醛、环氧化物等，还可产生接触性皮炎；接触铅、苯和一些杀虫剂，可引起免疫性溶血性贫血；接触汞、铅、铋、金、铀等化合物，可产生过敏性肾病综合症等。

由于抗原的性质和数量的不同以及进入人体途径和人体状态等因素（如遗传因素、神经－体液因素、年龄等）的不同，可以产生不同类型的变态反应。变态反应一般分为 I、II、III、IV 四种类型，前三种为速发性变态反应（时间为数分钟到数十分钟），第四种为迟发性变态反应（时间为 24～48 小时或更长）。环境污染物由呼吸道进入体内，常引起速发性变态反应；经皮肤进入体内，则常引起迟发性变态反应。由于免疫球蛋白 IgE 分布在血管外，正常血清中很少，当外来致敏原（悬浮颗粒物和 SO_2）侵入人体的鼻咽、扁桃体、支气管等部位时，这些部位的浆细胞就合成 IgE，引起 I 型变态反应。所以，在空气污染严重的工业城市生活的儿童对空气污染物的反应更敏感，患过敏性鼻炎或支气管哮喘的危险性也会增加。

综上所述，环境污染物对人体健康，尤其是儿童、老人和孕妇的健康和免疫功能影响很大。空气（大气）污染物主要通过呼吸链侵害人体的鼻咽、支气管和肺等部位，引起急性或慢性毒害作用，并对人体的免疫系统造成损伤。在空气（大气）污染严重的地区，心血管中风发病率明显增高。因为环境污染物会导致血液的黏稠度明显增加、血液凝集以及血栓形成、动脉收缩、血压升高。在中国，慢阻肺的死亡率近年呈不断上升的趋势。灰霾天和室内通风不良，与吸烟、生物燃料等一起，可成为慢阻肺的发病因素。水体、土壤中的污染物主要通过食物链进入人体的胃肠道，引起急性或慢性毒害作用，损害人体的免疫功能。尤其是重金属汞、砷、镉等致癌物质，通过饮水和食物在人体内蓄积，损害免疫细胞，削弱人体免疫系统的监视功能，使人类罹患多种癌症。

三、自然增强人体免疫力的方法

西方医学绕过人体自身的免疫系统，通过先进的诊疗设备和各种抗生素、抗病毒药物，直接与各种病原体作战，虽然可以暂时缓解或治愈一些病症，但这些药物的不良反应也相当严重，致使人体的免疫系统功能不断下降，各种病原体反而会不停变异，产生抗药性，使抗生素药效大降，是一种饮鸩止渴的治疗体系。

自然增强免疫属于积极的防疫方法，通过营养食物、适当运动和精神等健康生活方式的综合协调作用，提升人体免疫细胞、组织和器官的活力，增强人体免疫系统的防御抗病能力和免疫系统的自我修复能力。

提高人体自身的免疫系统功能不应在人类受到疾病、病毒的侵袭时才想到增强人体的免疫功能。自然增强免疫的方法，主要通过平时的合理营养、适度运动和良好的精神状态等协同作用，激发人体免疫系统的潜力，无病原体入侵时能强身健体，有病原体入侵时能迅速组织人体免疫防御系统进行反击，吞噬、抑制和杀灭部分或全部外来的病原体，必要时再适当配合抗生素、抗病毒类药物等防治措施，从而战胜各种生物疫病。

（一）营养免疫

从受精卵到胚胎，直至出生，人类的生长发育就一直面临着营养与免疫的问题，因为这关系到人类的强壮与健康。人体有 206 根骨支撑的骨骼，有 12 个不同组织和器官组成的系统，有约 200 种不同类型的细胞，还有 20 余种数万亿的免疫细胞，需要各种营养素滋养、培育，并精心加以维护，才能保持人类机体的正常运行和生命的延续。

　　人类是依靠摄取营养食物生存的，而细胞又是人类身体的形态、生理、发育和代谢的基本结构单位，所以人类的营养归根结底就是人类身体细胞组织的营养。因此，人类应当重视每天所吃的食物，是满足饱腹的食欲，还是给生命机体补充营养素，这会直接影响到人类免疫系统的功能。

　　人体细胞的化学成份复杂而多样，有蛋白质、糖、脂类、核酸、酶、水及矿物质等。这些营养物质，对于人类的细胞代谢发育、机体健康和免疫功能是十分重要的。**人类每天所吃的鱼肉蛋奶和米面果蔬，严格来说还不是营养物质，必须经过科学搭配、合理烹调和消化的过程，水解或酶解成营养素后被人体细胞吸收利用，才能算是给机体补充了营养。**何况，很多人吃的都是有问题的食物，如病死畜禽、变质鱼肉、变质蛋奶、农药果蔬等，有的食物因加工、储存而添加有毒有害的成分，这些都是垃圾食物，对人体健康没有益处，反而会损伤人体的细胞组织，破坏人体正常的免疫功能。甚至一些患有传染性疾病的动物、植物，也被利欲熏心的不法商人改头换面，加工出售，坑害消费者，毒害人类的健康，引发人类感染某些生物疫病。

1. 蛋白质的功能与免疫作用

　　蛋白质是人类最重要的营养素，是生命的物质基础，是参与体内各种生物化学作用最重要的组分，可以说是人类整个生命体系的支柱。人体的皮肤、毛发、神经、血清、血红蛋白、酶、抗体、多肽激素、肌肉收缩、细胞骨架乃至营养物质的转运都与蛋白质有关。不同的蛋白质具有各种不同的生理功能，给机体提供营养、输送氧气、传递遗传信息、负责机械运动、控制代谢过程、防御疾病、执行保护机能等。蛋白质的主要功能有：

　　（1）酶催化作用：如染色体中DNA的复制及蛋白质在信使核糖核酸（mRNA）指导下合成都是严格控制下的酶催化反应。

　　（2）输送、传递和贮存作用：如红血球中输送氧的功能是由血红蛋白完成的，肌肉中的输氧是由肌红蛋白完成的，葡萄糖等营养物质也需要蛋白质输送和传递。

　　（3）支持作用：人体的皮肤和骨骼是由胶原蛋白和纤维蛋白组成的。

　　（4）调节运动：人体的肌肉运动是靠肌球蛋白和肌动蛋白之间的滑动来完成的。人体组织中有许多细胞的表面都有纤毛和鞭毛，它们都是由蛋白质组成的，专门负责细胞运动。

　　（5）免疫作用：抗体是一种高度专一的蛋白质，能识别陌生的生命物质，如病毒、细菌、陌生蛋白质（抗原）等，并与之结合；抗体和抗原相结合而生成的抗体－抗原复合物能引起一系列的免疫反应，完成人体的免疫功能。

（6）产生和传递神经刺激：神经细胞对特殊刺激的反应是通过受体蛋白来进行的。在连接两个神经细胞的神经突触上的受体蛋白被乙酰胆碱等小分子激发后，可传递神经刺激。

（7）控制生长和变异：在人体生长的一定阶段只有很小的某一部分基因表达，这种控制作用是由蛋白质来进行的，如抑制蛋白就能抑制不必表达的基因。因此，蛋白质对基因的控制，使生命体的生长和变异得到控制。

动物蛋白、植物蛋白和真菌蛋白是人类蛋白质的主要来源。但是蛋白质属于高分子化合物，难以通透细胞膜吸收，而且还具有很强的免疫原性，异体蛋白质直接进入体内会引起过敏现象，产生毒性反应。食物蛋白质必须经过消化，水解成氨基酸后才能被人体吸收利用。氨基酸通过小肠壁被吸收，并经门静脉运输至肝脏，再经转化可供人体的其他组织使用。

食物蛋白质经消化而被吸收的氨基酸（外源性氨基酸）与体内组织蛋白质降解产生的氨基酸（内源性氨基酸）混合在一起而组成人体的巨大的氨基酸代谢库，库中的氨基酸去向主要决定于身体的需要，对正在生长发育的青少年来说，绝大多数用以合成新蛋白质，而成年人则主要用于蛋白质的不断自我更新。由此可见，人类食用蛋白质的目的，实质上是取得机体所需要的 20 多种氨基酸。

蛋白质合成是按照脱氧核糖核酸（DNA）的模板，在细胞质中由三种核糖核酸（RNA）来完成的。信使核糖核酸（mRNA），其链上有按一定顺序排列的碱基，每 3 个组成一个遗传密码（即基因密码），每个遗传密码代表一种氨基酸。转移核糖核酸（tRNA）根据信使核糖核酸（mRNA）遗传密码的顺序运载氨基酸，而活性核糖体（rRNA）则逐个读译编在 mRNA 上的密码信息，并按照密码指令完成蛋白质的合成。

在人体 20 多种氨基酸中，有 8 种（婴儿和少年儿童有 9 种）必需氨基酸不能自行合成而必须通过食物蛋白摄取，如赖氨酸、蛋氨酸、色氨酸、苯丙氨酸、亮氨酸、异亮氨酸、苏氨酸、缬氨酸和组氨酸。食物蛋白质中的 8 种必需氨基酸种类不全或数量不足，都会影响其他氨基酸的利用。只有当 8 种必需氨基酸齐全并具有适当比例时，人体才对其利用率最高，最有利于生长、发育、健康和长寿。而在这 8 种必需氨基酸中，赖氨酸、含硫氨基酸、苏氨酸和色氨酸又经常影响着人类食用蛋白质的质量。

人类对蛋白质（氨基酸）的需求量视个体发育的不同阶段而不同，过少或过量都对人体不利，会影响人类的生长、发育、健康和长寿，特别是摄取过量的苯丙氨酸、酪氨酸、色氨酸、组氨酸和蛋氨酸对人体是有毒害的。由于肉类动物蛋白含有较高的氨基酸，食肉过多也会产生过量的对人体不利的氨基酸，如过量组氨酸在体内微生物作用下产生组胺（强力扩张毛细血管，可引起血压下降、过敏反应甚至休克），过量酪氨酸则会转变成酪胺（增高血压）等。如果食用的是变质或病死的动物肉，不仅含有大量的病原微生物，还会产生尸胺和腐胺等有害物质，严重损害人体的健康。此外，食肉过多，体内还会过量分泌激素，反而降低了人体的免疫系统功能。因此，人类要控制肉类蛋白摄取，尽可能合理搭配、混合食用优质的动物蛋白质和植物蛋白质，以提高利用率，达到最佳的生物学效果。

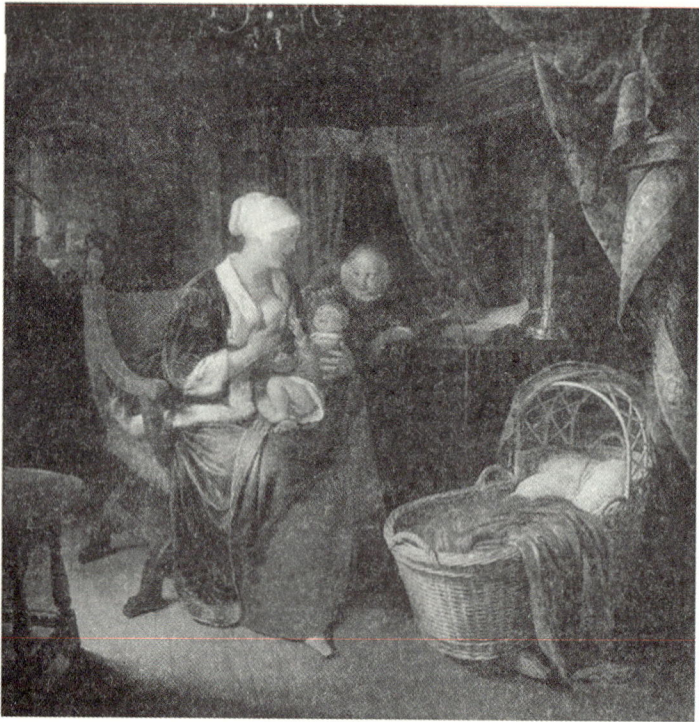

健康母亲的母乳特别是初乳，是婴儿最佳的营养免疫食品

　　健康的人乳和牛乳是天然的营养免疫食品。人乳的蛋白质只是牛乳的1/4，但人乳清中的乳铁传递蛋白、铁结合蛋白和溶菌酶含量比牛乳清高100多倍，免疫球蛋白比牛乳清高1倍多。所以，健康母亲用母乳特别是初乳喂养的婴儿，健康水平和防疫抗病能力比用替代食品喂养的婴儿要强。其他人群经常饮用牛乳也有利于增强体质和防疫抗病。

健禽的新鲜蛋类也是比较好的天然营养免疫食品。蛋白中含有一定量的抗生物素蛋白，如免疫球蛋白、维生素结合蛋白、铁结合蛋白和溶菌酶等，经常食用也有利于增强体质和防疫抗病。

2. 植物营养素的免疫作用

许多天然植物中的有肉类食物所不具有的植物营养素，如维生素C、多糖体等，这类含有高植物营养素、多糖体和高抗氧化剂的植物食品，能很好地营养人类的免疫细胞，具有增强人体的免疫系统，阻止癌症形成的作用。茯苓多糖能增加巨噬细胞的吞噬功能，增强T淋巴细胞功能，有免疫和抗肿瘤作用；银耳含有丰富的胶原蛋白，有17种氨基酸（7种人体必需），能促进人体淋巴细胞的转化，提高免疫功能；苦瓜中的蛋白脂类成分具有刺激和增强人体免疫细胞的吞噬能力；仙人掌，能增强免疫系统和细胞的活力，提高自然杀伤细胞、白细胞和巨噬细胞的能力；莼菜中含有的杂多糖是一种较好的免疫促进剂，能强化机体的免疫系统，增强人体的免疫功能；大蒜可在人体内诱导干扰素，激活自然杀伤细胞和巨噬细胞的活性，能增强机体的免疫功能，有广谱抑菌和抗癌作用。

山药是天然的植物营养免疫食品，含有19种氨基酸（9种人体必需）和锌、锰、钴、镁、铜、硒等多种微量元素。山药具有诱生干扰素的作用，能促进干扰素生成和增加T淋巴细胞数量，有增强免疫功能、防疫抗病和抑制肿瘤细胞增殖的作用。

黑大豆是天然的植物营养免疫食品，含有18种氨基酸（8种人体必需）和钙、磷、铁、维生素B_1、B_2、大豆皂甙、异黄酮等成分，能提高人体T淋巴细胞活性，增强人体免疫功能。

香菇是高蛋白低脂肪的植物营养免疫食品，含30多种酶、18种氨基酸（9种人体必需）和多种维生素，其所含的香菇多糖能增加白细胞数，有提高人体免疫功能的作用。为此，日本厚生省将香菇作为抗癌和抗病毒药物。

猴头菇是高蛋白低脂肪的植物营养免疫食品，含16种氨基酸（7种人体必需）和多种维生素，其所含的多糖体、多肽类，具有促进干扰素生成，能提升人体免疫球蛋白和白细胞，增强人体免疫系统功能。

蘑菇是高蛋白低脂肪的植物营养免疫食品，含18种氨基酸（9种人体必需）和多种维生素，其所含的多糖类提取物，具有抑菌和抗肿瘤作用，能提升人体白细胞，增强人体免疫系统功能。

西兰花又名花椰菜、绿菜花，是十字花科甘蓝类蔬菜，也是植物营养免疫食品，含18种氨基酸（8种人体必需）和多种维生素，其含有的异硫氰酸盐能提高人体免疫功能，可以激活人体免疫细胞的许多抗氧化基因和酶，使免疫细胞免受自由基损伤。长期食用可以减少乳腺癌、直肠癌及胃癌等癌症的发病几率。西兰花能促进肝脏解毒，增强人的体质，增加抗病能力，还有杀死导致胃癌的幽门螺杆菌的功效。

人类为了生长、发育、健康、长寿和防疫抗病，应该提升膳食的科学水平，调整不利于人体健康的膳食结构，从满足饱腹和食欲转向重视人类个体的营养免疫需求，才能确保人类每一天的健康生存。**人类是最高级也是最复杂的生物，人体不同的细胞需要不同的营养素，蛋白质、脂肪、糖类、维生素、矿物质、纤维素和水七大营养素一个都不能缺、一个都不能过少或过多，要求各种营养素的均衡性和合理性，要求营养素的种类要足够多、选择性足够大。**可以说，现在市场供应的大宗食物种类，只能满足人类的基本生存，而不能满足人类的健康生存。虽然人类无法避免感染生物疫病，但如果重视预防，重视营养饮食，每个人都能建立自己的"免疫军团"，得到强健的或比较强健的免疫系统功能，共同抗击外来的病原体，就能维护人体的健康和长寿。

进入 21 世纪，中国在经济快速增长、人民生活水平不断提高的同时，应大力调整农业的产业结构，大力开发种植、养殖对人体健康有益的营养免疫食物。**国家和地方有关政府部门应在调查研究的基础上，列出优先开发的营养免疫食品清单，从政策、资金上给予扶持，使农业真正成为中国人民健康生活的后勤保障基地。**因为，各种生物疫病，特别是严重传染性疫病的发生和流行，不单单会给个人和部分人群带来严重的生命后果，而且有可能演变成为威胁国家安全、民族兴衰、社会稳定和经济发展的重大问题。而提供物美价廉的营养免疫食物，不仅是保障每一个中国人防疫抗病、健康生存所必需的基本食物，也是国家建设发展和维护国家安全的重要基础。

（二）运动免疫

百病皆起于虚，人类的身体只有在虚弱时才会向病原体屈服。中国的祖先早就认识到人类的生命活动具有运动的特征，因而积极提倡运动健身。《吕氏春秋》说："流水不腐，户枢不蝼，动也。形气亦然。"运动医学研究发现，身体虚弱者呼吸道黏膜血管多呈过度收缩状态，造成黏膜缺血缺氧，影响呼吸道的防御功能。适度运动，可使黏膜血管的收缩反应适当，改善气管内的血液循环，也能增强呼吸道的免疫防御功能。因此，适度运动能增强人体的防疫抗病能力。研究表明，**适度运动可延缓胸腺等免疫器官的衰老，提高淋巴细胞对病菌和癌细胞的杀伤力。**体内的干扰素也会因运动而分泌增多，发挥抗病毒作用。而剧烈运动时体内代谢旺盛，消耗过多的氧和能量，人体易产生疲劳，抗氧化能力减弱，大量生成过氧化氢等自由基，尤其是运动到精疲力竭后肝脏和肌肉的自由基可增加 2～3 倍。因此，经常性适度运动可以增强人体内超氧化物岐化酶、谷胱甘肽过氧化物酶和过氧化氢酶等抗氧化物质的活性，提高人体血液、肝脏和肌肉的抗氧化能力，有利于消除自由基损伤，保护免疫系统免遭伤害。适度运动还可使人处于愉悦的情绪之中，对心血管和免疫系统大有裨益。

人类的生命活动需要有合适的温度，体温在 37℃ 时，人体的感觉既温暖又舒适，过高或过低都会对人体各个系统和器官的功能及代谢造成障碍。适当运动能适度增加人体的温度，提高免疫系统的反应能力，增加免疫器官的物质贮备。发热时心率加快，体温上升 1℃，心率约增加 18 次/分，儿童增加则更快。经常适度运动的人能够提高机体对发热的耐受，增强机体的免疫防御能力。当病原体入侵人体时，为了战胜入侵的病菌、病毒，人体的免疫系统会分泌一种物质提高体温，使免疫细胞和抗体生成增多，吞噬作用加强，肝脏解毒能力增高等。如果自然退烧，说明人体免疫系统战胜了病菌、病毒。此外，人体中枢神经系统功能失调、内分泌功能紊乱时，也会引起机体发热。所以，经常适度运动的人发高热比不运动的人发高热时，身体不适的感觉要轻得多。

运动免疫不同于竞技的体育运动，运动免疫主要调节人体的气血生理活动，增加人体免疫细胞的活力，是一种有氧的、适度的运动。竞技体育运动属于剧烈的运动，需要人体短时的爆发力或持久的耐力，其运动强度和时间都大大超过运动免疫。适度运动时，骨骼肌的产热量比安静时增加 3～5 倍；而剧烈运动时，产热量可增加 10～20 倍。剧烈的运动会压抑人体呼吸系统的免疫防御功能，增加血液中的有害酸性物质，并且一次长时间的剧烈运动会导致人体呼吸免疫系统在 1～2 天内都处于压抑的状态，易引起感染发病。有氧运动免疫以有氧代谢作为供能形式，运动强度低、有节奏、不中断、持续时间较长，有助于提高人体免疫系统的功能。

运动免疫是一种室外活动，通过有节律的呼吸，使自然界中的清气与人体内的水谷之气融合，形成精气；通过适度运动，增加心肌的力量，促进血液循环和毛细血管网络通畅，使血液中的氧和营养物质能充分地滋养人体的各个细胞组织，并将体内代谢的废物通过排泄器官排出体外，气精血畅，就能保证机体的健康状态。自然界清气中的生物负离子具有提高机体非特异性免疫的功能，能增强人体综合抗病能力。实验证明，清新空气中的负离子可增加呼吸道纤毛运动，增强气道净化功能，可将混入气道内细菌等异物随纤毛排出体外。

运动免疫不拘形式，男女老少都适宜，应根据年龄、性别、体质状况选择适宜的运动项目和锻炼时间，可以是健走、慢跑、骑单车、游泳，也可以是形体的拳操、打羽毛球等，但通常是在空气清新的室外，要求呼吸与形体活动有一定的节律，持续时间在 30 分钟左右或更长一点。只有这样的适度运动，才能达到扩张机体心肺，加速代谢，产生氧气燃烧脂肪，增强人体免疫系统功能。室内有氧运动也有助于提高人体的免疫功能，主要适合经济收入高、休闲时间少、工作紧张的管理人员。每个人可根据自己的体质状况选择运动免疫的锻炼项目并持之以恒，就能起到青少年促进生长发育、中年延缓免疫系统老化、老年祛病延寿的作用。

生命在于运动，健康在于适度运动。国外一项科学实验证明了生命和运动的关系，一个 20 岁的青年，让他在床上静卧 3 周以后，结果他的心脏会变小，心跳频率会加快，肌肉开始萎缩，力量也比原来减少了 1/4，由此可见运动对于生命是多么的重要。**人体在适度运动时，气血、肌肉、筋骨、关节受到地球引力和自身动力的作用，有助于改善人体的整体机能状态，提高防疫抗病能力。**特别是骨骼受地球引力作用产生拉力，有利于增加骨质的密度。在太空中没有引力作用，所以航天员在太空中时间长了，易患骨质疏松症。**只要你持之以恒地进行运动免疫，健康就会伴随你的一生。**

（三）精神免疫

人类要保持健康的免疫系统，除了均衡营养饮食和适度运动以外，还要有快乐的心情和充足的睡眠。现代心理免疫学研究表明，社会心理因素的变化对人体免疫系统有着举足轻重的影响。紧张和精神压力对人体免疫系统有抑制作用。人体的神经系统、内分泌系统与免疫系统的功能活动是相互依存又相互制约的。神经系统通过各种神经对免疫器官起着支配作用。神经系统、内分泌系统和免疫系统之间任何一个环节出了问题，都会影响到机体的免疫系统功能。因为，免疫器官都由神经支配，其来源主要为交感神经链和大血管的交感神经丛，也有副交感神经。神经纤维是经血管进入免疫器官的。胸腺、骨髓、脾脏和淋巴结都由神经支配。如胸腺交感神经可抑制 T 细胞表面标志的表达，而副交感神经则起相反作用。

此外，免疫细胞表面和细胞内都存在神经递质和激素受体。神经递质受体包括肾上腺素、多巴胺、胆碱、5 - 羟色胺等受体；激素受体包括胰岛素、生长激素、雌激素、睾丸素、糖皮质激素、内啡肽、脑啡肽等几乎所有激素的受体。神经系统和内分泌系统正是通过这些受体作用于免疫细胞，从而对免疫应答进行正向调节或负向调节。儿茶酚胺（肾上腺素）、糖皮质激素、前列腺素对免疫应答有抑制作用；而生长激素、甲状腺激素、胰岛素和雌激素能促进免疫应答。除通过神经递质和激素直接作用于免疫系统外，神经系统和内分泌系统还能直接产生免疫细胞因子，如白细胞介素 IL－1、IL－2、IL－6、干扰素 IFN 和肿瘤坏死因子 TNF－α 等，作用于人体免疫系统，对免疫应答起调节作用。

　　精神免疫注重自我心理调节和驾驭情绪，遇事遇病理性对待，调动人的积极向上和乐观的内在精神潜质，疏导过度警觉心理，提高人体对内外环境变化的耐受力。中国突如其来的 SARS，凸现出人体精神免疫的重要。对于这场病因不明的 SARS，在中国不少地区，部分人群表现出高度的精神紧张状态和异常行为：一是焦虑、恐惧，在疫区人人感到自危，总是担心不明原因的传染病会降临到自己和家人身上，不敢出门上街；二是自卑、抑郁，患者都有不同程度的心理障碍，对死亡和各种并发症恐惧，怕传染给亲朋、家人，愈后也怕与人接近，担心遭人歧视；三是迷信、盲从，在农村巫婆神棍大行其道，听信喝绿豆糖水、放鞭炮能避疫病的谣言，纷纷抢购绿豆，家家燃放鞭炮；四是自私、贪婪，不法商人趁机发灾难财，伪劣口罩、消毒液，"板蓝根"啤酒、"防非典"药汤等，暴露出贪婪的嘴脸。除违法乱纪之外，大部分人群只是表现出短暂的不正常的应激反应。实际上，应激反应自人类以来就已经存在，当面临可怕的、令人焦躁心烦的情况时，是由自主或不随意神经系统调节的，但很快就能恢复正常心态。

　　精神免疫是人类特有的对待社会生活环境和疾病变化的心身反应，也是克服困难、战胜疾病的法宝。精神免疫差的人，往往精神萎靡不振，易出现异常心理和不良情绪，有的小病疑大病，乱投医，乱吃药，导致疾病缠身；有的身体长了个肿瘤，就产生、恐惧、绝望和厌世心理，结果病情加重；精神免疫强的人，能调控情志，统摄精神，乐观开朗，宽容豁达，心理平静，生理平衡，对疾病不过于忧虑担心，谨遵医嘱，安心调治，身体很快康复。可见精神免疫之重要，心理疗法实质上就是外源性的增强精神免疫的方法，而精神免疫则是内源性的、自主的。

　　精神免疫是一种通过自我精神调摄，而使心身保持健康状态的免疫方法。有了精神免疫，无病强身，有病同治，加上营养免疫、运动免疫三位一体，疾病就会远离你，大脑和免疫系统就会延缓衰老，健康与长寿就会相伴你的一生。精神免疫需要做到以下几点：

　　（1）心身互动：人体是一个统一的有机整体，以大脑为中枢，以五脏为中心，通过经络把五脏六腑、五体四肢、九窍百骸等全身组织联系起来，并通过精、气、血、津液的作用来完成机体统一的功能活动。

人类的精神活动产生于五脏，又作用于五脏。《素问》说："人有五脏化五气，以生喜怒悲忧恐"，"心藏神，肺藏魄，肝藏魂，脾藏意，肾藏志。"人类的形体与精神在生理上相互资生、相互依存，在病理上相互影响、相互作用，健康的精神状态是机体免疫功能的基础，只有身健心康的人才是真正的健康人。

（2）心态平和：人人都要用平和的心态对待人生，看待世事，生老病死，旦夕祸福，泰然处之，富贵不能淫，贫贱不能移，威武不能屈，疾病不能惧。在贫富悬殊的社会里，人的命运由两大因素决定：命随父母，从怀胎到出生后的童年，父母的贫富决定子女生存、体质和受教育的质量劣优，个人无法选择都出生在富裕的家庭，享受富贵荣华；运靠自己，人的聪慧才智和财富都是靠学习、实践和奋斗得来的，贫困者通过自身努力可以成为富贵者，富贵者坐吃山空也会沦落为贫困者。健康与疾病也是相对的、可以互相转化的，只有心态的平和，才会有精神和身体的平和，气血均衡分布，气通经络，血达全身，养精保神，平喜息怒，大脑功能、中枢神经、胃肠道等不会出现紊乱状态，人体才能保持良好的免疫系统功能。

（3）情绪乐观：古人云："乐而忘忧"，"疾从忧生"。乐观能安定人的精气，增强机体的活力，使气血营卫畅通无滞；忧愁能使人五脏空虚，血气离守，易产生紧张、烦躁、焦虑、易怒、消沉、恐惧等心理，损害人体的健康。所谓"笑一笑，十年少；愁一愁，白了头"，就是这个道理。喜则气缓，怒则气逆，思则气结，悲则气消，惊则气乱，恐则气下。医学家通过观察发现，神经紧张、忧郁的人，人体肾脏上方的肾上腺会分泌一种由胆固醇转化而来的皮质固醇（即压力激素），降低机体的免疫防御功能，易患感冒等疾病，甚至会让免疫系统发昏去攻击身体的正常细胞。经常置身于应激状态下，会损害人体的心脏细胞，增加血糖量，还可导致骨质疏松症。

（4）精神向上：积极向上的精神是人类特有的品质，也是人类的最高境界。热情、奉献、关爱、扶助、慈善等都是人类积极向上的精神，雷锋精神就是典范。中医学将人体的精与神分别开来，精是物质基础，神是功能活动，两者是相互依存的，过度损精，神失所养；过度耗神，精失所藏，都会导致人体的气血运行紊乱，降低人体的免疫系统功能。现代医学认为，情绪反应是属于神经系统的暂时性联系，它可以被新的暂时性联系所取代。对待社会的世事和自己的身心，都应该不断地用积极向上的精神来取代自己消极、悲观、忧愁、惊恐、愤怒的精神心理活动，使气机畅达，精血充足，心境畅快，也有助于提高人体防疫抗病的能力。

总而言之，人类注重营养免疫、运动免疫和精神免疫，使之形成合力协同作用，加上劳逸有度，动静结合，保证充足睡眠，使机体内的生物钟正常运转，大脑兴奋与抑制等生命节律和谐平衡，就能强化人体的免疫系统功能，时刻准备着反击、消灭入侵的病原体和体内异化的癌细胞，维护人体的健康和长寿。

四、补益中药对人体免疫系统功能的强化作用

远古中国就有"神农尝百草"的传说。东汉末年，中国最早的药学典籍《神农本草经》将365种药物分为三品：上品药为君，主养命以应天，无毒，多服久服不伤人。欲轻身益气，不老延年者本上经。中品药为臣，主养性以应人，无毒有毒，斟酌其宜。欲遏病补虚羸者本中经。下品药为佐使，主治病以应地，多毒，不可久服。欲除寒热邪气，破积聚愈疾者本下经。

现代药理学研究表明，中药的可食补益药有不少能调理人体的精气血，"扶正祛邪，补虚扶弱"，还可提高人体的免疫系统功能，如兴奋造血机能、升高白细胞、调节非特异和特异免疫功能、抑菌、抗肿瘤等。

人类的免疫和感染始终是伴之人生的一对矛盾。现代免疫学认为，人体免疫系统是一个统一的整体，通过免疫防御、免疫自稳和免疫监视三大功能来保持机体的和谐、平衡和稳定。中医学认为，"正气存内，邪不可干，邪之所凑，其气必虚"，"百病皆起于虚"。免疫有"免除瘟疫"之意，而正气能抗御"疫疠"之患。西药的抗生素以清除人体受感染的病原体为目标，中药的补益药则以增强人体的免疫功能为本源。而中药的补益药不仅能"扶正祛邪，补虚扶弱"，辅助人体免疫系统清除病原体，并且没有西药的抗生素可能致命的毒副作用。因此，预防或治疗各种传染性疾病，应特别注重人体的养生保健，先以"食养"、"食补"为主，然后考虑药食结合的"食疗"，最后再辅助应用西药治疗。

对健康者，食为养身之本，偶用药补，以正气存内，邪不可入。

对亚健康者，食补先于药补，适当药补，以补虚扶正。

对轻证患者，食治先于药治，食疗不愈，然后用药，以扶正祛邪。

对重证患者，药食结合，标本兼治。药攻于标，食治于本。

总而言之，各人要结合自己的身体状况，根据春宜升补、夏宜清补、秋宜平补、冬宜温补的原则，在保健医师和营养师的指导下，辩证施补，对证施治，综合考虑机体的阴阳、脏腑的安平，以及所处地域环境、四时气候等因素，采用不同的滋补方式，以起到增强人体免疫系统

功能的作用。

（一）补气中药的免疫作用

中医认为，气和血两者，是人体生命的根本动力。《庄子知北游》中说："人之生，气之聚也。聚则为生，散则为死。"中国明代著名医家龚廷贤在《寿世保元》中说："人生之初，具此阴阳，则亦具其血气。所以得全性命者，气与血也。血气者，乃人身之根本乎。气取诸阳，血取诸阴。血为营，营行脉中，滋荣之义也。气为卫，卫行脉外，护卫之义也。"说明人体内气不足或运转失常，可决定性地影响人体的整个生命过程。可见人体内气，对于人体生命和健康的重要。以人参为例，都知大补元气，青壮年不得乱用。但中国唐代著名医学家孙思邈（公元 581~682）在《备急千金要方》中，对少小婴孺用药，有不少是重用人参的，如治小儿霍乱吐痢，用人参一两或半两，六十日儿和百日儿各有不同的食法。现在我们知道人参具有免疫的功用，对体液免疫和细胞免疫都有增强作用。滋补类补气中药不仅能促进人体的气血运行，还增强人体的免疫功能，不少还具有抗肿瘤作用。

人参：别名土精、神草、黄参、血参。始载于《神农本草经》，列为上品。主要含人参皂甙、多种氨基酸和肽类、糖类、维生素、脂肪酸、甾醇、酶类等成分，能升高白细胞，增加自然杀伤（NK）细胞的活性，增强人体免疫功能及抗肿瘤作用。

刺五加：主要含刺五加甙、紫丁香甙、多糖类、谷甾醇等成分，能升高白细胞，提高人体细胞产生干扰素的能力，增强人体巨噬细胞和体液免疫功能，有抗肿瘤及肝癌作用。

党参：别名上党人参、黄参、狮头参。始载于《本草从新》。主要含皂甙、多种氨基酸、糖类、微量元素、微量生物碱、三萜化合物等成分，具有兴奋造血机能，调节免疫功能，增强人体免疫力及抑菌、抑瘤、抗炎作用。

五味子：主要含五味子素、五味子醇、糖类、有机酸等成分，有抑菌、抑瘤作用，能增强人体巨噬细胞的免疫功能，促进淋巴细胞的转化率。

黄芪：别名王孙、黄耆、戴糁。始载于《神农本草经》，列为上品。主要含人参皂甙、多种氨基酸和肽类、糖类、维生素、脂肪酸、甾醇、酶类等成分，能升高白细胞，提高自然杀伤（NK）细胞的增殖和活性，有增强人体免疫功能及抗肿瘤作用。

白术：别名冬白术、山姜、天蓟、乏力伽。始载于《神农本草经》，列为上品。主要含挥发油（苍术醇、苍术酮）、维生素 A 样物质、多糖类等成分，具有兴奋造血机能、升高白细胞、增强人体免疫功能，以及抑菌、抗肿瘤作用。

灵芝：别名芝、灵芝草。始载于《神农本草经》，列为上品。含糖类、氨基酸、蛋白质、甾醇、内脂、香豆精及多种酶类等成分，具有兴奋造血机能，能升高白细胞，增加自然杀伤（NK）细胞的活性，调节免疫功能，有抗肿瘤和抑制过敏反应作用。

大枣：别名红枣、干枣。始载于《神农本草经》，列为上品。含蛋白质、糖类、皂甙类物质、多种氨基酸、有机酸、维生素 A、B_2、C 及微量元素等成分，有明显抗补体活性和促进淋巴细胞增殖的作用，能增强人体免疫力，有抗癌、抗衰老作用。

甘草：始载于《神农本草经》，列为上品。含甘草甜素、天冬酰胺、多种黄酮化合物、葡萄糖、苹果酸、蒸酸等成分，能提高低下的免疫功能，在应激状态下增加巨噬细胞的吞噬功能，对正常状态则有抑制作用，有抗过敏反应作用。

（二）助阳中药的免疫作用

中国明代著名医家楼英在《医学纲目》中说："阳气积聚而上升，就成为天；阴气凝聚而下降，就成为地。阴的性质为静，阳则为动；阳主萌动，阴主成长；阳主杀伐，阴主收藏；阳主万物的气化，阴主万物的形体。"阳不足，阴偏盛则阳虚生外寒。滋补类助阳中药调整人体阴阳，以达到阴阳平衡，主要适用于中老年，身体虚弱，或久病体虚，脏腑器官功能和免疫功能低下，机体反应迟缓的人群，增强人体防疫抗病的能力。

补骨脂：别名胡韭子、婆固脂。始载于《药性本草》。含挥发油、多种呋喃香豆精、豆甾醇、棉子糖及脂肪油等成分，具有兴奋造血机能、升高白细胞、增强非特异性免疫功能，还有抑菌、抗肿瘤作用。

淫羊藿：别名仙灵脾、放杖草、千两金。始载于《神农本草经》，列为中品。含淫羊藿甙、皂甙、挥发油、三十一烷、甾醇及鞣质等成分，能增强人体免疫功能，提高巨噬细胞的吞噬功能，促进 T、B 淋巴细胞的增殖，能诱生干扰素，有抑菌和抗病毒作用。

仙茅：别名独茅根、仙茅参。始载于《开宝本草》。含生物碱、黏液质、树脂、鞣质、多糖、脂肪等成分，能增强人体免疫功能。

锁阳：别名琐阳、不老药。始载于《本草衍义补遗》。含花色甙、三萜皂甙和鞣质等成分，具有兴奋造血机能，促进免疫球蛋白的形成，增强人体免疫功能。

杜仲：含杜仲胶、杜仲烯醇、糖甙、生物碱、果胶、脂肪、维生素

C 及有机酸等成分，能增强人体非特异性免疫功能。

肉从蓉：别名肉松蓉、纵蓉、地精、金笋。始载于《神农本草经》，列为上品。含微量生物碱及糖苷等成分，能增强人体免疫功能，提高巨噬细胞的吞噬功能，促进低下的体液免疫功能恢复。

菟丝子：别名菟丝实、吐丝子、缠龙子。始载于《神农本草经》，列为上品。含胆甾醇、β-谷甾醇、豆甾醇、三萜酸类及糖类等成分，有兴奋造血机能，增强人体免疫功能。

冬虫夏草：别名夏草冬虫、虫草。始载于《本草从新》。含冬虫夏草素、腺嘌呤核苷、糖醇、蛋白质、氨基酸、脂肪及有机酸等成分，能提高巨噬细胞的吞噬能力，增强人体非特异性免疫功能，有抑菌和抗癌作用。

紫河车（胎盘）：含胎盘脂多糖、促性腺激素、催乳素、促甲状腺素、多种甾体激素及酶等成分，有升高白细胞和抗肿瘤作用。

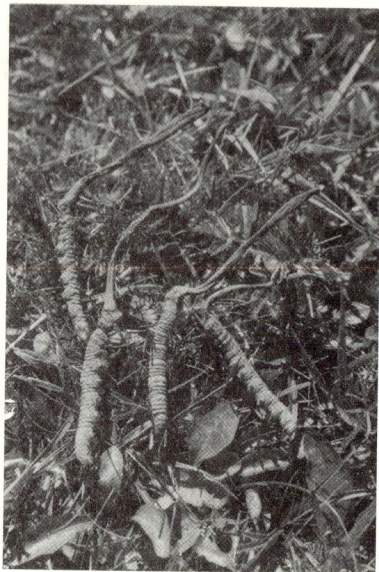

冬虫夏草

（三）养血中药的免疫作用

血即循行于人体脉管中之血液。《景岳全书传忠录》说："血者水谷之精也，源源而来，而实生化于脾，总统于心，藏受于肝，宣布于肺，施泄于肾，而灌溉一身。"人体内的血与气关系密切，《灵枢·决气》说："中焦受气，取汁，变化而赤，是谓血。"故气能生血、行血、摄血，而"气为血之帅，血为气之母"。血对人体有营养作用，通过血脉输布全身，为各脏腑、组织器官的生理活动提供物质基础，维持人体的正常生理功能。血还为人的精神活动提供物质基础，血液充足，则人的精力充沛，思维清晰，感觉灵敏。正如《灵枢·平人绝谷》所说："血脉和利，精神乃居。"滋补类养血中药能兴奋造血机能，促进免疫细胞增殖和血液循环，提高人体防疫抗病的能力。

当归：别名干归。始载于《神农本草经》，列为中品。含挥发油、阿魏酸、丁二酸、腺嘧啶、多种氨基酸、微量元素、多糖类及维生素 A 样物质等成分，具有兴奋造血机能，能增强人体免疫功能，促进 T 淋巴细胞增殖，增强干扰素的生物活性，有抗肿瘤作用。

阿胶：别名驴皮胶、傅致胶、盆覆胶。始载于《神农本草经》，列为上品。含明胶、蛋白质及 18 种氨基酸、多种矿物质和微量元素等成分，具有兴奋造血机能，促进钙的吸收，能增强人体免疫功能。

桑椹：别名桑实、黑椹、桑枣、桑椹子。始载于《唐本草》。含鞣质、丁二酸、矢车菊素、葡萄糖、多种维生素及矿物质等成分，具有兴奋造血机能，升高白细胞，增强人体免疫功能。

白芍：别名金芍药。始载于《神农本草经》，列为中品。含芍药甙、β－谷甾醇、鞣质、4 种三萜类化合物及少量挥发油等成分，具有升高白细胞，增强人体免疫功能和抑菌作用。

何首乌：别名首乌、地精、赤敛、红内消、乌肝石。始载于《日华子本草》。含卵磷脂、蒽醌类化合物、淀粉及粗脂肪等成分，具有升高白细胞，增强人体免疫功能和抑菌作用。

鸡血藤：主要含鸡血藤醇等成分，具有兴奋造血机能，升高白细胞，增强人体免疫功能。

（四）滋阴中药的免疫作用

《素问·阴阳应象大论》说："阴阳者，天地之道也，万物之纲纪，变化之父母，生杀之本始，神明之府也。"《医贯·阴阳论》指出："阴阳又各互为其根，阳根于阴，阴根于阳；无阳则阴无以生，无阴则阳无以化。"滋阴就是调整人体的阴阳失调，维持人体健康。阴不足，阳偏盛则阴虚生内热；阴不足，阳也不足则虚热、又虚寒或阴阳两虚。因此，滋阴"调整阴阳，以平为期"，如《黄帝内经》所说："阴平阳秘，精神乃治"。滋补类滋阴中药能兴奋造血机能，促进免疫细胞增殖，提高人体的免疫功能。

黄精：别名玉竹黄精、山姜、马箭、老虎姜、仙人余粮。始载于《名医别录》，列为上品。含醌类、蒸酸、黏液质、淀粉及糖类等成分，具有兴奋造血机能，提高淋巴细胞转化率，增强人体免疫功能，有抗单纯疱疹病毒及抗炎作用。

银耳：别名白木耳、白耳子。始载于《本草再新》。含银耳多糖、蛋白质、16 种氨基酸及多种酶等成分，具有兴奋造血机能，升高白细胞，增强人体特异性和非特异性免疫功能，有抗病毒及抗肿瘤作用。

玄参：别名元参、黑参、野脂麻。始载于《神农本草经》，列为中品。含玄参素、单萜甙类、甾醇、挥发性生物碱、糖及脂肪酸等成分，具有升高白细胞和抗真菌作用。

麦门冬：别名麦冬、寸冬。始载于《神农本草经》，列为上品。含多种甾体皂甙、β－谷甾醇、氨基酸、葡萄糖及维生素 A 样物质等成分，具有兴奋造血机能，增强体液免疫功能，有抑菌和抗疱疹病毒作用。

天门冬：别名天冬、大当门根。始载于《神农本草经》，列为上品。含天门冬素、黏液质、β-谷甾醇、甾体皂甙、5-甲氧基甲基糠醛等成分，具有升高白细胞，增强人体非特异性免疫功能，有抑菌和抗肿瘤作用。

女贞子：别名女贞实、冬青子。始载于《神农本草经》，列为上品。含齐墩果酸、甘露醇、葡萄糖、棕榈酸、硬脂酸、油酸、亚油酸等成分，具有兴奋造血机能，升高白细胞，增强人体细胞免疫和体液免疫功能，提高巨噬细胞的吞噬功能，促进T淋巴细胞增殖，有抑制肿瘤作用。

枸杞子：别名枸杞豆、杞子、枸杞果、红耳坠。始载于《神农本草经》，列为上品。含甜菜碱、胡萝卜素、多种维生素等成分，具有兴奋造血机能，增强人体非特异性和特异性免疫功能，提高巨噬细胞的吞噬功能，促进T淋巴细胞增殖，能增强细胞毒性T细胞（CTL）的杀伤能力和自然杀伤（NK）细胞的活性，有抑菌和抗癌作用。

枸杞子能增强人体非特异性和特异性免疫功能

墨旱莲：含挥发油、皂甙、鞣质、烟碱、多种噻吩化合物及维生素A样物质等成分，具有升高白细胞，增强人体免疫功能，有抑菌作用。

龟板：含胶质、脂肪、钙盐等成分，具有升高白细胞和抗肿瘤作用。

鳖甲：含动物胶、角蛋白、维生素D等成分，可促进免疫球蛋白形成，延长抗体存在时间，从而增强人体免疫功能。

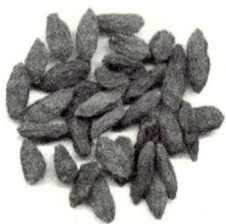

第十章　中外历史上的致命瘟疫

古代疫病流行并不少见，但瘟疫始于何时难以考证，也许自人类诞生的时候，瘟疫就已经伴随着人类了。只不过远古时代人群分散生活，不会发生大规模的瘟疫。事实证明：自有生命体以来，生物间的相互屠杀就从未间断过，瘟疫就是细小的致病微生物对动物或人类的集体屠杀。科学家发现，在一块距今9000万年的鸟类化石中存在着传染病的证据。6000年前的新石器时代，肺结核病即已在北非和欧洲流行。最早有记载的大规模传染病发生在4000多年前的尼罗河沿岸，记录于埃伯斯纸草文稿中。人类历史称之为瘟疫的传染病灾难，发生在公元前430年伯罗奔尼撒战争期间：一场源于亚洲的瘟疫席卷了雅典，在2年内感染并害死了雅典1/3的人口。

距今3000多年前，在中国古代最早的文字甲骨文中，已有"虫"、"蛊"、"疟疾"等疾病的记载。公元前369年，《史记》中已用"疫"、"大疫"表示人类传染病的流行。这也许是古代中国人对瘟疫认识的"萌芽"。随着人类社会的发展和城镇化，人口越来越密集，交往越来越频繁，一旦出现高致病性、高传染性的病菌、病毒，瘟疫就不可避免了，特别是在洪灾、饥荒、战争之后。

人类与瘟疫的搏奕，永无止息，任何时候都不能掉以轻心，永远都不能忘记瘟疫曾经对人类的肆虐。只有不忘过去、记取教训，才能避免历史悲剧的重演。

（一）人类历史上最残酷最悲惨最致命的瘟疫灾难

在阿尔布雷克特·杜勒画于1498年《圣经》启示录的画中，可以看到启示录中的四骑士，他们分别代表了预示世界末日的四种力量，战争、饥荒、死亡以及最为可怕的瘟疫。在古代人的眼中，瘟疫是神对人的惩罚。瘟疫一直伴随人类发展的历史，像战争、洪水一样，几十种、成千上万次的瘟疫吞噬了这个地球上数以10亿计的人类的生命。致命的瘟疫同自然灾害一样，都是不可预期的，人类也是在同瘟疫的斗争中进步的。从有记载的人类遭遇的第一次瘟疫大流行起，人类对瘟疫及其致病原就没有低过头。尽管有时候生命显得很脆弱，但人类的精神力量是巨大的，瘟疫终将会被人类遏制。

1. 雅典瘟疫：人类遭遇瘟疫的编年史从雅典开始

公元前430～427年，一场瘟疫几乎摧毁了整个雅典。在二年多的时间里，雅典的市民们始终生活在噩梦之中，身边强壮健康的年轻人会突然发高烧，咽喉和舌头充血并发出异常恶臭的气息。不幸的患者打喷嚏，声音嘶哑，因强烈的咳嗽而胸部疼痛。疫病像恶魔一样席卷整个城市，任何口服、外敷的药物都无济于事，最后，医生也被感染而生病。恐慌面前，人们开始选择放纵的生活，没有什么比现时的享乐更能使他们逃避现实的恐惧。于是，雅典城因为人们的绝望而土崩瓦解。

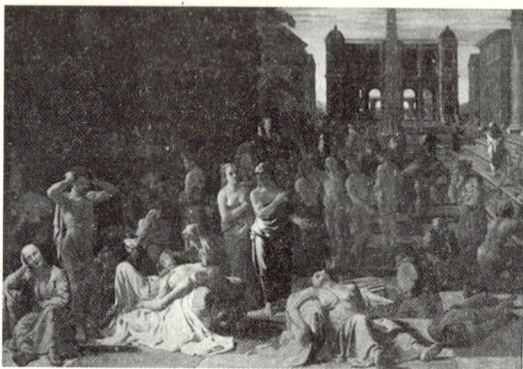

雅典瘟疫（公元前 430~427 年）

尽管过去 2000 多年了，但是瘟疫摧毁一座文明城邦的惨烈至今依然刺眼。希腊大历史学家修昔底德又不仅亲身经历了这场瘟疫，而且以自己的所见所感，记录了这场灾难，在他的经典著作《伯罗奔尼撒战争史》中详细描述了瘟疫流行时的情形："这场疾病伤害了这么多人。身体完全健康的人突然开始头部发烧；眼睛变红，发炎；喉咙和舌头出血，呼吸也不自然，不舒服。其次就是打喷嚏，嗓子变哑；不久之后，胸部发痛，接着就咳嗽。以后就肚子痛，呕吐……大部分时间是干呕，产生强烈的抽筋；到了这个阶段，有时抽筋停止了，有时还继续很久。抚摸时，外表上身体热度不高，也没有现苍白色；皮肤颇显红色和土色，发现小脓疱和烂疮。但是身体内部发高热，所以就是穿着很薄的亚麻布，病者也不能忍耐，而要完全裸体。他们大部分喜欢跳进冷水里，有许多没人照顾的病人实际上也是这样做了，他们跳进大水桶中，以消除他们不可抑制的干渴。这样的症状持续了七八天，病人多半就会因为高热而死亡。可以说，还没有找到一个公认的医疗方法……"，"那些生来就身体强壮的人不见得就比身体衰弱的人更能抵抗这种疾病，强者和弱者同样因为这种疾病而死亡，就是那些医疗条件最好的人也是一样。"总之，人们"像羊群一样地死亡着"。由于死的人太多，尸体躺在地上无人埋葬，鸟兽吃了尸体的肉也跟着死亡，以致"吃肉的鸟类完全绝迹……。"修昔底德同时也记录了人类战胜灾难的信心和能力。他告诉后人：瘟疫可能击倒一个城市，但永远击倒不了人类。

对这种致命的瘟疫，人们避之惟恐不及。那时，古希腊医学受到宗教迷信的禁锢。巫师们只会用念咒文，施魔法，进行祈祷的办法为人治病。这自然是不会有什么疗效的，病人不仅被骗去大量钱财，而且往往因耽误病情而死去。但是希腊北边马其顿王国的一位御医，却冒着生命危险前往了雅典救治。他一面调查疫情，一面探询病因以及解救的方法。不久，他发现全城只有一种人没有染上瘟疫，那就是每一天和火打交道的铁匠。由此他设想或许火可以防疫。于是在全城各处燃起了火堆来扑灭瘟疫。这位御医就是被西方尊为"医学之父"的古希腊著名的医生、欧洲的医学奠基人西波克拉底。西波克拉底用大火挽救了雅典。虽然雅典城从此失去了往日的辉煌，"雅典的世纪"风光不在，但是雅典人还是一代又一代地存活了下来。

直到今天，雅典瘟疫仍无定论，没有人知道这场发生在 2400 多年以前的瘟疫从何而来，但可以确定的是，疾病几乎摧毁了整个雅典。19世纪的著名英国史学家、12 卷《希腊史》巨著的作者乔治·格罗特以他那时的医学知识，把这病叫做"发疹伤寒"，实际指的就是"斑疹伤寒"。美国堪萨斯大学的医学史教授拉尔夫·H·梅杰在 20 世纪 50 年代，坦普尔大学的历史学教授、医学史家罗德里克·E·麦格鲁随后在70 年代，都肯定此病就是流行性斑疹伤寒。另有可靠记载，在这场伯罗奔尼撒同盟军入侵雅典的战争中，由于流行性斑疹伤寒的袭击，"三年内损失了三分之一的优良部队以及大量人民"，对战争的胜败产生了极大的影响。1998 年，美国国家癌症研究所的一个研究小组的斯科特和敦坎认为，雅典瘟疫就是黑死病，它的病毒应该是一种出血性病毒，就像埃博拉病毒一样，因为黑死病与埃博拉病具有同一种病状，即出血。其实，他们并不是首次认为埃博拉病是一种古代瘟疫的人。1996 年，圣地亚哥的科学家声称，公元前 430 年左右雅典瘟疫与埃博拉病的病状非常相似，都有与众不同的恶心和打嗝。除此之外，公元 540 年发生在君士坦丁堡的瘟疫的症状，与黑死病的症状也很相似。不过，埃博拉病毒作为一种丝状病毒，非常难以捕获，同时，它的潜伏期只有一星期或更短，而不是三星期或更长。所以，断定黑死病就是埃博拉病毒还缺少依据。

人类总是在不断认知自然并与自然的争斗中生存发展，细菌、病毒也会随着新旧物种的诞生或灭亡而更替。雅典瘟疫最终得到控制的历史事实证明：任何病毒最终都会被人类遏制。

2. 流感：人类规模最大的传染病

流感是一种并不起眼的小病毒，但它的危害却是巨大的。早在公元前412年的古希腊时期，希波克拉底就已经记述了类似流感的疾病。到了19世纪，德国医学地理学家赫希（A. Hirsch，1817～1894）详细列表记述了自公元1173年以来的历次类似流感的流行病暴发情况。明显由流行性感冒引起的第一次流行病发生在1510年的英国。自此以后在1580年、1675年和1733年也曾出现过流行性感冒引起大规模流行病的情况，文献中共记载了31次流感大流行。1658年，意大利威尼斯城的一次大流感使6万人死亡，惊慌的人们以为是上帝的惩罚，是行星带来的厄运所至，所以将这种病命名为"Infiuenza"，意即"魔鬼"。1742～1743年由流行性感冒引起的流行病曾涉及90%的东欧人，世界性流感首次大流行是在1889～1890年，最先发现于俄国中亚的乌兹别克，故称为"俄罗斯流感"，先传到彼得堡，再传到西欧，一年内席卷全球。这次席卷西欧的流感发病范围广泛，死亡率很高，造成严重影响。德国某些城市发病率达40～50%。当年欧洲上百万老人在流感的袭击下死亡。1892年，德国医学微生物学家普法伊费尔（R. Pfeffer，1858～1945）从流感病人的呼吸道中分离出一种细菌，称为流感嗜血杆菌。

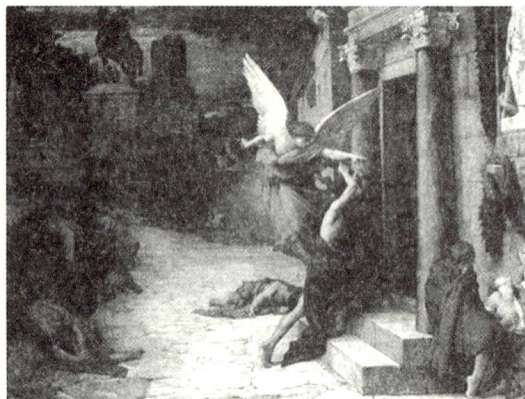

被瘟疫侵袭的罗马城 （法国 德洛里）

1918～1919年，一场危害最大、造成损失最严重的流感席卷全球，全世界在这次流感大流行中死亡人数高达2000万人，超过第一次世界大战交战双方士兵死亡总数。科学家认为那次流感是由猪流感病毒引起的，1915年春，英格兰就发现了零星的流感病人，到1917年流感蔓延欧洲大陆。随着第一次世界大战的规模扩大，1918年美国被卷入战争，大批运输船将美国士兵从大西洋彼岸运到欧洲，在一个多月的海上航行期间，流感病毒在美国士兵中肆虐。据记载，一个兵营就有500多人患流感病倒，死亡50多人，幸存的士兵又将流感病毒带到欧洲战场，引发了欧洲乃至世界流感大流行。这次流感造成灾难性后果：美军在战场上死亡的人数为 50 385 人，而非战斗死亡人数为 55 868 人，这其中绝大多数是患流感死亡的。在欧洲则流传着"西班牙流感"，1918 年 2 月，成千上万的西班牙人患上流感，病倒在床上，发高烧，四肢疼痛，3 天后大部分人都恢复了健康。可从 9 月起，又暴发了第二次流感传染高潮，病原体是一种新型病毒，很快就扩散到全世界，由于流感传染的速度非常快，人们简直无法确定其发源地是何处，在西欧则把西班牙人当替罪羊，故称这场流感为"西班牙流感"。

流感给世界各地的经济生活和社会生活带来的影响比第一次世界大战还要强烈。1918 年 10 月的第二个星期，加拿大蒙特利尔市的所有学校、影院、舞厅和剧场都停止开放，以避免流感传染的危险。其他国家的许多城市也采取了类似的措施。在流感的肆虐和困惑下，各国的工业和商业停滞萧条，港口码头冷冷清清，矿山无人开采，农作物无人问津，交通也被迫陷于停顿，到处都可以听到关于死者悲惨的消息。在那一年，近 1/4 的美国人得了流感，导致 50 多万人死亡，几乎一半的死者是健康的年轻人。第三次流感浪潮结束后，据估计全世界共有 2150 万人被这种新型的流行性感冒夺走了生命，其中亚洲人占 2/3，余下的 1/3 则分布在欧洲、北美和非洲。

此后，世界上又出现过三次以上流感大流行，即：1957 年开始的由甲型流感病毒（H2N2）所致的"亚洲流感"、1968 年出现的由甲型流感病毒（H3N2）所致的"香港流感"以及 1977 年发生的由甲型流感病毒（H1N1）所致的"俄罗斯流感"。1957 年，流感再度在全世界肆虐，它跨海越洋，势不可挡。这次流感起源于中国贵州省，2 周后骚扰了亚洲所有国家，接着又在澳洲、美洲和欧洲登陆，漫游了许多国家。从春季到秋季，全球共有 15 亿人患病，数 10 万老人和孩子死于这场灾难。1968 年，流感又从中国香港向四周扩散蔓延，最终再次席卷全世界，以至于医学家们将这次流行的甲型流感病毒命名为"亚洲甲型香港株"。

在 1957 年"亚洲流感"及 1968 年"香港流感"暴发流行期间，人群中各年龄组均易感染，死亡率升高，65 岁以上老年人尤为显著。在具有高危因素（如心肺疾病）的人群中也出现了较高的死亡率，这两次流感均波及世界多个地区。据美国公布的统计数字，在 1957 年"亚洲流感"流行期间，美国共有 7 万人因此死亡。而在 1968 年"香港流感"流行期间，虽然没有这么致命，在美国也导致 11 万多人住院，共有 3.4 万人在美国因感染致死。1977 年 11 月至 1978 年 1 月在原苏联开始流行"俄罗斯流感"。1978 年 1 月，"俄罗斯流感"在美国在校学生及征募的新兵中暴发流行；到 1978 年冬季，其他许多国家也纷纷出现感染流行。

流行性感冒，是人类还不能完全有效控制的世界性传染病，与疟疾、结核病并列为世界死亡人数最多的三种传染病。自 1968 年以后，世界范围内的流感几乎每隔几年就发生一次，呈周期性流行。最近一次是在 1999 年 11 月至 2000 年 4 月，亚洲、欧洲和美洲均发生中度以上流感暴发，其中最为严重的是法国，流行高峰时发病率达每 10 万人就有 861 人感染。英伦三岛也有数百万人感染上流感病毒，在英国近 5900 万的总人口中，平均每 10 万人就有 300 人遭到流感病毒袭击；在苏格兰地区，平均每 10 万人中有 540 人染上流感病毒。病人猛增导致医护人员短缺，面临巨大压力的医院紧急呼吁已经退休的医护人员回去上班。在美国有 19 个州遭到流感不同程度的侵袭，因流感及其引发的肺炎造成的死亡率高达 7.8%。在流感暴发期间，不少地方的医院人满为患，病床短缺，导致病人不能及时救治而死亡。流感在北爱尔兰夺去了很多人的生命，以致当地的火葬服务供不应求，有些死者家属甚至需要等待整整 5 天，才能"送亲友上路"。

中国受到的流感病毒危害也较为严重，以北京为例，流行高峰时发病率高达 26.49%。在香港每天求诊人次多达 5 万人，以致预防流感的疫苗已经短缺，需要从欧洲进口流感疫苗以救急。流感病毒的可怕之处在于其基因为了不断适应新环境可以迅速变异，人们很难制造出一劳永逸消灭这种病毒的疫苗。流感病毒有 20 多种，分甲（A）、乙（B）、丙（C）三型。甲型常引起世界性大流行；乙型可引起中等流行，多表现为兵营、学校等的"小集体暴发"；丙型多为散发病例，婴幼儿最易感染。作为一种由病毒引起的传染病，流感没有特效药可治，可以注射流感疫苗预防，有效率为 70%~90%。由于流感病毒极其容易发生变异，每年流行的流感病毒类型不一样，因此必须每年注射疫苗才能发挥作用。

3. 鼠疫：最残酷最致命的黑死病

人类历史上曾多次发生过流行性鼠疫，全球性鼠疫大流行发生过三次，死亡人数过亿，超过历史上所有战争死亡的人数，无怪乎人们惊恐地称其为"黑色妖魔"。古印度的医书《妙闻集》告诉人们，发现老鼠行动异常，有死鼠便应搬家，可知古代就已知老鼠与鼠疫流行有关。《圣经》"列王记"中记载了一次瘟疫，称上帝的使者杀了亚述王西拿基立（公元前 705~前 681 年）的士兵 18.5 万人。这次瘟疫流行，老鼠在其中起了重要作用。

欧洲各国受害的程度不同，在城市中死亡率较高，不少城镇人口灭绝，人类历史上首次鼠疫大流行发生于公元 6 世纪，起源于中东，流行中心在近东地中海沿岸。公元 542 年，君士坦丁堡首次发现鼠疫流行，后经埃及南部塞得港沿陆海商路传至北非、欧洲，几乎殃及当时所有著名的国家。仅君士坦丁堡每日有上万病人死亡，鼠疫流行的猛烈甚至毁灭了东罗马帝国一半以上的人口，使很多繁盛的城市荒芜得没有人烟。这次鼠疫流行持续了 50~60 年，流行期每天死亡上万至数万人，死亡总数近 1 亿人。由于鼠疫发生时，正值埃塞俄比亚的查士丁尼王朝，这次鼠疫便以该皇帝的名字命名——"查士丁尼瘟疫"载入史册。人类第一次鼠疫大流行导致了东罗马帝国的衰落。

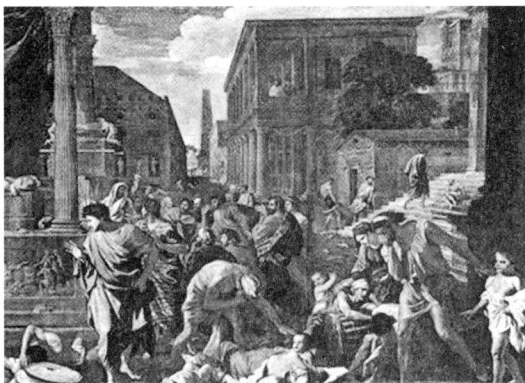

查士丁尼瘟疫（541－542）

第二次鼠疫大流行发生于公元 14 世纪中叶，1333 年起源于亚洲，因通商而传播到印度等国，后经克里米亚和黑海而传到君士坦丁堡，再由美索不达米亚和阿拉伯商人传入埃及。至 1346 年末 1347 年初，中亚、埃及和欧洲南部各地几乎都流行鼠疫，然后蔓延到西西里、意大利和法国南部。1349 年又经过荷兰、法国和波兰。1351~1352 年又传到俄国。从 1348~1451 年间陆续在欧洲各国蔓延，前后超过 50 年。意大利修道士皮亚扎在《西西里史》（1361 年）一书中曾记载：在 1347 年 10 月初，有 13 艘威尼斯帆船从墨西拿海港载运难民来到威尼斯，鼠疫也就被带到了该城。他在该书中描述了鼠疫症状："因为这是一种借着呼吸传染的疾病，当人们谈话时，即从一人传到另一人。所有患者都感到难忍的疼痛，有的浑身剧烈颤抖。由于疼痛、颤抖和呼吸受染之结果，臂部和股部都呈现出豆核状的脓疮，它感染并贯穿到体内，因而患者猛烈吐血，此种可怖之症，医治无效，持续三日后，即行死亡。不只是与患者交谈可招致死亡，就是从他们那里买到或是接触到、拿到任何东西，都能受染致死。"同年，在意大利港口城市热那亚也发生鼠疫，当时有一艘满载香料的商船来到利古里亚海，停靠在热那亚港口的一座仓库旁边。于是随船航行的许多携带鼠疫杆菌的老鼠纷纷跑到岸上进入仓库，在港区乱窜。过了一段时间，热那亚的居民相继患上了淋巴结肿大的疾病，人们惊恐地发现皮肤上居然长出深色的疙瘩——"黑死病"可怕的色素点。患者病死后全身皮肤呈黑紫色，情景特别恐怖。没过多久，这种瘟疫便迅速在整个欧洲蔓延开来，从一个城市传播到另一个城市，从一个国家蔓延到另一个国家，死亡的阴影笼罩着整个欧洲大地。仅1348年，佛罗伦萨就死亡10万人以上，威尼斯和伦敦也各死亡10万人以上，巴黎、亚威农各在5万人以上。

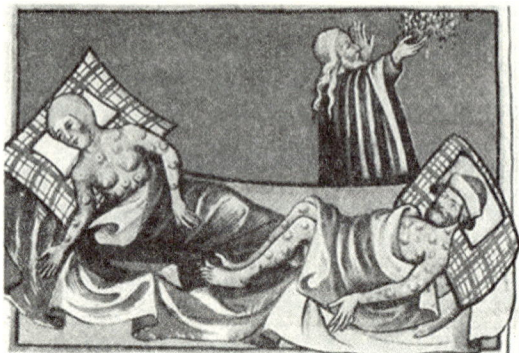

黑死病（1347－1351年）

在后来的300年中，鼠疫曾经一再重新暴发，遍及欧亚大陆和非洲北海岸，包括中国西部、印度、中亚和俄罗斯南部，尤以欧洲为甚，成为欧洲死亡率最高的传染病之一。欧洲人民在惶惶不安中度日，整个欧洲有2500万人死于鼠疫，死亡人数约占欧洲总人口的1/3，超过历史上任何一种流行病。意大利和英国死亡人数达到全国总人口的半数。仅1630年，米兰有8.6万居民死亡；威尼斯死亡者不下50万人。在1630～1631年，北意大到死于鼠疫的就有100万人。1665年8月，英国伦敦每周死亡达2000人，一个月后竟达8000人。直到几个月后一场伦敦大火灾，整整烧了3天3夜，烧毁了伦敦的大部分建筑，民众纷纷搬家撤离，多数鼠类被烧死，老鼠才销声匿迹，鼠疫流行随之平息。这次鼠疫大流行在历史上被称为"黑死病"。1679年维也纳城因鼠疫死亡了10万人，布拉格城的死亡人数亦大致相同。黑死病的影响不亚于一场横扫欧洲的战争，在死亡和恐惧的威胁之下，造成了欧洲社会的重大变化，经济紊乱、社会动荡、物价上涨和风俗败坏，人们毫无节制地享受生活。作为鼠疫的间接后果，欧洲传统的社会结构随瘟疫瞬间摧毁，人们不再相信天主教宣扬的上帝拯救论，它促成了宗教改革和后来的宗教战争。

意大利文艺复兴时期人文主义的先驱薄伽丘在 1349～1353 年写成的《十日谈》就是瘟疫题材的巨著，引言里就谈到了佛罗伦萨当时称作黑死病的特别严重的瘟疫，他描写了病人怎样突然跌倒在大街上死去，或者冷冷清清地在自己的家中咽气，直到死者的尸体发出了腐烂的臭味，邻居们才能知道隔壁发生的事情。书中描述了七个男子和三位姑娘，为了避难躲到了郊外的一座风景宜人的别墅当中，以讲故事的方式度过这段时光。他们每个人每天讲一个故事，一共讲了十天。这就是《十日谈》书名的由来。虽然书中的细节之处始终甩不掉瘟疫的影子。但是，卜伽丘却仍然让他笔下的人物保持了乐观积极的人生态度。而此后的许多文学作品当中，人们都可以清晰地看到《十日谈》的痕迹。

第三次鼠疫大流行始于 19 世纪 70 年代，1772 年起源于中国的云南省鹤庆县，至 1855 年有 31 个县市流行鼠疫，死亡 25.3 万人。清桂馥的《滇游续笔》中记载："余官邓川时，有疫名曰羊（痒）子，传染已二十余年。初起于鹤庆，自北而南，次及浪穹、邓川、宾川、太和、赵州、蒙化，死者已数万人矣。凡有鼠出穴死者，室中人皆病，或即时死，或阅时死，延至七日即不死。"以后鼠疫经广西传至广东和福建，在 1894 年由香港传播至世界各地。到 20 世纪 30 年代达到最高峰，至 50 年代基本平息，先后波及亚洲、欧洲、美洲和非洲的 60 多个国家，死亡达 1000 万人以上，仅印度就有 600 多万人死于腺鼠疫。就在这次鼠疫大流行中，中国遭受到前所未有的浩劫，仅云南省就有近 100 万人死于鼠疫。清末光绪年间（1894 年），香港流行严重鼠疫，"鼠疫传至香港，华人染疫而死者超过 2000 人，离港避难者多达 8 万人。"1894年 3 月，"广州鼠疫大作，初发于城南南胜里，不到十日蔓延全城，死者数万人，全城陷入恐怖景象，历时半年始息。"1910～1911 年，中国东三省发生鼠疫大流行，死亡 9.7 万人。"满洲里首见鼠疫，病死人口，旋由铁路线传至哈尔滨、长春、奉天等地，又入侵直隶、山东。"此次流行传播速度之快、波及地区之广，远远超过前两次大流行，但控制流行却比前两次迅速而彻底。人类与鼠疫的斗争也进入了科学阶段，1894年 6～7 月，日本传染病研究所创始人北里柴山郎（S. Kitasato，1856～1931）和法国细菌学家耶尔森（G. A. E. Yersin，1863～1943）先后找到了引起淋巴肿大和出血症的真凶，就是由老鼠传播的鼠疫杆菌。1895年，耶尔森制成抗鼠疫血清并用于防治鼠疫。1897 年奥加塔（M. Ogata）先后从鼠疫病人及家鼠尸体中发现鼠疫菌，随后又从跳蚤体内分离出鼠疫菌，首次提出鼠疫借助跳蚤传播；1905 年，利斯顿（W. G. Liston）发展了这个理论；1914 年巴科（A. W. Bacot，1866～

1927）揭示了鼠疫传染机制，阐明鼠疫是陆地平原有水地方的传染病之一，从而初步弄清了鼠疫的传染源和传播途径，加之当时强化了国际检疫措施，因此第三次鼠疫流行了约半个世纪就得到了控制。以后，科学家又相继发明了链霉素、磺胺药类，使鼠疫得到了有效治疗。

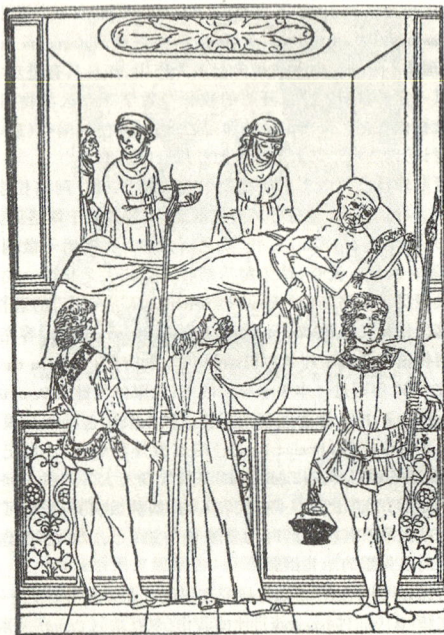

医生探望鼠疫病人

目前，鼠疫在北美、欧洲等地几乎已经绝迹。但在亚洲、非洲的一些地区，鼠疫还时有出现。1994年9月19日，印度工业城市苏拉特开始暴发大规模的肺鼠疫，20日第一个死亡病例出现，在随后的48小时内，有24个病人相继死亡。起初怀疑有人在水中投毒，后得知某地最近流行鼠疫，便马上化验血样，结果表明，病人全都染上了肺鼠疫，人们这才意识到可怕的鼠疫瘟神降临了。9月23日清晨，印度各大主要报纸、世界著名的通讯社及电子传媒，通过电视、广播、传真等各种现代化传播工具，把这一消息传遍了世界各地。苏拉特市民为躲避瘟疫，扶老携幼，利用一切可能利用的交通工具匆忙逃离这座鼠疫肆虐的城市。仅仅4天时间，就有50万人逃离苏拉特，占城市总人口的1/4。商店、市场、影剧院关门停业，学校停课，家长不许儿童外出。白天人们外出，用口罩、手帕等捂住口鼻，防止传染；晚上街道空无一人，昔日繁华景象荡然无存。

此外，还发生了医务人员逃避上班、高价销售药品、抢劫物品等一系列混乱事件，更有部分患者逃离医院，不知去向。由于失去控制，逃跑的患者和迁移的带菌市民，也把鼠疫病菌和恐惧情绪传播到了印度各地。不到 2 周时间，鼠疫已蔓延到印度的 7 个邦和新德里行政区，造成严重的生命和经济损失。尔后，鼠疫病菌继续扩散，甚至传播到了外国。在现代社会中，地球就像一个国际性的村庄，于是有 40 多个国家临时中断了与印度的空中和海上交通，其他国家也对来自印度的班机、轮船，以及乘客、货物等进行严格的卫生检疫。整个印度仿佛成了一名鼠疫患者，被严密地隔离起来。科学家曾经预言：人类传染病总体上朝着消灭的方向发展，但印度鼠疫的流行，表明消灭瘟疫还任重道远。销声匿迹多年的鼠疫为何再度在印度流行呢？专家们一致认为鼠疫的爆发是极为肮脏的环境所致。据说，苏拉特市是印度最脏的城市，垃圾成堆，臭味熏天。鼠疫流行期间，该市每天清理出的垃圾多达 1400 吨。

4. 霍乱：摧毁人类的最可怕瘟疫之一

自古以来，印度恒河三角洲是古典生物型霍乱的地方性流行区，有"人类霍乱的故乡"之称。早在公元前 400 印度医生就对这种由于内脏受到侵害而出现上吐下泻和异常危险的脱水最后导致死亡的疾病有所著述。1800 年，驻扎在东印度公司所属英国殖民地的数千名英国士兵在霍乱暴发中死亡。1817 年，一种特别严重致命的霍乱病在印度加尔各答地区突然流行，印度普降暴雨，洪水淹没了恒河两岸，5 月出现第一例霍乱病人死亡。随后霍乱越过印度边界进入邻国，向西传播到世界大多数地方，先传向日本、中国、阿拉伯国家，然后又北上欧洲。幸亏 1823 ~ 1824 年的冬天寒冷，暂时阻隔了霍乱的传播。

世界第二次霍乱大流行始于 1829 年夏季，到 1830 年，霍乱传到俄罗斯，有些欧洲国家开始限制旅行者入境。在英吉利海峡，英国军舰拦截从疫病流行地区驶来的货船，但是霍乱仍在蔓延。到 1831 年，霍乱病传到英国，致使 14 万人死亡，一些小村庄几乎全村覆灭。然后轮船又载着霍乱病菌越过大西洋传到北美。霍乱流行十分迅速而事先没有任何预兆，在当时人们也不知道用什么药物来治疗，所以得了此病便活不成了。直到 1832 年，全球霍乱才逐渐平息。对于 19 世纪初的人类来说，这种可怕瘟疫的发生、传播和控制都是一个谜。宗教领袖们把病魔的蔓延看作是上天对"人类傲慢"所做出的惩罚，许多患者为自己的"罪孽深重"而祈求宽恕。当患者从肠痉挛到腹泻，到呕吐、发烧，几天甚至几小时后面临死亡，感受到的除了恐惧还是恐惧。

世界第三次霍乱大流行从 1840 年开始，至 1862 年，持续 20 余年，死亡数百万人。仅俄罗斯在 1847 ~ 1861 年间，就有 103.28 万人死于霍乱。英国医生斯诺（J. Snow，1813 ~ 1858）通过流行病学调查和研究，第一个指出霍乱经水传播，从而控制了 1854 年伦敦流行的霍乱。

世界第四次霍乱大流行从 1863 年开始，沉寂一时的霍乱又死灰复燃，这次霍乱大流行历时 10 余年，到 1875 年才逐渐平息。1863 年，伊斯兰教徒在麦加圣地朝圣的集会上，9 万人都受到霍乱感染。这些人在回国途中到处散播传染，经陆海路径由印度将霍乱传至亚洲、非洲、欧洲及南北美洲，死亡人数之多令人寒悚。仅 1866 年东欧就死亡 30 多万人，1867 年德国死亡 11.5 万人，奥地利死亡 8 万人，匈牙利死亡 3 万人。1873 年匈牙利死去 19 万人，德国又死去 3 万人。这次霍乱大流行，估计全世界死亡人口超过 1000 万。

世界第五次霍乱大流行自 1881 年起，霍乱又由印度开始猛烈流行，后传至世界各地，死者不计其数。就在灾难和恐惧中，人类开始了对霍乱病菌的科学探索。1883 年第五次霍乱流行期间，德国医生、细菌学家罗伯特·科赫（Robert Koch，1843～1910）从病人粪便中分离出了病原体霍乱弧菌，并提出了判断疾病病原体的科赫法则，这一系列的杰出工作使他获得了 1905 年的诺贝尔生理学或医学奖。

世界第六次霍乱大流行从 1892 年开始，至 1899 年，持续数年；1923～1925 年又暴发流行，死亡千百万人。值得一提的是，1892 年德国汉堡流行霍乱，死亡 14 万人，当时该市的饮水未经过滤，而郊区的阿耳托纳居民却是饮用过滤的水，无一人得病。由此可知，霍乱流行与污染的饮水有密切关系。

世界第七次霍乱大流行于 1961～1964 年。1961 年，由埃尔托（El-Tor）生物型霍乱弧菌引起的霍乱开始从印度尼西亚的苏拉威西岛向毗邻国家和地区蔓延，再次席卷了西太平洋、南中国海域、直至南亚次大陆的大多数国家和地区，然后又传播到欧洲等国家，波及五大洲 140 个以上的国家和地区，报告霍乱患者 350 万人以上。1970 年，霍乱进入非洲，致使百年不见霍乱踪影的非洲从此深受其害。

世界第八次霍乱大流行始于 1991 年，霍乱发病的程度是上次流行以来最严重的一次，被称为"全球发生的不幸事件中最不幸的一件"。据世界卫生组织统计，1991 年全球有近 60 万例霍乱发生，死亡 1.67 万例。仅拉丁美洲一年内就有 40 万病例，死亡 4000 多人。1992 年 10 月，由非 01 群的一个血清型——0139 霍乱弧菌引起的新型霍乱席卷印度和孟加拉国的某些地区，至 1993 年 4 月已报告 10 余万病例，波及到包括中国在内的许多国家和地区，有人将其称为第八次霍乱世界性大流行。1994 年 7～8 月，扎伊尔的卢旺达难民营暴发霍乱和痢疾，有 8.5 万多人感染发病，其中 4.15 万人死亡。1997 年 7 月，霍乱又在扎伊尔的卢旺达难民营中暴发，造成 7 万人感染，1.2 万人死亡。

　　进入 21 世纪，霍乱仍在一些国家和地区肆虐，如 2001 年阿富汗首都喀布尔、赫拉特、贾拉拉巴德等地区暴发霍乱，共有 6000 多人感染霍乱，其中有 95 人死亡。中国广东也曾发生散播的霍乱。据世界卫生组织报告，西非布基纳法索、科特迪瓦和尼日尔暴发了霍乱。布基纳法索自 2001 年 7 月 14 日至 9 月 4 日，报告 55 例病例，其中 3 例死亡；科特迪瓦截止 8 月 12 日，报告 897 例，其中 47 例死亡；尼日尔自 8 月 27 日至 9 月 2 日，报告 13 例病例，其中 3 人死亡。2006 年 2 月，安哥拉罗安达等 6 个省暴发霍乱，至 5 月 1 日，累计报告病例 25266 例，死亡 1034 人。

5. 天花：人类惟一消灭的死神帮凶

　　虽然天花近年来已远离人们的视线，但在发现天花疫苗前，人类历史上曾不断出现天花大流行，每次都是死者枕籍，侥幸生存者也会在颜面上留下终生的疤痕。天花是恐怖程度可与鼠疫相比的一种传染病。天花是感染天花病毒引起的一种急性、高传染性的病毒疾病，特别是发热、严重头痛、腰痛，以及分布在身上周围部位的皮疹，这些疹子会由斑疹逐渐发展成丘疹、小疱和脓疱，无药可治。直到近代以前，天花仍是人类主要的致命疾病之一，100 年前，世界上大约 60% 的人受到天花的威胁，1/4 的感染者会死亡，受害者以儿童为主，大多数幸存者会失明或留下疤痕。幸运的是，现在天花已经被人类彻底消灭，成为第一种、也是惟一的一种被彻底消灭的传染病。

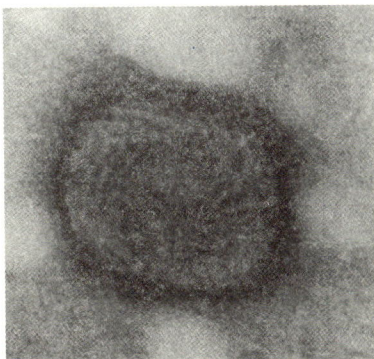

天花病毒

　　天花危害人类的历史可能比鼠疫还要久远，据传在 3000 多年前起源于印度或埃及。从古埃及法老拉米西斯五世等人的木乃伊上，可以发现天花留下的疤痕。印度在公元前 6 世纪，也有关于天花疾病的记载。中世纪时，天花在世界各国广泛流行，几乎有 10% 的人口死于天花，1/5 的人脸上

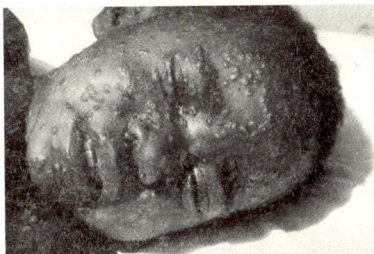

天花病人（来源　维基百科）

有麻点，甚至连皇帝也无法幸免。公元 846 年，在入侵法国的诺曼人中间突然暴发了天花，并一发不可收拾。诺曼人的首领不得不强令，将所

有的病人和看护病人的护理人员统统杀掉。

16世纪，西班牙人把天花作为武器输入了美洲，所不同的是美洲大陆比欧亚大陆更封闭，人们对天花的抵抗力更低，防疫手段更少，因此造成的损失更为可怕：从2000万锐减到数10万人，这是世界人口发展史上最黑暗的一幕。1519年，当西班牙军队入侵墨西哥时，他们将天花这种致命的疾病带到美洲大陆，方法是将天花病人的衣物毯子送给印第安人，然后任其传播。这次瘟疫的后果是摧毁了印加、阿斯特克这些超大型的美洲帝国。而印第安人并没有察觉。天花当时在墨西哥是没有先例的，当地居民也没有机会增强对天花的抵抗力。在以后的3年里，天花传遍了全国各地，致使200～300百万墨西哥印第安人死亡。西班牙人在攻打印加帝国时又把天花传入了南美。1555年，天花在墨西哥大流行，全国1500万人中有200万人死亡。16～18世纪，欧洲每年死于天花病的人数为50万，亚洲达80万人。仅在1719年的一次流行中，巴黎就死了1.4万人。1770年在印度死于天花的人逾300万。中国满清的顺治皇帝即是患天花死去的。康熙幼年为了避免感染，由保姆护侍于紫禁城外，不敢回宫看望他的父皇。法皇路易十五、英女王玛丽二世、德皇约瑟一世、俄皇彼得二世等，都是感染天花而死。在不到30年的时间内，欧洲先后就曾有五位国王或皇后因天花而丧生，人们因天花难以遏制的传染而惶恐。整个18世纪，欧洲死于天花的人数在1.5亿之上。在俄国，从1900年开始的10年间，死于天花者竟达50万人。

在18世纪的欧洲，因天花的蔓延所造成的人类的不幸是令人惨不忍睹的。面对这残酷的现实，英国乡村医生爱德华·詹纳（E. Jenner，1749～1823），怀着一种强烈的责任感和浓厚的兴趣迫切希望能够对天花这种疾病的防治作出点努力。詹纳在一次门诊中的意外发现，牛也生天花，但只是在牛的皮肤上出现一些小脓疱，叫牛痘。挤奶女工给患牛痘的牛挤奶，也会被传染长出小脓疱，但很轻微，一旦恢复正常，挤奶女工就不再得天花。詹纳猜想，从牛身上获取牛痘脓浆，接种到人身上，所有人都可以像挤奶女工一样不患天花了。后来的实践表明，詹纳的想法是正确的。

1796年5月17日，詹纳选择了自己47岁生日的这一天作为给人类接种牛痘的试验日，被试验的对象是一位活泼聪明的8岁男孩。试验开始了，实验室里气氛格外紧张，当詹纳将小男孩手臂上的皮肤划开，然后将一位挤奶姑娘痘里的淡黄色浓浆涂抹在男孩的伤口上时，在场的人们都深深地为詹纳捏了一把汗。然而，詹纳却从容镇定，他相信自己的试验会得到满意的结果。随后几天，詹纳对接种的男孩进行周密的观察，一个星期后，事实终于证明：人接种牛痘的试验成功了。但是，接种了牛痘的人是否就肯定不患天花呢？一个更为严峻的考验摆在詹纳的面前。经过周密的准备之后，给接种了牛痘的男孩再接种天花的试验又开始了。人们为詹纳的大胆而悬着一颗心，詹纳也度日如年，急切地期待着试验的结果。半个月过去了，被接种天花的那个小男孩安然无恙。天花的克星终于找到了，人类历史上第一次接种牛痘预防天花的试验成功了。这项试验的成功，标志着困扰人类 1000 余年、曾夺走无数人生命的病魔，被医学史家们称为"死神的帮凶"的天花，从此被人类制服了。

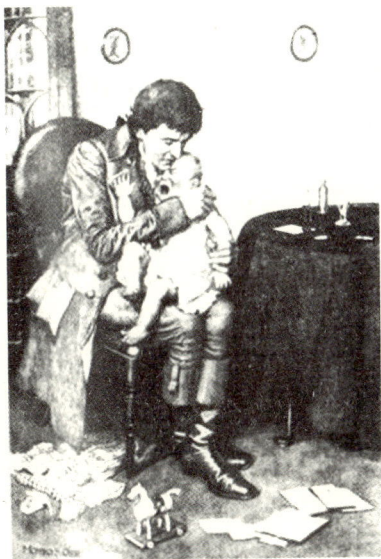

詹纳给小男孩接种牛痘

在中国，近代科学家葛洪所著的医学书籍《肘后备急方》中，第一次描写了天花的症状及流行情况："比岁有病时行，乃发疮头面及身，须臾周匝，状如火疮，皆载白浆，随决随生，不即治，剧者多死。治得差者，疮瘢紫黑，弥岁方灭，此恶毒之气。"推断此病大约是在公元 1 世纪传入中国的，由战争中的俘虏带来，故名"虏疮"。

最早防治天花的方法，是中国人发现的人痘接种法：以人工法使接种者感染一次天花而后获得对天花的免疫力。就是找一些生过天花、没死的小孩，把他身上的一些浓疮刮下来变成粉末，再塞在别的小孩鼻孔里面，诱发这个小孩发生类似牛痘一样的人痘的症状，于是发生过一次人痘的人就终身免疫。这种方法不久就传到了国外，但接种人痘法的人，仍有约 2% 的死亡率，还是不很安全。18 世纪传入英国以至欧洲及北非。

詹纳幼时也种过人痘，后来在行医过程中通过挤奶妇女的经验得知，得过牛痘后就不会再生天花，由此得到启发发明了接种牛痘法。这样接种牛痘，可以大批量生产，而且很有效，所以很快的全英国展开。公元1805年，接种牛痘法由澳门的葡萄牙商人传入中国，扑灭了当年华南地区的天花大流行。这也说明，科学是无国界的。从人痘到牛痘这是一个很好的科学发展的过程。从中国发明人痘法，再传到英国变成牛痘法，牛痘法再通过葡萄牙医生再回传到中国来，把中国人救了。

20世纪，由于接种牛痘技术在世界范围内的普及，使天花病毒无处藏身，天花的疫苗也很便宜，加上政府补贴，全球所有贫穷地区的人民都用得起。1960年以后，天花在中国停止传播，但世界上每年仍然有约5000万人感染天花。1967年，世界卫生组织发起了消灭天花运动。1977年10月26日，非洲索马里的梅尔镇发现世界最后一例天花从此绝迹。1978年英国实验室发生事故，有2名工作人员染上天花。1980年5月，世界卫生组织在第23届世界卫生大会上宣布天花已在全世界彻底消灭，天花病毒在自然界已不存在，全世界停止接种牛痘。但是，由于天花病毒杀伤力巨大，冷战期间美国和前苏联都曾试验用它制成生物武器，现在还有天花病毒保存在美国和俄罗斯的绝密实验室里。

世界卫生组织本来决定在2002年销毁美国和俄罗斯的病毒库存，但美国911恐怖袭击事件和炭疽恐慌发生后，为了可以让科学家们有时间研制更有效的疫苗和治疗措施，防止恐怖分子利用病毒发动袭击，美国总统布什于2001年11月决定保留天花病毒。因此，世界卫生组织在2002年初又决定推迟销毁天花病毒的最后期限。天花曾经危害人类几千年，20年前这个恶魔终于彻底绝迹，到目前为止，它是人类惟一消灭的传染病。今天，天花疫苗已不再生产，经世界卫生组织授权，天花病毒毒株保存在两地：美国佐治亚州亚特兰大美国疾病控制预防中心、俄罗斯新西伯利亚维克托实验室国家病毒与生物技术中心。

美、英等国认为，世界已告别牛痘20多年了，各国在这期间诞生的年轻人根本没有对天花病毒的免疫力。一旦有恐怖分子拿天花病毒作为武器，产生的后果是极其可怕的。由于担心恐怖主义分子利用生物武器进行新一轮袭击，美国又开始接种天花疫苗了，连总统布什也不例外。澳大利亚在2002年12月批量进口了5万支天花疫苗，新西兰、英国和加拿大也都大量购买天花疫苗，并为有关人员注射。

6. 肺结核：穷人坐以待毙的富贵病

肺结核病自古就在全世界广泛流行。古巴比伦和亚述的医生就有对肺结核病的描述，"病人常常咳嗽，痰稠，有时带血，呼吸如吹笛，皮

肤发凉，两脚发热，大量出汗，心乱。病极重时常有腹泻……。"在 18
世纪之前由于无药可治，患者十有九死，故称"白色的瘟疫"。1865～
1869 年，法国著名医师维尔曼（J. A. Villemin，1827～1892）将肺结核
病人的排泄物注入低等动物体内，从而证明了肺结核病的传染性。1882
年德国医生、细菌学家罗伯特·柯赫（Robert Koch，1843～1910，1905
年因结核病的卓越研究获得诺贝尔生理学或医学奖）发现了结核分枝杆
菌，虽能查出病因，但病人只能长期卧床休息，通过进食高营养物质来
延缓生命，治愈的机会极为渺茫。一般肺结核病人承受不了这样的经济
负担，只能坐以待毙。直到 1945 年美国微生物学家塞尔曼·瓦克斯曼
（S. A. Waksman，1888～1973，1952 年获诺贝尔医学和生理学奖）等人
发明链霉素等特效药后，全球肺结核病受到控制，死亡率逐渐下降。自
1882 年德国细菌学家罗伯特·柯赫发现结核分枝分杆菌以来，迄今因
肺结核病死亡人数已达 2 亿。

　　而今日重提防治肺结核病，是因为曾经长期肆虐许多国家和地区，
夺去全球数以亿计的人的生命的肺结核病，目前在世界范围内都有死灰
复燃的苗头。现已在 100 多个国家中发现了抗药性结核分枝杆菌，据统
计，全世界肺结核病人死亡人数已由 1990 年的 250 万增至 2000 年的
350 万。75%的肺结核病死亡发生在最具生产力的年龄组（15～45 岁），
因为学习工作紧张、压力大、人际交往频繁导致身体素质下降，易患上
肺结核病，同时又因为活动范围广又成为危险的传染源。全球有 20 亿
人携带结核分枝杆菌，每年仍有约 800 万人受到肺结核病感染，2004
年全球新增 890 万个肺结核病例，有 170 万人死于肺结核病。

　　结核艾滋联手无人能敌。全球感染艾滋病病毒人数在 4000 万人以
上，而全球 63 亿人口中，有约 1/3 的人口感染了结核分枝杆菌。肺结
核病不仅直接威胁人类的健康，同时又充当了艾滋病的帮凶。当一个感
染了艾滋病病毒（HIV）的患者又感染了结核分枝杆菌之后，其肺结核
病发病率比 HIV 阴性者高 30 倍。

　　中国是世界上第二大肺结核病情严重的国家，也是艾滋病蔓延比较
快的国家，必须要警惕肺结核与艾滋病相伴而来。据专家介绍，一个
HIV 阴性者感染结核分枝杆菌后，在其一生中约有 10%的机会发生肺
结核病，而一个 HIV 阳性者在一年中就有 10%的发病机会。目前，全
球肺结核病与艾滋病双重感染的病例逐年增加，1990 年双重感染的病
例占全部肺结核病人的 4.2%，然后以每年 10%的速度增加，2000 年上
升到 13.8%。

7. 狂犬病：死亡率极高的疫病

　　狂犬病是古老的疾病，主要由患病疯狗咬伤引起。在中国古代，

《左传·襄公十七年》中有"国人逐瘝狗"的记载，"瘝狗"即狂犬。长沙马王堆汉墓医书中有"狂犬病"的病名。晋代葛洪《肘后备急方》记有："凡狂犬咬人，七日一发，过三十七日不发，则脱也，要过百日乃为大免耳。"隋代《诸病源候论》对狂犬病的潜伏期及临床症状、治疗都有详细地论述。在国外，虽然明确的狂犬致病的记载早在400多年前就有了，1566年疯狗咬人致病的案例被记录下来，但直到1885年，人们还不知道狂犬病到底是由什么引起的，狂犬病病毒清晰地呈现在人们的眼前仅仅只有100多年的历史。

法国著名科学家巴斯德（Pasteur，1822－1895）的试验，为狂犬病的防治开辟了新的路径。巴斯德从实践中发现，将含有病原的狂犬病延髓提取液多次注射兔子后，再将这些毒性已递减的液体注射于狗，以后狗就能抵抗正常强度的狂犬病毒的感染。

狂犬病是死亡率最高的传染病，病死率几乎是100%。这是因为狂犬病病毒有嗜神经性，主要攻击大脑和神经组织，而且沿着人体神经的走向游走，攻击的目标扩散到几乎所有的神经组织，包括小脑、脊椎、肾、内脏，导致中枢神经衰竭，所以一旦发病几乎无法抢救。

世界大多数国家都有狂犬病的发生，每年约有100多万人被狂犬病动物咬伤，有6万多人死于狂犬病，其中90在亚洲国家和地区。为此，世界卫生组织专门成立了亚洲狂犬病工作组，帮助亚洲地区防治狂犬病。

狂犬病在中国流行已久。新中国成立后，自1951年起开展全国性灭犬活动，狂犬病得到了控制。但20世纪70年代以后狂犬病疫情又开始上升并日趋严重。据统计，2001年中国狂犬病发病891例，死亡854例；2002年中国狂犬病发病1122例，死亡1003例。2003年上半年，中国部分地区暴发流行传染性非典型肺炎，导致数百人丧生。但中国卫生部公布的2003年上半年中国重点传染病疫情，却出乎人们意料，位居重点传染病死亡数和病死率榜首的，并不是传染性非典型肺炎，而是一个古老的疫病：狂犬病。2003年1～6月，狂犬病发病人数达到545人，比2002年同期超出89人。其高病死率，使患上这种传染病的人绝大多数不治身亡。

人类患狂犬病要有两个前提条件：一是动物带有狂犬病毒，二是病毒的数量和毒力要足够发病。并不是只有患有狂犬病的动物带有病毒，看上去健康的狗和猫也可能带有狂犬病毒，而且病毒在动物体内都有其归宿性，狂犬病毒就存在动物的唾液腺里，如果人类与它们亲热或被它们咬了，就会染上病毒。但染上病毒并不意味着一定会发病，如果感染上的病毒量不大，毒力不强，而被感染者的身体免疫力较强，就可能不发病，成为隐性感染者。所以，与狗、猫等动物接触，不要过于亲热，应该保持一定的距离。

8. 艾滋病：使人类丧失免疫力的恶魔

艾滋病的全称是"获得性免疫缺陷综合征"（AIDS）是由人类免疫缺陷病毒（HIV）侵犯和破坏辅助性 T 淋巴细胞而导致人体免疫系统出现无法修复的损害，使人体丧失抵抗各种疾病的能力，是一种致命性的慢性传染病。1981 年 6 月，美国疾病控制中心首先报道了 5 例这样的病例，他们都是同性恋者，随后，在美国和其他国家都陆续发现了类似症状的病人，后在全世界大规模传播开来。1981 年全世界艾滋病病毒感染人数仅为 152 人，至 1985 年上升为 1.35 万人，以后感染人数逐年急剧攀升。20 世纪末，联合国艾滋病规划署和世界卫生组织的报告称，自艾滋病 80 年代初开始在全球流行以来，世界范围内累计已有 5000 万人感染了艾滋病病毒，其中 1600 万人已离开人世。1999 年艾滋病在世界范围内的蔓延势头并未得到明显减弱，全球有约 560 万儿童和成人新感染上艾滋病病毒，有 260 多万人死于艾滋病，创下了历年来的最高记录。同时，艾滋病的蔓延还呈现一些新特点，有 50% 以上的艾滋病病毒感染者都是 25 岁以下的青年人，平均每分钟约有 6 名 25 岁以下的青少年受到感染；在被称为世界艾滋病"重灾区"的撒哈拉以南非洲地区，艾滋病病毒感染者中女性比例已超过男子。据统计，该地区约 1010 万名男子感染艾滋病病毒，而女性则高达 1220 万人。报告还发现，1999 年全球艾滋病蔓延速度最快的为前苏联地区。

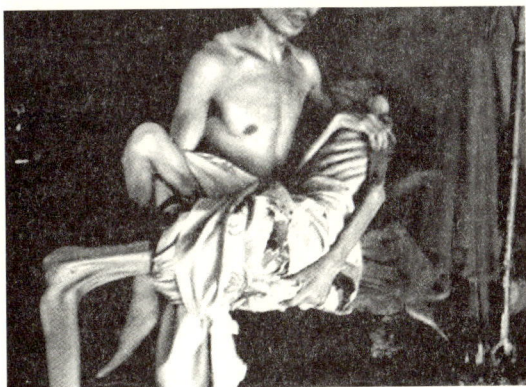

艾滋病病毒又夺去一个人的生命

在非洲一些贫穷落后国家有为处女发证的习俗，听说与处女睡觉能够治疗艾滋病，致使许多艾滋病感染者很容易找到这些 15 岁以下的持证女童，然后采取各种方式与其发生性行为，从而加剧了艾滋病在女童之间的传播。在南非城市索维托，许多人把集体"开处"（夺取处女童贞）当作一项娱乐活动，导致强奸、轮奸案件频频发生。那里的女孩经常受到性骚扰，她们已经把强迫性行为当作苦难生活的一部分，默默忍受。但进入21世纪，迷信处女能治艾滋病的邪恶之风在非洲蔓延，受害女孩的年龄越来越小，甚至女婴也不能幸免。南非一名3岁幼女被其父亲强奸后不治身亡；一名仅14个月大的女婴遭到长辈轮奸；甚至一名仅9个月大的女婴遭到6名24～66岁的男子轮奸和鸡奸。南非每天有多达58个小女孩被强奸或性侵犯，成了全世界强奸案犯罪率最高的国家，而与处女发生性关系能够治疗艾滋病的迷信思想，是导致女婴遭强奸案日益增加的原因。

目前全世界63亿人口中有3860万艾滋病病毒感染者，其中90%在发展中国家，仅非洲就有2800多万患者。女性艾滋病感染者为1750万人，接近男性的感染人数。此外，全球还有230万儿童感染了艾滋病病毒。撒哈拉以南的非洲地区仍是艾滋病病毒感染者最多的地区。这一地区的人口只占全球人口的10%左右，但集中了全球60%的艾滋病病毒感染者。此外，拉美地区也是目前受艾滋病影响最严重的地区之一，至2005年底，已有200万艾滋病病毒感染者，成人艾滋病病毒感染率达1.6%。亚洲共有830万艾滋病病毒感染者，其中2005年新增感染者110万。10年前，全球大约每10名艾滋病病毒感染者中有1名在亚洲地区，如今这一比例上升到5比1。东欧和中亚地区也是艾滋病病毒感染者增加最快的地区，2005年的感染人数比2003年增加了25%，死于艾滋病的人数增加了1倍。

2001年，在富裕的西方发达国家，有50万名艾滋病病毒感染者接受了抗艾滋病药物的治疗，只有2.5万人死亡；而由于药品昂贵，在非洲国家只有3万人能接受治疗，230万名患者死亡。2002年，全球有250万名患者死于艾滋病，其中女性120万人。由于艾滋病的蔓延，博茨瓦纳、马拉维、莫桑比克和斯威士兰等非洲国家的人均寿命已经降至40岁以下，成为非洲的第一"杀手"。艾滋病是一种全球性的传染病，要在全球控制艾滋病蔓延每年至少需要100亿美元。这笔巨额资金主要来自发达国家的捐助，但也只能落实1/3。随着艾滋病在亚洲和东欧的进一步蔓延，今后20年内可能有7000万人失去生命。

2002年6月，联合国工作组对中国艾滋病最新状况作出评估报告：中国的艾滋病病毒（HIV）感染者可能已超过100万。这一数字高于中国卫生部估计的84万，中国的感染人数已到了快速增长期。不过报告指出，数字并不能反映事实的全部，特别是在中国这样拥有庞大人口的国度，许多隐藏在"冰山一角"下的危险因素还没有被完全注意到。

而且中国是世界上艾滋病病毒最多的国家之一，有来源于泰国吸毒人群的 B 亚型、来源于印度吸毒人群的 C 亚型、来源于东南亚地区的 E 亚型、少数非洲回国劳工感染的非洲 A、D 和 G 亚型及主要见于南美洲的 F 亚型等 8 种类型的艾滋病病毒流行。2001～2002 年的情况表明，艾滋病在中国的主要传播途径为吸毒者共用针头、不洁净的血清采集和不安全的性行为，年轻人、流动人口、妇女等都是 HIV 易感人群。鉴于艾滋病在中国发生暴发性流行的潜在危险很大，为遏制艾滋病快速上升的势头，国务院还专门制定了《中国遏制与防治艾滋病行动计划（2001 至 2005 年）》，以实现 2010 年将艾滋病病毒感染人数控制在 150 万人以内的目标。

（二）中国历史上的瘟疫灾难

中国过去几千年中经历过不少瘟疫，《左传》、《礼记》、《黄帝内经》、《诸病源候论》等，都有记载传染病流行的情况。《素问·刺法论》称："五疫之至，皆相染疫，无问大小，症状相似"，强调"全神养真"、"避其毒气"。北宋医学家庞安时在《伤寒总病论》中提到："天行之病，大则流毒天下，次则一方，次则一乡，次是偏着一家"。金元名医刘河间在《伤寒标本》一书中还正式用了"传染"二字。明代医家吴又可在《瘟疫论》中进一步提出："邪之所着，有天受，有传染，所感虽殊，其病则一。"在古代中国，因为贫困、落后，人们不懂得病原微生物，更没有科学的防疫知识，因而瘟疫猖獗，不少地区出现"千村薜荔"、"万户萧疏"的悲惨景象。

1. 古代中国人对瘟疫起源的认识

从历史上看，中国是一个瘟疫频发的国家。有文字记载的最早的疫病发生于 3000 多年前的殷商时代，当时的甲骨文记录了所发生的疫病。古代中国有关瘟疫的说法很多，古籍中记载的有数十种，如疫、疫气、疠气、疫疠、温热、天行、疠、气疾、痒疥疾、瘟、疾疫、痘疹、痘疫、大头瘟、疙瘩瘟、羊毛瘟、痧症、烂喉痧、喉症、温疟、疫瘴、霍乱、霍乱转筋、瘟疫、鼠瘘、疟疾、天花、鼠疫等。

对瘟疫的起源，在远古时代的中国，人们对日月、天灾、疫病、死亡等现象无法解释，就认为是神仙、天帝主宰、鬼神作祟。"厉"与"疠"是最早用于形容瘟疫流行的字，然后又出现"瘟、疫"等字，"瘟"则从"温病"演变而生。《释名》说："疫役也，言有鬼行役也。"因此专管祈祷、祭祀的"巫"，也就应运而生，如巫师、巫医、巫婆等。后来古人渐渐认识到"邪气"、"外邪"、"邪毒"等侵袭人体，是致病的因素，才否定了鬼神说。到了明清时代，由于瘟疫流行，温病学说开始出现，知道疫邪"从口鼻入"。归结起来，对疫病有以下几种说法：

（1）鬼神说：古代人把致很多人死亡的流行性传染病视为鬼神作祟，所谓邪祟，是有邪鬼在那里为患。《楚辞》中说："伯强，大疠疫鬼也，所致伤人。"相传三皇五帝的颛顼有三个儿子，都感疫病而死，怨气不散，都变作疫鬼。一个年纪最小，常住人家宫室里，喜惊吓小儿，叫作小儿鬼；一个因为住在若水旁边，奔走山林，感受山岚疠气而死，所以仍住在若水，为魍魉鬼；一个跑到江南，感受疟病而死，所以住在江水，为疟鬼。这三种鬼都会让人致病。"疟病之来，必由于鬼，一寒一热，就是鬼在作弄人"。在阴阳两极的世界里，地、鬼等都属于阴类，天、神等都属于阳类，有疫鬼就有疫神，如方相神就是专门驱逐疫鬼的。《山海经》称："西王母其状如人，豹尾虎齿而善啸，蓬发戴胜，司天之厉及五残。"西王母是天上的刑官，也是疫疠之神的总管，居住玉山，生得形如人貌，后生豹尾，口生虎齿，而善啸，乐蓬头发戴玉，职司是管人世间灾疠和五刑残杀之事。唐代的《千金翼方》中还有"禁疫鬼文"、"禁温鬼法"、"咒疟鬼法"、"禁疟鬼法"等禁咒、神符，说明那时的古人迷信疫病是有鬼怪作祟，因而符咒、拜神之风盛行。

古代的民间也有防疫驱鬼的方法。在帝尧年代，洪水泛滥，孔壬任职共工四十余年，专司治水，但其"虞于湛乐，淫失其身"，被革职流放。因行恶被杀，其儿子也遭追杀，逃到山里，又冷又饿，终于在冬至日死去，尸身腐烂，他的游魂就到处为厉，变成疫鬼。但有一种药，叫做赤小豆，是疫鬼所最怕的，这是制伏他的方法。所以，每年在冬至日，用赤小豆作食物，吃了以后就不会怕疫鬼。或者在每年腊日，敲击细腰之鼓，戴胡人之帽，装作金刚力士之状，亦可驱逐疫鬼。汉朝大傩有十二种神，专食恶魔，能为人间驱除疾疫。因此，在疫病流行时，举行"大傩驱疫"的仪式，以舞降神，驱除疫鬼。

（2）疫兽说：《山海经》说："复州之山，有鸟焉，其状如鸮，而一足彘尾，其名曰跂踵，见到其国大疫。"又说："太山，上多金玉，桢木，有兽焉，其状如牛而白首，一目而蛇尾。其名曰蜚，行水则竭，行草则死，见则天下大疫。"《上古秘史》也说这些异鸟怪兽在哪里出现，哪里就有疫气，就会出现大疫，人闻到那股毒疠之气，个个寒颤吐泻，生疫病而死，且传染极快，一而十，十而百，百而千，无法可救，死者数以千计，人们只能远徙到几十里以外避之。

因此，只有靠神仙打死了这只异鸟，疫气才自绝。而那只蜚兽，古人用返魂树提取了一种震灵丸，也叫震檀香、返生香，将此香点起后，死者自能复生，疫兽则难以逃脱。于是，浓烈的檀香气将蜚兽熏死，众人拣了许多干柴枯叶置于蜚兽尸身上，点火焚烧，"一时烈焰冲天，蜚兽的尸体，渐渐消化，足烧了两个时辰方才竣事。"此后，芳香辟疫的习俗也一直沿传下来，至今仍在民间流行。

（3）劫数说：凡事都由天定，"死生有命，富贵在天"，疠疫也不例外。冥冥之中自有一种主宰，到了那个时期，不期然而然的自会发生。所谓"天意难违"，注定的疠疫灾难，劫数难逃。这种劫数，有大有小，时间有长有短，有的几百年一劫，有的几年一劫，最大的是天地之劫，最小的是蜉蝣，朝生暮死。诸如流感之类的疫病，在人间几年一次中流行，几十年一次大流行，来无影去无踪。

（4）病虫说：因为天时，湿热蒸郁，山岚恶浊之气孕育种种极小的病虫，从人的口鼻吸入肺部；或穿入食物之内，吞入胃部。那病虫蕃衍挛生，从血管遍达全身，因而不可救药的。在古代，病虫说往往与尸体、疫鬼连在一起，如"尸体腐烂，化为病虫，四散飞行"。"疠"字是由"疒"和"蚩"合成，而"蚩"则表示各种怪虫毒物，意思是疠疫是由怪虫毒物所致的。

（5）邪气说：《灵枢·贼风》篇有"其毋所遇邪气，又毋怵惕之所志，卒然而病者，其故何也？唯有因鬼神之事乎？岐伯曰：此亦有故邪留而未发，因而志有所恶，及有所慕，血气内乱，两气相搏，其所从来者微，视之不见，听而不闻，故似鬼神"的论述。说明古代医家否定了鬼神致病的迷信观念，提出是邪气侵袭人体而致病，因为"邪气""从来者微，视之不见，听而不闻"，所以人们疑为鬼神作祟。唐代医学家孙思邈在《千金要方》中也说："原夫霍乱之为病也，皆因饮食，非关鬼神。"表明饮食不当可以致病，与鬼神无关。

（6）疫气说：汉代曹植在《说疫气》中记载："建安二十二年（公元 217 年），疠气流行，家家有僵尸之痛，室室有号泣之哀；或阖门而殪，或覆族而丧。"描写了当时疫气流行肆虐的悲惨情景。《肘后备急方》说："岁中有疠气，兼挟鬼毒相注，名曰温病。"《诸病源候论》中也提出：时气、温病都是"人感乖戾之气而生病"。中国医学史上第一部温病学专著《温疫论》说："疫者感天地之疠气，在岁运有多寡，在方隅有厚薄，在四时有盛衰。此气之来，无论老少强弱，触之者即病。"吴又可认为温病的病因并非风、寒、暑、湿等六气所感，而是自然界中一种特殊的致病物质——"疠气"，温疫有很强的传染性，"邪从口鼻而入"。当时的温病医书有 50 多种，也有很多行之有效的验方古方。余伯陶在《鼠疫抉微·疫情篇第一》中说："疫从地气而来，鼠先染疫而死，死鼠秽气熏人，感之即病。"但由于时代限制，医家缺乏对"温邪"、"疫邪"、"邪毒"等病原的微观认识，这也是中国传统医学的缺陷，也是中西医结合的发展方向。

2. 古代中国人对瘟疫传播的认识

中国的先祖在与瘟疫的抗争中，很早就认识到瘟疫具有传染性、流行性特点。2200多年前战国晚期的《黄帝内经》记载："五疫之至，皆相染易，无问大小，疫状相似。"公元121年许慎在《说文解字》中也指出："疫者，民皆疾也。"晋代王叔和的《伤寒例》说："是以一岁之中，长幼之病多相似者，此则时行之气也。"先祖们还认识到这种传染性、流行性与气候、四时有关。先秦的《周礼·天官》曰："四时皆有疠疾，春时有痟首疾，夏时有痒疥疾，秋时有疟寒疾，冬时有嗽上气疾。"《礼记·月令》说：孟春"行秋令，则其民大疫"；季春"行夏令，则民多疟疫疾"；仲夏"行秋令，民殃于疫"。同时，古人也认识到瘟疫可以通过呼吸道、接触和饮食等途径进行传播：

（1）呼吸道传播：公元3、4世纪间成书的《释名》说："注病，一人死一人复得，气相灌注也。"表明可经呼吸道传染注病。明代虞搏在《医学正传》中说："其侍奉亲密之人，或同气连枝之属，熏陶日久，受其恶气，多遭传染，名曰传尸。"清代王清任《医林改错》曰："天行触浊气之瘟疫，由口鼻而入气管，由气管达于血管"。清朝郑有岩在《鼠疫约编》中记载，清光绪十六年（公元1890年）"冬间，鼠疫盛行。疫将作，则鼠先死，人感疫气辄起瘰疬，缓者三五日死，急者顷刻，医师束手"。

（2）接触传播：东晋葛洪的《肘后方》认为："马鼻疽乃因人体上先有疮而乘马，马汗及毛入疮中"而引起。隋朝巢元方在《诸病源候论》中提出：麻风病是风邪或五虫入皮肤所致。宋代杨士瀛在《仁斋直指方论》中指明："不可入痨瘵之门吊丧问疾，衣服器皿中皆能乘虚而染触焉。"民国年间《续遵义府志》记述：清同治三年（1864年），"疫大作，有全家病卧者，有相继抱病故者……至秋，疫瘴又作，凡下田获谷者染瘴扑地，十死五六。"

（3）动物虫媒传播：清朝洪雅存《北江诗语》称："时赵州有怪鼠，白日入人家，即伏地呕血死。人染其气，亦无不亡殒也。"清代汪期莲在《瘟疫汇编》也说："忆昔年（即1828年清道光八年）入夏，瘟疫大行，有红头青蝇，千百为群，凡入人家，必有患瘟而死之者。"光绪甲午年（1894年），鼠疫传至广东不久，民众就知道"其病由死鼠之气，蒸传于人"，"于是家家捕鼠，几致搜掘无遗。"

（4）食物传播：东汉张仲景在《金匮要略》中，从食物来源、气味、色泽、存放和污染等情况，介绍了各种疫毒、致毒、致瘵的后果，提出六畜"疫死，则有毒，不可食"；"秽饭、馁肉、臭鱼食之皆伤人"；"凡蜂、蝇、虫、蚊等集食之上，食之致瘘"。东晋葛洪《肘后方》说："凡所以得霍乱者，多起于饮食。"

3. 古代中国人对瘟疫防治的方法

自东汉张仲景名著《伤寒论》问世至明清时的温病学派，治疗瘟疫的专著有数百部。如明代沈之问的《解围元薮》为中国第一部治疗麻风病专著，明末陈司成的《霉疮秘录》为中国第一部证治梅毒病专著，清代张璐的《伤寒缵论》、《伤寒绪论》和叶天士的《温热论》、吴鞠通的《温病条辨》、王孟英的《温热经纬》、杨栗山的《伤寒温疫条辨》、戴天章的《广温疫论》、汪期莲的《瘟疫汇编》、余霖的《疫疹一得》等对伤寒、疟疾、肺结核、天花、白喉、麻疹、麻风、痢疾、血吸虫病等传染病的症状和治疗均有论述，为传染病的辨证、治疗提供了切实有效的方法。

"预防"一词最早见于《周易·下经》，"君子以思患而预防之。"至于对瘟疫的预防，早在战国晚期的《黄帝内经》中已明确提出："不治已病，治未病"。"夫病已成而后药之，乱已成而后治之，譬犹渴而穿井，斗而铸锥，不亦晚乎?"金元的朱丹溪在《丹溪心法》中更明确提出："与其救疗于有病之后，不若摄养于无病之前。"可见，中国的古人、中国的传统医学非常重视未病先防，提出了许多预防瘟疫的有效措施：

（1）隔离措施：在秦代，已设有疠人坊，专收麻风病人，进行隔离。《汉书·平帝纪》记载有"民疾疫者，舍空邸第，为置医药"的隔离疫疠措施。南北朝范晔的《后汉书》记载：汉桓帝延熹五年（162年），陇右军中大疫，死者十三四，当时就设有"庵庐"（野外传染病院），对疫病患者实行隔离。《晋书王彪之传》云："永和末（公元356年）多疾疫，朝臣家有时疫染易三人以上者，身虽无疾，百日不得入宫。"明代萧大享《夷俗记》说："凡患痘疮，无论父母兄弟妻子，俱一切避匿不相见。"清代熊立品在《治疫全书》中提出瘟疫流行时节的"四不要"原则："瘟疫盛行，递相传染之际……毋近病人床榻，染其秽污；毋凭死者尸棺，触其臭恶；毋食病家时菜；毋拾死人衣物。"通过隔离病人，可以防止传染病的扩散。

（2）药物防疫：古代药物防疫的方法很多，有口服、佩带、粉身及悬挂等。唐代孙思邈在《千金要方》中指出：治疗和预防传尸病（肺结核），可服用金牙散；还介绍"绛囊盛带之"以驱辟秽气。元代滑寿在《麻疹全书》中提出：在麻疹流行季节，可服用消毒保婴丹等预防。明代龚廷贤在《寿世保元》中列有"屠苏酒"方，"饮此酒以辟瘟疫邪气"；并介绍一种"断瘟疫法，令人不相传染，密以艾灸病人床四角各一壮，勿令人知。秘法也。"《诸病源候论》也认为，对于温病可"预服药及为法术以防之"。

（3）熏蒸消毒：《周礼·秋官》记载有用莽草、嘉草等烧熏驱虫防病的方法，"凡驱蛊，则令之"；"除毒蛊，以嘉草攻之"；"除蠹物，以莽草熏之，凡庶蛊之事。"在敦煌石窟中保存着一幅"殷人薰火防疫图"，描述了殷商时代以火燎、烟熏方法来杀虫、防疫的情景。明代李时珍在《本草纲目》中指出："天行瘟疫，取出病人衣服，于甑上蒸过，则一家不染。"清代罗世瑶在《行军方便便方》一书中说："将初病疫气人贴肉布衫，于蒸笼内蒸一柱香，久则全军不染。"

（4）饮食卫生："安身之本，必资于食。"唐代孙思邈在《千金要方》中指出："勿食生肉，伤胃。一切肉惟煮烂。"宋代庄绰在《鸡肋篇》中说："纵细民在道路，亦必饮煎水。"明代李时珍在《本草纲目》中说："凡井水有远从地脉来者为上，有从近处江湖渗来者次之，其城市近沟渠污水杂入者成碱，用须煎滚，停一时，候碱澄乃用之。"

（5）清洁环境：《礼记》说："凡内外，鸡初鸣……洒扫室堂及庭。"战国时燕国铺设陶制地下水道来排除积水，以保持城中环境卫生。清朝尤乘在《寿世青编》中说："人卧室宇，当令洁净，净则受灵气，不洁则受故气。故气之乱人室宇，所为不成，所依不立，即一身亦尔，当常令沐浴洁净。"清朝王孟英在《霍乱论》中说："人烟稠密之区，疫疠时行，……故为民及有心有力之人，平日即宜留意，或疏浚河道，毋使积污，或广凿井泉，毋使饮浊，直可登民寿域。"可见古人十分重视个人清洁卫生和环境卫生，已认识到这样做可以防止疫疠流行，提高民众的健康水平。

（6）驱蚊防蝇：中国在后汉已使用蚊帐，南宋已使用防蝇食罩。北宋刘延世《孙公谈圃》说："泰州西溪多蚊，使者行按左右，以艾熏之。"《琐碎录》载有驱蚊诗："木别芳香分两停，雄黄少许也须称。每到黄昏绕一炷，安床高枕到天明。"宋代还出现专门卖驱蚊药的店家，而药物烟熏驱蚊直到现在仍然盛行，只是蚊香的药物成分不同而已。

（7）接种免疫：东晋葛洪在《肘后方》中，有"疗猘犬咬人方：仍杀所咬犬，取脑傅之，后不复发"的记载，即用狂犬的脑敷涂在人体被狂犬咬伤的伤口上，便能预防狂犬病。这是中国发明的人痘接种术，也是世界上最早的人工免疫的记录。清朝俞茂鲲所著的《痘科金镜赋集解》说："又闻种痘法起于明朝隆庆（约公元1567～1572）年间，宁国府太平县，姓氏失考，得之异人丹传之家，由此蔓延天下。"记载的是安徽太平县有人用接种人痘的方法预防天花，比1796年英国医生詹纳发明的牛痘苗接种预防天花要早 200 多年。1681 年，康熙皇帝下诏在全国推广人痘法以预防天花流行。

4. 中国历史上流行的瘟疫

从《史记》（公元前 369 年）到明朝末年（1647 年）的 2000 余年中，仅正史的文献记载就有 95 次瘟疫流行。从 1500 年至 1911 年不到 500 年中，共发生大疫 238 次，平均不到两年就有一次。大疫流行时，往往"死者不可胜计"，"丁尽户绝"，"户灭村绝"，惨绝人寰。新中国成立后，大力开展以除害灭病为主的群众性爱国卫生运动，天花、鼠疫等烈性传染病已被消灭，许多严重危害人民健康的烈性传染病得到控制。本书记载的瘟疫仅是其中的一部分，由此可以看出瘟疫对中国人民的生命危害是极大的。

（1）不同时期流行的疫病种类。在中国古代虽然流行各种疫病，但当时的中医学水平无法确定病原，难以判明流行何种传染病，所以多以"疫"、"大疫"、"疫疠"、"瘟疫"等描述正在流行的传染病。到了近代，在病原学的基础上发展起来的传染病学，病因和病名才得以明确。

先秦两汉时期（公元前～公元 265 年）：疠疾（即麻风）、伤寒、瘅（痎疟，即疟疾）、肠澼（赤沃，即痢疾）、蛊（即寄生虫，《说文》释："蛊，腹中虫也。"）、骨结核、脊柱畸形（即脊髓灰质炎）等。

晋南北隋唐朝时期（公元 265～960 年）：天花、癞病（即麻风）、伤寒、瘴疠（即疟疾）、猘犬所咬毒（狂犬病）、肠道寄生虫（蛔虫、蛲虫、绦虫、血吸虫、恙虫等）、尸注（虚劳骨蒸，即结核病）等。

宋金元朝时期（公元 960～1368 年）：鼠疫、麻风、伤寒、痢疾、痘疮、麻疹、白喉、瘴疟（即疟疾）、肺痨病（即肺结核）等。

明清时期（公元 1368～1911 年）：鼠疫、霍乱、天花、麻风、水痘、麻疹、白喉、痢疾、烂喉痧（即猩红热）、伤寒、大头瘟（即流行性腮腺炎）、肺痨病（即肺结核）、杨梅疮（即梅毒）、破伤风等 14 种。

民国时期（公元 1912～1949 年）：霍乱、痢疾、伤寒、天花、流行性脑脊髓膜炎、白喉、猩红热、鼠疫、斑疹伤寒、回归热等 10 种法定传染病；流行较广的还有肺结核、麻风、流行性感冒、疟疾、黑热病、花柳病、血吸虫病、钩虫病、丝虫病等传染病。

（2）不明流行疫病。周、秦朝：鲁公庄二十年（公元前 674 年）夏，"齐大灾"。按《公羊传》的解释，此大灾即大疫。始皇四年（公元前 243 年），十月庚寅日，蝗虫从东方飞来，遮盖了天，天下瘟疫流行。

汉朝：高后七年（公元前 181 年），广东会暑湿，士卒大疫。后元元年（公元前 143 年），地大动，铃铃然，民大疫死，棺贵，至秋止。地皇三年（公元 22 年），中国南方发生了大病疫，死者 2 万余人。建武十四年（公元 38 年），会稽大疫，死者万数。建武二十年（公元 44 年），马援率兵 2 万多人从岭南回京师，军吏经瘴疫病死的十有四五。东汉中后期（公元 119～200 年），有记录疫情 10 次，疫情持续时间之长，死亡人数之多，是历史上少见的。东汉王粲在《七哀诗》中写道："出门无所见，白骨蔽平原。路有饥妇人，抱子弃草间。顾闻号泣声，挥泪独不还。未知身死所，何能两相完。"

晋朝：发生疫病流行 26 次，其中一次死亡 10 万余人的疫疾有 2 次。太和四年（公元 370 年），徐兖二州刺史桓温率兵 5 万北伐，因桓温大兴徭役为时已久，加之疾疫流行，死人几乎过半，百姓怨叹不已。隆安五年（公元 402 年），起义军首领孙恩率兵 10 多万人，兵败海盐后，由于饥饿、疾病、瘟疫，死了一大半，孙恩也在临海投水自杀。

南北朝：发生疫病流行 38 次。公元 465 年，湖北感染瘟疫死亡 7～8 万人；公元 468 年，河南、河北、山东、湖北及安徽发生疫病，死亡 14～15 万人。齐末梁初年间（公元 501～502 年），郢州城（今湖北江陵北）守卫抗拒梁武帝时，城中男女将近 10 万，闭城固守一年，染瘟疫死的有十之七八，都把尸体堆在床下，活着的人就睡在上面，每间屋里都堆满了死尸。

隋朝：大业七年（公元 611 年），山东、河南大水……重以辽东覆败，死者数十万。因属疫疾，山东尤甚。大业八年（公元 612 年），天下大旱，瘟疫流行，许多人病死，崤山以东地区（今河南）尤为严重。

唐朝：从贞观十年至大顺二年的 255 年中，发生较大的疫病流行 21 次。贞观十年（公元 636 年），关内河东大疫。贞观二十二年（公元 648 年），卿州大疫。永淳一年（公元 682 年）冬，大疫，两京死者，相枕于路。垂拱三年（公元 687 年），是春，自京师至山东疾疫，民死者众。宝应一年（公元 762 年），江东大疫，死者过半。乾符六年（公元 879 年），南下的黄巢军内传染瘟疫，死者有十分之四，黄巢领兵北还。大顺二年（公元 891 年），春，淮南疫，死者十三四。

宋朝：从乾德一年（公元 963 年）至德佑二年（公元 1275 年）的 315 年中，发生疫病流行 42 次。隆兴二年（公元 1164 年）冬，"淮甸流民二三十万避乱江南，结草舍遍山谷，暴露冻馁，疫死者半，仅有还者亦死。"同时，还将疾疫传播给江南民众，"是岁，浙之饥民疫死者尤众。"德裕年间（1275～1276 年），流民患疫而死者不可胜计。是年闰三月，数月间城中疫气薰蒸，人之病死者不可以数计。

金、元朝：在 253 年中约发生疫病流行 30 次。贞祐元年（公元

1213 年），人争南渡，而陁于河，河阳三城至淮泗（今河南、山东），上下千余里，积流民数百万，饥疫荐至，死者十七八。开兴元年（公元1232 年），汴京（今河南开封）大疫，不到 50 天死亡 90 万余人，贫不能葬者不在是数。至大元年（公元 1308 年），浙江发生疫病，死亡 2.6 万多人。至顺二年（公元 1331 年），河北发生疫病，部分地区九成人口死亡。至正十八年（公元 1358 年），山西及河北发生疫病，死亡人数超过 20 万。

明朝：从洪武元年（公元 1368 年）到崇祯十七年（公元 1644 年）的 276 年中，发生疫病流行 30 次。建文三年（公元 1401 年），山东、福建发生疫病，山东死亡 2.8 万人；福建 2.5 万户人家灭绝。永乐六年（公元 1408 年），江西、四川及福建发生疫病，死亡 7.8 万人。永乐十一年（公元 1413 年），浙江发生疫病，死亡 2.5 万人。正统九年（公元 1444 年）冬，绍兴、宁波、台州瘟疫大作至明年，死者 3 万余人。

清朝：顺治年间发生大疫 2 次，康熙年间发生大疫 28 次，雍正年间发生大疫 6 次，乾隆年间发生大疫 19 次，嘉庆年间发生大疫 11 次，道光年间发生大疫 13 次。康熙十七年（公元 1678 年），苏南和浙西地区发生瘟疫，死亡率约 10%。雍正十年（公元 1732 年），昆山大疫。因上年海啸，近海流民数万皆死于昆，埋之于城下。至夏暑蒸尸气，触之成病，死者数万人。咸丰三年（公元 1853 年），河南发生疫病，死亡人数超过 1 万。

（3）鼠疫：东周（公元前 5～3 世纪）：《黄帝内经》最早可能记录了鼠疫。《素问·热论》说伤寒热病"其死皆以六七之间"，其病程与鼠疫相似；《黄帝内经》所说的"寒热，胫肿"等症状可见于鼠疫，但学术界尚未公认。

明朝：公元 14 世纪开始的第二次世界鼠疫大流行时期，鼠疫（当时称为黑死病）曾传入中国西部地区。万历（1580～1582 年）、崇祯（1633～1644 年）年间曾有二次鼠疫流行，河北、山西等省死亡超过 20 万人。1642 年成书的《温疫论》，已经有了对鼠疫的定名（疙瘩瘟）。明刘尚友《定思小纪》记载："崇祯十六年（1643 年）夏秋大疫，人偶生一赘肉隆起，数刻立死，谓之疙瘩瘟。都人患此者十四五。至春间又有呕血者，亦半日死，或一家数人并死。"

清朝：第三次世界鼠疫大流行起源于中国云南与缅甸交界地区，1772～1855 年，云南省有 31 个县、市流行鼠疫，死亡 25.3 万人。1856～1900 年，云南全省有 86 个县流行鼠疫，死亡 73 万多人。1867～1889 年，广西北海等 14 个县、市有 9900 多人患鼠疫。1887～1919 年，内蒙古 52 万人死于鼠疫。1894 年 5～10 月，香港发生鼠疫，死亡 2552

人。1901 年，香港因鼠疫造成数月内每周死亡 100 人，累计死亡 1509 人。1903 年 4～8 月，香港发生鼠疫，死亡 915 人。1910～1911 年，中国东北、河北及山东等省肺鼠疫大流行，死亡 9.7 万多人。

中华民国：1912～1949 年，中国有 20 多个省市流行过鼠疫，死亡人数超过 50 万人。福建、广东两省每年都有鼠疫流行，福建有 35.79 万例患鼠疫，死亡 30.14 万人；广东有 8.1 万例患鼠疫，死亡 7.88 万人。广西、云南、内蒙古、青海、山西、吉林、甘肃等地经常流行鼠疫。1917～1918 年，内蒙古西部流行肺鼠疫，并波及 6 个省、市，死亡 1.62 万人。1920～1921 年，内蒙古东部满州里地区第二次肺鼠疫大流行，传播至东北许多地区，死亡 9300 多人。1931 年，陕西肺鼠疫大流行，死亡 9648 人。1932～1934 年，吉林鼠疫流行，死亡 3243 人。1940～1945 年，侵华日军先后在抗日前线及后方用飞机投撒感染鼠疫菌的跳蚤、麦粒、破布等物，攻击中国平民，在当地引起鼠疫。1942～1948 年，江西部分地区流行鼠疫，死亡 1520 人，这是日军使用细菌武器引发的。1945～1948 年，吉林省鼠疫大流行，波及 398 个村镇，死亡 9181 人。1947～1948 年，内蒙古东部鼠疫流行，波及 18 个县旗，死亡 3.68 万多人。

（4）霍乱：明、清朝：从 1817 年至 1925 年的百余年间，共发生 6 次霍乱世界性大流行，每次都曾波及中国。道光元年（公元 1821 年）七月，天津转筋霍乱时疫大作，直至八月，死者不可胜数。同治二年（公元 1863 年），上海霍乱复行，发现患者甚众，及六月下旬，已成燎原之势，至七月中始杀。三星期间，华人每日病亡数目由七百至一千二百，七月十四日二十四小时内，死者至千五百名，诚浩劫也。光绪二十一年（公元 1895 年），上海发生霍乱流行，有 20 名外国人和 930 多名中国人死亡。

中华民国：1912～1949 年，中国除西藏没有报告霍乱病例，其余各个省市有散发或流行过霍乱，死亡人数超过 130 万人。1919 年，中国霍乱大流行，死亡人数达 30 万人，仅福建福州，"近数年来，每届夏令，福州城厢内外常有疫患，而去年夏间霍乱盛行，得疫而毙者约数万人。"1929 年 8～9 月，哈尔滨及中东铁路沿线发生霍乱，死亡 3000 多人。1932 年，中国霍乱发病数愈 10 万人，死亡 7.53 万人。1937 年 7 月，香港发生霍乱，死亡 1100 人。1937～1938 年，中国霍乱病人 19.72 万，死亡 4.13 万人。1945 年日本投降后，中国国民党政府将"远征军"自印度、缅甸驻地调回内战前线，使携带霍乱菌的军队所到之处霍乱流行。1946 年，中国霍乱病例数 52064 例，死亡 15460 人。

（5）天花：汉朝：元鼎六年（公元前 111 年），汉武帝灭南越，并在越南北部地区设立交趾、九真、日南三郡。东汉建武十六年（公元40年），交趾女子征侧、征贰姐妹起兵反汉，攻占九真、合浦等六十余城，并自立为王，东汉朝野为之震动。公元41年，光武帝封马援为伏波将军，令其统率十万大军，南征交趾，第二年便平定了叛乱。马援南征交趾，因俘虏而将天花带入中国内地，称为"虏疮"。

晋朝："晋元帝时（公元317~322年），比岁有疫病，天行豌豆，斑疮状如火烧疮，皆戴白浆。随决随生，不治，数日必死。"（李楼《怪症奇方》）

明朝：嘉靖元年（1522年），福宁痘疹大作，殇者千人，二年亦然。（《福建通志》）"嘉靖甲午（公元1534年），痘毒流行，病死者什八九。"（万全《痘疹世医心法》）万历三十二年（公元1604年）春，山东诸城"旱痘疹，殇婴孩过半。"

清朝：康熙七年（公元1668年）夏，小儿多死于疹。康熙十一年（公元1672年），广东韶州，此岁痘疫，城内尤甚，儿童死者以千计。康熙四十九年（公元1710年），湖北房县痘疹大作，夭殇千万人。1892~1901年，上海曾两度发生天花流行。1893年，有11名外国人和183名中国人感染天花死亡。

中华民国：1912~1949年，中国除西藏没有报告天花病例，其余各个省市有散发或流行天花，死亡人数超过20万人。1912~1920年，山西发生天花大流行，死亡10.54万人。1912~1916年，新疆流行天花，死亡2.33万人。1933~1944年，中国天花病人有38万人，每年死亡数以万计。

（6）疟疾。梁朝：大同年间（公元535年），朝廷派卢子雄和高州刺史讨伐孙同李贲，当时正值疟疾流行，讨伐军到达合浦时，死的人达十分之六、七，士兵都害怕而逃散。

宋朝：元丰四年（1081年），（征泸南军）万众暴露，瘴疠大起，相枕藉而死者十凡八九，或强而归，则疫及其家，血属皆亡，又不知几千人耳。

清朝：1910年，法国人在云南修筑滇越铁路，在从华北、广东、广西等地强征来的民工中，有5000多人死于疟疾。

中华民国：3000余万人患疟疾。1919年，云南思茅疟疾大流行，造成大量居民相继病死或逃亡，使原来4.5万人的县城到1950年时仅剩下1000多人。

（7）结核病：中华民国：各地都有病人，每年死亡约100万人。在1930年代末，中国结核病的患病率为2%~3%，死亡率为200~300/10万，是旧中国传染病死亡的最重要原因之一。

（8）性病：中华民国：1949 年以前，性病在中国泛滥，患者达1000 万人。

（9）寄生虫病：中华民国：由于城乡卫生条件极差，农村地区经常蚊、蝇遍地，五大寄生虫病除疟疾外，血吸虫病、丝虫病、钩虫病和黑热病都严重危害人民群众身体健康。血吸虫病流行于南方12 个省370个县（市），病人达 1160 万，受威胁人口 1 亿以上，出现过"千村霹雳人遗矢，万户萧疏鬼唱歌"的悲惨情景；丝虫病流行于 864 个县（市），病人约2400 万；钩虫病流行于淮河及黄河以南地区，感染人数约 2 亿，有严重临床症状的病人达几百万之多；黑热病流行于长江以北16 省665 个县（市），约有 53 万病人。

第十一章　新型超级病菌和病毒对人类的危害

由于生物、基因工程技术及动物饲养业的兴起，人畜之间的关系进一步密切，抗菌药物在人与动物中的广泛应用，使致病因子、病毒的变异也愈来愈多，人类面临更多新的或变异致病因子的挑战。2002 年 11 月，自中国广东首次报告不明原因的传染病，后在中国和 30 多个国家和地区暴发流行，直至确诊 SARS 病毒为新型冠状病毒，已经对中国及许多国家和地区的人民的生命造成了重大威胁，并一度影响了经济的发展。SARS 的暴发流行，说明新病菌、新病毒、新传染病的突发性和快速传染性对社会的影响和危害极大。由于生态环境的恶化和人类生活方式与行为方式的改变，如今发现了许多新的对人类致病的病菌、病毒，或者也可以说：新的病菌、病毒找到了更适于自己生存的宿主——人类。

（一）新型超级病菌、病毒与人类远在天边近在咫尺

从 20 世纪 70 年代开始，新型超级病菌、病毒不断侵袭人类，引发感染多种疾病，严重危害人类的健康和生命。抗生素的普及和滥用，致使耐药菌不断涌现，并形成抗生素→耐药菌→新抗生素→新耐药菌的怪圈。病毒也"年新月异"，迄今，全世界已发现的病毒超过 3600 种，而且新型病毒和变异的超级病毒还在不断被发现，令世人震惊和恐惧。据统计，约 60% 流行性传染病是由病毒感染引起的。2002 年 8 月在巴黎召开的世界病毒学大会上，由国际病毒分类委员会提出的第 7 份报告收录了 3600 多种病毒，其中使人类致病的病毒有 1200 多种，分为 29 个科，7 个亚科，53 个属。20 世纪 80 年代医学家发现的人类免疫缺陷病毒（HIV）所致艾滋病是危害性极大、死亡率很高的传染病。1991 年至今新发现的人类传染性病毒有庚型肝炎病毒，人疱疹 7~8 型病毒，引起成人呼吸窘迫综合征的 Sin Nombre 病毒，巴西出血热 Sabia 病毒和委内瑞拉出血热 Guanarito 病毒等。

世界卫生组织（WHO）在 1999 年关于传染病的分析报告中指出，全世界每小时有 1500 人死于传染病，其中大部分发生在发展中国家。在世界各国，新发传染病都是一个非常严重的社会问题。中国传染病总的形势是：少数传染病将被消灭，如天花、脊髓灰质炎等；一些过去已经基本控制了的传染病又卷土重来，如结核病、梅毒等；陆续发现了一些新的传染病，如艾滋病、肠出血性大肠埃希菌 0157：H7 感染、0139

霍乱、军团病、空肠弯曲菌腹泻、单核细胞李斯特菌引起的食物中毒、小肠结肠炎耶尔森菌感染、汉坦病毒肾综合征出血热、新型肝炎、肺炎衣原体感染等。此外，国外已有报道，中国还没有发现的新发传染病如埃博拉出血热、立克病毒脑炎；拉沙热、裂谷热、埃立克体感染等，也有可能入侵中国。

当今世界传染病总的趋势是，经典的微生物引起的传染病还没有很好解决，一些过去已经基本得到控制的病原性微生物重新抬头，新型病原性微生物不断出现，人类和病原性微生物的较量进入了一个新的阶段。这不能绝对地说现在比过去的新发传染病增多了，而应该说，随着科技水平的提高，使得人类对新型传染病的发现更及时了。

1. 致病微生物的进化

物竞天择，适者生存。自然界的生物都遵循这个法则，微生物包括致病微生物也不例外。**对微生物种群来说，致病微生物则是微生物进化过程中分化出来的产物，是种群延续的需要。因此，新的病原体的出现是微生物进化的必然结果，不管人类喜欢还是不喜欢，致病微生物都想在自然界有一席之地。**过去一直认为，微生物缓慢进化是发生新的病原体的主要原因，病变需要的时间也较长。而现在发现，有些微生物包括病原体，在特定的环境条件下，可以在短时间内发生大片段基因的获得和缺失，产生飞跃。即基因的获得或丢失，可以在短时间内产生许多新的突变株，其中一部分就可能是致病原。病原体通过上述机制可以获得对抗生素的耐药性、产生毒素等；还可以通过缺失一部分基因来增强生命力，由弱毒株变成强毒株。微生物的进化或变异是微生物种群的基本特征，随时随地都在发生着。

近30年来新发现的病原体已多达近40种，一些稀奇古怪、闻所未闻的新型超级病菌、病毒引发的传染病疫情不断增多。如嗜肺军团菌引起了军团病的发生在全球蔓延；0139血清型霍乱弧菌造成了新型霍乱流行；0157：H7大肠埃希氏菌引起了震惊世界的出血性肠炎、溶血性尿毒综合征疫情的暴发。人类免疫缺陷病毒（HIV）等新型超级病毒，每年使数百万人丧命，成为人类最恐怖的"杀手"。面对突如其来的新发传染病，人们没有特异性免疫力，一时也难以找到有效的预防、治疗和控制办法，因而它的危害性也就显得更大。具有较高致命性的新型病毒有：

1976年，在扎伊尔发现埃博拉病毒，通过血液及分泌液传播，可致人埃博拉出血热，死亡率高达88.8％。

1977年，在韩国发现汉坦病毒，通过呼吸道及恙螨叮咬传播，可致人肾出血热综合征；1993年又发现汉坦病毒可引起急性呼吸衰竭，死亡率达 78%。

1980 年，在日本发现人嗜 T 淋巴细胞病毒，通过血液、性交和母婴传播，可致人 T 细胞白血病和人 T 细胞淋巴瘤白血病。

1983 年，在美国发现人类免疫缺陷病毒（HIV），通过血液、性交和母婴传播，可致人艾滋病。

1990 年，在德国发现 Coilti 病毒，通过蟑螂及蚊虫叮咬传播，可致人病毒性脑炎。

1991 年，在委内瑞拉发现 Guanarito 病毒，通过接触野生啮齿动物传播，可致人委内瑞拉出血热。

1994 年，在巴西发现 Sabia 病毒，通过接触野生啮齿动物传播，可致人巴西出血热。

1994 年，在澳大利亚发现亨德拉病毒，属人马共患传染病，可致人脑炎、肺炎。

1996 年，在英国发现普里昂病毒（朊病毒），通过食用感染动物的内脏而传染，可致人克雅氏病（疯人病）。

1997 年，在中国香港发现禽甲型（H5N1）流感病毒，主要通过呼吸道传播，可致人急性脑病合并内脏脂肪变性综合征（Reye 综合征）等。

1999 年，在马来西亚发现尼帕病毒，通过接触感染猪的粪尿而传染，可致人病毒性脑炎。

2003 年，在中国发现 SARS 病毒，主要通过呼吸道传播，可致人严重急性呼吸综合征（非典型肺炎）。

2009 年，在墨西哥发现 A（H1N1）型流感病毒，主要通过呼吸道传播，可致人严重肺炎、急性呼吸窘迫综合征等。

在上述新出现的病毒中，埃博拉病毒、人类免疫缺陷病毒和 SARS 病毒最具特色。埃博拉病毒最为凶险，2～3 天就能让人丧命；人类免疫缺陷病毒（HIV）病毒最为聪明，侵入人体能隐藏起来，避开免疫系统的攻击，再慢慢感染人的正常细胞，短的几年，长则 20 年才发病；SARS 病毒最为神秘，对人类搞突然袭击，又悄然无影无踪，SARS 病毒的源头至今仍然是一个谜，现在虽说果子狸是 SARS 病毒的中间载体，但果子狸身上的病毒又源于何种生物，或早就存在于某些野生动物之中，只不过不像现在这样致命。这 3 种新出现的典型病原体，可以说是致病性微生物进化的极顶之作。

2. **致病微生物的变异**

微生物的生长和变异是多种环境因子与细胞内复杂的代谢反应的综合结果，自然界生态环境的恶化和人类抗生素的滥用也会影响微生物的生存，促使微生物不断变异以适应环境的变化。对微生物种群来说，变异只不过是一部分微生物的基因表达出现了变化，并且能以非常快的速度繁殖，形成新的种群，至于是否会对人类致病，它们是不管的，只管自己的生存。因此，微生物的变异是不断的，致病微生物的出现也是不断的，但它们极具地域性，不可能主动地跨江、跨海去攻击人类和其他动物、植物。恰恰相反，是人类和动物的活动侵入了它们固有的领地，是自然界的台风、洪水将它们冲刮到了新的陌生地，才使它们与人类近在咫尺，才有机会与人类和动物（包括家畜家禽）交往，寄居在人类和动物身上。

当人类感染病原性微生物致病后，使用各种抗生素、抗病毒药物，以杀灭进入机体的病原体。如果能全部杀死病原体是最理想的，但有些人担心药物的副作用会伤身体，不敢多用，只杀灭大部分病原体；有些人经济条件差用药少，甚至还可能用的是过期药或伪劣药，只杀灭小部分或没有杀灭病原体；这些存留在人体内的病原体极易产生耐药性，并很快繁殖形成耐药菌群，病毒则继续感染并杀死寄主细胞，利用寄主细胞内的各种机制进行基因表达和自我复制，繁殖病毒粒子。对人类来说，小部分病变的细胞群有时并不引起明显的炎症，有时因免疫系统防御功能下降而引起局部生理障碍，影响机体细胞正常的新陈代谢，对原本就患有多种病症的患者或身体虚弱者则还可能累及健康的细胞组织，造成机体多个组织和器官的病变，严重时可出现全身性障碍，直至死亡。

流感病毒是最易变异的致病微生物，又可同时感染人畜，其危害可能远远超过人们的想象。目前，人类所受的最大的传染病威胁还是流感，因其和人类及家禽密切相关。在中国这样人口众多的国家，由于人畜杂居和传统的生活方式，流感病毒最有可能发生变异。因为构成流感病毒的基因不是和人类一样的脱氧核糖核酸（DNA），而是核糖核酸（RNA），后者在复制过程中出错的几率会大大增加，使病毒不断变异，能应对人体的免疫系统，因此每年都会发生、暴发不同的流感。流感病毒有20多种，分为甲（A）、乙（B）、丙（C）三型。如果2株不同的流感病毒感染同一个单细胞，就会使病毒基因重新组合，其抗原也产生变化，从而发生变异。甲（A）型流感病毒最易变异，还有大变异（世界性大流行）、中变异（国家和地区中流行）、小变异（地方小流行）之分，1918年以来甲（A）型流感病毒已发生5次大变异，变异的新型病毒能攻破人体的免疫防御系统，引起全球性的流感大流行，造成数千万人丧命，是病弱老年人和婴幼儿的"超级杀手"。

人类免疫缺陷病毒（HIV）也是易变异的超级病毒。HIV是单链核糖核酸（RNA）病毒，含有一种特殊的逆转录酶，能以单链RNA为模板，转录成双链RNA，可与人体细胞的DNA结合再逆转录为病毒的单链 DNA。因此人体感染 HIV 后，病毒的核酸可永久与人体细胞融合在一起。目前在全球广泛流行的 HIV 有 HIV－1 型和 HIV－2 型，中国已发现 8 种不同的 HIV－1 型的亚型病毒，比流感病毒还要善变。在感染了 2 种以上 HIV 亚型病毒的人体细胞内，各变异病毒株的一部分基因通过替换重组，可产生新的毒株。由于 HIV 病毒株的快速变异，使得艾滋病疫苗的研制开发变得十分艰难，美国生化科技公司 VaxGen 在北美洲和泰国的 2 个大型艾滋病疫苗人体试验宣告失败。此外，还有 20 多种人体实验性疫苗，正在全球 12000 名人类志愿者身上进行测试，前景不容乐观。HIV 所致的艾滋病已在全球导致 2800 万人死亡，另有 4200 万人受感染，大部分都在非洲，但正向全球蔓延。

SARS（重症急性呼吸综合征，传染性非典型肺炎）病毒也是易变异的神秘病毒。SARS 病毒是一种新型冠状病毒，也是一种正链有膜核糖核酸（RNA）病毒，很容易发生变异，已经发现至少 6 种不同的病毒样本。有的 SARS 病毒株毒力较强，传染性和致命性较大；有的 SARS 病毒株毒力较弱，传染性和致命性也较小。与流感病毒不同，SARS 病毒的核酸具有感染性，本身就携带了能复制自己的酶，能够在人体细胞内自我复制繁殖。SARS 病毒出现已经有多年了，科学家仍然在寻找它的源头。因此，现在只能说 SARS 病毒暂时得到了控制，今后很有可能会出现变异的新型冠状病毒引起的 SARS 病。

未来的灾难可能源于人类已知的流感病毒的变异，它借助与猪类、禽类有关的遗传信息而产生了新的致命特性；也可能源于人类未知的新型病毒和超级病菌，潜伏在某个与世隔绝之地，迄今尚未显示其"庐山真面目"。这些新型超级病菌、病毒究竟是什么？它将在何时何地侵袭人类？这一切都不得而知。总之，新型超级病菌、病毒出现的可能性比以往任何时候都要大。正如美国学者罗西·梅斯特尔在《洛杉矶时报》上警告说："SARS 病毒也许只是其他某种更危险病毒随时暴发的序幕"。

（二）新型超级病菌、病毒对人类及动物的危害

在地球有限的"生物圈"中，世界各国的人口正以空前的速度增长，20 世纪初还只有 16 亿人，现在已超过 63 亿人。这么多的世界人口，每天都要吃喝、起居、旅行，使人类成为新型超级病菌、病毒孳生的渊薮。人类的流动性也超过以往，数以亿计的人舍弃乡村的田地和祖屋迁移到拥挤的城市，人们乘坐飞机、火车和汽车，这些交通工具把携带着流感病毒、SARS 病毒、HIV 病毒等的人群或者把携带西尼罗河病毒、登革热病毒的蚊虫迅速地输送到遥远的地方。人类的许多活动，如

防疫圣典

砍伐原始森林、热带雨林和捕猎、运输、食用野生动物等都直接或间接地导致新型超级病菌、病毒的传播和多种传染性疫病的蔓延。

1. A 型流感病毒与禽流感病毒（AIV）

流感病毒属正黏病毒，呈球型或丝状，直径约 100 纳米（nm）。流感病毒由三层结构组成：最外层由 2 种表面抗原，一种是血细胞凝集素（H），具有吸附人上呼吸道黏膜的能力，是病毒侵袭易感细胞的媒介；另一种是神经氨酸酶（N），能使细胞内繁殖的病毒脱离细胞表面，有利于病毒扩散。这 2 种表面抗原都具有易变性，是流感病毒变异的主要原因。中间层由类脂体与膜蛋白组成，不发生变异。内层由核糖核酸、核蛋白组成。根据流感病毒核蛋白和基质蛋白抗原性的不同，将其分为 A、B、C 三个血清型，A 型流感病毒除可感染人类外，还可感染许多动物，如猪、马、禽类、海豹等，而 B 型则主要感染人类，但 C 型也可从猪分离到。A 型流感病毒的表面糖蛋白比 B 型和 C 型的具有更高的变异性，攻击力最强，大约每隔十几年发生一次大变异，造成暴发性流行。科学家已经发现 A 型流感病毒的血细胞凝集素（H）有 16 种亚型，神经氨酸酶（N）有 9 种亚型。

2009 年 4 月在墨西哥、美国等国家肆虐的流感病毒就是 A（H1N1）型流感病毒，这是一种集合了猪流感病毒、禽流感病毒和人流感病毒的基因片段的新型变异的 A（H1N1）型流感病毒，传染性强，传播极快，致死率可达 6.77%。由于禽类和人类在生物学上是远亲，而猪与人类是近亲，人和猪、禽的流感病毒融合在一起，跨越了人畜之间的种属屏障，可以在人群间传播，一旦疫情扩散就难以控制，将严重危害人类的生命和健康。1918～1919 年，A 型流感世界性大流行，死亡人数超过 2000 万。禽流行性感冒简称禽流感（AI），禽流感是由 A 型流感病毒任何一型引起的急性病毒性传染病，过去称"欧洲鸡瘟"。禽流感病毒（AIV）属于正黏病毒科，具有血细胞凝集素（H）和神经氨酸酶（N），可凝集禽类和某些哺乳动物的红细胞；对呼吸道系统有致病性，特别是这种病毒对黏多糖和糖蛋白具有特殊的亲合力，尤其是对细胞表面的含唾液酸的受体具有更强的亲合力。

现在已经证实禽流感病毒（AIV）广泛分布于世界范围内

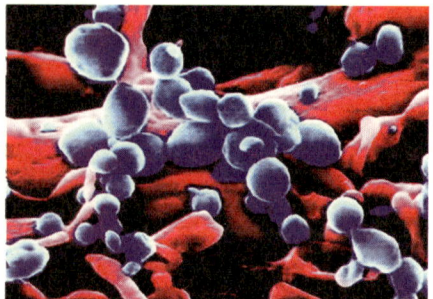

照片中的蓝色部分就是 H5N1 禽流感病毒，下面的红色部分则是健康人体细胞，照片显示 H5N1 禽流感病毒正在攻击健康的细胞

的许多家禽（包括鸡、火鸡、珍珠鸡、石鸡、鹌鹑、雉、鹧鸪、驼鸟、鸽、鹅和鸭）和野禽（包括鸭、鹅、矶鹬、三趾鹬、天鹅、鹭、海鸠、燕鸥、海鹦等）。迁栖水禽，特别是鸭，产生的病毒比其他禽类多，而禽流感在家养鸡和火鸡中所引起的疾病最为严重。近几年来，感染鸭也出现大批死亡。

在野外条件下，流感病毒常从感染禽的鼻腔分泌物和粪便中排出，病毒受到这些有机物的保护可增加抗灭活的抵抗力。此外，流感病毒可以在自然环境中，特别是低温和潮湿的条件下存活很长时间。粪便中病毒的传染性在4℃条件下可以保持长达30～50日，20℃时为7日。

早在1878年，科学家佩罗西托（Perroncito）就报道了禽流感在意大利的流行，当时对这种鸡群暴发的传染性疾病，称之为"欧洲鸡瘟"。1901年Centanni Saranuzzi分离和描述了该病的病原，但直到1955年舍费尔（Schafer）证明该病原属于A型流感病毒。在以后的几年中，不断有从各种鸟类中分离到多株A型流感病毒的报道。1981年在美国马里兰州召开的第一次禽流感国际会议上正式废除"欧洲鸡瘟"而改称高致病性禽流行性感冒（简称禽流感）。在世界各种家禽和野生禽类中，现已发现了数千种属于许多不同抗原亚型的禽流感病毒。感染的家养或饲养禽有多种疾病综合征，从亚临床症状、轻度上呼吸道疾病、产蛋量降低直到急性全身致死性疾病。其中高度致死性禽流感传播迅速、病程短，造成的经济损失十分巨大。

在有记载的禽病史上，禽流感是一种毁灭性的动物传染病，每一次严重的暴发都给养禽业造成巨大的经济损失。在美洲、欧洲、亚洲、非洲、大洋洲的许多国家和地区都发生过禽流感。20世纪90年代以前，全球暴发了8次禽流感，分别为苏格兰的H5N1（1959年）、英国的H7N3（1967年）、澳大利亚的H7N7（1975年）、英国的H5N2（1979年）、冰岛的H5N8（1983年）、美国的H5N2（1983年）、冰岛的H5N1（1991年）等。此后，又暴发了4次禽流感，如澳大利亚的H7N3和H7N7、巴基斯坦的H7N3、墨西哥的H5N2、意大利的H7N1。

历史上危害最大，经济损失最严重的一次禽流感（H5N2）暴发于1983年美国滨夕法尼亚州等地区，约1700万只蛋鸡、肉用鸡和火鸡受到感染，美国政府为此共花费了6500多万美元，间接经济损失估计达3.49亿美元。1997年8月至1998年1月，中国香港地区暴发的高致病性禽流感（H5N1），有18人受到感染，并造成5名儿童和1名女子死亡，逾130万只鸡被销毁，经济损失约达8000万港币。2001年5月，中国香港又发现高致病性禽流感病毒（H5N1），香港政府不惜损失2.45亿港元，销毁约1300万只家禽。自2003年11月起，在东南亚国家和地区暴发流行的高致病性禽流感（H5N1），已造成100多人感染、60多人死亡，1.2亿多只鸡等家禽被扑杀或染病死亡，经济损失达150亿美元。

2005年，继中国青海省出现候鸟禽流感疫情、俄罗斯45个地区暴发禽流感疫情之后，哈萨克斯坦、芬兰、保加利亚、土耳其、罗马尼亚等国家也出现了禽流感疫情。因此，禽流感有可能在全球流行已经不是危言耸听的预言了！

禽流感病毒致病力的变化范围很大。禽流感病毒感染引发的疾病可能是不明显的或是温和的综合征，甚至是100%发病率和死亡率的生物疫病。禽流感的病状可表现在呼吸道、肠道或生殖系统上，并随病毒种类、动物种别、龄期、并发感染、周围环境及宿主免疫状态的不同而不同。禽流感病毒的毒力主要决定于病毒粒子的复制速率和血凝素蛋白裂解位点附近的氨基酸组成。

高致病性禽流感（H5N1）暴发时家禽大批急性死亡，产蛋停止，有呼吸道症状，头部、颜面部和颈部浮肿，无毛部皮肤（冠肉髯、脚部）发绀、肿、出血、坏死，白绿色下痢。低致病性禽流感无急性症状感染，死亡率为5%~15%，产蛋率下降5%~50%，有呼吸道病变、气管水肿、干酪样渗出物、气囊炎，肾脏肿大、尿酸盐沉着等。

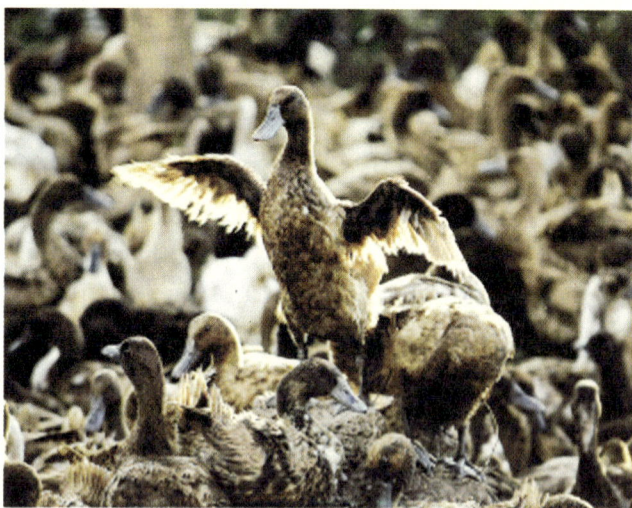

禽类——高致病性禽流感的源头　　（来源　广州日报）

一般禽类和人类之间，不会发生病毒的直接传播，但A型流感病毒不仅能引起禽类的严重疾病，而且对人类和低等哺乳动物也具感染性。除此之外，禽流感病毒还可能通过基因重组和交换，将病毒基因传给人类的流感毒株，对人类流感新毒株的演化产生一定作用。这已在流感病毒抗原和遗传学中得到证实，如1968年引起人类大流行的流感病毒的血凝素基因就源于鸭中循环的病毒，**可见流感病毒可以跨越人畜之间的种属屏障，直接从鸭等禽类传给人。**

20 世纪以来发生的世界性大流感，鸟类、家养动物，尤其是禽类，被认为是流感暴发的源头，禽类携带大量的流感病毒，这些流感病毒的基因稍作变异即可由动物传给人类。2003 年 6 月，中国汕头大学医学院、香港大学医学院联合流感研究中心通过对大量禽类采样标本分析，发现禽类 H9N2 亚型流感病毒可以在鸡和鸭中相互传递，而且在鸭中发生多次基因重组。以往对流感病毒进行基因分析显示，作为"基因混合容器"最为可能的动物是猪，不同的禽类流感病毒可在猪中发生基因重配，从而产生能够感染人类的病毒株。现在的分析显示，流感病毒可能并不需要猪作为"基因混合容器"而直接由鸭传给人。

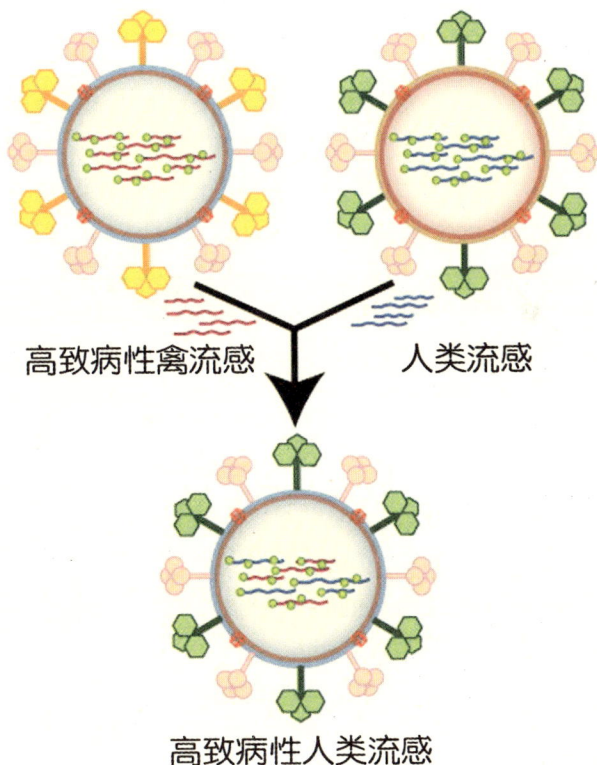

高致病性禽流感　　　　人类流感

高致病性人类流感

两个不同的流感病毒株可以通过抗原转移或基因重排，形成新的流感病毒株

（来源　维基百科）

世界卫生组织（WHO）指出："H5 种类的流感病毒可能从来没有在人类中传播过，特别是在现代世界人口中传播过，因此，当今世界的人类对 H5N1 一类病毒的易受感染性是普遍的。"2005 年 4 月，科学家

防疫圣典

们在印度尼西亚从猪身上分离出了高致病性禽流感（H5N1）。在泰国动物园，由于向老虎喂食含禽流感病毒的生鸡肉，导致动物园418只老虎中的147只死亡。本来大多数的流感病毒对实验老鼠是不致命的，但"Z＋"型H5N1病毒在老鼠身上进行实验时却100%致命。这些都说明高致病性禽流感（H5N1）病毒正不断扩大能够感染和致死的物种范围，距大规模侵袭人类已为期不远了！

由于人类对高致病性禽流感病毒没有免疫力，而禽类动物数量大，饲养密度高，且大都饲养在人居房屋附近的圈内，而高致病性禽流感病毒致病力强，可在人群中广泛传播流行。因此，人类对禽类动物的高致病性禽流感不要掉以轻心，养鸡场不要饲养其他禽类及野鸟，因为它们可能成为禽流感病毒的携带者和传播者；而且要加强卫生消毒措施，减少病毒感染和传播。

2. 埃博拉病毒

1976年9月，在扎伊尔（即现在的刚果民主共和国）北部地区的雅布库村庄，首次暴发不明原因的出血热病，361名感染者中有318人死亡。为使人们永远记住这惨烈的病源发生地，医学家以雅布库村庄附近的埃博拉河来命名这个未知的病毒和新型传染病，称为"埃博拉病毒"和"埃博拉出血热"。与此同时，苏丹南部的雨林地区也暴发类似的出血热，数十人死亡。而在1994~1997年间，加蓬东北部的扎迪埃州曾流行过类似埃博拉病，导致60多人死亡。

1995年，刚果（布）暴发埃博拉出血热，315人患病，255人死亡。2000年10月在乌干达北部的古卢地区首次暴发埃博拉出血热，有51人被感染，其中31人死亡。2001年10月下旬，加蓬东北部的扎迪埃州的村民将不明死因的大猩猩和黑猩猩等灵长

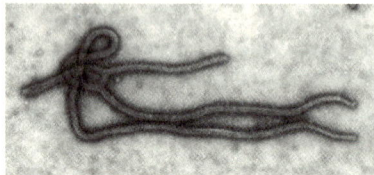
电子显微镜下的埃博拉病毒结构
（来源　维基百科）

类动物扛回家，烹而食之，结果有20人感染了埃博拉病毒，其中17人死亡。2003年，刚果（布）西部地区暴发埃博拉病疫情，患者达135人，其中120人死亡。10月埃博拉病疫情仍在继续蔓延，据报因有人猎吃过一头怀疑染病的猪，病毒随之传播开来，而疫情也导致当地自然保护区大量猩猩等动物死亡。据不完全统计，迄今全世界感染埃博拉病毒的患者达1600多人，其中约1000人死亡。

埃博拉病毒从何而来？至今仍然是个迷，还未发现埃博拉病毒的自然宿主。埃博拉病毒不仅攻击人类，同样也袭击鸟类。英国科学家对埃博拉病毒的生化结构进行研究后发现，这种致命病毒的外部蛋白与某种

鸟类的逆转录病毒相似。这一结果提示该病毒可能是从鸟类传播给人类的，也就是说吃野味可能传播埃博拉病毒。另一个事实是，人类可能通过吃灵长类的肉而感染埃博拉病毒。刚果（布）西部地区的凯来县和姆博莫县是埃博拉病病毒传播重灾区，调查发现，该地区发生疫情初期的死者生前曾食用过病死的猴、黑猩猩等灵长类动物的肉。

埃博拉病毒是人类迄今发现的致死率最高的病毒之一，一旦感染发病，在 2～3 天内就会让人血淋淋地丧命，死亡率高达 50～90%，在历史上只有鼠疫的凶残能与之相提并论。埃博拉病毒主要通过血液和体液传播，潜伏期为 2 周左右，发病后出现高烧、腹泻、肌肉疼痛以及口腔、鼻腔和肛门出血等症状，患者可在 24 小时内死亡。埃博拉病毒之所以如此凶残，在于其进入人体后，首先攻击的是血细胞。病毒在血细胞中自我复制，于是血细胞开始变性、死亡，并凝结在一起；结果血凝块阻塞血管，切断全身的血液供应，血液所供应的器官组织开始变性、坏死。然后，埃博拉病毒蛋白攻击对器官组织起联接作用的胶原组织，后者在病毒的攻击下也变性，成为浆状物，于是皮肤、器官表面出现小的孔洞，血液顺着小孔流出。病人所有的孔窍都会渗血，直至死亡。目前尚无治疗埃博拉出血热的有效药物。

埃博拉病毒虽然很凶残，但这也恰是它的短命之处。埃博拉病毒同其他病毒一样，都是与宿主一同生存的，埃博拉病毒在极短时间内把宿主（人体）消灭了，病毒也就失去了生存的环境。所以，埃博拉病毒几次出现都是来去匆匆，人类尚未掌握它出现的规律。

3. 肠出血性大肠埃希菌 O157：H7

1996 年，日本曾被肠出血性大肠埃希菌 O157：H7 引起的食物中毒搅得"天翻地覆"。短短一个月内，日本 40 多个都、府、县接连发现 1 万多名肠出血性大肠埃希菌感染者，其中有近 6000 名儿童，10 多人死亡。日本首相为此专门召开了紧急会议，商讨对付肠出血性大肠埃希菌的办法。肠出血性大肠动乱希菌 O157：H7 是大肠埃希菌中的一群。大肠埃希菌的分类一般通过血清鉴定方式，根据体细胞抗原（O 抗原）和鞭毛抗原（H 抗原）区分为不同的血清型。O 抗原目前有 170 余种，O157 正是因为 1982 年被美国科学家定为这个家族中的第 157 位成员而得名。大肠埃希菌普遍存在于人类和哺乳动物的肠道内，多数为非致病型的正常菌群。但肠出血型的 O157：H7 大肠埃希菌感染却能使人轻则发烧、腹痛、反胃，重则出现出血性腹泻、水肿等症状，甚至因肾功能衰竭和多脏器受损而死亡。

近年来，肠出血性大肠埃希菌 O157：H7 频频肆虐日本。2001 年 7 月，一名 5 岁儿童死于由肠出血性大肠埃希菌引起的食物中毒，8 月又有4名养老院里的妇女因腹泻被送往医院，其中2名89岁和97岁的高龄老妇也因肠出血性大肠埃希菌致死。在美国，每年有1～2万名民众受感染。欧洲、非洲、南美洲、大洋洲也无一幸免。牛是肠出血性大肠埃希菌O157：H7的主要传染源，所以饮用消毒不彻底的牛奶，食用未煮熟的牛肉无疑为肠出血性大肠埃希菌大开方便之门。曾有一段时间，日本等地民众谈"牛"色变。此外，受污染的水和饮料也容易传播肠出血性大肠埃希菌。幼龄儿童、老年人以及其他免疫力较差的人是肠出血性大肠埃希菌的最易感人群。肠出血性大肠埃希菌O157：H7是一种超级病菌，杀伤力相当大，迄今还没有切实有效的治疗方法。

虽然牛是肠出血性大肠埃希菌O157：H7的主要带菌者，但人类自身在饮食卫生方面存在着"病从口入"的漏洞，如有的人贪图牛肉鲜嫩而生食或半生食，有的直接生饮从奶牛刚挤出的新鲜牛奶等。肠出血性大肠埃希菌O157：H7对热敏感，一般不会在充分煮熟的牛肉等食物和经过严格灭菌消毒程序的牛奶及奶制品上找到栖身之所。因此防患于未然显得尤为重要，城市人群要养成良好的个人卫生习惯，不生吃食物、不饮生水；农村人群特别要注意家畜粪便的管理，防止病菌污染水源。

4. 西尼罗病毒

西尼罗病毒可以说是超级病毒，早在20世纪30年代就有感染这种病毒的病例，1937年12月，从乌干达西尼罗河区的1名发烧妇女的血液样本中，人类首次分离出一种新的病毒，能导致人的大脑浮肿、高烧等症状，称之为"西尼罗病毒"。最初以为这只是非洲的一种地方病，但20世纪50年代在以色利，60年代在法国，70年代在南非，90年代在罗马尼亚都有较大规模的西尼罗病毒暴发。据统计，每200个感染西尼罗河病毒的人中只有1个人可能引发致命疾病，但对老人和慢性病患者等免疫系统较为脆弱的人，感染可能引发脑炎直至死亡。然而这种由蚊子传播的病毒，近些年来频频出现在欧洲和北美的温带区域。

在西尼罗脑炎之前，美国人最怕的是圣路易脑炎。1933年夏季，美国密西西比河附近的圣路易地区暴发一种脑炎，1000多人感染致病，故得此名。该脑炎也是经蚊媒传播，病毒在传给人类之前，先在鸟类中

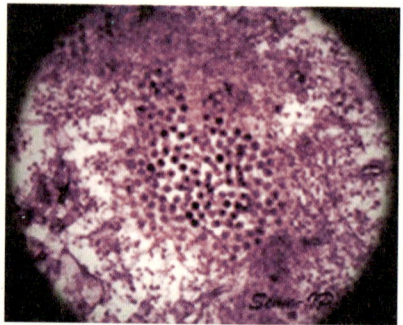

西尼罗病毒（来源 维基百科）

扩散。1997 年 5 月，美国佛罗里达州在鸟体内发现圣路易病毒抗体，随即发出警告：致命性的圣路易脑炎随时可能发生流行！警报一发出，过惯了夜生活的美国人开始夜不出户，旅游胜地门可罗雀，奥兰多"迪斯尼世界"关了夜场。尽管戒备森严，还是有 1 名男子被蚊子叮咬后染上圣路易脑炎死亡，另外 2 名病人病情垂危……如果没有生物监测预报，疫情不知会严重多少倍。

1999 年，西尼罗病毒首次传入美国，并集中在纽约地区。美国疾病控制中心（CDC）最初把"西尼罗脑炎"误认为"圣路易脑炎"，拖了将近 1 个月美国 CDC 才宣布西尼罗病毒是真正的元凶。那年，纽约市有 170 多人受到感染，62 人发病，7 人死亡，疫情一度引起全城恐慌。2000 年，美国卫生部门就加强了生物监测。7 月 24 日，在纽约市中央公园附近的 63 街发现了携带西尼罗病毒的蚊子，同时出现了乌鸦不明原因的大量死亡，经过多次采样分离到西尼罗病毒。此后，纽约州又有 12 个郡、市发现了西尼罗病毒，这表示西尼罗脑炎可能会卷土重来。纽约市政府当即决定，暂时关闭中央公园，取消原定在公园举办的纽约交响乐团大型露天音乐会，并在公园内喷洒灭蚊药。纽约市卫生局和公园的工作人员还在公园入口处散发包括中文、西班牙文等多种文字的有关西尼罗病毒的传单，并为游客在裸露的肌肤上喷抹防蚊药；纽约电视台还劝告市民最好穿上长裤、长袖衣服和长裤。美国各地也开展了灭蚊防叮咬行动，2000 年西尼罗病毒所致的脑炎疫情基本得到控制。

2002 年，西尼罗脑炎再次席卷大半个美国，共有 4156 人受到感染，其中 284 人死亡。这下更给美国卫生部门敲响了警钟，必须进一步加强全面监测。2003 年，美国从 5 月下旬就陆续发现带毒库蚊与动物，6 月初全美已有 24 个州发现带有西尼罗病毒的蚊子、鸟类和马。美国疾病控制中心（CDC）及时向全国发出警报，各地开始了各种预防行动。2003 年的夏季，西尼罗病毒再次在美国暴发，由于美国西部的带毒库蚊数量明显增多，导致科罗拉多州、内布拉斯加州和南达科塔州的西尼罗病毒发病人数激增，共报告病例 7386 例，造成 155 人死亡。如果没有预防措施，则疫情将更为严重，监测和预报对减缓传染病流行正发挥着重要的作用。

5. 超级耐药致病菌（杀人菌）

1928 年，世界上第一个抗菌素"青霉素"的问世开创了抗生素的神奇时代，并被誉为"细菌的克星"。然而，由于人类对抗生素的滥用，使人体内狡猾的细菌通过基因突变，获得了对付抗菌药物的能力，开始对人类展开致命的反击，超级耐药致病菌（杀人菌）的出现就是例证。世界卫生组织的专家甚至担心："新生的、能抵抗所有药物的超级细菌，将把人类带回感染性疾病肆虐的年代。"

超级耐药致病菌（杀人菌）是指耐药性极强，能分泌致命毒素、吞噬人的肌体的一些金黄色葡萄球菌和化脓性链球菌等多重耐药菌株的俗称，如耐甲氧西林金黄色葡萄球菌（MRSA）、乙型（β）溶血性链球菌、耐万古霉素肠球菌（VRE）、产超广谱 β - 内酰胺酶（ESBLs）的细菌、多重耐药的鲍曼不动杆菌等。超级耐药致病菌（杀人菌）原本仅限于医院内传播感染的常见菌，包括青霉素等多种常用抗生素都无法消灭它，因此有"超级病菌"之称。这些超级致病菌（杀人菌）具有多重耐药性，如今已经变得更具杀伤力，成为住院病人的"杀手"。被这些超级耐药致病菌（杀人菌）感染的患者会出现中毒性休克，通常在一日内，甚至在几个小时内就宣告不治身亡。

据美国《新闻周刊》报道，仅 1992 年全美就有 13300 名患者死于抗生素耐药性细菌感染。近年来，被称为"超级病菌"的耐甲氧西林金黄色葡萄球菌（MRSA）在美国正呈蔓延趋势，感染"超级病菌"的人数也越来越多，1974 年感染葡萄球菌的人群中只有 2% 是 MRSA，到 2003 年已达 64%，每年预计有超过 9 万人严重感染 MRSA，现在美国每年因"超级病菌"导致的死亡人数达到 18000 例，超过了 2005 年美国死于艾滋病的 16000 人。并且，MRSA 感染过去只发生在医院内，如今已经逐渐扩散到监狱、体育馆等医院以外的地方。国际医学界甚至把超级耐药致病菌（杀人菌）致病与艾滋病、霍乱、肺结核等一起并列为全球最应警惕的几大疫病之一。

金黄色葡萄球菌能产生：

（1）杀白细胞素，其毒性作用能破坏人体白细胞（巨噬细胞、中性粒细胞），抵抗吞噬细胞的吞噬，增强细菌的侵袭能力。

（2）溶血素，可使人体正常细胞溶解，对红细胞损伤作用最强，此外还对白细胞、血小板、肝细胞、成纤维细胞、血管平滑肌细胞等有损伤作用。

（3）肠毒素，可耐受湿热100℃30分钟，并通过刺激呕吐中枢而导致呕吐，引起食物中毒。

（4）血浆凝固酶，有抗吞噬作用，以保护细菌、并使化脓性病灶局限。金黄色葡萄球菌主要导致化脓性感染，引起的疾病有皮肤化脓性炎症（如疖、痈等）、假膜性肠炎、食物中毒、化脓性脑膜炎、败血症、脓毒血症、中毒性休克综合征等，病死率很高。

致病力强的乙型（β）溶血性链球菌，也称化脓性链球菌，可产生溶血素、腥红热毒素、链道酶、链激酶、扩散因子等。溶血素能溶解红细胞、破坏白细胞和血小板的作用。链道酶能降解脓液中具有高度黏稠性的 DNA，使脓液稀薄，促进病菌扩散。链激酶能溶解血块或阻止血浆凝固，有利于病菌在组织中扩散。乙型（β）溶血性链球菌也可导致化脓性感染，引起的疾病有猩红热、产褥热、风湿热、类风湿关节炎、急性肾小球肾炎、菌血症、中毒性休克综合征等，病死率很高。

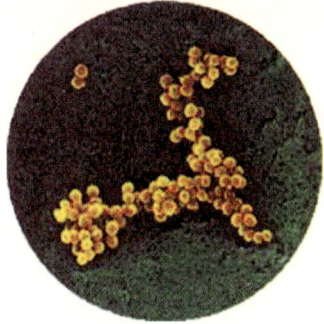

金黄色葡萄球菌
（来源　百度百科）

　　除了人们滥用抗生素导致细菌产生耐药性外，畜牧养殖业用抗生素为可食动物防治疾病，喷洒抗菌药物为农作物治病杀虫等，使这些可食动物体内产生耐药菌、可食植物残留微量抗生素，再通过食物链将耐药细菌、残留抗生素传播给人类。1999 年 2 月，美国科学家在肉鸡饲料中发现超级耐药细菌，这种肠球菌对目前所有的抗生素具有耐药性。一旦对抗生素产生耐药性的动物细菌，通过食物链将这种耐药性转移给人畜共患的致病菌，而人类再感染这种耐药性致病菌，则人类使用抗生素将无任何疗效。

　　超级耐药致病菌（杀人菌）可通过手术伤口、呼吸道、皮肤和输血、输液引起感染，这种感染视不同人群有大有小，有重有轻。各种腹腔、盆腔手术，各类脓肿炎症，吸入性肺炎，体内人工骨关节等，患者都易受到超级耐药致病菌（杀人菌）的侵袭。在医院内发生的感染者大多是重病患者、高龄患者或免疫功能低下的患者，使用抗生素已基本失效，其中少数患者可发展成致命的血液感染和骨骼感染，严重者不得不截肢，甚至丧命。

　　医院是治病救人的场所，同时也是各种致病微生物高度汇集和传播的场所。超级耐药致病菌（杀人菌）在医院内感染传播，敲响了医院自身防疫抗病的警钟。控制感染源，切断感染途径，保护高危易感人群应当成为医院的基本职责。住院环境、手术器具的消毒灭菌，输血制品的安全，广谱抗生素的正确应用等，是防止超级耐药致病菌（杀人菌）在医院内感染传播的根本措施。

6. SARS 冠状病毒

　　进入 21 世纪，人类遭遇的第一个致命传染性疾病就是 SARS（传染性非典型肺炎），病原是一种新型冠状病毒，称为"SARS 病毒"。自 2002 年底在中国首次发现以来，全球共有 32 个国家和地区出现 SARS，患者共有 8422 人，死亡 919 人。SARS 病毒主要发生在冬季和早春，主要通过近距离空气飞沫和密切接触传播。由于冠状病毒的颗粒都是纳米级的，长度在 20～300 纳米之间。因此，光靠戴普通口罩也不能阻止

SARS 病毒的传播。人群普遍易感，在家庭和医院有显著的聚集现象，因此医护人员也成为 SARS 的高危人群。SARS 主要表现为肺炎，有发热、头痛和全身酸痛、乏力，干咳、少痰，部分病人有气促等呼吸困难症状，少数进展为呼吸窘迫综合征，早期白细胞数正常或降低，肺部影像学显示肺炎改变。

冠状病毒感染遍布世界各地，中国、美国、英国、德国、日本、俄罗斯、芬兰、印度等国均已发现冠状病毒的存在。1980 年在德国召开了第一届国际冠状病毒研讨会后，日益受到医学、兽医学和分子生物学家的广泛重视。目前所知，冠状病毒只感染脊椎动物，与人类和动物的许多疾病有关。这类病毒具有胃肠道、呼吸道和神经系统的嗜性，代表株为禽传染性支气管炎病毒，其他的有人冠状病毒、鼠肝炎病毒、大鼠冠状病毒、火鸡蓝冠病毒、猫传染性腹膜炎病毒、犬冠状病毒、猪血凝性脑脊髓炎病毒、猪传染性胃肠炎病毒、初生犊腹泻冠状病毒、大鼠涎目腺炎病毒、人肠道冠状病毒等。

目前已知有 2 种冠状病毒能侵袭人类，10 种冠状病毒能侵袭动物。2002 年主要引起中国传染性非典型肺炎大流行的 SARS 病毒，到底是动物冠状病毒和人类冠状病毒发生基因重组后产生的，还是人类冠状病毒之间重组后产生的，目前还无法断定。人类的冠状病毒分别属于 OC43 和 229E 两个抗原型，它是引起人类上呼吸道感染的病原，常引起成人的普通感冒。儿童的冠状病毒感染并不常见。但是，5～9 岁儿童有 50% 可检出中和抗体，成人 70% 的中和抗体呈阳性。冠状病毒也是成人慢性气管炎患者急性加重的重要病原。

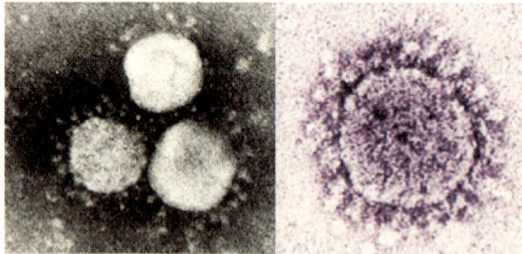

电子显微镜下的人类冠状病毒（左）与 SARS 冠状病毒（右）（来源　中科院网站）

（1）病原体毒力的强弱。有些病原体，如一般的流感、百日咳等，只要不发生合并症，即使不治疗也会自愈。而一些毒力大的传染病，如鼠疫、古典霍乱、艾滋病、狂犬病，感染后如不及时加以治疗，则容易致人死亡。

（2）有无特效治疗方法。有些病原体毒力虽大，但现已有特效药，如鼠疫、霍乱，所以一旦早期确诊、及时治疗，就不易致人死亡。而像埃博拉出血热、艾滋病，目前缺乏特效药，病死率就高。

（四）目前有无特别有效的预防办法

最有效简便的预防方法是疫苗。有些烈性传染病就是靠疫苗被消灭了，如天花、脊髓灰质炎。所以一种传染病虽严重，只要有应对的疫苗，就可以进行预防。中国有 9 种传染病，如白喉、百日咳、麻疹、流行性脑脊髓膜炎、流行性乙型脑炎、乙型肝炎和破伤风等，就因为有了预防的疫苗，发病率已大大下降。

但有些传染病毒力很大、病死率很高，如狂犬病的病死率高达 89.33% ~97.20%，占中国传染病病死率和死亡数双第一；但从传播速度、传染源种类、传播途径、病菌毒力、易感性、有无特效治疗和疫苗等综合方面看，SRAS 的病死率虽然仅为 6.5%（WHO 为 9%），仍是 2003 年中国最严重的传染病。因为 SARS 以人为主要传染源，而且在大中城市暴发流行，加上人群的流动性很大，又是以飞沫为主要传播因子，SARS 病毒的毒力不明，有的"毒王"一人要毒倒上百人，又没有特效治疗药物和预防疫苗。

狂犬病虽然病死率高，但发病人数少，2001 年全国仅 891 例，2002 年为 1122 例，2003 年上升到 2037 例，2006 年上升到 3279 例。狂犬病死亡人数虽超过 SARS，但没有像 SARS 那样令人恐慌，就因为狂犬病的传染源是动物，人不是传染源，发病不影响人群的流动，传播速度也不快，毒力虽大但有特异疗法及疫苗，问题是高危人群不懂得如何预防，诊疗也不及时。又如鼠疫是一种野生动物传染病，有一定的地域性，做好经常性的疫区监测就可以预防；霍乱主要是环境卫生及饮水卫生，加强供给水、环境卫生的监督管理就可控制其流行，少量高危人群也可以用疫苗预防；艾滋病的病死率也较高，又无特效治疗药物及预防疫苗，但其传播途径仅限于性乱交、静脉注射毒品、输血和母婴传染等途径，预防的范围比较明确，不像流感、高致病性禽流感、SARS 等呼吸道类传染病全民都要预防。

（五）未知疫病的确定

群体性突然暴病或死亡，往往意味着可能有一种新的未知疫病出现。病原是什么，源头在何处，是令人头痛的问题。从未知疫病的发病、隔离，到发现病原，确定未知疫病，直到治疗和控制疫病，会有一个流行期长短的时间过程。从20世纪70年代以来，已经发现并证实病原体的新型传染病约有40种，且大多是动物源性传染病，即人畜共患的生物疫病，还有很多暗藏在热带雨林、冰川深处的病原无人知晓。这些新病原体又以病毒居多，毒力强、变异快，人类对其无免疫力，因此对人类健康危害很大。1976年，非洲国家扎伊尔沿埃博拉河两岸的村庄暴发了一种致命的出血热，318人被感染，88%的患者相继死亡。该病暴发6个月后，研究人员在电子显微镜下发现了致病因子——埃博拉病毒。2002年11月，在中国暴发流行的传染性非典型肺炎（SARS），波及全球32个国家和地区，直至2003年4月10日仍未确定非典型肺炎的病原体，一度还认为"非典型肺炎的病原是衣原体"。在香港首先报告从病人组织中分离出病毒后，世界卫生组织（WHO）组织10个国家和地区的13所实验室，成立了多中心研究SARS病原和诊断检测的协作网络，经过分离培养、鉴定、基因序列测定等，确定发现的多株病毒为新型冠状病毒，是引起严重急性呼吸综合征（SARS）的病因。

（六）进入21世纪的中国传染病流行趋势

中国地域辽阔，自然环境复杂，人口众多，是自然灾害和生物疫病多发的国家。进入21世纪后，病毒性肝炎发病率居高不下，结核病回潮，艾滋病迅速增多，严重急性呼吸综合征（SARS）、人感染高致病性禽流感等人畜共患的新型生物疫病的出现，中国的传染病流行呈严峻态势。

2002年，中国共报告甲、乙类传染病2 440 588例，死亡5194人。发病数居前10位的甲、乙类传染病依次是：病毒性肝炎、肺结核、痢疾、淋病、麻疹、梅毒、伤寒、疟疾、流行性出血热、猩红热，与2001年度基本相同。死亡数居前10位的依次是：狂犬病、肺结核、乙型肝炎、新生儿破伤风、艾滋病、流行性出血热、痢疾、乙型脑炎、麻疹、流行性脑脊髓炎。全国共报告狂犬病1191例，死亡数1159例，病死率97.31%，高居甲、乙类传染病的首位（见表11、表12）。

表11　　2002～2007年中国发病数居前10位的甲、乙类传染病

序号	病　名	2002年	2003年	2004年	2005年	2006年	2007年
1	病毒性肝炎	885167	924324	1152874①	1259308①	1334859①	1603060①
2	肺结核	583570	706087	970279②	1195355②	1127571②	1499264②
3	痢疾	485203	465459	497879③	456541③	423132③	371598③
4	淋病	177793	190058	225421④	180316④	158795⑤	149079⑤
5	麻疹	63709	74813	70549⑥	123136⑥	99602⑥	118031⑥

续表11

序号	病　名	2002 年	2003 年	2004 年	2005 年	2006 年	2007 年
6	梅毒	62549	60654	92573⑤	126445⑤	167370④	220561④
7	伤寒	59796	56288	49332⑦	34696⑧	25986⑨	21254⑩
8	疟疾	35475	40506	37537⑧	39656⑦	60193⑦	47468⑦
9	流行性出血热	32897	22653	25041⑨	28077⑩	15098⑩	
10	猩红热	15234	10063	18939⑩	25068⑨	27620⑧	34170⑧
11	布氏病						21560⑨

表12　　2002～2007 年中国死亡数居前 10 位的甲、乙类传染病

序号	病　名	2002 年	2003 年	2004 年	2005 年	2006 年	2007 年
1	狂犬病	1159	1980①	2651①	2545②	3215②	2873①
2	肺结核	1073	1106②	1435②	6713①	3339①	2073②
3	病毒性肝炎/乙肝	1051/780	1063/769③	1059/783③	1208/908④	1352/995③	1098/838④
4	新生儿破伤风	399	398④	300⑤	306⑤	263⑥	160⑥
5	艾滋病	301	379⑤	741④	1316③	1331④	1200③
6	流行性出血热	235	172⑨	254⑥	271⑥	173⑦	129⑦
7	痢疾	234	235⑧	141⑨	137⑨	111⑨	68⑩
8	乙型脑炎	229	366⑥	200⑦	214⑦	463⑤	165⑤
9	麻疹	138					
10	流行性脑脊髓膜炎	128	139⑩	165⑧	206⑧	156⑧	104⑧
11	传染性非典型肺炎		349⑦				
12	钩端螺旋体病			55⑩			
13	梅毒				74⑩	86⑩	74⑨

防疫圣典

2003 年，中国共报告 27 种法定甲、乙类传染病 2591512 例，死亡 6474 人，发病率比 2002 年上升 5.45%，死亡率上升 23.82%。发病数居前 10 位的甲、乙类传染病与 2002 年度基本相同。死亡数居前 10 位的依次是：狂犬病、肺结核、乙型肝炎、新生儿破伤风、艾滋病、乙型脑炎、传染性非典型肺炎、痢疾、流行性出血热、流行性脑脊髓膜炎。全国共报告狂犬病 2037 例，死亡数 1980 人，病死率达 97.20%，仍高居传染病榜首。

2004 年，中国共报告 27 种法定甲、乙类传染病 3180327 例，死亡 7151 人，发病率比 2003 年上升 22.72%，死亡率上升 10.46%。发病数居前 10 位的甲、乙类传染病也与 2003 年度基本相同，但梅毒的位次排在麻疹前。死亡数居前 10 位的依次是：狂犬病、肺结核、乙型肝炎、艾滋病、新生儿破伤风、流行性出血热、乙型脑炎、流行性脑脊髓膜炎、痢疾、钩端螺旋体病。全国共报告狂犬病 2651 例，死亡数 2651 人，病死率 100%，仍高居传染病的首位。

2005 年，中国共报告 27 种法定甲、乙类传染病 3508114 例，死亡 13185 人，发病率比 2004 年上升 9.77%，死亡率上升 83.31%。发病数居前 10 位的甲、乙类传染病依次是：病毒性肝炎、肺结核、痢疾、淋病、梅毒、麻疹、疟疾、伤寒、猩红热、流行性出血热。死亡数居前 10 位的依次是：肺结核、狂犬病、艾滋病、乙型肝炎、新生儿破伤风、流行性出血热、乙型脑炎、流行性脑脊髓膜炎、痢疾、梅毒。全国共报告肺结核 1259038 例，死亡数 3402 人，首次位居传染病榜首；报告狂犬病 2545 例，死亡数 2537 人，病死率达 99.68%，高居传染病第二位。2005 年 10 月 14 日，中国发生首例人感染高致病性禽流感的病例，至 12 月 31 日止累计报告人禽流感病例 7 例，死亡 5 人，病例分布在安徽、湖南、福建、辽宁、广西、江西六个省。

2006 年，中国共报告 27 种法定甲、乙类传染病 3488934 例，死亡 10623 人，发病率比 2005 年下降 1.13%，死亡率上升 7.04%。发病数居前 10 位的甲、乙类传染病依次是：病毒性肝炎、肺结核、痢疾、梅毒、淋病、麻疹、疟疾、猩红热、伤寒、流行性出血热。死亡数居前 10 位的依次是：肺结核、狂犬病、艾滋病、乙型肝炎、乙型脑炎、新生儿破伤风、流行性出血热、流行性脑脊髓膜炎、痢疾、梅毒。全国共报告肺结核 1127571 例，死亡数 3339 人，位居传染病榜首；报告狂犬病 3279 例，死亡数 3215 人，病死率达 98.05%，高居传染病第二位。

2007 年，中国共报告 27 种法定甲、乙类传染病 3580477 例，死亡 12954 人，发病率比 2006 年上升 2.08%，死亡率上升 21.31%。发病数居前 10 位的甲、乙类传染病依次是：病毒性肝炎、肺结核、痢疾、梅毒、淋病、麻疹、疟疾、猩红热、布氏病、伤寒。死亡数居前 10 位的依次是：狂犬病、肺结核、艾滋病、乙型肝炎、乙型脑炎、新生儿破伤风、流行性出血热、流行性脑脊髓膜炎、梅毒、痢疾。全国共报告狂犬病 3399 例，死亡数 2873 人，病死率达 84.52%，位居传染病榜首；报告肺结核 1 499 264 例，死亡数 2073 人，高居传染病第二位。

表 13　　　　　2002～2007 年中国甲、乙类传染病发病情况

年　份	血源及性传播疾病	呼吸道传染病	肠道传染病	自然疫源及虫媒传染病
2002	926064	671692	745896	88812
2003	992013	804339	706160	82015
2004	1276824	1067181	744522	84392
2005	1347606	1413681	652341	88580
2006	1512647	1259022	604325	107349
2007	1804926	1655787	568593	90534
合　计	7860080	6871702	4021837	541682

按照传播途径分析（见表 13），血源及性传播疾病已连续 6 年超过肠道传染病的发病数，居第一位；除淋病先升后降外，乙型肝炎、丙型肝炎、梅毒、艾滋病的发病数持续上升。呼吸道传染病中，肺结核、麻疹、猩红热的发病数持续上升，白喉、流行性脑脊髓膜炎、百日咳的发病数均有不同程度的下降，脊髓灰质炎连续 6 年无发病。肠道传染病中，除戊肝的发病数持续上升外，霍乱、痢疾、甲肝、伤寒及未分型肝炎的发病数均有不同程度的下降。9 种自然疫源及虫媒传染病中，狂犬病、布鲁氏菌病、疟疾的发病数持续上升，鼠疫、流行性出血热、钩端螺旋体病、炭疽、斑疹伤寒、登革热、乙型脑炎的发病数持续下降。

从 2002～2007 年中国法定甲、乙类传染病的发病数和死亡数看，总体呈逐步上升趋势，肺结核、病毒性肝炎的发病数居高不下；狂犬病、肺结核和乙型肝炎的死亡数高居传染病前三位；艾滋病的发病数和死亡数在快速上升；新出现传染性非典型肺炎和人感染高致病性禽流感等人畜共患的生物疫病。统计结果表明，肺结核、病毒性肝炎（乙肝）、狂犬病、艾滋病和新出现的传染性非典型肺炎、人感染高致病性禽流感等将是中国法定传染病的防控重点。中国的法定传染病控制面临挑战，形势严峻，任务艰巨，防治工作任重道远。

二、人类流行的传染病

人类的生物特性，注定要与各种生物（动物、植物和微生物）接触。人类如果不能洁身自好，有意识预防生物疫病，则很容易受到各种各样的致病菌、病毒和寄生虫的侵袭，有时不知不觉地感染上了某种传染性疾病，承受生命的痛苦，不少人还为之丧命。世界各国因人种、地理环境、经济状况、生活习俗的不同，流行的传染病有同有异。中国人口众多，地域辽阔，南北地理差异，东西经济差距，生活习俗和习惯也不同，具有人类流行的传染病的共性和代表性。1956 年，中央卫生部曾规定应报告的传染病种类。1978 年又颁发了《中华人民共和国急性传染病管理条例》，规定两类 25 种急性传染病应报告。甲类：鼠疫，霍乱及副霍乱，天花。乙类：白喉，流行性脑脊髓膜炎，百日咳，猩红热，麻疹，流行性感冒，痢疾（细菌性痢疾和阿米巴痢疾），伤寒及副伤寒，病毒性肝炎，脊髓灰质炎，流行性乙型脑炎，疟疾，斑疹伤寒，回归热，黑热病，森林脑炎，恙虫病，出血热，钩端螺旋体病，布氏杆菌病，狂犬病，炭疽。

1989 年 2 月 21 日，经第七届全国人民代表大会常务委员会第六次会议通过，于 1989 年 9 月 1 日起施行的《中华人民共和国传染病防治法》，将法定传染病分为甲、乙、丙三类共计 35 种。2004 年 4 月，全国人大常委会又进行了修订，增加 2 种新传染病，将传染性非典型肺炎（SARS）、人感染高致病性禽流感列入乙类传染病，并按甲类传染病管理。2008 年 5 月 2 日，卫生部决定将手足口病列入丙类传染病；2009 年 4 月 30 日，卫生部决定将甲型 H1N1 流感纳入乙类传染病，并按甲类传染病管理。本章节将分述各病的病原体特点、传染源、传播途径、人群易感性、主要病症及预防方法，揭示人类与动物、致病微生物之间感染疾病的相互关系，帮助人们了解、预防、控制及消除传染病的发生和流行，从而维护人类自身的健康。

（一）甲类传染病

1. 鼠　疫

由鼠疫耶尔森氏菌（鼠疫杆菌）经鼠蚤叮咬等传播引起人间的烈性传染病，是一种广泛流行于野生啮齿动物间的自然疫源性传染病。其特征是淋巴结肿大（腺鼠疫）、极度衰竭，有的出现败血症，有的牵连到肺部（肺鼠疫）。

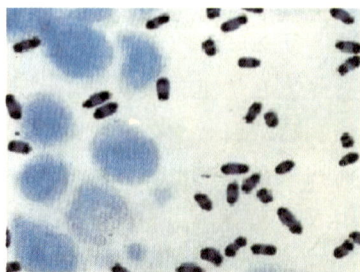

鼠疫耶尔森氏菌（鼠疫杆菌）

因败血型鼠疫患者皮肤呈紫黑色，又称黑死病。1894年，日本传染病研究所创始人北里柴山郎（S. Kitasato，1856～1931）和法国细菌学家耶尔森（G. A. E. Yersin，1863～1943）先后找到了引起淋巴肿大和出血症的真凶，就是由老鼠传播的鼠疫杆菌。啮齿类动物如鼠、兔（特别是野鼠和家鼠）等和它们身上的蚤类携带此病菌，再经由跳蚤传给人类或其他动物。由于鼠疫传染性极强，病死率高，被列为国际检疫的甲类传染病。

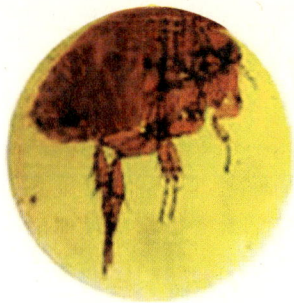

鼠蚤

鼠疫耶尔森氏菌对外界抵抗力较弱，对热和干燥特别敏感，在加热100℃1～2分钟、70～80℃10分钟、55℃15分钟或日照4～5小时可被杀灭。常用消毒剂如5%甲酚皂溶液（来苏尔）或1%石炭酸20分钟内可将痰液中的病菌杀死。但病菌在自然环境中的痰液中能存活36日，在蚤粪和土壤中能存活1年左右。

【传染源】　鼠疫是典型的自然疫源性生物疫病，一般先在鼠间流行，然后再传染给人，在人间流行。

（1）鼠间鼠疫：野鼠类和狐、狼、猫、豹等野生啮齿动物为主要传染源和储存宿主，尤以黄鼠属、旱獭属为最重要，能带菌越冬，次年春季发病传播，引起野鼠鼠疫，再传给家鼠感染鼠疫。

（2）人间鼠疫：家鼠中黄胸鼠、褐家鼠和黑家鼠是人类鼠疫的重要传染源。猫、狗、野兔、骆驼、山羊等动物也可使人类感染。肺鼠疫病人是肺鼠疫流行的传染源。

【自然疫源地】

（1）世界鼠疫疫源地：亚洲有中国、俄罗斯、印度、缅甸、越南、老挝、尼泊尔、伊朗、伊拉克、蒙古、叙利亚、土耳其、也门、巴基斯坦、阿富汗、沙特阿拉伯、哈萨克斯坦、吉尔吉斯坦、乌兹别克斯坦、土库曼斯坦、格鲁吉亚、阿塞拜疆、亚美尼亚等23个国家；非洲有南非、赞比亚、坦桑尼亚、扎伊尔、毛里塔尼亚、马达加斯加、摩洛哥、津巴布韦、埃及、纳米比亚、利比亚、肯尼亚、刚果、加纳、乌干达、埃塞俄比亚、塞内加尔、博茨瓦纳、安哥拉、牙买加、马拉维、莫桑比克等22个国家；美洲有美国、墨西哥、加拿大、巴西、阿根廷、秘鲁、玻利维亚、厄瓜多尔等8个国家；欧洲仅俄罗斯存在鼠疫疫源地，分布于里海低地和高加索东麓，欧亚交接区域的伏尔加河、顿河和乌拉尔河之间地区。

（2）中国鼠疫疫源地：黑龙江、吉林、辽宁、河北、内蒙古、宁

防疫圣典

夏、甘肃、新疆、青海、西藏、四川、陕西、云南、广东、广西、福建、浙江、江西和贵州等19个省（区）的286个县（市、旗）为鼠疫疫源县，疫源地面积约115万平方公里，占国土面积的12%。其中有十大动物鼠疫自然疫源地：青藏高原喜马拉雅旱獭鼠疫疫源地；呼伦贝尔高原蒙古旱獭鼠疫疫源地；帕米尔高原长尾旱獭鼠疫疫源地；天山山地灰旱獭、长尾黄鼠狼鼠疫疫源地；松辽平原达乌尔黄鼠鼠疫疫源地；甘宁黄土高原阿拉善黄鼠鼠疫疫源地；内蒙古高原长爪沙鼠鼠疫疫源地；锡林郭勒高原布氏田鼠鼠疫疫源地；滇西北山地大绒鼠、齐氏姬鼠鼠疫疫源地；云南、东南沿海家鼠鼠疫疫源地（见表14）。

表14		中国鼠疫疫源地分布情况		万平方米	
省　区	疫源县	面积	省区	疫源县	面积
黑龙江	8	3391	四川	1	21 000
吉林	16	56 440	陕西	1	353
辽宁	2	1485	云南	51	80 816
河北	1	1000	广东	4	9104
内蒙古	54	337 017	广西	3	9625
宁夏	7	5216	福建	32	38 876
甘肃	10	13 278	浙江	5	197
新疆	18	168 700	江西	4	3029
青海	30	178 184	贵州	2	683
西藏	37	223 290	合计	286	1 152 384

【媒介昆虫】　蚤类、硬蜱、螨类、虱子等，以跳蚤为最重要的鼠疫传播媒介。

【传播途径】

（1）经鼠蚤传播：鼠蚤吸入病鼠血液后，血中的鼠疫耶尔森氏菌在其胃内大量繁殖，形成菌栓，堵塞消化道。当该蚤再叮咬人时，吸入的血受阻而反流，病菌随之侵入而使人感染。蚤粪或蚤体中所含的病原菌也可经皮肤伤口或抓伤而从皮肤侵入。鼠→蚤→人传播是腺鼠疫的主要传播方式。

（2）经皮肤传播：接触病鼠的皮、肉、血和病人的脓血或痰，均可经皮肤伤口侵入人体。

（3）经呼吸道飞沫传播：肺鼠疫病人痰中的鼠疫耶尔森氏菌可借

飞沫传播而引起肺鼠疫及其流行。

【人群易感性】 人群普遍易感。从事狩猎、农牧、地质勘探等野外活动的人员，接触自然疫源地的机会多，感染发病率较高。流行季节与鼠类和蚤类的繁殖活动有关。腺鼠疫多发生在夏秋季节（北方可延长至冬季），肺鼠疫以冬季为多。病后可获得持久免疫力。

【主要病症】 根据症状的不同可分为腺鼠疫、肺鼠疫和败血型鼠疫三种，均有较重的毒血症症状及出血现象。潜伏期 2 ~ 3 日，起病急骤，有高热、寒战、极度疲乏、剧烈头痛和全身酸痛。颜面和结合膜明显充血、惊惶、谵妄或烦躁不安，呼吸及心率增快，肝脾肿大。皮肤黏膜出血表现为瘀点、瘀斑和皮下出血，腔道出血可有鼻血、咯血、呕血、便血及尿血等。腺鼠疫表现为淋巴结肿大，肺鼠疫表现为出血性支气管肺炎，败血型鼠疫表现为全身毒血症状，病死率高。

【预防要点】

（1）严格控制传染源。加强对自然疫源地的疫情监测，因鼠疫先在鼠类间发病和流行，发现大量不明死鼠应通知当地防疫部门；消灭动物传染源，控制动物疫情，防止鼠间鼠疫流行；发现人类疑似或确诊病例应立即上报，分别隔离，病人的排泄物应彻底消毒，以严格控制人间传染源。

（2）切断传播途径。预防鼠疫，关键在于灭鼠（包括野鼠和家鼠）、灭蚤，对狗、猫、家畜等动物应消毒，以彻底切断传播途径。

（3）保护易感者。疫区及周围居民和进入疫区的人员应做好预防接种和个人防护；注意个人和环境卫生，不随地吐痰。

2. 霍 乱

是由霍乱弧菌所致的一种烈性肠道传染病，这种叫做霍乱弧菌的菱形细菌，通常通过不洁的饮用水传播，能够寄存在肉类、牛奶、苹果等食物上数日。其特征是发病急、传播快，是亚洲、非洲大部分地区腹泻流行的重要原因，属国际检疫的传染病。1883 年，德国医生、

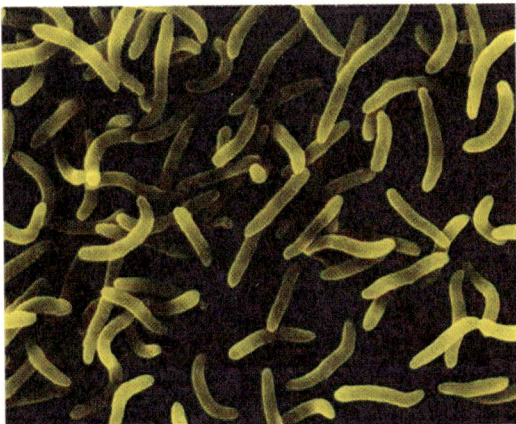

霍乱弧菌 （来源 百度百科）

细菌学家罗伯特·科赫（Robert Koch，1843 ~ 1910）从病人粪便中分

离出了病原体霍乱弧菌。霍乱弧菌具有耐热的菌体（O）抗原和不耐热的鞭毛（H）抗原，各种弧菌的 H 抗原大多相同，仅根据 O 抗原进行血清分型，现有 O1～O140 个血清群。O1 群霍乱弧菌有两个生物型：古典生物型和埃尔托生物型，皆能引起严重的分泌性腹泻和霍乱的流行。O2～O140 血清群统称为非 O1 群霍乱弧菌。

霍乱弧菌耐碱耐冷但不耐酸，在冰箱里的牛奶、鲜肉和鱼虾水产品中存活的时间分别为 2～4 周、1 周和 1～3 周；在室温存放的新鲜蔬菜中能存活 15 日；在正常胃酸中仅能存活 4 分钟。对食物只需煮沸 1～2 分钟或加热 55℃10 分钟即可杀死霍乱弧菌。对常用消毒剂也敏感，0.5% 石炭酸、1% 漂白粉溶液 10 分钟内可杀死病菌。

【传染源】　病人和带菌者是霍乱的传染源。典型病人的吐泻物和排泄物含菌量极高，每毫升粪便中可含有 1000 万至 10 亿个霍乱弧菌，这对霍乱的传播起着重要作用。轻型病人易被忽略，隐性感染者不易检出，因此这两者皆为危险的传染源。

【自然疫源地】　印度和孟加拉等恒河三角洲地区是霍乱的多发地。

【传播途径】　霍乱弧菌可通过水、苍蝇、食物、日常生活接触等途径传播和蔓延，其中水的传播作用最为突出。因为水最容易受到感染者排泄物的污染，而霍乱弧菌在水中的存活时间可达 5 日至数 10 日。水源被污染后可引起暴发流行。食物传播的作用仅次于水。苍蝇及日常生活接触的作用也不可忽视。

【人群易感性】　男女老幼均易感。病后可获得一定的免疫力，但再感染的可能性也存在。营养不良、胃酸缺乏、胃大部切除等皆可成为感染的诱发因素。

【主要病症】　从感染到出现症状要经过数小时至 5 日，多数为 1～2 日。患者大多从剧烈腹泻开始，继尔呕吐。多无腹痛，亦无里急后重，少数有腹部隐痛，个别可有阵发性绞痛。每天大便数次至 10 数次或更多，典型病人大便开始为泥浆样或稀水样，尚有粪质，迅速成为米泔水样，少数病人可有血性便。少数重症病人第一次大便量可超过 1500 毫升，粪便从肛门直流而出，无法计数。呕吐一般在严重腹泻后出现，但亦有呕吐与腹泻同时或略先于腹泻。恶心少见或较轻。呕吐物先为胃内容物，以后可为米泔水样或清水样。由于频繁的腹泻、呕吐，大量水和电解质丧失，病人可出现脱水、周围循环衰竭、烦躁不安、口渴、眼窝深陷、声音嘶哑、耳鸣、呼吸增快、神态淡漠，表情呆滞、眼球下陷、口唇干燥、皮肤皱瘪和发绀等症状。此外，还出现肌肉痉挛，尤以腓肠肌及腹直肌为甚。腹部凹陷呈舟状腹。脉搏微弱，血压下降，尿量减少，体温下降，如不及时抢救往往可危及生命。

【预防要点】

（1）严格控制传染源。加强国境卫生检疫和国内交通检疫，一旦发现患者或疑似患者，应立即进行隔离治疗，并对交通工具进行彻底消毒。

（2）切断传播途径，保护易感者。预防霍乱，首先要搞好个人清洁卫生；其次要搞好环境卫生，加强饮水消毒和食品管理；对患者或带菌者的粪便和排泄物要严格消毒；流行地区要杀蛆灭蝇，整治脏水沟水塘，阻断重要传染源；不生吃或半生吃水产品，应加热煮沸后食用，生熟食品不要混放，并做好餐具等消毒。

（二）乙类传染病

1. 传染性非典型肺炎

是一种由 SARS 冠状病毒（SARS – CoV）引起的传染性强的呼吸系统疾病。世界卫生组织（WHO）认定传染性非典型肺炎是由一种冠状病毒亚型变种引起，病原可能为动物源性（很可能来源于野生动物）的新型冠状病毒，根据其发病特点及表现，称为严重急性呼吸综合征（SARS）。至 2003 年 8 月，全球共有 32 个国家和地区发现了 SARS，患者累计 8422 例，死亡 919 人。中国内地累计报告 SARS 患者 5327 例，死亡 349 人。自 2004 年 12 月 1 日起，中国将传染性非典型肺炎纳入乙类传染病，并按照甲类传染病采取预防、控制措施。SARS 病毒在体外有一定的生存能力。在人体三种排泄物（痰、粪便、尿液）和血液中，病毒能长时间保持活力。24℃条件下，在痰和粪便中可存活约 5 日，在尿液中存活约 10 日，血液中可存活 15 日。在冷藏条件下，病毒可存

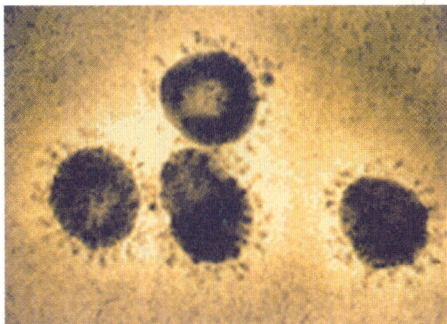

SARS 病毒　　（来源　维基百科）

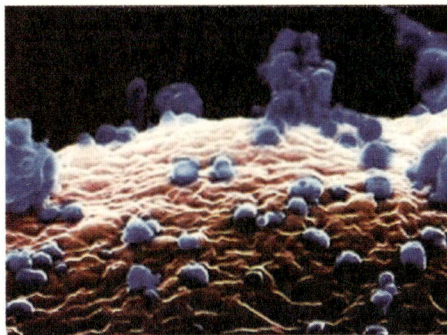

2003 年 6 月，瑞典著名医学摄影家尼尔松在世界上第一次公布了非典病毒侵袭人体细胞过程图片

防疫圣典

活数日或更久。病毒在体外生存时间不长，在干燥表面仅约 3 小时，在合适环境的固体表面（如棉布、木块、金属、塑料、玻璃等）可存活 3 日。但病毒对热较敏感，37℃可存活 4 日，56℃加热 90 分钟、75℃加热 30 分钟则可灭活病毒。紫外线照射 60 分钟可杀灭病毒。含氯消毒剂和过氧乙酸消毒 5 分钟以上可杀灭病毒。

【传染源】　病人和疑似病人是传染源。老年患者、长期患病或肾病、糖尿病等慢性病的患者是重要的传染源。

【疫源地】　果子狸、蝙蝠等带毒动物的活动场所。病人和疑似病人的住所、病房及活动场所。

【动物宿主】　非典病毒的中间宿主疑为动物，如果子狸、蝙蝠、猴、貂、蛇等。其中果子狸是人类 SARS 病毒最重要的动物宿主之一。

【传播途径】　主要通过空气飞沫近距离传播，也可通过吸入患者粪便或尿液的气溶胶引起传染；用受到污染的手接触眼、口及鼻，也可引起感染；接触患者排泄物污染的水、物品和食物也是重要的传染途径。

【人群易感性】　人群普遍易感。以冬春季节，气温 10~20℃最易感。25~34 岁青年发病率最高，医护人员是高危人群。病后可获一定的同型免疫力。

【主要病症】　潜伏期 2~10 日。起病急，大多以发热为首发症状，体温达 38℃或以上，偶有畏寒；可伴有头痛、关节酸痛、乏力、腹泻；常无上呼吸道卡他症状；可有咳嗽，多为干咳、少痰，偶有血丝痰；可有胸闷，严重者出现呼吸加速，气促，或明显呼吸窘迫。肺部体征不明显，部分病人有少许湿罗音，或有肺实变体征。少数有近期手术史或有基础病的患者可不以发热为首发症状。

【预防要点】

（1）严格控制传染源。加强对疫源地可疑动物果子狸、蝙蝠等的疫情监测，因这些野生动物可能带有病毒，严禁捕猎、运输、销售、食用可疑野生动物；发现人类疑似或确诊病例应立即上报，分别隔离，病人的排泄物应彻底消毒，以严格控制人间传染源。

（2）切断传播途径，保护易感者。保持工作和日常生活环境通风换气，必要时可对室内环境进行消毒；尽量减少到人群密集的公共场所活动；探视病人须戴 12~16 层棉纱口罩或 N95 防护口罩，最好隔窗探视；注意个人卫生，保持双手清洁，经常用肥皂和流动水洗手，不与他人共用生活物品；不饮生水，不生食凉伴菜，集体餐饮尽可能分餐；注意增减衣物，加强户外锻炼，以增强体质。

2. 艾滋病

艾滋病的医学全名为获得性免疫缺陷综合症（Aguired Immune Defficiency Syndrome, AIDS), 是由人类免疫缺陷病毒（HIV）引起的一种死亡率很高的性传染疾病。这种病毒终生传染，破坏人的免疫系统，使人体丧失抵抗各种疾病的能力。艾滋病病毒在人体内的潜伏期可长达 12～13 年。染上艾滋病的患者，机体免疫功能遭到彻底性的破坏，在任何病原微生物

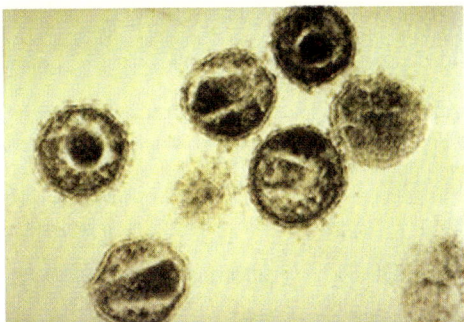

艾滋病病毒

的侵袭面前都没有抵抗力。虽然全世界众多医学研究人员付出了巨大的努力，但至今尚未研制出根治艾滋病的特效药物，也没有可用于预防的有效疫苗。

黑猩猩体内的一种病毒——猿类免人类免疫缺陷病毒（HIV -1）起源于非洲喀麦隆南部丛林的野生疫缺陷病毒（SIV）。而全球第 1 例人类免疫缺陷病毒感染者则来自民主刚果首都金沙萨的非洲男子。这名死于 1959 年的男子可能捕食携带 SIV 病毒的黑猩猩时遭到抓咬，SIV 病毒通过体液传播给人，并

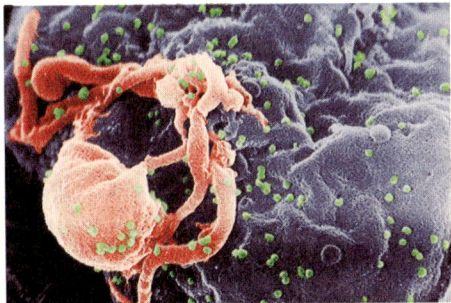

HIV-1 病毒正从淋巴细胞出芽，向外扩散　　　　（来源　维基百科）

在人体内经过基因变异而演变成人类免疫缺陷病毒（HIV-1）。起初，只在非洲农村局部地区的人群中感染率很高，20 世纪 70 年代传入都市，由于娼妓、同性恋、吸毒等活动而得以迅速传播，且病毒在传播过程中发生了遗传学上的突变，变得致病性极强。之后，艾滋病从非洲传入加勒比地区的海地。70 年代中后期，由去海地男妓院的美国同性恋患者将此病带回美国。然后，艾滋病在美国和世界各地流行开来。

1981 年 6 月 5 日，坐落在亚特兰大的美国疾病控制中心在《发病率与死亡率周刊》上首先报告"一种未知的新型传染病"，介绍了 5 例艾滋病病人的病史，这是世界上第一次有关艾滋病的正式记载。1982 年，这种新型传染病被命名为艾滋病。接触经艾滋病病毒污染的血液制品、精液、唾液、尿液、乳汁、汗液、泪液等均可传染，但唾液、尿液、汗液、泪液中的病毒量很少，主要通过接触精液和血液而传染。所以，艾滋病的蔓延与混乱的性生活关系密切。1985 年，从中国上海入境的美

防疫圣典

籍阿根廷男游客因艾滋病而住院，成为在中国发现的首例艾滋病。

1983 年，法国病毒学家巴尔－西诺西（F. Barre–Sinoussi, 1947～）和蒙塔尼耶（L. Montagnier, 1932～）等合作发现了人类免疫缺陷病毒（HIV），为防治艾滋病（ADIS）作出了重要贡献，因而获得 2008 年诺贝尔生理学或医学奖。据联合国艾滋病规划署统计，到 2005 年底，全球共有 3860 万名艾滋病病毒感染者，其中女性达 1750 万，15 岁以下的儿童 230 万。仅 2005 年，全球就新增艾滋病病毒感染者 410 万，另有 280 万人死于艾滋病。

艾滋病病毒（HIV）对外界抵抗力不强，对热敏感，加热 56℃ 30 分钟即可灭活。对一般消毒剂也敏感，如 75% 的酒精、2.5% 碘酊、0.55% 次氯酸钠于 1 分钟灭活，但对紫外线等不敏感。

【传染源】 感染了人类免疫缺陷病毒的病人和无症状感染者是传染源。病毒可存在传染源的各种体液中，如血液、精液、子宫及阴道分泌物、乳汁、唾液、眼泪等。但只有带病毒的血液、精液、阴道分泌物和乳汁能传播。

【自然疫源地】 非洲大陆狒狒、乌白眉猴和非洲绿猴等野生灵长类动物活动的林区。

【病毒储存宿主】 人类、非洲绿猴、狒狒、乌白眉猴、猫、兔等是病毒的储存宿主。

【传播途径】 主要途径有 3 种：①性接触传播：包括同性恋、异性恋和双重性恋，是主要的传播方式；②注射途径传播：使用带病毒的血液、血液制品和共用注射器、针头吸毒者，针刺文身也可传播；③母婴传播：感染病毒的孕妇可经子宫内或分娩时，以及产后哺乳等传染给胎儿或新生儿。

【人群易感性】 主要为成年人，尤其是 49 岁以下的青壮年。男性同性恋、杂乱性交者、静脉吸毒的药瘾者、血友病、多次输血者及病毒感染者的性配偶等，都属于本病的高危人群。

【主要病症】 潜伏期 2～13 年，平均 7～10 年，潜伏期长短与感染的病毒量有关。初期的临床表现为持续性不明原因的发热，夜间盗汗，食欲不振，精神疲乏，全身淋巴结肿大等。此后相继出现肝、脾肿大，并发恶性肉瘤，体重锐减，极度消瘦，腹泻便血，呼吸困难，中枢神经系统麻木，最后死亡。

【预防要点】

（1）严格控制传染源。加强对自然疫源地的疫情监测，加强国境卫生检疫，严禁捕猎、运输、销售、食用狒狒、乌白眉猴和非洲绿猴等可疑野生灵长类动物；对疑似或确诊病人及其配偶应进行医学观察和隔离，患者的血液、分泌物和排泄物要消毒，禁止感染者捐献人体组织、器官、血液和精液，以控制传染源。

（2）切断传播途径，保护易感者。严禁卖淫嫖娼、吸毒、贩毒，加强血液和血制品的检查，推广使用一次性注射器等，以切断传播途径；大力提倡有性伴侣在性接触时要使用安全套；避免共用牙刷、剃须刀等易造成皮肤、黏膜伤口的用具，以免病毒通过伤口进入血液传播。

3. 病毒性肝炎

是由肝炎病毒所致的全身性传染病，主要损害肝脏，表现为食欲减退、恶心、乏力、上腹部饱胀不适、肝区疼痛、肝肿大、压痛、肝功能损害及黄疸等。病毒性肝炎具有传染性较强、传播途径复杂、流行面广泛、发病率较高等特点。早在公元前400年古希腊医学家希波克拉底（Hippocrates，约公元前460~前355）就

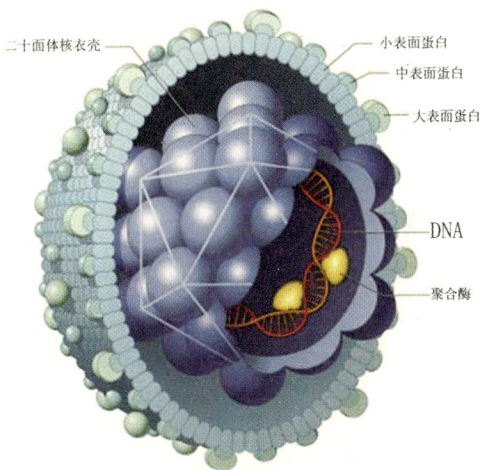

乙肝病毒结构图

有流行性黄疸的描述。古代中国的《黄帝内经》也记载"黄疸病"的症状及其传染性。1942年，发现流行性肝炎病毒体，但当时未能阐明。1963年 Blumberg 在澳大利亚土著人血清中发现乙型肝炎病毒的表面抗原。自20世纪70年代以来，科学家相继发现了甲、乙、丙、丁、戊等五型肝炎病毒。1970年 Dane 证实了在病人的血清中存在乙型肝炎病毒（HBV）颗粒。1973年 Feinstone 采用免疫电镜技术在急性肝炎患者的粪便中发现甲型肝炎病毒（HAV）。1977年意大利学者里兹托（Rizzetto）发现丁型肝炎病毒（HDV）。1983年前苏联学者 Balayan 等用免疫电镜戊型肝炎病毒（HEV）。1989年美国学者 Choo 等发现丙型肝炎病毒（HCV）。1995年美国科学家又发现庚型肝炎病毒（HGV）。1997年日本在有大量输血史非甲–庚型肝炎患者的血清中发现输血传播肝炎病毒（TTV）。

病毒性肝炎是全球患病人数最多的传染病，约有20亿感染过乙型肝炎，中国是乙型肝炎的高发区。1988年中国上海曾因食用被甲型肝炎病毒污染的生毛蚶而引起暴发流行，29.2万人发病，死亡47人。

1955 年戊型肝炎首次在印度暴发流行；1986 年中国新疆南部地区发生戊型肝炎大流行，11.92 万人发病，死亡 707 人。

甲型肝炎病毒对外界抵抗力较强，能耐热耐酸，食物需煮沸 5 分钟，才能杀灭；60℃10～12 小时部分灭活。乙型肝炎病毒对外界抵抗力很强，能耐受 60℃4 小时和一般浓度的消毒剂，100℃10 分钟感染性消失，高压蒸气消毒及 2% 过氧乙酸浸泡 2 分钟可灭活。丙型肝炎病毒对乙醚、氯仿等脂溶剂敏感，煮沸 100℃5 分钟、60℃10 小时可使病毒失去传染性。

【传染源】

（1）甲型病毒性肝炎的传染源是病人和隐性感染者。潜伏期后期至黄疸出现前数日的传染性最强。

（2）乙型病毒性肝炎的传染源是急、慢性患者和无症状病毒携带者。急性潜伏后期和发病初期传染性最强。

（3）丙型病毒性肝炎的传染源是急、慢性患者和无症状病毒携带者。发病前 12 日血液即有感染性，可带毒 12 年以上。

（4）丁型病毒性肝炎的传染源是急、慢性患者和无症状病毒携带者。

（5）戊型病毒性肝炎的传染源是潜伏期末期和急性期病人。家猪、羔羊和鼠类均可感染发病或带病毒，表明动物可能是重要的传染源。

【传播途径】

（1）甲型病毒性肝炎主要经粪－口途径传播。水源或食物、海产品（毛蚶等）严重污染可引起暴发流行。日常生活接触是散发病例的主要传播方式。

（2）乙型病毒性肝炎主要通过血液、母婴传播和日常生活密切接触传播。血液传播途径除输血和血制品外，注射、外科手术器械、刺伤、蚊虫叮咬及共用牙刷、剃刀等方式也可传播。日常生活密切接触如共用食具、同吃、同住、接吻、性交、哺乳等均可传播。

（3）丙型肝炎病毒以血液传播为主，还可通过生活密切接触、性传播、母婴传播、血液透析、牙科治疗、器官移植、穿耳孔、共用剃刀等途径传播。

（4）丁型病毒性肝炎的传播途径与乙型肝炎相同。

（5）戊型病毒性肝炎主要经粪－口途径传播，水源或食物严重污染可引起暴发流行。

（6）庚型肝炎的传播途径与乙型肝炎、丙型肝炎相似，主要经输血传播，也存在母婴传播、静脉注射吸毒和医源性等途径传播。

【人群易感性】

（1）甲型病毒性肝炎因成人早年隐性感染获得免疫力，以儿童易感性强，尤以学龄前儿童发病率最高。秋冬季发病率较高。病后免疫力持久，一般不会重复感染发病。

（2）乙型病毒性肝炎人群普遍易感。病后可获得一定的免疫力，但不能阻止变异株病毒的再感染。

（3）丙型肝炎可发生于任何年龄，一般儿童和青少年感染率较低，中青年次之，老年人较高。

（4）戊型肝炎可发生于任何年龄，主要见于青壮年，男性多于女性。有明显季节性，水源流行多发生于雨季或洪水后。

【主要病症】 病毒性肝炎的临床分型为急性肝炎、慢性肝炎、重症肝炎、瘀胆型肝炎和肝炎肝硬化。临床表现主要有食欲减退、疲乏、恶心、厌油、腹胀、肝肿大及肝功能损害等消化道症状。黄疸病人可见浓茶样尿，皮肤、巩膜黄染。部分患者有发热、头痛等现象。

（1）甲型肝炎一般为自限性疾病，不发展成慢性肝炎。

（2）乙型肝炎中的部分慢性肝炎可演变成肝硬化或肝癌。

（3）急性丙型肝炎2～26周，常见为6～9周，一般呈亚临床表现，可见肝细胞变性、点状坏死、炎性浸润等；慢性丙型肝炎可有胆管损伤、肝细胞脂肪变性及纤维化，引起肝硬化。

（4）丁型肝炎潜伏期2～10周，主要通过对肝细胞的免疫病理作用引起肝细胞的炎症或坏死。可与乙型肝炎病毒发生重叠感染，引起重症肝炎。

（5）戊型肝炎潜伏期15～75日，主要通过对肝细胞的直接损伤和免疫病理作用引起肝细胞的炎症或坏死。临床表现为急性戊型肝炎（包括急性黄疸型和无黄疸型）、重症肝炎及瘀胆型肝炎。

【预防要点】

（1）严格控制传染源。对疑似或确诊的急性传染期病毒性肝炎病人应进行医学观察和隔离，以控制传染源。

（2）切断传播途径，保护易感者。儿童应接种乙肝疫苗；农村应加强水源和粪便管理；注意饮食卫生，实行分餐，食具消毒；不吃生冷食物，应加热煮熟后食用；被病人污染的生活用品应消毒，以切断传播途径；加强对供血人员的筛选，以减低输血感染；医院要加强注射器、针头、药杯、食具及病人分泌物、排泄物的管理和消毒，防止医源性感染。

4. 脊髓灰质炎

是由脊髓灰质炎病毒引起的急性传染病，主要病变在脊髓（尤其是脊髓颈段或腰段）前角神经元，损害严重者可有瘫痪后遗症。绝大多数感染者无明显症状，少数患者可发生肢体弛缓性瘫痪。因好发于儿童，又称小儿麻痹症。1909年，奥地利裔医生兰茨泰纳（K. Landsteiner）

防疫圣典

和波普尔（E. Popper）分离并确认脊髓灰质炎病毒是导致脊髓灰质炎的病原体。1924 年在冰岛大流行，发病率高达 500/10 万。1959 年中国广西南宁市也发生流行，发病率达到150/10万。

脊髓灰质炎病毒对外界抵抗力很强，在污水及粪便中可存活 4～6 月，在低温环境下能长期存活，-20℃～-70℃可存活数年。在 pH 值为 3～10 的条件下病毒可保持稳定。但对高温及干燥敏感，对食物只需煮沸 1 分钟或加热 60℃30 分钟即可杀灭病毒。各种氧化剂（漂白粉、过氧化氢、高锰酸钾等）如含有 0.3～0.5 毫克/升游离氯的溶液中 10 分钟，1∶1000 高锰酸钾、3%～5% 甲醛均可很快杀灭病毒。但 70% 酒精、5% 甲酚皂溶液（来苏尔）无消毒作用，抗生素及化学药物也无效。

【传染源】　病人及病毒携带者为传染源。隐性感染者和无瘫痪的轻型患者人数多，且不易发现，在传播中起重要作用。

【疫源地】　病人及病毒携带者的生活环境。

【传播途径】　发病前 3～5 日至发病后 1 周左右咽部和粪便均排出病毒，可经飞沫和粪便传播。以后主要通过粪－口途径，污染食物、饮用水、手、用具等而经口传播。

【人群易感性】　人群普遍易感。以夏秋季为多，可散发或流行。4 个月内婴儿因从母体获得抗体很少发病。感染后人体对同型病毒可产生持久免疫力。

【主要病症】　潜伏期 3～35 日，一般 5～14 日。表现为发热、头痛、咽痛、多汗、烦躁或嗜睡，颈背和肢体疼痛，腱反射改变或脑膜刺激征，不规则弛缓性瘫痪或延髓型瘫痪。

【预防要点】　①严格控制传染源；发现带毒者或患者应隔离，排泄物和用具应消毒，密切接触者应医学观察，以控制传染源；②切断传播途径，保护易感者。增强儿童免疫力，重点是疫苗接种；搞好食品、饮水和环境卫生，饭前便后要洗手；不吃生冷食物，应加热煮沸后食用。

5. 人感染高致病性禽流感

人禽流行性感冒（简称人禽流感）是由禽甲型流感病毒某些亚型的毒株引起的急性呼吸道传染病。1997 年 5 月，中国香港特别行政区有一名 3 岁儿童发生流感综合征死亡，同年 8 月经美国疾病预防控制中心（CDC）及世界卫生组织（WHO）荷兰鹿特丹国家流感中心鉴定为禽甲型流感病毒 H5N1 引起的人类流感，这是世界上首次证实禽甲型流感病毒 H5N1 感染人类。至 12 月底，香港共有 18 名患者被确诊为 H5N1 禽流感，并造成 5 名儿童和 1 名女子死亡。之后相继有 H9N2、H7N7 亚型感染人类和 H5N1 再次感染人类的报道。从 2003 年至 2007 年 3 月，已经在亚洲夺去 169 人的生命。2006 年世界卫生组织公布，在印度尼西亚已经出现全球第 1 例人传人的禽流感病例，有一个 7 口之家，经检查都感染了高致病性禽流感。从 2003 年至 2009 年 3 月，中国已有 20 人死于高致病性禽流感。自 2004 年 12 月 1 日起，中国将人感染高致病性禽流感纳入乙类传染病，并按照甲类传染病采取预防、控制措施。

禽流感病毒属甲型流感病毒。甲型流感病毒呈多形性，其中球形直径为 80～120nm，有囊膜。基因组为分节段单股负链 RNA。依据其外膜血凝素（H）和神经氨酸酶（N）蛋白抗原性不同，可分为 15 个 H 亚型（H1～H15）和 9 个 N 亚型（N1～N9）。甲型流感病毒除感染人类之外，还可感染猪、马、禽类和海洋哺乳

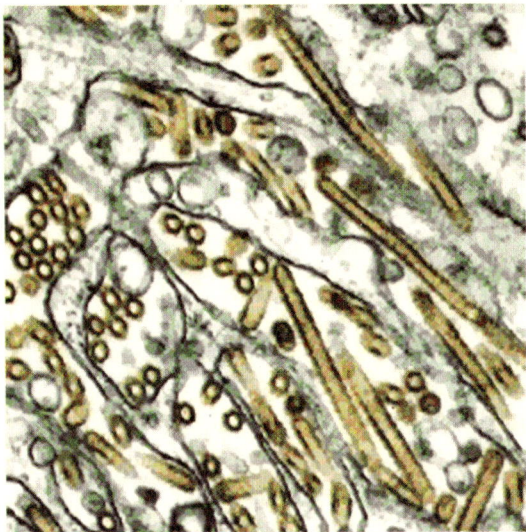

H5N1 禽流感病毒　　　　　　　（来源　美国 CDC）

类动物。感染人类的禽流感病毒亚型主要为 H5N1、H9N2、H7N7，其中感染 H5N1 的患者病情较重，死亡率较高。

禽流感病毒对热比较敏感，65℃加热 30 分钟或煮沸（100℃）2 分钟以上可灭活。病毒在粪便中可存活 7 日，在水中可存活 30 日，在酸性（pH＜4＝的条件下也具有存活能力。病毒对低温抵抗力较强，在 4℃环境的鸟粪中可存活 35 日，在 37℃环境的鸟粪中亦可存活 6 日，有甘油保护的情况下可保持活力 1 年以上。病毒对消毒剂敏感，过氧乙酸、漂白粉、碘剂等常用消毒剂容易将其灭活。病毒在直射阳光下40～48 小时即可灭活，如用紫外线直接照射，可迅速破坏其传染性。

【传染源】　主要为患禽流感或携带禽流感病毒的鸡、鸭、鹅等家禽，特别是鸡；但不排除其他禽类或猪成为传染源的可能。带病毒的鸟类是传播给人类和禽鸟的重要传染源。

【疫源地】　自然疫源地为野禽的栖息地。疫源地为带毒的鸡、鸭、鹅等禽舍及周围环境。

【病毒储存宿主】　猪和带毒的鸡、鸭、鹅等禽类。

【传播途径】　主要经呼吸道传播，通过密切接触感染的禽类及其分泌物、排泄物、受病毒感染的水源等，以及直接接触病毒毒株被感染。目前尚无人与人之间传播的确切证据。

【人群易感性】　一般认为任何年龄均具有易感性，但 12 岁以下儿童发病率较高，病情较重。与不明原因病死家禽或感染、疑似感染禽

流感家禽密切接触人员为高危人群。

【主要病症】　潜伏期一般为 1～3 日，通常在 7 日以内。呈急性起病，早期表现类似普通型感冒。主要为发热，体温大多持续在 39℃ 以上，热程 1～7 日，一般为 3～4 日，可伴有流鼻涕、鼻塞、咳嗽、咽痛、头痛和全身不适。部分患者可有恶心、腹痛、腹泻、稀水样便等消化道症状。重症患者病情发展迅速，可出现肺炎、急性呼吸窘迫综合征、肺出血、胸腔积液、全血细胞减少、肾功能衰竭、败血症、休克及 Reye 综合征（急性脑病合并内脏脂肪变性综合征）等多种并发症。感染 H5N1 者，病死率约为 30%。

【预防要点】　①严格控制传染源。加强禽类疾病的监测，一旦发现禽流感疫情，动物防疫部门立即按有关规定进行处理。养殖和有关处理病死禽的人员做好防护工作。同时加强对密切接触禽类人员的监测，必要时可试用抗流感病毒药物等；当出现流感样症状时，尽早送检以确定病原，并采取防治措施。发现带毒者或患者应隔离，排泄物和用具应消毒，密切接触者应医学观察，以控制传染源；②切断传播途径，保护易感者。接触人禽流感患者应戴口罩、戴手套、穿隔离衣；接触后应洗手。流行期，告诫普通人群不要到通风不良的公共场所，到医院看病应做好防护措施，以防止医院扩散传播病毒。注意饮食卫生，不喝生水，不吃未熟的肉类及蛋类等食品；勤洗手，养成良好的个人卫生习惯。

6. 甲型 H1N1 流感（原称人感染猪流感）

是由甲型 H1N1 流感病毒引起的一种急性、人畜共患的呼吸道传染性疾病，其特征是发热、咳嗽、疲劳、腹泻或呕吐、呼吸衰竭、多脏器功能损伤等。猪流感经常发生，很少导致猪的死亡（猪的病死率为 1～4%）。人类很少感染猪流感病毒，但也有发现人类感染猪流感的病例，大多数是与病猪有过直接接触的人。1976 年 1 月，美国陆军在新泽西州迪克斯堡的一个训练中心，年轻的 18 岁士兵戴维·刘易斯出现了发烧、头晕、恶心、乏力、肌肉酸痛等流感症状，身强力壮的他不顾军医的劝导，发着烧坚持参加整夜的行军训练，结果他倒下了，在到达基地医院后几个小时死去。到 1 月底，约有 300 名新兵因患流感而住院或在营区隔离，经检测全部为 A（H1N1）型流感病毒，而 1935 年理查德·肖普从病猪上分离出的猪流感病毒也是 A（H1N1）型。在血检中发现 273 人可能具有对猪流感的抗体，其中 13 人感染过流感，调查发现 22 人与猪有过直接接触，并且对理查德·肖普的猪流感病毒有抗体。美国的"新泽西猪流感"证实：在自然条件下，猪流感病毒可从猪传播给人。

2005 年 12 月至 2009 年 1 月，美国疾病防控中心（CDC）曾检测到 12 例非典型菌株中就含有这种在猪、鸟和人身上发现的致命 A（H1N1）型流感病毒。2009 年 4 月，墨西哥和美国等部分地区先后暴发了 A（H1N1）型流感疫情，病毒均为 A 型流感病毒，H1N1 亚型猪流感病毒毒株，该毒株包含有猪流感（混合有北美、欧洲和亚洲三种猪流感病毒）、北美禽流感和人流感等三大类流感病毒的基因片断，是一种新型的甲型 H1N1 流感病毒，可以在人际间传播感染。由于墨西哥和美国感染的病例属于 A（H1N1）流感病毒的一个相同毒株，世界卫生组织（WHO）认为新型的 A（H1N1）流感疫情已成为全球高度关注的突发公共卫生事件，并将流感大流行预警级别确定为第五级，

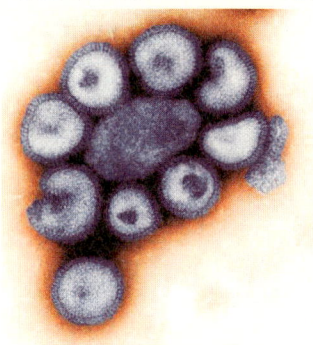

甲型（H1N1）流感病毒

即同一类型流感病毒在同一地区两个国家人际间传播，并造成持续性疫情。2009 年 6 月 11 日，世界卫生组织（WHO）秘书长陈冯富珍正式宣布，甲型 H1N1 流感疫情警戒层级调升至第六级的全球大流行，"全球进入 21 世纪第一个流感大流行的早期阶段"。截至 2009 年 6 月 12 日，全球共有 75 个国家和地区发现了甲型 H1N1 流感，分布在美洲、欧洲、大洋州、亚洲和非洲，确诊患者累计 28774 例，死亡 144 例。其中墨西哥确诊 6241 例，死亡 108 例；美国确诊 13217 例，死亡 27 例；加拿大确诊 2446 例，死亡 4 例；智利确诊 1694 例，死亡 2 例；哥斯达黎加确诊 104 例，死亡 1 例；多米尼加确诊 91 例，死亡 1 例；哥伦比亚确诊

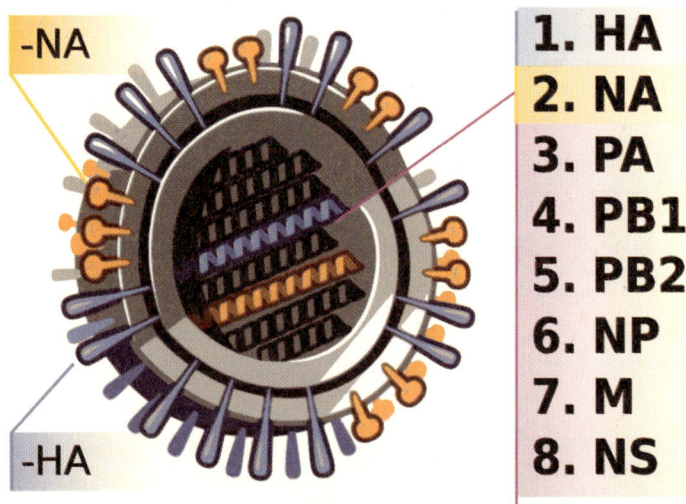

8 genes

-NA

-HA

1. HA
2. NA
3. PA
4. PB1
5. PB2
6. NP
7. M
8. NS

2009 年甲型（H1N1）流感病毒的基因源头　（来源　维基百科）

表15

序号	甲型流感病毒结构	来　源	株　型
1	HA（血球凝集素）	猪（H1）	北美（1918年流感）
2	NA（神经氨酸酶）	猪（N1）	欧洲
3	PA（聚合酶次单元A）	禽	北美
4	PB1（聚合酶次单元B1）	人类	1993年H3N2株
5	PB2（聚合酶次单元B2）	禽	北美
6	NP（核蛋白）	猪	北美
7	M（基质蛋白）	猪	欧亚
8	NS（非结构蛋白）	猪	北美

　　35例，死亡1例。中国（含香港）累计确诊病例174人，中国台湾累计确诊病例36例，均无死亡人数。2009年4月30日，中国卫生部决定将甲型H1N1流感纳入乙类传染病，并按照甲类传染病采取预防、控制措施。

　　甲型H1N1流感病毒为单股负链RNA病毒，病毒颗粒呈球状，直径为80 nm～120 nm，有囊膜。囊膜上有许多放射状排列的突起糖蛋白，分别为血凝素H1、神经氨酸酶N1和基质蛋白M2。基因组约为13.6 kb，由大小不等的8个独立基因片段组成，其中6个基因片段属于北美猪流感病毒（混杂有禽类和人类的流感病毒基因），2个基因片段属于亚欧猪流感病毒。由于甲型流感病毒很神秘，H1N1流感病毒会不断发生变异，其特点仍待进一步观察、分析和总结。

　　甲型H1N1流感病毒为有囊膜病毒，故对乙醚、氯仿、丙酮等有机溶剂均敏感，200 mL／L乙醚4℃过夜，病毒感染力被破坏；对乙醇、碘伏、碘酊敏感，750 mL／L乙醇5分钟，1 mL／L碘酊5分钟，均可灭活病毒。病毒对热敏感，56℃条件下，30分钟可灭活。猪肉烹饪内部温度达到71℃，则可杀灭病毒。

　　【传染源】　病人和疑似病人为主要传染源。虽然在猪体内已发现甲型H1N1流感病毒，但目前尚无证据表明动物为传染源。感染猪流感病毒的也是

　　【疫源地】　病人和疑似病人的住所、病房及活动场所。病猪和携带病毒的猪等带毒动物的活动场所亦可能是人间感染的疫源地。

　　【动物宿主】　甲型H1N1流感病毒的中间宿主疑为动物，如猪、鸟禽等，但尚未正式确定。

【传播途径】　主要通过咳嗽、打喷嚏等飞沫或气溶胶经呼吸道近距离传播，也可通过口腔、鼻腔、眼睛等处黏膜直接或间接接触传播。接触患者的呼吸道分泌物、体液和被病毒污染的物品亦可能造成传播。

【人群易感性】　人群普遍易感。20～45岁青壮年发病率最高，老人和儿童也不可忽视。从事养猪业者、在发病前1周内去过养猪、销售及宰杀等场所者以及接触甲型H1N1流感病毒的实验室工作人员为高危人群。病后可获一定的同型免疫力。

【主要病症】　潜伏期一般为1～7日，多为1～4日，较普通流感、禽流感潜伏期长。大多患者早期症状与普通流感相似，包括发热（腋温≥37.5℃）、流涕、鼻塞、咽痛、咳嗽、头痛、肌痛、乏力、呕吐和（或）腹泻等。可发生肺炎等并发症。患者原有的疾病亦可加重。少数严重者病情可迅速进展，出现高热（体温超过39℃）、急性呼吸窘迫综合征、呼吸衰竭、多脏器功能不全或衰竭。

【预防要点】

（1）严格控制传染源。加强对疫源地可疑动物猪、禽等的疫情监测，一旦发现猪类或其他动物感染甲型H1N1流感病毒，应按照《动物检疫法》的有关规定对病死猪等废弃物应立即就地销毁或深埋，对病猪的养殖场等疫源地进行彻底消毒；对病人或疑似病人要早发现、早报告、早隔离、早治疗，患者的住所和活动场所，以及分泌物等应彻底消毒；接诊病人或疑似病人的医疗机构应按《医院感染控制技术指南》的要求，做好医务人员的个人防护、病房消毒、隔离准备工作。

（2）切断传播途径，保护易感者。流行期间，一般人群应避免接触生猪或前往有猪的场所；保持工作环境和日常生活环境通风换气，必要时可对室内环境进行消毒；尽量减少到人群密集的公共场所活动，避免接触流感样症状（发热，咳嗽，流涕等）的呼吸道患者；探视病人或疑似病人须戴防护口罩，最好隔窗探视；注意个人卫生，保持双手清洁，经常用肥皂和流动水洗手，不与他人共用生活物品；打喷嚏和咳嗽应用纸巾捂着口鼻，然后将纸巾丢进垃圾桶；加强对猪肉制品的检验，严禁病猪或死猪进入市场销售；注意饮食卫生，食用猪肉菜肴，应煮熟烧透（猪肉烹饪内部温度达到71℃，则可杀灭病毒），集体餐饮尽可能分餐；注意增减衣物，加强户外锻炼，以增强体质，提高人体免疫功能。

7. 麻疹

是由麻疹病毒引起的急性呼吸道传染病，以发热、上呼吸道炎、颊黏膜出现麻疹黏膜斑及全身斑丘疹为主要特征。3世纪初的东汉时期，张仲景在《金匮要略》中有"面赤，斑锦纹，咽喉痛"等类似麻疹的描述。中国以往每隔 2～3 年发生一次大流行，高峰年约有 960 万麻疹病例，发病率高达 1432/10 万。自 1965 年普遍应用麻疹减毒活疫苗，已控制该病的大流行。

麻疹病毒对外界生活力不强，在流通空气中或日光下 0.5 小时即失去活力，但能耐寒和耐干燥，在 -15℃ 以下可保存数月至数年。但病毒不耐热，加热 56℃30 分钟可灭活。病毒对常用消毒剂也很敏感，能使其灭活。

【传染源】　病人是惟一的传染源。自发病前 2 日至出疹后 5 日内，患者眼结膜分泌物、鼻、口咽、气管的分泌物中都含有病毒，传染性强。恢复期不带病毒。

【疫源地】　患者的周围环境及住所。

【传播途径】　主要通过飞沫直接传播感染；通过衣物、玩具间接传播很少见。

【人群易感性】　人群普遍易感。多见于冬末春初，患病者多为小儿，以 6 个月至 5 岁发病率最高，其次为 5～9 岁。好发年龄在 2～6 岁，也有大年龄儿童和青年，特别是建筑工地民工易染病。病后可获终身免疫力。若未患过麻疹者接触病人后 90% 以上发病。6 个月内婴儿因从母体获得抗体很少发病。成年人多因在儿童时患过麻疹而获免疫力。

【主要病症】　潜伏期为 9～12 日，以发热、畏光、流涕、上呼吸道发炎、眼结膜炎等为主要症状，而其特征为 4 天左右皮肤出现红色斑丘疹，颊黏膜上有麻疹黏膜斑。

【预防要点】　①严格控制传染源。发现带毒者或患者应隔离，住所、排泄物和用具应消毒，密切接触者应医学观察，以控制传染源；②切断传播途径，保护易感者。流行期间应避免易感儿到公共场所或探亲访友；儿童集体机构应加强观察检查，及时发现患者予以隔离；搞好疫苗接种，增强小儿免疫力。

8. 流行性出血热

是由汉坦病毒引起的自然疫源性传染病，以肾脏受损引起的"出血热"征候群。本病 1931 年首次发现于驻扎在中国东北部的侵华日军中，以后在中俄边境交界地区和北欧国家也相继发现。1978 年由韩国学者李镐汪首先从黑线姬鼠肺组织中分离到汉坦病毒。1981 年中国也从黑线姬鼠肺组织中分离出汉坦病毒。1982 年由世界卫生组织（WHO）定名为肾综合征出血热，其主要病理变化为全身小血管和毛细血管广泛性损害。流行于欧亚大陆 30 多个国家和地区，中国是重灾区之一。

病毒对外界抵抗力不强，紫外线照射 30 分钟，加热 60℃1 小时即可灭活，一般消毒剂也可杀灭。

【传染源】　黑线姬鼠、褐家鼠、大白鼠等啮齿类以及犬、猫、家兔、家禽等 66 种脊椎动物既是宿主，又是传染源。在中国黑线姬鼠是农村的主要传染源；褐家鼠是城市的主要传染源；大白鼠是实验动物室的主要传染源。

【自然疫源地】 主要分布在亚洲东、北、中部及欧洲部分国家和地区的鼠类栖息、孳生及活动场所。

【病毒储存宿主】 犬、猫、家兔、家禽等动物。

【传播途径】 可经多种途径传播，①虫媒传播：如革螨、恙螨等；②接触传播：带病毒的鼠血和排泄物污染了人体破损皮肤或被病鼠咬伤，均可引起感染；③呼吸道传播：病鼠的排泄物随尘埃形成气溶胶，经呼吸道黏膜侵入肌体，被认为是最主要的传播途径；④消化道传播：食用被病鼠污染过的食物，可引发感染；⑤胎胚传播：带病毒的孕妇可通过母体传染给胎儿。

【人群易感性】 人群普遍易感。发病高峰季节为 3～6 月（褐家鼠型）及 10 月至次年 1 月（野鼠型）。多见于青壮年，以农民和野外作业人员居多。病后可获较持久免疫力。

【主要病症】 潜伏期数日至 1 个半月。急起发热，可高达 40℃ 以上，有头痛、腰痛和眼眶痛及全身不适、倦怠、乏力。退热时血压下降，严重者出现休克。颜面、颈胸部充血，结膜充血、水肿，躯干及肢体可见瘀点或瘀斑。早期尿少或尿闭，恢复期尿量逐渐增多。肾区明显叩击痛。轻症一般 1～3 月可恢复，重症可达数月至数年，并有高血压、心肌劳损、肾功能障碍等后遗症。

【预防要点】 ①严格控制传染源。加强对自然疫源地的疫情监测，发现带毒者或患者应隔离，排泄物和用具应消毒，密切接触者应医学观察，以控制传染源；②切断传播途径，保护易感者。关键是灭鼠、防鼠，防止鼠类侵入住宅，同时要灭螨防螨，以彻底切断传播途径；搞好食品卫生，做好食品保藏和食具消毒；野外作业要采取个人防护措施，不接触鼠类及排泄物，不要坐卧野外草堆。

9. 狂犬病

是由狂犬病病毒所致的急性中枢神经系统的传染病，人畜共患，多见于犬、狼、猫等肉食动物。人的狂犬病绝大多数是由带狂犬病毒的动物咬伤（抓伤）而感染发病。狂犬病是一种古老的传染病，世界上大多数国家都有发生，每年约有 100 多万人被狂犬病动物咬伤，5.5 万人死于狂犬病，其中 3.1 万是亚洲人。印度是世界上狂犬病流行最严重的国家，平均每年因狂犬病死亡人数超过 2 万人。中国、菲律宾、越南等国是狂犬病的高发地区。因此，狂犬病严重地威胁着人类的健康和生命安全。

狂犬病在中国流行已久，《左传》曾有驱赶疯犬以预防狂犬病的记载。长沙马王堆汉墓医书中有"狂犬病"的病名。晋代《肘后备急方》、隋代《诸病源候论》对狂犬病的潜伏期及临床症状治疗都有详细的论述。新中国成立后，自1951年起曾开展全国性的灭犬活动，狂犬病控制大见成效，但20世纪80年代以后疫情又有回升，并日趋严重已越居中国重点传染病之首。2001年狂犬病发病891例，死亡854人；2002年狂犬病发病1122例，死亡1003人；2003年狂犬病发病2037例，死亡1980人。狂犬病高居甲、乙类传染病发病数、死亡数和病死率榜首的势头依然不减，其90%左右的病死率，使患上这种疫病的人绝大多数不治身亡。

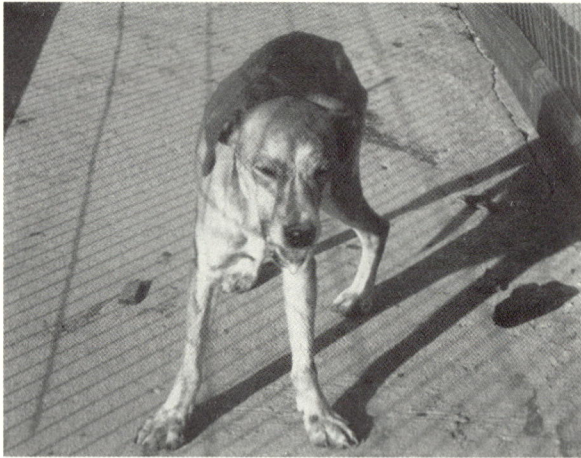

感染狂犬病的狗，可见唾液从嘴流出 （来源 维基百科）

狂犬病疫情上升的主要原因有：①养犬、养猫人数逐渐增多，特别是城市的宠物犬、农村的看家犬等烈性、攻击性犬数量明显增加；②一部分养犬人因为犬注册、管理费较高等因素而逃避注册，有关部门对此也管理不严；③犬、猫混养，交叉感染后再传播病毒，致人发病；④部分地区人用的狂犬病疫苗冷链（生产、运输、贮藏都要在4℃进行）运转及管理不当，导致疫苗质量无法保障；⑤部分人在犬伤后不能进行及时规范的伤口处理，或狂犬病疫苗价格较高不接种等，导致病情加重而死亡。

狂犬病病毒外观似子弹形，在动物的中枢神经细胞内繁殖，可在胞浆内形成包涵体。病毒在 -70℃条件下可保存数年，但不耐热，56℃15分钟、100℃2分钟即可灭活，一般消毒剂也可杀灭病毒。

【传染源】 狂犬是主要传染源，猫、猪、牛、马等家畜及野外的狐狸、蝙蝠等温血动物也可成为传染源。

【疫源地】　野外犬、狐狸、蝙蝠及家畜等动物的活动地点。

【病毒储存宿主】　主要为犬、狼、狐狸、臭鼬、浣熊、蝙蝠等野生动物。

【传播途径】　主要通过咬伤传播，也可因宰杀带毒病犬或皮肤黏膜被病犬等动物抓舔伤而传播。

【人群易感性】　人被狂犬咬伤后的发病率为15%～30%，以春、夏、秋季节多见；村镇青少年因接触犬、猫等动物的机会较多，易被感染。

【主要病症】　当人被狂犬（或病狼、病猫等）咬伤后即可感染发病，病毒也可从破损的皮肤或黏膜入侵人体而得病。潜伏期短的10日，长至2年或更长，一般在30～60日，15%发生在3个月以后，视人体被咬部位距离中枢神经系统的远近和咬伤程度，或感染病毒的剂量而异。狂犬病往往有一个短的前驱期，起病初期有头痛、低热、倦怠、食欲不振等，已愈伤口又再现疼痛、麻木或蚁行感觉。2～3日后出现应激性兴奋状态、躁动、胸部压迫感及胸痛、极度恐怖、恐水、恐风、恐光。水、风、光均可引起咽喉痉挛或全身痉挛性发作，以致不能咽下自己的唾液，表现为"恐水症"。当病情继续发展时，可出现高热、幻视、幻听、惊恐不安、暴躁异常。在症状出现后的1～4日内，病人往往在痉挛后逐渐安静，恐惧消失，痉挛停止，出现各种瘫痪、肌肉松弛、反射消失、瞳孔扩大、呼吸麻痹、心力衰竭、昏迷等严重症状。有的病人兴奋期很短，以麻痹期为主，症状持续2～6日或更长，最后以死亡而告终。

【预防要点】　狂犬病有疫苗可供预防，但无特异的有效治疗，发病后90%以上病人都会死亡，因此做好预防至关重要。预防狂犬病的主要措施：①严格控制传染源。城乡必须严格捕杀野犬；加强对家犬、军犬、警犬等犬类动物管理，实行强制免疫，注射犬用狂犬病疫苗；②切断传播途径，保护易感者。接触犬、猫等动物的人群（如兽医、动物饲养员、管理人员、研究人员等），要防止被犬、猫等动物咬伤。对有可能接触狂犬病病毒的高危人群，应做好暴露前狂犬疫苗接种。

10. 流行性乙型脑炎

简称乙脑，是由乙脑病毒引起、经蚊传播的人畜共患的中枢神经系统急性传染病，以高热、意识障碍、抽搐、病理神经反射及脑膜刺激征为主要特征。1924年在日本发现乙脑流行，故又称日本脑炎。乙型脑炎主要在亚洲地区广泛流行，在中国也时有发生，已列为乙类传染病，猪乙型脑炎列为二类动物疫病。中国病毒学家黄祯祥（1910～1987）

最先发现在自然界中存在着不同毒力的乙型脑炎病毒株，并阐明了病毒变异的某些规律。

病毒对外界环境的抵抗力不强，56℃30分钟即可灭活，常用消毒药都可灭活；但耐低温和干燥，在低温下可长期保存。

【传染源】 流行性乙型脑炎是自然疫源性疾病，人和许多动物（如猪、牛、羊、马、鸡、鸭、鹅等）均可成为传染源，病毒主要存在于患病动物或带毒动物的血液、分泌物及中枢神经系统中。蚊子也可能是病毒的长期储存宿主，因为蚊子可携带病毒越冬以及经卵传代。

【疫源地】 自然疫源地带，大致分布在南纬8°至北纬46°和东经87°~145°之间，包括热带、亚热带和温带。患病动物和带毒动物的活动场所。

【传播途径】 通过库蚊、伊蚊及按蚊等的叮咬经皮肤而传染。以三带喙库蚊为主要传播媒介。中国南方沿海地区的昆虫蠛蠓，也可传播乙脑。

【流行季节】 在热带地区，全年均可发生流行，无明显的季节性；在亚热带及温带地区，流行集中于夏、秋季节。中国南方的流行高峰在6~7月，北方在7~9月。

【人群易感性】 人群普遍易感。在乙脑流行区内，发病者80%为10岁以下儿童，尤以3~6岁发病率最高；在非流行地区，成人与儿童同样易感。病后可获较持久免疫力。

【主要病症】 潜伏期一般在10~14日。患者主要表现发烧、剧烈头痛、恶心、呕吐、嗜睡不醒等症状，重者可出现抽搐，昏迷，甚至出现呼吸衰竭等而死亡。

【预防要点】 ①严格控制传染源。病死畜应销毁或化制作工业用，不得上市销售；发现儿童发热、头痛、嗜睡等症状，应立即送医院诊治；流行季节，对早期病人和疑似病人应进行隔离、治疗；②切断传播途径，保护易感者。应该采取灭蚊、防蚊和接种免疫为主的综合措施：家家户户要清理积水，用灭蚊药灭蚊，用蚊帐、驱蚊剂防蚊等；10岁以下未接种乙脑疫苗的儿童，应尽快接种疫苗；烹饪畜肉菜肴，应煮熟烧透，以避免可能发生的感染。

11. 登革热

是由一种登革病毒引起，经伊蚊传播的急性热性虫媒传染病。以发热、皮疹、全身肌肉及关节疼痛、极度乏力、淋巴结肿大等为主要特征。登革热是一种古老的疾病，1779年在埃及开罗、印度尼西亚和美国费城发现，当时命名为关节热和骨折热。1869年由英国伦敦皇家内科学会命名为登革热。登革一词源于西班牙语，意为装腔作势，乃为描写登革热患者由于关节、肌肉疼痛，行走步态好像装腔作势的样子。1906 年证实登革热是由埃及伊蚊传播，1907 年发现登革热由登革病毒引起。登革出血热是登革热的重症，1950 年在泰国首先发现，以发热、皮疹、出血、休克为主要特征，病死率高。20 世纪登革热在世界范围内发生过多次大流行，患病人数多达数百万之多。1998 年时，登革热已成为仅次于疟疾的最重要的热带传染病。在东南亚地区呈地方性流行趋势，中国东南沿海地区及华南各省也发生过不同程度的流行。

登革病毒耐低温，在人血清中保存于 −20℃ 时可存活 5 年，−70℃ 时可存活 8 年以上。但病毒不耐热，加热 56℃ 30 分钟、100℃ 2 分钟即可灭活。也不耐酸，用洗涤剂、乙醚、0.65% 甲醛溶液可以灭活。

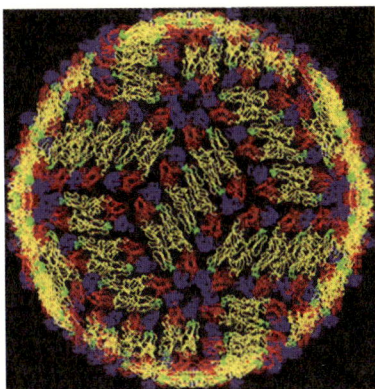

登革热病毒

【传染源】 病人和隐性感染者是主要传染源。发病前 6～18 小时至发病后 5 日，有明显病毒血症，易使叮咬的伊蚊受感染。东南亚森林中的猴感染后多不发病，但可成为传染源。

【自然疫源地】 非洲、地中海东部、拉丁美洲、西太平洋岛屿和东南亚森林地区。

【媒介昆虫】 主要有埃及伊蚊、白纹伊蚊、波里尼西亚伊蚊和几种盾蚊伊蚊。在中国埃及伊蚊和白纹伊蚊是主要传播媒介，中国海南和东南亚各国以埃及伊蚊为主要媒介，中国广东和太平洋岛屿则以白纹伊蚊为主要媒介。因病毒可经蚊卵传至下一代，伊蚊不仅是传播媒介，还可能是登革病毒的贮存宿主。

【传播途径】 通过受感染的雌性伊蚊的叮咬传播给人类。

【人群易感性】 人群普遍易感。多发于伊蚊孳生的季节，一般为 5～11 月，高峰在 7～9 月。在地方性流行区，发病者多为 14 岁以下儿童，一次患病后对同一亚型的免疫力可持续 1～4 年，但仍可感染另一亚型。感染 2 种亚型后

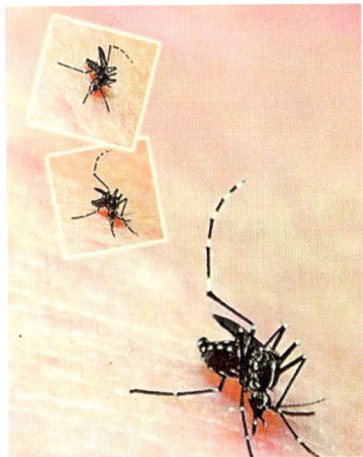

白纹伊蚊（俗称花斑蚊）是传播登革热的"罪魁祸首"

可获持久免疫力。

【主要病症】 潜伏期5~8日，起病急骤，有发热、寒战，1~2日即达40℃以上，伴有剧烈头痛、眼球后疼痛、背痛及全身肌肉、关节酸痛和极度乏力等。皮疹出现于病程3~6日，以斑丘疹、充血疹为主，对称分布在躯干和四肢，持续3~4日后消退。全身浅表淋巴结肿大，有压痛。部分患者有皮肤瘀斑、牙龈出血、鼻出血、咯血、血尿、阴道流血和黑便等出血现象。轻症类似流行性感冒，容易误诊；重症在发热后病情加重，有剧烈头痛、狂燥、昏睡、昏迷、大量出血、血压骤降等，可在24小时内死于呼吸衰竭或出血性休克。

【预防要点】 ①严格控制传染源。加强国境卫生检疫，来自疫区人员须出示有效的预防接种证明书；早发现、早诊断，发现患者及时隔离治疗，隔离期限从发病之日起至少5天；②切断传播途径，保护易感者。关键是灭蚊和防蚊，灭蚊主要在于消灭蚊虫孳生地；进入疫区人员要注意个人防护，如抹驱蚊剂、戴防蚊帽等；儿童要注意防止被蚊虫叮咬，流行区应使用蚊帐预防。

12. 炭 疽

是由炭疽芽孢杆菌引起的动物源性传染病，也是一种自然疫源性疾病。以皮肤溃疡、水肿、焦痂，伴全身性中毒为特征，少数发生肺炭疽、肠炭疽和炭疽脑膜炎。炭疽一词源于古希腊文"anthrakos"，意思是煤炭，因典型皮肤炭疽的黑痂而得名。炭疽是一个古老的疾病，公元前400年，被誉为"西方医学之父"的希波克拉底（Hippocrates，公元前460~前377）已描述此病。中国的《黄帝内经》也有记载。1850年，法国病理学家达韦纳（C. J. Davaine，1812~1882）发现在患炭疽的绵羊血中存在着传染性的炭疽杆菌。1874年瓦格纳（C. Wagner，1837~1914）对人的皮肤炭疽和炭疽脑膜炎作了详尽记载。1876年，德国医生罗伯特？科赫（R. Koch，1843~1910）应用细菌分离培养技术获得炭疽杆菌的纯培养物，进而阐明了炭疽发生和传播方式，证实炭疽杆菌就是引起牛、羊炭疽的病原菌。1881年，

皮肤炭疽病人

法国微生物学家、化学家巴斯德（L. Pasteur，1822~1895）用减毒的炭疽疫苗对25只羊和6头牛接种以预防牛、羊的炭疽病。

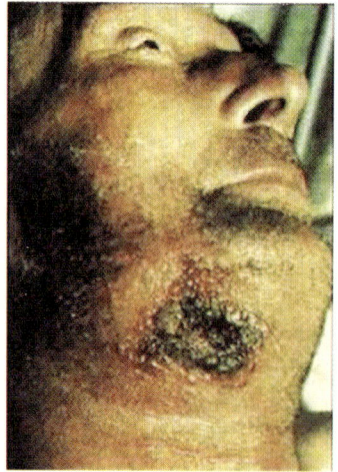

炭疽在历史上曾给人类生命财产带来严重危害和巨大经济损失，被列为世界性五大兽疫之一。1607 年，中欧炭疽大流行，死亡 6 万人。1870～1880 年，俄国因牲畜患炭疽损失了 9000 万金卢布，仅 1875 年就有约 10 万匹马死于炭疽。抗日战争期间，中国华北地区有一批军马患炭疽死亡，被封闭在一间窑洞里面，到 20 世纪 80 年代那个窑洞被挖开，结果随灰扬起的炭疽杆菌芽胞感染了挖土的民工，引起吸入性肺炭疽，导致 10 多人死亡。1978～1980 年，津巴布韦发生人类炭疽大流行，6000 多人染病，多达 100 人死亡。1989 年，中国西藏江达县藏民因生吃被炭疽杆菌芽胞污染了的风干牛肉，引起一场肠炭疽暴发，最严重的高发病区发病率达 5%，病死率高达 55%。2001 年，美国"911"事件后，接连发生炭疽孢子邮件，导致发生炭疽 29 例，其中吸入性炭疽 11 例，造成 3 人死亡。据世界卫生组织估计，全球平均每年发生 2～10 万例炭疽感染，其中大多以皮肤炭疽为主。自 2004 年 12 月 1 日起，中国将炭疽中的肺炭疽纳入乙类传染病，并按照甲类传染病采取预防、控制措施。

炭疽杆菌生活力较强，加热 52℃2 小时或 75℃1 分钟可被杀灭。但炭疽杆菌在有氧环境 1243（最适宜温度为 37）可形成芽胞；而炭疽芽胞的抵抗力极强，自然条件下能在草原、土壤存活 40 年以上，在腌渍的肉中也能长期生长，被称为"不死的细菌"，一般消毒方法不能将其杀灭。经日光曝晒 100 小时，高温干热 3 小时，100℃煮沸 30 分钟以上，121℃高温加压 15～30 分钟才能杀死炭疽芽胞。

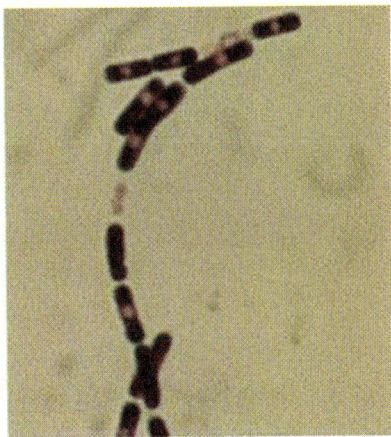

炭疽芽孢杆菌

【传染源】　牛、马、羊、骆驼和猪等草食动物易感染得病，是人类炭疽的主要传染源。炭疽病人的分泌物和排泄物也具有传染性。但人与人之间的传播极少见。

【自然疫源地】　南美洲、亚洲及非洲等牧区。

【传播途径】　接触感染是主要的传播途径。人类接触病畜或被炭疽杆菌污染的皮、毛和肉时，病菌从损伤的皮肤或黏膜进入人体；或经消化道食入带菌的水、乳品、肉类等；或经呼吸道吸入病畜带芽胞的飞沫、气溶胶等，都可感染致病。病菌还可经吸血昆虫刺咬而传播。

【人群易感性】　人群普遍易感。发病不受年龄和性别的影响。因职业关系，青壮年男子发病率较高。夏季皮肤多暴露，发生皮肤炭疽的机会也较多。病后可获得较持久免疫力。

【主要病症】　因感染的部位不同，可分为：

（1）皮肤炭疽：多见于暴露部位，初为蚤咬样小丘疹，继而成内含浆液血性渗出液的疱疹。破溃后成溃疡，创面污黑色，流黄水。愈合时创口形成黑痂，经1～2周脱落，结疤。

（2）肺炭疽：起病急，有寒战、高热、咳嗽、咳血痰、胸痛、呼吸困难、紫绀等症。肺部体征先从支气管炎开始，发展为肺炎与胸腔积液症。

（3）肠炭疽：发病急，有发热、持续性呕吐、腹泻、血水样便、腹剧痛，呈腹膜炎征。以上三种型式均可形成败血症和并发脑膜炎。如不及时治疗，很快全身感染，因败血症而死亡。

【预防要点】　①严格控制传染源。加强炭疽疫情监测，重点控制动物炭疽的发生和传播；病畜死亡后其尸体及其分泌物、排泄物均应深埋或焚毁；发现病人及时隔离治疗，直至创口愈合，痂皮脱落；②切断传播途径，保护易感者。病死畜或不明原因突然死亡的动物不得加工、销售、食用；被污染的场

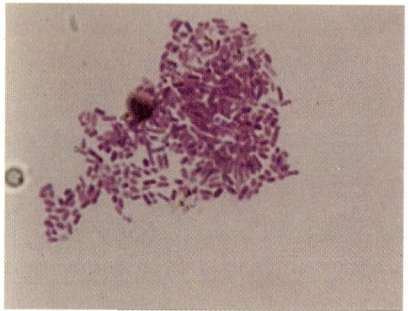

痢疾杆菌

所、皮毛、物品均应彻底消毒。病人工作、生活场所必须彻底消毒，病人个人用品、分泌物和排泄物必须焚毁；接触病畜、病人的医护人员和家属等应加强个人防护，戴口罩手套和穿工作服。

13. 细菌性和阿米巴性痢疾

细菌性痢疾简称菌痢，是由痢疾志贺氏菌（痢疾杆菌）污染食物引起的急性肠道传染病，以结肠化脓性炎症为主要病变，有全身中毒症状、腹痛、腹泻、里急后重、排脓血便等表现，是最常见的肠道传染病之一。阿米巴性痢疾系由溶组织内阿米巴原虫感染人体引起的肠阿米巴病，其典型表现为阿米巴痢疾，呈世界性流行。人群的经济和卫生状况及卫生习惯等社会因素与痢

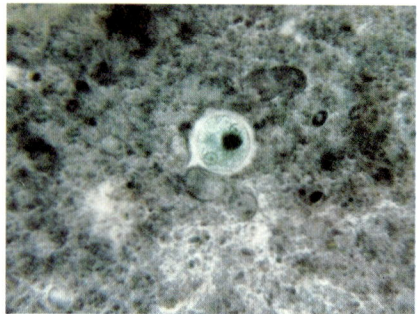

带包囊的阿米巴原虫

（来源　腾讯科技）

疾的流行密切相关。

痢疾志贺氏菌对外界抵抗力较强，在水果、蔬菜和水中可存活 10 日以上，但对酸较敏感，加热 56～60℃ 10 分钟即可杀死。溶组织内阿米巴分包囊期和滋养体期，含 4 个核的成熟包囊在外界潮湿环境中可存活并保持感染性数日至 30 日，但在干燥环境中易死亡；滋养体在外界自然环境中只能短暂存活，即使吞食也会被消化道分泌液杀死。

【传染源】　①细菌性痢疾：病人和带菌者是菌痢的传染源；②阿米巴性痢疾：病人和带包囊虫体者是传染源。

病原体随病人的粪便排虫体外，污染环境。

【疫源地】　主要分布在温带和亚热带国家，如美国、加拿大、墨西哥、阿根廷、秘鲁、日本、澳大利亚、新西兰等，赤道附近及寒带的国家发病较少。中国地处北温带，属发病较多的国家。

【媒介昆虫】　苍蝇和蟑螂体内外均可带菌，

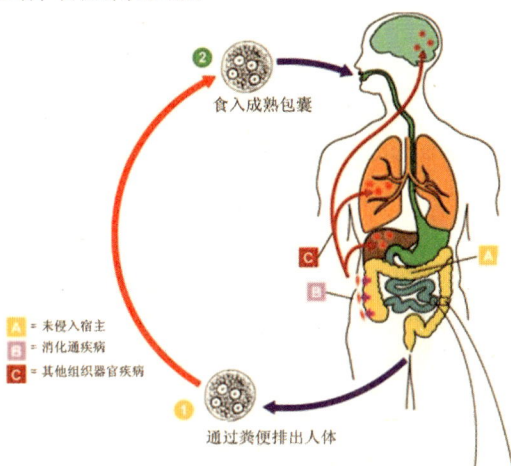

溶组织内阿米巴生活史

且来往于污染物和食物之间叮食和产粪，是重要的传播媒介。

【传播途径】　细菌性和阿米巴性痢疾主要通过生活接触、食物、饮水传染，被污染食物多为肉、蛋、奶及制品、蔬菜等，属典型的粪－口途径传播。但有口－肛性行为的人群，粪便中的阿米巴包裹也可直接经口侵入传播，故阿米巴病在欧美日等国家被列为性传播疾病。

【人群易感性】　人群普遍易感。以夏、秋季发病最多。儿童发病率最高，青壮年次之。受凉、暴饮暴食有利于菌痢的发病。病后可获短暂且不稳定的免疫力。不同血清群、型菌之间无交叉免疫性，故易重复感染。

【主要病症】　细菌性痢疾通常在进食后 6～24 小时发病，分为：

（1）急性菌痢：①典型菌痢：起病急，有发热、腹痛、腹泻、里急后重、脓血便等症状；②非典型菌痢：急性发作的腹泻，一日 3 次以上或腹泻连续 2 日以上，无脓血便，但有下列情况之一：病前有密切接触史；左下腹有明显压痛；里急后重；粪便培养痢疾杆菌阳性；③中毒性菌痢：起病急，突发高热（少数体温不高），腹泻，并有下列情况之一：如惊厥、躁动、神经萎靡、嗜睡、谵妄、半昏迷、昏迷等中枢神经系统症状；如面色苍白、四肢发凉、紫绀、脉弱、血压下降等循环系统症状；如呼吸浅快、不规则、叹息样呼吸、双吸气、呼吸慢或呼吸暂停等呼吸系统症状。

（2）慢性菌痢：①急性发作型：2个月前有菌痢病史，有急性症状，但能排除再感染；②迁延型：病程持续或反复发作2个月以上；③隐伏型：有菌痢病史，症状消失2个月以上，但粪便培养痢疾杆菌阳性或肠黏膜有病变。

（3）阿米巴性痢疾的潜伏期一般为7～14日，分为：①普通型：起病缓，初起腹痛、腹泻，大便次数逐渐增多而呈菌痢样，每日在10次内。如病变累及直肠时可出现里急后重。大便中混有黏液及血液，呈暗红色或紫红色，糊状有腥臭；②暴发型：起病急，有畏寒、高热，全身中毒症状严重。大便迅速增加至每日十数次，甚至数十次，或大便失禁。大便呈水样或血水样，有奇臭。伴有呕吐、腹痛和里急后重。患者出现不同程度的失水、酸碱平衡紊乱、电解质紊乱，严重者甚至休克。易并发肠出血、肠穿孔，如未及时抢救，可于1～2周内因毒血症或并发症而死亡；③慢性型：病症可持续数月或数年，往往因饮食不当、疲劳、情绪变化或受凉而发作，或症状加重。大便在5次以内，呈糊状，带少量黏液和血液，有腐臭，常伴有脐周及下腹部疼痛。病程长或反复发作者可有不同程度的消瘦、贫血、肝肿大和神经衰弱等，易并发阑尾炎及肿脓肿。

【预防要点】

（1）严格控制传染源。发现急性病人应及时隔离治疗和做好消毒工作，对密切接触者应进行观察，在饮食、幼教等重点行业的人员应暂时调离工作岗位。

（2）切断传播途径，保护易感者。预防细菌性痢疾和阿米巴性痢疾，应搞好水源、厨房、厕所、畜圈等环境卫生，消灭苍蝇和蟑螂，不吃不洁、变质食物，不饮生水，饭前便后洗手，把住"病从口入"关。健康人在流行地区就餐时吃些大蒜，也有杀菌、杀虫的预防作用。尤其是发生洪涝等灾害后，因水源污染、饮食卫生条件恶化，要注意加强饮水、饮食监测和灾民的防疫工作。

14. 肺结核

是由结核分枝杆菌引起的慢性和缓发的肺部传染病，其特征为肺部结核结节、浸润、干酪样坏死和形成空洞。1865～1869年，法国著名医师维尔曼（J. A. Villemin，1827～1892）将肺结核病人的排泄物注入低等动物体内，从而证明了肺结核病的传染性。1882年德国医生、细菌学家罗伯特·柯赫（Robert Koch，1843～1910，1905年因结核病的卓越研究获得诺贝尔生理学或医学奖）发现了结核分枝杆菌。人体感染结核分枝杆菌后是否发病除了细菌的数量和毒力外，主要取决于机体的免疫功能。免疫低下时只要进入肺泡1～2个结核分枝杆菌即可发病。按照其繁殖周期，经过6周，细菌数可达4万多亿。

1993年，世界卫生组织（WHO）宣布"全球结核病紧急状态"，1995年起将每年的3月24日定为"世界防治结核病日"。目前，全球有结核病患者2000万，每年有800万新发结核病例，300万人死亡，其中95%的结核病例和98%的结核病死亡病例发生在发展中国家。中国约有5亿人口感染结核分枝杆菌，有肺结核患者约450万人，其中有145万人患传染性肺结核，每年有13万人死于肺结核。

结核分枝杆菌对低温干燥耐受力强，在干燥痰中可存活6~8个月，在空气尘埃中传染性可保持8～10日。病菌也耐酸碱，在6%硫酸（H2SO4）或4%氢氧化钠（NaOH）中30分钟仍有活力。但结核分枝杆菌对湿热敏感，加热65℃30分钟、70℃10分钟、85℃5分钟、95℃1分钟即可杀死。对紫外线抵抗力也较弱，在日光照射数小时可被杀死。

【传染源】　开放性结核病人是主要传染源。病畜、病禽也是传染源，其中奶牛是重要的传染源。

【疫源地】　病人的周围环境和住所，病畜、病禽的周围环境和圈舍。

【传播途径】　结核分枝杆菌主要经呼吸道传染，如大声说活、打喷嚏、咳嗽经飞沫传至周围人群；随地吐痰，痰液干燥后随风飞扬也可引起传染；饮用未加热处理的牛奶也可感染。

【人群易感性】　人群普遍易感。但发病以1岁以内的婴儿、青年和老年居多。

【主要病症】　表现为咳嗽、咳痰2周以上，经抗感染治疗无效或伴有咯血、胸痛、呼吸困难等呼吸系统症状。急性患者可有持续高热、盗汗、疲乏无力、消瘦、失眠或内分泌紊乱等全身中毒症状。慢性患者可有低度至中度发热，一般多见午后潮热；并可有胸廓畸形、气管移位或伴有局部肺气肿征。

【预防要点】　①严格控制传染源。加强动物检疫，发现动物结核病要及时隔离和淘汰病畜。对人结核病要早发现，早治疗，对开放性结核病人要严格隔离和消毒；对密切接触者应进行观察，如从事饮食、幼教等行业的应暂时调离工作岗位；②切断传播途径，保护易感者。婴幼儿应普遍接种卡介苗；与病人、病畜禽接触应加强个人防护；牛乳应煮沸后饮用，特别是牧区人员不要直接挤牛乳饮用；注意个人卫生和环境

防疫圣典

卫生，不要随地吐痰。

15. 伤寒和副伤寒

伤寒是由伤寒沙门氏杆菌（伤寒杆菌）引起的急性肠道传染病，以持续发热、神经系统中毒症状与消化道症状、玫瑰疹、肝脾肿大等为特征。副伤寒是由副伤寒沙门氏菌属甲、乙、丙 3 种沙门氏菌所致的急性肠道传染病。副伤寒甲、乙主要引起肠黏膜层炎症，以胃肠炎

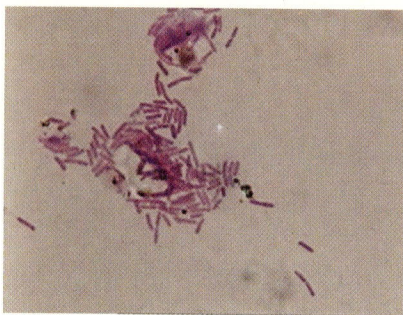
伤寒杆菌

或结肠炎表现较多，但病情一般较轻。副伤寒丙主要表现为败血症型，可引起骨、关节、脑膜、心包、软组织等化脓性迁徙灶。

伤寒是一种古老的疾病。中国古代早就有关于伤寒的记载。东汉末年名医张仲景著有《伤寒论》。1880 年，德国细菌学家厄伯斯（C. J. Eberth）首次从伤寒症患者的粪便中分离到伤寒杆菌。1884 年德国医学微生物学家加夫基（G. Gaffky，1850～1918）获得伤寒杆菌的纯培养物，并确定其病原体。

伤寒杆菌在自然界中生活力强，在水中能存活 2～3 周，在粪中可生存 1～2 个月，在冰冻环境中能生存数月，在牛奶中也能繁殖；但对热、干燥和消毒剂敏感，加热 60℃ 30 分钟或煮沸可杀死病菌。对常用消毒剂也敏感，5% 石炭酸 5 分钟可杀死病菌。

【传染源】 病人和带菌者是传染源。潜伏期开始从粪便排菌，病程第 1 周末从尿排菌，尤以病程 2～4 周内传染性最大。极少数持续排菌 3 个月以上的慢性带菌者是引起不断传播或流行的重要传染源。

【疫源地】 病人和带菌者的周围环境和住所。

【传播途径】 主要通过消化道传播。水源受污染是传播伤寒的重要途径，食物污染则是传播副伤寒的主要途径。除水和食物外，日常生活接触及苍蝇、蟑螂也可传播病菌。

【人群易感性】 人群普遍易感。病后可获持久免疫力。伤寒和副伤寒之间没有交叉免疫性。

【主要病症】 潜伏期伤寒一般为 10～14 日，副伤寒 8～10 日。起病较缓，体温逐渐上升至 39～40℃，伴有食欲不振、腹胀、腹泻或便秘，表情淡漠、呆滞，出现玫瑰疹，轻度脾肿大，严重者可有谵妄、昏迷或脑膜刺激征。偶有肠出血或肠穿孔。副伤寒丙则表现复杂，主要为败血症型还有伤寒或胃肠炎型。起病急，高热、寒战等毒血症状较严重，多有皮疹、肝脾肿大，易出现黄疸；败血症型可出现化脓性并发

症，如骨、关节化脓性病灶、肺脓肿、肝脓肿、化脓性脑膜炎、化脓性心包炎、心内膜炎等。

【预防要点】　①严格控制传染源。对发热的可疑伤寒者要早发现、早隔离、早治疗，病人的排泄物、衣被、用具应严格消毒；②切断传播途径，保护易感者。搞好饮水和食品卫生，不食生水、生奶、生冷蔬菜和不洁瓜果；消灭苍蝇、蟑螂，养成饭前便后洗手的习惯。

16. 流行性脑脊髓膜炎

简称流脑，是由脑膜炎奈瑟氏菌（脑膜炎双球菌）引起的一种化脓性脑膜炎，以高热、头痛、呕吐、皮肤黏膜出血瘀点及颈项强直等。脑膜炎奈瑟氏菌通常寄生在正常人的鼻咽部，致病体主要是内毒素，引起化脓性脑膜炎。现已知有 13 个血清群，其中以 A、B、C 三群最常见，占流行病例的 90 以上。A 群引起大流行，B、C 群引起散发和小流行。中国引起发病和流行以 A 群为主，欧美等国流行以 B、C 群为主。脑膜炎奈瑟氏菌（脑膜炎双球菌）对外界抵抗力很弱，对冷（低于 30℃）、热（高于 50℃）、干燥均极敏感，在体外容易自溶死亡。一般消毒剂均可杀死病菌。

【传染源】　病人和带菌者是传染源。病人的血液、脑脊液和皮肤瘀点以及带菌者的鼻咽部均有致病菌。带菌者对周围人群的传染性比病人大。

【疫源地】　病人和带菌者的周围环境和住所。

【传播途径】　主要通过飞沫直接经空气传播，进入呼吸道而感染。

【人群易感性】　人群易感性与体内抗体水平有关。6 个月内婴儿因从母体获得抗体很少发病。6 个月至 2 岁幼儿发病率最高。多见于冬春季节发病，从 11 月至次年 2 月开始上升，2～4 月达高峰。病后可获得较持久免疫力。

【主要病症】　潜伏期 1～7 日，流脑病情复杂，轻重不一。普通型患者表现为突起高热，头痛、呕吐，皮肤黏膜出现瘀点瘀斑，脑膜刺激征阳性。败血症休克型患者皮肤瘀点瘀斑迅速增多融合成片，并出现循环衰竭。脑膜脑炎型患者表现为严重的颅内高压，严重者可发生脑疝、呼吸衰竭。

【预防要点】　①严格控制传染源。对发热的可疑带菌者要早发现、早隔离、早治疗；②切断传播途径，保护易感者。加强预防接种，提高免疫力；搞好个人及环境卫生，保持室内空气流通，勤晒衣被；不携带儿童到疫区的公共场所或探亲访友。

防疫圣典

17. 百日咳

是由百日咳鲍特菌（百日咳杆菌）引起的急性呼吸道传染病，以阵发性痉挛性咳嗽，咳嗽末有特殊的吸气吼声为其特征。如不及时治疗，病程可拖延 3~4 个月之久，故有百日咳之称。1906 年，比利时学者博尔德（J. bordet，1870~1961，1919 年因免疫学上的发明获诺贝尔生理学或医学奖）等分离到引起小儿百日咳的病原菌——百日咳杆菌。

百日咳杆菌对外界抵抗力弱，室温下只能生存 2 小时，日光曝晒 1 小时或加热 60℃30 分钟即可杀死。

【传染源】 病人为主要传染源，无症状带菌者也可传播。自潜伏期末 1~2 日至病后 7 周内均有传染性，以 1~3 周内传染性最强。

【疫源地】 病人和带菌者的周围环境和住所。

【传播途径】 主要通过咳嗽、喷涕等形成的飞沫或气溶胶，经呼吸道吸入而传播。

【人群易感性】 人群普遍易感，尤以婴幼儿最为易感。发病以冬、春两季较多。患者绝大多数为 5 岁以下小儿，新生儿也易患病，且易发生窒息、肺炎和脑病等并发症，常危及生命。病后可获得较持久免疫力。

【主要病症】 潜伏期一般为 7~10 日，病初类似感冒，除咳嗽外，可有流涕、喷嚏，轻度或中度发热，伴头昏、全身不适等症状。退热后咳嗽加重，出现阵发性、痉挛性咳嗽和鸡鸣样吸气吼声等典型症状，昼轻夜重。

【预防要点】 ①严格控制传染源。发现患者及时隔离治疗，分泌物和接触物品应随时消毒；对密切接触的易感者应进行观察 2~3 周；②切断传播途径，保护易感者。增强免疫，婴幼儿应预防接种百白破三联疫苗（即百日咳－白喉－破伤风混合制剂），以提高获得性免疫力；室内应开窗通风，保持空气新鲜，充分利用日光照射。

18. 白 喉

是由白喉棒状杆菌引起的急性传染病，以声嘶、软腭麻痹、吞咽困难、隔肌麻痹为特征。因菌体在咽喉部位生长，并分泌毒素引起局部组织坏死，形成灰白色假膜，故名白喉。1883 年，德国病理学家克洛布斯（E. Klebs，1834~1913）根据科赫的纯种分离方法分离到引起白喉的病原菌——白喉杆菌。1888 年，法国学者鲁（E. Roux，1853~1933）和耶尔森（A. Yersin，1863~1943）发现白喉杆菌的致病物质是白喉毒素。1890 年，德国医学微生物学家、免疫学奠基人贝林（E. V. Behring，1854~1917，因研制治疗白喉、破伤风的血清疗法获 1901 年诺贝尔生理学或医学奖）发明白喉抗毒素，使当时的白喉致死率由

48%下降到 13%。世界各地均有白喉发病，以温带地区多见，热带较少。

白喉棒状杆菌在外界生活力较强，在各种物品、食品、衣服、玩具上可存活数日至数周，能耐受寒冷和干燥。但对湿热较敏感，加热 100℃ 1 分钟或 60℃ 10 分钟，均可被杀死。一般消毒剂如 1% 石炭酸 1 分钟、3% 甲酚皂溶液（来苏尔）10 分钟均可杀死白喉棒状杆菌。

【传染源】　病人和带菌者是传染源。白喉病人在潜伏期末有传染性。与白喉病人密切接触的健康人群，也有可能成为健康带菌者。

白喉导致特有的颈部肿胀，有时成为"公牛脖"　　（来源　维基百科）

【疫源地】　病人和带菌者的周围环境和住所。

【传播途径】　主要通过飞沫直接传播，亦可经衣被、用具、玩具等间接传播；偶尔通过污染的牛奶、食物引起白喉流行，或经破损的皮肤而受感染。

【人群易感性】　人群普遍易感，儿童易感性最高。发病以秋季和初春多见。6 个月内婴儿因从母体获得抗体很少发病，1 岁以后发病率升高。病后可获得较持久免疫力。

【主要病症】　按病变部位可分为咽白喉、喉白喉、鼻白喉、气管白喉等四种。潜伏期 1～7 日。多数患者可见特征性假膜，不易剥脱，强行剥离易出血。咽白喉一般中毒症状明显，并伴有咽痛。喉白喉多见声音嘶哑。鼻白喉可见顽固性鼻塞，流浆液性血性分泌物。严重病例可并发中毒性心肌炎、外周神经麻痹、中毒性肾病和支气管肺炎等。

【预防要点】　①严格控制传染源。病人和带菌者都应隔离治疗，分泌物、排泄物和接触物品应彻底消毒或焚毁；对密切接触的易感者应进行观察 1 周；②切断传播途径，保护易感者。增强免疫，1～5 岁幼儿重点做好预防接种百白破三联疫苗；不吃生冷食物，应加热煮沸后食用。

19. 新生儿破伤风

是由破伤风梭状芽胞杆菌经脐部伤口感染所引起的急性中毒性传染病，其特征为新生儿牙关紧闭，全身强直性痉挛。因破伤风常在出生后

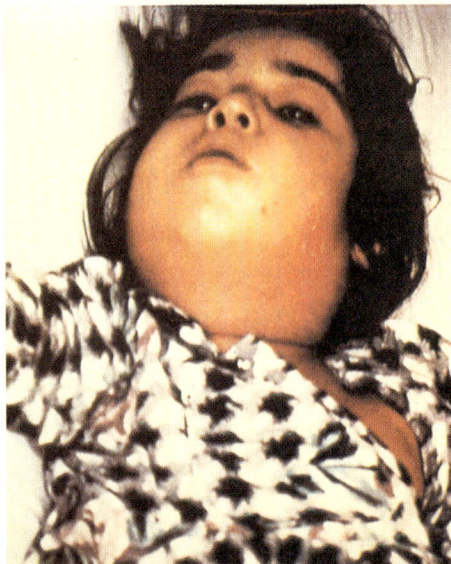

7 日左右发病，故有"七日风"、"脐风"、"锁口风"之称。1884 年，尼古拉耶尔（A. Nicolaier）首次分离到厌氧性的病原菌—破伤风梭状芽胞杆菌。1888 年，L. Brieger 发现破伤风毒素。新生儿破伤风是很多发展中国家造成新生儿死亡的重要原因，其死亡率占活产儿的 5‰~6‰，全球每年约有 50 万新生儿死于该病。中国由于无菌接生法的推广，其发病率已大大下降，但尚未完全消灭。破伤风梭状芽胞杆菌是一种专性厌氧革兰氏阳性细长杆菌，能产生痉挛毒素、溶血毒素和溶纤维素 3 种外毒素，当外毒素与新生儿神经组织结合时即引起发病。

破伤风梭状芽胞杆菌广泛分布于自然界土壤、尘埃及人畜粪便中。其芽胞抵抗力极强，在无阳光照射的土壤中可存活数十年，能耐湿热 100℃ 60 分钟、干热 150℃ 1 小时、5% 石炭酸 10~12 小时、2% 过氧化氢 24 小时难以破坏，需高温高压消毒或

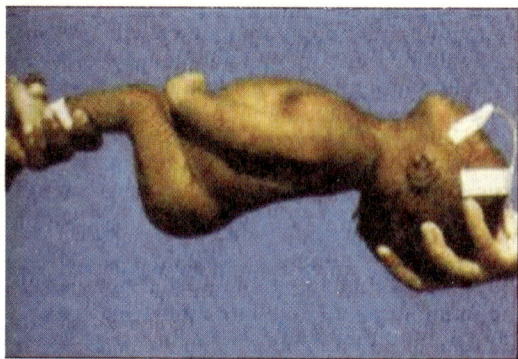
新生儿破伤风

用碘酒等含碘消毒剂或气体消毒剂环氧乙烷才能将其杀灭。

【传染源】　旧法接生是主要感染源，如使用未消毒的剪刀、线绳等断脐、结扎脐带，或接生者的手及包裹脐带残端的棉花、纱布未经严格消毒，导致破伤风梭状芽胞杆菌侵入感染。

【疫源地】　自然界广泛分布。

【传播途径】　主要经脐带创伤感染，创伤内具备缺氧的条件，适合破伤风芽胞发育繁殖。

【人群易感性】　旧法接生的新生儿易感。

【主要病症】　潜伏期大多为 4~8 日，一般患儿以哭吵不安起病，不想吃食，但口张不大，吸吮困难。随后出现牙关紧闭、面肌痉挛、举眉皱额、两侧口角上牵，呈典型"苦笑面容"，双拳紧握，上肢过度屈曲，下肢伸直，呈角弓反张状。肌肉的强直性痉挛阵阵发作，任何刺激如声、光、轻触、饮水等均可诱发肌肉痉挛。喉肌、呼吸肌的痉挛可引起呼吸困难、窒息及青紫；膀胱和直肠括约肌痉挛可导致尿潴留和便秘。患儿神志清楚，早期多无发热，易激动，烦躁不安，后期多有发热，如不及时、合理治疗，则由于频繁肌痉挛，易合并吸入性肺炎或感染性肺炎，使病死率大大增加，可高达 90%。

【预防要点】　严格控制传染源，切断传播途径，保护易感者。在

农村推广新法接生，使用器械严格消毒，保护脐带不受污染，可防止新生儿破伤风；因条件所限不能保证无菌接生的，需对孕妇肌注破伤风抗毒素。增强新生儿免疫，出生 3 个月要做好预防接种百白破三联疫苗。

20. 猩红热

是乙型溶血性链球菌（化脓链球菌）所致的急性呼吸道传染病，其主要特征为发热、咽峡炎、全身弥漫性鲜红色皮疹和疹后脱屑。病菌在咽喉等处繁殖，产生红斑毒素后进入血液导致毒血症。

溶血性链球菌在痰及脓液中可存活数周。病菌对外界抵抗力不强，对干燥、湿热敏感，加热60℃30 分钟即可杀死。一般消毒剂均可将其杀死。

【传染源】　病人及带菌者是主要传染源。

【疫源地】　病人和带菌者的周围环境和住所。

【传播途径】　主要经空气飞沫传播。亦可通过接触传播，如经皮肤伤口或产道等感染。

【人群易感性】　人群普遍易感。冬、春季发病较多。以 5～10 岁儿童多见，50% 病例发生于 2～8 岁儿童，6 个月以内的婴儿患猩红热者较少。病后可获持久性免疫力，但亦有再感染的。

【主要病症】　表现为发热、咽痛、咽红、扁桃腺肿大、草梅舌、口周苍白、全身弥漫性鲜红色皮疹且疹退后明显的脱屑。个别患者可并发急性肾炎。

【预防要点】　①严格控制传染源。病人和带菌者都应隔离治疗，病人的分泌物和污染物应消毒；②切断传播途径，保护易感者。流行期儿童应避免到拥挤的公共场所，外出要戴口罩；注意个人和环境卫生，不要随地吐痰；室内应开窗通风，保持空气新鲜，充分利用日光照射；不吃生冷食物，应加热煮沸后食用。

21. 布鲁氏菌病

又称地中海弛张热、马尔他热、波浪热，是由布鲁氏菌属的细菌侵入机体，引起传染 - 变态反应性的人畜共患生物疫病，其主要特征为长期发热、多汗、关节痛及肝脾肿大等。1887 年，英国军医 Bruce 在马尔他岛首次从因"马尔他热"死亡的士兵脾中分离出布鲁氏菌。1905 年，在中国重庆首次发现布鲁氏菌病，在 20 世纪50～60 年代曾有较严重的流行。目前，布鲁氏菌病在全球 160 多个国家和地区都有发生，分布于世界五大州。中国已列入乙类传染病和二类动物疫病。

布鲁氏菌对环境的抵抗力较强，在自然条件下的土壤和水中可存活1～4 月，在病畜的分泌物、排泄物可存活 4 个月，在乳、肉类食品中能存活 2 个月。但病菌对热敏感，加热70℃5 分钟、煮沸即可杀死病菌。常用消毒剂也可在数分钟内杀死病菌。

防疫圣典

【传染源】 染疫病的家畜，尤其是羊、牛、猪等是主要传染源。病畜的流产物、皮毛、乳汁、肉类及内脏等，是人类最危险的传染源。

【疫源地】 病畜的圈舍及周围环境。

【传播途径】 主要经皮肤黏膜接触感染和摄入被污染的乳、肉、内脏及水源。

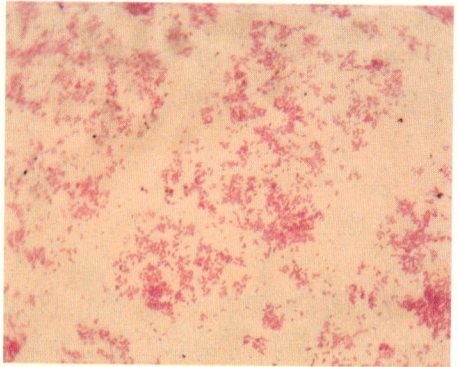
羊布鲁氏菌可以感染人类

【人群易感性】 人群普遍易感。患病有明显的地区性和职业性，主要是与牲畜接触密切的牧区居民及兽医、放牧员、饲养员、屠宰工、挤奶工、乳品肉类加工人员等。

【主要病症】 潜伏期2~3周，短的3日，长的可达数月。主要表现为长期低热、多汗、关节痛、脾肿大、睾丸炎、滑囊炎及腱鞘炎、头痛、失眠、坐骨神经痛、四肢皮疹、淋巴结肿大、食欲不振、恶心、呕吐等症状。患者最常见有网状内皮系统如肝、脾、淋巴结、骨髓等病变。在急性期常有弥漫性细胞增生；慢性期则可出现由上皮细胞、巨噬细胞、浆细胞及淋巴细胞组成的肉芽肿，但无干酪样坏死。其他如心血管系统、神经系统和生殖系统等均常有轻重不同的病变。

【预防要点】 ①严格控制传染源。因布鲁氏菌病的病人不传人，故对病人和接触者均不需隔离措施，但应及时治疗，并追踪传染源；确诊或疑似的病畜禽应及时扑杀，流产胎儿、胎盘、羊水及内脏、分泌物、排泄物等应深埋或销毁；病畜污染的圈含、饲槽等应彻底消毒；②切断传播途径，保护易感者。对牧区、乳品厂和屠宰厂的牲畜应定期卫生检查；日常饲养牲畜和接触病畜须做好个人防护；病畜禽及内脏，不得上市销售和加工食用；疫点周边应加强肉市监管和检疫，严防病畜禽及内脏流入市场；烹饪畜禽菜肴，应充分煮熟烧透，饮用牛乳必须煮沸消毒，不要生饮或未煮沸饮用，以避免可能发生的感染。

22. 淋 病

由淋病奈瑟氏菌（淋球菌）感染所致，是人类最常见的性传播疾病，其特征为泌尿生殖系统黏膜急性或慢性化脓性感染。淋病也是古老的性传播疾病，早在公元前1500年的《旧约全书》中已有描述。1879年，德国皮肤病学家、医学微生物学家奈瑟尔（A. Neisser，1855~1914）在淋病患者的脓中发现形状独持的球菌，证明是淋病的病原菌。1900年开始，人类已知道淋病奈瑟氏菌可侵入血流造成菌血症，并由血液带到其他部位引起播散性淋病。因为淋病奈瑟氏菌具有黏膜寄生特点，喜好侵犯人体单层柱状上皮细胞及移行上皮细胞，直接感染尿道、肛管、眼结膜、咽部和子宫内膜等处。临床上分为单纯性淋菌性尿道炎和有合并症淋病，后者危害较大，且难以治疗。

淋病奈瑟氏菌对外界抵抗力较弱，在干燥、湿热环境中易杀死，在室温中1~2日内即死亡，55℃5分钟内即杀死。对常用消毒剂也敏感，如1%石炭酸、75%乙醇或0.1%苯扎溴铵均可迅速杀死病菌。

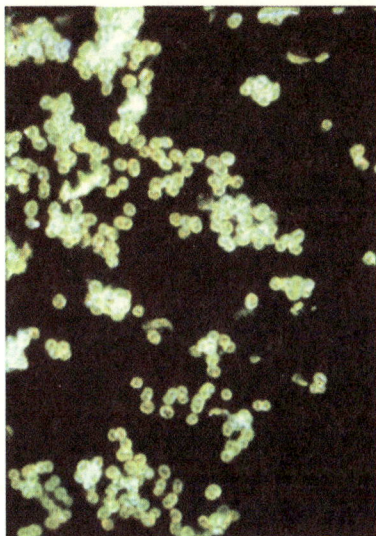

淋病奈瑟菌

（来源　维基百科）

【传染源】　　人类是淋病奈瑟氏菌的惟一天然宿主。病人和带菌者为传染源。

【传播途径】　　主要通过性交接触传播；也可因接触含菌分泌物污染的衣被、浴巾等物品传染；患淋病的产妇，分娩时可经产道传给新生儿。

【人群易感性】　　人群有普遍易感性，获得性免疫力也很低，再感染及慢性感染者普遍存在。性伴多且性关系混乱的中青年发病较多，特别是性伴多的性工作者和购买性服务者发病率高。

【主要病症】　　①男性淋病潜伏期平均为3日。初期表现为尿痛，尿道口溢脓，尿频，尿急。少数病人有发热、寒战及包皮龟头炎、腹股沟淋巴结肿大等全身症状。急性期治疗不及时、不彻底会转为慢性，症状也较轻；②女性淋病潜伏期为7~10日。女性因尿道短，症状常不明显。表现为尿道炎，子宫颈炎，子宫内膜炎和盆腔炎等；③儿童淋病以女童为多，可

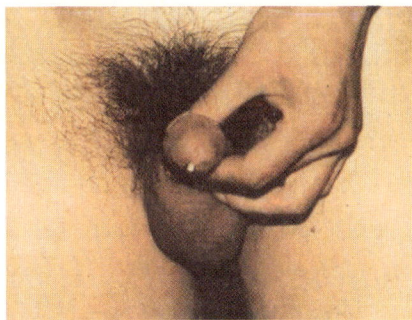

急性淋病性尿道炎（尿道口溢脓）

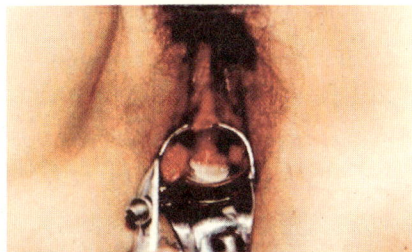

急性淋病性宫颈炎，子宫颈水肿，有多量乳白色脓性分泌物

防疫圣典

表现为尿道炎或新生儿淋球菌结膜炎。

【预防要点】 ①严格控制传染源。洁身自爱，性爱专一，严禁卖淫嫖娼，多性伴者注意使用安全套；患者所用物品应消毒，治疗应彻底，以防止复发；②切断传播途径，保护易感者。注意个人卫生，不共用浴盆浴巾等物品；儿童应单独使用卧具、洁具和毛巾、浴巾等用品。

23. 梅 毒

是由苍白密螺旋体（梅毒螺旋体）引起的一种性传播疾病，也是一种慢性全身性传染病。早期主要表现为皮肤黏膜损害，晚期常有心血管、中枢神经、骨骼和眼部的病变。梅毒是一种古老的性病，最早起源于美洲，距今至少有500多年的历史。1493年，哥伦布的船员在

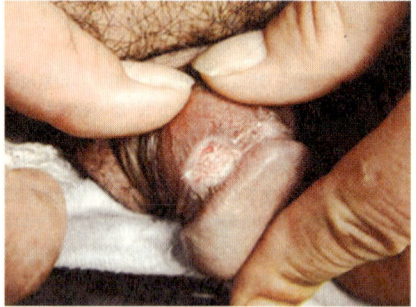

一期梅毒（硬下疳）

新大陆染上梅毒后带回西班牙，开始在欧洲流行。1495年，法王查理八世率雇佣军入侵意大利，在攻占那不勒斯不久，军中便出现大批士兵感染上梅毒。当国王遣散雇佣军后，梅毒随染病的士兵在欧洲的法国、德国、荷兰、希腊、英国、匈牙利、俄国等扩散开来。1498年梅毒传播到印度，1504年随葡萄牙商人进入广州，在广东首先发现及记载，当时为"广疮"后称梅毒，以后由南至北蔓延，流行了400多年，遍及中国各地。

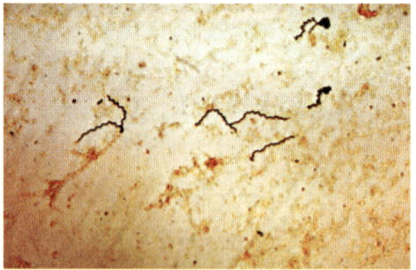

梅毒螺旋体（苍白密螺旋体）

1905年，德国寄生虫学家绍丁（F. Schaudinn，1871～1906）与临床学家霍夫曼（E. Hoffmann，1868年生）共同发现苍白密螺旋体为梅毒的病原体，从此促进了梅毒的防治。新中国成立后，取缔妓院、暗娼，开展性病防治工作，至60年代已得到基本控制。近10多年来，随着中国对外开放，国际间交流扩大，人口流动增加，梅毒的发病率又有所上升。梅毒发病率最高的是上海，仅2005年发病率就达55.3/10万，约为全国平均水平的10倍。

苍白密螺旋体对外界抵抗力极弱，不易生存。对热、冷和干燥均很敏感。离开人体后干燥12小时或加热50℃5分钟即死亡。在血液中4℃放置3日可死亡。对一般消毒剂也敏感，在1%～2%石炭酸内数分钟即死亡。

【传染源】 病人是惟一的传染源。早期梅毒皮肤黏膜病灶中的分泌物有大量的病原体，传染性很强。患者的尿液、精液、唾液和乳汁中也可含有苍白密螺旋体。

【传播途径】 主要经性交接触传播，少数可通过接吻传染。病人在感染后一年内的传染性最大，病期越长，传染性越小。感染4年后，通过性接触一般已不再传染，但仍可经胎传。苍白密螺旋体可通过完整的皮肤或黏膜侵入到人体内，极少数人可通过接触患者生活用品而引起间接传播。孕妇患者体内的螺旋体可经胎盘进入胎儿血循环，引起先天梅毒。

【人群易感性】 人群普遍易感。性工作者、购买性服务者、男同性恋等是高危人群。人类具有传染免疫力，感染梅毒后能缓慢产生免疫力，并随苍白密螺旋体的消退而消退。梅毒可发生再感染。

【主要病症】 梅毒的潜伏期一般在3周左右（10～30日之间），临床上分为三期：一期梅毒也称硬下疳，多见于男女外生殖器部位，偶见于口腔、乳房和手指等处，为螺旋体侵入人体的初发皮疹。多为单个，黄豆至蚕豆大小，呈圆形溃疡，可伴有腹股沟淋巴结肿大，硬下疳无痛痒感。二期梅毒俗称杨梅疮，梅毒螺旋体侵入体内后，经血液在全身皮肤、黏膜扩散，呈形态各异的皮疹，外阴、肛门周围出现扁平湿疣，并可有梅毒性秃发和关节炎等症。三期梅毒出现于感染5～10年后，除皮肤病变外，可损害骨关节、眼、心血管、中枢神经系统等内脏器官。

【预防要点】 ①严格控制传染源。加强性健康教育，洁身自爱，严禁卖淫嫖娼，多性伴者注意使用安全套；早发现、早治疗，患者所用物品应消毒，治疗应彻底，以防止复发；②切断传播途径，保护易感者。避免与患者开放性病灶分泌物、排泄物及污染物品接触，并做好消毒工作；注意个人卫生，不共用衣裤、卧具、食具、便桶和浴盆浴巾等物品；儿童应单独使用卧具、洁具和毛巾、浴巾等用品；输血应作梅毒病原体检测，以防输血感染；多性伴的男女，在考虑怀孕前应做健康检查，以阻断母婴传播。

24. 钩端螺旋体病

是由各种致病性钩端螺旋体所致的动物源性急性传染病，属自然疫源性疾病。1886年，德国医生魏尔（Weil）首次报道一种以发热伴神经损害症状、肝脾肿大、黄疸及肾损害为特征的疾病。1915年，日本学者稻田（Inoda）和伊藤（Ido）分离到引起Weil氏病的病原体——出血热黄疸钩端螺旋体。世界各地均有流行，中国除西北地区外，其他地区均有

钩端螺旋体耐寒，在水中和湿土中可存活数周至数月，但在干燥环

境下几分钟即可死亡；钩端螺旋体病流行。加热 50 ~ 55℃ 30 分钟、60℃ 1 分钟可杀灭病原体。对一般消毒剂也敏感，1% 石炭酸或 0.2% 甲酚皂溶液（来苏尔）10 ~ 30 分钟即可杀灭。

【传染源】 鼠类和猪是主要传染源，犬是重要传染源。牛、羊、马、鸡、鸭、鹅、猫、兔、蛙、蛇等均可成为钩端螺旋体的储存宿主。

【疫源地】 世界各地均有分布。

【传播途径】 人类主要通过接触污染的疫水传播，亦可通过接触污染物经破损的皮肤、黏膜传播；

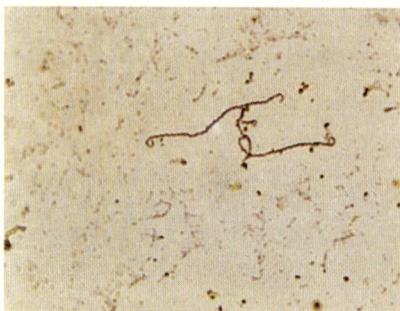

钩端螺旋体

食用受到污染的食品或饮水，可经消化道感染；患病孕妇可传染给婴儿；蜱、螨等也可通过吸血传播。

【人群易感性】 人群普遍易感。人类感染钩端螺旋体病，除与动物的流行特点相同外，凡与疫水接触较多的人群易感染；防洪排涝，接触猪粪尿及污水的人群，可引起群体感染；动物饲养员、兽医和屠宰工人等较易感染，尤其是有损伤皮肤和黏膜的人更易感染。病后可获较持久的同型免疫力，但不同型钩端螺旋体之间无交叉免疫性，故可重复感染。

【主要病症】 人类患病主要分为两类：①黄疸型：病人主要呈现高热、头痛、全身肌肉特别是腓肠肌疼痛剧烈，黄疸明显，球结膜充血，常有鼻衄、畏光，或有脑膜刺激症状，或有精神不安、谵妄等症状。皮肤、黏膜可见小出血点或斑，容易确诊；②非黄疸型：病人症状表现不一，轻者无热候，重者常大量咯血，有时引起休克或死亡，一般无肝、肾损害的临床表现。不易确诊，常需采取血检或尿检来判定。

【预防要点】 关键是灭鼠，尤其是田间野鼠；其次是管好猪、犬、牛等家畜，以控制传染源；流行期间对污染的水源、积水应消毒，避免在河里游水洗澡，田间作业要采取个人防护措施，以减少疫水接触；搞好饮食卫生，防止鼠类排泄物污染食物；孕妇要特别注意饮水和食品卫生，不饮生水、不吃生冷食物，农村孕妇不接触可疑水源，以避免感染和传病给下一代；确诊或疑似病畜应立即扑杀作销毁处理；屠宰后检出本病，且病畜胴体已染黄的必须作销毁处理；屠宰及检疫人员在处理病畜及废弃物、排泄物时应做好个人防护；加强疫点周边的肉市监管和检疫，饭店、餐馆和家庭烹饪畜肉菜肴，应充分煮熟烧透，以避免可能发生的感染。

25. 血吸虫病

欲称"大肚子病",是由血吸虫寄生于人体门静脉系统,主要造成结肠和肝脏损害的一种人畜共患的寄生虫病。埃及血吸虫、曼氏血吸虫、间插血吸虫、湄公血吸虫和马来血吸虫等虫种都可在人体内寄生。但日本血吸虫、埃及血吸虫和曼氏血吸虫引起的血吸虫病流行范围广、危害大,其中的日本血吸虫因其传播环节多、流行因素复杂,是所有人体血吸虫病中对健康危害最严重的血吸虫病。日本血吸虫在中国流行至少有 2200 多年的历史,从公元前 206 年西汉古尸(湖南长沙马王堆出土女尸)中曾检出血吸虫卵,现在仍有 6500 万农业人口受到血吸虫病的威胁,患者约 81 万例。中国湖南、湖北、江西、安徽、江苏、四川、云南七省的 110 个县(市、区)为主要流行区,分布于长江下游和洞庭湖、鄱阳湖、太湖流域。

雄虫　　　　雌虫

血吸虫成虫

血吸虫寄生于人和哺乳动物的肠系膜静脉血管中,雌雄异体,发育分成虫、虫卵、毛蚴、母胞蚴、子胞蚴、尾蚴及

日本血吸虫生活史

童虫 7 个阶段。虫卵随血流进入肝脏或随粪便排出。虫卵在水中数小时孵化成毛蚴。毛蚴在水中钻入钉螺体内,发育成母胞蚴、子胞蚴和尾蚴。尾蚴从钉螺体逸入水中,遇到人或哺乳动物,即钻入皮肤变为童虫,以后进入静脉或淋巴管,移行至肠系膜静脉血管中,直至发育为成虫,再产卵。血吸虫尾蚴侵入人体至发育为成虫约 35 日。血吸虫成虫每日排卵 1500~3000 枚,平均寿命为 5~20 年,在人体内可存活 30 年以上。

【传染源】　病人和保虫宿主是主要传染源。牛、羊、猪、狗、猫、马、鼠等动物都可感染血吸虫病,牛的感染率最高。

【自然疫源地】　　中国的血吸虫病分布在长江中下游一带及其流域以南的湖南、湖北、江苏、浙江、安徽、江西、四川、云南、广东、广西、福建和上海等 12 个省、市、自治区的部分地区。

【传播途径】　　具有条件传播的特点：①病人和病畜的粪便污染水源；②水源中存有血吸虫的中间宿主钉螺；③人群接触被污染的疫水，如捕鱼、割水草、游水、洗衣等。

【人群易感性】　　人群普遍易感。发病以夏秋季多见，以青壮年男性农民、渔民为多，与经常接触疫水有关。病后可获一定免疫力。但流行区人群可有多次重复感染。

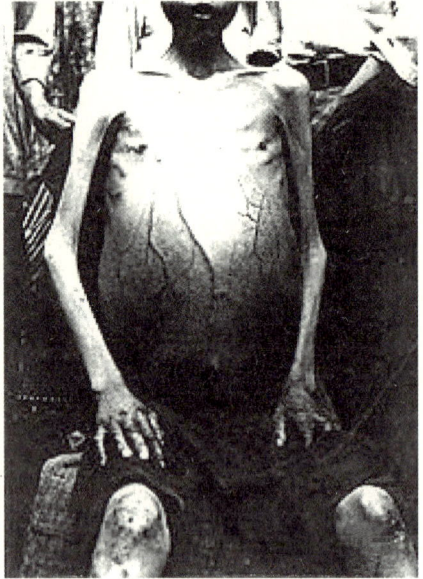

血吸虫病人

【主要病症】　　①急性血吸虫病：多见于夏秋季，好发于过去从未接触过疫水者。有不规则高热，并有出汗、皮疹、咳嗽和腹泻等症状。肝呈轻度或中度肿大，左叶较明显，有压痛；②慢性血吸虫病：大多无明显症状，也可有乏力、食欲减退、轻度腹泻等。可有轻度肝或脾肿大，或肝脾均肿大。③晚期血吸虫病：表现为门静脉高压，如腹水、肝脾显著肿大、食道下端或胃底静脉曲张等，可伴有脾功能亢进和肝肿大，质硬，有坠重感。儿童期反复感染可严重影响生长与发育，引起侏儒症。

【预防要点】　　①严格控制传染源。对病人和病畜要及早发现，同步治疗，杀灭其体内的血吸虫；②切断传播途径，保护易感者。关键是保护水源，消灭钉螺；疫区动物，特别是耕牛，要加强防治；加强粪便管理，防止人畜粪便污染水源；水中作业，应采取个人防护措施，如穿长统胶鞋、塑料防护裤等。

26. 疟　疾

是由按蚊叮咬传播疟原虫引起的寄生虫病，以间歇性寒战、高热、大汗为主要特征。疟疾是人类的一种古老的疾病。中国古代称疟疾为"瘴气"，早在 3000 多年前的殷商时代就有疟疾流行的记载。1880 年，法国军医拉韦兰（A. Laveran，1845 ~ 1922，1907 年因发现疟原虫而获诺贝尔生理学或医学奖）在疟疾患者的血液中首次发现疟疾的病原体

——疟原虫。1897 年，印度裔英国军医罗斯（R. Ross，1857～1932，1902 年因发现疟原虫的传染方式而获诺贝尔生理学或医学奖）证实按蚊是疟疾的传播媒介，阐明了疟原虫在按蚊体内的发育周期及通过按蚊叮咬进行传播。疟疾是全世界最严重的传染病之一。据世界卫生组织（WHO）统计，目前世界上仍有 90 多个国家为疟疾流行区，全球每年发病人数达 3～5 亿，年死亡人数达 100～200 万，其中 80% 以上的病例发生在非洲。中国在 50 年

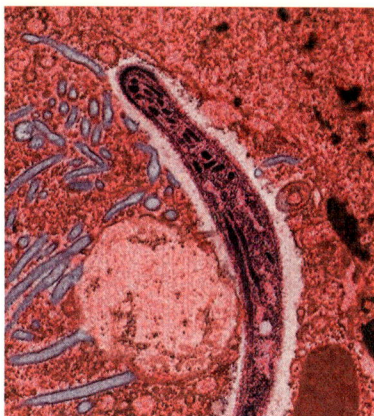

疟原虫　（来源　维基百科）

代初期，有疟疾流行的县（市）达 1829 个，占当时县（市）总数的 70%～80%。

　　疟原虫寄生于人体，需按蚊和人二个宿主。在蚊体内完成配子生殖，继而进行孢子增殖。在最适条件下，疟原虫在按蚊体内发育成熟所需时间，间日疟原虫为 9～10 日，三日疟原虫约为 25～28 日，恶性疟原虫约为 10～12 日，卵形疟原虫约为 16 日。当唾液中带有成熟子孢子的雌性按蚊刺吸人血时，疟原虫的子孢子随按蚊唾液注入人体内，约 30 分钟后通过血流侵入肝细胞内开始发育，成熟后又进入红细胞内裂体增殖，导致红细胞成批破裂而发病。

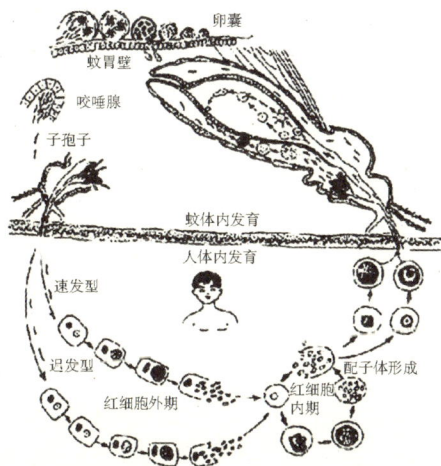

间日疟原虫生活史

　　【传染源】　病人和疟原虫携带者是传染源。

【疫源地】　带虫蚊子的活动半径或飞程以内。

【传播途径】　由按蚊传播，在中国传播疟疾的主要媒介为中华按蚊、微小按蚊、嗜人按蚊和大劣按蚊。因微小按蚊和巴拉巴按蚊嗜吸人血，为高危的媒介。此外，输入带疟原虫的血或使用被疟原虫污染的注射器，也可感染致病。

【人群易感性】　人群普遍易感。感染后可产生短暂保护性免疫力。因寄生于人体的疟原虫有4种，其种、株之间无交叉免疫，人体要经多次重复感染，才能获得充分免疫力。婴幼儿和来自低疟区、非疟区的人员，由于机体缺乏免疫力：易受感染，且症状较重。

【主要病症】　潜伏期长短不一，短至数日，长至数月。通常分为二大类型：

①普通型疟疾：呈周期性、规律性发作，患者有畏寒、寒战，持续0.5~2小时；然后出现高热，体温在40℃左右，伴有头痛、恶心，甚至呕吐。可出现谵语、谵妄、昏迷，小儿可惊厥、抽搐。高热持续3~5小时后开始出汗，常可大汗淋漓，体温较快降至正常，可因失水而虚脱。间日疟每隔1日发作1次；三日疟每隔2日发作1次；当有2种疟原虫混合感染时，则无规律性。

②凶险性疟疾：起病时症状与一般恶性疟相同，但发热数日后加重，出现40℃左右的高热、头痛、呕吐、意识障碍、昏迷、抽搐等，病死率高。疟疾易误诊。

【预防要点】　①严格控制传染源。早发现、早诊断、早治疗，尤其是防止疟疾误诊，导致疫情扩大；②切断传播途径，保护易感者。加强疫源地监测，关键是灭蚊、防蚊，消灭蚊虫孳生地，居住在流行区的农村及乡镇应普遍使用纱门、纱窗和蚊帐，居住在城市应使用蚊帐或驱蚊剂，以切断传播途径。

（三）丙类传染病

1. 流行性感冒

简称流感，是流感病毒引起的急性呼吸道传染病，以上呼吸道症状较轻、发热及全身中毒症状较重为特征。流感常突然发生，迅速蔓延，是世界上发病人数最多的传染病。1918~1919年的流感大流行中，全世界至少有2000万人死于流感。"流感几乎被称为人类第二杀手"。1932年，史密斯（W. Smith）和

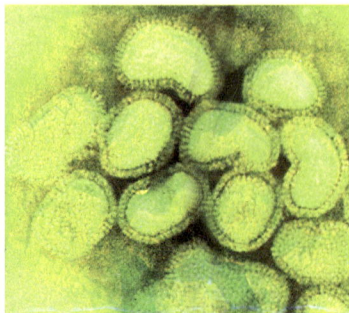

流感病毒

安德鲁斯（F. W. Andrewes）分离到流感病毒。1957年和1968年发生的两次全球性流感大流行，病人总数达10亿人之多。由于流感病毒易变异，人类目前无法控制，流感疫苗对小变异病毒有一定效果，但对大变异或不同的流感病毒无效。

流感病毒不耐热，对紫外线及常用消毒剂均很敏感。但对干燥及寒冷有相当耐受力，能在真空干燥下或−20℃以下长期存活。

【传染源】　病人和隐性感染者为传染源。病初2~3日传染性最强，排毒可长达病后7日。

【疫源地】　病人和隐性感染者的住所及周围环境。

【传播途径】　主要通过飞沫传播。患者及隐性感染者呼吸道分泌物通过说话、咳嗽等方式散布至空气中，易感人群经呼吸道吸入后感染发病。传播速度与人群拥挤程度有关。

【人群易感性】　除新生儿外，人群普遍易感。冬、春季发病较多。病后对同型有一定免疫力。但甲（A）、乙（B）、丙（C）3型流感病毒之间无交叉免疫，感染后免疫维持的时间不长，加之流感病毒不断变异，故可反复致病。

【主要病症】　潜伏期一般1~2日，短的数小时，最长3~4日。起病急骤，以全身中毒症状为主，呼吸道症状轻微或不明显。有畏寒、发热、头痛及四肢酸痛、乏力，高热可达39~40℃，持续2~3日。热退后呼吸道症状明显，可有流涕、鼻塞、喷嚏、咽痛、干咳、声音嘶哑等。1周后症状可消失，乏力可持续2周以上。病情严重者可并发肺炎及脑炎、脑膜炎等。

【预防要点】　①严格控制传染源。早发现、早隔离，以控制传染源；②切断传播途径，保护易感者。流行期间，不到人群拥挤的公共场所；室内保持通风，接触者应戴口罩。

2. 流行性腮腺炎

俗称"痄腮"，是由流行性腮腺炎病毒所引起的急性呼吸道传染病。病毒存在于患儿的唾液和尿液中，接触传染，侵入途径为鼻咽部，其特征为腮腺的非化脓性肿胀、疼痛并伴有发热，可延及各种腺组织或神经系统及肝、肾、心等器官而引起相应的症状。

病毒对外界抵抗力不强、

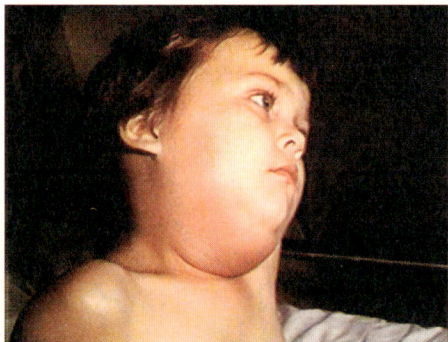

流行性腮腺炎（来源　维基百科）

加热 56℃ 20 分钟即可灭活，紫外线照射及一般消毒剂也可灭活，在室温中 2～3 日内传染性即消失；但耐低温，4℃ 时其活力可保持 2 个月，2℃ 条件下可存活 3 个月，－60℃ 可存活 1 年以上。

【传染源】　早期病人和隐性感染者是传染源。

【疫源地】　病人和隐性感染者的住所及周围环境。

【传播途径】　除经飞沫传播外，唾液及污染的衣物亦可传染。

【人群易感性】　人群普遍易感。多见于冬、春季，90% 发生在 3～14 岁儿童，好发年龄 4～5 岁，成人亦可发生。一次发病可获终身免疫力。

【主要病症】　潜伏期 14～25 日，起病急，发热可达 38～40℃，以耳下部肿胀为最早症状，随即感觉头痛、咽痛、肌肉酸痛、食欲不振和恶心呕吐等。发热 1～2 日后，腮腺明显肿痛，可单侧或双侧，以耳垂为中心扩展，状如梨形，有轻度压痛感。颊内腮腺管口可见红肿，持续 2～3 日后渐消退。因腺体肿大，会出现咀嚼及吞咽障碍。此外，还可能出现脑膜炎、睾丸炎、卵巢炎、乳腺炎、肝炎、肾炎、心肌炎、肺炎、胸膜炎、关节炎等并发症。

【预防要点】　①严格控制传染源。重点是幼儿园和儿童集体机构，应加强预防工作，早发现、早隔离，对接触者认真观察，防止扩散传播；②切断传播途径，保护易感者。8 月龄以上易感幼儿应接种腮腺炎疫苗。

3. 风　疹

是由风疹病毒引起的急性呼吸道传染病。以低热、全身皮疹为特征。孕妇患风疹后可能导致胎儿多种畸形。风疹曾在世界上引起多次大流行，自广泛应用风疹疫苗后，流行已很少见。

风疹病毒在体外生活力较弱，不耐热，56℃ 30 分钟可大部分灭活。对脂溶剂敏感，紫外线可使其灭活。但风疹病毒能耐寒和干燥。

【传染源】　病人是惟一的传染源，包括亚临床型及隐性感染者。传染期为发病前 5～7 至发病后 3～5 日，起病当日和前一日传染性最强。

【疫源地】　病人和隐性感染者的住所及周围环境。

【传播途径】　主要经空气、飞沫传播。

【人群易感性】　人群普遍易感。多见于冬、春季流行，患病年龄以 3～10 岁儿童为最多，成人也可发病。病后可获持久免疫力。

【主要病症】　潜伏期 14～21 日，初起症状轻微，可有轻至中度发热、头痛、流涕、咳嗽、疲倦、食欲减退等。发热 1～2 日后出现皮疹，初见面部，后向下蔓延，在 24 小时内扩及全身，以躯干背部皮疹较多，呈红色充血性斑丘疹，直径 2～3 毫米，常伴有耳后、枕后及颈后淋巴结肿大，脾脏轻度肿大。皮疹经 2～3 日消退，退疹后不遗留痕迹。淋巴结和脾脏也逐渐缩小。

【预防要点】 ①严格控制传染源。发现出疹患者应立即隔离至出疹后 5 日；②切断传播途径，保护易感者。1 岁以上儿童及对风疹易感的育龄妇女应接种风疹疫苗。孕妇在妊娠 3 个月内应避免与患者接触，以免诱发胎儿畸形。

4. 急性出血性结膜炎

又称流行性出血性结膜炎，俗称"红眼病"，是由 A9～10、A16、A24 及 B2 型柯萨奇肠道病毒和 70 型肠道病毒引起的新型急性病毒性眼传染病。1969 年首先在非洲加纳暴发流行，并沿西海岸迅速蔓延到非洲大部分国家。A24 柯萨奇肠道病毒曾在亚洲和中国引起大流行。70 型肠道病毒是 1971 年从日本急性出血性结膜炎患者结膜处获得，先后在欧洲及亚洲各国发生大流行，波及数

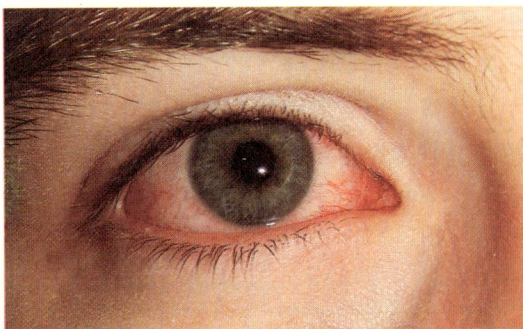

红眼病的患者 （来源　维基百科）

千万人，而且病情较柯萨奇病毒引起的严重，曾引起一些城市停课、停产和停市。

病毒耐酸、耐乙醚，对一般常用消毒剂、脂溶剂抵抗，对紫外线、氧化剂和高温干燥敏感，用 75% 酒精消毒是最有效的方法。

【传染源】 病人和无症状的带病毒者是传染源。感染早期病人的眼分泌物中病毒含量最高。

【传播途径】 主要通过眼睛→手→眼睛和眼睛→污染物品（毛巾等）→眼睛的接触感染。游泳池水被病毒污染后传染性强，常引起暴发流行。另也可经污染的眼科器械、昆虫等传播。

【人群易感性】 人群普遍易感。多在夏秋季流行。成人发病率高，但儿童也不少见。6 个月内婴儿可经胎盘和母乳从母体获得抗体，6 个月后成为易感者。感染后所引起的免疫力时间较短，容易再次感染。

【主要病症】 潜伏期 2～12 小时，双眼刺激症状严重，有异物感、灼热感、刺痛，畏光流泪，有水样分泌物。睑与穹窿高度充血、水肿，睑结膜有滤泡增生，球结膜有点片状出血，角膜上皮细胞有点状脱落。

耳前或颌下淋巴结肿大。通常持续 7 日后自愈。

【预防要点】 ①严格控制传染源。早发现、早隔离，患者的用品用具应严格消毒；②切断传播途径，保护易感者。流行期间禁止去公共浴池及游泳池；宾馆、浴池、美容院、发廊等的公用毛巾应煮沸消毒；搞好个人卫生，不要用手揉眼睛，饭前便后要洗手；家庭成员的洗脸盆、毛巾等物品应分开独用，避免交叉感染；加强眼科器械消毒，防止医源性传播。

5. 麻风病

是由麻风分枝杆菌引起的一种慢性渐进性传染病，其特征为皮肤斑疹、结节、斑块，严重的脸部可呈麻风狮面。麻风病是人类最古老的瘟疫之一，有文字记载的麻风流行至少有 3000 多年的历史。13 世纪麻风病的猖獗达到最高峰，欧洲国家仅法国就有 2000 多所麻风病院，英格兰及苏格兰也有数百所。中国古代称麻风为"疠风"、"大风"，东汉末年的《神农本草经》记载用大风子油治疗麻风。1875 年，挪威医生汉森（A. Hansen，1841～1912）发现了麻风杆菌。现在世界上仍有 1200 多万麻风病人，主要分布在亚洲、非洲和拉丁美洲的贫困地区。

麻风分枝杆菌对干燥和低温有抵抗力，在干燥环境中 7 日内仍有繁殖能力，在 4℃时 7～10 日病菌的活力不变，－13℃～－60℃可存活数月。但对紫外线或湿热较敏感，阳光直射 3 小时或 60℃1 小时可使病菌失去繁殖能力。

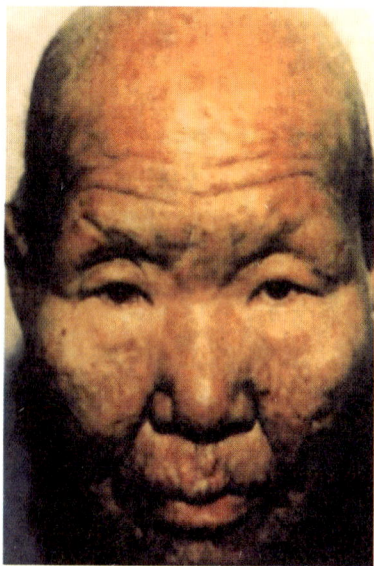

瘤型麻风（狮面面容）

【传染源】 病人是惟一传染源。

【疫源地】 病人的住所及周围环境。

【传播途径】 主要通过接触病人及其污染的床、被、衣服、洗浴用具等传播。

【人群易感性】 发病以青壮年为多，与免疫状态有关，感染的麻风类型也不同，但身体虚弱的人群易感。

【主要病症】 潜伏期长，平均 2～5 年，病程进展极为缓慢，有低热、全身不适、肌肉酸痛、皮肤异样感觉等。皮肤损害形态多样，早期有斑疹、丘疹、结节、疱疹和继发性皮肤萎缩、疤痕、鳞屑、溃疡等。出现不同程度的周围神经损害，病变局部出现触觉障碍、出汗障碍。严重者可出现肌肉萎缩和畸残，形成"狮面"面容。

【预防要点】 ①严格控制传染源。早发现，早隔离，以控制传染源；②切断传播途径，保护易感者。接触麻风病人应注意个人防护，病人的衣被、用品应彻底消毒灭菌；流行区应普遍进行卡介苗接种，以增强易感人群对麻风的抵抗力。

6. 流行性与地方性斑疹伤寒

流行性斑疹伤寒又称虱传斑疹伤寒，是由普氏立克次体通过体虱传播的急性传染病，因十九世纪欧洲的监狱曾多次暴发流行，所以又称为监狱热。地方性斑疹伤寒又称鼠型或蚤传型斑疹伤寒，是由莫氏立克次体通过鼠蚤传播的急性传染病。两病的临床表现相似，主要有持续性高热、头痛、周身酸痛、眼结膜充血、血疹等，但地方性斑疹伤寒的病情较轻。1909 年，美国医生立克次（H. T. Ricktts, 1871～1910）研究鼠型斑疹伤寒，发现人虱传播，并在患者的血液和虱体中找到病原菌，1910 年因感染死于斑疹伤寒，为纪念他的贡献而将斑疹伤寒的病原菌称为立克次体。1909 年，法国医学微生物学家尼科尔（C. J. H. Nicolle, 1886～1936）发现斑疹伤寒是由体虱传播的，因而在 1928 年获诺贝尔生理学或医学奖。1931 年，穆萨（Mooser）等分别从墨西哥的鼠脑和美国的鼠虱中分离出地方性斑疹伤寒的病原体。

致病性立克氏体对热、紫外线和一般消毒剂均敏感，加热 56℃30 分钟或 37℃5～7 小时均可灭活。但对低温和干燥抵抗力强，－20℃以下可长期保存，在干燥的虱粪中能存活数月。

【传染源】 ①流行性斑疹伤寒：病人是惟一传染源。自潜伏期末 1～2 日至热退后数日均有传染性；②地方性斑疹伤寒：家鼠如褐家鼠、黄胸鼠等是重要的传染源，鼠蚤在鼠死后转而吮吸人血，使人感染；病人也有可能成为传染源。

【传播途径】 ①流行性斑疹伤寒：体虱是主要传播媒介，头虱次之，阴虱不传播。立克次体在虱肠上皮细胞繁殖，随粪排出，当人搔痒时可经抓伤处侵入人体。虱粪可成为气溶胶，经呼吸道或眼结膜侵入人体；②地方性斑疹伤寒：鼠蚤吮吸病鼠血时，病原体随血入蚤肠繁殖，随粪排出，当人搔痒时可经抓伤处侵入人体。蚤粪可成为气溶胶，经呼吸道或眼结膜传染人体。食入被病鼠尿、粪污染的食物也可使人感染。螨、蜱等节肢动物也可带病原体而成为传播媒介。

【人群易感性】 人群普遍易感。冬季多见流行性斑疹伤寒，夏秋季地方性斑疹伤寒发病率较高。两病有交叉免疫性。病后可获持久免疫力。

【主要病症】 潜伏期平均 10～12 日，表现为发热，伴有寒战、乏力、剧烈头痛、全身肌肉酸痛、颜面及结膜充血等全身毒血症症状；中枢神经症状（剧烈头痛、头晕、耳鸣、听力减退、失眠等）；可有脉搏加快，中毒性心肌炎，部分病人有脾肿大。病后 3～5 日开始出现皮疹等，在 1～2 日内由躯干遍布全身，为鲜红充血性或暗红色出血性斑丘疹，消退后常可留痕。

【预防要点】 ①严格控制传染源。发现病人后应尽早隔离，灭虱治疗，必要时可刮掉全身毛发；对密切接触者应医学观察 23 日，并进行灭虱处理；②切断传播途径，保护易感者。关键是灭虱和灭鼠、灭鼠蚤，消除褐家鼠、黄胸鼠等宿主动物及其有害虫媒的孳生条件，以切断传播途径；搞好室内环境卫生、食品卫生和个人清洁卫生，不吃被鼠排泄物污染的食物，勤洗澡、换衣，经常拆洗被褥。

7. 黑热病

又称内脏利什曼病，是由杜氏利什曼原虫引起的经白蛉传播的地方性寄生虫病。黑热病的特点为长期不规则发热、消瘦、贫血、进行性肝脾肿大，血清球蛋白增多。美国军医利什曼（W. B. Leishman，1865～1926）在印度黑热病的患者中首次看到原虫。黑热病是世界上重要的寄生虫病之一，遍及亚、非、欧、美各洲。中国在解放前流行于长江以北 17 个省、市，病人约 50 余万，新中国成立后至 1958 年已基本消灭黑热病。但近年患者不断增多，有的地方呈流行趋势。

当雌性白蛉叮咬病人、病犬或野生动物时，杜氏利什曼原虫进入其体内，经发育、繁殖后，在白蛉食管、咽、口腔中成为感染性前鞭毛体。当白蛉再次叮咬健康人时前鞭毛体即进入人体内，并进入巨噬细胞内繁殖，随巨噬细胞到身体各处。

【传染源】 有 3 种类型传染源，①病人源型：主要分布于江苏北部、安徽北部、山东南部、河北南部、河南东部、湖北北部、陕西关中等广大平原地区；②病犬源型：主要分布于甘肃、青海、宁夏、陕西北部、河北北部、北京、天津、辽宁、四川北部的丘陵山区；③病野生动物源型：主要分布于新疆、内蒙、甘肃的荒漠地区。

【疫源地】 世界各地均有分布，主要是亚、欧、非、美四大洲的 80 多个国家和地区。前苏联的中亚细亚荒漠、中国新疆和内蒙古的某些荒漠地区，存在自然疫源地。

【传播途径】 中华白蛉是主要的传播媒介。也可通过口腔、破损皮肤、胎盘和输血传染，但较少见。

【人群易感性】 人群普遍易感。但发病年龄与虫种及流行类型有关。人源型以儿童和青壮年发病较多，婴儿很少；犬源型以 10 岁以下儿童和婴儿发病较多，成人很少；野生动物源型以幼儿发病较多。病后可获较持久免疫力。

【主要病症】 潜伏期一般 3 ~ 6 月，起病缓慢，长期发热，可伴有乏力、头晕、出汗、咳嗽、腹泻等。病后 3 ~ 5 周出现肝、脾及淋巴结肿大，脾肿大最明显，偶有黄疸和腹水。晚期病人有面色苍白、心悸、气短等，易并发细菌感染。可因营养不良而有浮肿、皮肤粗糙及皮肤颜色加深。

【预防要点】 ①严格控制传染源。疫区加强犬类管理，捕杀病犬，以消除传染源；发现病人后应尽早隔离，进行治疗；②切断传播途径，保护易感者。关键是灭蛉、防蛉，保持室内通风、干燥，消灭白蛉孳生场所，以切断传播途径；进入荒漠边远地区，应注意防蛉、驱蛉，防止被其叮咬。

8. 包虫病

又称棘球蚴病，是人体感染棘球绦虫的幼虫所致的慢性寄生虫病。主要流行于畜牧地区，一般在儿童期感染，至青壮年才出现明显症状。棘球绦虫有 15 种，在中国流行的主要是细粒棘球绦虫和多房棘球绦虫，分别引起囊型包虫病和泡型包虫病。棘球蚴最常见于肝和肺，也可见于心、肾、脾、肌肉等脏器组织，为一个近似球形的囊，由豌豆大小至小儿头大，其状似良性肿瘤，囊内充满囊液。因此，根据其寄生部位，包虫病又分为肝包虫病、肺包虫病、脑包虫病、骨骼包虫病以及心、肾、脾、肌肉、胰腺等包虫病，是中国危害严重的寄生虫病之一。

棘球绦虫的虫卵对外界抵抗力较强，在室温水中存活 7 ~ 16 日，干燥环境中 11 ~ 12 日；在果菜中不易被化学消毒剂杀死。成虫寿命约 5 ~ 6 月。

【传染源】 ①囊型包虫病：犬是终宿主和主要传染源。犬吞食有棘球蚴的动物内脏，虫体寄生在狗的小肠内，发育成熟后的虫体节片爬出肛门，引起瘙痒。当犬舐咬时把节片压碎，虫卵即污染全身皮毛，如人与其接触则易被感染；②泡型包虫病：野犬和狐是终缩主和主要传染源。被其捕食的啮齿类动物，如田鼠是中间宿主。

【疫源地】 全世界广泛分布，主要流行于畜牧地区。中国新疆、宁夏、西藏、青海、内蒙古、甘肃、四川、陕西等省的农牧区是主要的疫源地。

【动物宿主】 犬、狼、豺和狐等食肉动物是终宿主，家猫也可成为终宿主；绵羊、山羊、黄牛、水牛、牦牛、猪、骆驼、鹿等偶蹄类动物是中间宿主，也可感染马、袋鼠和啮齿类、灵长类动物。

【传播途径】 ①囊型包虫病：人与犬密切接触，虫卵污染手指，经口感染是主要的传播途径。狗粪中的虫卵污染蔬菜或水源，人摄食后也可感染；②泡型包虫病：人主要因摄入被虫卵污染的食物和水而感染。

【人群易感性】 人群普遍易感。①囊型包虫病：感染与接触机会及卫生习惯有关。以青壮年农民和牧民多见，少数民族较汉族为多。大多在儿童期感染，至青壮年发病；②泡型包虫病：多见于海拔高寒冷山区。以农民和野外狩猎人员为多。

【主要病症】 潜伏期10～20年或更长。①囊型包虫病：人感染包虫病后，常因少量抗原的吸收而致敏，如囊肿穿破可致皮疹、发热、气急、腹痛、腹泻、昏厥、谵妄、昏迷等过敏反应，严重者可死于过敏性休克；②泡型包虫病：早期无症状，患者常因上腹部肿块或右上腹隐痛就医。肝显著肿大，质硬，表面有结节，肝功能损害。部分患者晚期出现梗阻性黄疸，肝脏因广泛性坏死引起肝功能衰竭。

【预防要点】 ①严格控制传染源。疫区加强犬类管理，关键是预防犬类感染，捕杀野犬、狼、狐等犬类动物，病畜内脏应深埋或焚烧，不要乱抛或喂犬；禁用未煮熟的屠宰废弃物作犬饲料，动物养殖应定期驱虫，犬粪应进行无害化处理，以控制传染源；发现病人应尽早进行治疗；②切断传播途径，保护易感者。流行区要加强水源管理；儿童应避免与犬密切接触，防止从犬的被毛等处沾染虫卵，误入口内感染；搞好饮食卫生和个人卫生，不生吃蔬菜、不饮生水和生奶，饭前及接触动物一定要洗手，以切断虫卵的传播途径。

9. 丝虫病

是丝虫寄生于人体淋巴系统或结缔组织和浆膜腔所致的慢性寄生虫病，其特征为淋巴水肿、象皮肿和睾丸鞘膜积液等。丝虫病早在中国隋唐时代（公元589～907年）的医书《诸病源候论》（巢元方）中就有"象皮肿和乳糜尿"等丝虫病症状的记载。中国仅有班氏吴策丝虫和马来布鲁丝虫，均由虫媒传播，是重点防治的五大寄生虫病之一。

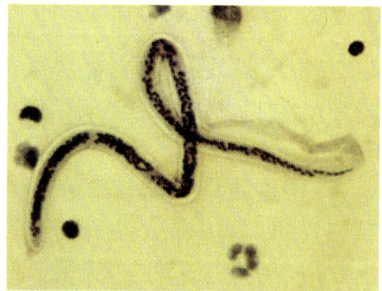

马来布鲁丝虫

丝虫成虫在人体内寿命可达10年以上。微丝蚴在人体内寿命约2～3月，在体外可存活6周。

【传染源】 病人和带虫者为主要传染源。人是班氏丝虫的惟一终宿主。马来丝虫还可在猴、猫和穿山甲等动物体内寄生。

【疫源地】 班氏丝虫流行范围极广，东半球自北纬42°至南纬28°之间和西半球自北纬30°至南纬30°之间的热带、亚热带、温带广大地区，包括亚洲、非洲、中南美洲、东地中海、大洋洲和太平洋岛屿等70多个国家和地区。马来丝虫病的流行仅限于亚洲。

【动物宿主】 长尾猴、黑叶猴、叶猴、豹猫、野猫、狸猫、家猫、穿山甲等动物可成为马来丝虫的宿主。

【传播途径】　蚊虫是传播媒介。中华按蚊是马来丝虫和班氏丝虫的主要媒介；淡色库蚊和致倦库蚊是班氏丝虫的主要媒介，嗜人按蚊是马来丝虫的主要媒介。当蚊子叮吸带有微丝蚴的丝虫病患者血液时，微丝蚴进入蚊胃脱去鞘膜，然后进入蚊胸肌发育成感染期丝状蚴，最后进入蚊血腔，到达蚊的下唇。当蚊子再次叮刺健康人吸血时，丝状蚴自蚊下唇逸出，经吸血伤口皮肤侵入人体引起感染。

【传播途径】　蚊虫是传播媒介。中华按蚊是马来丝虫和班氏丝虫的主要媒介；淡色库蚊和致乏库蚊是班氏丝虫的主要媒介。

【人群易感性】　流行地区人群均易感。发病以 5～10 月的夏、秋季多见。10 岁以下体征较少，20～50 岁感染率和发病率最高。病后可获一定免疫力，但可重复感染。

【主要病症】　潜伏期 4 个月至数年，部分患者仅血中有微丝蚴而无明显症状，分为 3 种。①急性丝虫病：常呈周期性发作，表现为突然寒战、高热，2～3 日后自退。下肢腹股沟、股部等淋巴结肿大，有疼痛或触痛；局部皮肤弥漫性红肿。可有阴囊疼痛、睾丸及附睾肿大和压痛。有时可伴咳嗽、哮喘及肺部嗜酸细胞浸润性病变；②慢性丝虫病：表现为淋巴结阻塞，可发生于任何部位。有淋巴结肿大，乳糜尿，鞘膜积液等；③晚期丝虫病：表现为象皮肿，多见于下肢，也可见于上肢、阴囊、外阴、乳房等处。

【预防要点】　①消灭传染源。对流行区居民进行血检普查，早发现、早治疗，发现病人和带虫者及时治疗，以最大限度消灭传染源；②切断传播途径，保护易感者。搞好环境卫生，消灭蚊虫孳生场所；夏秋季节要防止蚊虫叮咬；流行地区人群可服抗丝虫药物。

10. 除霍乱、细菌性和阿米巴性痢疾、伤寒和副伤寒以外的感染性腹泻病

感染性腹泻为一组广泛流行的胃肠道传染病，病原体包括细菌、病毒、真菌和寄生虫等数十种，其对人类的健康威胁不可忽视，全世界每年有 30 多亿个病例，近 1000 万人因严重腹泻而死亡，其中儿童约有500 万。引起感染性腹泻病的致病因子多种多样，除上述的之外，主要分为病毒感染性腹泻和细菌感染性腹泻两大类：

（1）病毒感染性腹泻：这类病毒主要有轮状病毒、肠道腺病毒、诺瓦克病毒、杯状病毒和星状病毒等，感染的人群主要是儿童，几乎所有的成年人在儿童期都不同程度地得过病毒感染性腹泻。病毒主要侵害人体的小肠，引起呕吐、腹泻等症状。病毒性感染腹泻有多种多样，因感染的病毒不同可分为：

轮状病毒感染：因其病毒粒子呈圆形，似车轮状而得名。是由轮状病毒引起感染多种幼龄动物的急性胃肠道传染病，人类婴幼儿也可感染发病，以腹泻为主要特征。1973 年，澳大利亚学者 Bishop 等在墨尔本研究婴幼儿急性非细菌性胃肠炎时从十二指肠黏膜细胞活检标本中发现轮状病毒。世界各地都有发生，1977 年，中国首次报道人的轮状病毒感染。成年人和动物一般呈隐性感染。

轮状病毒是人类、哺乳动物和鸟类腹泻的重要病原体，因特异性抗原不同而分为 A、B、C、D、E 和 F 组，其中 A、B 和 C 组与人类有关，而 C 组轮状病毒还可感染猪群。特别是 A 组轮状病毒是世界范围内婴幼儿重症腹泻最重要的病原体，是导致婴幼儿死亡的主要原因之一。在发展中国家，每年约有 100 万婴幼儿因轮状病毒感染所引起的腹泻而死亡。

病毒对外界环境的抵抗力较强，耐酸碱，在自然条件下可存活 7 个月，−20℃可长期存活，在用氯消毒的自来水中也能生存，不含抗体的乳汁中经 6 个月仍有感染性；但加热 56℃30 分钟可灭活病毒，部分常用消毒药可杀灭病毒。

【传染源】 患者及隐性感染者的粪便内含有大量轮状病毒，是主要的传染源。病畜和病患者粪便中的病毒，经过 6 个月后仍有传染性。轮状病毒在人和各种动物间有一定交互感染作用，可从人或一种动物传给另一种动物。只要病毒在人或一种动物中持续存在，就有可能造成本病在自然界中长期传播。

【疫源地】 病畜的圈舍和病人的住所及周围环境。

【传播途径】 人类通常由口 – 口或粪 – 口的途径，通过食物或饮水经消化道传播轮状病毒，凡不注意饮食卫生的家庭和集体均可形成暴发流行；也可经接触和呼吸道传播。

【人群易感性】 人群普遍易感。但以 6 个月至 5 岁的幼儿发病率最多，大龄儿童、成年人和老年人在免疫力低下时也可感染。温带地区主要在秋末冬季发病，热带地区无季节性。病后可获短期的同型免疫力，但抗体持续时间不长，故可重复感染。

【主要病症】 人类患病轻症仅有轻度恶心、腹泻，有时低热，经 1~4 日即愈。典型病例起初有咳嗽、流涕等症状，继而出现呕吐、腹泻的主症。以先吐后泻者为多，少数吐泻同时发生。排白色或浅黄色或黄绿色水样稀便，无粘液或血，一般无里急后重，腹泻次数每日 10~20 次，有的可达 30 次，大多持续 4~7 日，最长可达 21 日，并伴有轻度渗出性脱水。严重者伴有中等程度的脱水和代谢性酸中毒，若不及时治疗，可导致婴幼儿死亡。

【预防要点】 预防婴幼儿轮状病毒病的关键，是注意饮食卫生，严格消毒，养成便后洗手和不吮手指的习惯，尽量以母乳喂养婴儿，提高婴儿母源抗体的水平；病死幼畜及成年畜的病变部分应销毁或化制作工业用，不得上市销售和加工食用；成年畜未病变的胴体及内脏等经高温消毒处理后可食用；烹饪畜肉菜肴，应煮熟烧透，以避免可能发生的感染。

肠道腺病毒感染性腹泻：主要由 40 型、41 型和 42 型肠道腺病毒侵袭小肠引起胃肠炎，在婴幼儿病毒性腹泻中仅次于轮状病毒而占第二位，以腹泻、伴有低热、呕吐和腹痛为主要特征。1～39 型肠道腺病毒也可引起腹泻。肠道腺病毒也可感染多种动物，如猪、羊、马、狗及禽类。肠道腺病毒耐酸碱，在 4℃ 70 日、36℃ 7 日病毒感染力无明显下降；在 pH 值 6.5～9.5 的室温条件下，可保持其最高感染力不变。但病毒不耐热，加热 56℃ 2～5 分钟可灭活。此外，对紫外线敏感，照射 30 分钟即失去感染性。

【传染源】　病人及无症状带毒者是传染源。病毒随粪便排出体外，污染水源和环境。

【传播途径】　主要通过食入受污染的水和食物经消化道（粪－口途径）传播；亦可经呼吸道传播。

【人群易感性】　儿童易感，多见于 5 岁以下儿童，特别是 2 岁以下婴幼儿最易感；托儿所、幼儿园和医院易引起流行性感染。病后对同型的肠腺病毒可获较长时间免疫力。

【主要病症】　潜伏期 3～10 日，常先呕吐，后腹泻，水样便或稀便，每日数次至数十次，持续 1～2 周。部分患者病初伴有低热，或同时出现鼻炎、咽炎、气管炎等上呼吸道感染症状，少数可并发肺炎。

【预防要点】　①严格控制传染源。加强流行区水源、粪便的管理和动物监测；发现病人及时隔离、治疗，对病人及病畜的排泄物应彻底消毒；②切断传播途径，保护易感者。关键是饮水和食品卫生，不喝生水，食用动物肉类应煮熟蒸透；公共场所如幼儿园、游泳池、医院应严格消毒，以防止暴发流行。

诺瓦克病毒感染性腹泻：亦称诺如病毒感染腹泻。1972 年，Kapi-kan 等借助免疫电镜技术对 1968 年在美国俄亥俄州诺瓦克地区流行的急性胃肠炎患者中首次发现致病病毒，故称为诺瓦克病毒。以后常以流行的地区命名，如夏威夷、扎幌病毒等。诺瓦克病毒耐酸，对热较稳定，60℃ 30 分钟不能完全灭活，在 pH2.7 的环境中可存活 3 小时。

【传染源】　病人及病毒感染者是传染源。

【传播途径】　主要通过消化道（粪－口途径）传播。病人吐泻物污染食物和水源，特别是污染贝壳类水产品如牡蛎等，可引起暴发流行；吐泻物污染环境，若形成气溶胶也可经空气传播；日常生活密切接触也可引起传播。

【人群易感性】　人群普遍易感。多见于大龄儿童和成年人。寒冷季节呈现高发，病后免疫力短暂，故可重复感染。

【主要病症】　潜伏期短的几小时，长至 3 日。起病急，表现为恶心、阵发性腹痛、呕吐和腹泻。呕吐多见于儿童，成人较少见。腹泻每日数次或十数次，水样便或黄稀便。部分患者有低热、头痛、乏力和肌肉酸痛。病程自限，一般为 2~3 日，恢复后无后遗症。

【预防要点】　①严格控制传染源。加强流行区水源、粪便的管理和贝壳类水产品的监测；发现病人及时隔离、治疗，对病人的排泄物应彻底消毒；②切断传播途径，保护易感者。关键是饮水和食品卫生，不喝生水，不生食或半生食牡蛎等贝壳类水产品；注意个人卫生，养成饭前便后洗手的习惯；食物应煮熟蒸透，以避免可能发生的感染；托儿所、舰船、疗养院等公共场所应严格消毒，以防止暴发流行。

嵌杯状病毒感染性腹泻：因病毒形态独特，直径 30 纳米（nm），表面环绕 6 个空洞，宛如嵌入 6 个杯子，呈嵌杯状而得名。有 5 个血清型。嵌杯状病毒对外界抵抗力较强，耐乙醚和弱酸，在 –20℃ 可以长期保存，56℃ 1 小时可被灭活。

【传染源】　病人是主要传染源。

【传播途径】　主要通过消化道（粪–口途径）传播，病毒通过污染的食物、饮料，特别是污染的贝壳类食物可引起暴发流行。

【人群易感性】　人群普遍易感。3~6 月婴幼儿最易感，因为母传抗体仅能维持 3 个月。12 岁以下儿童极大多数都受到过感染。病后可获得较持久免疫力。但老年人仍可再感染。

【主要病症】　潜伏期 1~3 日，儿童主要表现为呕吐，部分伴有上呼吸道症状，少数有发热、皮疹等。成人主要表现为泻水样便，也可有恶心、呕吐、头痛、腹痛及周身不适等症。

【预防要点】　①严格控制传染源。加强流行区水源、粪便的管理和贝壳类水产品的监测；发现病人及时隔离、治疗，对病人的排泄物应彻底消毒；②切断传播途径，保护易感者。关键是饮水和食品卫生，不喝生水和不洁饮料，不生食或半生食贝壳类水产品；注意个人卫生，养成饭前便后洗手的习惯；食物应煮熟蒸透，以避免可能发生的感染；托儿所、幼儿园、敬老院等公共场所应严格消毒，以防止暴发流行。

星状病毒感染性腹泻：因病毒形态呈星形而得名。星状病毒为大小不一的球形颗粒，表面有星芒状突起。在健康成人、儿童及婴幼儿粪便中均可查出此病毒。

【传染源】　病人及带毒者是传染源。

【传播途径】　主要通过消化道（粪–口途径）传播。食用受污染的食物及水可引起暴发流行；接触传播也可引起散发流行。

【人群易感性】　7岁以下儿童普遍易感。发病以婴儿为多。大龄儿童及成人多已有抗体，但老年人仍可再感染。

【主要病症】　潜伏期24～36小时，主要表现为轻度腹泻，水样便，可伴有呕吐、恶心、腹痛等症状。

【预防要点】　①严格控制传染源。加强流行区水源、粪便的管理和贝壳类水产品的监测；发现病人及时隔离、治疗，对病人的排泄物应彻底消毒；②切断传播途径，保护易感者。关键是饮水和食品卫生，不喝生水和不洁饮料；注意儿童个人卫生，不要吮吸手指，养成饭前便后洗手的习惯；食物应煮熟蒸透，以避免可能发生的感染；托儿所、幼儿园、敬老院、医院儿科病房等公共场所应严格消毒，以防止暴发流行。

埃可病毒感染性腹泻：埃可病毒又称人类肠道致细胞病变孤儿病毒，有30多个血清型，引起感染腹泻的埃可病毒有2、3、6、7、9、11～14、16、18、22、32型等。嵌杯状病毒对外界抵抗力强，耐乙醚、70%乙醇、5%甲酚皂溶液等普通消毒液，耐低温、耐酸，但对氧化剂（游离氯、高锰酸钾）等很敏感，对热、干燥、紫外线也极敏感。室温下可存活数日，4℃可存活1年，－20℃可长期保存，但50℃可迅速灭活病毒。

【传染源】　隐性感染者和带毒者是主要传染源。

【传播途径】　主要通过消化道（粪－口途径）传播，也可经飞沫传播。

【人群易感性】　儿童普遍易感。多见于婴幼儿。夏秋季为发病高峰。感染后可获同型的免疫力。

【主要病症】　主要表现为腹泻，每日数次至10余次水样便或黄绿色稀便，可有少量粘液。可同时伴有呕吐、腹痛和发热。

【预防要点】　①严格控制传染源。加强流行区水源、粪便的管理；发现病人及时隔离、治疗，对病人的排泄物应彻底消毒；②切断传播途径，保护易感者。注意婴幼儿饮食和环境卫生，避免吮吸手指的行为，防止"毒从口入"；食物应煮熟煮透，以防感染。

此外，引起病毒性感染腹泻的还有小圆形病毒（水产品及贝壳食物污染引起的急性胃肠炎）、冠状病毒（慢性持续性腹泻及吸收不良）等。

（2）细菌感染性腹泻：也可称为细菌性食物中毒，由于人类食用被某些细菌或细菌毒素所污染的食物而引起的急性感染中毒性腹泻。其特征是突然爆发，潜伏期短，患者均有被细菌及其毒素污染食物的进食史等。细菌性感染腹泻有多种多样，因感染的病菌不同可分为：

沙门氏菌感染性腹泻：因1885年沙门氏首先分离出猪霍乱菌而得名，也称为非伤寒沙门氏菌感染腹泻。沙门氏菌为革兰氏阴性杆菌，有

2400 多个血清型或变种，中国至少有 255 个血清型（含 20 个变异型），能引起人类感染致病的约有 57 个血清型（含 4 个变异型），主要有猪霍乱沙门氏杆菌、鼠伤寒沙门氏杆菌、肠炎沙门氏杆菌、汤卜逊沙门氏杆菌、纽波特沙门氏杆菌和丙型沙门氏杆菌。沙门氏菌广泛存在于各种动物，如猪、牛、羊、狗、鸡、鸭、鹅等的肠道内。当动物发病时，这类细菌可侵入其血液、内脏及肌肉组织，因此被污染食物多为肉、蛋、奶类动物食品。因带菌食物加热不够或处理不当，人类食用带菌的肉、蛋、奶，引发以急性胃肠炎为特征的急性传染病，某些菌型常可引起急性腹泻和食物中毒的暴发。沙门氏菌耐寒不耐热，在水、乳类和食品中能存活数月，但加热 60℃15～30 分钟可杀灭。

【传染源】 病人和带菌动物是传染源。

【传播途径】 主要通过消化道（粪－口途径）传播，食用被细菌及其毒素污染的食物即可发病。

【人群易感性】 人群普遍易感。多发于夏、秋季，以 7～8 月最常见。病后大多无免疫力，故可重复感染。

【主要病症】 通常进食后 4～12 小时发病，起病急，先有腹痛、恶心、呕吐，继而腹泻，水样便，量多有恶臭，偶带脓血，一日大便数次至数十次。常伴有发热、恶寒。腹泻严重的有口干、尿少等失水症状。

沙门氏菌

【预防要点】 加强对屠宰厂、食品厂和饮食业的卫生防疫管理，严禁出售病死动物的肉和腐败变质的食物；饮食业和家庭一定要做到生熟食物分砧板加工和存放，防止熟食受到污染；不吃腐败变质的肉类和禽蛋，不吃不洁的摊点小食品；食用的肉、蛋、奶要煮熟滚透，不吃生鲜蛋或半生蛋，不喝生鲜奶。

葡萄球菌食物中毒：是由葡萄球菌肠毒素引起的感染性腹泻病，被污染食物多为剩饭、糕点、冰糕、牛奶及制品、熟肉、鱼类和蛋类等，在室温 20～22℃5 小时以上，葡萄球菌繁殖并产生大量的肠毒素。肠毒素对高温有相当强的抵抗力，被污染食物一旦产生肠毒素，即使加热煮沸 30 分钟以上都能致病。

【传染源】 葡萄球菌分布广泛，污染源和传染源多，其传染源主要是带菌的人类和动物。在煮熟的食物上，葡萄球菌繁殖得更快，产生的肠毒素也更多，因此，食入被葡萄球菌污染的熟食、剩饭，更易

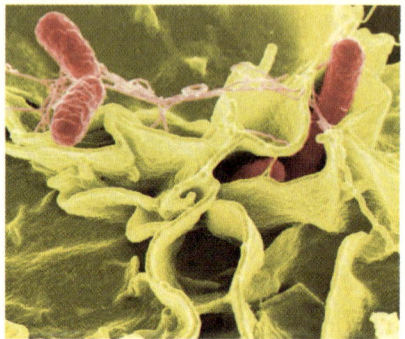

中毒。

【传播途径】 主要通过消化道（粪－口途径）传播，进食被葡萄球菌（主要是金黄色酿脓葡萄球菌）肠毒素污染的食物引起发病。

【人群易感性】 人群普遍易感。多发于夏秋季节，高峰在盛夏。

【主要病症】 通常进食后2～4小时突然起病，恶心、上腹痛和腹泻，以呕吐最为显著。呕吐物可带胆汁、粘液和血丝，水样便或稀便；严重者可因吐泻导致脱水、虚脱和肌肉痉挛。病程短，体温大多正常。一般在数小时至1～2日内迅速恢复。

【预防要点】 加强乳品厂和饮食业的卫生防疫管理，严禁挤用患乳腺炎奶牛的牛乳；饮食业和家庭严禁有化脓性皮肤病的人员接触食物，以防止病菌感染食物；不吃变质的剩饭、剩菜，因为肠毒素一旦产生，即使加热煮沸都难以消毒灭菌。

大肠埃希氏杆菌食物中毒：大肠埃希氏杆菌为条件致病菌，一般不致病，当身体抵抗力降低或进食大量活的致病性大肠杆菌污染的食品后，即可引起食物中毒。肉类、水产品熟食、凉拌菜等食物极易被大肠杆菌和副大肠杆菌污染。大肠埃希氏杆菌为革兰氏阴性菌，有O、H、K三种抗原，能引起婴儿腹泻和食物中毒的病菌有产肠毒素大肠杆菌、肠致病性大肠杆菌、肠出血性大肠杆菌、肠侵袭性大肠杆菌和肠粘附性大肠杆菌。副大肠杆菌严重污染食物后亦可引起食物中毒，其表现与大肠杆菌食物中毒相似。

【传染源】 人类和动物是传染源。

【传播途径】 主要通过消化道（粪－口途径）传播，进食被大肠埃希氏杆菌及其毒素污染的食物引起发病。苍蝇和蟑螂也是传播媒介。

【人群易感性】 人群普遍易感。婴幼儿和儿童的发病率比成人高。健康人的肠道内都存有大肠杆菌，一般不引起发病，但当人体免疫力下降，而进食感染的病菌及其毒素量多时才会致病。

【主要病症】 通常在进食4～10小时发病。主要表现为腹泻，多为水样便，有时为软便或粘液便，有恶臭，一日数次至十数次。可伴有食欲不振、恶心、脐周店剧痛，呕吐少见或很轻。一般可在2日内痊愈。严重者可出现高热、肌肉痉挛、极度乏力等症。

【预防要点】 关键是要防止人畜粪便污染水源（尤其是农村）和食物，饮用水要消毒，食物要煮熟烧透；注意个人卫生，养成饭前便后洗手的习惯；不吃不洁的摊点小食品和饮料。

副溶血弧菌感染性腹泻：是由副溶血弧菌所致的急性肠道传染病。副溶血弧菌具有很强的嗜盐性，广泛分布于海水、近海的淡水及海鱼、墨鱼、海虾、海蟹等海产品和咸肉、咸鱼、咸菜等盐份较高的腌渍食品中。副溶血弧菌在海水中可存活47天，但对酸和热敏感，在食醋中3～

5 分即死亡，加热至 56℃5 分钟即可杀死，90℃1 分钟可灭活。

【传染源】　病人是传染源。在发病初期排菌量多，传染性较大；其后排菌量迅速减少，故不会造成广泛流行。

【传播途径】　主要通过食物传播。生食海产品是最主要的传播途径，其次是腌制食品、蛋、肉、禽、咸菜和凉拌菜等。食物容器和砧板生熟不分，可引起交叉感染。烹调加热不足，残留病菌仍可感染致病。

【人群易感性】　人群普遍易感。多见于沿海地区，以青壮年为多，与接触海水及食用海产品的机会较多有关。5 ~ 11 均可发病，但 7 ~ 9 月最常见，易爆发流行。

【主要病症】　潜伏期 1 ~ 99 小时，突然发病，常以上腹部绞痛开始，迅速出现恶心、呕吐并伴有畏寒、发热，腹泻每日数次至 20 余次，多为黄水样便，或呈粘液便、脓血便、洗肉水样便。吐泻严重者，可导致脱水和休克。儿童感染则多为发热，高热可达 38 ~ 40℃，腹痛及失水症状较成人轻。一般 2 ~ 4 日可恢复。

【预防要点】　海产品要洗净，以清除表面黏附的细菌；凉拌菜要洗净消毒；生熟食物要分砧板加工，以防交叉感染；动物和腌渍食品要煮熟蒸透，可防感染。

此外，还有弯曲菌（详见人畜共患生物疫病之 32）、小肠结肠炎耶尔森氏菌中毒症（详见人畜共患生物疫病之 34）、真菌性肠炎、寄生虫性腹泻等感染性腹泻病。

11. 手足口病（HFMD）

是由多种肠道病毒引起的常见传染病，以婴幼儿发病为主。大多数患者症状轻微，以发热和手、足、口腔等部位的皮疹或疱疹为主要特征。少数患者可并发无菌性脑膜炎、脑炎、急性弛缓性麻痹、呼吸道感染和心肌炎等，个别重症患儿病情进展快，易发生死亡。少年儿童和成人感染后多不发病，但能够传播病毒。肠道病毒传染性强，易引起暴发或流行。引起手足口病的主要为小 RNA 病毒科、肠道病毒属的 A 组柯萨奇病毒（CoxA）16、4、5、7、9、10 型，B 组 2、5、13 型；埃可病毒（ECHO）的某些血清型和肠道病毒 71 型（EV71），其中以 EV71 及 Cox A16 型最为常见。EV71 感染引起重症病例的比例较大。

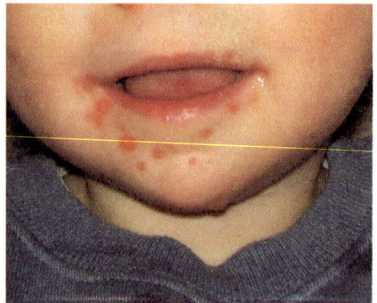
手足口病的幼儿

手足口病是全球性传染病，世界大部分地区均有此病流行的报道。

1957 年新西兰首次报道该病。1958 年加拿大 Robinson 分离出柯萨奇病毒，1959 年提出手足口病命名。早期发现的手足口病的病原体主要为 Cox A16 型，1969 年 EV71 在美国被首次确认。此后 EV71 感染与 Cox-A16 感染交替出现，成为手足口病的主要病原体。20 世纪 70 年代中期，保加利亚、匈牙利相继暴发以中枢神经系统为主要临床特征的 EV71 流行，1975 年保加利亚报告病例 750 例，其中 149 人致瘫，44 人死亡。1994 年英国发生一起由 CoxA16 引起的手足口病暴发，患者大多为 1～4 岁婴幼儿，大部分病人症状较轻。英国 1963 年以来的流行病学数据显示，手足口病流行的间隔期为 2～3 年。20 世纪 90 年代后期，EV71 开始东亚地区流行。1997 年马来西亚发生了主要由 EV71 引起的手足口病流行，4～8 月共有 2628 人发病，4～6 月有 29 例病人死亡，死者平均年龄 1.5 岁，病程仅 2 天。

中国于 1981 年上海首次报道手足口病，此后，北京、河北、天津、福建、吉林、山东、湖北、青海和广东等 10 多个省份均有手足口病报道。1983 年天津发生 Cox A16 引起的手足口病暴发，5～10 月间发生了 7 000 余病例。经过 2 年低水平散发后，1986 年再次暴发。1995 年武汉病毒研究所从手足口病人中分离出 EV71，1998 年深圳市卫生防疫站也从手足口病患者标本中分离出 EV71。1998 年，中国台湾地区发生 EV71 感染引起的手足口病和疱疹性咽峡炎流行，共报告 129106 例病例。当年共发生重症病人 405 例，死亡 78 例，大多为 5 岁以下的幼儿。重症病例的并发症包括脑炎、无菌性脑膜炎、肺水肿或肺出血、急性软瘫和心肌炎。2007 年，中国共报告手足口病病例 83344 例，死亡 17 例，仅山东省就报告了手足口病病例 39606 例，北京、上海等大城市也有上万例手足口病病例报告。2008 年 5 月 2 日，中国卫生部决定将手足口病列入丙类传染病进行管理。

肠道病毒适合在湿、热的环境下生存与传播，对乙醚、去氯胆酸盐等不敏感，75% 酒精和 5% 来苏不能将其灭活，但对紫外线及干燥敏感。各种氧化剂（高锰酸钾、漂白粉等）、甲醛、碘酒都能灭活病毒。病毒在 50℃ 可被迅速灭活，但 1mol 浓度二价阳离子环境可提高病毒对热灭活的抵抗力，病毒在 4℃ 可存活 1 年，在 -20℃ 可长期保存，在外环境中病毒可长期存活。

【传染源】　人是肠道病毒惟一宿主，患者和隐性感染者是传染源。病毒隐性感染与显性感染之比为 100∶1。在发病前数天，喉咙部位与粪便就可发现病毒，此时即有传染力，通常以发病后一周内传染力最强。患者在发病 1～2 周自咽部排出病毒，约 3～5 周从粪便中排出病毒，疱疹液中含大量病毒，破溃时病毒即溢出。

【传播途径】 主要经胃肠道（粪－口、水或食物污染）和/或呼吸道（飞沫、咳嗽或打喷嚏）等途径传播，亦可经接触病人皮肤、黏膜疱疹液而感染。病人粪便、疱疹液和呼吸道分泌物及其污染的手、毛巾、手绢、牙杯、玩具、食具、奶具、床上用品、内衣以及医疗器具等均可造成本病传播。由于该病易于传播，容易发生流行，预防控制难度大。

【人群易感性】 人对肠道病毒普遍易感，各年龄组均可感染发病，多发生于学龄前儿童，尤以≤3岁年龄组发病率最高。流行无明显的地区性。一年四季均可发病，以夏秋季多见，冬季的发病较为少见。在流行期间，可发生幼儿园和托儿所集体感染和家庭聚集发病现象。显性感染和隐性感染后均可获得特异性免疫力，持续时间尚不明确。病毒的各型间无交叉免疫。

【主要病症】 ①一般病例表现。急性起病，发热，口腔黏膜出现散在疱疹，手、足和臀部出现斑丘疹、疱疹，疱疹周围有炎性红晕，疱内液体较少。可伴有咳嗽、流涕、食欲不振、恶心、呕吐、头痛等症状。部分病例仅表现为皮疹或疱疹性咽峡炎。预后良好，无后遗症；②重症病例表现。少数病例（尤其是小于3岁者）可出现脑炎、脑脊髓炎、脑膜炎、肺水肿、循环衰竭等。A.神经系统：精神差、嗜睡、头痛、呕吐、易惊、肢体抖动、无力或瘫痪；危重病例可表现为频繁抽搐、昏迷、脑水肿、脑疝；B.呼吸系统：呼吸浅促、困难，呼吸节律改变，口唇紫绀，口吐白色、粉红色或血性泡沫液（痰）；C.循环系统：面色苍白，心率增快或缓慢，脉搏浅速、减弱甚至消失，四肢发凉，指（趾）发绀，血压升高或下降。

【预防要点】 手足口病传播途径多，婴幼儿和儿童普遍易感。做好儿童个人、家庭和托幼机构的卫生是预防本病染的关键。

（1）个人预防：饭前便后、外出后要用肥皂或洗手液等给儿童洗手，不要让儿童喝生水、吃生冷食物，避免接触患病儿童；看护人接触儿童前、替幼童更换尿布、处理粪便后均要洗手，并妥善处理污物；婴幼儿使用的奶瓶、奶嘴使用前后应充分清洗；流行期间不宜带儿童到人群聚集、空气流通差的公共场所，注意保持家庭环境卫生，居室要经常通风，勤晒衣被；儿童出现相关症状要及时到医疗机构就诊。居家治疗的儿童，不要接触其他儿童，父母要及时对患儿的衣物进行晾晒或消毒，对患儿粪便及时进行消毒处理；轻症患儿不必住院，宜居家治疗、休息，以减少交叉感染。

（2）托幼机构及小学等集体单位预防：流行季节，教室和宿舍等场所要保持良好通风；每日对玩具、个人卫生用具、餐具等物品进行清洗消毒；进行清扫或消毒工作（尤其清扫厕所）时，工作人员应穿戴手套。清洗工作结束后应立即洗手；每日对门把手、楼梯扶手、桌面等物体表面进行擦拭消毒；教育指导儿童养成正确洗手的习惯；每日进行晨检，发现可疑患儿时，要对患儿采取及时送诊、居家休息的措施；对患儿所用的物品要立即进行消毒处理；患儿增多时，要及时向卫生和教育部门报告。

（3）教育和卫生部门可根据疫情控制需要决定采取托幼机构或小学放假措施。

第十三章　人类感染生物疫病的途径及传播链

　　致病微生物是人类天生的宿敌和看不见的"杀手"。不仅如此，原本固守在一座森林、一块沼泽地里的致病微生物还通过动物、植物等生物传播链，通过运输工具（飞机、轮船等）、国际贸易等现代传送链，迅速扩散到世界各地，并在人类之间互相传染，致人发病。自人类诞生以来，致病微生物至少已经夺走了数亿人的生命。

　　在自给自足的原始农耕社会，人与人之间隔开很大的距离，人类不可能大规模地同时感染某一种生物疫病。社区化、城镇化及商品大流通、人群大流动是人类传染病流行的主要因素，规模小则小流行，规模大则大流行，从古到今都是如此。古代的巴比伦帝国是一个约有 50 万人的大社区，是人类最早的城市雏型，由许多部落和小城镇组成。象乌尔城或巴比伦城发生的传染病，本来是一个小地方的传染病，经过一些商人、朝圣者、旅游者、甚至嫖客、娼妓，从这个城镇跑到那个城镇，从那个城镇跑到这个城镇，于是传染病就流行传播开来。

　　人类最早的瘟疫大传播可能是从中东地区，即从现在的伊拉克到巴勒斯坦这一带，建立了巴比伦帝国以后才开始的。因为中东地区是欧亚两块大陆的中间地带，是一个国际性交通枢纽。那里一旦发生瘟疫，就会四面八方扩散开来，既可以向亚洲传播也可以向欧洲传播，也可以通过埃及向非洲传播过去。因此可以说，生物疫病是伴随着人类诞生而来的，瘟疫则是伴随着人类文明而来的。

　　预防生物疫病，一是要知其病原，二是要知其传播途径，三要知其流行特征。知病原而隔离，知途径而切断，知特征而预防，有了这三知，人类是不可能大规模暴发流行生物疫病的。但是，人类感染生物疫病的途径及传播链有许多，包括人类的吃住行和各种社会活动（贸易、社交、旅行等）及公共场所（宾馆、饭店、娱乐场所、学校、医院等）都可感染或传播致病微生物。人畜之间的相互依存关系决定了许多人畜共患或动物传染给人类的生物疫病难以避免。受污染的动物、植物和水源是人类感染生物疫病的重要来源，人类自身不良的习俗、习惯是感染生物疫病的重要因素，人类混乱的性关系和性行为也是传播疫病的重要途径，战争、自然灾害更是给致病微生物肆虐人类带来机会。

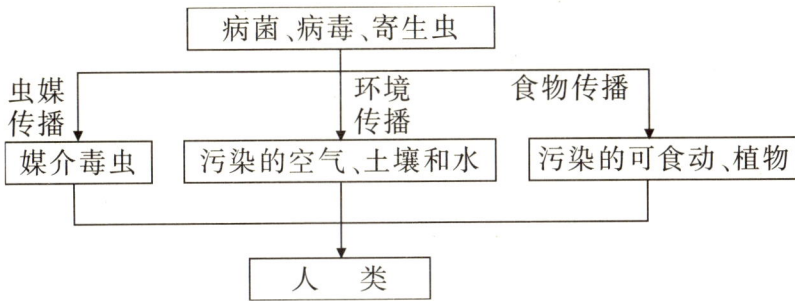

人类感染生物疫病的途径

一、食入途径感染

（一）口－消化道感染（即医学上的粪－口途径）

在地球上，只要有水，生命就会以细菌的方式存在。"病从口入"是人类长期生活的经验总结。公元前 4000 年，人类出现了埃及文明和两河文明（底格里斯河和幼发拉底河）。因为那时人类刚刚可以定居下来，吃住洗、排泄都在两河流域。吃喝的水都是河水，没有经过过滤和消毒；洗浴也是在河里，排泄物也是倒入河中，如此周而复始的循环往复。于是两河流域的水源就成为致病微生物良性循环的天然繁殖基地，但对人类来讲则是疾病<u>丛生</u>不断的恶性根源。直到现在，一些贫穷落后国家和地区的人民依然生活在类似这种原始的状况之中，无可奈何地承受各种致病微生物的侵袭。

1. 饮用水感染

液态水是生命存在的基本要素，列为人体所需的七大营养素之一。水是人体所有体液的介质，人体细胞内的生理反应都需在体液控制的环境中进行及完成。如果没有水，人体内的一切新陈代谢将终止，人也将会死亡。如果水受到致病微生物或化学物质污染，也会对人体产生严重的健康问题。全球 80% 的疾病、50% 的癌症与饮用不洁净的水有关。

通常，生活在城镇的市民基本都有清洁消毒的自来水供应，水质能达到国家生活饮用水卫生标准，但通过管道或高层楼房水池、水箱而引起的"二次污染"问题不容忽视；而一些偏远农村则主要依赖江河水和井水，饮用水质普遍存在隐患，特别是江河水源污染现象越来越严重，乡镇工业污水、生活污水及农村养殖场污水等，很多都是不经处理直接排放的，水源中除大肠菌群超标外，还常有沙门氏菌、志贺氏痢疾杆菌、肝炎病毒、肠病毒等致病微生物，容易发生水介传染病的暴发流行。

（1）自来水污染：自来水在净化工艺中通过漂白粉加氯消毒可杀死水中的病原菌，但病毒和致癌物难以去除，有时也会引起传染病的暴发流行。1982 年 12 月至 1983 年 1 月，在中国辽宁锦州南票矿区发生一起由成人腹泻轮状病毒引起的急性胃肠炎暴发流行，共发病 7369 例，青壮年发病最多，患病率为 14.25%。在全矿区的 8 个住宅区中，以一个供水系统的 3 个住宅区患病率最高，分别达 31.39%、27.39% 和 22.39%，其余住宅区仅为 5.44%。调查发现主要由轮状病毒污染的自来水引起暴发流行，日常生活接触在流行维持中也起了一定作用。

（2）高层楼房自来水"二次污染"：从 20 世纪 80 年代起，在中国一些大中城市，建起一幢幢高层住宅，顶楼天台大都建有水池，能有效缓解高层楼房水压不够的问题。但天长日久，天台自来水池的弊病也逐渐显露，由于常年曝晒，水池里的暖热环境成为细菌和藻类滋生的温床，有的可产生微囊藻毒素，有的还长有许多小红虫（蚊子的幼虫），造成市民饮用水的"二次污染"。如果口渴直接饮用生水或未煮沸就喝这种水池里的自来水，容易受到病菌污染，引发肠道疾病和癌症。

（3）农村江河、湖水、水库水污染：许多养猪场、养鸡场、养鸭场等建在水源地区，有的距离不超过 50 米，也没有配套相应的粪便及污水处理设施，因此畜禽粪便及养殖场污水一般未经处理就直接排入江河、湖水，导致农村饮用水源水质不断恶化，浑浊度和细菌含量增高。此外，由于过度施用农药、化肥所造成的环境破坏也十分严重，这些化学物质经过雨水冲刷又汇集到河流中造成污染。在农村居住的没有清洁自来水供应的村民，要特别注意饮用水源的卫生，应经净化和消毒才能饮用，防止致病微生物和化学物质的双重污染。

（4）食堂、居家土井水：有的远离水源的乡镇学校、农户或城郊居民，只能通过打井采集饮用水。水井大都挖到地下七八米深，与地下水源相通，在正常情况下抽上来的井水从表面看清彻透明，无任何异味。如果水井附近有化工类、养殖类企业，则排放的废水污水经过渗透，会污染地下水源，使井水变色变味。一旦饮用这样的井水，就会对人体健康造成危害。2006 年 12 月，中国广西博白县凤山镇二中发生甲肝疫情，有 71 名学生受到感染，原因是学校饮用水井 5 米外有一条排污沟，受到厕所化粪池及猪粪的污染，进而渗透污染了饮用水井，学校食堂餐饮加工也不符合卫生要求。

（5）河沟水、河塘水、地下水：在城镇的边远地区或农村落后地区，因为资金缺乏，用不上洁净的自来水，饮用的都是未经处理、不知道有多少有害成分的自然水源。水源水质较好的，经过净化处理，对人体健康尚无害；而水源水质差的，喝着又咸又涩，煮饭没有香味，洗衣泛黄，洗澡身痒，长期饮用使人肚大、脚肿，严重影响人体健康。尤其是河塘、水沟里的水，含有各种致病菌、病毒、寄生虫和有机化合物，不经过严格的沉淀、消毒处理，就作为人畜饮用水，对人畜危害更大。中国江苏启东长期饮用河塘水者肝癌发病率高达 60～101/10 万，调查发现河塘水中有一种蓝绿藻产生的微囊藻毒素有明显促肝癌作用。

（6）饮水机、桶装水污染：桶装饮水机如果长期不使用、不清洗或消毒，机内的储水胆就会大量繁殖细菌、病毒、沉淀残渣、重金属甚至孳生红虫，也会危害人体健康，引发胃肠道等多种疾病。此外，灌装饮水桶的质量也要引起重视，用有害塑料制成的毒桶装饮用水，曾导致集体性头晕、腹痛、嗓子干等中毒事件。有的桶装水厂员工没有健康证，等待灌装的水桶也只简单清洗了事，过滤消毒设备已坏的继续生产桶装水，极易受到细菌污染。甚至有的地下纯净水厂，用自来水直接灌装到未经消毒处理的空桶里，充当品牌"纯净水"，一旦受到病菌、病毒污染，将严重危害人体健康。2008 年 3 月 31 日，中国贵州省贵阳学院 2 名学生被诊断为甲型肝炎。截至 4 月 23 日，贵阳市共报告甲肝患者 351 例，确诊 330 例，疑似 21 例。经调查，确认甲肝疫情与饮用竹源牌桶装水有流行病学联系。4 月 18 日，卫生部要求各地停售竹源牌桶装水及相关产品，并立即对桶装饮用水监督检查。尽管疫情得到控制，但桶装饮用水安全已成为消费者担心的问题。

（7）色素冰水、防腐剂饮料：盛夏季节，城镇街道的路边摊位经常有色彩鲜艳的冰水销售，这些廉价的冰水实际上是凉开水＋色素＋糖精的"色素冰水"。先将自来水烧开放凉，加入一定比例的色素，如橙色、苹果绿、紫红色等，放入糖精，搅拌均匀，装入器皿中，周围放一些冰块致冷。这类"色素冰水"既不卫生也不美味，菌群也超标，有的还含有化学色素和致癌物质，时常有饮用后出现呕吐、腹泻等现象，会降低人体免疫功能、危害人体健康。2001 年 5 月，中国香港消费者委员会检测市场销售的 20 个橙汁样品，结果发现有 7 个样品均为浓缩橙汁兑水制成，其中 1 个声称"新鲜"的橙汁样品，被检验出含有防腐剂。2006 年，有关软饮料中的"苯污染"再次引起公众关注，因为含有苯甲酸钠（防腐剂）与维生素 C（抗氧化剂）这两种成分的饮料，可能会相互作用生成苯，而苯是致癌物。

2. 食物感染

食物和饮食习惯与人体许多疾病、癌症的发生及发展有着密切的关系，约有 1/3 的癌症与饮食有关。近年来，在中国频频发生有菌有毒食品和食物中毒事件，每年因病菌、病毒、寄生虫和食物残留农药、化学添加剂引起的食物中毒人数就超过 10 万人。毒蔬菜（附着致病菌或高残留农药）、毒奶粉（含有致病微生物）、毒大米（霉变陈米用工业矿物油研磨）、毒猪油（用含油废弃物及病死畜禽肉熬制）、毒狗肉（盗狗者用氰化物毒杀狗后出售）、毒咸鱼（涂抹敌敌畏杀虫剂来杀灭鱼肉中的蛆虫）、毒腐竹（含有毒致癌物甲醛次硫酸氢钠，俗称"吊白块"）、黑酱油（用含砷、铅等有害物"毛发水"勾兑）、毒蜜枣（添加甲醛次硫酸氢钠以防腐）、毒粉丝（在红薯粉丝中掺入工业漂白剂、甲醛）等有菌有毒食品，不断地流入市场，坑害广大消费者，对消费者的健康和生命构成威胁。

有菌有毒食品事件频频发生虽与不法分子利欲薰心有关，但也与行政、执法、管理、监督部门有法不依、执法不严、打击不力有关，没有从源头和市场上真正控制住这类违法犯罪事件的发生。有极少数执法人员甚至为制假售假充当"保护伞"，致使这些危害人民身体健康的"灰黑色产业"得到发展。有的收了黑钱，睁一只眼、闭一只眼，放任不管；有的因为亲戚、同乡等，碍于情面不好管；有的管理紧一阵、松一阵，松的时候执法监管形同虚设。还有些行政执法人员认为管理严格了会有矛盾、有争端，甚至会出现暴力抗法而流血，不管也不影响自己的"铁饭碗"，有时还有好处捞。为什么那么多部门协同执法却连人类吃的食物都管不住，问问那些执法管理的人，他们是否每天都在吃那些有毒有害的垃圾食物吗？归根究底，就是这些行政执法人员没有把人民的身体健康和生命安危放在第一位。

通常有五大类食物对人体健康构成危害：

（1）食用动植物患有生物疫病的，即含有各种致病菌、病毒和寄生虫的动植物及其加工制品。猪、牛、羊、鸡、鸭等急性病死动物可能患有许多动物疫病和人畜共患传染病，这些动物病变部位的肉类或内脏没有任何营养价值，特别是患疫病致死的动物，其肉类和内脏对人体有传染疫病的危害及对人体有毒害作用，是绝对不能食用的。一旦接触、食用这类患疫病或病死动物的肉和内脏，人类易感染各种人畜共患传染病或引起食物中毒。有病害的食用植物中也含有不少致病菌和毒素，如黄曲霉菌、土曲霉菌、灰绿曲霉菌等霉菌，现在已知的真菌毒素有近200 种；特别是黄曲霉毒素 B_1，因为是由粮食、花生仁、玉米等发霉时长出的黄曲霉菌产生的，是一种很强的致癌物质，常可导致胃癌、肝癌及食道癌的发生。但从外表很难鉴别出粮食、花生仁、玉米等含黄曲霉毒素 B_1，有毒素的食物往往经过不法分子的"乔装打扮"以后才流入市场的，普通消费者无法识别。

在城镇有时见到有人赶着奶牛、奶羊，穿行于街巷中，现挤现卖新鲜牛奶、羊奶，虽然有腥味，可货真价实绝对没假，因此买这种鲜奶的人也不少。但如果这些奶牛、奶羊身上带有疫病，产出的奶也是带病菌的。而且采用这种方式直接挤奶，极不卫生，牛羊身上的毛、细菌、跳蚤等很容易掉入奶中，人直接喝了或加热不够就会感染致病。

（2）变质腐败后产生毒素或自身含有毒素的食物。供食用的动物病死后，肉类中因含有非致病性细菌很快就会变质或腐烂，产生有害物质，如死鱼含腐败菌产生组胺和三甲胺，有腥臭味；肉类含腐败菌和尿素，产生尸胺及腐胺，有腐臭味，这样的鱼类肉类对人体没有营养价值，这些生化反应的毒素都对人体健康有害。扁豆、

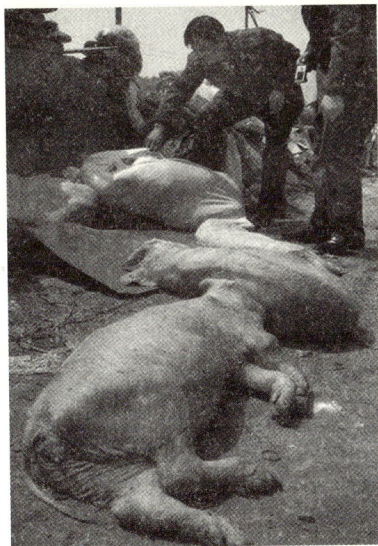

工商管理人员查获病死猪

刀豆、四季豆等豆荚类时令蔬菜是人们喜欢也最常食用的植物，然而这些豆荚类时令蔬菜都含有植物凝聚素，具有多聚体结构，能引起血液中红细胞或白细胞凝集，遇到高温时才会变性失活或分解。如果在烹饪过程中加热不够，没有烧煮熟透，就有可能引起食物中毒。这种有毒物质都会引起人体中毒或肝脏坏死。食用后会出现恶心、呕吐、腹痛、腹泻等胃肠型中毒表现，或头晕、头痛、四肢麻木等神经型中毒表现。

（3）贮存加工不当的带菌有毒食物。食物贮存受时间、温度和湿度的影响，油脂类食物存放过久，油脂会发生酸败，不仅风味变坏，脂溶性维生素遭破坏，还会产生毒素，轻者引起呕吐、腹泻，重者导致肝脏肿大。粮食类久存易生虫、变质发霉，产生霉菌毒素，并在人体内长期积蓄，不仅降低机体免疫力，还可发生癌变。重复多次使用的高温植物油（200℃可产生有毒性的甘油脂二聚物）、烤焦的食物、油炸过热的食品不仅使脂溶性维生素遭到破坏，还会产生化学物质苯并芘，而苯并芘是一类具有明显致癌作用的物质，在人体内会积蓄起来。因此，经多次高温使用的植物油炸出来的油条、油饼、炸糕之类的食品都不能吃或尽可能少吃。

潲水油有毒已是不争的事实。有些人从酒家餐厅或大排档运回顾客吃剩的饭菜油渣，在特制的大锅里熬制，然后装入大铁桶，供应给肥皂厂作工业用油或大排档、油炸食品摊贩作食用油。其实潲水油的危害性很大，其酸败、羰基价远远超过国家规定的食用油卫生指标，油脂的高度氧化也会产生黄曲霉素，能引发癌症。

从 2007～2008 年间，美国佐治亚州的花生酱公司在内部检验中发现自己的产品在加工过程中可能被沙门氏菌污染，但是并没有根据相关规定将其全部销毁，而是任由其流向市场。在两年时间内，前后共有 12 批次受污染产品流向美国和加拿大的食品加工厂，结果造成至少 8 人死亡（其中 4 名幼儿），另有 500 多人中毒。人在吃下被沙门氏菌污染的花生酱后，往往会在 12～72 小时内发病，出现腹泻、发烧、腹部疼痛等症状，并且会持续 4～7 天。虽然多数患者无需治疗即可自然痊愈，但是幼儿、老人以及免疫系统低下的人可能会因此造成严重后果。

（4）人工添加的含有毒性的食物，即含有高毒农药、生长激素和化学合成的食品添加剂等食物或加工食品。有些菜农在喷洒农药后安全间隔期不到就采摘上市，仅从表面看难以识别，如蔬菜的高毒有机磷农药和硝酸盐残留、畜禽的兽药残留、茶叶的农药残留、水果的农药和生长激素残留，特别是给猪喂用含违禁药物盐酸克伦特罗（瘦肉精）的饲料，引发各种食物中毒事件。亚硝酸盐存在于腌制的食品中，如咸菜、咸肉、火腿、酸菜等，尤其是这类腌制食品发霉、变质时，亚硝酸盐成倍地增加。动物实验证实，亚硝酸盐可诱发食道癌和胃癌。有些袋装、瓶装的酱腌菜中苯甲酸、山梨酸等防腐剂含量超过标准值。广东佛冈县曾发生一起集体食物中毒事件，126 名幼儿园的小朋友在午餐后相继出现腹痛、腹泻、呕吐、恶心等症状，被送往医院急诊救治，中毒原因就是吃了残留有农药的番茄。

高毒农药致人体中毒或致死的危害性，公众已有认识；但对生长激素对儿童发育生长的影响尚未引起足够的重视，对化学合成食品添加剂的毒性和危害性，尤其是对人体免疫功能的影响和致畸致癌性知之甚少。如防腐剂苯甲酸钠，因其毒性较大，在许多经济发达国家已禁止使用，从 20 世纪 80 年代末起就用山梨酸（在人体内极易被氧化分解而排出体外）来替代苯甲酸钠，而中国至今仍在许多袋装、瓶装、罐装食品中添加苯甲酸钠，有的甚至超标准使用，长期食用这些食品会导致人体细胞致畸、致癌，对人体健康造成很大的危害。

（5）食用不当的带虫食物。有的人将甲鱼的血配酒饮用导致食物中毒或患严重贫血症。因为甲鱼体内有一种叫水蛭的寄生虫，其虫卵是不能被酒精杀死的，如果生食甲鱼血，这些水蛭虫卵就很容易进入人体内生长、繁殖，大量吸食人的血液，导致食用者罹患贫血症，而人体发病多在饮用后的几月至 1～2 年内，故不易引起人们的重视。还有的人喜欢生喝龟血，以为可以补血、补身体。但龟血中含有比翼线虫卵，人喝了龟血后，线虫卵在人体内生长，成虫后到处乱窜，可以从肠道穿过其他组织到达肺部，又在肺部大量繁殖，因为刺激气管、钻破微血管造成咳嗽、咯血等症。中国广东、广西两省区有 120 多个县市约 850 万人感染上肝吸虫病，大多是因为吃"生鱼片"、"鱼生粥"以及烫鱼片、吃醉虾等不良饮食习惯而造成感染华枝睾吸虫囊蚴的。其实，只要煮熟煮透鱼肉，就可杀死鱼肉中的囊蚴。如厚度约 1 毫米的鱼肉片中的囊蚴，在 90℃的热水中 1 秒钟即可杀死；在 75℃时 3 秒钟可杀死；在 70℃时需 6 秒钟、60℃时需 15 秒钟才能全部杀死。

自古以来，"病从口入"是人类患生物疫病的一种最普遍的途径。从生食到熟食是人类的一大进步，如今人类的饮食因种族、地域、宗教、习惯等的不同而千变万化，各种各样的美味佳肴已成为世界各国竞相推崇的饮食文化品牌。但人们某些食用习惯和吃的方式还是存在感染致病的隐患，有的患病概率还在增大。如生食或半生食生猛海鲜和新鲜肉类食品是现代人的生活方式之一，由此感染上传染病者已并不鲜见。1993 年 11 月在美国路易斯安那州接连出现生食牡蛎而致的胃肠炎，此后密西西比、马里兰和北卡罗纳等州的 15 个分隔独立的人群共 127 人相继发病，最后查证是诺沃克病毒污染了水生贝壳类动物牡蛎引起暴发流行。2003 年 7 月，广东三九脑科医院从一名突患失语症、抽搐的病人脑部取出一条 9 厘来长的曼氏迭宫绦虫，其幼虫裂头蚴就寄生在蛙、蛇、鸟、猪等动物体内。这名患者病前有吃青蛙及蛇等野生动物的经历，裂头蚴通过进食未熟的动物肉类进入人体，并穿透肠壁，在人体各部位移行，可引起眼、颊、内脏和脑部病症。人脑裂头蚴病极为罕见，表现酷似脑瘤，会出现颅内压增高、抽搐、昏迷等症。

SARS 病毒到底是不是从动物身上来，中国香港、广东两地的科学家已通过实验和基因测定证实与野生动物有关。从过去历史上流传的很多瘟疫可以看出，有的瘟疫源头的确是从动物身上来的。如非洲黑人喜吃绿猴，感染了艾滋病病毒，然后再扩散开来，导致全球 6000 多万人感染，2000 多万人丧生。1910 年，在中国东三省发生过一场鼠疫，后来发现原来是一个山东农民抓了个旱獭的动物，因为旱獭的皮毛值钱，所以猎杀它是为了取皮毛、食肉。那个农民当场就把旱獭宰杀，剥皮取毛，肉煮吃了，结果他就染病了，感染上鼠疫杆菌。不久，他周围的人，乃至整个东北地区许多人都感染了鼠疫。因此，每一个人在购买或食用动物肉类时，一定要查明来源，一定要小心处理活体动物，一定要煮熟烧透了食用，否则稍有疏忽，会酿成大祸。从上所述的捕猎绿猴、旱獭到剥皮食肉的过程中，任何一个环节都有可能造成一场致命瘟疫的发生。SARS 的发生也许类似于黑人吃绿猴及农民捕杀旱獭、剥皮吃肉，人类为了自身的健康和安全，一定要时刻提高警惕啊！

（二）致病的食物链

除了病原微生物、有害的苍蝇蚊子等直接侵袭人类致病外，变质的、带菌带毒带虫的肉类食物是人类感染生物疫病的最重要的因素。在肉类市场上，各种动物的生肉和死鱼虾蟹螺等在开放式的摊位上销售，那里到处都有苍蝇叮来叮去，成为交叉感染和传播病菌、病毒的源头。如果在气温较高的季节，在数小时或一整天未销售出而又经苍蝇叮过的肉类和死鱼虾蟹螺上面，不仅病菌、病毒大量繁殖，而且加快了肉类变质。如果加工处理不当，食用这些半生不熟或带病菌、病毒和寄生虫的、变质的、价格可能便宜的肉类食物，人类很容易感染上各种各样的生物疫病。常见的致病食物链有：

1. 生物性致病的食物链

（1）病原微生物→野生动物、家畜家禽（疫病动物）→人类：人类对病原微生物感染野生动物导致各种生物疫病只了解很少一部分，基本的态度是远离野生动物、不吃野生动物，以避免不明病原微生物通过野生动物传染给人类。但少数人如森林或荒漠边缘生活的人群、猎人、偷猎者等与野生动物距离较近，在捕猎、运输、饲养、宰杀、剥皮、食肉的任何一个环节中都可能染上不明原因的动物疫病或人畜共患传染病。艾滋病就是最典型的事例，非洲的绿猴携带其病毒，黑人猎杀绿猴，食肉饮血，感染上艾滋病病毒，再传播给其他人，结果在全球大流行。类似的还有鼠疫、炭疽、野兔热等，都会通过食物链传给人类。

家畜家禽也可因各种病菌、病毒和寄生虫而感染数百种动物疫病或人畜共患传染病，如禽流感、猪瘟、口蹄疫等还会传播而造成流行。家畜家禽感染动物疫病或人畜共患传染病后，其病变部位的肉类、内脏和血液都带有病原体。如果是病死的，则病原体更多，而且随天气温度的高低，或快或缓地腐败，产生尸胺、腐胺等有毒物质。宰杀、运输、销售等加工处理不当也可使人通过接触传染上人畜共患传染病，人类若食用这种畜禽肉类或内脏，有百害而无一益，即使拌上各种调味品、高温油炸等处理，虽没有直接感染上动物疫病，但吃的也是"垃圾食品"、"病毒蛋白质"，在人体内分解、吸收的也是有毒有害的非营养成分。

（2）病死动物→肉骨粉饲料→家畜家禽→人类：动物肉粉和骨粉饲料通常是用动物下水（内脏及腺体等废弃肉）和尸体加工而成的，有可能成为多种动物疫病的食物链传染源，因为这些动物下水大多带有致病菌，有的动物是病死的，还有的死因也不明，家畜家禽食用有问题的肉骨粉饲料后有可能造成动物之间的交叉传染。从1985年起，欧洲一些国家如英国、爱尔兰、瑞士、葡萄牙、法国、西班牙、比利时、荷兰、德国、丹麦和日本等的疯牛病蔓延就同使用"肉骨粉"作动物饲料有关，尤其是用患痒病死去的羊只制成的"肉骨粉"。因此，欧盟决定从2001年1月1日起包括养猪、养鸡等在内的所有饲养场停用含有动物肉粉或骨粉的饲料，切断疯牛病的食物链传染源，以防疯牛病在欧盟成员国蔓延。2002年，英国伦敦皇家科学技术和医学学院的研究人员经过实验检测证明，通过给羊注射受感染的牛脑物质或投喂受感染的饲料，可以把疯牛病传染给羊。这一发现使人们更加担心牛、羊等肉类食物的安全。

人类食用这种感染了疯牛病（牛海绵状脑病）的肉类或牛只（主要是牛的大脑、骨髓、脾脏、肠等部位带毒）后，容易罹患与疯牛病类似的致命型人类克雅氏症，损害人类的神经系统，而且潜伏期长达10～20年，一旦发病很快丧生。这是一个非常可怕的致病食物链：病死动物→肉骨粉→蛋白饲料→疫病动物→人类。人类用病死动物制成蛋白饲料喂养活体动物，目的是加快其生长，产出更多的肉类，没想到人类食用这种带病毒的动物，最终使人类自己患上致命疫病。

（3）抗生素及化学药物→饲料→家畜家禽、水产品→人类：2001年11月7～8日，中国广东河源市发生罕见的群体性食物中毒事件，因食物中毒到医院就诊的人数高达2000多人，经查证是"瘦肉精"中毒。当地紧急通知：3天内严禁销售、食用猪肉。在追查有毒猪肉来源时，发现4%猪用复合预混合饲料（又称大猪后期饲料）中掺杂有中国明令禁止使用的"盐酸克伦特罗"成分。而盐酸克伦特罗即"瘦肉精"中的化学成分在医学临床上可以治疗哮喘，国际上也有一些运动员非法服用该药以提高肌肉力量。20世纪80年代初，美国一家公司开始将其添加到饲料中，以增加瘦肉率，由于人食用了添加"瘦肉精"的猪肉、猪肝后会引起心脏功能紊乱，出现肌肉震颤、心悸、恶心呕吐等症状。除广东外，浙江、北京等地区也出现过"瘦肉精"中毒事件。

水产品药物残留一般不为人们注意，但近年来因鱼虾养殖面积扩大、水体污染而在鱼虾等饵料中添加抗生素的事件越多越多。以至受中国水产品氯霉素含量过高的影响，欧盟委员会于2002年1月作出禁止中国动物源性食品进口的决议，使中国水产品对欧盟的出口严重受挫，中国的水产养殖业至少10万人受到损失。2007年4月，美国发现中国进口的鲶鱼含禁用抗生素氟奎诺酮，宣布禁止中国的鲶鱼在市场销售。水产品中氯霉素及其他禁用药物的广泛使用，将使健康人类食用的不是纯真的鱼虾蟹肉，而是"含药鱼肉"、"含药虾蟹"，一旦这些残留的抗生素药物在健康人体内积蓄，产生抗药菌群，当人类患病时再用同类抗生素就会失效，严重的甚至无药可治。

（4）病死畜禽及菌奶→肉禽熟制品、含菌奶制品→人类：有的小型食品加工企业，甚至是无证食品厂，厕所、厨房、卧室和生产场地四位一体，食品原料满地堆放，苍蝇到处乱飞，生产加工不符合卫生要求和食品标准，是有毒有害食品的重要源头，应当予以取缔。在中国城乡结合地带，还有人专营病死家畜家禽的收购，经过特殊处理后转卖给肉类食品加工企业，牟取非法暴利或者熟制、上色后转卖给烧腊店、熟食店、快餐店等，这种受到病原微生物的感染或采用病死鸡、鸭、猪加工生产的所谓风味烧鸡、烧鸭和熟制肉类，都是有毒害的"垃圾食品"，容易引起食物中毒和感染各种人畜共患传染病。即使健康动物经卤味烧熟后也应及时食用，外卖或存放超过3小时后应回锅充分加热杀菌再食用。

1996年6月初，由于欧盟四国出产的奶制品可能受到致癌物质"二恶英"污染，包括"美乐宝"产品在内的6个牌子的乳制品曾经在中国香港被禁售。2002年9月初，香港又在德国出产的"美乐宝HN25"婴儿特别配方奶粉的样本中检验出含有一种可能会导致初生婴儿肠道及脑膜发炎的"阪崎氏肠杆菌"。作为预防措施，香港通知进口商及时回收处理。

2000年6月底，因食用日本雪印乳业公司大阪工厂生产的雪印牌乳制品而出现食物中毒者逾万人，成为战后日本发生的最大规模的食品中毒事件。经化验该工厂生产的一些乳制品中含有金黄色葡萄球菌，这种致病菌可产生使人出现腹泻、呕吐症状的A型肠毒素。包括中国在内的许多国家和地区都暂停进口日本雪印牌乳制品，一经发现有进口流入国内的，一律作没收销毁处理。

2. 毒素性致病的食物链

（1）化学农药→蔬菜、水果、动物→人类：在蔬菜、水果生长过程中，同样会受到病菌、病毒和寄生虫的侵害，有时会使用化学农药喷杀病菌和害虫，这样在蔬菜、水果表面就有残留农药，如蔬菜的有机磷农药残留等，对人体健康构成危害。蔬菜残留农药超标已成为威胁公众餐桌、引发食物中毒的一大突出问题。据农业部门抽样调查，在叶菜上使用高浓度农药的菜农约占种植户的1/3，过量施用农药的蔬菜品种有番茄、黄瓜、菜椒、豆角、菜花、韭菜、空心菜等。高毒、高残留的农药有久效磷、对硫磷、甲胺磷、氧化乐果、呋喃丹等品种。

同样的还有农药水果，通常果树开花结果时要喷洒农药，以防虫害，树上结的果实虽然未成熟，但有些少年儿童不经意地会摘着玩、偷着吃，引起食物中毒，出现头晕、四肢无力，甚至发生抽搐现象。

农药残留浓度与喷洒的时间有关，即距喷洒时间愈短，残留浓度愈高，对人体危害也愈大；距喷洒时间愈长，残留浓度愈低，对人体危害也愈小。经科学试验证实：用清水冲洗、开水烫或者用洗洁精洗，都无法根除残留在蔬菜上的超标农药。目前，中国正在推广无公害蔬菜种植，这就需要消费者认真识别，并注意用清水反复浸泡 20～30 分钟，因为多数农药都是水溶性的，浸泡可最大限度地降低蔬菜、水果的农药残留。

由于广泛使用农药，给人类的食物链增添了隐患，家畜家禽因误食农药中毒、人再食用毒死的动物，引起人类食物中毒的事件时有发生。中国广西有一户人家自养的山羊死在野外，户主便将死因不明的山羊煮食，还请周围邻居一起吃，结果造成 5 户 14 人不同程度的食物中毒，相继出现呕吐、发汗、咽喉疼痛、视觉模糊等症状，经检验为有机磷农药中毒。广东有个养殖户的 76 头存栏肉猪在一天内突然离奇死亡，公安人员提取现场残留可疑物正在化验，死猪也全部埋掉，但没等化验结果出来，看家的死狼狗和 22 头猪的前胛、后臀肉被人用刀砍下提走，这些不明死因的有毒猪肉、狗肉，一旦流入肉市场，后果不堪设想。

（2）化学食品添加剂→有毒食品→人类：有 1000 多种食品添加剂已被世界各地广泛应用于加工食品中，以改善食品的品质、风味或用于防腐等，有些是天然物质，有些是化学合成的。几乎所有的化学合成的食品添加剂均有程度不同的毒性，尤以防腐剂、漂白剂、甜味剂等毒性较大。如果从幼童起就经常食用含化学食品添加剂的各类食品，长大后其身体免疫功能较差，患病和癌症的几率较高。

毒性或安全性是食品添加剂的命脉。急性毒性 LD_{50}（50% Lethal dose）为半数致死量，亦称致死中量，是判断食品添加剂毒性或安全性的重要指标。急性毒性 LD_{50} 与毒性强度之间的比较关系如下：

表 16

毒性程度	LD_{50}（大鼠，经口，mg/kg）	对人的推断致死量	备　注
极大	<1	约 50mg	
大	1～50	5～10g	
中	50～500	20～30g	
小	500～5000	200～300g	
极小	5000～15000	500g	
基本无害	>15000	>500g	

由于人与动物之间的感受性不同，即使在试验动物之间也有很大差异。因此，LD_{50} 只能作为参考值。而且，LD_{50} 仅是急性毒理试验的结

果，不代表亚急性和致畸突变性等毒理情况。

化学食品防腐剂是为了防止微生物引起食品腐败变质，延长食品保存期。当然毒性越大的防腐剂，其防腐效果也好，保存期也长，但对人体危害也越大。这类防腐剂是"以毒防腐"的，如苯甲酸及其钠盐、山梨酸及其钾盐、丙酸钙、丙酸钠等，其中山梨酸的毒性相对较小。国际上已普遍使用毒性小的山梨酸作食品防腐剂，但中国仍普遍使用毒性大的苯甲酸及其钠盐，而且用量超标的现象在即食小食品和小型食品加工厂中比较严重。

苯甲酸及其钠盐：LD_{50} 2700～4440mg/kg（大鼠，经口）。在人体胃肠道的酸性环境下可转化为毒性较强的苯甲酸。

山梨酸及其钾盐：LD_{50} 10500mg/kg（大鼠，经口）。在人体内极易被氧化分解而排出体外。

丙酸钙：LD_{50} 5160mg/kg（大鼠，经口）。

丙酸钠：LD_{50} 5100mg/kg（小鼠，经口）。

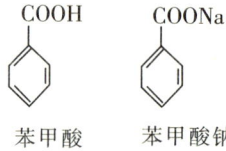

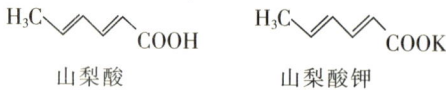

苯甲酸（钠盐）和山梨酸（钾盐）的结构

漂白剂都有一定的毒性，且会破坏维生素，应尽量避免使用或少量使用。如过氧化苯酰能使小麦粉增白，但维生素 A、E、B_1 和胡萝卜素都给破坏了，其毒性也有损身体健康。过氧化氢用于食用油脂、小麦粉、鱼糜、琼脂、干酪等漂白，但破坏维生素 C，并有轻微的致癌作用。硫黄作为漂白剂广泛应用于密饯类、干果、干菜、粉丝等食品，也有防腐和杀虫作用，因不能科学控制熏硫时间，其二氧化硫残留量严重超标，对人体危害很大，轻者引起呕吐、腹泻等食物中毒，重者伤及肝、肾等内脏器官。

过氧化苯酰：LD_{50} 3950mg/kg（小鼠，经口）。

过氧化氢：LD_{50} 约 700mg/kg（大鼠，皮内注射）。1980 年发现有轻微的致癌性。

硫黄：作为漂白剂只限用于熏蒸，残留量以二氧化硫计，粉丝、食糖不得超过 0.05g/kg，密饯类、干果、干菜等不得超过 0.1g/kg。

人工甜味剂以糖精钠毒性较大，属于无营养甜味剂，广泛用于密饯类、酱菜类、果汁类、冷饮类、糕点类等食品。有些密饯食品看似色泽鲜艳、保存期长，但人工甜味剂（糖精钠）、合成色素（苋菜红、咽脂红、日落黄、柠檬黄）和防腐剂（苯甲酸钠）等含量严重超标。如糖精钠大量、长期沉积在人体中，会造成对肠胃的化学腐蚀，使人体的血糖含量过高，甚至有致癌之虞。若消费者短期内大量食用糖精，会导致血小板减少性大出血，甚至脑、心、肺、肾脏等部位严重受损。

糖精钠：LD_{50} 17 500mg/kg（小鼠，经口）。因糖精钠有致癌争议，1984 年食品添加剂专家联合委员会（JECFA）禁止在婴儿食品中添加糖精钠。美国食品和药物管理局（FDA）要求在食品中禁止使用糖精钠。

甜蜜素：12 000mg/kg（大鼠，经口）。曾有致癌争议，研究表明在生物体内可转化为毒性更强的环己基胺（有一定的致癌性）。

苋菜红：LD_{50} >10 000mg/kg（小鼠，经口）。因发现苋菜红有致癌作用，1976 年起美国和英国等国家禁止在其食品中使用。

咽脂红：LD_{50} 19 300mg/kg（小鼠，经口）。

日落黄：LD_{50} >2000mg/kg（小鼠，经口）。

柠檬黄：LD_{50} 12 750mg/kg（小鼠，经口）。

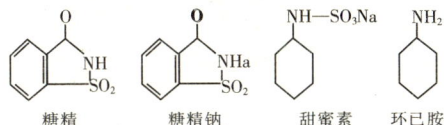

糖精和甜蜜素的结构

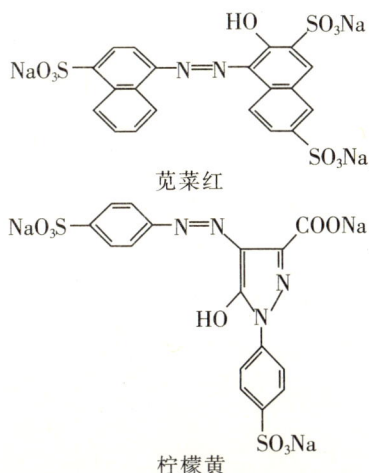

苋菜红和柠檬黄的结构

（3）非食品添加剂→有毒食品→人类：2008 年 9 月，在中国频频出现"结石婴儿"，甘肃省兰州市的中国人民解放军第一医院泌尿科连续收治了 14 例患有"双肾多发性结石"和"输尿管结石"病症的婴儿；南京也发现 10 例婴儿肾结石案例，病情严重的已转至上海治疗。湖北省同济医院小儿科也收治了 3 名分别来自河南、江西和湖北患有肾病的婴儿。患病婴儿出生后一直都在吃名为"三鹿"牌的奶粉。此前，山东、甘肃、安徽、湖南等地的婴儿在吃了该品牌奶粉后，也出现类似症状。这是一种极其罕见的结石病症，而且都发生在尚在喝奶的婴儿身上。由二水尿酸和尿酸铵混合形成的这种结石，在普通的 X 片子上根本看不到，只有在 B 超和 CT 上才能看到，因此一些小地方的医院根本判断不了。

三聚氰胺（cyanuramide），分子式 $C_3H_6N_6$。又称蜜胺、2，4，6 - 三氨基 - 1，3，5 - 三嗪。白色单斜棱晶。熔点 345℃（分解），密度 1.573 克/厘米 3（16℃）。微溶于水和热乙醇。工业上三聚氰胺由双氰（酰）胺与氨在高温下反应或由尿素直接在高温高压下制得，后者成本低，较多采用，三聚氰胺与甲醛缩合可制得三聚氰胺甲醛树脂，此外三聚氰胺也用作合成药物的中间体。三聚氰胺是一种重要的有机化工中间产品，主要用来制作三聚氰胺树脂，具有优良的耐水性、耐热性、耐电弧性、优良阻燃性。用途：可用于装饰板的制作，用于氨基塑料、粘合剂、涂料、币纸增强剂、纺织助剂等。三聚氰胺呈弱碱性（pKa = 8），可与多种酸反应生成三聚氰胺盐。遇强酸或强碱水溶液水解，胺基逐步被羟基取代，先生成三聚氰酸二酰胺，进一步水解生成三聚氰酸一酰胺，最后生成三聚氰酸。

目前三聚氰胺被认为毒性轻微，大鼠口服的半数致死量大于 3 克/公斤体重。据 1945 年的一个实验报道：将大剂量的三聚氰胺饲喂给大鼠、兔和狗后没有观察到明显的中毒现象。动物长期摄入三聚氰胺会造成生殖、泌尿系统的损害，膀胱、肾部结石，并可进一步诱发膀胱癌。然而，2007 年美国宠物食品污染事件的初步调查结果认为：掺杂了 ≤ 6.6% 三聚氰胺的小麦蛋白粉是宠物食品导致中毒的原因。为食品安全起见，一般含有微量三聚氰胺的食具都会标明"不可放进微波炉使用"。

二、吸入途径感染

在人体的各种系统中，除了皮肤以外，与体外环境接触最频繁的，莫过于呼吸道。一个成人，在安静状态下，每天要有 12000 升新鲜空气通过呼吸道进入肺，以供给机体氧气。1861 年，法国微生物学家巴斯德（L. Pasteur，1822～1895）在《关于大气中的有机体的研究报告》中，首次记载了在空气中存在生物体的实验，打破了生物体自然发生的理论。1876 年，英国微生物学家廷德尔（J. Tyndall，1820～1893）证实空气中存在无数细菌和它们的芽孢，并于 1877 年发明了间隙灭菌法。尽管自然环境的空气中混有许多尘埃、微生物、臭氧等，但由于人类特有的呼吸道的生物学屏障和天然抗病能力，可有效地保持气管和肺泡的无菌状态，使人体免受致病微生物的侵害。尽管自然环境的空气中混有许多尘埃、微生物、臭氧等，但由于呼吸道的生物学屏障和天然抗病能力，可有效地保持气管和肺泡的无菌状态，使人体免受致病微生物的侵害。

（一）呼吸道的生物学屏障和天然抗病能力

空气中缺乏营养物质，一般也比较干燥，并且还受到紫外线的照射，所以不利于微生物的生长。虽然空气不是微生物的繁殖场所，但空气中仍有数量不等、种类不同的微生物。如土壤飞扬的尘埃、水面吹起的水滴、人类和动物体表的干燥脱落物和呼吸道的排泄物等在进入空气的过程中，同时把相应的微生物带进了空气。

空气中的微生物数量随与地面高度、人口疏密等条件而异。一般来说，越接近地面的空气，微生物含量越多。人口众多、交通拥挤的城市的空气比农村、高山、森林、海洋等地带的微生物要多；牲畜、家禽养殖场的空气比农村的其他场所的微生物要多。如居民生活区的空气，一般每立方米含 2000CFU（菌落形成单位）的微生物，而在海洋上空只有 1～2 CFU。空气中的尘埃越多，微生物也越多。相反，下雨或下雪后，空气中的微生物就显著减少。

空气中的微生物种类与周围环境密切相关。进入空气中的微生物，有的与尘埃等颗粒一起重返地面，有的因空气干燥、紫外线照射或缺乏营养物质而死亡。所以能在空气中存活时间较长的微生物主要是一些抵抗力较强的微生物，如各种芽胞杆菌、小球菌、霉菌和酵母的孢子等。在空气中有时也会出现一些引起人类致病的微生物，如流感病毒、冠状病毒、风疹病毒、结核分支杆菌、炭疽杆菌、流感嗜血杆菌、金黄色葡萄球菌等，它们有的来自地面，有的来自患病动物，有的直接来自病人或病菌携带者，如患者口腔喷出的飞沫小滴中含有 1 万～2 万个细菌。这些致病微生物虽然进入空气，但由于空气对它们生长不适，所以一般只能存活较短时间后就会死去。如果有易感人群近距离吸入这些致病微生物，则有可能引起呼吸道疾病。

表 17　　　不同环境的空气含菌量

环　　境	含菌量（CFU/m³）
畜舍、禽舍	（1~2）×10⁵
宿　　舍	2×10⁴
城市街道	5×10⁸
市区公园	200
海洋上空	1~2
北纬80°地区	0

人类呼吸道有调节吸入气体的温度、湿度，吸附和过滤空气的作用。空气进入鼻腔后，顺气道而行，又上又下地拐了几个弯儿，这些弯儿有宽有窄，使外界的空气不断碰壁，接触到温暖湿润的黏膜而被加温、湿化。经过弯弯曲曲的呼吸道，不但空气的温度和湿度增加，而且其流速得到缓冲，微粒得到过滤、黏附或沉积，吸入肺泡的空气也就这样被净化了。

呼吸道黏膜上的黏液层和黏液纤毛运输系统对吸入空气的净化作用最大。黏膜上皮层的杯细胞和黏膜下层的腺体可分泌一些黏液，这些黏液又黏又韧，可稠可稀，覆盖在呼吸道表面，保护了呼吸道的黏膜细胞。这些黏液还具有许多抗微生物成分，如溶菌酶、转铁蛋白、干扰素、抗胰蛋白酶、IgA抗体等，一些微生物在被黏液吸附的同时又在这些免疫物质的作用下失去活性。黏液纤毛运输系统是呼吸道的"清道夫"，在纤毛有节奏地从里向外的运动中，沉积在呼吸道黏膜的微粒随着黏液一起被排出到喉部，较多的黏液堆积在一起，形成痰，再经喉部的咳嗽反射，咳出体外。有了这些天然的屏障，空气中的微生物、粉尘等想通过呼吸道侵入机体也是很困难的。一旦呼吸道的屏障受到破坏，微生物就有可能乘虚而入。

（二）鼻－呼吸道感染

成年人的鼻腔一天24小时要吸入、呼出约15000升空气，容易在鼻腔黏膜和鼻纤毛上沉积大量污垢和细菌，引发鼻炎、鼻窦炎等炎症和过敏性疾病，并且使流感、哮喘、肺炎等病菌、病毒得以顺利通过鼻－呼吸道侵入人体。特别是在大中城市中，因为密集人群的经常性、高密度接触，更容易从空气、飞沫中吸入传染病患者和健康带菌者呼出、咳嗽或打喷嚏的有害带病菌病毒的废气，使"病从鼻入"，相互交叉传播病毒性流感、上呼吸道感染、肺炎等呼吸系统的传染病。

干旱及高温的气候容易使人体原本湿润的鼻腔黏膜和鼻纤毛变得干

燥，降低甚至失去了吸附、过滤和净化作用，病菌和有害微粒就能顺利通过鼻腔进入人体内，引发各种呼吸道炎症。因此，保持鼻腔黏膜处于湿润状态，就能预防和减缓各种呼吸道感染和鼻腔炎症的发生。

中国标准化协会的调查结果显示，68%的疾病是由于室内空气污染造成的，室内空气污染程度高出室外 5~10 倍。室内空气污染已成为危害人类健康的"隐形杀手"。通常将室内空气污染物分为可吸入颗粒物、生物活性粒子污染物和气态化学污染物等三类：

（1）可吸入颗粒物也称"飘尘"，除了携带细菌、病毒等生物活性污染物外，还是多种致癌化学污染物和放射性物质的主要载体。

（2）生物活性粒子有细菌、病毒、花粉等，是大多数呼吸道传染病和过敏性疾病的元凶。

（3）空气中的气态化学污染物包括多种挥发性有机物和无机物。

室内空气中的细菌、病毒除了来自室外空气和人员自身的活动外，还有一个不容忽视的来源就是通风空调系统本身。空调系统中的藏污纳垢及适宜的温湿度是细菌、病毒滋生和繁衍的理想场所。过滤功能较差的空调系统还会加剧污染物的传播和扩散。

SARS 的传播途径是通过空气中的飞沫传染。2003 年 5 月 17 日，在 WHO 总部日内瓦召开了一次 SARS 流行病学专家会议。大会讨论认为 SARS 基本是通过大量的飞沫侵入鼻或肺部的黏膜引起传播，而非粪（尿）－口途径传播。在中国仍有两个谜题悬而未决：病毒的动物源性宿主及其来源以及另一种可能的传播途径。尽管这种病毒可在动物体表和体内检测出，目前仍然没有证据表明动物或昆虫传播此种疾病。另一方面，通过对猴子的研究也证实 SARS 病原体为冠状病毒，尽管只有 4只短尾猴用于试验，但其感染了冠状病毒后的病理改变与人非常相似，不能排除合并其他感染也会加剧 SARS 病情。

（三）口－呼吸道感染

烟草虽是植物，但其燃烧后的烟雾是有毒的，一般通过口－呼吸道吸入肺部，参与气体交换后又从口腔或鼻腔呼出来。吸烟总量与肺癌发生死亡率成正比，吸烟且烟龄越长，肺癌的发生率越高。吸烟总量超过20 包年（每日吸烟支数除以 20，乘以吸烟的时间年即为包年）的人患恶性肿瘤的总人数几乎比不吸烟者多出 1 倍。吸烟对呼吸道危害很大，可造成支气管痉挛，纤毛上皮受损，黏液分泌亢进，并且易继发感染。吸烟者慢性支气管炎的患病率比不吸烟者高 28 倍。环境中的烟草烟气也威胁少儿的健康，少儿长期生活在被动吸烟的环境里，会引起肺功能降低，易患呼吸系统疾病。

人类发现的第一个病毒是烟草花叶病毒。1886 年，德国学者迈尔（A. Mayer）在荷兰作研究工作时，证实烟草花叶病是一种传染病，但未能找到病原体。1892 年，俄国植物病理学家伊凡诺夫斯基（D. I. Ivanovsky，1864～1920）研究了烟草花叶病，认为病原体是一种可通过细菌滤器的传染性物质或小细菌。1898 年，荷兰微生物学家马蒂纳斯·贝杰林克（M. W. Beijerinck，1851～1931）证实在烟草花叶病植株的汁液中，存在着一种微小的病原体，称之为"病毒"。烟草花叶病的病毒呈粒棒状，长 300nm，由 95% 的衣壳蛋白和 5% 单链 RNA 组成。病毒对环境条件有极强的抵抗力，在无菌的病叶榨出液中可存活25 年，在干叶中可保存 30～70 年。吸入这种感染了烟草花叶病毒的烟叶，对人体有害而无益。

烟草受到潮湿会发生霉变，产生烟曲霉菌，这种真菌孢子直径约2.5～3.0um，可随着烟气进入人体的肺部，引起肺结核类型的病症。因此，已经霉变的香烟和烟丝是绝对不能吸用的。

烟民呼出的二手烟，直接威胁他人的呼吸系统。烟草带来的危害，不仅仅只是吸烟人士，非烟民吸入二手烟也易引起呼吸系统疾病。新西兰科学家的研究证明，非吸烟者与吸烟者生活在一起，其健康受到的威胁要比常人高出 15%。2003 年 5 月 21 日，第一个限制烟草的全球性公约《烟草控制框架公约》获得世界卫生组织（WHO）192 个成员国的一致通过，要求各成员国采取有效措施，确保室内工作场所、公共交通和其他公共场合免受烟草的侵扰。为了公众健康，在空气流通不畅的公共环境，应禁止吸烟。

三、接触途径感染

（一）眼接触感染

接触病人眼分泌物或泪水沾过的物品（如毛巾、手帕、脸盆、水等），与病人握手后又揉搓眼睛等，都会被传染。夏秋季节，因天气炎热，细菌容易生长繁殖，非常容易造成流行。如急性卡他性结膜炎（红眼病），单眼或双眼结膜充血，有大量黏液脓性分泌物，一般不影响视力。但如果不及时治疗，有的则转成慢性结膜炎，严重的可能发展成角膜溃疡，甚至会致盲。2002 年 8 月，中国广州流行"红眼病"，日门诊量高达 100 多人，有一家 6 口人因为感染了"红眼病"而不得不一起到医院求诊。像这样一家几口同时染病的有近 50%，大都是因为小孩到公共游泳场游泳时染上"红眼病"，然后在家里通过毛巾、浴具等生活用品交叉感染，最后导致全家人一起感染患病。

急性出血性结膜炎也称流行性出血性结膜炎，主要是由肠道病毒70型引起的，眼睛接触被病毒感染的游泳池水、毛巾、手、眼科器械等均可传染。急性出血性结膜炎曾在世界范围内发生多次大流行，中国亦不例外，大约每隔3~4年出现一次大流行，有时与柯萨奇病毒A组24型变异毒株同时或先后引起流行。因此，平时不注意用眼卫生习惯的人，或者经常与他人共用脸盆、毛巾等洗漱用品的人，在流行期容易受到感染。

（二）皮肤接触感染

无论是清洁的手被沾染细菌与病毒的用品污染，还是沾染有细菌与病毒的手接触口腔及鼻子周围的皮肤，或好友相见握手问候，都可以经手的传送作用而造成感染与传播，所以，"病经手入"、"饭前便后要洗手"并非言过其辞。SARS病毒主要通过飞沫传播和近距离接触传播，但是SARS病毒潜伏期感染者和患者在咳嗽、打喷嚏时可排出大量传染性病毒，带有传染性病毒的飞沫可以污染空气、外界各类物体的表面和口腔、鼻子周围的皮肤。手直接与外界接触，也常在不经意中抠鼻子，触摸口腔及鼻子周围的皮肤，容易受到传染性病菌、病毒的沾染。在抠鼻子时，很容易造成鼻腔黏膜破损，使手上沾染的细菌与病毒乘虚而入。

皮肤破损极易感染病菌、病毒，尤其是接触畜禽等动物的职业人群，如养殖、屠宰、运输、加工、销售人员和兽医等。鼻疽、类鼻疽、莱姆病、破伤风、放线菌病、曲霉菌病、链球菌病、布鲁氏菌病、耶尔森氏菌病、钩端螺旋体病等人畜共患传染病都可因破损皮肤接触而感染。

（三）针具接触感染

针管针头、手术器具不洁或消毒灭菌不彻底，或输入带菌、带毒的血液，或静脉注射吸毒，极易产生肝炎之类的传染病，严重者甚至会感染恶性血液系统疾病，如艾滋病等。

1. 输血感染

血液是人类生命活动的重要组成部分，输血也是救治失血病人不可缺少的急救措施。随着医学科学的发展，已经能从全血中分离制备浓缩的红细胞、白细胞、血小板、球蛋白、凝血因子等血液制品，提供给临床使用。但血液和血制品也可成为病菌、病毒的载体，传播多种生物疫病。目前，中国输血性传播疾病已达16种，细菌、梅毒螺旋体、立克次体、丝虫、弓形虫、疟原虫、人类免疫缺陷病毒（HIV）、人类嗜T淋巴细胞病毒（HTLV）、巨细胞病毒（CMV）、甲型肝炎病毒（HAV）、乙型肝炎病毒（HBV）、丙型肝炎病毒（HCV）、戊型肝炎病毒（HEV）、庚型肝炎病毒（HGV）、输血传播肝炎病毒（TTV）、EB病毒（EBV）和人细小病毒（HPV）等都可通过输血和血制品而传播。2001年8月23日，中国卫生部公布了河南上蔡县文楼村由于非法采集血浆活动以及采浆不规范操作，发现艾滋病病毒感染者241例，其中确诊101例，初筛140例，血液成分制品中的安全性问题引起社会的高度关注。

2003年，在中国部分地区以及世界其他地区出现了SARS（重症急性呼吸综合征）的疫情。SARS在血制品中的传播风险，正如艾滋病、肝炎等病毒一样，研究发现SARS病毒在血液内可存活约10天，所以有传染的危险。世界卫生组织于5月15日首次就SARS输血问题发出警告，并建议SARS确诊病人在结束治疗痊愈后3个月内，疑似病人在1个月内不要献血。对于那些在SARS高发地区旅行过的人，即使没有症状，在3周内也要禁止献血。

在《中华人民共和国献血法》实施以前，中国70%以上的临床用血来自个体卖血队伍，部分卖血人员频繁卖血、流动卖血、冒名顶替卖血，这种种行为除了造成血液质量下降外，还容易引起乙肝、丙肝、艾滋病等经血液途径传播生物疫病的蔓延，这严重威胁了整个民族的健康素质。因此，医学界、法律界的人士呼吁用法律形式将无偿献血这一重要制度加以确认和推行，才能保证血液的数量及质量。

1998年中国确立了义务献血制度，无偿献血不仅是人道主义精神的崇高体现，更是社会文明程度的重要标志。但《中华人民共和国献血法》实施数年，变相卖血的现象仍然很严重，有些地方的采血站，每天仍聚集着一批靠自己或别人献血而谋生的人们。这些卖血人群中不乏带有病菌、病毒的人，而处理血浆中各种病菌、病毒的成本很高，并且有些病毒也难以除净。因此，如不严格管理和控制，输血感染有可能成为继呼吸道、消化道、生殖道之外的一条重要的致病通道。

因此，要保证血液质量和用血安全，必须从源头上把好血液质量关，严格检测采集的血液，按照国家卫生部规定的ABO血型、血液比重、转氨酶（ALT）、乙型肝炎表面抗原（HBsAg）、丙型肝炎病毒抗体（抗－HCV）、艾滋病病毒抗体（抗－HIV）、梅毒实验7项进行检测，指标全部合格才能用于临床输血。同时，要进一步研究在确保血液制品中各种有效成分的天然活性和功能不受影响的情况下，对各种微生物灭活的理想消毒方法，以增强血液制品的安全性，减少和避免输血性传播疾病。

2. 注射吸毒感染

未经消毒的共用针头静脉注射吸毒是感染肝炎病毒、艾滋病病毒等的重要传播链。就像吸毒你吸一下给我吸，我吸一下给你吸，大家有

"福"共享一样，群体吸毒者共用针头静脉注射吸毒也是你注一点、我注一点，共享毒品。静脉注射吸毒不只是将海洛因等毒品直接注入血液中，带血的针头也将血液中的病菌、病毒传播给了其他吸毒者，并在吸毒人群中引起交叉传染。

20 02 年中国艾滋病疫情报告显示，静脉注射吸毒感染的占 63.7%，感染者以青壮年为主。登记注册的吸毒人员有 59.6 万，蔓延至 2033 个县，其中 80% 为青少年，且静脉吸毒比例逐渐增高。这是中国重症传染病的潜在人群，也是危险的传染源。到 2006 年，注射吸毒人群共有针具吸毒的比例为 50.8%，吸毒感染艾滋病的占 37.0%。至 2008 年，中国内地已发现艾滋病病毒感染者 24.43 万人，注射吸毒传播途径感染的占 28.3%，艾滋病传播渠道已经从注射吸毒传播为主转变为以性传播为主。

3. 手术器具感染

人体所有器官组织的手术都存在着感染的危险，而手术器具又是重复使用的医疗工具，其消毒灭菌至关重要。因为手术直接损伤了皮肤黏膜屏障的完整性，伤口为病原体敞开了入侵的门户，手术器具一旦受到病原体的污染，可作为载体通过伤口将病菌、病毒带入人体内，引起感染发病。

（四）性接触感染

性是个人的权利，选择异性恋、同性恋或动物恋，选择婚姻、同居或多性伴生活是个人的自由，这些虽然都是个人或小群体的性生活方式，似乎与公众无关，但也要合乎所在国家和地区的法律、民族、习俗、道德的基本规范。性生活混乱的负面影响，不仅仅在于个人或小群体可能会传染某些性病甚至是艾滋病，更会对公众的健康、权利和安全构成严重威胁。性病大多数具有生殖器官明显的病变损害，有些性病可波及全身多个器官和组织的损害，只有极少数性病没有明显的生殖器官病变，所以有很多人想到只是性接触的快乐而忽视性接触可能会感染多种性病。

1. 性接触传播的疾病

性病是性传播疾病（sexually transmitted disease，STDs）的简称，现代概念是指主要通过性接触传染的一组全身性传染性疾病。在旧中国性病又称"花柳病"，是指通过性交传染的，具有生殖器官明显损害的多种全身性疾病，通常只包括梅毒、淋病、软下疳、性病性淋巴肉芽肿和腹股沟肉芽肿等 5 种疾病，称之为"经典性病"。从 20 世纪 70 年代开始，性病包括的疾病逐渐增多，1975 年世界卫生组织（WHO）正式决定使用性传播疾病（STDs）的名称取代性病的概念，STDs 在国外有 30 多种性病，中国有 20 多种性病，均可通过性接触传播。如淋病、非淋菌性尿道炎、细菌性阴道病、生殖器念珠菌病、生殖器疱疹、梅毒、软下疳、尖锐湿疣、传染性软疣、腹股沟肉芽肿、性病性淋巴肉芽肿、巨细胞病毒感染、艾滋病、阴虱病和阴道滴虫病等，都可通过性接触而传染。其中艾滋病、淋病、梅毒被中国列入法定的乙类传染病，非性病的病毒性肝炎（甲肝、乙肝等）也可通过性接触传播（见表18）。

表18　性传播疾病（STDs）病原体、传染源、传播途径和所致疾病种类

病原体	微生物名称	传染源	传播途径	所致疾病种类
细菌	淋病奈瑟氏菌 杜氏嗜血菌	淋病患者 患者	性接触 性接触	淋病 软下疳
螺旋体	苍白密螺旋体	患者	性接触	梅毒
衣原体	沙眼衣原体	患者，亚临床感染者	性接触	性病淋巴肉芽肿，尿道炎，附件炎，新生儿眼炎等
枝原体	解脲尿枝原体	患者	性接触	尿道炎，附件炎，流产，死胎等
病毒	人类免疫缺陷病毒（HIV）	患者，HIV携带者	血液，精液，唾液，乳汁等	艾滋病
	单纯疱疹病毒（HSV）	患者	接吻，生殖道	宫颈炎
	人类巨细胞病毒（CMV）	患者，CMV携带者	输血，生殖道	巨细胞包涵体病，胎儿畸形，智愚，间质性肺炎，Kaposi肉瘤
	人乳头状瘤病毒（HPV）	扁平疣或尖锐湿疣患者	生殖道	生殖器疣
	乙型肝炎病毒（HBV）	患者，无症状携带者	输血，注射，胎盘，生殖道	各类乙型肝炎

　　性接触在狭义上是指两性的性交行为。性交一般是指阴茎插入阴道的一种性接触行为。但广义的能够传播性病的性接触包括所有个体间密切的肌肤接触，不论是正常的、传统的，还是不正常的、病态的、同性恋的，如接吻、抚摸、口交、性交、肛交等。性病主要通过性接触直接传染，约占95%以上，但也有少部分是接触患者的分泌物、血液污染

的物品而感染，即间接传染，包括同床、同浴盆、共用浴巾、衣物、毛巾、马桶、注射针等，称之为"无辜性病"。

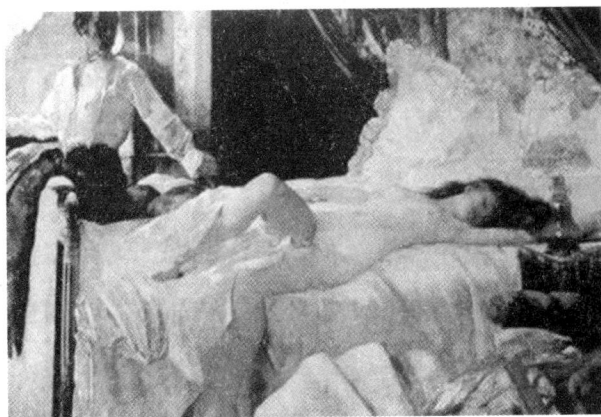

嫖娼是性病的主要传播途径

性病是一组全身性传染性疾病，波及生殖泌尿系统的性病只是生殖泌尿系统全部疾病的一小部分。性病也可引起性功能障碍，会导致不能进行正常的性交活动或妊娠分娩，如阳萎、早泄、性冷淡、不孕、流产、死胎等。但大部分生殖泌尿系统的疾病不属于性病的范畴，有的是生殖器官的皮肤病，有的是生理心理性的性功能障碍等，因此不能把生殖泌尿系统的全部疾病都说成是性病，也不能出现暂时性的性功能障碍，就怀疑有性病。

性接触传播的疾病往往是因为异性或同性之间的"爱"、"恋"和"欲"而引起的。性学家把从异性恋到同性恋的各类行为划成七个等级：①完全的异性恋；②以异性恋为主，偶有同性恋；③以异性恋为主，有少数几次同性恋；④异性恋和同性恋几乎相等；⑤以同性恋为主，有少数几次异性恋；⑥以同性恋为主，偶尔有异性恋；⑦完全的同性恋。

但各种方式的性恋都有可能因性接触不当而感染性病、艾滋病等性传播疫病。

2. 异性的性接触感染

非保护性性行为（不使用安全套等）、多性伴、性生活混乱（口交、性交、肛交等交叉进行）是导致各种性传播疾病的主要因素。

婚姻或同居关系的单性伴：通常男女双方无任何性病，则通过性生活传染性病的发生率很小。但出差住旅馆、到公共浴池洗澡应注意避免使用共用浴巾和盆浴等，以减少感染性病的机会。如果有一方是无症状的乙型肝炎表面抗原（HBsAg）携带者，可以通过阴道分泌物或精液而传播给对方，自己虽不发病，但能使对方发病。此外，在唾液、汗液中也都有乙型肝炎病毒存在，故身体的密切接触、接吻等都可能使对方感染病毒而发病。

有稳定性接触的多性伴：即在同一时期与多个固定的性伴发生性关系，感染性病或乙肝的几率与性伴的多少及有否携带病原体有关，性伴少的感染几率就小，性伴越多的感染几率越大。如果有一个性伴携带有病原体，则这个多性伴的小群体感染的几率就大大增加，经过多次反复交叉传播，有可能都感染致病。

不稳定性接触的多性伴：即在同一时期与多个不固定的性伴发生性关系，是感染各种性病的危险因素。其危险程度与性伴有关，如经常嫖娼或卖淫的性伴，属高危人群，感染或传播性病的几率很大。国外学者对一位每年平均与 20～30 名妇女发生性关系的男性艾滋病（AIDS）患者的性伴研究发现，与这位男子有过性接触的 16 名妇女中，有 10 人感染了艾滋病毒（HIV），其中有 3 人仅与艾滋病患者有过一次性交史；感染者中有 8 人出现了艾滋病典型或不典型症状。

性生活混乱的多性伴：即在同一时期与多个不固定的性伴发生混乱的性关系，是感染各种性病的高危因素。如群体性交或口交、阴道交、肛交等反复交叉进行，特别是从肛交→口交（粪－口通道）或肛交→阴道交（生殖通道），极易感染性病、艾滋病等。因为阴道黏膜由复层鳞状上皮细胞组成，能承受阴茎频繁而剧烈地摩擦，不易损伤；而肛门黏膜由单层的柱状上皮细胞组成，肛交时阴茎与肛门黏膜频繁而剧烈地摩擦，易造成损伤。射精时，精液及前列腺液中的病原体通过伤口进入被插入者的血液中；反之，被插入者血液或病灶黏膜中的病原体也可通过伤口进入阴茎尿道黏膜（单层柱状上皮细胞组成），引起感染发病。

安全套是性伴的保护神。高危人群（不固定的多性伴）和肛交行为者应使用安全套，以避免或减少性传播疾病的侵袭；尚不了解性伴是否有性病的性行为，也应使用安全套。因为一次不适当的性接触，有可能感染上致命的艾滋病，到那时再后悔已经晚了！

3. 同性的性接触感染

通常是指在同性个体之间发生性行为，包括男性同性恋和女性同性恋。长期以来同性恋被认为是一种心理障碍，一种病态的性行为，因此有些国家制定了明确的法律来禁止和惩罚同性恋者。近年来一些心理学家和精神分析专家趋向于不再认为同性恋是一种精神障碍和病态的性行为，社会也普遍对同性恋采取了宽容的态度。如英国在 2000 年初取消限制同性恋者参军的禁令，并定下一套军队性行为守则，目的是避免军队对同性恋者的歧视，尊重士兵的性取向。不过守则禁止士兵在公众场合及在当值期间有任何亲热表现。

从感染性病的角度看，单性伴的女子同性恋只要双方无任何性病，性接触一般也不会感染性病。但多性伴、不固定性伴的女子同性恋存在着感染性传播疾病的危险因素。尤其是无法确定谁是否携带有病原体的性接触时，如口交、手指－阴道、手指－肛门、女用器具－阴道、女用器具－肛门等，也会引起交叉接触感染。女用性器具因属于多次重复使用的软塑料制品，其消毒灭菌至关重要，又不能用高温消毒，只能用消毒液浸泡，一旦消毒灭菌不彻底，容易引发感染。

但男子同性恋，特别是多性伴的同性恋则属于高危行为，高的肛交频率易传播和引发一些严重的性病和艾滋病，而HIV病毒通过肛门和直肠黏膜极易扩散传播，因此同性恋发生性关系感染艾滋病病毒的比重在逐年增加。2001年，英国共有4279人感染上艾滋病病毒，因为同性恋关系感染病毒者超过50%以上，而1998年同性恋者感染病毒者仅占总数的30%。爱尔兰也有此趋势，同性恋感染病毒者从1998年到2001年上升了4倍。中国性病艾滋病预防控制中心最新调查发现：同性恋或双性恋男子在男性艾滋病患者中占70%以上。与异性之间的性混乱一样，同性恋的泛滥对人类的健康危害也是很大的。

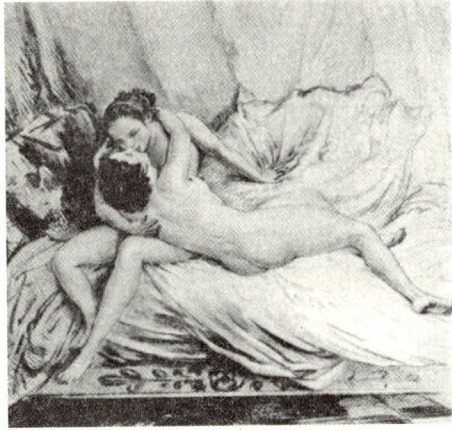

女子同性恋

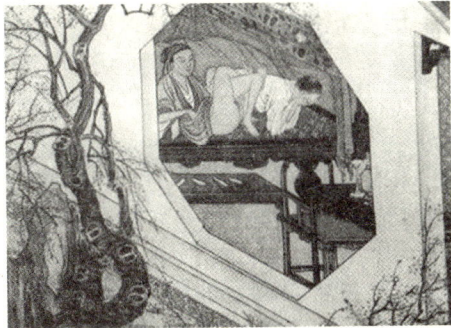

男子同性恋

近年来中国性病艾滋病的感染者数量正不断增加，同性恋或双性恋男子提供性服务的男性人群的染病几率也不断增加，而这一群体长久以来一直在性病艾滋病防控的视野以外。2002年8～12月，中国性病艾滋病预防控制中心在中国内地两座城市对95名为同性恋或双性恋男子提供性服务的男青年进行了专项调查。结果表明：他们在接受调查前的3个月，平均每月接待客人

5.6人，平均性交易频率为每月7.2次，性交易中很少使用安全套。在性病艾滋病知识方面，全部调查对象都听说过艾滋病，但对艾滋病预防知识的了解很有限，全面知晓血液、性接触和母婴三种传播途径的不到1/10。

中国的性教育太落后，且遮遮掩掩，缺乏对性行为者、尤其是偏离常态的性行为者的保护性指导，如口交、肛交、同性恋等行为的指导。由于人们普遍缺乏性卫生知识，而有肛交这一危险行为的人群正不断增多，其后果就是通过性接触感染性病、艾滋病的人群也不断增多。要告诫而不要指责同性恋的肛交行为，从生理和疾病的角度，讲明说透使用安全套肛交的重要性，以避免或减少性病、艾滋病的感染和传播。

4. 人与动物的性接触感染

恋兽癖，亦称兽奸，是指经常、反复地与动物进行性接触以满足性欲的癖好。人与动物发生性关系是一种性偏离的行为，在世界上的大多数国家认为这种行为是非法的，但偶然的兽奸仍然存在，特别是在偏僻的农村。据调查，在美国某些农村有17%的男性承认自己与动物有过至少一次的性体验。女性与动物间的性接触虽比较少见，但也有增长的趋势。恋兽癖的动物对象通常是狗、羊、马、驴、猫、鹅等温顺的家养动物。性接触包括摩擦动物身体、手淫及吮舐动物生殖器官、让动物吮舐生殖器和性器官接触等。

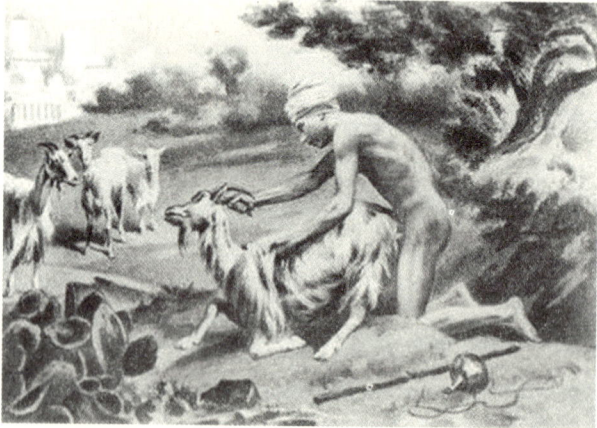

恋兽癖

人与动物的性接触很容易引发感染人畜共患的传染病，如念珠菌寄生于狗、猫等动物的消化道和黏膜上，让动物舔生殖器可引起女性生殖器念珠菌病；弯曲菌病、弓形虫病、圆线虫病、隐孢子虫病等都可因与动物的亲密接触和性接触而传染给人类。

（五）母婴接触感染

母婴接触感染是最不愿发生而又最无可奈何的，谁也不想自己的宝贝儿女生下来就有遗传病、就是个畸形儿，或者已感染上某种难以治愈的传染病。但母婴之间的天然的血肉联系、胎儿弱肉的小生命及病原体无孔不入的侵袭，使要做母亲的女子必须选择健康的生活方式，摒弃一切可能给下一代带来不良后果的行为，包括吃喝住行、性生活和精神生活，都必须以腹中的小生命为中心，精心考虑安排，时时刻刻都要预防病原体的入侵，稍有不慎，就会给小生命带来无法挽回的伤害。母婴接触感染主要通过胎盘血流感染、分娩产道感染和哺乳感染，尤以性传播疾病最为严重，对胎儿、新生儿危害也最大。

1. 胎盘血流感染

孕妇子宫颈部念珠菌感染羊膜、羊水，可感染胎儿整个皮肤；先天性梅毒是由母体通过胎盘传给胎儿，可引起早产和死胎；孕妇感染生殖器疱疹有增加流产、早产的危险；孕妇感染巨细胞病毒，可通过胎盘侵袭胎儿；孕妇患淋病时，若淋球菌随血流侵犯胎儿，易引起胎膜早破、羊膜腔内感染、早产、产后败血症、胎儿发育迟缓等。

女性怀孕后经常接触猫、狗等动物，可能会感染宠物身体上的弓形虫。如在妊娠早、中期感染，可引起流产或各种胎儿畸形。妊娠晚期感染可引起早产、死胎、死产。此外，宫内疟原虫可破坏胎盘绒毛组织，通过母体血流侵入胎儿体内。

2. 分娩产道感染

新生儿淋菌性眼炎就是在分娩过程中，携带淋球菌的母体通过产道分泌物感染了新生儿的眼睛所致，不及时治疗，可出现角膜混浊、溃疡、虹膜睫状体炎，最后导致失明。新生儿在娩出中如吸入带有淋菌的产道分泌物，可发生淋菌性咽炎、淋菌性肺炎等。

产妇患念珠菌性阴道炎，在分娩时，产道内的念珠菌可传染给新生儿；感染Ⅱ型疱疹病毒可于分娩时通过产道传染给新生儿，是新生儿先天性缺陷和死亡的原因之一；支原体可在患病的孕产妇分娩时通过产道传染给新生儿。

如果是孕妇自身感染弓形虫病，经胎盘可使胎儿宫内感染，在分娩过程中，胎儿吞咽了被污染的羊水也能造成新生儿感染。

3. 哺乳感染

乳母感染巨细胞病毒可随初乳或乳汁排出，传染给母乳喂养的新生儿或婴儿；病毒性肝炎也可通过哺乳传染给婴儿。

所以，每一对结婚、同居要生儿育女的夫妻或伴侣，为了下一代的健康，必须要保持性纯洁、性卫生；一旦不慎染病，要及时治疗，等治愈后才能考虑怀孕的事，至少要有 6 个月以上的安全期，以确保从受精卵、胎儿到新生儿、婴儿的健康发育和成长。

四、医院感染

医院是人类社会城镇化发展的产物。古希腊首先出现了医院的萌芽，以后逐渐发展成现代形式的医院。但对流行性传染病来说，医院的确不是个好去处。因为，医院是病人聚集的场所，是病原微生物的集散地。从古至今，医院感染（也称院内感染）是一个世界性难题。先进发达国家如美国的医院感染发生率为 5%，日本 5.8%，英国 7.5%，经济落后国家的医院感染发生率高达 15～20%，有的国家甚至更高。中国的医院感染发生率平均约 9%。以 SARS 为例，最早从中国广东开始，后蔓延至世界 32 个国家和地区，医院也成为重要的群体交叉感染源，这是 21 世纪以来造成影响最大的传染病暴发流行，是近代公共卫生史上的最大的事件。2003 年 2 月，SARS 开始在中国广东大暴发，每天以 50 人甚至更多的速度增长，并且已经有不少医护人员被感染的消息。3 月初首都北京出现第 1 例 SARS 病例，比广东第 1 例确诊整整晚了 2 个多月，随后迅速扩散，直至暴发流行，有的医院成了 SARS 传染源。如果提前吸取广东在防治非典方面的经验和教训，就不会在医院出现群体交叉感染的局面。

1. 医院和医生曾经是流行性传染病的交叉感染源

18 世纪，在黑死病肆虐欧洲后，深受瘟疫折磨的意大利和法国率先实行了一系列公共卫生措施，包括设立疫情监察站以及隔离医院等。据史料记载，尽管卫生措施得到了一定程度的改善，但由于人们对于传染病认识的局限，一些医院卫生条件的恶劣仍然让人震惊。

如果没有保存下来的文献记载，恐怕难以想象几个世纪前，在欧洲最为繁华的大都会巴黎竟有简直不堪入目的医院看护措施。1750 年，当奥地利皇帝约瑟二世在游历巴黎的时候，考察了当地最大的一所医院。他在同一张床上发现了一个病人躺在一个死尸的旁边，不禁惊骇不已。随后，法皇路易十六命法兰西学院考察此事，并委任了一个委员会。委员会在做了详尽的考察后递交了一份措辞还算委婉的报告，该报告证实了奥皇所见确有其事，而且医院的情况还更糟。该报告中指出，在这所法兰西最大的医院内，活人和死人躺在一处，有时候居然五、六个病人挤在一个病床上。在医院内传染病患者没有特殊的隔离设备，出天花的人往往和生热病的患者同居一室。这个病人身上的被单揭下来马上就盖在另一个病人身上，一些疥疮之类的传染病自然从这个病人传到了那个病人身上，而且由于没有适当的防护措施，医生和护士也不能幸免。另外在这所医院内也没有独立的手术室，在那个没有麻醉剂的时代，病人的哭叫之声，对于其他等待手术和病房内的病患者在神经上的折磨可想而知。因此，最终委员会的报告宣称："市立医院实乃传播疾病于巴黎全城的不竭之源泉。"

应该说建立公共卫生设施和医院是非常可贵的。但是由于当时人们对于传染病的认识还非常有限，尤其是传染病的传播，因此当时的医院几乎成为了一个传染病肆虐的中心，那所曾被法国人称颂的医院其病死率达到22%。尽管如此，隔离仍然被作为人类在对抗瘟疫最为有效的措施而延续下来。欧洲历史上最大规模的隔离要数 19~20 世纪肺结核盛行时期。当时感染肺结核的病人纷纷被送往城外的特殊隔离所监护起来。

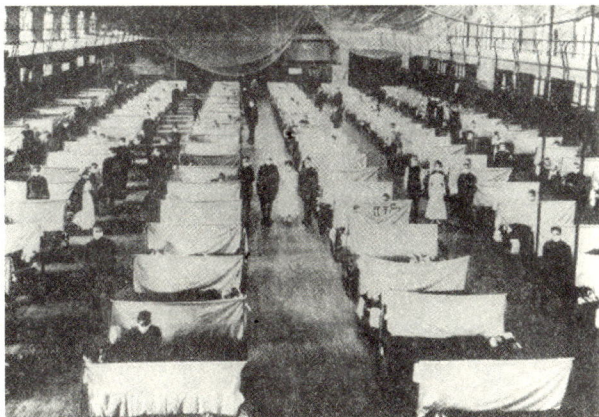

医院里的流感病人　　　（来源　生命世界）

2. 医院是病菌、病毒最集中最活跃的场所

医院是各种各样的病人（传染源）最密集及病原微生物种类最多、密度最大、传播最快的特殊场所。在大、中城市，虽有专业的传染病医院，可是在未查清病原体前，患者通常都在普通医院就诊，而极大多数医院的医生、患者和陪护人员都缺乏必要的预防保护措施，存在被感染的危险。2008 年 9 月西安交通大学第一附属医院 8 名新生儿死于院内感染。根据中国卫生部《医院感染管理办法》的解释："医院感染"是指住院病人在医院内获得的感染，包括在住院期间发生的感染和在医院内获得出院后发生的感染，但不包括入院前已开始或者入院时已处于潜伏期的感染。

医院感染的病原体：大多数为细菌，约占 90%~95%；其次为病毒、真菌及寄生虫。大肠埃希菌、金黄色葡萄球菌、肠球菌和绿脓杆菌为院内感染的主要致病菌，其次为变形杆菌、克雷伯氏菌、鼠伤寒杆菌、链球菌、军团杆菌等。病毒有流感病毒、鼻病毒、呼吸道合胞病毒、腺病毒、乙型肝炎病毒、丙型肝炎病毒、单纯疱疹病毒、巨细胞病毒、EB病毒等。真菌有白色念珠菌、隐球菌、曲霉菌、毛霉菌等。寄生虫有卡氏肺孢子虫、隐孢子虫等。

医院感染的主要人群：严重疾病患者、人体免疫功能低下的患者、婴幼儿患者、高龄老年患者、接受各种免疫抑制疗法患者、接受各种插入性操作或损伤性诊断患者。善通患者、陪诊者、探视者、医疗和护理人员也有可能受到感染。

医院内可能发生感染的几种路径和方式：

（1）空气感染：从跨入医院大门到诊治离开医院期间，医院内的空气、尘埃就可能处于各种病原体的混合交叉感染之中，尤其是呼吸道类疾病的患者或病原体携带者，在说话、咳嗽出的飞沫或吐出的痰及唾液中含有许多病菌、病毒，均可散布在空气中或形成气溶胶传播，而健康的陪诊者、探视者、医护人员极有可能会受到感染而引发传染病，就是患者也会因感染上同型病原体而加重病情或感染上其他病原体而致病。以流感病毒为例，患者一声咳嗽可散播约10万个病毒，一个喷嚏就有100万个病毒扩散开来，而且在1秒钟可以传播到距离6米远的空间，人们吸入后就有可能引起感染。

（2）环境感染：在医院内，病人、隐性带菌毒者的脓痰、唾液、呕吐物、分泌物有时会污染病房、诊疗室、通道等墙壁、地面、医疗用品和生活物品上，若清除不彻底，消毒灭菌不净，极易沾染上残留的病原微生物，并随天气的温度、湿度不同而变化，干燥时墙壁、地面、物品上的病原微生物易混入空气中扩散传播，潮湿时空气中的病原微生物也会黏附在墙壁、地面和物品上。有的医院，传染病房与普通病房共用同一个通道，也易引起传播或交叉感染。

（3）接触感染：医院内的病人与病人、病人与陪诊者、病人与探视者、病人与医护人员、母婴之间等均可通过直接或间接接触感染。此外，接触受到病原微生物污染的床单、衣服、尿布、食具等医疗用品、生活物品和床头的各种食物，均可引起院内感染。

（4）医疗感染：与手术治疗和医疗器械的应用有关。诊疗器材若受到污染，可作为载体将病原微生物带入体内，感染人体组织和器官。各种手术的切口破坏了皮肤黏膜屏障的完整性，便于病原微生物入侵；输血、器官移植、静脉插管、尿路导尿、血液透析、人工呼吸机的应用等医疗方式使人体组织受到异物机械的接触和物理、化学的融合，也极易受到病原微生物的感染。日本有 20 名患有克雅氏症的病人就因为在手术中被移植了经疯牛病致病因子污染的脑脊膜而致病。2002 年 4 月 9 日，中国国家食品药品监督管理局发布公布，从即日起禁止从发生"疯牛病"的国家或地区进口或销售任何含有牛羊组织细胞（如骨、皮肤、黏膜、牙齿、肠衣、心膜、血清、胶原蛋白等）的医疗器械产品。

（5）授精感染：有些不孕妇女满怀希望通过人工授精而怀孕生育孩子，但如果技术不成熟或操作不当也会受到病原体感染。日本《读卖新闻》2002 年 11 月 24 日报道，西日本大学医院的医师在进行人工授精时，由于技术不过关，未能将受艾滋病病毒感染的精子处理干净，导致受孕女子染上艾滋病。这类感染方式在日本尚属首例。

病原微生物是医院的天敌、也是医生的对手，这类看不见的"敌人"，可能遍布医院的每一个角落。因此，预防医院感染，是公共防疫的重中之重，要特别注意呼吸道类传染病的传播，发热门诊与普通门诊应当分开，患者不戴口罩就医的，应配戴口罩；传染病房与普通病房隔离，通道也不能共用，以减少病原微生物的扩散；同时，医院内的消毒灭菌工作极为重要，丝毫都不能松懈，不能让医院成为传播疫病的不竭之源。

3. SARS 病毒在医院暴发流行的惨痛教训

2002 年 11 月 16 日至 2003 年 1 月 2 日，SARS 从中国广东省河源市传到了广州市；1 月 19 日传到了中山市。此时，中山市有 28 名病人，其中医护人员为 13 例。SARS 对医护人员极高的感染率和家庭聚集性显示这是一种传染性极强的传染病。2 月份 SARS 在广州达到高潮，紧接着疫情在广东从 2 月开始了暴发性流行。

到 2003 年 2 月，广东已经把 SARS 传染给香港，同时也传给了广西、湖南、四川和山西，而山西的患者在 3 月 1 日到北京就诊，把病毒带到了北京。2003 年 3 月，SARS 开始在北京悄然流行。山西人民医院的医生 3 月 20 日收治从北京返回的发热病人，依然不知道内情，而导致医院 10 多名员工感染，57 岁的急诊科副主任死亡。

世界卫生组织在 3 月 15 日将中国广东、香港和亚洲一些国家和地区发现的"传染性非典型肺炎"定名为 SARS，确定其为对全球所有国家和地区具有重大威胁的传染病。但是北京的流行正是从那个时间开始，到了 4 月，SARS 已经从北京蔓延到内蒙古、宁夏、天津、河北、吉林、辽宁、陕西、甘肃、江苏、浙江、安徽等省。香港、广州也再次把 SARS 传染到福建、上海。4 月 9 日官方报道只有 22 例输入性病例，实际情况并非如此。到 4 月 20 日，中国卫生部部长张文康被解职，此时官方数据报告北京病例为 362 例。尽管官方采取了一系列强有力的措施，但此后北京进入高发期。4 月 24 日，北京的 SARS 病人开始向各定点医院转移。北京有的医院刚经历 1 个月的时间，医护人员感染已经高达 90 多例，占全院医护人员的 1/15。在与 SARS 的较量中，有的医院护士临阵脱逃，有的医院临时工都走了。北京某大医院领导接受媒体采访，有的只是眼泪和痛苦的表情，谈的只是医院建筑问题、物资匮乏、缺乏感染人才等等，却没有丝毫对自身的反思。

医院一线的医护人员是一批一批进 SARS 病房，一批一批被感染倒下。最开始连一线医护人员的隔离衣都没有，隔离衣、消毒的用品一会儿缺这、一会儿少那。医院甚至对发热门诊的医生护士每人还限制只发 2 个普通的纱布口罩。而有的医院甚至一线大夫已经患病发烧了，医院也没有人管，一个人呆在简陋的宿舍里，一呆就是 3 天。有的医院甚至连做防护服的白布都没有了。

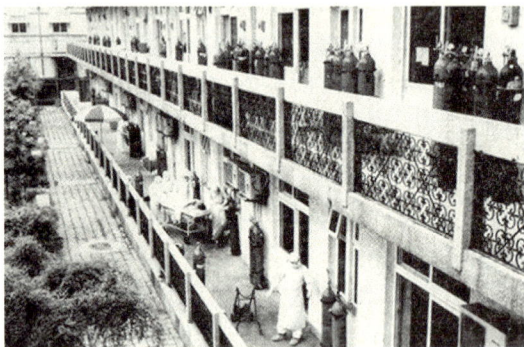

SARS 期间的地坛医院

在收治第一批 SARS 病人时，有的医院领导甚至对医生说：即便是有很明显的症状应该考虑 SARS，也不能跟病人说是 SARS，而只说是肺炎。因为没有确诊，病人问也不能说。这种隐瞒病情的决定，导致不少 SARS 病人没有得到及时隔离，在医院造成交叉感染，他们中有的甚至被放回社会又感染一大批人。可谓是"漏掉一个污染一片"。患者因为没有得到即时治疗，病情加重。一位病人已经发烧到 39℃，到北京某知名医院就诊，该医院的态度是，"发烧，没事，回去吧。"病人急了：我就是 SARS，我家里有人已经得了。后来，这位被放回去的病人病情加重最终死亡，家中连续有 8 口人被感染。

北京个别医院之所以成为 SARS 病毒传播的重要源头，除了与收治环节过多有关外，首诊医生因缺乏经验处置不当也是一个原因。医院设立的 SARS 病房竟然和别的普通病房同走一条通道。有的疑似病人直接就在急诊的走廊上输液，这里密不透风。在转移 SARS 病人过程中也很混乱，SARS 病人转走后，留观室的常规病人又被分散到各病房，把那些病房也污染了，最后 SARS 病人在医院里遍地开花。而且 SARS 病房条件也非常简陋，病房间用简易板相隔，不管是疑似的、确诊的都混住在一起，很容易交叉感染。

SARS 在中国造成如此大规模的流行，有几大教训应当汲取：

第一个教训是：决策失误，控制不力。在 SARS 出现的早期，疾病控制部门，特别是作为国家级的疾病控制部门对这个新的、不明的传染病束手无策，比较慌乱，并导致决策失误，没有把重点放在控制疾病蔓延上。流行病学策略显然被忽略了，从中央到地方的疾病控制部门没有对 SARS 这个尚不明的传染病实施应该执行的流行病学措施，没有采取果断的隔离措施，没有及时公开已经发生的疫情。

第二个教训是：疫情不明，公众恐慌。2003 年 2 月，SARS 迅速传播已经引起公众极大的关注和担忧，听说板蓝根和食醋可预防不明传染病，一时中国广东的板蓝根和食醋奇货可居、价格暴涨；与此同时，SARS 也开始暴发流行，疫情不明，传播迅速，信息封锁，瞒报漏报，公众包括医护人员的恐慌进一步加剧。

第三个教训是：医院感染，亦治亦传。SARS 似乎主要通过接触和飞沫传播，也可能通过空气途径传播。在治疗病人的医院里，存在着大量有传染性的病原体，其中一些不明的或危害性大的病原体难以处理或无法处理。病人和医务人员都必须面对这些病原体。医务人员的操作如插管、支气管镜检查等具有高度危险，不断出现的一线医务人员病倒也引起他们对 SARS 的担忧。医务人员还有将医院内病原体传给家庭成员的危险。事实证明，使用 N－95 面罩、讲究手卫生、穿隔离衣、戴双层手套和眼保护镜很有效，明显阻断了医院内传播。

第四个教训是：隔离不严，缺乏保护。在 SARS 暴发流行时，医院人满为患，对于那些必须住院、必须隔离的 SARS 病人，也不能确保安全。有的 SARS 病人、疑似病人甚至与普通发热病人在同一诊室或同一通道打吊针，SARS 病人也与家庭成员一同生活，形成交叉感染和不断传播。直至中国政府不惜代价，采取果断的全社会的隔离措施，才彻底阻断了 SARS 的传播流行。

对于 SARS 这样尚未认知的传染病，诊断越早，初诊准确率越高，病人治愈的可能性越大。而要解决这个问题，最好的办法是制定详细、可操作的诊断流程。让每一个医生一目了然，做到规范接诊。北京协和医院可以说是一个范例，SARS 病房分清洁区、半清洁区、污染区等，要经过好几个房间才能接触到病人。医护人员在第一间换下自己的衣服，领穿第 1 套衣服和帽子，还有全封闭的工作鞋。通过第二道门后，开始穿第 2 身防护服，第三道门再穿 1 套，整个过程要穿 4 套。相反，医护出一道门脱 1 套衣服，直到脱到只有最后 1 套，然后到洗澡间，洗完后再穿自己的衣服出门。这样就阻断了 SARS 病毒在医院的传播。

五、其他感染途径

人类的生活方式可以简单地概括为吃、喝、拉、撒、睡、性、休闲和娱乐。从古至今，人类生活方式似乎没有本质的改变，但随着科学技术、文化与文明观念的发展，人类的生活方式在形式上有了相当大的变化，并由此产生了生活方式病，如癌症、心脑血管病等慢性非传染性疾病，以及糖尿病之类的"富贵病"，而且还产生了新型的传染病，如艾滋病、埃博拉出血热、SARS 等。人类也认识到，正是人类的生活方式和不良习惯越来越多地制造和产生着过去见都没有见过，想也没想过的新型传染病。

1. 人类的不卫生陋习导致感染

欧洲人的清洁卫生习惯不是一天两天养成的，而是从中世纪（公元 476～1492 年）以来的几百年中，在与各种传染病的斗争中逐步总结经验教训得出来的。如现代个人卫生习惯中不可或缺的洗澡，在历史上曾有很大争议。中世纪是一切都围着上帝转的时代，教会只允许人们在有必要和临终前洗礼的时候洗澡。在 11～13 世纪随着十字军东征人们才可以尽情地洗浴。罗马的卡拉卡拉大浴室是历史的遗迹，见证了文艺复兴时期欧洲人喜欢洗澡的事实。据历史记载，1292 年巴黎就有 26 座公共浴室（包括蒸汽浴），经营浴室是一门兴旺的行业。但是到了 15 世纪欧洲流行鼠疫之后，惊恐的人们竟然错误地认为，洗澡是疾病入侵身体之源，洗热水澡会使汗毛孔张开，从而造成体内各个器官完全置于来自外界的危险之中。导致在此后长达百年的时间内，社会各界尤其是宫廷和上流社会人

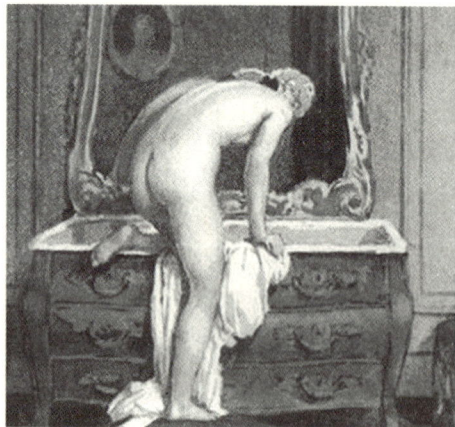

洗澡曾被认为是疾病侵入身体的根源

士基本不洗澡，不用水清洗身体，甚至不洗脸。人们认为，鼠疫通过空气传播，而一洗热水澡，毛孔完全张开，有毒的空气就会通过毛孔钻入身体。此外，因为皮肤会渗水的，皮肤湿了就有可能染上几百种疾病。

如今这些听起来令人感到荒诞不经的理论却统治了整个 17 世纪的欧洲。

欧洲人在整整 100 年的时间里避免用水来清洁身体。如当时代表欧洲文明最高水平的法国，连赫赫有名的"太阳王"路易十四，每天早晨也不用水洗脸，只是用混合了葡萄酒的水洗手和漱口，用洒了香水的干布擦脸。为了遮盖身体的臭味，则大量地使用香水。为了抵御所谓外来的通过皮肤汗毛孔入侵的"有毒的气体"，人们穿起紧紧把身体包裹住的衣服，而棉布和羊毛织品则因纤维间缝隙较大受到摒弃，主张穿丝绸等织得细密的纺织品，认为它光滑的外表有助于"毒物"滑落下来，不致于侵入身体。

直到 18 世纪 30 年代，人们才认识到水对清洁的作用，逐渐恢复了洗澡，但却仍然不洗头，认为在头发上扑香粉会起到清洁作用。在保留当年原貌的华丽的巴洛克式宫殿里，有专门用于扑香粉的房间，一年中用去的香粉可以吨计重。尽管关于洗澡的误区延续了一个世纪，但欧洲的公众和上层社会也认识到卫生与健康的重要，并一直在苦苦探讨，以寻求有助于人体健康的真知灼见。

美国是一个多民族的国家，各州、各地的文化传统和卫生习惯也各不相同，但是从总体上说，美国还是一个比较清洁的国家。人们十分注重公共场所和家庭中的卫生。在大街上很少看到随地吐痰的人。大多数美国人都很重视社会公德，从来不在大街上随处乱丢垃圾，哪怕只有一个人在，也会自觉地遵守公共道德，甚至不惜跑很远的路把垃圾扔到垃圾箱里。

但美国人的卫生习惯并不像欧洲国家那么严谨，从美国人许多生活习惯来看，美国人的确是一个在生活上不拘小节的民族。在麦当劳或者是比萨饼店，经常可以看到匆匆忙忙的美国人吃完了之后吮吸干净手指上的奶酪，然后才擦擦手，酒足饭饱地离去。有些小孩用双手抓着大奶油蛋糕吃，然后一根接着一根的吮吸自己的手指。美国人寄信时惯于伸出舌头沾湿那层干胶，来粘住信封口，还有用指尖沾点唾液翻书，与猫狗亲嘴等"不洁"习惯。此外，在美国的每一个城市都有贫民区，这些地方有比较多的黑人、墨西哥人或者是东南亚人，他们的生活习惯比较差，而且街道上也比较脏。

然而，"9·11"事件和炭疽袭击让几乎所有的美国人都改变了卫生习惯。无论是饭前、工作后、甚至是阅读报纸或者拆看信件之后，都要仔细地洗手。学生放学回到家里，家长的第一句话往往就是："亲爱的，先去洗手"。现在的美国人，对于周围的卫生环境，多了一份警觉，少了几许信任。在桥梁、涵洞、道路、车站等重要场所保持严密戒备的同时，每个人的眼、耳、鼻、口、手也成为了美国人防范的重要部位。

在美国，从来没有人喝开水，大家都是喝自来水，传统和习惯都认为自来水很干净。美国联邦政府环保局 2002 年底依据全年水质研究报告，劝告民众不要饮用自来水，防范恐怖袭击使美国人对饮水和食品卫生忧心忡忡。同时美国人也得到了社会健康和卫生专家的警告，由于各种生化细菌随时可能存在于空气中间，在户外活动过的人，回到家里一定要注意个人卫生。在恐怖主义的阴影下，美国人已经更加注重自己的个人卫生习惯。

苏拉特市是印度最脏的城市，垃圾成堆，臭味熏天。1994 年 9 ~ 10 月间，印度苏拉特市遭受了一场致命的瘟疫——鼠疫，30 万苏拉特市民逃往印度的四面八方，同时也将鼠疫带到了全国各地。为何销声匿迹多年的鼠疫再度在印度流行呢？专家们一致认为鼠疫的暴发是极为肮脏的环境所致。据说，鼠疫流行期间，该市每天清理出的垃圾多达 1400 吨。

中国也是一个多民族的国家，各族、各地的民众生活方式和习惯各不相同，有的合乎卫生要求，也有的很不卫生，易传播疾病。在城镇、农村仍有一些不卫生的生活环境和陋习，随地吐痰擤鼻涕，咳嗽喷嚏不掩饰，手蘸唾液点钱物，饭前便后不洗手，乱扔垃圾泼污水，到处便溺臭又脏。细菌性食物中毒与吃喝不洁食物饮料有关，性病、艾滋病流行与嫖娼卖淫和性混乱有关，生活陋习有时会引发大规模的疫病流行和社会群体性恐慌。

2. 室内环境不卫生导致感染

人的一生约有 70% 的时间是在室内度过的。在空气质量较差的室内环境中生活，对人体健康的危害很大。中国标准化协会的调查表明：68% 的疾病是由于室内空气污染造成的，室内空气污染程度高出室外 5 ~ 10 倍。室内空气污染已成为危害人类健康的"隐形杀手"。室内环境主要有三大类致病因素：

第一类是致病微生物：室内阴暗潮湿的环境大多滋生有细菌、病毒、霉菌、螨虫等病原微生物，不仅使食品变质，物品发霉，还易使人患各种皮肤疾病；在室内通风不良、人员拥挤的环境中，流感病毒、SARS 病毒、麻疹病毒、结核菌等致病微生物容易通过空气传播，使易感人群发生感染，特别是老人和儿童易患气喘或呼吸道传染病。

第二类是致病虫媒和动物：室内的厨房与厕所是细菌、病毒滋生和繁殖的场所，苍蝇、蚊子、蟑螂、老鼠、蚂蚁等有害动物隐藏在室内阴暗潮湿的角落，可传播多种疾病；家中饲养有猫、狗等宠物，虽倍加宠爱，但动物体内易感染各种人畜共患的病菌、病毒、寄生虫，体表易沾上虱子、跳蚤、螨虫，稍有不慎会使人感染多种人畜共患传染病。

第三类是致病有害物质：气态化学污染物，包括多种挥发性有机物和无机物，如二氧化硫、甲醛、氨、苯乙烯等刺激性气体，会刺激眼、鼻、咽喉及皮肤，引起流泪、咳嗽、喷嚏等症状；有可吸入颗粒物"飘尘"，除了携带细菌、病毒等生物活性污染物外，还是多种致癌化学污染物和放射性物质的主要载体。

3. 封建迷信和传统陋俗导致感染

巫术与疾病、瘟疫有不解之缘。在医学还没有出现前，每当有人病重、或村落传染疫病时，就会请巫师或巫婆治病，念念有词的咒语，各种各样的献祭，配合使用护身符、解毒草药等，有时还真能让患者病情好转。此外，每逢婚嫁、丧事等，人们也常聚集在一起，举行各种仪式。而那些符咒、信条、习俗、仪式等就代代相传，为后人所崇拜和迷信，相信这样做法可使人躲避灾难，也可让病人痊愈。

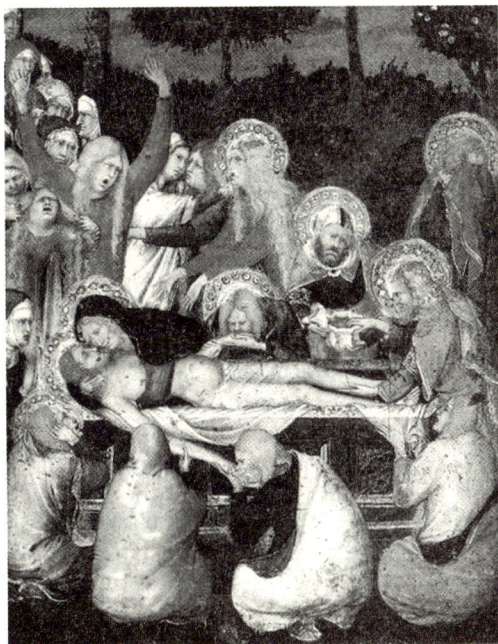

亲属亲吻死者易感染病原微生物

　　然而有些自古流传的信条和习俗却成为瘟疫流行的帮凶。据 2003 年 8 月 18 日的《华盛顿邮报》报道，在撒哈拉以南非洲的乡村，游荡着这样一群男人——他们是村子中出了名的酒鬼或公认的游手好闲的人，但他们却担负着一项"重要"的传统工作，专门和那些刚刚死了丈夫的寡妇们睡觉，以达到为这些妇女"清洁"的目的，他们就是所谓的"清洁工"。一群妇女们极端厌恶的人，一群到处传播艾滋病的人。这一传统已经在非洲延续了几个世纪，在肯尼亚、乌干达、坦桑尼亚、刚果、安哥拉、加纳、塞内加尔、科特迪瓦和尼日利亚等国家的乡村，都能够找到"清洁工"的身影。"清洁"的传统可以追溯到几个世纪以前，它源于一种信仰，即一名妇女会被死去的丈夫的灵魂折磨，她本身也是"不洁"的，如果她保持单身，就是"混乱"的，她们必须被"清洁"，否则，就不能出席葬礼或再嫁。村里的长者说，我们宁愿为传统而死，"清洁"这个传统必须坚持下去，否则整个村子就会被诅咒，庄稼就没好收成。

在非洲的乡村，有成千上万个这样的"清洁工"，他们专门和那些死了丈夫的妇女睡觉。"清洁工"与那些寡妇和未出嫁的姑娘们发生性关系，而这些女人还要付给他们报酬。他们的报酬颇高，有奶牛、粮食，有时候是现金。"清洁工"认为这是在"净化"妇女，"那些女人喜欢被清洁，因为没别人愿意和她们在一起，她们不能独自和恶灵待在一起。她们需要我们。"而村民们也认为，那些死去的人会变成邪恶的幽灵，必须请"清洁工"们去驱散这些幽灵。作为一项仍然顽固保留的传统，那些可怜的妇女必须和"清洁工"们睡觉，否则她们就不能出席丈夫的葬礼，也不能被丈夫的兄弟或亲戚"继承"（即嫁给丈夫的兄弟或其他男性亲属）。对于那些还未出嫁的姑娘，假如她们失去了双亲，也必须和"清洁工"睡觉，才能得到大家的继续认同，否则，她们就会被毒打，并失去所有财产。

在艾滋病肆虐的腹地，在每年死于艾滋病的人数高达 1960 万的撒哈拉以南非洲，同"清洁工"发生性关系对于广大妇女来说就不仅仅是个传统习俗上的折磨了。"清洁工"们如今以爆炸性的速度在非洲的广大乡村传播着艾滋病，位于肯尼亚首都奈洛西北方的甘格村就是最典型的例子，这个村子有 1/3 的人感染艾滋病。凡是还保留着请"清洁工"驱逐恶灵习俗的地区，艾滋病都以极高的速度传播着。"清洁工"从来不用保险套，他们说"清洁"工作必须是皮肤挨着皮肤的，如果使用保险套，那些妇女就不能被真正"清洁"了。在非洲，妇女感染艾滋病的几率是男人的 6 倍，许多是强奸和类似"清洁"之类的陋习造成的。"今天，你和这个女人睡觉，明天，你又和那个女人睡觉，后天，又是其他的女人。"这些陋习导致一个男人可以把艾滋病传染给上百个女人。

食人风俗恐怕是最野蛮的传统习俗。在人类历史早期发展过程中，流传着"人吃人"的故事，世界各地都曾发现过"人吃人"现象的记载，如中美洲的阿兹台克人和古印度人，都把吃人作为一种宗教风俗。但在南太平洋岛国巴布亚新几内亚，食人脑的传统习俗却导致可怕的库鲁病（Kuru）流行。当地的土著部落福鲁人有一种野蛮的传统习俗：

当家中有人死去后，在举行的葬礼上女眷和儿童将死者脑浆涂抹在脸部或捧食。因食者主要是妇女和儿童，所以多见女性和儿童发病。这种食人脑的陋俗直至 1959 年才被当地政府禁止，此后发病明显下降，并已近消灭。

库鲁病又称震颤病，是一种由朊病毒侵害人类小脑所引起的传染性运动功能失调症，患者先是四肢震颤，随后出现全身麻痹、震颤，并在 6～12 个月内死亡。第二次世界大战后发现在巴布亚新几内亚西部高原地区的福鲁人原始部落中流行一种怪病，患者初期表现为难以抑制的震颤、四肢阵挛性抽搐，晚期出现精神错乱，丧失记忆，认不出自己的家人，并发出痛苦而可怕的笑声，最终导致瘫痪而死。通过调查发现怪病与当地人的食人（亲属尸体）习俗密切相关，若该亲属是朊病毒的携带者，则其脑部和血液等处含有大量朊病毒，食入这些病变组织或不慎从伤口侵入病原体，就会感染发病，有时潜伏期可长达 30 年。

美国病原生物学家盖达塞克（C. Gaidusek，1923～，因发现库鲁病的起源和传播机制，与布伦博格同获 1976 年诺贝尔生理学或医学奖）经过 12 年的研究，用长臂猿和 10 多种不同种类的猴子进行试验，发现库鲁病是由于某种细菌、病毒或其他病原微生物引起的，吃死人肉特别是大脑，是库鲁病的主要传染途径。盖达塞克最后证实库鲁病的病原体不是微生物而是一种侵入大脑和神经系统的迟延性病毒，主要以脑组织为寄主，可长期潜伏。

4. 缺乏公共卫生设施导致交叉感染

公共卫生是人类社会城市化的产物，是伴随着疫病流行而被"逼迫"出来的措施。当人类社会刚出现城镇的时候，没有公共卫生，人们的生活垃圾、粪尿随处乱倒乱扔，那时人口较少，没有凸现出严重的环境污染问题。就是到了 18 世纪，居住在城市的人们还是将垃圾、粪尿和污水倒在大街上，任其顺着小水沟排入河道中。到 19 世纪 30 年代，欧洲人口日渐增多，而垃圾处理等还未摆上日程，终于导致霍乱频繁发生。1832 年法国巴黎第一次暴发流行霍乱，1849 年霍乱又一次在巴黎流行，死亡人数高达 2 万人，促使管理当局开始建立隐藏在地面之下的下水系统。直到 1870 年法国科学家路易·巴斯德创立了现代微生物学之后，卫生和健康的关系才为人们日益重视。

19 世纪初，来自希腊语与健康有关的"卫生"这个词正式见诸欧洲文献，专指一切保护健康的手段和知识，成为医学中一个新的独立的知识领域。同时医学专家在政策制定中的地位也大为提高，在城市规划、公共设施配备中的发言权逐渐增大，对公共卫生习惯的教育开始普及。从 1830 年开始，法国的小学教科书开始定期地加入卫生教育内容。

1845 年起，法国诸如《家庭卫生》和《大众卫生》的书籍日益增多，详细地向人们介绍个人讲究卫生的方法。卫生专家当时推荐最力的就是洗手，1884 年，法国人莫宁在其著作中说："应该多洗手，尤其是一回家就要洗。"

1848 年，英国根据埃德温·查德威克爵士调查的当时工人居住卫生状况和贫民窟死亡率最高的报告，通过了第一部国家公共卫生法案，并建立了国家卫生总局，领导地方卫生官员。19 世纪末欧洲奠定了至今通行的卫生习惯的基本标准。正如法国学者乔治·维加莱罗在其关于欧洲中世纪以来的身体卫生史的著作中所说，清洁的历史是文明发展过程的一面镜子。

直到现在，公共卫生设施缺乏或不足，如城市管网供水、城市垃圾、污水排放和农村人畜饮水卫生等，仍然是发展中国家、贫困落后国家和地区尚未彻底解决的重大社会问题，存在着传播、暴发多种疫病的隐患。中国人口众多，城镇化建设步伐不断加快，而城镇环境基础设施建设方面欠账较多，大部分城市生活垃圾目前大多采用填埋方式处置，其中能达到无害化处理水平的填埋场还不到 20%，有害生物垃圾、危险废弃物的处置能力也严重不足，形成很大的公共卫生和环境安全隐患。

5. 缺乏有效的防疫隔离措施导致感染

人类对传染病、瘟疫暴发流行的恐慌或恐惧是随着一批又一批人群的病倒、死亡而引起的，因为人们还不懂得致病微生物，不懂得如何防疫，不懂得采取有效的隔离措施，于是各种荒诞不经，有的甚至是灭绝人性的所谓防疫隔离措施伴随着人们的恐惧应运而生。

英文隔离（Quarantine）一词来自拉丁文，意指 40 天。据史学家考证，隔离一词可以溯源到 14 世纪的欧洲，当一艘来自黑死病疫区的商船到达意大利繁华的威尼斯港口时，该艘船被要求隔离到一个孤地抛锚停留 40 天，不许一个人上岸。从意大利的拉古萨、到威尼斯到佛罗伦萨，人们采取各种措施试图把瘟疫挡在门外。不幸的是，携带瘟疫病菌的老鼠们带着跳蚤游上岸来，还是传播了瘟疫。

在欧洲肆虐黑死病期间，人们采取了各种形式的隔离措施，如完全隔离、看管、监护、喷洒香水、消毒、设置路障、禁闭、发放健康证书，在德国则采用健康通行证，西班牙也采用健康凭证等。被吓坏的民众偶尔会行使一种更为粗暴和野蛮的隔离：他们把染病者的门和窗全部用木板钉起来，最终让他们在里面饿死。这些都说明在黑死病席卷欧洲之时，人们从理性到近乎疯狂的防疫隔离措施，也描绘出人类社会在面对巨大的灾难瘟疫时所表现出来的市侩画卷。

隔离、消毒，抛尸海上。莫里斯·托隆在 1656 年热那亚鼠疫时所著的《行善的嘉布遣会修道士》一书中列举了当时人们采取的各种防范措施：对可疑分子进行隔离；当风向对着自己时，不同市内的可疑分子说话；点燃香料消毒；可疑分子的衣物要洗干净，最好要销毁；多做祷告，加强治安等。在极其富有的热那亚城中，死尸在街上堆积如山，当地人除了把尸体装上船只，运到海上销毁，没有别的快速清理办法。而对比这些措施，隔离也许是最有成效的，尽管隔离在当时并没有完全阻止瘟疫的蔓延。在鼠疫盛行期间意大利和法国的官方机构都采取了隔离的措施。如从 1612 年起，法国巴黎"开始用强制手段把病人从家中搬出，送往圣路易医院和圣马塞尔的桑台收容所"。

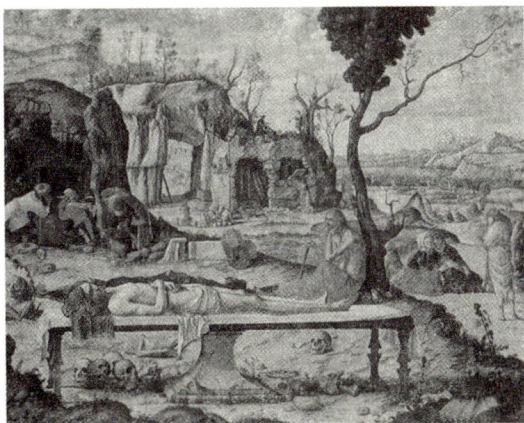

得了瘟疫的病人被赶到荒野的地方等待死亡

门窗紧闭，街头禁止通行。一位在 1673 年鼠疫期间死里逃生的意大利人回顾了当时在佛罗伦萨的可怕经历，虽然只是简单几笔，但也足以感受一个被瘟疫隔离的城市景象。他写到："我们又重新看到这一切，到处门窗紧闭，街头禁止通行，偶尔有食物供应车或神甫匆匆而过，无情的岗哨分布四处，唯有某个乘坐四轮马车的贵人才被获准临时打开已封死的住所大门。佛罗伦萨已经一命呜呼，不再有商业活动，也不举行任何宗教典礼。唯一的例外是神甫间或在街角做弥撒，困守在家的信徒则偷偷从窗户口望弥撒。"

地区封锁，军队把守。19 世纪末在美国暴发的黄热病和霍乱使联邦政府采取了更为严峻的隔离措施。1893 年天花在印第安那州曼西市暴发时，当局隔离了很多感染者。他们被拘留在家中，而整个社区被封锁，由军队把守，那些违反隔离规定的人则被送进监狱。20 世纪 40 年代，在中国北方鼠疫流行的绥远省，官方规定一旦某地发生鼠疫，此疫点立即被封锁，疫点中人不准外出，疫死之人焚烧掩埋。如若逃跑，立即枪毙。

因此，对普通民众而言，一旦被认定为疫区，就可能意味着等待死亡，所以早期的疫病患者，通常隐瞒不报，就是被隔离了，也想方设法逃跑，故很难隔离疫区、控制瘟疫传播扩散。现代社会的隔离措施与几个世纪前的做法相比，更加人道、人性化了，隔离手段也更先进了。但限于技术经济的条件，不少医院的医学隔离设施仍很原始、很落后、很陈旧，难以阻断传染性强的病菌、病毒传播，隔离措施不当，有的还成为扩散的传染源。2003 年，SARS 病毒在中国少数医院引起传播感染，说明缺乏有效的防疫隔离措施仍然是不安全的。

6. 隐性病菌携带者导致感染

人类疾病史上最典型的健康带菌者引起传播感染的事件要数"伤寒玛丽"的遭遇。爱尔兰厨娘玛丽·梅隆和许多爱尔兰人一样在 15 岁时移居到美国寻找幸福生活，她在纽约找到了一份厨师的工作。这位因伤寒杆菌而出名的女士，生于 1869 年 9 月 23 日，在当时医学非常不发达的 20 世纪初，玛丽·梅隆一直"健健康康"地生活。伤寒杆菌在 1880 年就被发现，但在 1906 年以前，仅美国每年就有 2. 5 万人死于伤寒病。玛丽·梅隆曾得过伤寒病，随后很快就恢复了健康。但是发生了一件"怪事"，她到哪家给人做饭，哪家就有人被查出得了伤寒病，在 10 年期间她换了 8 个东家，被她传染而得病的人达到 50 多人，也有记载称有 200 多人。

因此，当纽约市卫生官员最终查出是由这位健康的厨娘传播的伤寒病后就以危害公共健康罪而逮捕了玛丽，最终玛丽·梅隆被判监禁，被隔离在一个孤岛上长达 20 多年，直到她在 65 岁时得中风死去。但玛丽·梅隆自己并不知道为什么会传播这种疾病，而且她也不知道后人给她冠以"伤寒玛丽"的恐怖绰号而被世代铭记。"伤寒玛丽"事件使公众首次发觉，健康人也能传播致命的疾病。这样的人被称作"健康带菌者"，他们本身并不得病，却可以把病传染给别人。从预防角度讲，他们比病人更危险，因为他们不显出病症，也给隔离带来了一定的困难。

六、生物战与生物恐怖威胁

尽管一些瘟疫的起因至今尚不清晰，但是人类利用瘟疫发动战争的历史却可以追溯到几千年前。生物战是利用病原微生物制作各种生物武器，在敌方传播各种疫病，致使敌方或病或死或引起恐慌，丧失战斗能力。生物恐怖是使用致病性微生物或毒素等作为恐怖袭击武器，通过一定的途径散布致病性细菌、病毒，如散布细菌气溶胶、污染水源和食品、散布带菌昆虫等，造成烈性传染病的暴发流行，导致人群感染疫病和死亡，引发社会动荡。由于生物武器污染范围广，具有致病作用，有传播性，可造成流行和人员死亡，且不易被发觉。而生物武器造价低廉，技术难度不大，研制隐蔽性强，几乎可以在任何地方研制和生产（包括在家中），因此也被称为"穷人的原子弹"。目前世界上可能用于生物武器的病毒有 25 种、细菌有 13 种；尽管有许多种细菌、病毒都可以被恐怖分子用于罪恶目的，但危险性、毒性最大、传染性最强的仍然是鼠疫、天花和炭疽。

（一）战争与生物疫病

1. 人类历史上最早的生物战

古代瘟疫的发生有些可能是无意的，有些可能是故意的。中国历史书中记载有生物战的是汉武帝著名的《轮台诏》。其中讲到了匈奴人在战争前几年将战马捆缚前腿送放到长城之下，对汉军说，"秦人，你们要马，我送你们战马"，而所捆缚的这些战马其实是被胡巫施过了法术的马匹。所谓施过法术，就是当时被称为是"诅"或者是"蛊"的疫毒，就是染上了草原所特有的、而汉人地域所没有的病毒的带疫马匹。汉人将这样的带疫马匹引入关之后，结果导致了大批的士兵染病死亡。这可能就是人类最早的生物战了。

汉朝时跟匈奴的边界就等于现在的长城一带，守关的大部分都是军人，如果某个兵得了瘟疫，很快就会传播出去，匈奴本来希望用这个方法来摧毁中国边疆的兵力。但那时的人还不懂得衣服、毛毯、昆虫、跳蚤等可能会成为病菌、病毒的载体，瘟疫可以通过马匹传染给敌人，却不知还可以通过衣服、毛毯再传染回来。结果很不幸的，瘟疫通过牲畜与衣服、毛毯等贸易，又传回到了匈奴的部落里面，使匈奴的部落也发生了瘟疫。由于汉人的人口基数比较大，边疆死了 1 万人，随时可以从南方再调 2 万人过去。而匈奴本身是个游牧民族，能够养活的人口有限。死 1 万人，从那里再调 1 万人来填补呢？于是，匈奴就逐渐没落，直至灭亡。

2. 天花随着入侵者肆虐

16 世纪，西班牙人征服美洲时，也将天花、麻疹、斑疹伤寒和流感带到了美洲，由于土著人对这些传染病根本没有抵抗力，对美洲的征服变成了一场病魔的大屠杀。如果一个种群从来没有接触过某种病毒，那么这种病毒对这个种群就会有更大的杀伤力。1518 年，西班牙人入侵墨西哥时有 3000 万人，但天花的侵袭使墨西哥人在 50 年后只剩下了 300 万人，一个世纪后只剩下了 160 万人。

1763 年，英军千里迢迢到美洲开辟新大陆，面对要与骁勇善战的印第安土著人开战的惨烈战争场面，英军策划了以最小的伤亡让印第安人投降的方法，即制造一场惨无人道的传染病，来削弱土著人的战斗力。英军士兵将天花病毒沾染在手巾和毛毯上，利用射弹机将天花病毒射入敌人阵营，很快使印第安土著人丧失战斗力。英军以传统常规武器不可能达到的速度，成功地夺取了美洲的大片殖民地。

3. 斑疹伤寒毁掉了拿破仑60万大军

斑疹伤寒，这种由虱子传染的疾病曾经毁掉了拿破仑的大部分军队，并从某种意义上改变了人类的历史。1812年6月，拿破仑率领近60万大军入侵俄国，当大军行至波兰和俄国西部的时候，近半数士兵因患斑疹伤寒和痢疾而死亡或丧失行动能力。当拿破仑下令撤出莫斯科回国的时候，他的军队只剩下8万人；撤退途中，仅在立陶宛的维尔纽斯，就有3万士兵死亡；到1813年6月撤退行动结束时，拿破仑手下只有3000多名士兵到达华沙。

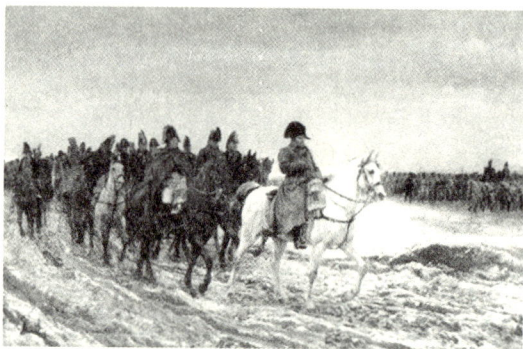

拿破化率领60万大军入侵俄国

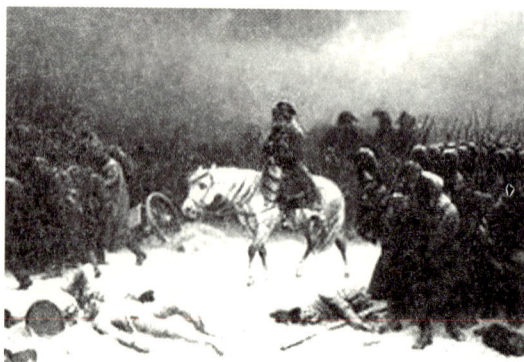

斑疹伤寒毁掉了拿破仑60万大军

4. 英国占领军将霍乱带回伦敦

1820～1840年间，印度和英国都发生了一次霍乱大流行。本来霍乱是印度东北方孟加拉的一个地方性疾病，主要通过饮用受到霍乱弧菌污染的河水而引起传播的。没想到那时英国人把印度打下来，虽然成了战争胜利的占领军，却也使英署印度军队感染上霍乱病，一路坐船将霍乱弧菌带到全世界，也带到了英国首都伦敦。于是 1840 年，英国伦敦暴发霍乱大流行，死了约 1/10 的人口，很恐怖。

5. 侵华日军的细菌战

从 1933 年侵华日军在黑龙江五常背荫河建立细菌战基地，到 1945 年日本战败，在中国实施细菌战长达 12 年之久。侵华日军在进攻、退却、扫荡、清乡等军事活动中，通过投放细菌炸弹、飞机喷雾和人工散布等方式，曾大量使用细菌武器，致死中国民众至少几十万人，是迄今为止人类历史上最大的细菌战。日军使用的细菌战剂主要有伤寒、副伤寒、霍乱、菌痢、炭疽热、马鼻疽、鼠疫、破伤风、气性坏疽等。细菌战地域遍及中国 20 个省、市、自治区，殃及 63 座城镇，毒害牲畜，破坏农作物，荒芜农田，无数次造成疫病大流行，杀害大批无辜群众和中国军人。1942 年，日本 731 部队第三批远征队参加了在中国的"浙赣战役"，同日军 1644 部队相配合，用飞机把 130 公斤的炭疽杆菌等病菌、病毒运至预定地点，然后向水源地、沼泽地和居民区投撒，使这些地区陆续暴发疫病，造成中国军民大批死亡。仅 1943 年秋，侵华日军在山东、卫河流域（涉及濮县、范县、观城等 19 个县）实施 1 个月的霍乱细菌战，造成 20 多万鲁西平民死亡，是细菌战史上死难人数最多的一次。

6. 汉坦病毒使中朝美军队染上出血热

抗美援朝期间，很多士兵都趴在坑道或地面打仗，子弹、炮弹在头上乱飞。但无论是中国抗美援朝的自愿军、朝鲜的人民军，还是美军都出现一种出血热的病，浑身有出血点、死的很快。1951 ~ 1955 年，约 2500 名在朝鲜战争中蹲在战壕里美军士兵患有不明的出血热，其中 121 名美军士兵因出血死亡。当时也觉得很奇怪，但不知道是什么原因。1978 年，韩国的李镐汪教授首次从黑线姬鼠肺组织中分离出这种病毒。美国也用了 20 年，并与中国武汉大学的医学院进行协作研究，也分离出这种病毒。最后，大家把这种病毒定名为汉坦病毒。汉坦的意思是指汉江（Hantaan），一条在韩国首都汉城旁边的河。为什么战场上会有汉坦病毒？原来汉坦病毒寄生在老鼠的肠胃里，用粪便的形式传染到人类身上。人平常走在马路上是没事的，可是当人趴在地上，在地上爬的时候嘴唇、鼻孔、眼睛很容易沾到老鼠的粪便，于是人就被感染了病毒，呈现出肾综合征出血热。战争最容易摧毁生态环境，而环境就用病魔来报复人类。

（二）现代的生物恐怖威胁

生物恐怖的表现形式有两种：一是疫病自然流行所致的生物恐怖。鼠疫、霍乱、天花等都是曾给人类社会造成极大危害的生物恐怖。仅1976年以来，世界上至少出现了30种新病毒，包括埃博拉病毒、艾滋病病毒、疯牛病病毒等。二是有预谋主动袭击造成的生物恐怖。近年来，人为投放各种毒气、病菌、散布带菌昆虫、污染水源和食品等危害社会公众的生物恐怖事件时有发生。据统计，从1960年到2000年，全世界已发生的生物恐怖袭击有120多起。生物恐怖具有突发性、易行性、散发性、隐蔽性等特点，从有预谋的生物恐怖袭击看，生物恐怖甚至有可能成为一种新的世界局部战争模式。由于人们很难准确预知，生物恐怖事件会在什么时候、什么地方发生。因此，各国只能早做准备，建立健全快速应急反应体系，在灾难发生时将损失降到最低程度。

1. 人工合成病毒

当今的科学研究已经能成功合成许多新的病毒与微生物，这也使得传播传染病的可能会从科学研究的实验室而引起。脊髓灰质炎俗称小儿麻痹症，是由病毒引起的。由于疫苗的发现，这种传染病如今已经在人群中基本绝迹。随着基因技术的发展，研究人员已经知道了该病毒的DNA序列。2002年底美国纽约州立大学的研究人员在实验室里合成了一种新脊髓灰质炎病毒，实验证明这种新的病毒能杀死小鼠，而且几乎与原来天然的脊髓灰质炎病毒没有任何区别。

这个成果发表后，就有不少研究人员认为，如果脊髓灰质炎病毒能重新复制出来，天花、鼠疫等生物武器也有可能被制造出来，那就意味着这个星球上不仅仅是新传染病可能层出不穷，而且新的生物武器也会源源不断，人类想要避开或阻止疫病的发生将更加困难。除了脊髓灰质炎病毒，能人工合成的病毒还有埃博拉病毒等。事实证明，先进的科学技术同样可以产生导致新的烈性传染病的病菌、病毒，甚至还可以成为致命的生物武器。

2. 五大生物恐怖威胁

流感病毒、天花病毒、鼠疫杆菌、霍乱弧菌和炭疽杆菌已经越来越成为人类担忧的可能成为恐怖分子使用的生物武器，可能成为对人类威胁最大的五大生物恐怖。一般的传染病大都通过人的接触传播，但是流感可以很容易地通过空气传播。1918年的"西班牙流感"夺走了全球2000多万人的性命，至今都使人不寒而栗。科学家们一直担心流行性感冒可能成为继炭疽和天花后，下一个大规模杀伤性生物武器。与天花这种被严密监控的病原体不同，流感病毒几乎可以非常容易地获得，培养期很短，生存能力强，而且极易变异，可以变得更致命，对生物恐怖分子具有相当的吸引力。因为生物恐怖分子只需要在一架国际客机的空气中传播这种流感病毒就可以引发一场全球性流感的大暴发。由于这种病毒是自然发生的，恐怖分子造成的流感暴发一开始并不会引起人们的警觉，这也给人们对付流感病毒带来很大的困难。

天花病毒有两种类型，一种是小天花病毒，还有一种比较致命的是大天花病毒，其致死率为30%。天花与恐怖主义联系起来，因为它是极易实施的一种生物武器。而美国是极易招致恐怖主义袭击的国家，所以美国总统布什于2002年12月13日正式宣布在美国恢复接种天花疫苗，为联邦政府工作的所有50万医务和紧急救护人员全部接种天花疫苗，以应付恐怖分子的生物武器袭击。由于世界卫生组织已经在1980年5月28日宣布人类消灭了天花，美国早在1972年以后就不再进行天花的免疫接种了。天花消灭后，如何处理天花病毒却让人们为难了很长时间。在好几次的世界卫生组织大会上，各国代表就如何处置天花病毒展开了唇枪舌剑的争论。到了1990年，第22届世卫大会终于作出决定，将世界上所有的天花病毒储存于俄罗斯的科尔索沃国家病毒和生物技术研究中心，还有美国的亚特兰大疾病控制中心。

天花病毒所以成为生物恐怖的首选病毒，是因为天花病毒具有极快的繁殖速度、惊人的传播能力以及超强的致病力，《自然》杂志报告，只要50~100个天花病毒即可引起感染，而每例天花患者起病初期就至少能够传染4~6名健康人；当天花患者被确诊并隔离时，已可引发近20个病例，最让人骇怕是随后的感染会以几何级数出现。而如今全世界20岁以下的人群中，天花抗体滴度基本为零，20岁以上者也只有30%，几乎就是18世纪末詹纳发明天花疫苗之前的状态。因为自从世界卫生组织（WHO）宣布天花被消灭后，天花疫苗已经停止接种20~30年，而没有天花免疫的人群感染后，在15~20天内的致死率高达30%。

此外，鼠疫杆菌、霍乱弧菌、炭疽杆菌都是极易传播扩散的致病菌，也是生物恐怖的主要选择。鼠疫杆菌可通过鼠类、野生啮齿动物（储存宿主）及鼠蚤（传播媒介）引起人类感染鼠疫；霍乱弧菌可通过污染水源、水生动植物等在人类广泛传播；炭疽杆菌的孢子遍布全球，可在空气中传播，美国911撞机事件后，又发生数起炭疽邮件，在不到2个月的时间内，就有17例炭疽患者，30多例炭疽测试呈阳性，其中3人死亡，并引起全球的炭疽恐慌，各国纷纷采取措施严格邮件检查，以防炭疽邮件。美国生化专家迈克尔·奥斯特霍姆说："一次有效的化学武器投放可以导致数千人死亡，而一次有效的生物武器投放则可以导致数十万人死亡。"

2001 年美国发生 911 事件及随后的炭疽病菌事件以后，使世界各国清醒地意识到，大规模恐怖袭击正威胁着正常的人类社会。在多种多样的恐怖袭击手段中，生化武器袭击因其具有破坏性强、影响力大和易于传播等特点，备受各国关注。流感、天花、鼠疫、霍乱、炭疽成为人类的五大生物恐怖威胁，不仅因为这些病菌、病毒传播速度快、致死率高，而且在于这种传播恐怖的方法相当廉价，任何恐怖组织和恐怖分子只要搞到这些病菌、病毒，并扩散这些病菌、病毒，就会在全球引起恐慌，世界各国都在采取应对生物恐怖威胁的防范措施，如提高人们的免疫能力，加强病毒实验室的安全，储存更多的抗病毒药物，更好的监控流感的暴发等。

3. 实验室泄漏与生物试验扩散

生物病毒实验室的安全性越来越令人担忧，无论怎么高的科技也难以防止病菌、病毒永远不被泄漏出来，因为实验室是由人操作的，任何不慎都会闯下祸害，包括研究病菌、病毒的科学家在内，每一个人在任何时刻都暴露在可能的生物恐怖袭击的风险之中，这并非危言耸听，而是事实。前苏联的天花试验和美国的大规模生化武器试验都尝到了失败的滋味；生物实验室中病菌、病毒样本的丢失和研究人员自身被感染的事件证明生物恐怖也许就在我们身边。

（1）前苏联天花病毒泄漏事件。位于哈萨克共和国咸海的沃克斯罗思德尼耶岛军事基地是前苏联制造细菌武器的主要户外测试地区，1971 年 7 月 29 日至 31 日，科学家们在这个显示着禁止接近的神秘小岛上例行性地将动物暴露在致命的天花病毒前，测量毒剂在空中传播的速度。迄今为止，该项试验的细节仍然是个谜，但那时却发生了一场因天花病毒试验而引发的灾难。俄罗斯《莫斯科新闻》2001 年 11 月援引一位前苏联曾参加细菌武器研究的将军彼得布尔加索夫的话说，对大约 400 多克的天花病毒的试验造成 20 世纪 70 年代咸海沿岸暴发天花。在一个名为阿拉尔斯克的港口小城镇，近 5 万名居民突然接到通知，被强制性地在不到 2 周内注射天花疫苗，数百个重点监测对象甚至被隔离到该镇边缘的一个设施简陋的居所里，严禁探访，与世隔绝，全面的消毒落实到以家庭为单位，甚至连进出该镇的行动都一律被禁止。这些都是因为当地暴发了一场天花疫情，而首例病人是一名曾经在沃克斯罗思德尼耶岛周围 15 公里海面从事过捕捞工作的女渔业专家。这位在一艘名为 "LEVBERG" 渔船上工作的年轻女船员，坚持说自己在回到陆地前从来没有离开过工作岗位，只是在甲板上撒网抓鱼，然后把鱼拿到甲板下的实验室里。下船登陆后，这名女船员又把天花病毒传给自己的兄弟，她兄弟的老师也因此染上天花死亡。这有力地证实了天花病毒是由经过户外测试地区的空气带到受害者体内的，并随患者来到了阿拉尔斯克镇。最终有 10 人被感染天花病毒，其中 7 人曾接种过牛痘，而没有接种天花疫苗的 3 名感染者全部死亡。

（2）美国军队的大规模生化武器试验。2003 年 6 月 30 日，美国国防部宣布，五角大楼曾在 20 世纪六七十年代调派人员集中进行过 50 次高度机密的生化试验，参加人员包括美国军方人士。五角大楼称，由于有海军老兵报告因参加不明试验可能导致健康出现问题，调查人员从 3 年前开始对代号分别为"112 计划"和"SHAD 计划"的两个秘密项目进行了调查，这两个计划实为美国国防部进行秘密生化试验的总纲领，涉及的 50 次试验都在 1962 年至 1973 年间完成。这两个计划的实施还涉及包括马绍尔群岛、巴拿马、加拿大和英国在内的多个国家和地区的海陆领土。

仅在美国本土，就有 5842 名士兵参加了这两项计划的实施。1963 年 1 月，美国海军在夏威夷群岛瓦胡岛海岸进行了代号"热情美女"的一系列试验，用以检测包含生物战剂的气雾剂是否能穿透美军战舰。在 1968 年进行的代号"蓝色探戈"的试验中，包括大肠杆菌在内的两种细菌被喷洒到夏威夷的雨林中，目的是为了发现细菌是如何侵蚀植被的。同年进行的名为"折叠箭"的试验，则是由多艘轮船和潜艇散播细菌，以观察风是否能传播致命脑炎。50 次试验中有 8 次使用了不致命的细菌，还有一些使用了腐蚀性化学成分。在这些试验中，有的率先使用潜艇传播生物武器，有些在阿拉斯加和夏威夷进行的试验甚至包括致命的神经战剂。试验最初阶段，军方只用生化战剂的代替品进行试验，但很快美国国防部就首次批准在试验中使用真正的生化武器。

调查还显示，参加秘密生化试验的很多美军士兵都对试验毫不知情。但据有关官员说，没有试验以检测人类对生化武器的反应为目的。所有参与试验的士兵都通过疫苗、掩体和防化服得到了有效的保护。参加试验的舰船的航行日志中也没有任何疾病暴发的记录。即使没有人因为秘密生化试验受到伤害，美国科学家联合会专家史蒂文·阿富特古德认为那只是"幸运的事情"。据美联社报道，已有几名国会议员致信美国国防部长拉姆斯菲尔德，提出现在对"112 计划"和"SHAD 计划"调查结案为时过早。最重要的是，在 3000 名工作人员中只有 1400 名收到过与其工作环境相应的资料，有许多甚至"可能并不完全了解试验的细节"。数十年后，当他们发现自己的健康出现许多问题时，美国国防部才迫于压力将生化武器试验报告公布。

（3）美国鼠疫专家巴特勒事件。美国德克萨斯理工大学的教授托马斯·巴特勒（Thomas Butler）是一位微生物学家，也是鼠疫专家，在越南战争期间开始研究鼠疫，以后一直与鼠疫杆菌打交道，还研究过艾滋病病毒、沙门氏菌和霍乱弧菌。在他工作的实验室里，保存有 180 份鼠疫杆菌的样本。

2003 年 1 月 11 日，当巴特勒检查实验室时发现，放在其中一个金属架上的 30 份鼠疫杆菌样本不见了。第二天仍然没有找到，1 月 13 日他报告校方后，很快有 60 多名联邦调查局（FBI）的特工来到这座大学城，进行了一次彻底的搜查。在调查过程中，巴特勒突然改口说，自己可能已经把那 30 小瓶鼠疫病毒给毁掉了，但后来忘记了才去报了案。他这一改口让联邦调查局特工愤怒不已，觉得他在"欺骗 FBI"。随后巴特勒被拘留，在缴纳 10 万美元的保释金后，被要求戴上电子监视器，才获得软禁式的自由。

美国政府指控巴特勒涉嫌犯下 69 项罪行，从走私和非法转运细菌样本到伪造账目逃税。如果全部指控成立，巴特勒将面临 469 年的铁窗生涯。2003 年 11 月 3 日，法庭开始审理美国政府状告巴特勒的案件。经过将近 1 个月的时间，陪审团于 12 月 1 日认定，对巴特勒的 69 项指控中有 47 项罪名成立，这就意味着巴特勒将面临 1000 万美元以上的罚款和终身监禁。不过还好，其中最为关键的一项指控并未成立，即没有任何证据表明巴特勒向联邦调查局撒谎。2004 年 3 月 10 日，美国联邦法官作出裁决，判处托马斯·巴特勒这位在鼠疫研究方面颇有建树的美国科学家两年监禁。

（4）马尔堡病毒感染与 SARS 实验室污染事件。1967 年，一种未知的病毒性出血热同时暴发于德国的马尔堡、法兰克福及前南斯拉夫的贝尔格莱德的三个研究中心的实验室。感染者均为研究人员，通过接触由中非乌干达 Kyoga 湖地区运入两国实验室的非洲长尾绿猴，

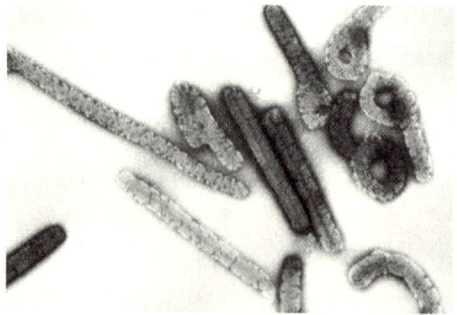

马尔堡病毒

如解剖猴尸、细胞培养等操作而感染绿猴带入的病毒，结果造成 31 人感染发病，7 例死亡。与病人有直接接触的医护人员也有 6 人受到感染，但无死亡。因此，该病被称为马尔堡病，这种丝状病毒也称为马尔堡病毒。马尔堡病毒感染事件敲响了病毒实验室安全的警钟。

根据所处理病毒毒性的大小，病毒实验室被划分为 4 个等级：第一

级，处理对人无害的病毒，如植物病毒。比普通实验室稍微严密。所有工作都在标准的工作台上进行，须穿实验室外套，戴护目镜。第二级，处理从流感病毒到艾滋病病毒等各种感染型病毒。对被病毒污染的设备处理极为小心，一旦出现泄漏须立即报告，进出实验室受到严格限制。第三级，用于处理像 SARS、登革热这样的能引起极为严重后果并可能导致死亡的病毒。全部实验工作都在密封器具中进行。第四级，处理像埃博拉这样的噩梦般的病毒。整座实验室被封锁起来，所有工作人员都经过严格培训，一切工作都在压力小于大气压的密封柜中进行，不允许有任何"剧烈动作"。

在全球首次 SARS 疫情结束不到一年的时间内，新加坡、台湾和中国大陆就接连发生 3 起用于科研的 SARS 病毒实验室感染事件，再次敲响了病毒实验室安全的警钟。

2003 年 9 月 8 日，新加坡在 5 月的首轮 SARS 疫情结束不久又出现首例 SARS 病人。患者经新加坡总医院和新加坡国家大学医院实验室分别使用"聚合酶连锁反应检测法"（PCR）进行的检测结果呈 SARS 病毒阳性反应，被送往专门收治 SARS 患者的陈笃生医院隔离观察。患者是新加坡国立大学微生物实验室研究西尼罗河病毒的博士后，也做具有活性的 SARS 冠状病毒研究，结果造成病毒的交叉污染，在实验室接触 SARS 病毒时受到感染。所幸的是，与患者有过接触的 25 人在家中隔离观察，没有出现 SARS 症状。

2003 年 12 月 17 日，台湾"三军总医院"一名高烧不退、有肺炎症状的病人，经检测为 SARS 病毒阳性，即转送台北市和平医院住院隔离。患者是台湾军方医学院防非典研究所的研究人员，曾于 12 月 5 日在实验室接触过 SARS 病毒并进行灭毒工作；但在清理废弃物时，未按规定戴上防护手套，因而感染了 SARS 病毒。12 月 7 日与家人前往新加坡，当时还未出现发烧症状，12 月 10 日上午搭机返台时也未发烧，但夜晚开始出现发烧症状。15 日到医院就诊，透视显示肺部有肺炎症状，临床诊断为 SARS。随即台湾"卫生署疾病管制局"启动临时应变机制，对患者进行病理鉴定，结果患者的喉头试剂、口水、血液、尿液检验都呈现 SARS 病毒阳性反应，再度证实患者感染了 SARS。但其家人、同事都未出现 SARS 状况。

2004 年 4 月 22 日，中国疾病预防控制中心的病毒预防控制所也发生实验室 SARS 病毒泄漏事件，研究人员使用未经严格效果验证的灭活 SARS 病毒在普通实验室（腹泻病毒室）进行实验，造成人员感染 SARS 病毒。北京和安徽两地共报告确诊病例 9 例，累计隔离密切接触者和医学观察人员 862 人。在北京、安徽发生 SARS 疫情后，中国卫生部组织专家组对疫情来源进行了调查。这次 SARS 疫情源于实验室内感染，感染源局限在腹泻病毒室，主要原因是 SARS 病毒灭活不彻底，研究人员采用的灭活方法（1% NP40 + PBS + 1% SDS 冰浴 60 分钟）没有经过有效的评价，没有按规定对每一批病毒的灭活效果进行检测和质量控制。调查认定，这是一起因为实验室安全管理不善，执行规章制度不严，技术人员违规操作，安全防范措施不力，导致实验室污染和工作人员感染的重大责任事故。

第十四章　自然灾害衍生的生物疫病

人类作为地球上生物物种之一，不仅其起源和进化取决于自然环境，而且其生存和发展同样依赖于自然环境。人类是自然的产物，时时刻刻地与自然环境进行着物质交换、能量转移及信息沟通。天（天体）、地（地球）、人（人类社会）三大系统之间及各系统内部之间相互联系、相互作用、相互依存。可以说人类的发展史就是人类与自然环境相互交流、相互作用的历史。人类与自然环境息息相关，密不可分。自然灾害改变人类赖以生存的环境，影响人类的发展与进步。

自然灾害（相对人类社会而言），是指当自然变异超过一定程度，对人口和经济造成损失的事件。如果只有自然变异，而没有造成人口与经济的损失，则不能构成灾害。通常把以自然变异为主因产生的并表现为自然态的灾害称之为自然灾害，分为：①原生灾害：原发或首先发生的灾害，如地震、火山爆发等；②次生灾害：由原生灾害引起的灾害，如地震后的海啸及火灾等；③衍生灾害：如大灾后出现的盗窃、抢劫等犯罪行为，灾后的生物疫病流行。

自然灾害大多为突发性灾害，如地震、泥石流、火山喷发、海啸等在短时期内能造成重大的损害；也有些是渐进性灾害，如旱灾、水灾、台风和生物疫病灾害等。自然灾害破坏了人与其生活环境间的生态平衡，形成了生物疫病易于流行的条件，不同类型的自然灾害，衍生的生物疫病也有所不同。自然灾害后，随着旧的生态平衡的破坏和新的平衡尚未建立，灾害条件所引起的生物疫病流行条件的改变还将延续一段时间，这种灾害的"后效应"使生物疫病控制与抗灾救灾具有不同的特征。

一、自然灾害的分类、等级及发生的原因

自然灾害的种类繁多，分类方法也各不相同，但大多从自然灾害的形成机制、发生原因及表现形式进行分类，也有从自然灾害的发生特征和发生过程进行分类。

（一）自然灾害的分类

中国是世界上自然灾害种类最多的国家，其中对中国影响最大的自然灾害有七大类。

（1）气象灾害：有20余种，主要包括热带风暴、龙卷风、雷暴大

风、干热风、暴风雪、暴雨、寒潮、冷害、霜冻、雹灾及旱灾等。

（2）海洋灾害：包括风暴潮、海啸、潮灾、海浪、赤潮、海冰、海水入侵、海平面上升和海水回灌等。

（3）洪水灾害：包括洪涝灾害、水泥流、江河泛滥等。

（4）地质灾害：包括滑坡、泥石流、地裂缝、塌陷、火山、矿井透水、瓦斯爆炸、冻融、地面沉降、土地沙漠化、水土流失、土地盐碱化等。

（5）地震灾害：包括由地震引起的各种灾害以及由地震诱发的各种次生灾害，如沙土液化、喷沙冒水、城市大火、河流与水库决堤等。

（6）农作物生物灾害：包括农作物病虫害、鼠害、农业气象灾害、农业环境灾害等。

（7）森林生物灾害：包括森林病虫害、鼠害、森林火灾等。

（二）自然灾害的等级

自然灾害有小有大，小灾小损失小伤亡，大灾大损失大伤亡，都对人类社会的影响至深至远。大灾大难会造成惨重的经济损失和人员大量伤亡，威胁着人类的生存和发展。人类社会每年创造的财富，约有 5% 被各种自然灾害所吞噬。据联合国统计，近 70 年来，全世界死于各种灾害的人口约 458 万人。据美国海外灾害救援局统计，20 世纪 60 ~ 70 年代，全世界因灾害死亡人数增加了 6 倍。地震造成的人口死亡尤甚，已发生过 4 次造成 20 万人以上死亡的大地震（见表 19）。

表 19　　　　　　　　　　自然灾害的等级

	特大灾	大　灾	中　灾	小　灾
经济损失（亿元）	> 50	10 ~ 50	1.5 ~ 10	< 1.5
死亡人数（人）	> 1000	250 ~ 1000	50 ~ 250	< 50

（三）自然灾害发生的原因

回顾人类发展的历史，在介于自然灾害期之间环境条件良好的时期，人口增多，之后资源消耗量增大，生态环境不良，灾害频发，环境急剧恶化，导致人口锐减；人口的锐减又使资源消耗量减少，生态平衡逐渐好转；随后人口又开始膨胀，于是又开始了一轮新的人口→资源→环境→灾害的循环。

（1）气象灾害和洪水：由大气圈变异活动引起。

（2）海洋灾害与海岸灾害：由水圈变异活动所引起。

（3）地质灾害与地震：由岩石圈活动所引起。

（4）农林病虫草鼠害：由生物圈变异活动所引起。

（5）人为自然灾害：由人类活动所引起。

（四）自然灾害对人类生存环境的影响

自然灾害是突然的、无法控制、不可预测的，特别是重大灾害发生，其破坏力极大，不仅毁坏自然资源和社会财富，引起环境卫生状况的恶化，还会引起包括人类在内的生物受伤和死亡，引起相当程度的社会混乱。但是，人为的环境恶化也会导致灾害丛生，如过量开采水资源，滥挖矿山，核爆炸及人类工程活动对环境的改造，都会诱发严重的灾害。

自然灾害的严重程度与人口的集中程度密切相关；一次灾难事件持续时间越长，受害者受到的威胁就越大，事件的影响也就越大。

自然灾害的损失程度与经济的发达程度成正比；自然灾害的影响程度与社会结构（地区差异、文化水平、风俗习惯等）有着广泛的联系。

自然灾害对社会发展的影响取决于社会对灾害的抗御能力，防御和耐受灾害的能力；自然灾害还可以给受灾人群带来心理方面的不良刺激，使社会动荡不安，破坏社会正常运行机制，从而产生更为深远的影响。

自然灾害对人类生存环境有如下影响：

一是改变地质地貌：破坏居住环境、损毁房屋，不再适合人类生活；

二是改变气象条件：破坏微小气候，温度过高、过低、辐射增加；

三是改变资源配置：破坏生存基本条件，生活饮用水、粮食缺乏；

四是改变环境平衡：破坏生态环境支持系统，能源不足、交通不便。

二、自然灾害对生物疫病流行机制的影响

自然灾害除了破坏生态环境，造成重大经济损失和人员伤亡以外，还会引发多种生物疫病。自然灾害多发地往往也是生物疫病多发区。中国古代就有"大灾之后必有大疫"的说法，生物疫病与自然灾害存在着伴生、衍生、派生关系，灾后的生物疫病给人类雪上加霜的打击。自然灾害虽不能直接导致瘟疫，但能改变病原体生存环境，可使病原体短期内大规模繁殖，并削弱受灾人群的免疫力，从而间接诱发瘟疫流行。历史经验表明：一般在重大自然灾害发生后的 3～5 周内，灾区极易发生各种生物疫病的暴发流行。

在中国历史上，地震、干旱、蝗灾、洪涝、饥荒与生物疫病关系十

分密切，干旱—蝗灾—饥荒—生物疫病的灾害链最为常见。一般在自然灾害之后，容易发生五大类的生物疫病：一是与水源相关的生物疫病；二是灾后人群包括救援人员聚集非常密，容易发生与人群高密度聚集有关的生物疫病；三是虫媒传播的生物疫病；四是与自然灾害相关的其他生物疫病；五是因为供给中断（如水和食物）带来的生物疫病。

1. 易发生水源性生物疫病

绝大多数的自然灾害都可能破坏饮用水供应系统，破坏有大有小，时间有长有短，会引起人畜饮水困难。尤其大灾后，遇难者尸体与家禽（畜）尸体来不及清理的可能会腐烂，医疗废水、医疗废物、消毒剂、生活污水和生活垃圾等灾后污染物若处置不当，会对水源环境造成污染，特别是饮用水源的质量构成严重威胁。因此，常在灾害后早期引起大规模肠道传染病的暴发和流行。

洪水往往造成水源污染。在水灾发生时，原来安全的饮用水源被淹没、被破坏或被淤塞，灾民被洪水较长时间围困，被迫利用地表水作为饮用水源。洪峰到来时，这些地表水往往被上游的人畜排泄物、人畜尸体以及遭破坏建筑中的污物所污染，特别是血吸虫病、钩端螺旋体病等疫源地及邻近的低洼内涝地区，更容易引起水源性生物疫病的暴发流行。尤其当洪水开始回落，在内涝区域留下许多小的水体，这些遭受污染的小水体，就会成为一个个水源性生物疫病的传染源。由于居住环境比较差，在灾民集中的避难场所，生活垃圾、粪便没有得到及时处理，容易污染水源；同时，也容易孳生苍蝇等，造成细菌传播。积水可能带来蚊虫的孳生。

强烈地震后，城市建筑物的严重破坏也会涉及自来水管道系统，使居民的正常供水中断，残存的水源也极易遭到污染；农村水井井壁坍塌，地表水受粪便、生活垃圾及污水的严重污染，造成饮水困难。地震灾害造成大批畜禽死亡，尸体得不到及时处理，腐烂后也容易污染水源。死亡畜禽的尸体和存活畜禽不仅容易造成水源环境污染，也极易造成水源性生物疫病的发生和流行。

旱灾时，由于许多饮用水源枯竭，造成灾民饮水困难的问题比较突出。因为得不到自来水供应，饥渴的灾民往往选择平时不喝的河水、塘水、沟水甚至积水饮用。这些未进行杀菌消毒处理的水容易导致人群的感染，还可能造成生物疫病的暴发流行。如中国四川巴塘曾因旱灾而发生过极为严重的细菌性痢疾流行。

2. 易发生与人群高密度聚集有关的生物疫病

水灾、地震、火山喷发和海啸等，都会对居住条件造成大规模的破坏。灾害初期，灾民被迫露宿，然后可能在简陋的棚屋中居住相当长的时间，造成人口集中和居住拥挤。唐山地震时，在唐山、天津等大城市中，简易棚屋绵延数十里，最长时间的居住到一年以上。即使迁回原居之后，由于大量的房屋被破坏，部分居住拥挤状态仍将持续很长时间。由于人口密度突然加大，人员之间接触频繁，易在人群之间传播传染病。

由于地震后往往伴随着大的天气变化，灾民心态往往也比较紧张，人的免疫力相对比较弱。露宿使灾民易于受到吸血节肢动物的袭击，虫媒传染病的发病率可能会增加，如疟疾、乙型脑炎和流行性出血热等；人口居住的拥挤状态，有利于一些通过人与人之间密切接触传播的传染病流行，如肝炎、红眼病等。特别是进入冬季，人群仍然处于居住拥挤状态，则易发生呼吸道传染病，如流行性感冒、流行性脑脊髓膜炎等的暴发流行。可能导致体表寄生虫的孳生和蔓延，从而导致一些本来已处于控制状态的传染病（如流行性斑疹、伤寒等）重新流行。

自然灾害发生后，大量的救灾人员和志愿者到达抗灾救灾第一线，如果受灾地区属于某些生物疫病的疫源地，而救灾人员缺乏对这些生物疫病的免疫力，则易感性很高，容易受到感染发病。如赴血吸虫病流行地区抗洪救灾，参加护堤排涝的人员往往组成人墙抗洪，容易被疫水中的血吸虫尾蚴侵入人体皮肤，感染血吸虫病。

3. 易发生虫媒等传播的生物疫病

地震灾害后，地面裂缝、山体坍塌，土壤中大量病原微生物被暴露，病原微生物在尸体上孳生，向四周扩散。次生灾害如暴雨、大风等加剧了病原菌扩散。此外，畜禽舍毁坏，饲养环境恶化，使大部分畜禽抵抗力下降，极易受到疫病的侵袭。防疫设施不健全，制约了防控工作的开展。灾后发生的动物疫病中，对人和动物威胁比较大的是人畜共患病传染病，病毒类的有乙型脑炎和狂犬病等，细菌类的有猪链球菌、牛、羊炭疽和破伤风等，寄生虫类的有耕牛血吸虫病、钩端螺旋体病和猪囊虫病等。

灾害发生时，不少畜禽被倒塌的房屋砸死。由于死亡畜禽体内带有大量微生物，如不及时进行无害化处理，任其腐烂发臭，病菌会到处扩散，不仅污染环境，还容易引起人畜共患生物疫病流行。

许多生物疫病并不只是在人群间辗转传播，除了人类之外还有其他的生物宿主。鼠疫、登革热、乙型脑炎、出血热等生物疫病必须通过有害生物虫媒（苍蝇、蚊子、老鼠等）进行传播。自然灾害破坏了人类、宿主动物、生物媒介以及疫病的病原体之间旧有的生态平衡，对人畜共患生物疫病的影响将更加久远。

（1）苍蝇传播肠道传染病：苍蝇的孳生与增殖，主要由人类生活环境的不卫生状况来决定。自然灾害总是会对人类生活环境的卫生条件造成重大破坏，苍蝇的孳生几乎是不可避免的。在旱灾情况下，由于水缺乏，卫生条件变差，有利于苍蝇的滋生。洪水退后，溺死的动物尸体，以及各种有机废物将大量地在村庄滞留下来，如不能及时消除，也会造成大量的苍蝇滋生。

地震过后，房倒屋塌，死亡的人和动物的尸体被掩埋在废墟下，还有大量的食物及其他有机物质，在较高的温度气候条件下，这些有机成分会很快腐败，为苍蝇提供了孳生的条件。苍蝇可在人畜死后10分钟内到达尸体，约1小时产卵，10～20小时便孵化蝇蛆，6日后成蛹，14日后蛹破壳成蝇。像唐山、汶川大地震那样的破坏，常会在极短的时间内出现数量惊人的苍蝇，对灾区居民的健康构成严重威胁。

（2）蚊子传播疟疾乙型脑炎等生物疫病：灾害不仅会造成蚊子密度升高，还造成蚊子侵袭人类的机会增加。在传播疾病的吸血节肢动物中，蚊类的最主要的，与灾害的关系也最为密切。在中国常见的灾害条件下，疟疾和乙型脑炎对灾区居民的威胁最为严重。

蚊子的孳生需要小型静止的水体。因而，在大的洪灾中，行洪期间蚊密度的增长往往并不明显。但在水退后，在内涝地区的低洼处往往留有大量的小片积水地区，垃圾成堆，杂草丛生，成为蚊子最佳的繁殖场所。如有传染源存在，就会使受灾地区的发病率迅速升高。被洪水围困的居民，由于房屋破坏而被迫露宿的居民，往往缺乏抵御蚊类侵袭的有效手段，这也是造成由蚊类传播的疾病发病率上升的重要原因。

地震、台风等灾害会造成建筑物的大量破坏，可能同时造成贮水建筑和管道的破坏。自来水四处溢流，特别是生活污水在低洼处的沉积，也会成为蚊子大量孳生的环境。旱灾可使一些河水断流，湖沼干涸，而这些河流与湖泊中残留的小水洼，也会成为蚊子的良好孳生场所。

（3）鼠类传播鼠疫等人畜共患生物疫病：家鼠和野生鼠类是重要的人畜共患生物疫病的宿主，其分布与密度受自然灾害的影响明显。干旱可能使一些湖泊沼泽地区干涸，成为杂草丛生的低洼地，为野生鼠类提供了优越的生活环境，使其数量高度增长。地震等自然灾害造成大量的房屋破坏，废墟中遗留下大量的食物使鼠类获得了大量繁殖的条件。当灾后重建，居民陆续迁回原有的住房时，鼠患可能成为重大问题，由家鼠传播的生物疫病的发病率也可能上升。

大多数与人畜共患生物疫病有关的鼠类，在地下穴居生活，它们的泅水能力不强。因此，洪灾发生时，来不及逃脱的鼠类会淹死，鼠类的数量会减少。然而，部分鼠类可能利用漂浮物逃生，集中到灾民居住的地势较高的地点，从而在局部地区形成异常的高密度。在这种环境条件下，由于人与鼠类间的接触密切，便有可能造成人畜共患生物疫病的流行。

由于的鼠类繁殖能力极强，在被洪水破坏的村庄和农田中通常遗留下可为鼠类利用的丰富的食物，因而在洪水退后，鼠类密度可能迅速回升，在其后一段时间内，鼠类会出现极高的种群密度，从而促使人畜共患生物疫病的发生和流行，严重危及人类健康。

（4）吸血类节肢动物传播人畜共患生物疫病：自然灾害使节肢动物侵袭人类的机会增加，灾民在野草较多，腐殖质丰富的地方露宿时，容易遭到恙螨、革螨等的侵袭，在恙虫病和流行性出血热的地区，这类节肢动物所引起的生物疫病对灾民形成威胁。森林地区的灾害如森林火灾迫使人类在靠近灌木丛的地区居住时，会使蜱类叮咬的机会增加，并可能导致森林脑炎、莱姆病和斑点热等生物疫病的流行。

（5）易感染人畜共患的寄生虫病：在中国，血吸虫病大多分布于一些易于受到洪涝灾害的区域，而钉螺的分布，则受到洪水极大的影响。在平时，钉螺的分布随着水流的冲刷与浅滩的形成而不断变化。洪水条件下，有可能将钉螺带到远离其原来孳生的地区，并在新的适宜环境中定居下来。因而，洪涝灾害常常会使血吸虫病的分布区域明显扩大。

（6）家畜是人畜共患生物疫病的重要宿主：家畜是许多人畜共患生物疫病的重要宿主，如猪和狗是钩端螺旋体病的宿主，猪和马是乙型脑炎的宿主，牛是血吸虫病的宿主。自然灾害发生时，圈养家畜的棚舍被破坏，导致人与家畜之间的关系异常密切。当洪水灾害发生时，灾民和家畜往往被洪水围困在极为狭小的地区。这样的环境会使人畜共患的生物疫病易于传播。

汶川大地震造成了约1500万头（只）畜禽死亡，而大灾之后易发猪链球菌病、炭疽等人畜共患的生物疫病。如果不及时防疫，"大灾之后是大疫"的悲剧就可能重演。

4. 易发生与自然灾害相关的生物疫病

严重的自然灾害发生后，灾民暴露在危险因素中，生活环境严重污染，昆虫媒介大量孳生，地表水、土壤、废墟中的病原体通过各种传播途径都可能使灾民感染人畜共患的生物疫病。

（1）恶臭环境使人难以生存：大地震、大洪灾可能会造成人畜的大量伤亡，幸存者难以长时间生活在恶臭的环境中。大地震造成建筑物突然倒塌，人畜被砸、压致死；大洪灾则使人畜溺水而亡。特别是在灾区高温（30~40℃）、潮湿的环境中，由于大量厌氧、需氧类微生物急剧繁殖，人畜的尸体在死后2~5天就发生肿胀、爆裂、自溶等腐败现象。尸体分解后将会产生强烈刺鼻、极其难闻的气体物质（包括硫化氢、氨、甲烷、二氧化碳等）和液体物质（含甲硫醇、乙硫醇、尸胺、腐胺、粪臭素及水分等）。

病原微生物通常在尸体腐败时迅速死亡，因此仅从腐败尸体上感染到传染病几乎是不可能的。但是，尸体在腐败过程中会形成某些有毒物质，其中称为尸碱的多胺类化合物（包括尸胺、腐胺、神经碱、草毒碱等），可致人体中毒。生前患传染病的尸体，在尸体腐败过程中，一些产毒致病菌（如金黄色化脓性葡萄球菌、痢疾志贺菌、肠产毒型大肠埃希菌等）分泌或释放的毒素，仍有可能随着腐烂的尸体扩散和蔓延。

（2）灾害带来的生物疫病：1994年1月美国南加州地震后，暴发了罕见的球孢子菌病（俗称河谷热）。这种病的感染不是通过人际传播，而是由粗球孢子菌造成，这种真菌存在于美国北部和南部一些半干旱区域的土壤中。地震之后发生山体滑坡，导致空气中漂浮的含菌尘埃量增加，灾民吸入这些含孢子菌的尘埃后，从而引起这次河谷热的暴发。

2008年5月12日四川汶川大地震中，一些幸存者因地震导致的挤压引起伤口感染，发生气性坏疽。气性坏疽是由梭状芽孢杆菌引起的一种特异性感染，发病急，病情严重，死亡率高。由于受环境和医疗条件所限，伤员伤口处由于长时间挤压或未得到及时有效的清创处理，失水、大量失血或休克又给梭状芽胞杆菌生长提供了适合生存的无氧环境。气性坏疽一般在受伤或受到污染后3~4天发生。细菌会在伤口内产生大量的气体，并致组织水肿，出现内有暗红色液体的大小水疱，伤口内可以流出带有恶臭的浆液性和血性液体，会引起伤口剧烈的胀裂样疼痛。

（3）人群被迫迁徙易引发地方性生物疫病：自然灾害往往造成大规模的人群迁徙。唐山地震时，伤员运送直达位于我国西南腹地的成都和重庆。在城市重建期间，以投亲靠友的形式疏散出来的人口，几乎遍布整个中国。而今现在的经济条件下，灾区居民外出并从事劳务活动，几乎成了生产自救活动中最重要的形式。

人口的大规模迁徙，给一些地方流行的传染病蔓延造成有利条件。当灾区的人口外流时，可能将灾区的地方性传染病传播到非受灾的地区。而当灾区开始重建，人口陆续还乡时，又会将各地的地方性传染病带回灾区。如果受灾地区具备传染病流行的条件，如一些无免疫人群暴露在一个低水平自然流行的人群之中，就有可能造成新的地方性传染病。

在中国，计划免疫已开展相当广泛，脊髓灰质炎、麻疹的控制已大见成效；伤寒、结核病和甲、乙型肝炎的发病率已开始下降。由于灾害的干扰，使计划免疫工作难以正常进行，人群流动使部分儿童漏种疫苗，有可能使这类疫病的发病率升高。

5. 易发生燃料短缺和食品污染带来的生物疫病

尽管向灾区输送食物已成为救灾的第一任务，但当规模较大，涉及地域广阔的自然灾害发生时，局部的燃料短缺仍然难以避免，加之基本生活条件的破坏，灾民在恶劣环境条件下储存食品，很容易造成食品的霉变和腐败，从而造成食物中毒以及食源性肠道传染病流行。

（1）燃料短缺只能进食生冷食物：在严重的自然灾害中，燃料短缺也是常见的现象，在被洪水围困的灾民中更是如此。燃料短缺首先是迫使灾民饮生水，进食生冷食物，从而导致肠道污染病的发生与蔓延。

地震后往往没有充足的食物供应，灾民可能取食过期、被水泡过的食物等，这些食物往往已经变质或受到细菌污染；如食物保管不当，也容易被苍蝇等污染；餐具消毒不及时，也可能带来污染。灾后短期内难以恢复燃料供应时，燃料短缺可能造成灾民个人卫生水平的下降。食物短缺还会造成人们的身体素质和免疫力普遍下降，从而使各种生物疫病易于发生和流行。

（2）食物污染及霉变：水灾常伴随阴雨天气，这时的粮食极易霉变。1998 年，中国南方数省同时发生特大洪水灾害过程中，就曾发生多起霉变食物中毒事件。当灾害发生在天气炎热的季节时，食物的腐败变质极易发生。由于腌制食品较易保存，在严重自然灾害期间副食品供应中断时，腌制食品往往成为灾民仅有的副食，而这也为嗜盐菌中毒提供了条件。

三、重大自然灾害对生命财产的破坏及其衍生的生物疫病

在人类与自然之间，既有和谐共生的一面，也有紧张对抗的一面。从人类社会出现以来，自然灾害就一直存在，这可以从神话传说和历史文献中得到反映。在一定程度上，女娲补天、后羿射日、诺亚方舟和普罗米修斯盗取天火等传说都可以视为自然灾害史。可以说，人类社会的发展历史也是一部抗御自然灾害的历史。

中国幅员辽阔，地形复杂，气候多变，3000 年来中国几乎"无年无灾，无处无灾"，饱受天灾、旱灾、水灾、瘟疫袭扰。邓拓编著的《中国救荒史》中介绍：中国历史上水、旱、蝗、雹、风、疫、地震、霜、雪等灾害，自西元前 1766 年（商汤十八年）至纪元后 1937 年止，计 3703 年间，共达 5258 次，平均约每 6 个月强便有灾荒一次。李约瑟统计，在过去的 2100 多年间，中国共有 1600 多次大水灾和 1300 多次

大旱灾。陈达在《人口问题》中统计，自汉初到 1936 年的 2142 年间，水灾年份达 1031 年，旱灾年份达 1060 年。中国的自然灾害以旱灾、水灾、地震灾害为主。干旱大部分发生在中国北方地区，水灾则多在江南地区。

自古以来，自然灾害发生后，往往跟着生物疫病接踵而来。大旱大疫，大水大疫，"水旱重困，民多疫死"，由于旱灾、水灾、地震等自然灾害的影响，对人类赖以生存的条件造成严重破坏，导致灾民生活水平下降，人体抵抗力降低，以及生态平衡的变化，从而改变了生物疫病的流行过程和传播途径，使疫病呈上升趋势。自然灾害有很多种类，其中对人类社会伤害最大的主要有：

（一）旱　灾

旱灾（drought）是指土壤水分不足，不能满足农作物和牧草生长的需要，造成较大的减产或绝产的灾害。然而，干旱并不等于旱灾。干旱指某一地区长期无雨或高温少雨，使空气及土壤的水分缺乏。干旱只有造成损失才能成为灾害。如沙漠虽然干旱，却不会给人类带来损失，所以沙漠干旱不是灾害，而是自然现象。旱灾的形成主要取决于气候。通常将年降水量少于 250 毫米的地区称为干旱地区，年降水量为 250 ~ 500 毫米的地区称为半干旱地区。

世界上干旱地区约占全球陆地面积的 25%，大部分集中在非洲撒哈拉沙漠边缘、中东和西亚、北美西部、澳洲的大部和中国的西北部。这些地区常年降雨量稀少而且蒸发量大，农业主要依靠山区融雪或者上游地区来水，如果融雪量或来水量减少，就会造成干旱。世界上半干旱地区约占全球陆地面积的 30%，包括非洲北部一些地区、欧洲南部、西南亚、北美中部以及中国北方等。这些地区降雨较少，而且分布不均，因而极易造成季节性干旱，或者常年干旱甚至连续干旱。

1. 干旱的分级标准

轻度干旱：连续无降雨天数，春季达 16 ~ 30 天、夏季 16 ~ 25 天、秋、冬季 31 ~ 50 天。受旱区域作物受旱面积占播种面积的比例在 30% 以下；以及因旱造成农（牧）区临时性饮水困难人口占所在地区人口比例在 20% 以下。

中度干旱：连续无降雨天数，春季达 31 ~ 45 天、夏季 26 ~ 35 天、秋冬季 51 ~ 70 天。受旱区域作物受旱面积占播种面积的比例达 31% ~ 50%；以及因旱造成农（牧）区临时性饮水困难人口占所在地区人口比例达 21% ~ 40%。

严重干旱：连续无降雨天数，春季达 46 ~ 60 天、夏季 36 ~ 45 天、秋冬季 71 ~90 天。受旱区域作物受旱面积占播种面积的比例达 51% ~ 80%；以及因旱造成农（牧）区临时性饮水困难人口占所在地区人口比例达 41% ~60%。

特大干旱：连续无降雨天数，春季在 61 天以上、夏季在 46 天以上、秋冬季在 91 天以上。受旱区域作物受旱面积占播种面积的比例在 80% 以上；以及因旱造成农（牧）区临时性饮水困难人口占所在地区人口比例高于 60%。

2. 城市干旱

城市干旱指城市因遇枯水年造成城市供水水源不足，或者由于突发性事件使城市供水水源遭到破坏，导致城市实际供水能力低于正常需求，致使城市实际供水能力低于正常需求，致使城市正常的生产、生活和生态环境受到影响。

城市轻度干旱：因旱城市供水量低于正常需求量的 5% ~10%，出现缺水现象，居民生活、生产用水在受到一定程度影响。

城市中度干旱：因旱城市供水量低于正常日用水量的 10% ~20%，出现明显的缺水现象，居民生活、生产用水受到较大影响。

城市重度干旱：因旱城市供水量低于正常日用水量的 20% ~30%，出现明显缺水现象，城市生活、生产用水受到严重影响。

城市极度干旱：因旱城市供水量低于正常日用水量的 30%，出现极为严重的缺水局面或发电供水危机，城市生活、生产用水受到极大影响。

3. 旱灾对人类生活和健康的影响

从地球生物演化史和人类文明的历史可知，干旱不仅导致恐龙灭绝，使地球生物界几次濒临毁灭，而且也曾使人类文明的发展遭受挫折。旱灾在世界范围内有普遍性，列入"世界 100 灾难排行榜"的 1199 年初埃及大饥荒、1873 年的中国大饥荒和 1898 年的印度大饥荒都是因为干旱缺水造成的，千百万人死于非命。1790 ~1796 年，持续的干旱引发饥荒，印度有 60 万以上的人口死亡饥荒。

旱灾与其他自然灾害有所不同，在其他自然灾害袭击过后，人们可以重建家园，但干旱不会这么快就过去。有的连续几个月干旱，有的甚至连续几年干旱，灾情严重的会侵蚀土壤，使水库、湖泊干枯，引起沙尘暴和沙漠化。中国的楼兰古城，始建于公元前 176 年，消亡于公元 630 年，干旱缺水、生态恶化，使塔克拉玛干大沙漠不断东侵，楼兰古城最终消失于漫漫沙丘之下。公元 750 ~850 的大旱灾，使 4 世纪兴起于中美洲尤卡坦半岛的玛雅都市文明消失。

中国旱灾频繁，历代史书、地方志、宫廷档案、碑文、刻记及多种文物史料中都有记载。公元前 206 ~ 公元 1949 年，中国曾发生旱灾 1056 次。受旱范围在 200 个县以上的大旱，发生了 8 次。明崇祯年间（1627 ~ 1640 年），华北、西北发生了持续 14 年的大范围干旱，以致出现"赤地千里无禾稼，饿殍遍野人相食"悲惨景象。清乾隆五十年（1785 年），有 13 个省遭受旱灾，"草根树皮，搜食殆尽，流民载道，饿殍盈野，死者枕藉"。清道光十五年（1835 年），有 15 个省遭受旱灾，"啮草嚼土，饿殍载道，民食观音粉，死徒甚多"。

在清代频繁的旱灾中，最大、最具毁灭性的要数光绪初年（1876 ~ 1879 年）的华北大旱灾。这次大旱持续了整整四年，时间长、范围大、后果特别严重。受灾地区有山西、河南、陕西、直隶（今河北）、山东等北方五省，并波及苏北、皖北、陇东和川北等地区。大旱不仅使农产绝收，田园荒芜，而且"饿殍载途，白骨盈野"，饿死的人竟达 1000 万以上。随着旱情的发展，可食之物的罄尽，"人食人"的惨剧发生了。大旱的第三年（1877 年）冬天，重灾区山西，到处都有人食人现象。吃人肉、卖人肉者，比比皆是。有活人吃死人肉的，还有将老人或孩子活杀吃的，无情旱魔把灾区变成了人间地狱。到 1878 年春夏之交，一场大面积瘟疫向灾区袭来。河南省几乎十人九病，陕西省"灾后继以疫疠，道馑相望；山西省百姓因疫而死的达十之二三"。

20 世纪旱灾也不断，举世闻名的就有 5 次。1920 年，中国北方大旱，山东、河南、山西、陕西、河北等省遭受了 40 多年未遇的大旱灾，灾民达 2000 万，死亡 50 万人。1928 ~ 1929 年，中国陕西大旱，共有 940 万人受灾，死亡达 250 万人，逃荒者 40 余万人，被卖妇女竟达 30 多万人。1943 年，中国广东大旱，许多地方从年初至谷雨没有下过雨，造成严重粮荒，仅台山县饥民就死亡 15 万人。有些灾情严重的村庄，人口损失过半。1943 年，印度、孟加拉国发生大旱，无水浇灌庄稼，粮食歉收，造成严重饥荒，死亡 350 万人。1968 ~ 1973 年，非洲大旱，涉及 36 个国家，受灾人口 2500 万人，逃荒者逾 1000 万人，累计死亡人数达 200 万以上。仅撒哈拉地区死亡人数就超过 150 万。

1959 ~ 1961 年，中国历史上称为"三年自然灾害时期"。连续 3 年的大范围旱情，使农业生产大幅度下降，市场供应十分紧张，人民生活相当困难，人口非正常死亡急剧增加，仅 1960 年统计，全国总人口就减少 1000 万人。

我们知道缺水会危害人类和动植物的生命。因为水是维持人类和动植物生命所必要的物质，参与细胞的构成和代谢，也是人类和动植物体内各种物质的溶剂。因为干旱缺水，大多数的植物叶子会枯死，茎秆会萎缩，植物最终死亡。人类因干燥缺水不仅感到极度口渴，人体的生理反应也会发生变化，首先唾液分泌不出来，接着从血液中抽调水以维持体细胞内外体液的平衡，延长细胞生理寿命。这样却使血液逐渐变稠，在持续缺水状态下，血液浓度升高，会变得更加黏稠，血流速度变缓，体内热量散发不良，体温会迅速上升，血压因血量减少而下降。缺水者头晕眼花，发生类似休克的状态，最终就会死亡。这就是缺水惹的祸害，所以说水是生命之本。

4. 旱灾衍生的人畜共患生物疫病

干旱不仅造成植物枯死，粮食减产，加剧原有的营养不良状况，诱发饥荒而影响人类的健康。而且在干旱水资源短缺期间，人类的公共卫生环境恶化，人畜饮水困难，容易引发人畜共患的生物疫病。旱灾可能引发生物疫病的有：

消化道传染病，如霍乱、痢疾、甲型肝炎、伤寒、感染性腹泻、肠炎等；

呼吸道传染病，如流脑、麻疹、流感等；

人畜共患和自然疫源性疫病，如鼠疫、流行性出血热、炭疽、狂犬病等；

虫媒传染病，如乙型脑炎、疟疾、黑热病等；

经皮肤破损引起的传染病，如破伤风、气性坏疽、钩端螺旋体病等机会性感染；

食源性疾病和饮水安全隐患。食物、蔬菜、水果等清洗困难，存在发生食物中毒的潜在危险；由于水源和供水污染，存在饮水安全隐患问题。

（1）瘟9疫。唐天宝末年到乾元初年（公元8世纪中期），连年大旱，以致瘟疫横行，出现"人食人"，"死人七八成"的悲惨景象，中国人口由原来的5000多万降至1700万左右。1942~1943年大旱，仅河南一省饿死、病死者即达数百万人。

（2）天花，1305年，英国发生严重干旱，草本植物全部枯死，使许多农场中的动物因缺乏干草被饿死，许多人也因庄稼无收而被饿死，并且伴随着饥荒发生的同时还出现了天花等传染病。

（3）鼠疫，1928~1932年，陕西发生中国近代最严重的自然灾害，尤为旱灾影响最为广泛。陕西"全省九十一县，而报灾已八十八县"，在当时的各类报刊和政府文件中，经常出现"滴雨未下"、"颗粒无收"、"赤地千里"、"饥民载道"等字样。在陕西北部和中部地区，旱灾还衍生了严重的鼠疫，死亡率极高。从1928年开始，横山、定边等县发生鼠疫，此后向周边各县传播，到1932年影响十分广泛。仅1930~1932年，陕北各县发病14591人，死亡13285人，死亡率高达

91.05%（见表20）。

表20　　　　　　　　　1930～1932年陕北鼠疫灾害情况

年 份	发病数（人）	死亡数（人）	死亡率（%）	受 灾 区 域
1930	3419	3107	92.87	横山、米脂、子洲、葭县、吴起、子长、靖边、安塞
1931	9649	8732	90.50	横山、米脂、子洲、定边、吴起、清涧、榆林、安塞、吴堡
1932	1523	1446	94.94	横山、子洲、葭县、绥德、子长、府谷、榆林

（4）霍乱。霍乱之所以夺去人的生命，就在于它能使人体快速脱水，渴的要命，又无法补充水分。中国香港居民饮水早期主要依靠河水和井水，1963年香港大旱，饮用水缺乏。香港政府宣布节水措施，大量减少洁净用水，停止清洗街道等工作，公共卫生环境变差，引起霍乱和肠道传染病高发。香港九龙庙街的井水被霍乱弧菌污染，在饮用井水和食用了污染水洗涤过蔬菜的人群中暴发霍乱，共发病115例。

1982年，印度尼西亚发生干旱，持续了4个月的时间，这次干旱没有引起饥荒，但食物和水源受到霍乱弧菌的污染，到10月份有150人死于霍乱和登革热。

2008年底，肯尼亚一些地区出现旱情，导致饮用水缺乏，人们不得不使用受到污染的水，造成霍乱疫情暴发，至2009年3月已有660人染病，33人死亡。世界卫生组织（WHO）已将肯尼亚列为面临严重健康危机的国家。

（5）流行性出血热。1981年6月，中国河南省正值干旱季节，土地干裂，河流少水，野外新鲜鼠洞罕见，但居民住宅内鼠洞很多，大量褐家鼠栖居于室内，气候干燥，尘土飞扬，室内有蚤和革螨游离于地面，当地居民普遍被叮咬。新安县某村李维群一家7口人有6人患有流行性出血热；登封县有一大户17口人中9人出现流行性出血热。为何一家数人感染家鼠型出血热，可能与天气干旱，野外鼠粮缺乏，开春后褐家鼠仍聚集在室内，与人接触密切，致使鼠型流行性出血热暴发流行。

（6）疟疾。旱灾时少雨缺水，不利于蚊虫孳生，但在局部地区仍不乏存在蚊虫孳生繁殖的环境。1934～1935年，锡兰（斯里兰卡）发生的疟疾大暴发流行则是由于旱灾所诱发，死亡率亦比往常高2～4倍。

20 世纪 50～60 年代，中国南方山区亦曾有旱灾而使局部地区加剧疟疾流行，这是因为细而缓流的山溪为流水孳生型媒介微小按蚊提供有利孳生条件，如 1963 年广西苍梧县师寨的疟疾暴发即为其例。

（二）洪　灾

洪灾是指大范围的暴雨或特大暴雨等自然因素所造成的山洪暴发，江河湖泊水位陡涨，洪水泛滥，致使农田、房舍、人畜及交通设施等遭到淹没的洪涝灾害。洪水泛滥是人类经常遭受的最严重的灾害之一。洪水的诱发因素极为广泛，水系泛滥、风暴、地震、火山爆发、海啸等都可以引发洪水，甚至人为的也可以造成洪水泛滥。在各种自然灾害中，洪水造成死亡的人口占全部因自然灾害死亡人口的75%，经济损失占到的40%。更加严重的是，洪水总是在人口稠密、农业垦殖度高、江河湖泊集中、降雨充沛的地方，如北半球暖温带、亚热带。中国、孟加拉国是世界上水灾最频繁、肆虐的地方，美国、日本、印度和欧洲也较严重。

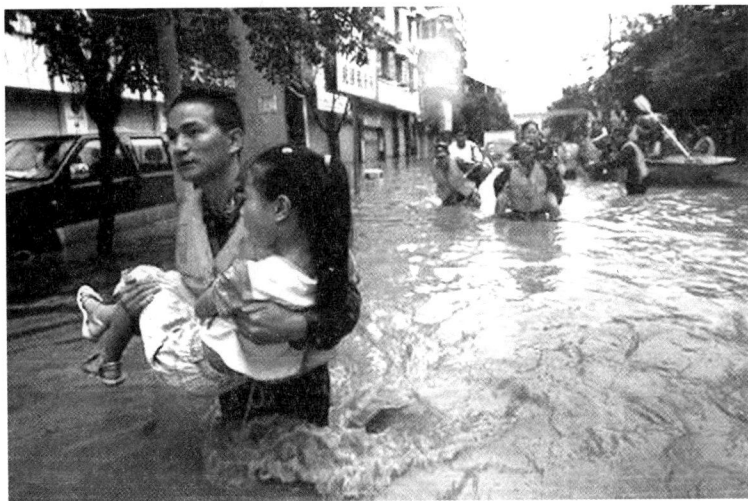

中国官兵积极参加抗洪救灾　　　　（来源　新榜网）

1. 洪水的分类

根据洪峰流量或洪量的重现期，洪水可分为：

一般洪水：洪峰流量或洪量的重现期 5～10 年一遇的洪水。

较大洪水：洪峰流量或洪量的重现期 10～20 年一遇的洪水。

大洪水：洪峰流量或洪量的重现期 20～50 年一遇的洪水。

特大洪水：洪峰流量或洪量的重现期大于 50 年一遇的洪水。

2. 洪灾对生命财产的破坏

大洪灾具有极强的破坏性，对人类的生命财产会造成巨大损失。

1944 年孟加拉国发生特大洪水，淹死、饿死 300 万人，震惊世界。连续的暴雨使恒河水位暴涨，将孟加拉一半以上的国土淹没。1987 年 7 月，孟加拉国经历了有史以来最大的一次水灾。在短短两个月间，孟加拉国 64 个县中有 47 个县受到洪水和暴雨的袭击。1988 年再次发生骇人洪水，淹没 1/3 以上的国土，使 3000 万人无家可归。洪水使孟加拉国成为全世界最贫穷的国家之一，联合国就此展开了两项粮食供给计划，仅一项计划的实施每年就要耗资 2000 万美元。

在中国，20 世纪多次发生死亡人数超过 10 万的水灾。1931 年入夏以后，珠江、长江、淮河及松辽流域，连降大雨和暴雨，降雨日数多数达 35 ~ 50 天，"南起百粤北至关外大小河川尽告涨溢"，造成全国性的大水灾。长江上游普遍发生洪水，中下游江堤圩垸普遍决口，江汉平原、洞庭湖区、鄱阳湖区、太湖区大部被淹，武汉三镇受淹达 3 个月之久。据统计，湘、鄂、赣、浙、皖、苏、鲁、豫 8 省合计受灾人口 5127 万，占当时人口的 1/4，死亡约 40 万人，经济损失 22.54 亿元。随之而来的饥饿、瘟疫致使 300 万人惨死。而号称"黄河之水天上来"的中华母亲河黄河，曾在历史上决溢 1500 多次，重大改道 26 次，淹死数百万人。中国甚至在 1642 年和 1938 年发生了两次人为的黄河决口，分别淹死 34 万人和 89 万人。

1950 年 7 月，中国淮河大水，淹没田地 3400 万亩，灾民 1300 万人。1963 年 8 月，海河大水。河北省连续 7 天下了 5 场暴雨，淹没 104 个县市 7294 多万亩耕地，2200 余万人受灾，直接经济损失 60 亿元。1975 年 8 月，台风在福建登陆，经江西南部、湖北，在河南省伏牛山麓停滞和徘徊了 20 多个小时，最大降水量 1605 毫米，使汝河、沙颖河、唐白河三大水系各支流河水猛涨，漫溢决堤，板桥、石漫滩水库垮坝失守，造成特大洪水，毁房断路、人畜溺毙，灾情极为严重，直接经济损失 100 亿元。1998 年的"世纪洪水"，在中国大地到处肆虐，29 个省受灾，农田受灾面积 3.18 亿亩，成灾面积 1.96 亿亩，受灾人口 2.23 亿人，死亡 3000 多人，房屋倒塌 497 万间，经济损失达 1666 亿元。

3. 洪灾衍生的人畜共患生物疫病

中国自然灾害以洪灾发生次数最多。在洪灾地区，大量房屋、畜禽棚圈和厕所被洪水淹没倒塌，粪便垃圾四溢，生活用水、食物遭受严重污染。由于房屋倒塌或被大水浸泡，灾民往往栖身于堤坝或临时搭建的住所生活，白天易中暑，夜晚易受凉。仅有的高处陆地人口一夜之间高度密集，日常生活的必需品和公共卫生设施难以满足需要，"吃喝拉"只好凑合着解决。蔬菜禽蛋肉食供应短缺，灾民普遍营养不良，精神紧张，极度疲劳，体质和免疫力下降。此外，由于洪灾时正值夏季，各类生熟食物很容易腐败变质，包装食品的保质期也明显缩短；食品在运送过程中遭受雨水淋湿和洪水浸泡，也容易变质；苍蝇等叮咬食物也会造成食物受病原微生物的污染。在这样的恶劣环境条件下，最容易发生消化道传染病。这些传染病都有一个共同特点：通过粪—口途径传播，病原微生物及其产生的毒素便在不知不觉中经口而入，导致消化道传染病的发生。

洪灾改变了人畜共患生物疫病的病原体的环境生存条件和储存宿主，容易在人类与动物之间相互传染，最终在人类引起暴发流行。洪灾可能引发的生物疫病的有：

消化道传染病，如霍乱、痢疾、甲型肝炎和戊型肝炎、伤寒、感染性腹泻、肠炎等；

呼吸道传染病，如流脑、麻疹、流感等；

人畜共患和自然疫源性疫病，如鼠疫、流行性出血热、血吸虫病等；

虫媒传染病，如乙型脑炎、疟疾、登革热等；

经皮肤破损引起的传染病，如破伤风、气性坏疽、钩端螺旋体病等机会性感染；

食源性疾病和饮水安全。震后房屋倒塌，使食品、粮食受潮霉变、腐败变质，存在发生食物中毒的潜在危险；由于水源和供水设施破坏和污染，存在饮水安全隐患问题。

灾害期间人在水中长期浸泡，易引起浸渍性皮炎、虫咬性皮炎等；意外伤害：溺水、触电、中暑、外伤、毒虫咬螯伤、毒蛇咬伤、食物中毒、农药中毒等。

（1）霍乱。霍乱的流行在地理分布上主要集中在沿海城镇、特别是临近海岸线的海湾地带或江河入海处。霍乱弧菌在水中存活的时间较长（一般都在 5 天以上，甚至可达数十天或更长），一次污染后可使水体较长时间保持感染力。由于洪涝灾害使水源受到污染、食物变质产生中毒等不良情况，以致疫病流行，人畜遭殃。中国是洪涝灾害最多的国家之一，灾害主要发生在 8、9 月份，在此期间也是霍乱等肠道传染病流行的季节，往往由于灾害的发生引起暴发流行。

洗涤病人衣裤、倾倒吐泻物于河道等处而污染水源，引起霍乱的水型暴发流行。1892 年 8～10 月，在德国汉堡曾发生一次水型霍乱暴发，就是由于来自疫区的人将粪便及洗衣等污水直接倾倒在易北河里，污染了河水而造成霍乱流行。由于水体污染，可使许多经水冲洗的生冷食品如凉粉、瓜果等受到污染。人们生活用水如漱口、洗刷食具等多用生水，极易受到感染。因此水源污染在霍乱流行蔓延过程中起着极为突出重要的作用。

20 世纪 30 年代蒋介石制造的黄河花园口决堤案，使河南、江苏几十个县成为一片汪洋，导致霍乱病流行。1931 年长江洪水泛滥，致使 9 省霍乱流行，患者 10 余万例，死者 3 万多例。1974 年，孟加拉国发生洪灾，不仅造成数百人死亡，更有 1500 人死于洪灾后的霍乱大流行。1990 年 8 月 31 日第 15 号台风袭击了中国浙江省虞县松厦地区后，大雨成灾，水源严重污染。灾后 34 天，松厦出现首例霍乱病人，随后病例数逐渐增多，到 11 月 20 日时共有病人 16 例，带菌者 11 例。在此之前该地区已连续几年无霍乱疫情出现，此次霍乱发生完全由于台风后暴雨所造成。1998 年，西孟加拉的洪水，引起霍乱大暴发（小川血清型），超过 1.6 万个病例。

突发性自然灾害，来势猛，使食品正常供应渠道断绝、食品生产、加工、运输几乎陷于停顿状态。洪涝灾害发生后，灾民饥不择食，误食变质食品造成食物中毒。特别是霍乱弧菌在食品中存活的时间可达 1～2 周或更长，一旦食物被污染易在灾区引起霍乱流行。1991 年江苏、安徽两省受灾后，粮食发霉变质，灾民存储麦子霉变占 80%。食用此种发霉麦面后出现恶心、呕吐等胃肠道症状。灾区生活环境恶劣，食物腐败，大量苍蝇孳生给携带病菌或远距离传播创造有利条件。灾民流动也使霍乱病菌扩散，加速霍乱暴发流行。

霍乱在自然灾害情况下，流行特点往往是来势猛、发病急、传播快、死亡率高。有以下特点：发病集中：灾害使房屋倒塌，灾民迁外宿营，形成临时居民点，房舍简陋，居住密集，环境卫生条件差，蚊蝇孳生，一旦染上霍乱，可以呈现集中暴发流行。流行季节：霍乱通常与一般肠道传染病相似，夏秋季 7、8、9、10 四个月为发病的季节性高峰，洪涝、旱灾以及台风等灾害发生也多在此季节，这与霍乱的流行季节相一致。

（2）痢疾等肠道传染病。洪灾后供水、排水系统、卫生设施皆受到严重破坏，供水中断。由于暴雨成灾，淹没地面，使粪便、垃圾等污物冲流至河道等水源，致使水源受到污染，导致痢疾等肠道传染病的水型暴发流行。

1975 年 8 月，中国河南驻马店发生大水灾后的 8～12 月间传染病发病率高达 57%，其中痢疾发病率上升 9.7 倍。1976 年湖北白芒营公社暴雨成灾，引起山洪暴发，河水猛涨，粪便污物污染河流，造成痢疾的流行，有两个大队的发病率高达 34.85% 和 35.44%。1990 年山东省东营市在一次暴雨之后，因饮用水源被污染，暴发以痢疾为主的大范围腹泻病流行。在被调查的 5 个县 10 个村庄中，在两周内户罹患率为 53.45%，患病率 15.01%。1991 年在中国江苏、安徽两省遭受特大洪涝灾害时，饮用水污染极为严重。灾区饮用水检测结果细菌总数和大肠菌数皆超过卫生部批准发布的《生活饮用水卫生标准》中二级要求的18～1000倍。污染这样严重的水源极易造成痢疾的水型暴发流行。1991年安徽铜陵县在特大洪涝灾害后，该县宋村乡永冲村的灾民，因饮用污染的井水而引起痢疾的暴发流行，全村186人中有52人患病。

2000年5月，加拿大安大略省南部一小镇因山洪暴发污染居民饮水系统，5000多名居民中就有198人感染肠出血性大肠埃希菌O157：H7，其中26人并积习难改溶血性尿毒综合征（HUS），死亡7人。2004年孟加拉国洪水后一次暴发的痢疾症状达17000多例，霍乱弧菌（小川血清型和稻叶血清型）、产毒大肠杆菌都曾被检出。2004年12月，印度尼西亚亚齐省扎朗镇的居民在遭遇海啸后，幸存者中100%曾从未得到保护的水井中饮水，在两周中有85%的居民报告感染痢疾。

（3）流行性乙型脑炎。流行性乙型脑炎是虫媒传染病，经蚊虫叮咬而传播，库蚊、伊蚊、按蚊的某些种都可传播乙型脑炎病毒。在中国，主要的传播媒介是三带喙库蚊。流行乙型脑炎有严格的季节性，80%～90%的病例集中在7～9月，每隔若干年发生一次较大的流行。这段时间也是洪涝灾害、风暴潮的多发期。特别是特大洪涝灾害发生之后，人口高度密集，居住条件简陋，防蚊设施匮缺，三带喙库蚊密度剧增，灾民的感染率增大，可致乙型脑炎发病人数剧增，极易造成大范围乙型脑炎的暴发流行。

（4）钩端螺旋体病。洪水泛滥，或是低洼平原地区大雨后地面积水增加造成内涝，在自然疫源地区极易引起钩端螺旋体病流行，是"大灾之后有大疫"的主要生物疫病之一，病人少则几百人多则数万人。1963年华北暴雨成灾，第二年河北省至少有10万人患钩端螺旋体病。20世纪70年代河南、辽宁、山东和广东等省也因洪水发生了钩端螺旋体病大流行。中国有3种主要传染源在洪涝灾害期间可引起的钩端螺旋体病暴发流行。

以鼠为主要传染源：全世界已发现数十种鼠为钩端螺旋体的储存宿主，中国有20多种鼠带菌。鼠类特别是野鼠的带菌率一般都较高，带菌时间长，不断从尿排菌，有的可长达3年。洪水促使鼠群迁徙，可引起洪水型钩端螺旋体病的暴发流行，如黄胸鼠、黑线姬鼠迁徙引起暴发流行早有报告。

20世纪70～90年代洞庭湖曾三次发生大洪水引起钩端螺旋体病暴发流行。东洞庭湖南部的武岗洲芦苇茂密有东方田鼠栖息、繁殖。1979年和1980年6月间湖水上涨，大批东方田鼠泅渡到相邻的岳阳县和沅江县的堤岸往垸内迁徙，有的堤段鼠多如蚁，遍地皆是，有的垸内鼠密度高达41.8%，其中东方田鼠占88.2%～93.9%，黑线姬鼠占3%～11.4%。7月中旬～8月下旬陆续发生3600多病例，有的乡发病率为1070/10万，从病人早期血和东方田鼠肾分离出钩端螺旋体，全部为七日热群钩端螺旋体，与病人恢复期血清抗体也相符。1991年5月下旬到7月中旬，洞庭湖区岳阳县广兴洲区连降暴雨，降雨量为669.5毫米，洞庭湖水猛涨，湖满沟溢，受淹面积为4100多亩。该区此前从未发生过钩端螺旋体病流行，但从7月19日首例报告到8月底，发病1607人，发病率为1945.06/10万，死亡10人。鼠种仍以东方田鼠和黑线姬鼠为主。

以猪为主要传染源：黄河流域及其以北的省份猪是主要传染源。70年代山东、河南和安徽省的猪以放养为主，带菌猪之间可以相互传染，当带菌动物增加到一定数量时，遇到雨水冲刷而使疫源地扩散，人们在生产、生活过程中需要接触疫水而感染钩端螺旋体病。由于猪的感染率高，排菌量大，携带钩端螺旋体菌群达14个血清群之多（以波摩那群为主，犬群次之），猪圈内潮湿、积水和泥泞，钩端螺旋体污染严重，一旦猪圈的污染水被雨水和洪水冲刷，即扩大污染范围，造成钩端螺旋体病流行。

1963年8月上旬，河北省中南部邯郸、邢台等地遭受特大洪水灾害，由于抗洪抢险，人接触疫水发生洪水型钩端螺旋体病暴发流行，病例多达14万多人，平均发病率高达3188.69/10万，以后几乎每年都有病例报告或局部流行。后经调查证实，河北省以猪为主要传染源的钩端螺旋体病，传染源分布广泛，一旦构成传播条件，就会发生钩端螺旋体病的流行。

1965年7月，吉林省东辽河、伊通河、钦马河上游，下了一场数十年从未见过的大暴雨（降雨量为216.0毫米），下游河水泛滥成灾，引起钩端螺旋体病暴发流行，数千人发病。

1971年6月安徽省江淮之间雨季持续25天之久，总降雨量在300毫米左右，低洼地普遍积水，引起疫水扩散，当地群众参加抗洪抢险，抢收庄稼，因接触疫水的人群增加而发生了以猪为主要传染源的雨水型钩端螺旋体病特大流行，最高发病率达267.10/10万，疫情持续达2～3个月。

以犬为主要传染源：犬的活动范围大，并随处便溺，污染土壤和水源，易引起雨后流行。犬可携带11个血清群钩端螺旋体，但以犬群为主。中国多次发生以犬为主要传染源的钩端螺旋体病暴发流行。

20世纪70年代江西、广西山区和半山区等也有过雨水型钩端螺旋体病暴发，犬的带菌率高，局部暴发点可高达45%。1991年贵州部分地区大雨成灾，由于地形特殊造成"插花式"水淹。贵阳市郊偏坡乡布依族山寨在大雨后，居住在半山腰的农民到山下农田排水而发病。当地几乎家家户户养犬，经作犬肾培养，在 5 条犬中，从 3 条犬的肾脏分离出钩端螺旋体，病人血清学检查也证实为雨水型钩端螺旋体病暴发流行。

（5）疟疾。由灾害诱致疟疾暴发流行最典型事例是 1908 年在印度旁遮普发生的地区性暴发流行。这是该地区周期性疟疾暴发流行中最严重的一次，其直接诱因是暴雨后印度河洪水泛滥所致。这次流行涉及 50 万平方公里 3000 万人口，其中 30 万人死于疟疾；各地死亡率比往常高出 5 ～ 20 倍，中心地带最高死亡率达 49.3%。随着疟疾暴发流行，破坏了正常生活秩序，发生饥荒和田园荒芜。

阿根廷亦有因暴雨而致的周期性疟疾暴发流行。1931 年以前发生 7 次疟疾暴发流行中，前 3 次每隔 11 ～ 12 年，后 4 次每隔 5 ～ 6 年。

1935 年夏季，中国发生大洪灾。长江、黄河暴雨成灾，荆江大堤溃决，黄河 6 处决口，灾情遍及 8 省 200 多个县市，灾民达 2440 万，淹死 20 万人，1000 万人无家可归。次年即出现疟疾严重流行。1936 年 8 ～ 10 月，江苏北部地区恶性疟疾"蔓延十数县，死亡人数达数万人之多"。

三年自然灾害（1958 ～ 1960 年）引发黄淮平原的疟疾暴发流行。据江苏、山东、河南、安徽 4 省统计，1960 年发生疟疾病例 1345 万，发病率高的地方达 60% 以上。在如此广大平原地区急剧发生暴发流行不大可能是由单一的因素所致，但暴雨成灾则在有些地区是明显的诱因。在江苏南通、江都、沭阳三地调查，有疟疾病人的农户分别占总户数的 67%，72% 和 91%，半数以上乃至全家病例的农户均在 50% 左右。1959 年发病率高的公社已出现稻子熟在地里无人收割的情况。

（6）登革热。1997 年，肯尼亚、南索马里暴雨成灾，使蚊虫卵大量发育，蚊虫密度增大，引起当地登革热和裂谷热大暴发。

（7）血吸虫病。血吸虫病感染季节主要在每年长江汛期期间，集中在 4 ～ 10 月份，尤以 5 ～ 8 月份为最高，8 ～ 9 月是发病的高峰期。水灾不但造成破坏圩堤、冲毁房屋、淹没农田、严重污染水体，同时也造成钉螺扩散，使钉螺面积和阳性螺数增加。钉螺扩散方式主要为附着于漂浮物、借助水流或其他力量进行的扩散。不同螺龄的钉螺均有较强浮游力，尤以当年繁殖螺为最。新螺扩散距离可达 1500m 以上。在洪峰过后，仍能发现有大量钉螺附着的漂浮物存在。

由于洪水造成钉螺扩散，使湖北省钉螺面积不断增加。1980 年江滩钉螺面积为 5.7 万亩；1984 年增加到 8.46 万亩；1990 年达到 47.5 万亩，9 年增加 7.33 倍，沿江大、中城市的有螺面积皆有回升。尤其是 1991 年特大洪水，造成钉螺迅速扩散，使有螺面积近年来有很大回升。湖北省 44 个疫区县（市）中 36 个受灾，495 个乡镇有螺围烷破溃

289 处，淹没钉螺面积 7.35 亿平方米。安徽省的有螺面积比 1990 年增加了 16.6%。

水灾不但造成巨大的经济损失，而且直接引发血吸虫病流行，使非疫区或已消灭地区再度发生流行。1991 年 7 月，中国安徽遭受特大洪涝灾害后，全省钉螺面积由 2.47 亿平方米猛增到 2.88 亿平方米。铜陵县 10 月份在非流行区永平乡黄兴村调查发现钉螺面积有 20 万平方米，并导致急性血吸虫病流行。

在长江中下游地区，每年春夏之际、长江汛期到来时，湖水上涨淹没滩面，因抢割滩上麦子、油菜、打湖草、打棕叶及捕鱼捞虾等活动，造成大批灾民急性感染。1950 年江苏省高邮县新民乡自然灾荒严重，居民生活困难。在洪水漫滩之际，群众上滩生产自救，全乡 6257 人，急性感染 4019 人，感染率高达 76.45%，在短短几个月中死亡 1335 人，陈尸十八华里，惨不忍睹。死亡人数占总人口的 25.39%，病死率为 33.12%。

20 世纪 60 年代初期，由于自然灾害，经济困难，血吸虫病防治工作被迫中断，在"向荒滩进军"、"向三滩要粮"的活动中，农业上采取大兵团作战，造成大批血吸虫病感染。1958 年 3 月，安徽省安庆地区的国营华阳河污池三分场，有 150 名知青和 650 名干部下放开发湖区，4、5 两月发生急感 574 人，发病率高达 71.75%。1962 年 5 月因长江洪水淹没三滩，参加抢收作物而发生急性血吸虫病共 4096 人，死亡 100 人；1964 年 4 月，长江水位陡增，淹没三滩，沿湖农民抢捞湖草，发生急性血吸虫病 5947 人，死亡 36 人。江西省赛城湖垦植场，本已控制了急性血吸虫病发生，但在 1962 年 7 月 5 日大堤决口，人们在抗洪护堤和生产活动中，发生大批急性血吸虫病感染。下水防洪 1508 人，发病 65 人，因防洪而发病人数占总发病人数的 81.55%。防洪后居民粪检阳性率为 17.13%，是防洪前的 3 倍。

长江水位与血吸虫病感染密切相关，当洪水淹没江滩易感地带 0.5～1m 水深时，钉螺久旱逢水活动频繁，大量释放尾蚴，水体感染性最高，人畜此时下水被感染的机会极高。水位未淹没易感地带或水位远远高于易感地带的高程时，则感染机会相对较少。1987 年江西省波阳县 8 月份水位正好淹没密螺带，许多村民下水捕鱼、虾和捞螺丝而引起血吸虫病暴发流行。

当洪水淹没易感地带后，人群因防洪救灾、抢收农作物、捕捞鱼虾及游泳戏水等活动进入易感地带而集体感染。1989 年 8～9 月，武汉市杨园街道暴发大规模急性血吸虫病，原因是夏季酷热，洪水淹浸有螺江滩，成为天然游泳场，导致 2 万余人下水消暑、数千人发生血吸虫病急性感染。

在防洪救灾中，机关干部、城镇居民和解放军战士均为急性血吸虫病的高发人群。1961 年，解放军某部队在岳阳县因防洪救灾，发生急性血吸虫病 273 人。1980 年湖北省荆州地区遭到罕见的水灾，外洪内涝，疫水泛滥，前后将近 5 个月。到疫区抗洪救灾、捕鱼摸虾的人群大量增加，以致发生血吸虫病急性感染，全年共发生 1576 例。1983 年，湖北省遭遇洪水，汉口站洪峰流量 65000 米 3/秒，最高水位 28.11 米，农田受灾 333.4 万 hm2。感染钉螺面积高达 22934 亩，接触疫水人数 200 多万，发生急性血吸虫病感染 2984 例，最多者一个县达 583 例。1991 年湖北省特大洪水，全省因抢险救灾而接触疫水人数达 411 万。

（三）地 震

地震，是指构成地球的一部分岩石发生急剧的运动，从而产生地震波的现象。由地震波所产生的地表或地下的振动就是地震动。这是一种自然现象。地球上每天都在发生地震，每隔几秒种就有一次或同时有几次地震发生。地震是一种破坏力极大的自然灾害。除了地震直接引起的山崩、地裂、房倒屋塌之外，还会引起火灾、水灾、爆炸、滑坡、泥石流、毒气蔓延、瘟疫等次生灾害。引起地球表面振动的原因很多，可以是自然界的原因，如构造地震、火山地震、塌落地震等；也可以是人为的原因，如核爆炸、开炮、机械振动等。

1. 地震的类型

按照地震的不同成因，可以把地震划分为五类：

构造地震：构造地震发生的原因，是地下深处的岩层受地应力的作用，当所受的地应力太大，岩层不能承受时，就会发生突然、快速破裂或错动，把长期积累起来的能量急剧释放出来，并以地震波的形式向四面八方传播，当地震波传到地表时，就会引起地面的震动。世界上 85% ~90% 的地震以及所有造成重大灾害的地震都属于构造地震。

火山地震：由于火山喷发而引起局部地区的震动，称为火山地震。火山地震约占全球地震总数的 7%。

水库地震：由于水库蓄水、放水引起库区发生地震。

特殊地震：在某些特殊情况下也会发生地震，如岩洞崩塌（陷落地震）、大陨石冲击地面（陨石冲击地面）等。

人工地震：人为活动引起的地震。如工业爆破、地下核爆炸造成的震动；在深水中进行高压注水以及大水库蓄水后增加了地壳的压力，有时也会诱发地震。

2. 地震的震级

震级是用来说明地震大小的一种标度，与地震释放出来的能量有关，释放出来的能量越大，震级就越大。根据震级的大小，地震可分为以下5种：

小震：震级3到4.5级的地震，称为小震或弱震。

中强地震：震级大于4.5到小于6级的地震成为中强地震。

强震：震级6级至7级但不超过7级的地震，称为强震。

大地震：震级7级至8级但不超过8级的地震，称为大地震。

特大地震：震级大于8级的地震，称为特大地震。

3. 地震的直接灾害和次生灾害

地震是世界上最凶恶的"敌人"，所造成的直接灾害有：

（1）建筑物与构筑物的破坏。如房屋倒塌、桥梁断落、水坝开裂、铁轨变形等。

（2）地面破坏。如地面裂缝、塌陷，喷水冒砂等。

（3）山体等自然物的破坏。如山崩、滑坡等。

（4）海啸、海底地震引起的巨大海浪冲上海岸，造成沿海地区的破坏。此外，在有些大地震中，还有地光烧伤人畜的现象。

地震的直接灾害发生后，会引发出次生灾害。地震次生灾害是指由于强烈地震造成的山体崩塌、滑坡、泥石流、水灾、火灾、瘟疫等威胁人畜生命安全的各类灾害。有时，次生灾害所造成的伤亡和损失，比直接灾害还大。1556年1月23日，中国陕西华县、潼关发生大地震，当时因地震直接死亡10多万人，但灾后发生的瘟疫却造成70多万人死亡。1932年日本关东大地震，直接因地震倒塌的房屋仅1万幢，而地震时失火却烧毁了70万幢房屋。

地震次生灾害大致可分为两大类，一是社会层面的，如道路破坏导致交通瘫痪、煤气管道破裂形成的火灾、下水道损坏对饮用水源的污染、电讯设施破坏造成的通讯中断，还有瘟疫流行、工厂毒气污染、医院细菌污染或放射性污染等；二是自然层面的，如滑坡、崩塌落石、泥石流、地裂缝、地面塌陷、砂土液化等次生地质灾害和水灾，发生在深海地区的强烈地震还可引起海啸。

1960年5月22日，在智利西海岸发生了世界地震史上震级最高、最强烈的地震。震级高达8.9级，烈度为11度，影响范围在800公里长的椭圆区域内，陆地像一个巨人翻身一样，海洋在激烈地翻滚，峡谷在惨烈地呼啸，海岸岩石在崩裂，碎石堆满了海滩。地震过后，从智利首都圣地亚哥到蒙特港沿岸的城镇、码头、公用及民用建筑或沉入海底，或被海浪卷入大海，仅智利境内就有5700人遇难。地震后48小时引起普惠火山爆发，引发了大海啸。地震形成的海啸波浪以每小时700公里的速度横扫太平洋沿岸，把智利的康塞普西翁、塔尔卡瓦诺、奇廉等城市摧毁殆尽，造成200多万人无家可归。15小时后高达10米的海浪呼啸而至袭击了夏威夷群岛。海浪继续西进，8小时后4米高的海浪冲向日本的海港和码头。在岩手县，海浪把大渔船推上了码头，跌落在房顶上。这次海啸造成日本800人死亡，15万人无家可归。

1995年1月17日，日本时间清晨5点46分，东方刚刚破晓，一向忙碌很晚的日本人大多还在睡梦中。突然，伴随一阵阵蓝光闪动，关西大地传出一种可怕的吼声，大地随之激烈地晃动起来，一次可怕的地震降临了。随着大地上下左右激烈地颠簸摇晃，几万栋房屋倾刻成了一片废墟，路面开裂，地基变形，铁道弯曲，列车脱轨，港口破坏，拦腰折断的大楼倒下来将道路隔截，倾刻间一切都面目全非。断裂的高速公路从几十米高处塌落下来，将下面公路行驶的汽车压成了"铁饼"。地震引起的火灾将神户市上空映得通红，整座城市笼罩在一片恐怖之中。这次地震震级7.2级，造成人员死亡5466人，3万多人受伤，几十万人无家可归，受灾人数达140多万人，被毁房屋超过10万幢，生命线工程和大量公共设施被严重破坏，造成经济损失达1000亿美元。

1966年3月8日，中国邢台地震，死亡8182人，受伤51395人，倒塌房屋508万间。1970年1月5日，中国通海地震，死亡15621人，受伤26783人，倒塌房屋338456间。1976年7月28日3时42分，能量比日本广岛爆炸的原子弹强烈400倍的大地震发生了。中国河北省唐山市发生7.8级地震，死亡24.1万人，重伤16.4万人，倒塌房屋530万间，直接经济损失100亿元。……北纬40度线，被人们称为"不祥的恐怖线"。这里，发生了诸如美国旧金山、葡萄牙里斯本、日本十胜近海等无数次大地震。2008年5月12日，中国四川汶川县发生8.0级强烈地震，死亡人数达6.9万多人，失踪1.2万人，受伤人数37万多人，倒塌房屋650万间，经济损失达8451亿元，相当于850亿美元。

4. 地震衍生的人畜共患生物疫病

地震是一种突发的自然灾害，导致房屋倒塌，地面裂缝，山体坍塌，江河污染，震后生态环境和生活条件受到极大破坏，卫生基础设施损坏严重，供水设施遭到破坏，饮用水源会受到污染，是导致人畜共患生物疫病发生的潜在因素。地震还会造成人员的伤亡，而死亡者的尸体由于被废墟掩盖和

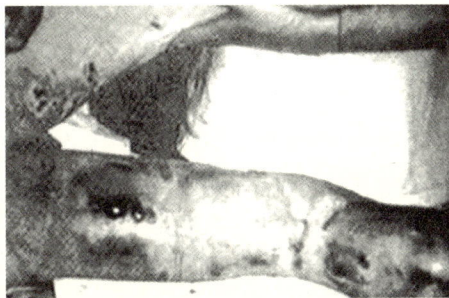

气性坏疽

填埋，往往得不到及时清理，在气温较高时容易发生腐烂，产生大量的致病菌。人体腐烂产生的病菌特别容易感染人类，再加上地震会造成医疗方面的困难，不利于疫情的及时有效控制，而且地震中受伤者众多，许多灾民得不到很好的休息，身体免疫力下降，也是疫病乘虚而入的好机会。

同时，地震可能改变了病原体的生存环境条件和寄生宿主，传染源普遍存在，包括有病原体排出的人和动物，如患传染病尚在传染期的病人、人群中携带病原体的健康人、患人畜共患病的动物、畜群中携带病原体的动物等；在野外环境的水域、土壤中存活的腐生性病原体或芽胞也可使人致病，如破伤风、炭疽、气性坏疽等。特大地震发生时，会导致畜禽等陆生动物被埋在地下，其尸体腐烂后污染环境和空气，如果灾区气温逐渐升高，更适宜病原微生物的大量繁殖，遇雨水冲刷还会导致病原微生物污染面扩大，引起暴发流行。地震可能引发生物疫病的有：消化道传染病，如霍乱、痢疾、甲型肝炎、伤寒、感染性腹泻、肠炎等；呼吸道传染病，如流脑、麻疹、流感等；人畜共患和自然疫源性疫病，如鼠疫、流行性出血热、炭疽、狂犬病等；虫媒传染病，如乙型脑炎、疟疾、黑热病等；经皮肤破损引起的传染病，如破伤风、气性坏疽、钩端螺旋体病等机会性感染；食源性疾病和饮水安全。震后房屋倒塌，使食品、粮食受潮霉变、腐败变质，存在发生食物中毒的潜在危险；由于水源和供水设施破坏和污染，存在饮水安全隐患问题。

（1）鼠疫。1994年印度发生的一次强烈地震，当时震区的老鼠迁移导致不少人感染鼠疫，暴发鼠疫693例，俄罗斯"当时甚至中断了与印度的部分空中交通"。

中国的鼠疫疫源地分布在17个省（自治区）216县，动物鼠疫不断。人间鼠疫由1985年二个省区（青海西藏）扩大至云南、内蒙古、新疆甘肃等六个省区。

（2）痢疾。1976年7月28日唐山大地震后，幸存下来的人们，面临着瘟疫的严重威胁。对灾区72个饮用水源进行检验，细菌总数最高超过国家饮水标准1.4万倍，其中大肠杆菌超过国家标准200倍。在震后3~4天，出现大量肠炎、痢疾患者，并迅速蔓延开来；7天后形成第一次发病高峰，唐山市区发病率达10%~20%。8月中旬，出现肠炎、痢疾第二次发病高峰，市内各区发病率达10%~30%，发病户数占总户数的66.6%，比上年同期，高出几十倍乃至上百倍。

灾后食品生产、加工、运输、保存等皆因受到当时条件限制，无法保证食品质量，甚至往往因污染而变质，灾民食用后引起食物中毒及腹泻病等流行。1976年唐山大地震波及到天津地区，天津医学院附属医院内科收治的急性肠道传染病人比往年同期增加 1~8 倍，其中痢疾发病人数占首位。

居住环境恶劣自然灾害后，房屋倒塌，灾民被迫离家出走，迁居外地，造成人口大量流动。在外地形成许多临时居民点，房舍简陋，居住密集，人口密度大，卫生条件差，粪便垃圾污染严重，蚊蝇孳生，成为发生痢疾等肠道传染病的重要原因之一。

灾后有机物质腐败污染环境自然灾害使大量灾民伤亡，特别是地震发生后，伤亡的灾民会因得不到及时处理，而造成尸横遍野，或掩埋时也很马虎，埋于废墟下的尸体及食物等有机物质不能及时清理出来，就会很快腐烂而成为苍蝇的孳生地。1976 年唐山大地震后，由于埋于废墟下的尸体，及冷库被埋于地下时有上万吨鱼、肉、蛋等迅速腐败，短期内孳生出大量苍蝇，其密度达到惊人的程度，如在一个顶篷上，苍蝇的数量可多达 1154 只之多，成为传播痢疾流行的重要因素。

（3）乙型脑炎。地震灾害之后，媒介蚊虫的密度变化不大，但人们的居住条件的改变，导致露宿增多，被蚊虫叮咬的机会大大增加，乙型脑炎的发病率会略有上升，可能在局部地区发生暴发流行，但较难造成大的暴发流行。

地震对乙型脑炎流行的影响主要表现为：人的户外活动增多，居住环境改变，被蚊虫叮咬的机率增大，蚊虫的带毒率增加，因而可引起乙型脑炎发病人数的增加，但由于受媒介密度、气候等因素的影响，乙型脑炎可能在局部发生流行，难以形成大的暴发流行。

（4）疟疾。地震后污物横流、温度回升、气候潮湿等诸多因素，适合蚊虫大量滋生，不仅会造成蚊类密度升高，还造成蚊类侵袭人类的机会增加。蚊子携带病毒叮咬人体，最易传播疟疾。1988 年 11 月云南耿马地震，1989 年上半年疟疾病例数比震前同期上升 27 倍。所有灾害条件下都使生活水平下降，营养较差，抵抗力降低，且缺医少药，这些都一定程度上加剧了疫情的发展。2006 年印尼地震后，首先发生的疫情就是疟疾。

（5）狂犬病。四川是狂犬病的高发区。各乡镇农户大都养狗。仅安县就有 7 万多只狗，每年狂犬病发病约 300 例。"5·12" 汶川地震后，疯犬、病犬急剧增多，犬只伤人事件频繁发生，受害者多数是老年人和幼孩。由于狗在地震中受到惊吓刺激，地震后无人喂养，变成流浪狗，饥饿、狂躁和高度敏感使它们攻击性很强，大都见人就咬。不到 1 个月时间，仅什邡市犬只伤人事件就达 2000 余起。师古镇宏达村有群众一日之内被疯狗咬了 3 次。灾区狂犬病疫苗储备量较少，现在缺口极大。

（6）急性腹泻。2005年10月8日在印度詹木喀什米尔发生了地震，4岁以下儿童急性腹泻的罹患率为20%，调查发现，震后饮用未经煮沸或加氯消毒的河水或自来水感染轮状病毒是引起急性腹泻爆发的主要原因，在婴幼儿中主要是通过粪－口途径和人与人之间接触传播。

四、自然灾害之后生物疫病的发展趋势和防疫措施要点

许多自然灾害，特别是规模大、强度高的自然灾害，就人类现在科学技术水平和能力不可能消灭甚至消弱的。因此，提高社会防灾抗灾能力，保护灾民免受生物疫病的感染，达到"灾后无大疫"，是现在可行和最主要的减灾防疫手段。

1. 自然灾害产生的主要问题
人员伤亡——人类生命健康的最大冲击
灾后生存——后续生活中最严峻的考验
生物疫病——受灾人群健康的严重威胁
公共卫生——灾区环境工作最大的挑战

2. 自然灾害之后生物疫病的发展趋势
由于自然灾害对生物疫病发病机制的影响，在自然灾害之后，生物疫病的发病可能呈现一种阶段性的特点。在突发性自然灾害发生时，首当其冲的是饮用水和食品的来源遭到破坏，因此，肠道传染病将是在灾后早期的主要威胁。特别是水源污染和食物中毒，往往累及大量拥挤的人口，应是灾后早期生物疫病控制的重点。

房屋的破坏使大量灾民露天居住，容易受到吸血节肢动物的侵袭。但由于节肢动物的数量和传染源数量需要有一个积累过程，因此，这类生物疫病的发生时间通常要晚一些，并可能是一个渐进的过程。

灾民的过度集中，使通过密切接触的传染病发病率上升。如果灾害的规模较大，灾民需要在检疫条件下生活较长的时间，当寒冷季节来临时，呼吸道传染病的发病率也将随之上升。

灾民迁徙可能造成两个发病高峰。第一个高峰由灾民外流引起，但由于病人散布在广泛的非受灾地区之内，这个发病高峰往往难以察觉，不能得到相应的重视。当灾区重建开始，外流的灾民重返故乡时，将出现第二个发病高峰，并往往以儿童中的发病率为特征。

灾后实际上是一个生态平衡重建的过程，这一时期可能要持续2～3年甚至更长一些时间，在这个期间内，人与动物共患的生物疫病，通过生物媒介传播的传染病，都可能呈现出与正常时间不同的发病特征，并

可能具有较高的发病率。

3. 灾后公共卫生与生物疫病控制的重点

（1）制定灾民及救灾人员的卫生防疫工作要点。

（2）尸体（人、动物）处理的卫生指导，及时掩埋死亡动物。

（3）灾民安置营地选择及卫生处理。

（4）受灾社区的公共卫生指导。

（5）做好饮用水源保护、供应管理及水质检验、消毒，提高给水卫生质量。

（6）食品的供应与卫生安全，预防食物、农药及其他毒物中毒，防止食源性疫病发生。

（7）灾区环境卫生（粪便、垃圾、污水处理）指导，清理及消毒、杀虫、灭鼠工作。

（8）加强虫媒、啮齿动物观测控制，防止医学昆虫孳生蔓延和动物疫病发生。

（9）加强疫情报告、疫病监测分析，严防人畜共患生物疫病和人间传染病暴发流行；尽早发现有流行倾向的病例是保证迅速控制疫情的关键。监测/早期预警系统应及早建立，以发现疫病的暴发并监控当地重要的流行病。

（10）加强健康教育、普及卫生知识，提高灾民自我防疫意识。

4. 灾后防疫措施

为了确保大灾之后无大疫，预防传染性生物疫病的最主要措施就是搞好饮用水卫生、食品卫生，管理好垃圾、粪便，注意个人卫生等。

（1）加强饮用水卫生：持续提供安全饮用水的保障，是大灾后最重要的一项防疫措施。一是应选择合格的水源并加以保护。水井应有井台、井栏、井盖及井的周围30米内禁止设有厕所、猪圈以及其他可能污染地下水的设施。取水应有专用的取水桶。对集中式供水的水源地要派专人看管，并划出一定的水源保护区，禁止在此区域排放粪便、污水与垃圾。二是对饮用水进行消毒处理。用漂白精片（净水片）消毒缸水、井水，按每50公斤水用1片计量，研碎放入，可以有效抑制水中的大多数病原菌。三是应提倡喝开水或瓶装水，不喝生水。

（2）加强食品卫生：避免在简易住处集中做大量食物和集体供餐，避免购买和食用摊贩销售的未包装的熟肉和冷荤菜；食品要生熟分开，现吃现做，做后尽快食用；所有现场加工的食品应烧熟煮透，剩下的饭菜一定要在食用前单独重新加热，存放时间不明的食物不要直接食用；生吃瓜果蔬菜要洗净。

不可食用的食品有：已死亡的畜禽、水产品；已腐烂的蔬菜、水果；来源不明的、非专用食品容器包装的、无明确食品标志的食品；其他已腐败变质的食物和不能辨认是否有毒的蘑菇。

（3）搞好环境卫生：一是管理好人畜粪便。在临时居住地修建和使用临时厕所，禁止随地大小便；露天粪坑要加盖，粪尿要经石灰或漂白粉消毒后集中处理；家禽家畜应圈养，不让其粪便污染环境及水源。

二是保持居住地及周围环境清洁。禁止在灾民集中居住场所内饲养畜禽；清扫卫生死角，疏通下水道、沟渠；设置垃圾和污水收集点；及时清理垃圾、粪便、动物尸体，并集中进行高温堆肥法处理或集中掩埋，减少蚊蝇孳生地。

三是消灭四害（苍蝇、蚊子、老鼠、蟑螂）。在灾后重建的最初阶段，消灭苍蝇将使传染病控制工作中的重要任务。灾民居住地、家畜、家禽的棚圈及垃圾和污水收集点定期要喷洒灭蚊虫药物，消灭"四害"等病媒生物，防止流行性乙型脑炎、流行性出血热、鼠疫、疟疾、黑热病、霍乱、痢疾等人畜共患生物疫病的传播和流行。

（4）讲究个人卫生：不随地大小便，小孩解便也要上厕所；勤洗手；饭前便后要洗手，照顾病人后要及时洗手；不用脏手揉眼睛；避免与他人共用餐具、毛巾和洗脸水等。

第十五章　食源性动物的安全隐患

人类通过肉类食物可获得所需要的蛋白质（含 9 种必需氨基酸）、脂类（包括脂肪、磷脂、糖脂及固醇等），以维持人体的生长、发育、健康和长寿。一般人体所需 15% 的热量来自于动物肉类食品，在西方经济发达的美国、西欧等国，人们的饮食结构中肉类食品已占 35%。因此，为了人类的健康生存，食源性动物的安全隐患不容忽视，必须引起足够的关注

一、食源性动物的营养学特点

（一）肉类食物

肉类食品系指牲畜禽类的肌肉、内脏及其制品。世界各国各民族因受宗教、习俗等因素的影响，有不同的肉食习惯。中国人的肉类食品主要为猪肉，其次是牛肉、羊肉和鸡、鸭等禽类肉；部分地区也吃狗肉、驴肉和马肉等。**肉类食品可供给人体必需的优质蛋白质、多种氨基酸、脂肪、无机盐和脂溶性维生素。肉类食品的肉质一般味道鲜美，饱胀作用强，吸收率也较高，其营养成分随肉类的种类、部位、年龄及肥瘦不同而有显著的差异，更与动物体的健康状态有关，患有疫病的动物肉质不仅味道不鲜美、营养成分低，而且还含有大量的致病菌、病毒和寄生虫。**

肉类中蛋白质含量约在 10% ~ 20% 之间。此外，还含有能溶于水的含氮浸出物，包括肌凝蛋白质、氨基酸和肌酐等。这些物质是肉类食品鲜味的主要来源。肉类食品中含有多种人体必需的氨基酸，富含植物性食品所缺少的精氨酸、组氨酸、苏氨酸、蛋氨酸和赖氨酸等，所以肉类蛋白质的营养价值较高。

肉类约含脂肪 10% ~ 30%，其主要成分为各种脂肪酸的甘油三酯及少量的卵磷脂、胆固醇和游离脂肪酸等。其中以饱和脂肪酸为主，胆固醇则多存于动物的内脏，尤以脑、肝、肾含量高。

肉类中的碳水化合物以糖原形式存在，一般约为 1% ~ 5%。如果动物宰杀前过度疲劳，糖原含糖就较低。宰后畜肉中的糖原含量逐渐下降。

肉类中的生物元素总量在 0.6% ~ 1.1% 之间，其中钙含量 7 ~ 11 毫克/100 克，吸收率较高；磷含量在 127 ~ 170 毫克/100 克；铁含量约

0.4～3.4毫克/100 克，吸收率较低。肝、肾等内脏铁含量比较丰富，利用吸收率也较高，是铁的良好食物来源。

肉类中含硫胺素、核黄素、尼克酸等 B 族维生素较多。特别是肝脏富含各种维生素：如维生素 A、B、D 族维生素，其中叶酸、B_{12}、胆碱也很多，是缺铁性贫血病人的优选食物。

（二）鱼类及其他水产动物

鱼类及其他水产动物是营养价值较高的优质食源性动物。鱼类的营养成分随着品种、部位、季节和地区而有所不同。

鱼类含蛋白质约 15%～20%，蛋白质中人体必需的氨基酸组成与肉类很接近，生理价值高。鱼肉的肌纤维较短，肌球蛋白和肌浆蛋白之间联系疏松。因此鱼肉蛋白质比畜肉蛋白质易消化吸收，一般消化率为87%～98%。

鱼类脂肪含量变动在 1%～10% 之间，一般在 1%～3%，极少数鱼种如鳀鱼的脂肪含量高达 17%。鱼类脂肪多由不饱和脂肪酸组成，熔点较低，通常呈液态，消化吸收率在 95% 左右。海水鱼脂肪中的不饱和脂肪酸高达 70%～80%，对防治动脉粥样硬化和冠心病有一定的效果。鱼类的胆固醇含量一般为 100 毫克/100 克左右，虾子、蟹黄则分别高达 896 毫克/100 克和 500 毫克/100 克。

在鱼类脂肪特别是鱼肝脂肪中含有极丰富的维生素 A、D 等脂溶性维生素。鳝鱼、河蟹、海蟹等，核黄素含量特别丰富。在鱼肉中还有一定量的硫胺素和尼克酸。

海产鱼类的生物元素含量比畜肉多，一般在 1%～2%，特别富含碘，约含 500～1000 微克/公斤，而一般的淡水鱼约 50～400 微克/公斤。牡蛎含铜量高达 30 毫克/100 克，含锌也十分丰富。鱼类肉含钙量比畜肉高。虾皮含钙量高达 2%，海水鱼的含钙量又比淡水鱼高。

二、食用动物肉体的腐败变质机理

在腐败微生物的作用下，食源性动物肉体的蛋白质和其他含氮物质发生分解，同时也伴有脂肪和碳水化合物的分解，肉的 pH 值上升，并形成多种有毒和具不良气味的分解产物，最终失去食用价值。

（一）肉的腐败变质过程

食源性动物肌肉组织中的蛋白质在微生物的作用下发生的分解过程就是肉质的逐渐腐败过程。肉中的蛋白质在微生物蛋白分解酶的作用下先分解为蛋白胨、多肽，再经过断链分解成氨基酸，之后发生脱羧、脱氨、脱硫作用，生成各种具有恶臭味的中间产物和终产物。

在细菌脱羧酶的作用下，组氨酸、赖氨酸、鸟氨酸、酪氨酸分别脱去氨基生成有臭味的组胺、尸胺、腐胺、酪胺等挥发性胺类化合物，使肉呈碱性反应。色氨酸可同时脱氨和脱羧，形成具有粪臭味的吲哚和甲基吲哚，是腐败肉类发出腐臭气味的主要成分。带有甲基的氨基酸脱去氨基形成一甲胺、二甲胺和三甲胺。含硫氨基酸在脱硫酶的作用下，脱硫产生具有恶臭气味的硫化氢、硫醇。一般来说，在厌氧条件下腐败时，由于还原过程占优势，因而形成许多具恶臭味的中间产物（如吲哚、甲基吲哚、硫化氢、硫醇等）。如果有氧气时，则腐败过程进行很快，且分解的也较彻底，形成最终产物（如二氧化碳、硫化氢、氨、氮、氢、水等）。

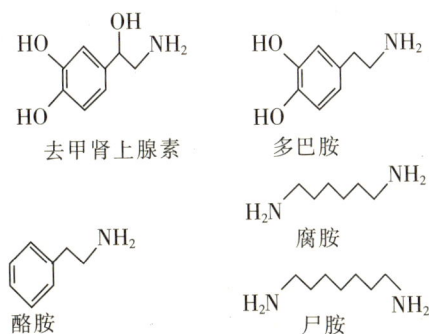

血管活性胺的结构

肉在腐败过程中，除蛋白质分解外，脂类和碳水化合物也发生不同程度的分解。肉中的脂肪分解后，形成过氧化物、低分子脂肪酸、醇、酸、醛、酮和二氧化碳、水等。甘油脂分解产生脂肪酸、过氧化物、醛、酮等。碳水化合物分解产生酸、二氧化碳和水等。

鱼腐败变质时的腥臭味与胺的出现有关，因此氨及各种胺类特别是三甲胺常被用于作鱼腐败变质程度的指标。海鱼中的青皮红肉鱼，如金枪鱼、鲐鱼、鲭鱼、鲱鱼、沙丁鱼等高组胺鱼类，体内含有较多的组氨酸。当鱼死后，受到富含组氨酸脱羧酶的细菌污染，发生腐败变质，鱼肉中的组氨酸脱去羧基后产生组胺，人食用后可引起过敏性食物中毒。由于组胺能扩张人体的毛细血管，可引起血压下降，并具有收缩平滑肌等作用，引起过敏反应甚至休克死亡。一般能产生脱羧酶的细菌主要是一些大肠杆菌、弧菌和梭状杆菌，尤其是摩尔根氏变形杆菌具有很强的脱羧能力，使组氨酸转变成组胺，在 $10 \sim 30℃$ 特别是 $15 \sim 20℃$ 温度条件下最易产生组胺。

$$\underset{\text{组氨酸}}{\chemfig{N-NH}}\overset{CH_2CHCOOH}{\underset{NH_2}{}} \quad \xrightarrow{\text{细菌脱羧酶}} \quad \underset{\text{组胺}}{\chemfig{N-NH}}\overset{CH_2CH_2NH_2}{} \quad +CO_2$$

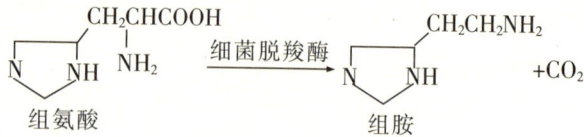

鱼组织中组胺的形成过程

（二）引起肉品腐败变质的微生物

在畜禽宰杀到销售的各个环节中，各种外源或内源的微生物都可污染肉品表面，并侵入到肉的深层生长繁殖。引起肉腐败变质的微生物污染，可能是一次污染，也可能是多次污染。

1. 微生物的来源

健康动物：健康动物的肌肉和血液是无菌的，但动物在宰杀加工及肉品在运输、贮藏过程中，来自工作服、双手、鞋、刀具、生产用水、加工场地、运输车辆等的各种外源性腐败微生物都有可能污染肉品。微生物就会在肉品表面生长繁殖，并逐渐向肌肉深层扩散和侵入，在 1～2 日内即可侵入肉品深层 2～14 厘米。温度越高，微生物生长繁殖越快；肉的组织结构越疏松，微生物的生长繁殖亦越快。

细菌主要沿着结缔组织间隙向深部扩散，直达骨膜。到达骨膜后，腐败微生物便沿着结构疏松的骨膜扩散，并侵入周围肌肉组织，引起蛋白质分解。因此，当外源性细菌污染时，骨骼附近的组织易发生腐败变质。但通常仅在肉的表面出现腐败变质，而深层组织无明显变化。对于健康的和宰前休息好的动物，宰后肉贮藏时比较稳定。因为肉在正常成熟过程中形成的酸性介质，抑制了肉中腐败微生物的繁殖。

有病动物：有病畜禽，特别是患有败血症和极度疲劳的畜禽，由于宰杀前就有各种微生物在体内生长繁殖，并可能已通过肠道侵入肌肉组织中或蔓延至全身各组织，造成肉的内源性污染。因此，一旦条件适宜，肉的表层和深层均可同时发生腐败，而且进行得非常迅速。畜禽宰前有病或疲劳过度，宰杀后的成熟过程就缓慢，肉中酸性媒质形成就少，难以抑制细菌的生长繁殖，因而加速了肉的腐败变质。

2. 微生物的种类

引起肉类腐败变质的微生物有许多种类，主要有两大类：一类是腐生微生物，包括细菌（需氧菌和兼性厌氧菌）、酵母与霉菌；另一类是致病微生物，包括只致畜禽疾病的微生物和对人畜都致病的病原微生物。最初在肉表层生长的是各种需氧球菌，如葡萄球菌属、微球菌属等；然后需氧或兼性厌氧菌大量繁殖，如假单胞菌属、无色杆菌属、大肠杆菌属、变形杆菌属、芽孢杆菌属等；最后是厌氧菌生长，如梭状杆菌属。温度对微生物的生长繁殖也有影响。在比较低的温度下主要为球菌的生长，而在较高的温度下则以杆菌繁殖占优势。

鲜肉变质过程中的菌群变化：需氧菌繁殖期（细菌主要在肉体表层生长蔓延）——→兼性厌氧菌繁殖期（细菌已经在肉的中层出现）——→厌氧菌繁殖期（细菌在深层肉中出现，主要是腐败杆菌）——→肉变质。引起鲜肉变质的菌群出现的时间和变化与鲜肉的环境、温度有关。

引起鱼类腐败变质的微生物主要是革兰氏阳性菌和肠道菌，也有磷光杆菌。这些微生物来自鱼类的体表和消化道，以及水体、渔船、环境、包装材料等。许多腐败细菌能在5℃～8℃甚至更低的温度下生长繁殖，这就是为什么鱼类在较低的温度下贮藏仍能迅速分解变味的原因所在。鱼死后，体表的微生物和内脏中的微生物内外夹攻共同侵入肌肉，引起蛋白质分解、变味、腐败。

（1）肉类　腐败变质：产碱菌属、梭菌属、普通变形菌、荧光假单胞菌、腐败假单胞菌；霉变：曲霉属、青霉属、根霉属。

变酸变色变黏：假单胞菌、微球菌属、乳杆菌属、明串珠菌属。

（2）禽类　变黏有异味：假单胞菌属、产碱菌属。

（3）鱼类　腐败变色：假单胞菌属、产碱菌属、黄杆菌属腐败桑瓦拉菌。

（三）腐败变质肉的毒性

腐败变质肉可以引起食物中毒或其他疾病。不论是参与腐败变质的细菌及其毒素，还是肉腐败变质时形成的有毒分解产物，对人体均有致病性。如腐败梭状杆菌和产气荚膜梭状杆菌具有病原性和中毒性。用腐败梭状杆菌的培养物喂小狗，引起小狗中毒死亡；用腐败梭状杆菌或产气荚膜梭状杆菌的培养物喂成年犬，可引起犬的肾炎；用枯草杆菌和蜡样芽孢杆菌的培养物喂小鼠，引起严重下痢。

氨基酸脱羧后产生的胺类化合物具有毒性，尤其是在厌氧菌的作用下，能形成大量的毒胺，很容易引起人体中毒或致病。如组胺能引起血管扩张，出现过敏反应；酪胺能引起血管收缩，使血压升高。许多有毒的腐败产物，特别是毒胺，就是煮沸也不易破坏。

研究表明，肉在腐败变质的初期阶段比后期危险性更大。这是由于在腐败变质初期，产生许多毒性较强的分解产物，如神经碱、蕈毒碱、腐毒素、肌毒素、组胺等有毒的生物碱。

（四）腐败变质肉的主要特征

肉在贮藏过程中，由于微生物污染，肉中蛋白质和脂肪发生一系列变化，同时在外观上必然产生明显的改变，特别是肉的颜色变为暗褐色，失去光泽，表面黏腻污浊，产生腐败气味，失去弹性。腐败变质肉的主要特征为：①色泽：肌肉色暗，无光泽，脂肪呈灰绿色或绿黄色；②黏度：肉表面干膜黏手或极干燥，有时覆有霉层，硬膜发黑；新鲜切面发黏，肉汁呈灰色或淡绿色；③气味：有酸臭味、霉味；④弹性与组织状态：缺乏弹性，指压后凹陷不能恢复，留有明显痕迹；⑤骨髓状态：骨髓不能充满骨髓腔，状如软膏，呈污灰色，暗淡无光；⑥筋腱状态：筋腱湿润，呈污灰色，覆盖黏液；关节面覆有很多黏液，囊内滑液呈稀脓状；⑦煮沸后肉汤：混浊，有黄色或白色絮状物，肉汤表面几乎不见油滴，有酸败脂肪的臭味；⑧氨反应：呈阳性；⑨酸碱度：呈碱性反应。

（五）腐败变质鱼的主要特征

鱼类是最不耐贮藏的食品，比畜禽肉更容易腐败。贮藏条件不良时，鱼类在捕捞后经 12～24 小时即变为劣质状态。因为鱼不放血、不开膛，体表、鱼鳃和胃肠道带有大量微生物，适于细菌生长繁殖。腐败变质鱼的主要特征为：①色泽：体表无光泽，鱼皮发黄，鳞片部分脱落或易脱落；②鱼眼：眼球凹陷、干瘪或破裂，角膜混浊；有时虹膜及眼眶被血色素红染；③鱼鳃：呈暗褐色、灰红色至土灰色，鳃丝不清，有黏液和异味；④鱼体：腹部膨胀，肛门外凸，体表有暗色或淡绿色的斑点；肌肉松软无弹性，腐败严重时肌肉与鱼骨分离。剖腹后可见内脏器官严重分解；⑤气味：鱼在贮藏中可产生二甲胺，体表有明显的腐败腥味，剖腹后内腔发出浓烈的腥臭味。海水鱼在腐败中产生的氧化三甲胺会被细菌还原为三甲胺，出现难闻的恶臭味。

三、肉类、鱼类等动物的食用安全隐患

早在 5 世纪地中海沿岸的各民族人民就已懂得基本的防病道理，屠宰动物以后，如发现其有病理变化，便视为不洁，不得食用。古埃及也有许多合乎卫生的宗教条文，如屠宰食源性动物，首先由祭司检查是否可以供祭祀，若不适于祭祀之用，便也不准食用。在《圣经》里，祭司的职责是监督所有的宗教活动，并是神的意志的代言人，所以在医疗上祭司是惟一的正式的医务工作者。

现在，很多大中型屠宰厂都采用全自动机械生产线，从生猪进厂到电昏、冲洗后挂上生产线开始，整个屠宰流程都在轨道流水线上完成，放血、刮毛、开膛、清洗、过磅、检疫，直至装车送至猪肉销售点，全过程猪不沾地，以确保供应的是新鲜干净的"放心肉"、"安全肉"。凡是进入市场的肉类一般都经过兽医卫生检疫部门的检验检疫，有《动物产品检疫合格证明》或在动物体上加盖验讫印章或验讫标志；跨地区交易的牲畜，还须有《动物产地检疫合格证明》、《出县境动物检疫合格证明》，这样的肉类消费者称之为"放心肉"。但在城乡肉类市场和工地、学校食堂的肉类供应中，并不都是"放心肉"，一些私宰肉、注水肉、病死畜禽的动物肉有可能混杂在里面，普通消费者难以识别，极易引发人畜共患的生物疫病和细菌性食物中毒。

（一）私宰肉、注水肉及病死畜禽的动物肉

每逢节日及长休假期间，是人们走亲访友、团聚会餐、旅游尝鲜的欢乐时光，也是畜禽及其肉产品的消费高峰期，同时也可能是私宰肉、注水肉的上市旺期。有的屠宰厂（场）或肉贩子利欲熏心，更会利用消费峰期，不仅私宰、私卖生猪，还给猪、牛等灌"水"后宰杀上市，一灌就是十几斤，甚至几十斤，有时灌的还是不洁净的污水；有的私刻、私盖卫生检疫章，伪造动物检疫合格证和卫生许可证等，蒙混非产地的市场管理机构和消费者；病死禽及动物肉也混入市场，欺蒙不懂识别的消费者。这种只管挣钱，无视消费者身体健康的违法行为，时时发生，屡屡曝光。

"注水肉"掺假手段悄然翻新。前几年，无论是做猪肉、牛肉生意，还是做鸡、鸭、兔生意，掺假的办法便是"注水"，按所谓行情和需求注水，提供注入 10% ~ 20% 水的"注水肉"。但由于水的滞留性差，执法人员甚至普通市民采取用刀割、用卫生纸挤压等方法，就能让"注水肉"现出原形。现在一些不法屠宰场、肉贩子为了增加肉的重量，已不向肉里注水，而是利用食品化工原料卡拉胶（琼脂、黄原胶等）的增稠性能，将其与水按 3∶1000 的比例调好，经过加热，待卡拉胶完全溶于水后用针筒将"胶水"注射到待宰杀的动物体内，500 克肉注入 100 克"胶水"不会现形。这样的动物宰杀后，拿到市场上去卖，不但"水分"不易溢出，而且肉质看起来还更鲜嫩。

"黑心肉"丑闻。2002 年初，英国《星期日泰晤士报》披露约有1000 吨"黑心肉"摆上了餐桌。在过去的 6 年里，英国国内的不法分子以每天 1 吨的数量，将严重受污染的肉类，经过盐腌漂白等"修饰性"加工后，销售给英国各地的各大超级市场和消费点，已有约 1000吨"黑心肉"通过各种渠道进入了千家万户成为人们的盘中餐。这些肉类大部分甚至不适合做宠物食物，但却被做成馅饼、碎肉夹饼等食品进入人类的食物链。这个消息对于拥有一整套完善的质量检查和监督体系的英国来说，无疑是一个特大的肉污染丑闻。为此，英国 150 多个地方政府联合调查，结果所有涉嫌受污染的鸡肉、火鸡肉、猪肉和羊肉都

被证实不适合人食用。而暴利是不法分子铤而走险的原因，肉类经销商们从这种违法交易中获取了约 1200 万英镑的利润。他们建立了从加工到销售的一条龙供货渠道，以想帮助厂家销毁这些劣质肉，一分钱都不化地将肉拿走；或者以加工宠物食品的名义购买，每磅肉只须化 20～30 分。然而，当这些肉摇身一变堂而皇之地流向食品市场时，它们的身价已是每磅 1.3 英镑。这些受到污染的肉，如果没有采取适当的烹饪方法，将会导致沙门氏菌感染或中毒，甚至可能致人死亡。

"特殊"处理的病死鸡。中国广东湛江曾端掉一个病死鸡地下加工场，当场查封的病死鸡有 1000 多只，这些已经变质发臭的病死鸡，有的经过工业漂白剂等"特殊"加工处理后，不仅可以祛除臭味，而且表面色泽变得金黄金黄的，几乎与鲜活宰杀的鸡只无异。这些经过"特殊"加工处理的病死鸡大都以低价销往城镇、乡村的农贸市场、大排档和快餐店，损害的是消费者的身体健康。

"非法屠宰场非法屠宰病瘟猪及母猪"、"化工原料加工死猪死鸡，变成餐桌上的'美味'"、"双氧水染色剂除异味，病鸡死鸡摇身变'佳肴'"等消息时常见于中国各类媒体。《中华人民共和国食品卫生法》、《中华人民共和国动物防疫法》等多部国家法律和行业规定明确这些病死禽及动物肉是不能食用的，可为什么那么多的国法行规、那么多的相关执法部门却管不住人类生存、健康最重要的食物链。特别是有些私人养殖户或小型简易养殖场，动物的圈舍环境很差，恶臭难闻的粪尿味扑鼻，人畜混住的脏乱窝棚往往又是滋生各种病菌、病毒的场所，而且还是私宰肉的黑窝点。如有的用变质的食物垃圾喂养生猪，猪圈里的污水、粪便和废弃物四处横流，养大的猪又为私宰屠场提供了货源，有的甚至用水塘里的脏水注入猪的体内，不法肉贩子获取了非法暴利，可供给肉类市场的却是垃圾食物链的终端产品，给消费者食用的是对人体无益且有害的垃圾肉、病害肉。

暴利和执法管理不严是不法肉贩子铤而走险的原因。有些患有疫病或不明死因的畜禽，往往不经检疫就违法流出养殖场，交付给所谓的熟人、关系户或专业收购户处理：①个人或承包的养殖场，为减少损失，削价处理；②低价购买，加工成肉制食品等；③专门收购这类畜禽，经"特殊"处理后以低价售出或制成熟食，大多已形成收购、加工、销售一条龙。

此外，定点屠宰厂加工每头生猪要收取加工费和税费，一旦发现病死猪即作无害化处理，肉贩子觉得成本太高，受利益驱动便转向私宰，既不要缴税又不存在病死猪的处理。然而，当这些重急病或瘟疫畜禽经过"修饰性"加工处理后，摇身一变堂而皇之地流向市场时，不仅肉贩子赚了黑心钱，而且严重危害了消费者的身体健康，影响少年儿童的生长发育，影响成年人的蛋白质修复。

（二）病虫鱼、污染鱼及有害水生动物

活鱼的肉一般是无菌的，但鱼体表面、鳃及内脏肠道中带有细菌。当鱼死后开始腐败时，体表黏液蛋白被细菌分解，出现浑浊和臭味。因表皮结缔组织被分解，致使鱼鳞易脱落；眼球周围组织也被分解，使眼球下陷、浑浊无光。鳃也在细菌的作用下，由鲜红色变成暗褐色，并有臭味。肠道细菌则大量繁殖产气，使腹部膨胀、肛门膨出，放入水中鱼体会漂浮。随着细菌数量增加，细菌侵至鱼的脊柱使两侧大血管破裂，继而导致鱼肉与鱼骨分离。此时，鱼肉已经严重腐败，细菌繁殖更多，蛋白质的有害分解产物大量产生，无任何食用价值，食之只对人体有害。

近海海湾赤潮造成鱼虾蟹类死亡。海洋赤潮时，海水呈黄褐色，赤潮生物多为环沟藻、具刺膝沟藻、多甲藻等，密度可达每升120万个。这些藻类虽然是无毒的赤潮生物，但是高密度时大量消耗水中的溶解氧，容易造成网箱养殖鱼类和部分两栖生物缺氧窒息而死亡。虽然赤潮的发生与海水污染、气候异常和赤潮藻的传播等有关，但海域营养盐类污染或富营养化是赤潮频繁发生的最重要原因。沿岸工业废水、生活污水中含有大量的营养盐、铁锰微量元素和有机物，长期排放导致大量的陆源氮、磷等有机物流入海湾。由于一些出海口岸或海湾特别是半封闭海湾，海水交换能力较差，造成了水质的营养化；一旦遇到海上风力小，水温偏高，光照条件充足，就形成了赤潮生物适宜暴发性生长的生态条件。同时，由于赤潮是海洋中浮游生物（主要是藻类）暴发性繁殖引起的一种有害生态异常现象，赤潮区域内，某些微囊蓝细菌分泌赤潮毒素，可污染鱼、贝类生物。人进食后，可能会产生神经系统麻痹、胃肠道紊乱、记忆丧失等食物中毒症状，甚至会诱发人类肝癌。"赤潮海鲜"中毒一般分为麻痹性贝类中毒、腹泻性贝类中毒、神经性贝类中毒、记忆丧失性贝类中毒和西加鱼类中毒五种。目前中国以麻痹性贝类中毒（PSP）和腹泻性贝类中毒（DSP）居多，而引起这两类中毒的海鲜则以贝类为主。

腐肉喂鱼鱼有毒。在中国广西贺州的一个大鱼塘的周围，死猪已经堆得像小山一样高，阵阵恶臭扑鼻而来，而养鱼人还在把腐肉一块块地往池塘里扔。附近居民不仅仅每天只是闻到恶臭的气味，饮用的水源也受到了污染。因为鱼塘附近居民的饮用水就来自鱼塘边的溶洞水，鱼塘里的污水一旦渗进溶洞里后果不堪想象。此外，这些吃腐肉、在臭水塘

里长大的鱼，流入市场后对消费者的身体健康更是构成威胁。

不明死因的水生动物上餐桌。中国对供食用的水产品明文规定：黄鳝、甲鱼、乌龟、河蟹、青蟹、小蟹、各种贝类，已死亡者均不得鲜售和加工。凡因化学物质中毒致死的水产品均不得供食用。但有些养殖户为减少经济损失，对不明死因的死鱼、死蟹、死贝，不是进行销毁，而是低价处理；也有专门收购这些病死的水生动物，通过"修饰性"加工处理后，流入水产市场、餐馆、食品厂，直接供应给消费者或制成所谓的"美味小食品"。特别是镉、铅等重金属污染，造成鱼蟹类中毒死亡的，这类有毒鱼蟹类水产品流入市场，就会严重影响消费者的身体健康。

（三）"修饰"过的病体肉质难以识别

食用未经检疫、私宰的病畜、疫畜和不明死因的畜禽肉，不仅仅会吃上可能患有100多种常规疾病、携带300多种动物专有病菌、病毒和寄生虫的畜禽肉，还有可能会传染上30多种人畜共患的生物疫病。有的直接引发人类感染致病；有的潜伏在人体内，待机而发；有的成为使人带菌、带毒、带虫者。即使不是患传染病的畜禽，是患常规病的畜禽，那样的肉能吃吗？那些病变的器官组织、那些带菌、带毒的血有什么营养价值，人类吃了会有什么益处？

畜禽动物与人类一样，也会患有呼吸道、消化道、泌尿道、皮肤病、神经及循环系统等疾病。如呼吸道有喉炎、气管炎及支气管炎、肺出血、肺炎（化脓性、霉菌性、坏疽性）、胸膜炎等；消化道有咽炎、食管炎、真胃溃疡、胃肠炎、肝炎及肝硬化等；泌尿道有肾炎、膀胱炎、尿道炎等；皮肤病有脓肿、溃疡、湿疹、肿瘤、皮肤炎等；神经及循环系统有脑水肿、胸膜脑炎、脊髓炎及脊髓脑炎、癫痫、心肌炎、心内膜炎、心力衰竭等。此外，还有各种毒血症、营养素缺乏症、霉饲料中毒、植物中毒和农药鼠药中毒等。但畜禽动物是人类肉食品的主要来源，就是这些患常规病的动物，其病变器官组织的蛋白质、血液等都是有害有毒的，吃了这些有害有毒的肉类，人类有可能引起食物中毒（吃得多），也有可能不会在短时间内致病（吃得少），但有害有毒的物质也会日积月累，对人类有着长期的潜在危害。

传统的畜禽屠宰难保肉类质量。传统屠宰不仅效率低，而且在宰杀过程中易遭受微生物和其他有害物质的污染，也难以防止注水肉、病害肉、劣质肉的出现，特别是对疫病畜禽的内脏和肉体，消费者有些能识别，有些不易识别，关键在于屠宰前的检验检疫和分割加工中进行剔除。但在追求利润最大化的利益驱动下，一些疫病畜禽的内脏和胴体会流入农贸或菜市场，香港曾发生"毒猪杂5日内毒倒57人"、"哮喘猪肉令两家九人浑身哆嗦"的食物中毒事件；广西大化县一村屯曾发生42名村民因吃了1头拉痢而死的小猪，结果造成2人丧命，32人进医院抢救的集体肉食中毒事件。

普通消费者对病变的畜禽器官组织，有些能识别，有些难识别；原始状况的易识别，"修饰"过的难识别。2000年，在法国曾发生疯牛病的牛肉误入市场的事件，导致全国的牛肉销售量下降了近50%，包括首都巴黎在内的一些城市相继作出禁止在餐厅，特别是学校供应牛肉制品的决定。**病死畜禽不仅带有病菌、病毒和寄生虫，还含有残留的兽用抗生素、兽用抗病毒药物，这些兽用药物可能对某些人群产生过敏作用。在现实社会中，往往是患疫病的畜禽流入市场，被人类食用后出现很多病例或致人死亡，才引起社会关注，监控、检测、销毁病死畜禽，但过了一段时间后，又疏于管理，然后病死畜禽又卷土重来。**

监控、识别有病畜禽，要依靠科技、严格把关，从食物链的源头做起，即严把畜禽养殖关，不让有病有害畜禽流入市场。应当说，中国的进出境动植物检疫是严格把关的典范，许多有疫病的动植物被拒至国门外。如2001年12月，中国广东省从进口的美国冻鸡中检验出"0157"菌群，24吨含致命大肠杆菌的副产品被销毁。2002年2月，广东省公开销毁了1000多公斤巴西鸡翅膀，由于这些巴西鸡翅膀含有中国严禁的"鸡新城疫"病，会导致鸡因为内脏出血而死亡。但从国外走私进口的现象还时有发生，如走私进口的冻乳猪、野生动物等，没有任何合法手续和检疫证明；走私进口的冷冻畜禽内脏、鸡脖子、鸡爪、鸭脚等，均为外国人不食用的废弃物。这些走私进口的洋畜禽活体或冻体或废弃物，未经严格检疫就流入市场，对人体健康是有危害的，因为人们无法识别这样畜禽肉类是健康的还是有病的。

即使是健康的畜禽，许多也是带菌、带毒者，特别是病菌、病毒密集的组织和部位不能食用：

（1）畜"三腺"：猪、牛、羊等动物体上的甲状腺、肾上腺、病变淋巴腺是三种生理性有害组织。

（2）羊悬筋：又称蹄白珠，呈圆珠形、串粒状，是羊蹄内易发生病变的一种组织。

（3）兔臭腺：位于兔子直肠两侧壁上的直肠腺，味极腥臭，食用时若不除去，则会影响兔肉的美味。

（4）禽尖翅：即腔上囊，鸡、鸭、鹅等禽类屁股上端长尾羽的部位，是淋巴腺体集中的地方，因淋巴腺中的巨噬细胞可吞食病菌和病毒，即使是致癌物质也能吞食，且不能分解排出，故禽尖翅是个藏污纳垢的"小仓库"。

（5）鱼黑衣：鱼体腹腔两侧有一层薄薄的黑色膜衣，是鱼腹中的保护隔离层，可使腹腔内壁不受各种器官的摩擦，防止内脏分泌的有害物质通过肠壁渗透到肌肉中去，但这层黑色膜衣同时也是最腥臭、泥土味最浓的部位，被细菌、农药、水中的脏物等有害成分长期污染，含有大量的类脂质、溶菌酶等物质。人们吃了鱼腹内壁上的黑膜，容易引起反胃、呕吐、恶心、腹泻等症状。因此，洗鱼时腹中黑膜一定要除净。

（四）"有抗肉、鱼、奶"是传播超级耐药病菌的"隐形杀手"

现在，只要是人类饲养的食源性动物，包括猪牛羊、鸡鸭鹅等畜禽和鱼虾蟹等水产类，大部分都可能被喂养了含有抗生素的饲料。如多宝鱼（学名大菱鲆）自1992年引进中国，目前年产量约为4万吨。2006年11月，上海市食品药品监督管理局在专项抽检的30件鲜活或冰鲜多宝鱼样品中，全部检出了硝基呋喃类代谢物，且最高检出值为每公斤1毫克，而按规定检出值应当为零。同时，部分样品还分别检出恩诺沙星、环丙沙星、氯霉素、孔雀石绿、红霉素等禁用渔药残留，部分样品土霉素超过国家标准限量要求。为此，市食品药品监督管理局发布"消费预警"：由于在多宝鱼专项抽检中，30件样本全部检出可能致癌的违禁药物，部分样品还同时检出多种禁用渔药残留，市民应谨慎食用多宝鱼。

此外，桂花鱼含孔雀石绿、鲅鱼罐头含孔雀石绿等事件不断发生。

硝基呋喃类药物被世界卫生组织（WHO）列为"可疑致癌物"，在国际国内均为禁用渔药，人体长期大量摄食含硝基呋喃类药物的食品存在致癌可能。

恩诺沙星、环丙沙星、氯霉素、红霉素等均是抗生素类药物，长期从食品中摄入微量的抗生素，可降低人体对抗生素的耐受性。

孔雀石绿是化工产品，既是杀真菌剂，又是染料，具有较高毒性、高残留，经常摄入含孔雀石绿的食品对人体有害，容易导致人体细胞畸变、突变，易得癌症。

目前，中国有关食品的国家标准和行业标准达1000多项，食品安全管理体制明确以"分段管理为主，品种管理为辅"的方式。2000年，中国国家质量技术监督局批准发布8项无公害农产品标准，出台49项绿色食品标准和73项无公害食品行业标准等，其中部分标准对少数几种抗生素的残留作出规定。但这并不能有效阻止含有抗生素的肉、鱼、奶等"有抗食品"的泛滥，进入畜牧、水产品的抗生素种类也复杂繁多，上述标准也无法涵盖成千上万种食品，不少标准与国际标准相比已呈现明显的滞后性和不一致性。

（五）肉类制品加工中的问题

病死畜禽、病死水产品及动物废弃肉主要流向不法食品加工企业和个体户，制作各种肉类熟食制品或半制品，特别是含肉馅类食品和点心的问题最严重，因为消费者最难识别。此外，假冒伪劣的肉制产品也是五花八门，让人防不胜防。

1. 熟食制品或半熟制品

对这类熟食制品或半制品的监管难度很大，不法分子多呈散兵游勇方式，比较隐蔽，今天在这里清除一个窝点，明天到那里又发展一个新窝点，有的已经形成产供销一条龙，仅靠有关执法部门，而不采取群防群治，是很难根除的。

地下加工点。大多隐蔽在城乡结合部或偏僻居民点，没有营业执照，卫生条件极差，苍蝇成群，污水横流，霉臭味重。

肉类来源。基本上都是病死畜禽、病死水产品，或是猪牛羊肉的下脚料（淋巴组织、腺体组织、病变废弃肉等）。

制作工艺。为了消除肉臭味和增色，多使用化工原料如双氧水、染色剂、防腐剂、香料等，通过油炸、调味煮制等工艺。

熟制成品。大多为碎肉馅制品，如肉圆、鱼丸、肉饺、肉包子等，因混杂其他原料和调味料，可掩盖劣质肉味。

销售市场。主要流向集贸市场、建筑工地食堂、小饭馆、小快餐店、街头小吃摊点等。

2. 假冒伪劣或有毒的肉制品

打击假冒伪劣产品是一个世界性难题，假冒名烟、名酒、名食品的事件屡有发生。中国每年的《质量万里行》都要对假冒伪劣产品进行曝光，但当地的不法企业在政府的眼皮底下给该地著名的肉制食品抹黑的事件却极为罕见。中央电视台《每周质检报告》在 2003 年 10 月 26日和 11 月 16 日分别揭露的江浙两省名牌食品"太仓肉松"和"金华火腿"被制成有毒有害食品的事件真是令人触目惊心，发人深省。肉类食品本是人类所需蛋白质的重要来源，可如此有毒有害的肉类食品能给人类带来什么营养呢！

冒牌伪劣午餐肉。1999 年 11 月，香港海关查获 1500 多件大罐装冒牌午餐肉，不仅混有其他肉类和内脏，而且不符合卫生标准。但这样的午餐肉流入市场，大都供应给餐厅酒家，由于要经过开罐、切片、烹煮后才出售给消费者，所以消费者一般不易察觉，而餐厅酒家为贪图价格便宜也会购进这类冒牌午餐肉。

太仓毒肉松。中国江苏的太仓肉松是闻名全国的品牌产品，现在给当地人砸了。有的肉松厂不是用鲜猪肉作原料，而是用病猪、死猪、老母猪作原料，再经过特殊的"配方"，用添加剂、着色剂进行修饰，制成各种各样的肉松产品。这样的肉松当地人自己不吃也不买，都是卖到外地的，也就是专门坑害外地消费者的。

金华敌敌畏火腿。浙江金华火腿有 1200 年的悠久历史，称誉为"世界火腿之冠"。正宗的金华火腿因制作工艺复杂，只在冬季生产。但某些食品企业却为牟取暴利，选择在春、夏、秋季生产火腿，因害怕天气热、温度高、蚊蝇多，猪腿易变质生蛆，竟然用敌敌畏等违禁药物来浸泡猪腿。用这样的猪腿制成的"金华火腿"当地人自己不吃也不买，也是用来坑害外地消费者的。

还有的用病死猪肉制成香肠、腊肠，病死鸡制成"香酥鸡"等，坑害消费者。干制、涨发水产品也存在很多问题，如用敌敌畏浸泡死鱼体晒成鱼干、用双氧水浸泡甫鱼干冒充高档鲨鱼翅、用工业烧碱涨发鱿鱼再用双氧水漂白等，这些都是危害人类健康的违法行为，有关部门虽然也查禁、打击，但力度太小，难以真正奏效。

（六）生鲜和熟食肉制品的贮存、运输保质问题

活体动物被宰杀后，肌肉细胞在一定时间内还进行着生命活动，细胞中的内源酶还保持着催化活性。因此，动物肌肉在贮存加工过程中还会发生一系列生化反应，最明显的是动物宰杀后肌肉会变硬，而后又会软化，这都与肌肉中乳酸、蛋白酶等的作用有关。如鱼类的垂死挣扎和对畜禽的暴力行为都会影响乳酸的生成，使微生物容易在这样的肉上繁殖而加速变质。

新鲜动物肌肉内普通存在腺苷三磷酸（ATP），会产生次黄苷－5－磷酸（IMP）及次黄嘌呤等核苷酸降解物质。次黄苷－5－磷酸能增加肉类食物的美味，而次黄嘌呤会生成尿酸，降低肉类食物的风味。如新鲜鱼肉中只有很少的次黄嘌呤，随着贮存的时间增加，鱼肉中的次黄嘌呤将不断增多，逐渐失去鱼肉的鲜美味。所以，新鲜肉类食物必须低温贮存，以减少美味成分次黄苷－5－磷酸的失去和不良成分次黄嘌呤的增加。

熟食肉制品的贮存也受空气、日光、微生物、容器、高温的作用，发生一系列生化反应，如油脂酸败、蛋白质变质、微生物滋生繁殖等都会引起熟食肉制品的变味变质。贮存条件差、温度偏高时，不仅使熟食肉制品易变质，还会产生有害有毒物质，食之对人体健康有害。

为了保质，新鲜肉的运输应在低温冷藏下进行，气温过高或在常温

下长途运输会引起肉质霉变。食品运输工具不洁也会造成食品污染，日本对曾运肉车进行检验，沙门菌检出污染率占 5.9%；中国锦州铁路局曾对食品运输车辆进行检验，污染率占 5.7%。

（七）饭店、餐馆和家庭的烹饪食用安全隐患

饭店、餐馆等临时圈养活体动物的笼子及养殖活体水生动物的水池、水缸，都是易传播感染各种病原体的集中地。2000 年初，中国香港食物环境卫生署在一家星级海鲜酒家例行巡查时，抽取海鲜池水化验，发现水质样本中含有霍乱弧菌。2004 年 1 月，中国卫生部和世界卫生组织非典防治联合专家组在广州非典患者曾工作过的餐厅，采集了装活体动物铁笼里的动物粪便、尘土等样本，结果检测出了 SARS 冠状病毒，证实果子狸等野生动物是 SARS 冠状病毒的主要载体。

如果饭店、餐馆和家庭加工病死畜禽、病死水产品，则清洗容器、切割刀具、砧板、盛器等都会沾染上病原体；操作人员在整个加工处理过程中因接触病死畜禽，也易受到感染。在烹饪时，若加热不足，没有完全杀灭病原体，则顾客就会食用带有病原体的"美味"肉类菜肴，经消化道感染。

在中国的上海、广东、山东、福建等沿海地区，人们习惯于夏季生吃或食用半生熟的水生动物，认为生猛海鲜"生吃鲜嫩、营养价值高"。由于水生动物本身携带病菌比较多，夏季平均带菌率高达 95%，即使没有致命性病原体，也容易引起细菌性食物中毒，出现恶心、腹痛、呕吐、腹泻和发热等症状。有的人认为生吃海鲜，喝高度酒，能杀菌消毒，但高度酒不具备很强的杀菌消毒作用，这样做不过是自我安慰而已。

饭店、餐馆都做有好多种卤味肉，挂在店堂里摆卖。有些家庭也喜欢做卤味菜，认为卤菜既爽口又下饭。但天气炎热或温度较高的季节，冷食的卤味肉若在短时间内销不完或吃不完，存放时间过长就会沾上空气中的漂尘和细菌，容易引起变味、变质。

四、食用动物肉应当遵循"安全第一、营养第二"的原则

食源性动物肉包括畜禽的肌肉、内脏及其制品，经过烹饪技艺，制成各种各样的美味肉类菜肴，不仅满足了人们口福，还提供给人体必需的多种营养素。但提供人类食用的动物也存在着安全隐患，因为野生动物的生存环境比较恶劣，圈养的家畜家禽也是吃喝拉撒睡在同一个地方，一旦感染上病菌、病毒和寄生虫，就会患各种动物疫病，还可能得

人畜共患的生物疫病，并通过接触或食物链将病原体传播给人类，使人类感染致病。

（一）食源性动物必须安全第一

食用没有经过严格检验检疫的动物肉类是不安全的，而不安全的肉类是很难体现其营养价值的。普通消费者化钱买的肉类没有经过检疫，就有可能买的是垃圾肉、病死动物肉。重病致死、重症生物疫病和腐败变质的肉类没有任何营养价值，是绝对不能食用的。因为这样的病体动物，其肌肉的细胞已经病变有害，血液骨髓含有病菌毒素。若烹饪加热不足，病菌、病毒就从口入，侵袭人体的正常细胞组织；即使烹饪加热杀灭了病菌、病毒，吃进肚里，经过胃液的消化作用，分解出来的不是人体所需的氨基酸等营养素，而是人体要排泄的废物，其中的有害成分还会被人体吸收。

在养殖的家畜家禽中，还有患各种胃、肠、肺、心、肝、肿瘤、皮肤组织创伤等常规疾病的，这些尚未治愈的内脏器官，其组织已经发生病变，没有多少食用的营养价值；有的虽经治愈，但组织细胞内可能残留了兽用的抗生素、抗病毒药物，也会影响人体的新陈代谢和免疫抗病能力。

健康的食源性动物才有营养价值。因此，食源性动物肉类必须以维护人类健康的食用安全为第一要素，必须要经过检验检疫这道关口，必须是严格规范的检验检疫，而不是走走形式，凭肉眼看一下，然后随意在屠宰的动物肉上盖个印章就完事了。更不能逃避检验检疫，将有疫病或病重、病死的畜禽，屠宰后偷偷流入市场，坑害广大的消费者。

（二）严格把住肉类食物链的各个关口

要阻断动物源疾病传播给人类的途径，必须严格管理和控制整个肉类食物链的各个环节，严把动物养殖、病死动物处理、屠宰检疫和市场经营的重要关口。凡是供应市场的有一定数量的畜禽，从养殖到经营，必须从制度上建立养殖、运输、宰杀、加工等经营许可，不能什么人都可以搞养殖，不是什么环境都可以搞养殖，也不能什么人都可以加工经营肉类食物及制品。各级政府，特别是乡镇一级基层政府，应免费对农户、养殖户、加工经营户进行岗位培训，持证养殖、持证加工、持证经营，从制度上严格把住肉类食物链的各个关口。

现在的肉类食物之所以问题多，在于整个肉类食物链呈现断裂式管理，养殖归农业部门管，检疫由卫检部门管，屠宰由流通部门管，市场由工商部门管，此外还有环保、公安等部门管，但就是管不住病死畜禽、垃圾肉，让不法分子有机可乘，使一些人类不能食用的动物肉类流入市场，危害消费者的身体健康。应当由卫生部门的疾病控制中心统管，各相关部门分管，从肉类食物链的源头到终端实行全程管理和控制，如推行畜禽的标签、病历、死亡证书等全程跟踪管理，就一定能阻断动物源疫病传播给人类。

1. 养殖许可或临时许可制度

由农业部门主管，检疫、环保部门协管，农村和城镇的村委及居委会是责任监督单位。

农村和城镇郊区凡具备养殖条件（圈舍、水源、饲料来源等）的组织和个人，通过养殖方式提供畜禽进入市场的可提出申请，经批准许可或临时许可，方获得资格进行养殖，并接受相关部门的监督管理。

如果有关部门连何时、何地、何人养殖何畜禽都不知道，又怎么能管住病死畜禽流入市场。因为这是把住食源性动物市场准入关的第一道关口。

水生动物也可参照此方式进行管理。

2. 食源性动物疫病监测及报告制度

每个养殖属地的畜牧兽医是责任报告人，养殖属地的每个村民及居民都是报告人。每个养殖场、养殖户的畜禽发生疾病，应制作有关病历；发生动物疫病的，应报告检疫部门和地方疾病控制中心，协商处理意见。若因非动物疫病死亡的畜禽，有部分食用价值的，兽医应协助养殖人进行分割处理和病变器官组织的销毁；无食用价值的，应监督养殖人进行销毁。若因动物疫病死亡的畜禽，应由防疫部门负责销毁，不得交给养殖人自行销毁。因为这是把住食源性动物市场准入关的第二道关口。若发生动物疫病死亡的畜禽，养殖人不报告而私自加工销售的，应追究责任，予以处罚；造成严重后果的，应追究刑事责任。

3. 严禁私宰肉、病死动物肉流入市场

公民私人宰杀供自己或亲友食用的大型活体牲畜是允许的，但不能成为一种职业，也不能将私宰的动物肉类流入市场，销售给广大的消费者。鉴于整个动物饲养期间可能患有各种重症疾病或动物疫病，也鉴于牲畜的食用安全对人类健康的重要性，所以必须把住市场准入关。如对定点屠宰场（厂）加强监督管理，严禁出租给私人；发现私屠滥宰场（点）依法取缔；加强对肉类市场的监管；对制售注水肉、销售病死动物肉的行为坚决予以打击等。因为这是把住食源性动物市场准入关的第三道关口。

4. 加强对野生动物经营的监管

人类对野生动物的认识和研究很有限，包括各种野生动物的疾病和动物疫病，而野生动物又是许多不明病菌、病毒的中间宿主，很可能成

为某些新型人畜共患生物疫病的传染源，因而食用野生动物的不安全性也越来越大。但野生动物的经营具有暴利特征，其活体或死体主要销往饭店、餐馆、野味店和皮毛加工、制药企业等特殊行业，因此也是监管的重点对象。

要加大查处、严厉打击违法捕猎、销售、加工野生动物的行为，要加强许可养殖的野生动物的防病防疫，严禁此类病死动物流入饮食行业。因为这是把住食源性动物市场准入关的第四道关口。

第十六章　转基因生物食品和克隆生物食品的安全隐患

自从 1987 年世界上第一只转基因绵羊"多利"问世后，"基因"、"转基因"、"重组"、"克隆"、"人类基因组计划"等生物技术及其生物食品为广大民众所关注。尤其是利用分子生物学手段，将某些生物的基因转移到可食用的生物物种中，使其出现原物种所不具有的性状或产物，以这种转基因生物为原料加工生产的食品就称为转基因生物食品。甚至可以从已经死去的牛、羊身上提取体细胞进行克隆，培育出活牛犊、活羊羔，并称这些成果有望给肉牛、肉羊生产带来"变革"。随着生物技术的发展，将越来越多的影响人类社会，包括人类生存、人类健康、人类发展等，因此对转基因生物食品、克隆生物食品应深入研究、谨慎推行。

一、从揭开生物遗传秘密到转基因、克隆生物

1831 年，刚从英国剑桥大学毕业的查尔斯·达尔文（C. R. Darwin，1809～1882）乘英轮"贝格尔号"作历时 5 年的环球旅行，每航行到一个地方，他都坚持采集岩石、植物和动物标本，并由此形成了生物进化的观念。20 多年后的 1859 年，英国博物学家达尔文发表关于生物进化的著作《物种起源》，提出"自然选择，适者生存"的理论，从而奠定了人类认识生物界的基石，并成为生物学的理论核心，推动了现代生物学的发展。

（一）生物遗传的奥秘

1866 年，奥地利遗传学家孟德尔（G. J. Mendel，1822～1884）在《植物杂交实验》的论文中指出，生物体表现出来的高矮、胖瘦、大小、颜色等性状只是人们能够感觉到的表面现象，而这些现象的反复出现一定有着某种内在的原因。孟德尔把这种决定性状的内在原因称为"遗传因子"，这是孟德尔学说的核心概念。1909 年，丹麦植物学家、遗传学家约翰逊首次提出"基因"这一名词，用以表达遗传学家孟德尔的遗传因子概念。

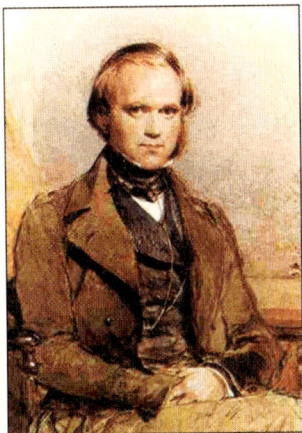

查尔斯·达尔文

基因是生物体内一切具有自主复制能力的最小遗传功能单位的通称，物质基础是一条以直线排列、具有特定核苷酸序列的核酸片段。由众多基因构成了染色体。每个基因大约在 1000～1500bp 的范围，相对分子质量约为 $6.7 \times 10^5 \text{Da}$。

从 1866 年孟德尔提出"遗传因子"到 1944 年证实脱氧核糖核酸（DNA）是遗传物质，经历了 78 年。1968 年，瑞士生物化学家米歇尔（J. F. Miescher，1844～1895）发现了一种从细胞核中提取出来的白色粉末——核酸，即后来所称的 DNA。1903 年，美国生物学家萨顿（W. S. Sutton，1877～1916）发表《遗传中的染色体》，提出染色体即是遗传因子。1926 年，美国生物胚胎学家摩尔根（H. Morgan，1866～1945，因发现染色体在遗传中的作用，获得 1933 年度诺贝尔生理学或医学奖）出版《基因理论》，阐述了基因的相互连锁和交换现象，证明基因位于染色体上呈直线排列，为遗传学奠定了细胞学基础。1944 年，美国科学家德尔布吕克（M. Delbruck，1906～1981）、赫尔希（A. D. Hershey，1908～1997）和卢里亚（S. E. Luris，1912～1991）分离出细菌的脱氧核糖核酸（DNA），并发现 DNA 是携带生命遗传物质的分子。因发现病毒的复制机制和遗传结构，他们 3 人共同获得 1969 年度诺贝尔生理学或医学奖。

1953 年，美国生物学家沃森（J. D. Watson，1928～）和英国生物化学家克里克（F. H. C. Crick，1916～2004）提出 DNA 双螺旋分子结构模型，即 DNA 由两条螺旋形的核苷酸链相互缠绕而成，从此遗传学和生物学的研究从细胞阶段进入分子阶段。因发现核酸的分子结构及其在遗传信息传递中的重要性，沃森、克里克和英国生物学家威尔金斯（H. F. Wilkins，1916～2004）共同获得 1962 年度诺贝尔生理学或医学奖。1961 年，美国生物化学家尼伦伯格（M. W. Nirenberg，1927～）破译了第 1 个遗传密码，至 1966 年已全部破译 64 个遗传密码。因解读遗传密码及其在蛋白质合成方面的机能，尼伦伯格与美国生物化学家霍利（W. Holley，1922～1993）和美国遗传学家科拉纳（G. Khorana，1922～）共同获得 1968 年度诺贝尔生理学或医学奖。研究表明，像在细菌、植物和动物这样截然不同的物种之间，除了线粒体等细胞质外，64 个遗传密码全部都是通用的，即生物界全体都使用同一种语言，它们之间的交流不需要翻译。同时在分子水平证明了生命的统一性，即所有的生物具有同一个祖先。地球上的生命只起源过一次，包括人类在内的所有生物都是那次起源的后代。

（二）转基因生物和克隆生物问世

1969 年，科学家成功分离出第一个基因。1973 年，美国生物化学家伯格（P. Berg）研究在特定部位切断基因，然后以不同方式将其重新组合，创立了脱氧核糖核酸（DNA）重组技术。20 世纪 70 年代在国际上兴起基因工程热潮，更多的科学家投入到基因工程研究领域，利用分子生物学的理论和技术，设计、操纵、改造和重建细胞的遗传核心——基因组，从而使生物体的遗传性状发生定改变，以最大限度地满足人类的需要。

1987 年，世界上第一只转基因绵羊在英国爱丁堡罗斯林研究所诞生。1990 年，被誉为生命科学"阿波罗登月计划"的国际人类基因组计划启动。同年，GenPharln International 公司培育出第一头转基因奶牛，该种奶牛可以为婴儿提供具有人奶蛋白质的牛奶。1994 年，世界上第一个转基因工程食品——Flavr Savr 西红柿得到美国食品和药物管理局（FDA）的批准。1997 年，世界上第一个体细胞克隆绵羊"多利"也在英国爱丁堡罗斯林研究所诞生。一周后，科学家宣布成功克隆恒河猴。1998 年，日本科学家宣布克隆出 8 头牛，这是第 3 种克隆成功的哺乳类动物。

现在基因工程在众多领域得到应用：

（1）生产多肽类药物和疫苗，如干扰素、白细胞介素、乙型肝炎疫苗、胰岛素等。

（2）改造传统工业发酵菌种，如氨基酸、酶制剂、有机酸、维生素等。

（3）动、植物特性的基因改良，如抗病虫害的转基因抗虫棉花，富含维生素 A 的转基因水稻，易保鲜贮存而色泽口感好的转基因水果新品种等。

（三）生物的基因调控系统极其复杂

随着生物科学的深入研究和生物技术的发展，科学家们发现生命不是一群分子的简单堆积，生命的组成是高度有序的，而这种有序性来自基因间的协同作用，来自复杂的基因调控系统。在特定的时刻、特定的生物体部位，某些特定的基因得到激活，而其他基因处于抑制状态。处于激活状态的基因在调控系统的控制下协同工作，产生对应的蛋白质，完成特定的生物学功能。调控的信息贮存在 DNA 序列中，但是执行调控的则是一些特殊的调控蛋白，而这些调控蛋白的形成又取决于其他基因的表达调控。一群基因的作用依赖于另一群基因，依次追究下去，就会发现生物体中存在着一个极为复杂的调控网络。原核生物的基因调控系统是由一个操纵子和它的调节基因所组成的。

$$
\text{基因调控系统}\begin{cases}\text{操纵子}\begin{cases}\text{启动基因（启动子）}\\\text{操纵基因}\\\text{结构基因}\end{cases}\\\text{调节基因}\end{cases}
$$

原核生物的基因调控系统

真核生物的基因与原核生物的基因有许多不同之处，最明显的是真核生物一般无操纵子结构，存在着大量不编码序列和重复序列，转录与转译在细胞内有空间分隔，以及基因被许多无编码功能的内含子阻隔，从而使编码序列变成不连续的外显子状态（见表21）。

表21　　　　　　　原核生物与真核生物基因组的比较

比 较 项 目	原 核 生 物	真 核 生 物
基因组大小	小	大
复制起始点数目	一般1个	多个
染色体数目	一般1个	多个
染色体组形状	环状	线状
染色体与组蛋白结合	无	有稳定的结合
核小体	无	有
基因连续性	强	差（被许多内含子阻隔）
重复序列	少	多
不编码序列	少	多
操纵子结构	普遍存在	一般没有
转录、转译部位	同在细胞质中进行	在核中转录、细胞质中转译

20世纪生物学所取得的最重要突破是揭示了生物遗传信息存储、传递及表达的方式，破译了"三联遗传密码"，即3个相连的核苷酸顺序决定蛋白质分子肽链中的1个氨基酸。但是蛋白质必须有特定的三维空间结构，才能表现其特定的生物功能。因此，"三联遗传密

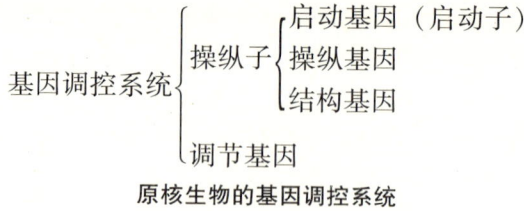

三联遗传密码表

码"只是生物遗传信息的"第一遗传密码",还有"第二遗传密码"("折叠密码"),即蛋白质中氨基酸序列与其三维空间结构的对应关系。这是21世纪生物学家们要突破的重大课题,已经启动的蛋白质组学的研究,将揭开生物遗传信息从核苷酸序列到功能蛋白质的全过程传递的奥秘。

(四)构成生命的蛋白质生物合成

蛋白质是生物功能的最忠实执行者,不同的生物体细胞内存在着不同的蛋白质,因而显示出不同的性状。由于生物体不能直接将各种蛋白质传递给下一代,所以要通过DNA来"指示"细胞合成自身生命活动所需要的一切蛋白质,再由蛋白质显示出生物体的遗传性状。因此,蛋白质生物合成也是基因功能的表达过程。

蛋白质生物合成的步骤:

(1)转录,受调节基因的调控,遗传信息由脱氧核糖核酸(DNA)转向信使核糖核酸(mRNA)的合成,然后携带遗传密码的mRNA穿过细胞核,来到细胞质中,与核糖体RNA结合。

(2)转译,各种氨基酸在其相应的转移核糖核酸(tRNA)的携带下,被依次运送到蛋白质合成的装配线——核糖体上,按序逐一由肽键连接,从而形成一个有特定氨基酸序列和有生物功能的蛋白质分子。在37℃时,每一个核糖体大约每秒钟可翻译装配20~80个mRNA上的三联体密码。一个细胞中可同时含有1000多个核糖体,可同步反应提高合成蛋白质的效率。

按照分子生物学中心法则,遗传信息从DNA——RNA——蛋白质,在信息传递的最后一个环节中,首先根据RNA合成多肽链,然后多肽链折叠成特定结构的蛋白质。而多肽链的氨基酸序列与蛋白质的三维空间结构肯定存在着对应关系,对这种未知的规律,科学家称之为"折叠密码"或"第二遗传密码"。但迄今为止,还没有人破译"折叠密码"或"第二遗传密码",可见其复杂的程度。

每一个细胞核内都有一套遗传信息DNA,掌管生物体从出生到死亡的全部活动。但DNA从不离开细胞核,要延续后代、复制遗传信息,只能通过信使RNA来到细胞

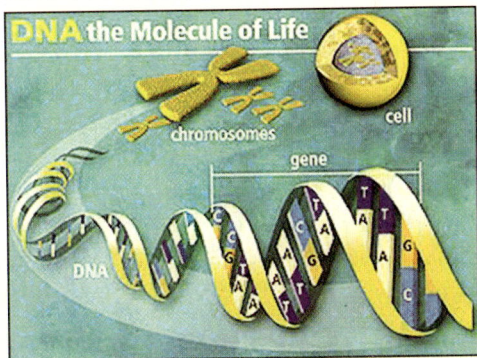

DNA的双螺旋结构

质，代为传达它的指令，指导合成蛋白质。由于 DNA 具有双链结构，不容易断裂，螺旋式盘绕在一起，再加上蛋白质的保护，又藏身在细胞核内，遗传信息的保管可说是万无一失。DNA 的双链结构还为正确维护和修复提供了模板，细胞核中存在大量的酶可以维护和修复 DNA，受损的那条链可以不受损的链为模板进行修复，以确保遗传信息 DNA 的安全。因为任何有关 DNA 的改动都将危及其后代的正常生长，所以决不能让遗传信息 DNA 受到任何干扰。

总而言之，人类对自然界的生物尚有许多未解开的科学之迷，对一些寄生细菌、病毒的遗传机制还不甚了解，对诸如朊病毒蛋白如何感染人类尚未完全明了，对转基因生物食品可能发生的毒性和过敏反应问题尚缺乏解决的手段，对克隆生物食品潜在的风险缺乏足够的安全评估，因此应当小心谨慎地研究开发转基因生物食品和克隆生物食品。

二、转基因生物食品的安全隐患

自第一种转基因生物食品问世，人类有关转基因技术和转基因食品的争论就从未停止。转基因对人体到底有没有危害？转基因生物食品到底能吃不能吃？对转基因技术的主要担心有：含有抗虫害基因的食品是否会威胁人类健康；转基因产品对环境的影响；转基因产品是否会破坏生物多样性；转基因产品带来的伦理问题等等。转基因生物食品是现代生物科技和基因工程的产物，人类不是都能吃也不是都不能吃，而是不能随意吃，由于转基因生物食品对人体健康和安全的影响、特别是长期影响至今尚无科学定论，所以在销售这类产品时必须进行标识。

目前国际上一个比较客观的评价是：这是一个无法证实也无法证伪的命题，转基因食品对人类健康、生态环境的潜在伤害具有"不确定性"。联合国《生物多样性公约》和《生物安全议定书》，对转基因生物及其产品的安全评价、消费者知情权和越境转移等做出了明确规定，根据预防原则，允许进口国对输出国的转基因食物实施安全评价与标识管理，并在 270 日内做出同意或不同意的决定。因此，已有超过 35 个国家通过了法令，强制要求基因改造食物必须标识，让消费者有知情权与选择权。

在欧美、日本等发达国家的超市，转基因生物食品的成分、原料、产地等，标识非常清楚详细，一目了然，让消费者自由选择。由于明示标识在一定程度上抑制了转基因食品的市场需求，因此转基因食品的售价要比同类的非转基因食品低 20% 左右。

中国在 2002 年 3 月 20 日开始实行转基因标识制度，农业部颁布的《农业转基因生物标识管理办法》第一条明确指出，保护消费者知情权；同时规定：国家对农业转基因生物实行标识制度。实施标识管理的农业转基因生物目录，由国务院农业行政主管部门商有关部门制定、调整和公布。凡是列入标？识管理目录并用于销售的农业转基因生物，应当进行标识；未标识和不按规定标识的，不得进口或销售。用农业转基因生物加工而成的产品也应标注"转基因加工品（制成品）"或者"加工原料为转基因"。

中国虽然对转基因生物食品进行标识也是强制性的，可上市销售的农产品和食品，如大豆色拉油、调和油等，明知都是转基因产品却无一件敢于亮出身份。谁对公众隐瞒了转基因食品？是生产者和经营者害怕贴了转基因产品标签而影响销售，故都不愿披露自己的产品是转基因食品，装聋作哑，有法不依。信息不对称，把消费者蒙在鼓里，以牺牲公众知情权来牟取企业利益最大化，是缺乏诚信的表现；信息不透明，剥夺公众的知情权和选择权，就等于剥夺了公众的健康权，也反证了转基因食品可能存在着的安全隐患。

2004 年，中国转基因产品首次在北京市场亮明身份，获得转基因标识的产品有：火鸟精品色拉油、绿宝色拉油、绿宝高级烹调油、海兰花纯正大豆色拉油、海兰花食用调和油、喜盈门精品色拉油、甲香色拉油、裕龙人色拉油、鸿乐大豆色拉油、思成纯正大豆色拉油等，标志着中国转基因生物食品问世。

（一）转基因生物技术

转基因技术是指利用分子生物学技术，将某些生物的基因转移到其他物种中，改造生物的遗传物质，使遗传物质得到改造的生物在性状、营养和消费品质等方面向人类需要的目标转变。

农业是现代生物技术主要的应用领域，转基因技术在农业生产、动物饲养和医药研究等诸多领域有着广泛的应用前景。通过转基因技术将一种或者几种植物、动物的基因植入某一种农作物，进行基因重组，以提高产量，增强抗病虫害、

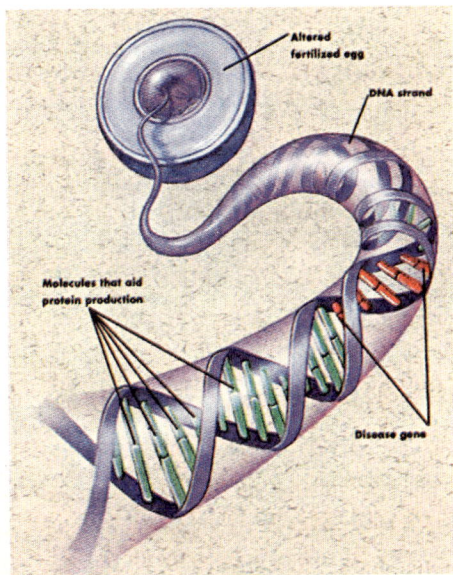

转基因技术的模式图

抗杂草和抗病毒等的能力，因此转基因技术在农作物方面发展势头迅猛。转基因农作物可能同时具有高产、优质、抗病毒、抗虫、抗寒、抗旱、抗涝、抗盐碱、抗除草剂等多重优点，因此中国科学院院士、华中农业大学教授张启发曾指出："农业转基因技术可保障农业的可持续发展，是解决世界温饱问题的根本途径。"据国际转基因技术推广组织发布的数据，2002 年全球转基因农作物种植面积扩大了 12%，达到 5870 万公顷，这是自 1996 年以来转基因作物面积连续第 7 年以两位数的速度增长。

转基因技术在动物饲养领域也取得了很大进展。除了蛋、奶、肉、毛皮等的产量与质量提高外，转基因动物还在医药领域独辟蹊径。通过转基因技术获得特殊基因的动物不仅可能直接生产多种药品，比如转基因绵羊能生产人的一种蛋白酶，而且利用转基因猪的器官进行人类器官移植也已经列入科学家的探讨范围。

21 世纪生物技术及产业发展将对中国农业科技进步与经济发展产生重要影响。中国作为一个农业大国、发展中国家，应该十分重视农业生物技术的发展及生物安全管理。考虑到国际上对农业转基因生物发展的争论，应坚持积极研究、慎重推广、加强管理、稳妥推进的原则发展农业生物技术。

（二）转基因生物食品

世界上第一种转基因生物是 1983 年培植成功的一种含有抗生素药类抗体的烟草。1994 年，第一种市场化的转基因生物食品在美国出现，它就是可以延缓成熟的西红柿，耐存储的特性大大延长了其放在货架上的寿命。1996 年，用这种转基因西红柿制造的西红柿饼在超市出售。此后，转基因生物食品发展迅速，抗虫玉米、抗除草剂大豆和油菜等 10 余种转基因植物相继获准商品化生产并上市销售，"转基因"一词逐渐成为人们关注的焦点，被称为第二次绿色革命。

目前，商品化的转基因作物主要有大豆、棉花、油菜、玉米四类，主要用于生产动物饲料、炼制植物油、制药等，其中大豆已被广泛用于食品生产。1998 年，这四种转基因作物的种植面积占全球转基因作物种植总面积的 99%。其他转基因作物还包括烟草、番木瓜、土豆、西红柿、亚

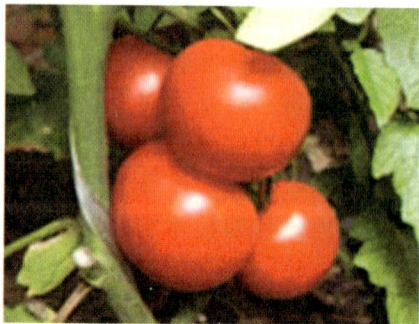

转基因西红柿

麻、向日葵、香蕉和瓜菜类等。从性能上区别，转基因作物也分为四类：一是可抵御害虫侵害、减少杀虫剂使用的作物；二是抗除草剂作物；三是抗疾病作物；四是营养增强性作物。美国是转基因食品的发源地，也是世界上转基因作物种植最广泛的国家，种植面积占全球转基因作物种植面积的66%。目前美国的零售食品中有60%以上含转基因成分，90%以上的大豆、50%以上的玉米、小麦是转基因的。美国通过迅速增加转基因粮食产量和建立快速、便捷的全球农产品与粮食流通网络，形成在全球农产品市场上的巨大的竞争力与支配力，从而实现掌握21世纪世界农业与粮食生产流通主导权，这是美国积极发展转基因农业的战略意图，美国转基因农业的迅速发展，使大量的美国转基因农产品进入世界农产品市场，对国际农产品贸易形成巨大的冲击。

但欧盟国家的媒体调查显示，70%的欧洲人不想吃转基因食品。为何转基因食品这样令欧洲人难以"下咽"？转基因食品其实并不可怕，因为食品被煮熟后，细胞就被破坏了，脱氧核糖核酸（DNA）进入人的肠胃系统后又被酶分解，大都成了碎片，即便有整条DNA存在，也无法发挥基因移植作用。包括婴儿食品在内，转基因产品目前在美国市场上已有近4000种，2亿多人食用近8年来并未发生一起食品安全事件。欧洲人并非对此一无所知，然而历史和现实决定着欧洲人仍难以选择转基因食品。

据《环球时报》2002年8月29日报道，津巴布韦、赞比亚、莱索托、莫桑比克等遭受严重干旱而导致粮荒的南部非洲国家也拒绝美国援助的转基因玉米。为什么处于饥荒威胁之中的这些南部非洲国家宁可缺粮，也不要美国的转基因玉米呢？原因是多方面的，首先是出于对本国人民健康的考虑，因为转基因食品对人类健康的危害还是未知数；其次是为了防止转基因玉米传入后被作为种子，破坏非洲国家传统的玉米物种，威胁非洲国家的食品安全；再次，担心转基因作物对其他植物基因的破坏，影响生态平衡；还有，转基因玉米如果用作饲料，还会威胁南部非洲国家对欧洲的牛肉出口市场。

（三）转基因生物食品的安全隐患

基因工程是在彼此毫无关系的物种之间相互交换在自然条件下无法交换的基因，它可以在有巨大差异的物种之间进行基因交换，比如将蝎子毒素基因注入玉米细胞，或者将鱼防冷基因注入西红柿细胞，蝎子毒素基因依然可能获得有机组织而产生蝎子毒素，这为大规模生产提取蝎子毒素创造了条件。但人类吃了这种含有蝎子毒素基因的玉米会有什么反应呢？

2003年7月2日，欧洲议会批准了有利于取消转基因产品禁令的法规，有关转基因食品安全性的质疑声就不绝于耳。"转基因食品，真正的危险！"法国巴黎报摊上，《新观察家》杂志的大标题赫然在目。欧洲人对于食品安全的忧患由来已久。自1996年英国发现疯牛病以来，欧盟区域的食品安全问题不断：1999年比利时出现致癌物质二恶英污染鸡、猪等畜禽中毒事件；2000年初，法国又发现一些肉类食品中含有致命的李斯特杆菌；2001年在英国暴发的口蹄疫使其损失90亿英镑（1美元约合0.7英镑）。盲目追求最大利润的做法已使欧洲农业屡尝恶果。

人类从征服自然的那一刻起就开始受到自然界的报复。转基因技术也是一把双刃剑，在给人类带来许多益处的同时，也破坏了生物的多样性。中国科学院张黎华等提出转基因作物及食品存在着安全隐患。转基因生物食品可能存在如下安全隐患：

（1）转基因农作物的毒性问题。抗病的转基因农作物主要是使用细菌和病毒作载体，通过启动基因和标记基因实现新物种的培育。在基因转移中使用最多的是反转录病毒，它们可能诱发癌症和其他疾病。抗虫作物残留的毒素和蛋白酶活性抑制剂可能对人畜健康有害，因为含有抗虫作物残留的毒素和蛋白酶活性抑制剂的叶片、果实、种子等，既然能使咬食其叶片的昆虫的消化系统功能受到损害，就有对人畜产生类似伤害的可能性。用抗虫害、抗病毒的转基因农作物加工的食品仍残留有微量毒素，长期食用可使人体蓄积这些残留毒素。

（2）通过基因漂流影响其他物种。在自然条件下，栽培作物种内，栽培作物与其近缘野生种间，栽培作物和杂草之间都有可能发生基因漂流。如引起广泛关注的墨西哥玉米污染事件，即在墨西哥偏远山区的野生玉米受到了转基因玉米DNA片断的污染，且污染比率高达35%。

（3）对生态环境和生物多样性的威胁。转基因作物作为外来品种进入自然生态系统，往往具有较强的"选择优势"，可能会影响植物基因库的遗传结构，淘汰原来生态环境上的物种及其他遗传资源，致使物种呈单一化趋势，造成生物数量剧减，甚至会使原有物种灭绝，导致生物多样性的丧失。墨西哥玉米事件的发生，已经严重威胁到世界玉米起源中心地区的玉米生物多样性资源，玷污了墨西哥"玉米妈妈的圣洁"。

（4）转基因食品可能产生过敏反应。在自然条件下存在许多过敏源。转基因作物通常插入特定的基因片断以表达特定的蛋白，而所表达蛋白若是已知过敏源，则有可能引起过敏人群的不良反应。特别是儿童，会出现严重的食物过敏反应，甚至会导致死亡。如为增加大豆含硫氨基酸的含量，研究人员将巴西坚果中的2S清蛋白基因转入大豆中，而2S清蛋白具有过敏性，导致原本没有过敏性的大豆对某些人群产生过敏反应，最终该转基因大豆被禁止商品化生产。即便表达蛋白为非已知过敏源，但只要是在转基因作物的食用部分表达，则也需对其进行评估。目前，对转基因食品的过敏性检测主要是依据 1996 年国际食品生物技术委员会等制订出的一套对改良食品的分析方法。

（5）抗生素标记基因可能使人体产生抗药性。抗生素抗性基因是目前转基因植物食品中常用的标记基因，与插入的目的基因一起转入目标作物中，用于帮助在植物遗传转化筛选和鉴定转化的细胞、组织和再生植株。标记基因本身并无安全性问题，有争议的是其在基因水平上有发生转移的可能性，如抗生素标记基因有可能转移到肠道微生物上皮细胞中，从而降低抗生素在临床治疗中的有效性。虽然目前的研究表明，这种可能性很小，但在评估潜在健康问题时，仍应考虑人体抗生素的使用以及肠道微生物对抗生素的抗药性。

（6）对免疫系统功能的影响。2008 年 11 月 14 日，美国化学学会《农业与食品化学》杂志发表了意大利国家食品和营养研究所研究人员的最新研究论文：断奶幼鼠与年迈鼠对 MON810 转基因玉米的肠和外周免疫反应。表明在食用含 50% 转基因玉米饲料后，断奶幼鼠（出生 21 天）和年迈鼠（出生 18～19 个月）的肠和外周免疫反应出现异常。其中，断奶幼鼠在连续 30 天食用含转基因玉米饲料后，淋巴细胞、脾和血淋巴细胞的免疫表型都出现异常。年迈鼠也在连续 90 天食用含转基因玉米的饲料后，淋巴细胞和血淋巴细胞的免疫表型也出现异常。如果给婴幼儿和老年人长期食用类似的转基因食品，有可能会损害人体免疫系统功能。

转基因食品的安全性问题，政治家看到的是经济问题，公众关心的是生态和健康问题。转基因作物正好是在欧洲人普遍担心食品安全的时期迅速发展起来的。它的迅速发展始终伴随着科学家的质疑。1998 年，英国罗伊特研究所阿帕德·普斯陶教授说他的实验证明，幼鼠食用转基因土豆会使免疫系统、大脑、肝脏和肾脏受损；1999 年美国康乃尔大学副教授约翰·罗西在《自然》杂志上发表文章说，一种转基因玉米可产生杀死害虫的花粉，而身为益虫的一种美州大蝴蝶食用了这种转基因玉米花粉后有 44% 死亡；2000 年，法国农业专家研究发现，转基因油菜可与野生萝卜自然杂交，这对周围环境可能会产生一定影响。2008 年，奥地利维也纳兽医大学的研究人员发现，长期食用美国孟山都（Mpnsato）公司研发的 MON810 型转基因玉米可能影响实验鼠的生育能力。研究显示，长期食用这种玉米的实验鼠生育能力有所下降，而且后代体重轻、体质弱。2009 年 4 月 14 日，德国农业部长伊尔莎·艾格纳在柏林表示，德国将禁止种植美国孟山都公司研发的 MON810 型转基因玉米。尽管类似质疑均证据不足，但这足以破坏欧洲人对转基因食品的胃口。在经历了"疯牛病"、"二恶英"和禽流感等一连串事件的冲击后，欧洲人在食品安全问题上谨慎了许多，任何风吹草动都会让欧洲人神经紧绷。

民众的谨慎导致了欧洲一些国家对转基因技术的重视与投资，但与美国大不相同，并由此产生了不同的经济利害关系。难怪，欧洲议会在放松对转基因产品限制的同时，却实质上加强了此类产品进入的门槛。此外，目前欧元区经济相对低迷，在欧盟国家千方百计促进工农业增长的时候，让欧洲就转基因食品作出让步，无疑触动了欧洲人那根脆弱的神经，于是转基因食品便成了欧洲人因经济不景气而泄愤的对象。法国乃至欧洲的媒体出现了少有的一致，对转基因食品采取排斥的态度。一些报纸将转基因食品视为"洪水猛兽"、连篇累牍加以攻击也就不足为怪。

1999年底，美国烤鸡连锁店"肯德基"出售的烤鸡在英国被人"抹黑"。有人向英国10万人发出电子邮件，声称美国新罕布什尔大学的研究结果显示，"肯德基"的烤鸡已经全部改为转基因烤鸡。发送信息的人指责"肯德基"为了减少生产成本，不惜改以转基因的鸡来制造烤鸡，而人工培育出来的转基因鸡，都是没有嘴、没有脚、没有羽毛、没有骨头的怪物。"肯德基"获悉被恶意中伤后，立刻展开包括警方及律师的调查行动，期望找出发送假信息的黑手，并发起粉碎谣言的行动。而美国新罕布什尔大学在互联网页上澄清，表示大学从来没有进行过上述研究。这是"肯德基"一年内第2次遭人中伤，怀疑恶作剧黑手可能是反对转基因生物的组织。

欧盟对转基因产品的"冻结"政策虽然已实施多年，但美国一直不愿意将这一问题激化。欧洲公众对转基因食品的怀疑态度，使得美国对进入欧洲市场并不抱太大的希望。美国突然改变态度的原因，在于2002年年底以赞比亚为首的几个非洲国家拒绝接受美国提供的含转基因成分的粮食援助。这些非洲国家"宁可挨饿，也不要转基因"的态度，让一直试图将转基因产品推向全世界的美国人大为恼火。

现在已经发现转基因对生物的不良影响。英国科学家将人类生长荷尔蒙基因植入猪的体内，结果使得猪的生长加速，但是同时也使猪患上了关节炎和内斜视，而且这一切是完全无法预料的。美国科学家也发现猪体内普遍存在的"猪内生逆转录酶病毒"，虽未发现对猪有害，但能感染人体细胞。如果人体感染该病毒会产生什么后果，现在还不得而知。科学家担心致敏性生物基因的遗传工程食品会引发人群严重变态反应。也就是说，人类吃了转基因生物食品不知道是否安全？长期的无法预料，对人类的子孙后代是否有影响更是一无所知！这样的转基因生物食品你能随意吃吗？

不知道转基因生物食品是否安全就意味着可能存在着安全隐患，世界上许多国家都慎重的对待转基因生物食品，在美国和英国，一个公司如果希望其转基因产品获得批准，必须要向管理机构提供本公司转基因产品安全测试的结果。美国孟山都（Mpnsato）公司的大豆在获得批准之前，曾用了10周的时间进行动物喂饲实验。各国试种的转基因植物超过4500种，可是获得政府批准上市的品种仅40个，不到试种转基因植物的1%。

基于转基因生物食品的安全性问题，消费者应有明确的知情权，转基因生物食品应该有特殊的标签供识别。2001年，俄罗斯政府通过法令规定，上市转基因食品应在包装上做出提醒性标记，让消费者能够判断哪些是转基因食品，吃与不吃，由消费者自己来决定。欧洲15国及日本政府都相继规定，食品需要加标签说明是否是或含有转基因食品。

2007年5月16日，美国农业部批准一种能够表达人类乳汁中常见蛋白的转基因水稻可以大规模种植，这种转基因水稻含有人类乳汁中常见的溶菌酶、乳铁蛋白及人类血清蛋白，制成饮品能治疗肠胃感染引起的腹泻等疾病。

（四）转基因生物食品的安全原则和谨慎原则

由于转基因生物食品直接提供给人类食用，或转基因农作物用于饲养家畜家禽的饲料，人类又食用含有转基因成分的畜禽肉类，而内生杀虫剂、除草剂、抗菌、抗病毒的转基因生物食品具有一定的毒性，虽然还没有直接证据对人体有急性毒害，但长期、大量食用可能对人体有蓄积和致敏作用，引起免疫系统不良反应，会影响人体的身体健康。如过去为利于养殖的畜禽抗病而添加抗生素，现在已经证实其肉、奶对人体健康不利。在转基因技术尚属初级阶段，在普通消费者对转基因生物食品不甚了解的情况下，对这些内含特性基因的转基因生物食品表现出安全担忧，应该说是非常理性的。

1. 人类对自身的基因和蛋白研究才刚开始

在"地球生物圈"的自然条件下，高等生物的进化都是一个漫长的过程，人类由猿变为人也经历了几百万年。人体约有100万亿个细胞，约有200种不同类型的细胞，其中有血细胞、骨细胞、脑细胞和神经细胞等，尽管当今的人类有少数人因复制DNA链的生化机制发生错误而导致先天性的遗传缺陷，但极大多数人的人体基本上都是一个非常精确、非常复杂、非常完美的生物体。1990年，人类基因组工程正式启动，美国、英国等科学家分析人类染色体中的脱氧核糖核酸（DNA），直至 2000 年完成人类基因组图谱的"初稿"。现在又开始了蛋白质组学的研究，即将生命体的蛋白进行编码分类，深入蛋白内部进一步了解蛋白的分子结构，以及特定基因与特定蛋白相关的复杂的生物奥秘。

基因密码是 DNA 碱基序列和蛋白质的氨基酸序列之间的联系。20世纪 60 年代，科学家们破译了生物的全部基因密码，并证实在所有生物体中，不论是低等生物、高等生物还是人类，其基因密码都是相同的。也就是说在地球上的所有生命体，从细菌到最高等的生命体——人类，都是从简单的生物分子演化而来的；今天的人类，也是从简单的细胞生命体经过无数次突变演化而来的。人类的进化是否基因突变的结果？人类还会向什么方向突变演化下去？食用动植物的基因、蛋白对人类有影响吗？转基因生物食品对人类的基因、蛋白有影响吗？由于人类的演化是一个极其漫长的生化过程，而人类对自身的基因、蛋白研究才刚刚开始，在复杂的生命奥秘没有完全解开之时，人们有理由怀疑不恰当的人工诱导生物基因突变和蛋白变异可能会对人体产生不利的影响。

2. 转基因生物食品的安全原则

随着转基因技术的深入研究和发展，越来越多的转基因农作物和转基因动植物将问世，这些从外表看不出、内含外来基因的生物食品可能会被不法企业或不法分子混杂滥用，冒充传统的动植物食品，坑害广大的消费者。因此，各国政府必须加强转基因生物食品的安全管理，禁止可能有害的转基因生物食品流入消费市场。

第一安全原则：由于婴幼儿的体质最为脆弱和低龄儿童的体质比较脆弱，从食用安全考虑，应严禁用转基因食物原料制造、销售婴幼儿和儿童食品，以确保婴幼儿和儿童的生长、发育。

第二安全原则：从食用安全考虑，应严禁生产、销售导入含毒性基因的转基因生物食品，以确保人类食用的大宗传统食品的安全。如禁止将携带过敏原蛋白质的转基因导入稻谷类传统食物中，避免引发部分人群的过敏反应。

3. 转基因生物食品的谨慎原则

人类食物对健康之重要，中西医名家早有喻世。医学之父希波克拉底说过：你的食物就是你的医药。中医也讲"医食同源，食为医用"。饮食也有禁忌，适当的食物可以治病，不适当的食物也可引起疾病。所以，人类对食物应当精心挑选、谨慎食用，这也包括转基因生物食品在内。

第一谨慎原则：转基因生物食品必须标明是转基因产品，让消费者明白哪些食物是转基因的，如转基因猪肉、转基因大豆、转基因瓜果等；让消费者具有选择权，可选择转基因食品，也可选择传统食品。

第二谨慎原则：转基因生物食品必须标明转基因的成分，让消费者明白导入的基因特性，是抗病虫害的，还是增加维生素的等。如英国先正达种子公司研发的"金米2号"转基因稻米，每克含有37微克的维生素A原（即β胡萝卜素），而维生素A原在人体内会转化为维生素A。

4. 转基因生物食品的管理原则

由于转基因生物食品的外表与普通的天然食品没有什么差别，因此必须加强食品安全管理，尤其是对导入某些毒性基因或特殊成分的转基因生物食品，应从源头管起，严格审批和管理。

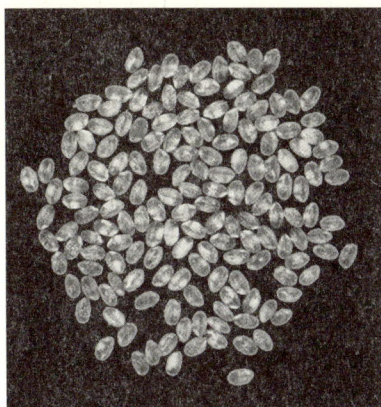

富含维生素A的转基因"金大米"

第一管理原则：对导入病原微生物抗原基因或毒素基因的转基因生物食品，应列为"新植物药物"或"新动物药物"，作为药物进行审批和管理，不得作为普通的天然食品销售。如种植用于药物的转基因农作物，不仅需农业主管部门审批，还应经食品和药物管理部门审批，才能予以种植，并严格市场销售管理。

第二管理原则：对导入某种高营养成分或特殊保健成分的转基因生物食品，应列为"新保健食品"，作为保健食品进行审批和管理，不得作为普通的天然食品销售。

三、克隆生物食品的安全隐患

2006年12月28日，美国食品和药物管理局（FDA）公布了有关克隆动物制品风险评估报告，称克隆的牛、猪、山羊在所产的肉奶品质方面与通过传统方法繁殖的家畜几乎没有什么区别，克隆动物制品吃起来也和其他食品一样是安全的，因此不需要专门的标签加以区别。

美国食品和药物管理局兽药中心主任斯蒂芬?森德洛夫说："根据食品和药物管理局对几百篇经过仔细审查后发表的论文的分析，以及其他对克隆动物及其后代的健康状况和食物成分的研究，风险评估草案得出结论，克隆动物及其后代的肉和奶与我们每天所吃的食物是同样安全的。与目前美国农业中使用的辅助繁殖技术相比，克隆不会对动物的健康造成独特危害。"

森德洛夫说："如果取消禁令，美国将成为全球第一个批准出售克隆食品的国家"。

（一）克隆生物技术

1997 年 2 月 22 日，世界上第一只体细胞克隆绵羊"多莉"诞生。科学家先从一只 6 岁的成年芬兰多塞特母绵羊 A（"多莉"的亲生母亲）的乳腺中取出一个本身并没有繁殖能力的普通细胞，将这个细胞的基因分离出来备用。然后对一只苏格兰黑脸种母羊 B（"多莉"的借卵母亲）

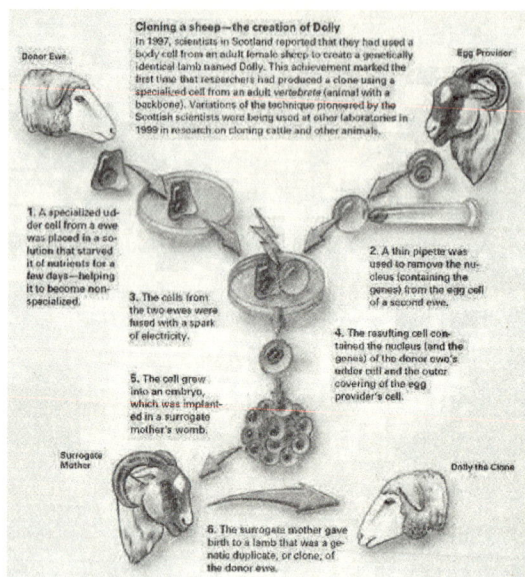

世界上第一只体细胞克隆绵羊"多莉"诞生

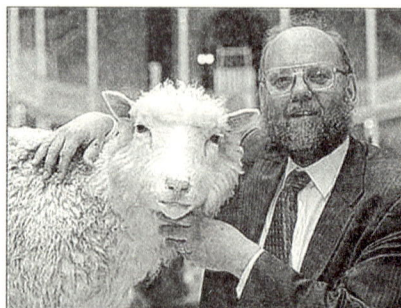

"克隆羊之父"伊恩·威尔穆特与克隆绵羊多莉

注射促性腺激素，经过 28～33 小时后取出卵子去核，将卵细胞的基因取出，换上母绵羊 A 的乳腺细胞的基因，形成一个含有新遗传物质的卵细胞，再将这个新卵细胞放电激活，像正常受精的卵细胞一样能进行细胞分裂并发育成胚胎。最后将胚胎植入第三只绵羊 C（"多莉"的代孕母亲）的子宫内，经过正常妊娠产下"多莉"。科学家用 DNA 分析

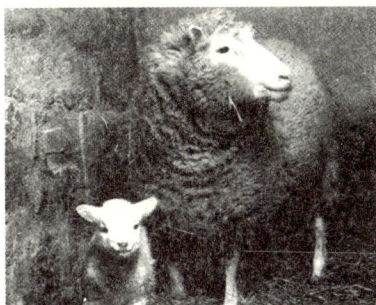

多莉和它的克隆孩子

表明："多莉"完全继承了其亲生母亲多塞特母绵羊的全部 DNA 基因特征，是多塞特母绵羊100%的"复制品"。由于克隆绵羊"多莉"是用乳腺上皮细胞（体细胞）作为供体细胞进行细胞核移植的，突破了利用胚胎细胞进行核移植的传统方式，使克隆技术取得飞跃式的发展。

克隆是英语单词 clone 的音译，1903 年被引入园艺学，以后逐渐应用于植物学、动物学和医学等，意为生物体通过体细胞进行的无性繁殖以及由无性繁殖形成的基因型完全相同的后代个体组成的种群。"克隆"就是无性繁殖的意思，简单讲就是一种人工诱导的无性繁殖方式。但克隆与无性繁殖是不同的。无性繁殖是指不经过雌雄两性生殖细胞的结合、只由一个生物体产生后代的生殖方式，常见的有孢子生殖、出芽生殖和分裂生殖。由植物的根、茎、叶等经过压条或嫁接等方式产生新个体也叫无性繁殖。但绵羊、猴子和牛等动物没有人工操作是不能进行无性繁殖的。科学家把人工遗传操作动物繁殖的过程叫"克隆"，这门生物技术叫"克隆技术"。

细胞克隆：指由一个共同祖先通过无性繁殖的方式，所形成的一群具有相同遗传型（基因型）的细胞。如单一的动物或植物细胞在体外的培养液中经多次分裂或多代传种而形成的一个遗传背景完全相同的细胞群。

个体克隆：指通过无性繁殖方式由基因完全相同的 2 个或更多的个体组成的一个群体。2006 年 6 月 18 日和 7 月 10 日、15 日，韩国首尔大学兽医学院的研究人员利用成年雌狗的耳朵中提取的细胞，与被摘除基因的卵子进行细胞融合，然后在代孕母亲的子宫上着床的方法，先后克隆成功在遗传上完全相同的 3 只雌性狗 Bona、Pecace 和 Hope 。

2001 年 10 月，欧洲科学家报告说，从 2 头已经死于 18～24 小时的羊中提取体细胞，成功克隆并育出健康的克隆羊。由此可知，克隆生物技术的发展已经到了可以"起死回生"的地步。

（二）克隆生物食品

克隆生物食品，简单的说就是指克隆动物生产的肉和奶。2002 年 4 月，美国佐治亚大学的研究人员宣布首次利用被屠宰 48 小时后的死牛肾脏部位的细胞克隆出 1 头小牛犊，这一成果有望给肉牛生产带来"变革"。克隆出的小母牛通过剖腹产降生，被命名为"K. C."，意为英文"肾脏细胞"的缩写。据研究负责人史泰斯教授说，牛肉的肥瘦程度、老或嫩的等特征，可能都会遗传给下一代，包括牛的克隆后代，因此新成果将有助于更好地研究遗传和环境因素在牛肉生产中所起的作用。由于牛肉质量好坏、味道如何，只有在牛被宰杀后才有可能知道。所以，利用克隆技术，牛肉生产商们将来也许可以根据对屠宰后的牛所进行的检测，挑选出其中最优质、最安全的品种进行克隆。但也有专家对利用克隆方法提高牛肉质量持怀疑态度，因为饲料质量和其他环境因素都有可能导致牛肉质量产生差别，要保证克隆牛的肉质与提供遗传材料的供体牛完全一致，难度将相当大。

位于美国德克萨斯州奥斯汀的 ViaGen 公司用 4 头克隆公猪和 3 头普通公猪的精子让 89 头母猪受孕，共产下 404 只幼崽，其中 242 只为克隆猪后代，这 404 只幼崽全部由美国农业部的科学家在相同环境下饲养至成年后宰杀。一家独立实验室随后对克隆猪后代的猪肉进行了蛋白质构成、脂肪酸分析等多项共计 1.4 万份测试，其中只有 3 份测试结果与普通猪肉不同，仅有 1 份超出农业部认定的正常范畴。

由于克隆牛的成本很高，美国现在有数百头克隆牛，主要用于肉质、产奶质量对比、安全性分析等科学研究，要想大规模繁殖克隆牛，最大的问题是"成本"。目前一头克隆牛从培育到屠宰的全部成本约为 1.5 ~ 2 万美元，而传统方法培育的肉牛成本不超过 2000 美元。因此，即使"克隆食品"非常安全，有了官方机构的批准，但是要上美国人的餐桌也不会很快实现。

2008 年 1 月 16 日，美国食品和药物管理局宣布，经过克隆的牛、猪和山羊以及它们的后代均可以安全食用，克隆牛产的奶也可安全食用。美国媒体普遍认为，这意味着今后来自这些克隆动物的产品可无须贴特别标签而直接进入美国食品市场。

（三）克隆生物食品的安全隐患

美国的民意调查显示，有超过 60% 的美国人对克隆牛奶和克隆肉感到"不舒服"，有 43% 的相信源自克隆动物的食品不安全，还有不少人提到克隆牛奶就觉得反胃。美国马里兰州威廉斯波特的一位农场主对媒体诉说苦衷：就在美国食品和药物管理局（FDA）认可克隆动物制品安全性的同一天，牛奶加工厂商"马里兰州和弗吉尼亚州牛奶生产者联合协会"就拒绝接受他的农场所提供的牛奶，原因就是他的农场里饲养了2头克隆奶牛及14头克隆奶牛的后代。

2007年2月22日，美国最大的奶制品公司——迪安食品公司发表声明说，尽管美国食品和药物管理局裁定克隆牲畜及其后代的肉和奶可安全食用，但是消费者不喜欢克隆牛奶，所以他们的公司尊重消费者的选择，绝不会使用克隆牛奶作为原料生产奶制品。许多知名的国际乳制品大企业则担心消费者由于对克隆食品不放心而产生抗拒心理，会损害他们多年建立起来的健康食品形象。

难道只有利用克隆技术才能提高牛肉质量吗？克隆羊多利在克隆过程中用了277个卵子，最后只克隆出1只多利羊，以后又查出患关节炎。美国联合消费立法协会的食品政策主管卡洛认为，与其他的繁殖技术相比，克隆动物的死亡率和畸形率都更高，而食品和药物管理局在研究中却忽视了这一点。事实上，美国食品和药物管理局（FDA）也承认刚出生的克隆动物的确存在一些问题，例如很多幼小的克隆动物其呼吸系统和心血管系统的发育都不很完善。

中国第一头体细胞克隆牛"委委"在出生后不久就死亡，尸体解剖发现其内部器官多处不正常。克隆牛"委委"体重62公斤，从外形看与取体细胞的母牛外形一样，发育还可以，但心脏体积偏大，左右两侧心室心房间的瓣膜发育不正常，右侧的瓣膜呈网状结构而非真正的瓣膜，左侧心房心室之间只有一个完整的瓣膜，导致"委委"出生后血液不能正常循环。左肺正常，右肺共有5个肺叶，而正常的肺叶数是3个。肝脏体积特别大，比正常的大1倍，而胆囊体积却很小，胆汁也不正常，与胆囊连接在一起还有1个很大的水泡。胃、肠道和生殖器官都正常，但肾脏却比成年的牛还大，而且2个肾脏和体壁黏连在一起。因此，克隆牛"委委"的内部器官构造不正常，是畸形的牛犊，这也说明克隆动物技术还有许多需要攻克的课题。

人类从征服自然的那一刻起就开始受到自然界的报复。克隆技术也是一把双刃剑，在给人类带来许多益处的同时，也破坏了生物的多样性。克隆生物食品可能存在如下安全隐患：

（1）人为改变自然的隐忧。克隆技术的使用将使人们倾向于大量繁殖现有种群中最有利用价值的个体，而不是按自然规律促进整个种群的优胜劣汰。从这个意义上说，克隆技术干扰了自然进化过程。

（2）克隆动物的死亡率和畸形率都更高。

（3）风险性高，安全性、有效性尚需验证。

（4）从生物多样性上来说，克隆将减少遗传变异，提高了疫病传染的风险。通过克隆产生的个体具有同样的遗传基因，同样的疾病敏感性，一种疫病就可以毁灭整个由克隆产生的群体，这对人类的生存是不利的。

当生命进化到高等动物时已成为一个综合系统，所有组织及细胞都有明确分工，高等动物的生殖细胞（精子和卵子）与其他体细胞不仅细胞结构不相同，在分子结构（细胞膜、细胞质、核酸）层次上已有明显区别。此外，细胞分裂是生命体生长、发育和繁殖的基础，高等动物的绝大部分细胞以有丝分裂的方式进行繁殖，而生殖细胞则是以减数分裂来进行繁殖。因此，只有受精卵细胞才具有发育成新的完整个体的"细胞全能性"，而其他的体细胞不可能具有发育完整的"细胞全能性"。科学研究表明，即使克隆动物基因在构成没有缺陷的情况下，也不能象正常动物基因一样表达出来，也就是说克隆动物存在着无法完全正确生长的危险。

（四）克隆生物食品的安全原则和谨慎原则

2006 年 10 月 12 日，总部设在美国华盛顿的食品安全中心提出书面申请，要求食品和药物管理局对克隆食品加强管理，将其列入"新动物药物"的范围，将其作为药物对待，每一种克隆食品在上市前都必须获得食品和药物管理局批准，以大大减缓克隆食品的上市速度。而目前在这一条目下的产品只有不作为食品销售的转基因动物。

虽然从理论上说，利用克隆技术培育出来的家畜与自然生育的家畜在食品安全上应该没有什么本质区别。正常、健康的克隆动物及其后代所制成的食品似乎不会增加食品消费的风险。但大规模的长期进行的克隆动物在技术操作过程中可能会出现一些不确定的安全隐患，如提供克隆的动物细胞是否有缺陷、是否转基因动物、克隆时的操作环境是否会受到污染、克隆物种的基因单一化问题等。因此，克隆食品在正式上市前还有一段很长的路要走，即使克隆食品可以上市，也应进行特殊标注，以确保公众的健康。

1. 克隆生物食品的安全原则

随着克隆技术的深入研究和发展，将会开发出更多的克隆生物食品，不能否认有极少数从外表根本看不出、可能含有害成分的生物食品会被不法企业或不法分子混杂滥用，冒充传统的生物食品，坑害广大的消费者。特别是食品安全监管部门应该帮助牲畜养殖企业和个人生产、提供高品质、高安全、有营养的生物食品。因此，各国政府必须加强克隆生物食品的安全管理，禁止可能有害的克隆生物食品流入消费市场。

第一安全原则：从儿童食用安全考虑，应严禁用克隆食物原料制造、销售婴幼儿和儿童食品，以确保婴幼儿和儿童的生长、发育。

第二安全原则：从大众食用安全考虑，应严禁生产、销售所谓能抗病、抗虫的克隆生物食品，以确保人类食用的大宗传统食品的安全。

2. 克隆生物食品的谨慎原则

现在动物类食品的问题很多，有些患疯牛病、生物疫病的动物只有在病症明显时才被发觉，有些患生物疫病、癌症的动物还没有检测出来，就已被摄入消费者的人体。所以，人类对食物应当精心挑选、谨慎食用，这也包括克隆生物食品在内。

第一谨慎原则：克隆生物食品必须标明是克隆产品，让消费者有知情权，明白哪些食物是克隆的，如克隆牛肉、克隆猪肉、克隆牛奶等；让消费者有选择权，可选择克隆食品，也可选择传统食品。

第二谨慎原则：克隆生物食品必须标明克隆的部位和特性，让消费者明白克隆的是动物胚胎细胞，还是动物耳朵、肝脏或乳房上的体细胞；懂得是为克隆动物自身抗病的，还是为防治人体某种疾病的，或者是某种营养价值较高的克隆食品等。

3. 克隆生物食品的管理原则

由于克隆生物食品的外表与普通的天然食品没有什么差别，因此必须加强食品安全管理，尤其是对导入某些毒性基因或特殊成分的克隆生物食品，应从源头管起，严格审批和管理。

第一管理原则：对导入病原微生物抗原基因或毒素基因的克隆生物食品，应列为"新植物药物"或"新动物药物"，作为药物进行审批和管理，不得作为普通的天然食品销售。

第二管理原则：对导入某种高营养成分或特殊保健成分的克隆生物食品，应列为"新保健食品"，作为保健食品进行审批和管理，不得作为普通的天然食品销售。

第十七章 人类要保护管理好地球生物圈

迄今为止，人类的科学技术和太空探索，也就知道只有地球这个星球能够提供所有生物最佳的生存环境。地球生物圈中有含氧的清新空气、洁净的水源、茂密的森林和一望无际的平原，种养着各种各样的粮食作物、畜禽动物和蔬菜水果，使人类能一代又一代地繁衍生活。人类探索月球、木星和火星等，寻找遥远的其他星球上的生命，幻想着有朝一日能进行星球移民，但运载工具再先进，也不可能大规模地将地球上的人类转移到其他星球上，所以人类只能生活在地球有限的生物圈中。

随着人口急剧增长、地球"温室效应"、森林植被破坏、淡水资源短缺、生态环境恶化、生物多样性逐渐消失等，地球有限的生物圈也因人类的过度开发而失去良性循环，这些都使人类自身的生存遭受到严重威胁。因此，全人类要保护好、经营好、管理好这个惟一的"生物圈"，使人类创造的文明能够延续，不要给子孙后代留下一个千疮百孔、疾病众生的地球。

一、管理好人类生存的空气

天地之气是人类的精气之本源。天地之气互为化生，循环流转，生命才能不息，天空含氧的清气是地上人类的生存之本。没有空气，人类的生命只能维持 5 分钟。一个成年人每天需要呼吸 2 万多次，需要约 0.83 公斤的氧气，吐出约 1 公斤的二氧化碳。地球的大气层虽然能提供人类足够的氧气，但每个人的吸入之气却只与其活动的大地之气有关，即与人类活动空间所处的"小气层"质量息息相关，吸入洁净清新的空气有益于人体健康，而吸入污染的空气却危害人体健康。

根据国际标准化组织（ISO）作出的定义："空气（大气）污染通常系指由于人类活动或自然过程引起某些物质介入大气中，呈现出足够浓度，持续了足够的时间，并因此而危害了人体的舒适、健康和福利或危害了环境。"

沙尘暴对地球生物圈的影响和人类生存的威胁，越来越多地引起国际社会的重视。由于乱砍滥伐、采矿、过度放牧等人为破坏，使更多的泥土裸露出地表，任风四处刮起。每年约有 30 亿吨的沙尘升高进入大气层，形成大规模的沙尘云团，携带各种污染物，如煤烟、酸性物质、杀虫剂及致病菌、病毒、真菌等"环球旅行"，对人类的生活和健康构成危害。

现在的"小气层"污染严重，尤其在工业城市的上空中，至少漂浮有100多种污染物，如二氧化硫、臭氧、氟化氢、氮氧化物、碳氢化合物、光化学烟雾等气溶胶污染，还有各种粉尘、烟尘等固体粒子和烟雾、雾气等液体粒子。家庭、学校、工作单位、娱乐场所、医院等室内的空气污染也不容忽视。此外，各种各样的病人呼出的含有病菌、病毒飞沫，病人的排泄物形成的带菌、带毒的气溶胶；各种疫病动物呼出的气体、排出的粪便，都会污染周围的空气。

管理好人类生存的空气，其实就是要保护地球的大气层，控制工业污染空气和城市汽车尾气，净化人类活动空间的有害"小气层"，使人类都能呼吸清新舒心的空气，吐故纳新，增添活力，有利于维护人体的身心健康。同时，也要注意养殖畜禽圈舍的空气清洁，防止动物流感如"禽流感"的传播流行，间接地危害人体健康。

二、管理好人类的生命水源

我们的地球是一个充满水的星球，海洋覆盖着地球表面2/3以上的面积，水从海洋上蒸发，密度增加形成雾、露或云，在冷、热空气对流下形成降水（包括降雨、雪、冰雹）。有些降水落在陆地上，又返回到海洋中，这样就完成了水的循环。淡水是地球最宝贵的资源。整个地球的水量约有13.86×10^{17}立方米，其中97%是人类不能饮用的海水，余下的3%虽为淡水，但淡水的77.2%又存在于冰川雪山之中，22.4%的水为土壤中的水和地下水，只有0.4%为地表水。实际上，地球上可供人类开发和利用的淡水资源仅占地球总储水量的0.77%。

中国的水资源总量约有2.7×10^{12}立方米，居世界第六位，但人均占有水量很少，仅为世界人均的1/4，居世界第八十八位，是世界上13个贫水国之一。中国又是一个农业大国，农业每年缺水量约为300×10^8立方米，受旱农田有2~3亿亩，8000万农村人口饮水很困难。城市也供水不足，全国517个城市中就有300多个缺水，每年缺水量为58×10^8立方米。

水是万物之源，水是生命之源。为了保证人类正常的生活和营养标准，联合国提出最低居民用水标准为人均每年用水量至少应有1700立方米。水是人类必需的七大营养素之一，是维护人体正常的新陈代谢所不可缺少的，一个成年人每天需要约2.5升的水，排泄近2升的废弃物。饮水的质量与人体健康密切相关，全球每6个人中就有1人无法获得洁净的饮水，每8秒钟就有1名儿童因饮不洁水引发的疾病而夺走了生命。全世界约有30亿人缺乏最基本的饮用水，有12亿人喝不上洁净的自来水。中国农村有3亿多人的饮水安全存在隐患，其中1.9亿人的饮用水中的有害物质含量超标。

虽然水资源是可再生资源，但再利用的水源却不是洁净的水源，而是已经受到污染的水源，含有各种各样的有害化合物。据世界卫生组织（WHO）报告，人类的饮水质量存在着严重的隐患，在全球各地的水源中已经检验出2200多种有机化合物。2003年，美国卫生部门在饮用水中鉴定出有害的有机物约756种，其中确认属于致癌物的有20种，可疑致癌物有24种，促癌物有18种，致突变物有56种，这些有机物在传统的净化水工艺中都难以去除。欧洲环境机构的调查报告也说："在欧盟国家中，有10%以上的人正在饮用超标的污染水。"中国的饮用水质也不容乐观，长江水源中有机污染物达50多种，嘉陵江水源中的有机污染物达60多种，江苏有的水源含有468种有害物质，上海黄浦江水源中检出400多种有机化合物，这些有机化合污染物一般都具有毒性，有的能干扰生殖系统，甚至致癌。

水体污染后，常可引起水的感官性状恶化。如某些污染物在一般浓度下，对人的健康虽无直接危害，但可使水发生异臭、异味、异色、呈现泡沫和油膜等，妨碍水体的正常利用。铜、锌、镍等物质在一定浓度下能抑制微生物的生长和繁殖，从而影响水中有机物的分解和生物氧化，使水体的天然自净能力受到抑制，影响水体的卫生状况。

饮用水源的水质及水处理系统的技术高低关系到人类的身体健康。要管理好人类的生命水源，一是必须严格控制、防止饮水源的污染，特别是禁止化学工业的废液排放污染饮水源；农村地区要关注人畜饮水，重点保护好饮水源，禁止各种农药残液、乡镇工业"三废"和生活垃圾排放污染饮水源。二是在经济发达的城市和地区，应当逐步采取分质供水系统，对现有的水源水（自来水或地下水）进行技术加工处理，将饮水和用水分开，确保饮水的高品质，从根本上解决饮水污染。提供优质的饮水，就是通过特殊的管道输送经深度膜等技术处理的纯净水，消费者只要拧开水笼头，便可直接饮用这种甘甜、爽口的自来纯水。

采用先进的水处理技术可有效地将水中所有重金属、有机物和细菌都过滤到"网"外，而有益的微量元素则留下来，再通过紫外线杀菌等程序，直接进入由微电脑控制的食品级环保健康水管以及封闭式循环管网系统，输送到家家户户。由于分质供水中的饮水不含任何有毒物质，保存了适量的生命元素，可用于日常饮水饮茶、煮饭煲汤及洗涤蔬菜、水果等食物，对改善人类生活质量、增强体质、预防疾病都有着重大的意义。

三、管理好人类的食物

民以食为天。食物及其营养与人体的生长、发育、健康和长寿密不可分，一个成年人每天需要摄入 1.1～1.5 公斤的米面粮食、鱼肉蛋奶和蔬菜水果等食物，平衡吸收食物中的蛋白质、脂肪、碳水化合物、维生素、矿物质、膳食纤维和水，才能维护人体正常的生理功能。

要管理好人类的食物，就要从人类食物链的源头（动植物）管起，即从种植粮谷、蔬菜、水果，养殖各种畜禽和水生动物，到捕捞、运输、贸易、加工、烹调、食用的整个过程必须严格管理，防治动物疫病和植物毒害，确保提供给人类食用的动物健康、植物无害。

一要分类制定食物种植安全标准。2001 年 9 月，中国上海发布了《安全卫生优质稻米》、《安全卫生优质稻米生产技术操作规范》和《安全卫生优质水果》、《安全卫生优质水果生产技术操作规范》的两大地方性标准，分别涵盖了"放心米"、"放心水果"的生产全过程，构成了两个完整的质量标准体系，从选择种子产地，使用肥料农药，到质量评定监测等各个生产环节都有必须遵守的技术规范。在"放心米"标准中，共有 6 类 16 种农药遭禁；"放心水果"标准中，共有 9 类 21 种农药遭禁。类似这样的有利于国民身体健康的食物种植标准，应在总结经验的基础上向全国推广，逐渐扩大到所有的人类食物都要制定相应的安全卫生标准。

二要建立畜禽产品安全产地制度。中国农业部要求对猪、牛、羊、鸡、鸭等家常畜禽，采取强制性的免疫标识，其产地省、市、县、乡及大型养殖场均在标识上用数字编码的形式体现，并建立免疫档案。不论免疫动物流动到何处，一旦发病均可快速追查到饲养地，有利于迅速组织产地疫情普查，将疫情控制在最小范围，同时对瘦肉精等有害物质的非法使用和残留，也可以追根溯源，以确保人类食用动物的安全。

三要加强动植物监测和检验检疫。各级检疫部门对国家法定的一、二、三类动物疫病、寄生虫病和植物危险性病、虫等要强化日常的生物监测和检验检疫，依法对感染致命性疫病的畜禽进行扑杀、销毁，严禁加工处理、流入市场和农家自食，并对来自疫区、被疫病污染、携带传播媒介的交通工具、装运箱笼等依法实施消毒、杀虫、灭鼠、熏蒸等卫生防疫处理，控制和阻断动物疫病的传播和蔓延。逐步建立建全病死畜禽的无害化卫生处理基地，由专人、专车负责运送、消毒、销毁患有疫病及死畜禽动物，防止病死畜禽被不法分子加工利用，危害公众身体健康。

四要加强市场和餐饮业的监督管理。对经营肉类、蔬菜、水果、米面、调味品等食物和从事食品加工、饮食行业的从业人员应进行上岗培训，并持有《食品安全卫生知识培训合格证》、《健康体检合格证》等上岗证书，要懂得鉴别病死畜禽动物、假冒伪劣食品及过期变质食品的基本常识，懂得食物挑拣、清洗，餐具消毒，环境卫生的基本常识，以防止有害有毒的食品流入市场，端上餐桌，坑害消费者，并危害消费者的身体健康。

四、管理好人类的居住

每个人每天约有一半的时间是在居室内度过的，儿童和老人在室内的时间更多。人类的私生活、种族繁衍、清洁身体、休息、睡眠等大都是在居所进行的，居所的卫生条件和环境与人类的健康同样也密切相关。但人类的生活居住环境不容乐观，全球有10亿城市人口居住在贫民窟，有24亿人无法获得基本的卫生设备。

现在的房地产开发商建造的住宅楼，层高太低、开窗不够、通风不良，过于强调容积率，忽略了人体健康因素。如中国人居住的楼房层高普遍低于3米，室内干净空气层低于2米。由于污染的空气是随着热空气上升的，污染空气一般集中停滞在层高约2/3的上部空间。如果通风不畅，新鲜空气进不来，污染空气出不去，人们易吸入有害气体，对人体健康造成危害。

要管理好人类的居住，除了对住宅楼有严格的消防、防震等要求外，就要从卫生防疫的角度考虑，坚持"以人为本，健康为主"的人居理念，建造有益于人类健康的住宅。如规定住宅楼层高必须达到3米以上；通道走廊要通风；窗户尽可能大而多，并设置排污的"气窗"；配备基本的卫生设施；排污管道密封畅通等，确保室内距地面2米高的空气洁净环境，居住者能清洁身体，污物能安全排入下水道。

要管理好人类的居住，还要管好与人类同居一室的宠物，以避免人畜共患的传染病。养宠物的家庭，一定要严格管理自己的宠物，每一个家庭成员每次接触完宠物之后都要洗手消毒，生活起居中的吃、住、睡等都要与宠物完全分开。要为宠物提供清洁的饮水和食物，不喂生食；宠物的日常用品、住所要经常清洗消毒；到户外散步尽量减少与其他宠物的接触，也不要让宠物到处乱跑；要按规定给宠物接种疫苗，患病要及时到宠物医院就诊。

五、管理好人类的公共活动场所

人人为我，我为人人。这是人类应当遵守的公共道德守则。每家每户门外的所有场所都是公共场所，学校、工厂、饭店、医院、图书馆、影剧院、城市街道、公共绿地、旅游景点等有人群的地方都是公共活动场所。公共卫生，人人有责。维护人类公共活动场所的公共卫生，每个场所的管理者负有重要责任，但每一个参加活动的人也是责任人，这也是人类应当遵守的公共卫生准则。

从卫生防疫的角度，要管理好人类的公共活动场所，首先要持续教育、培养每个人的良好卫生习惯。德国人养成爱护公共卫生的习惯，既是法制的结果，也是从小教育和熏陶的结果。德国有关幼儿教育的法规规定，幼儿园要把教导儿童"维护自己以及周围环境的卫生"作为一个重要内容。在各级学校里，学生的人格教育内容就包括"降低自己的需求以有利于社会"、"维护令人舒适的雅致的环境"等，目的就是通过持续的教育，培养"与社会和谐相处"和"有责任感"的人。

第二要严格依法管理、科学管理、重点管理，完善公共场所的疫病监测、预警机制，以避免发生暴发流行。因为传染病人和疫病动物是传染源，有二类公共场所（传染病人密集的医院；动物密集的养殖场、鸟禽市场等）、三类人群（传染病人和接触病人的医护人员；接触病菌、病毒的科研人员；接触疫病动物的人员）是公共卫生监控和防护的重点。对传染病人，要"早发现，早报告，早隔离，早治疗"；对疫病动物，要"早检测，早发现，早隔离，早扑杀"，以阻断生物疫病的传播。

在人流活动频繁的公共场所，应配备能杀菌消毒的卫生垃圾处理箱，提供给人们吐痰或丢弃呕吐物等有害的卫生垃圾，并由卫生防疫部门负责更换处理；对呼吸道传染病人，外出应提倡戴消毒口罩；对痰液多的病人，外出应携带杀菌袋（医院或药房应有供应），可有效地防止传染病在公共活动场所的扩散传播。

第三要加强个人防护，尤其是要做好双手的清洁消毒。在饭店、餐馆就餐或喝茶之前；在接触钱币或与他人握手之后；接触血液、泪液、鼻涕、痰液和唾液之前后；在卫生间排便、排尿之前后；在医院探视接触病人的衣物和污染物之后；在室外活动、作业和购物回来之后；外出回来接抱幼童之前，都应该及时进行双手的清洁或消毒。

六、建立公共卫生紧急处理系统

公共卫生上层建筑就像高速公路、星级酒店一样不可或缺，建立世界一流的公共卫生应急系统是中国实现小康社会的当务之急。中国的疫情报告系统建立于 20 世纪 50 年代，经过多年建设完善，已经拥有全国疫情报告系统、全国疾病监测点系统和单病种监测系统三个传染病疫情监测系统，县级以上疾病预防控制机构均基本具备疫情报告网上运行条件。但现有的三大系统存在着多头管理、报告内容重复、各系统之间缺乏沟通，以及漏报、误报、迟报等现象，这些问题在 2003 年的 SARS 疫情中得以发现。

他山之石，可以攻玉。中国应借鉴国外先进的公共卫生应急理论和实践，结合中国社会经济的国情和公共卫生应急需要，建立中国特色的公共卫生应急系统。中国国务院已决定投资数百亿元人民币，用于突发公共卫生事件应急机制的系统，其中包括健全疫情报告系统，使今后的疫情报告系统一直延伸到街道和乡村。各医疗机构发现疫情可直接上网，把个案资料输入到传染病公共数据库。该信息同时自动进入同级疾控机构的疫情报告系统，从而大大提高信息的传递速度，并实现疫情信息的分级享用。有了及时、准确的信息，就有可能在疫情刚露头时，启动预警系统，抓住最佳时机，把疫情控制在最小范围内。

公共卫生的关键是预防，中国人以预防为主的思想根深蒂固，这是很好的群众基础；同时，社会主义体制在建设公共卫生设施上具有优越性，北京小汤山医院的建设是最好的例子。中国还有高度负责的政府，中国的国力也在不断增强，有能力建设世界上第一流的公共卫生快速应对系统。

七、共同建设人类社会美好的大家园

人类只有一个地球，这个宇宙骄子具有以碳、氢、氧、氮为主体的生命物质形成、生长和演化的最佳生物圈，是人类生活最舒适的大家园，也是地球所有生物的栖息地。自几十亿年前地球上出现生命物质，到形成庞大的生物圈，地球上究竟有多少物种现在还无法精确统计，但生物的多样性是人类产生、进化和生存发展的基本条件，也是人类所拥有的不可复得的最重要的自然遗产。

地球上所有生物都不同程度的依赖于其他生物而生存，人类也不例外。人类以动物、植物为食物，从中获得所需的蛋白质、脂肪、碳水化合物、维生素、矿物质等营养素，以补充生命体所消耗的能量。肉食动物以草食动物为食物；草食动物以植物为食物；植物则依赖于光合作用、菌体等而生长。因此，人类在地球上所能见到的数量最多的生物群体是植物。保护大自然的生态环境，就是保护生物群体的生存环境，保护生物的多样性，保护人类食物链的安全，使人类不但能够获得有益而无害的食物，还能使人类生活在空气清新、风景优美的环境之中。

人类在自然界中的位置并不占绝对优势，地球上所有生物的大分子都是相同或相似的。人类与老鼠、狗、鸡、猪等动物的基因组测序比较有 80% 以上的同源性，与黑猩猩的相似程度高达 98.4%；许多动物都有与人类相似的遗传疾病，而狗有360多种遗传疾病与人类相似，也就是说在数百万、数千万年前人类与某些动物曾经拥有共同的祖先。因此，人类要与自然和谐相处，要善待动物群体，不滥捕滥食野生动物，对养殖的畜禽也要保持整洁的环境，不饲喂有害食物，加强动物监测，预防动物疫病，以避免动物疫病传播给人类，确保人类食用的动物是健康的。

科学技术是一把双刃剑，可以创造人类文明，也可以毁灭人类文明。原子裂变能产生巨大的能量，人类用于获取核能也建造核武器，从美国第一颗原子弹爆炸成功，到世界几大核武器库，库存的核弹足以毁灭整个人类文明，毁掉地球生物圈；化学合成农药为农作物的增产立下功劳，但农药带来的污染和危害也触目惊心，这些有毒的化学物质长期存在于自然环境之中，又进入了动物和人类的食物链，最终危害人类的健康；医药技术的发展和人们对健康长寿的愿望，使各种治疗药品、保健品、减肥药等层出不穷，越来多越多的人成为药物依赖者，免疫功能和抗病能力下降；基因技术的发展，使人类有可能修改自己或后代的基因，但如果误用和滥用基因技术，也可能产生新的"基因病毒"，改变人类的整个基因结构或功能，毁灭人类自己。

当今世界，自然灾害接连不断，恐怖袭击时有发生，战争危险因素始终存在，贫困穷人忍饥挨饿，致命性的瘟疫时刻向人类袭击，还有各种突发性的悲剧等，这些问题不仅仅令世界各国的政治家们担忧，也与全世界每一个人息息相关。人类应当科学而有序地开发利用地球生物圈，共同建设好人类自己的全球村，维护好人类自己的大家园，共同分享人类社会文明的成果，让每个人都能过上幸福安康的美好生活。

参考文献

宓怀风编著. 生物化学. 天津：南开大学出版社，1990

朱维正等编著. 新编兽医手册. 北京：金盾出版社，1993

聂青和主编. 感染性腹泻病. 北京：人民卫生出版社，2000

周光炎主编. 免疫学原理. 上海：上海科学技术文献出版社，2000

［美］A. N. 格拉泽，二介堂弘著，陈守文，喻子牛等译. 微生物生物技术. 北京：科学出版社，2002

［意］卡斯蒂廖尼著，程之范主泽. 医学史（上，下册）. 广西：广西师范大学出版社，2003

窦肇华，张远强，郭顺根主编. 免疫细胞学与疾病. 北京：中国医药科技出版社，2004

王竹天，杨大进主编. 食品安全与健康. 北京：化学工业出版社，2005

季宇彬主编. 中药多糖的化学与药理. 北京：人民卫生出版社，2005

周德庆，徐士菊编著. 微生物学词典. 天津：天津科学技术出版社，2005

王旭东，孟庆龙著. 世界瘟疫史. 北京：中国社会科学出版社，2005

杨莉，刘莉，黄亮，全俊编著. 疾病或被改变中的生命史. 重庆：重庆出版社，2006

吴克复主编. 细胞通讯与疾病. 北京：科学出版社，2006

白志鹏，韩旸，袭著革编. 室内空气污染与防治. 北京：化学工业出版社，2006

陈为民，唐利军，高忠明主编. 人兽共患病. 湖北：湖北科学技术出版社，2006

Levy O. 2004. Antimicrobial proteins and peptides: anti – infective molecules of mammalian leukocytes. J Leukocyte Biology, 76: 909 ~ 919

杨应华，马文儒，郑国光，吴克复. 人源抗菌肽 LL – 37. 生物化学与生物物理进展，2003，30（6）：847 ~ 851

彭力，徐志南，方向明，吴金民，岑沛霖. 人防御素的研究进展. 生物工程学报，2003，19（3）：261 ~ 266

李文盛. 我国寄生虫病与癌症. 实用癌症杂志，1989，4（4）：308 ~ 309

张黎华. 转基因作物及食品的 6 大安全隐患. 生物技术世界，2006，（5）：47 ~ 49

自然灾害之后的传染病—风险评估与优先干预. 世界卫生组织 2006